小児腎臓病学

Pediatric Nephrology

改訂第3版

[編集]

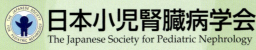
日本小児腎臓病学会
The Japanese Society for Pediatric Nephrology

診断と治療社

口絵カラー

- 本項「口絵カラー」は，本書本文中にモノクロ掲載した写真のうち，カラーで掲示すべきものを本文出現順に並べたものである．
- 本項「口絵カラー」解説文に当該写真の本文掲載ページを示した．

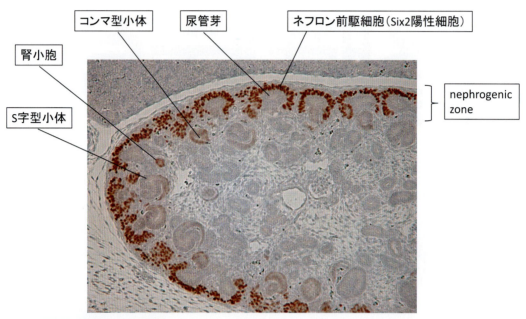

口絵カラー 1　発生期腎臓

マウス胎仔腎 E14.5 を抗 Six2 抗体で染色した．Six2 はネフロン前駆細胞を特徴づける転写因子である．ネフロン前駆細胞に取り囲まれる管状構造が尿管芽である．ネフロン前駆細胞と尿管芽は相互作用しながら分化していく．この領域を nephrogenic zone とよび発生期腎臓の外側に位置している．ネフロン前駆細胞は細胞塊であるが，MET を受け，管状組織になり，腎小胞，コンマ型小体，S 字型小体と分化していく．

- 本文 p.3 図 2

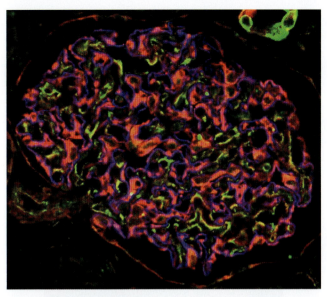

口絵カラー 2　ヒト糸球体の免疫染色像

赤がパキシリン（主にポドサイト），青が Glepp1（足突起），緑がエプリン（主にメサンギウム細胞）の局在を示す．糸球体係蹄壁をメサンギウムが内側から束ねる構造をとっている様子がわかる．（東京大学小児科　鶴見晴子先生のご厚意による）

● 本文 p.9 図 4

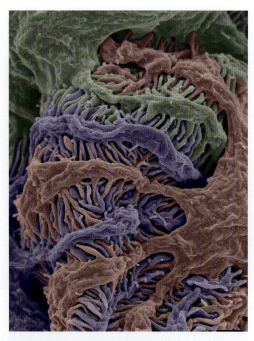

口絵カラー 3　ラット糸球体係蹄の走査電子顕微鏡像
ポドサイトが細胞体から一次突起，さらにその先で足突起をのばし，隣り合ったポドサイトからの足突起が絡み合っている．（順天堂大学解剖学　市村浩一郎先生のご厚意による）
●本文 p.10 図 7

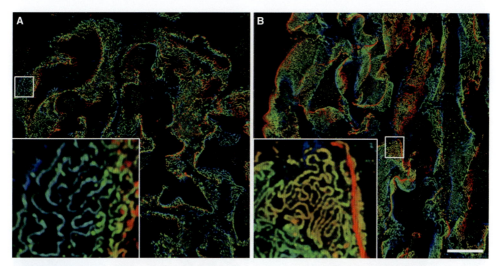

口絵カラー│4 構造化照明顕微鏡によるスリット膜の超解像度可視化画像

健常人(B)および微小変化型ネフローゼ患者(A)の腎組織の解析．糸球体係蹄の一部(四角で表示)を拡大すると，ネフリンで染色された線状の足突起構造が観察される．ネフローゼ状態(A)では微細な足突起構造が変化していることがわかる．スケールバー：10 μm．
（Siegerist F et al.：Sci Rep 7：11473, 2017 から引用）（https://creativecommons.org/licenses/by/4.0/）

●本文 p.11 図8

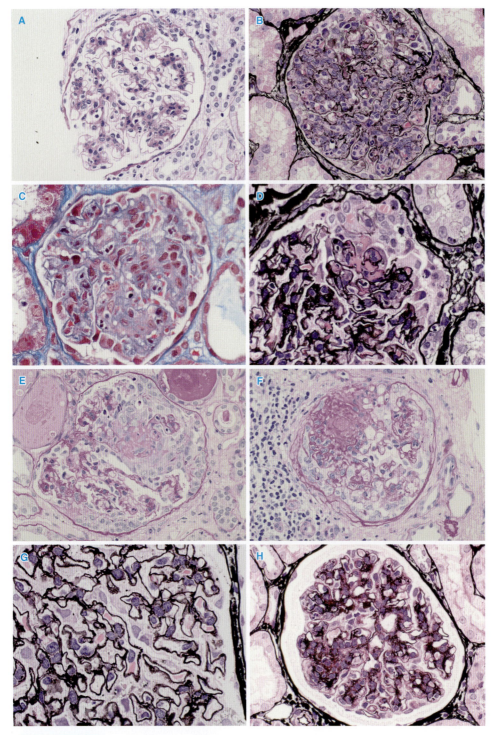

口絵カラー 5 　糸球体病変の光顕像

メサンギウム細胞増多（A：PAS 染色），管内細胞増多と hump（B：PAM-HE 染色，C：MT 染色），係蹄壊死（D：PAM-HE 染色）と細胞性半月体（E：PAS 染色），上皮細胞過形成を伴う分節性硬化（F：PAS 染色），スパイクと点刻像（G：PAM-HE 染色），膜性増殖性病変（H：PAM-HE 染色）

●本文 p.98 図 1

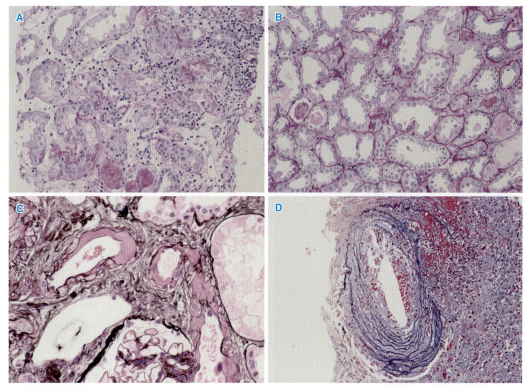

口絵カラー 6　尿細管間質病変および血管病変の光顕像
尿細管炎と間質炎（A：PAS 染色），急性尿細管傷害（B：PAS 染色），カルシニューリン阻害薬による細動脈硬化（C：PAM-HE 染色），壊死性血管炎（D：Elastica-MT 染色）
●本文 p.99 図 2

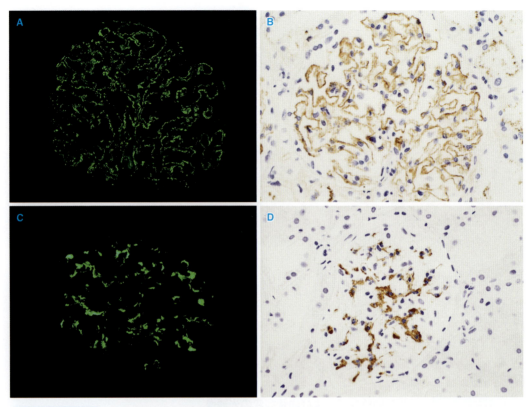

口絵カラー 7 蛍光抗体法と酵素抗体法による免疫染色
蛍光抗体法（A，C），酵素抗体法（B，D）
係蹄壁パターン（A，B：膜性腎症，IgG），メサンギウムパターン（C，D：IgA 腎症，IgA）

● 本文 p.100 図 3

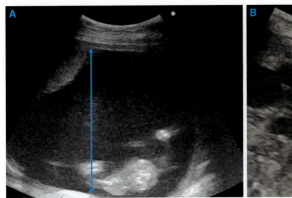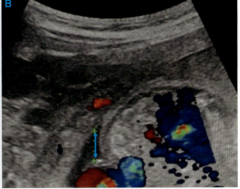

口絵カラー 8　羊水量の計測
A：羊水過多．羊水深度が 8 cm 以上
B：羊水過少．羊水深度が 2 cm 以下

●本文 p.146 図 1

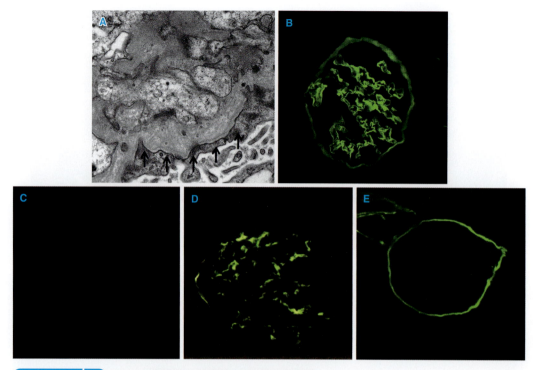

口絵カラー 9 Alport症候群に特徴的な病理学的所見

A：腎組織における電子顕微鏡所見．X染色体連鎖型Alport症候群16歳男性．糸球体基底膜の不規則な肥厚や菲薄化，糸球体基底膜緻密層の網目状変化（矢印）を認める．B〜E：腎組織におけるα5鎖免疫染色所見（B：正常，C：X染色体連鎖型男性，D：X染色体連鎖型女性，E：常染色体潜性型）

● 本文 p.190 図2

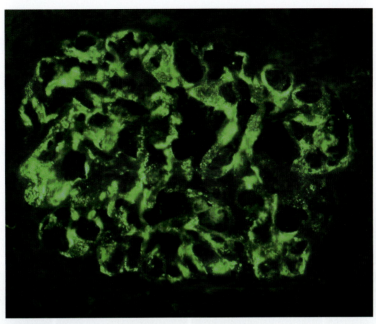

口絵カラー 10 IgA 腎症の蛍光抗体法所見

糸球体メサンギウムへの IgA 沈着

●本文 p.209 図 1

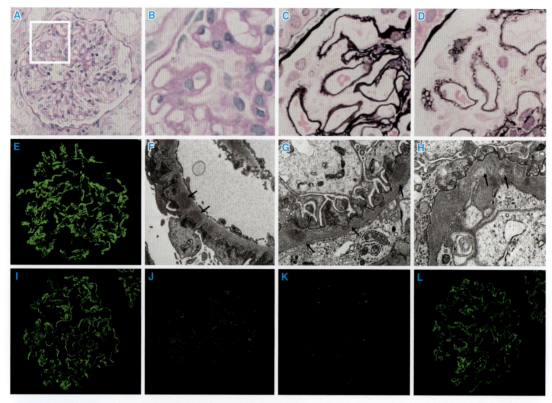

口絵カラー 11 一次性膜性腎症症例の病理組織所見

A：PAS 染色（200×）：明らかな細胞増殖を認めない．
B：PAS 染色（A の選択部分を強拡大）：糸球体基底膜の肥厚を認める．
C：PAM 染色：スパイク形成を認める．
D：PAM 染色：bubbly appearance を認める．
E：蛍光抗体法（200×）IgG の染色を認める．
F：電顕（ステージ II）沈着した EDD 間から spike が形成される．
G：電顕（ステージ III）EDD が GBM 内に陥入する．
H：電顕（ステージ IV）EDD は消失して白く抜ける．
I：蛍光抗体法（200×）IgG1 の染色を認める．
J：蛍光抗体法（200×）IgG2 は染色されない．
K：蛍光抗体法（200×）IgG3 は染色されない．
L：蛍光抗体法（200×）IgG4 の染色を認める．
（東京女子医科大学腎臓小児科のご厚意により提供）

● 本文 p.220 図 2

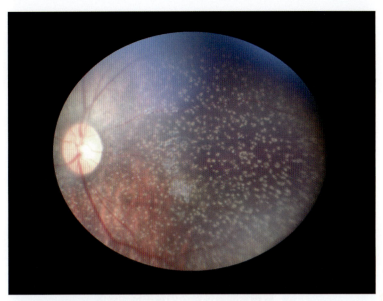

口絵カラー 12 PH1 症例（oxalosis）の眼底所見
網膜に白色沈着物を認める
●本文 p.264 図 2

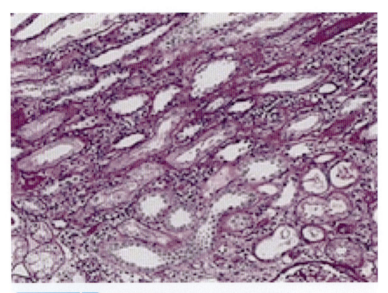

口絵カラー 13 尿細管間質性腎炎の腎生検組織像
腎間質への炎症性細胞の浸潤を認めている．
(Sawada A, et al.：BMC Nephrology 19：72，2018 より引用)
(https://creativecommons.org/licenses/by/4.0/)
● 本文 p.270 図1

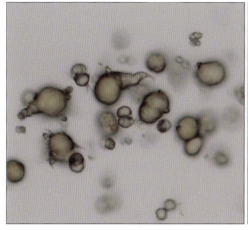
酸性尿酸アンモニウム結晶
（ロタウイルス性胃腸炎）

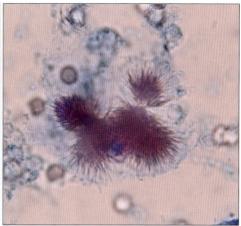
トスフロキサシン結晶

口絵カラー 14 特徴的な尿中結晶の例
● 本文 p.335 図1

小児腎臓病学
改訂第3版

第3版　発刊に寄せて

　このたび，日本小児腎臓病学会は，学会編集による『小児腎臓病学改訂第3版』を発刊いたします．小児腎臓病学の進展を反映し，さらなる充実を目指した改訂作業を経ての発刊となります．本書が，現場で活躍する小児科医，研修医，そして新たに小児腎臓病を学ぶ医療従事者，さらには小児腎臓病を専門とする人々にとって，重要な一助となることを心から願っております．

　初版の発刊から，再生医療や遺伝子診断をはじめとした新しい技術の進展や，臨床現場での治療法の革新がありました．とくに，遺伝性腎疾患に関する理解が深まり，新しい診断技術が登場する一方で，腎移植や透析療法，さらには小児期に特有の慢性腎疾患へのアプローチが進化しました．また，近年では，AI（人工知能）やビッグデータの活用による診断支援技術が発展し，より個別化された医療が提供できる時代が到来しています．

　このように，医療技術の急速な発展とともに，小児腎臓病学の分野でも新たな知見が生まれ，診療におけるアプローチにおいてもそれらを反映する必要があります．最新の知識を包括的かつタイムリーに提示することは学会の使命の一つであり，本書はそうした新しい知見とともに，小児期における腎疾患の理解を深め，臨床に役立つ実践的な知識を提供することを目的としています．とくに，遺伝性疾患や先天性疾患に関する最新の情報，さらには難治性の疾患への新たな治療法をアップデートしました．

　さらに，患者・家族中心の医療が求められています．小児腎疾患を有する子どもたちは，治療だけでなく，長期的なフォローアップや心理社会的支援が必要です．本書では，疾患の治療にとどまらず，患者とその家族に対するサポートについても触れています．とくに，慢性腎疾患をもつ小児患者の成長に伴う心理的なサポートや，成人期への移行における課題についても具体的に言及しています．

　小児腎臓病学の分野は今後も進化し続けるとともに，社会のニーズに応じた柔軟で高度な対応が求められます．本書がその一助となり，未来の小児腎臓病医の育成に貢献できることを願っています．そして，次世代の小児腎臓病専門医が，より多くの子どもたちに最適な医療を提供できるよう，引き続き努力していく所存です．

　最後に，この改訂作業にご尽力いただいた執筆者の皆様，編集を担当された方々，そして本書の制作をサポートしてくださった診断と治療社の皆様に，深く感謝申し上げます．今回の改訂版が，医療現場で働く皆様にとって有益なリソースとなり，次世代の小児腎臓病学を牽引する礎となることを願っています．

令和7年4月

日本小児腎臓病学会 理事長

中西浩一

第3版　序文

　今般，日本小児腎臓病学会(以下，小児腎)の英知を結集した『小児腎臓病学改訂第3版』を発刊する運びとなりました．今回の改訂に際しては，項目名はほぼ第2版を踏襲する一方で，著者陣は大幅に刷新いたしました．著者の選定に当たっては，各項目に精通し，最新のエビデンスを取り入れることができる専門家を厳選し，執筆を依頼しました．その結果，小児腎の中西浩一理事長が掲げる「根拠に基づく最良の医療を皆様に」というスローガンを具現化する，類を見ない傑作を作り上げることができたと自負しています．

　本書の第1版は2011年，第2版は2017年に刊行され，今回が約8年ぶりの改訂となります．その間，スピンオフとして，『アルポート症候群診療ガイドライン2017』，『小児IgA腎症診療ガイドライン2020』，『小児特発性ネフローゼ症候群診療ガイドライン2020』，『小児IgA血管炎診療ガイドライン2023』を刊行して参りました．とくに小児腎臓病において重要な特発性ネフローゼ症候群やIgA腎症については，私たち小児腎が主導し，多くの医師主導治験および臨床試験を行い，世界中に最先端のエビデンスを提供してきました．また，この8年間において，腎臓病分野でもゲノム医療が大きく進展し，疾患概念も大幅に変化してきました．これらの変化を本教科書に集約し，1冊に凝縮することができました．

　各分野の専門家による原稿を拝読いたしましたが，いずれも非常に丁寧かつ大変わかりやすく記述されています．また，小児腎の学術委員会の先生方には部門編集責任者として丁寧に内容や誤字をチェックしていただき，完成度がさらに向上しました．その過程一つ一つを通じ，日本刀がますます研ぎ澄まされ，最高の切れ味を備えた名刀が完成したかのような手応えを感じております．本書は小児腎臓病専門医のみならず，すべての小児科医や小児科医を志す初期研修医にとっても必携の一冊となりました．皆様の日常診療にお役立ていただければ，この上ない喜びです．

　最後に，初版から一貫して細心の注意を払い編集・出版を担当してくださった診断と治療社の皆様に心より感謝申し上げます．私たちでさえも気づかないような専門用語の誤字脱字まで丁寧にチェックしてくださったり，専門外の小児科医でも読みやすいよう助言をいただいたりと，素晴らしいプロフェッショナルな働きぶりでした．誠にありがとうございました．

令和7年4月

『小児腎臓病学改訂第3版』編集委員長

野津寛大

第2版　発刊に寄せて

このたび，日本小児腎臓病学会編集の教科書である『小児腎臓病学改訂第2版』を刊行することになりました.

日本小児腎臓病学会の行動目標として，「腎臓病の子どもの診療にあたる小児科医に最新の正しい医療知識と技術を提供する」や「子どもの腎臓病の診療・教育・研究を担う若手小児科医を育成する」ことが掲げられています. 本学会では，これまで新たな診療ガイドラインの作成や既存のガイドラインの改訂を積極的に実施してきましたが，今回の学会編集教科書『小児腎臓病学』の改訂も，上記の行動目標に合致する非常に重要な事業です.

山中伸弥教授が，2006年にマウスの細胞から人工多能性幹細胞（iPS細胞）を作成することに成功したことを報告し，2012年に「成熟細胞が初期化され多能性をもつことの発見」によりノーベル生理学・医学賞をジョン・ガードン教授と共同受賞されたのは記憶に新しいところですが，それから数年で，ヒトiPS細胞から中間中胚葉を分化誘導し，そこから糸球体，尿細管，集合管，血管，間質組織を内包する腎臓オルガノイドを作成できることが明らかにされました. また，次世代シークエンサーの導入により，遺伝性腎疾患の新規原因遺伝子が次々と同定されるようになりました. さらには，小児腎疾患の治療法についても，いくつものエポックメーキングな進歩がみられたことなど，2012年1月の初版刊行後に，小児腎臓病学の多くの分野で新知見が見出されたことから，『小児腎臓病学』の改訂が必要と判断し，日本小児腎臓病学会学術委員会委員長の金子一成先生に改訂作業の取りまとめをお願いしました.

ぜひ，皆様に，小児腎臓病学の基礎，臨床の両面にわたる最新情報を含んだ本書を読んでいただければと思います. また，本書を読んでいただいて，一人でも多くの方が小児腎臓を専門とする医師になろうと思っていただけるなら，望外の喜びです.

平成29年10月

日本小児腎臓病学会 理事長

飯島一誠

第2版 序文

　日本小児腎臓病学会(以下, 本学会)のミッションは,「子どもの腎臓病の原因を解明し, よりよい治療法を開発すること」,「子どもの腎臓病を早期発見し適切な対応をするための支援を行うこと」, そして「子どもの腎臓病の診療・教育・研究を担う小児科医を育成すること」があげられます. これらのミッション達成のためのツールとして2012年にはじめて,「学会が責任をもって編集した教科書(以下, 初版)」を作成し上梓しました. 初版の発刊にあたっては, 飯島一誠先生(本学会・現理事長), 関根孝司先生(故人)と私の3人が編集主幹をさせていただきました. 編集作業を進めるうえでは, わが国で小児腎臓病学を専門とする医師が知っておくべき事項は最新の知見も含めて過不足なく網羅すること, そのために執筆者は本学会員に限定せず, 各分野のオピニオンリーダーに依頼すること, を基本的コンセプトに据えました. 幸い, 上梓後は多くの先生方にご利用いただき, お褒めの言葉をいただきました.

　しかし初版の上梓からはや6年近くが経過し, 多くの分野で改訂作業の必要性が出てきました. また初版では扱われなかったものの, ここ数年, 急発展した新しい分野(再生医療や遺伝子診断)について執筆していただく必要性も出てきました. そこで本学会の学術委員会が中心となって平成28年秋に改訂作業をはじめました. それから約1年, 編集主幹の杉本圭相先生(近畿大学)や野津寛大先生(神戸大学)とともに編集作業を鋭意進めて参りましたが, 何とか予定通りに第2版を上梓できることになりました. この間, 執筆いただいた先生方には原稿執筆の期間や分量, さらには内容に到るまで, 教科書としての役割を担う書籍とするために, 無理難題を申し上げましたことをお詫びいたします. それにもかかわらず本学会員以外の先生も含めて, 執筆者の方々には本書の意義をよくご理解いただき, 素晴らしい原稿を執筆していただくことができました. また部門編集責任者の先生方には迅速, かつ丁寧な校正作業をしていただきました. この場をお借りして改めて御礼申し上げます. お陰様で分量的には初版よりも軽量化した一方で, 内容的にはより充実したものになったと自負しています.

　本書が小児腎臓病学を専門とする先生だけでなく, これから学ぼうとされる初期研修医や小児科専攻医の先生, さらには総合小児科医として活躍されている先生方の診療や疾患理解の一助になれば幸いです. また本書を読まれてお気づきの点やご意見がございましたら, ぜひともご一報いただきたく存じます.

　最後に, 初版に引き続き第2版の編集・出版を担当して下さった診断と治療社, 取締役企画部長・堀江康弘様, 編集部・柿澤美帆女史と馬場瑞季女史に心より御礼申し上げます.

　また初版の編集作業で編集主幹をともに担当し, 本学会でも活躍され, 昨年急逝された関根孝司先生のご冥福を心よりお祈りいたします.

平成29年10月

『小児腎臓病学改訂第2版』編集主幹を代表して
日本小児腎臓病学会 学術委員会委員長
金子一成

初版　発刊に寄せて

　このたび日本小児腎臓病学会では小児腎臓病の教科書,『小児腎臓病学』を作成いたしました.

　この教科書は学会の学術委員会で企画したもので,本学会での初めての出版となります.教科書作成の目的は,これから小児腎臓病を学ぼうとしている若手医師はもちろん,現在指導医として活躍されていらっしゃる先生方にも,小児の腎臓病をわかりやすく解説することと考えました.また本書は,総合小児科や他領域の先生方,医師以外の医療従事者にも役立つものと考えています.

　日本小児腎臓病学会は,活動指針として,①社会あるいは患者からの要望に応え,また適切な発信を行う.②学会員からの要望に応え,適切な診療・研究活動を継続できる様に支援するとともに適切な指針を作成する.③若手小児科医や指導医に対し,社会からも認められる有能な小児腎臓病医の育成を行うこととしています(学会ホームページより).この目的に沿うためには,教科書が必要と考えました.

　腎臓病というと腎炎・ネフローゼ症候群を理解・治療すればよいと思われがちですが,それはごく一部に過ぎません.成人とは全く異なり,先天性ないし発育・発達期に発症する小児疾患への医学,医療があり,特に成人期へ移行する慢性疾患への適切な対応が必要になります.また小児期に特徴的な検診制度や病気への適切な指導,社会の福祉への貢献が必要です.

　そのための知識として具体的には,

1. 小児期特有の腎疾患の診断,管理や水・電解質・酸塩基平衡,高血圧の診断と管理
2. 新生児期の腎機能・体液の特性
3. 慢性腎炎に対しての腎生検の手技と病理診断,またそれぞれの病型に応じた適切な治療
4. 急性腎不全,保存期腎不全,末期腎不全の管理,透析療法,腎移植の知識
5. 尿細管疾患の診断と治療
6. 慢性腎疾患を有する小児や家族の心理社会的問題への対処

が必要です.

　さらに基礎から臨床研究を通じて,小児腎疾患の診療への貢献をしていく必要があります.

　上述のようなことに十分応えられるような教科書を作成することができましたので,是非皆様に読んでいただければと思います.また本書を読んでいただいて,一人でも多くの方が小児腎臓を専門とする医師になろうと思っていただければ幸いです.

平成 23 年 12 月

日本小児腎臓病学会理事長

本田雅敬

初版　序文

　"学会"という学術団体の使命が「学術・研究活動を発展させること」であるのは論をまちませんが，「社会・国民へのアドボカシー」と「専門医の育成」も近年は，学会の大きな責務であると考えられています．とくに「社会から信頼される小児腎臓病専門医の育成」は，日本小児腎臓病学会（以下，本学会）にとって，学術・研究活動やアドボカシーの推進にも直結する重要な課題です．

　そこで，本学会の学術委員会の教育検討小委員会では，専門医教育の内容について検討し，以下のことを実施してきました．

（1）教育セミナーの開催：平成20年から年1回，1泊2日で，「若手腎臓病医のためのパワーアップセミナー」を開催しています．これは今年で第4回を迎えましたが，毎回，定員を上回る応募があります．このセミナーは小児腎臓病専門医を志す先生方が，少人数のチュートリアル形式で活発な議論を重ねながら，学習するもので，参加者から「小児腎臓病学のおもしろさが学べた」あるいは「幅広い人脈ができた」といった感想が寄せられています．

（2）Continuous Professional Development（CPD）：平成20年の第43回学術集会（会長：伊藤雄平先生）から，期間中にCPDという形での教育企画を盛り込むことにしました．こちらも回を増すごとに参加者が増えており，現在まで継続して実施しています．

　これらの活動に加えて，大きな課題であったのが，「学会が責任をもって編集した教科書（以下，本書）の作成」です．教育には"到達目標"とそれを達成するための"ツール"が不可欠です．これが「教科書」です．そこで，本学会の教育検討小委員会では平成22年から本書作成に向けて飯島，関根，金子の3人を編集主幹として，以下の点に留意しながら，編集作業を行って参りました．①わが国の小児腎臓病専門医として最低限，知っておくべき事項は過不足なく網羅する，②執筆者は本学会員に限定せず，各分野におけるオピニオンリーダーに依頼する，③忙しい診療の中でも読者が短時間で理解できるようコンパクトにまとめ，偏りなく各項目を小児腎臓病専門医にとって必要かつ十分な内容に統一する，④日進月歩の医学教科書である以上，原稿依頼から発刊までを1日でも早くし，編集校正作業を入念に行う，⑤執筆者による表記・表現の差や齟齬をきたさないよう編集主幹が責任を持って最終校正する．

　その結果，企画から約1年半という短期間で発刊することができました．これは執筆者の先生方が，本書の発刊趣旨をご理解くださり，各項目の分量や表記の統一にご協力いただいたことによるところが大です．この場をお借りして改めて御礼申し上げます．とくに学会員でない先生方には，上記の趣旨をご理解いただき，多大なご協力をいただいたことに心より感謝申し上げます．また部門別責任編集者の先生方の迅速な校正作業も短期間での発刊にこぎ着けた大きな理由です．ありがとうございました．

　本書が小児腎臓病学を学ばれている先生だけでなく，これから学ぼうとされる初期研修医の先生や，小児科専門研修中の先生，および総合小児科医として活躍されている先生方の診療や疾患理解の一助になれば望外の喜びです．また本書を読まれてお気づきの点やご意見がございましたら，是非ともご一報いただきたく存じます．

　最後にこの企画を受け入れてくださった診断と治療社の取締役企画部長・堀江康弘様，迅速な発刊に向けて尽力くださった編集担当・柿澤美帆女史に心より御礼申し上げます．

平成23年12月

『小児腎臓病学』編集主幹
日本小児腎臓病学会学術委員会
飯島一誠
関根孝司
金子一成

小児腎臓病学 改訂第3版

目次

口絵カラー ⋯⋯⋯⋯⋯⋯⋯⋯ ii
第3版　発刊に寄せて ⋯⋯⋯ xviii
第3版　序文 ⋯⋯⋯⋯⋯⋯⋯ xix
第2版　発刊に寄せて ⋯⋯⋯ xx

第2版　序文 ⋯⋯⋯⋯⋯⋯⋯ xxi
初版　発刊に寄せて ⋯⋯⋯⋯ xxii
初版　序文 ⋯⋯⋯⋯⋯⋯⋯⋯ xxiii
執筆者一覧 ⋯⋯⋯⋯⋯⋯⋯⋯ xxviii

I　総論

第1章　腎の発生，構造と機能

1　腎の発生・分化 ⋯⋯⋯⋯⋯⋯⋯⋯⋯⋯⋯⋯⋯⋯⋯⋯ 神田祥一郎　*2*
2　糸球体の構造と機能 ⋯⋯⋯⋯⋯⋯⋯⋯⋯⋯⋯⋯⋯⋯ 張田　豊　*7*
3　尿細管の構造と機能 ⋯⋯⋯⋯⋯⋯⋯⋯⋯⋯⋯⋯⋯⋯ 森本哲司　*16*

第2章　腎とホメオスタシス

1　水とナトリウム代謝 ⋯⋯⋯⋯⋯⋯⋯⋯⋯⋯⋯⋯⋯⋯ 三浦健一郎　*23*
2　カリウム代謝 ⋯⋯⋯⋯⋯⋯⋯⋯⋯⋯⋯⋯⋯⋯⋯⋯⋯ 野津寛大　*28*
3　酸塩基平衡 ⋯⋯⋯⋯⋯⋯⋯⋯⋯⋯⋯⋯⋯⋯⋯⋯⋯⋯ 寺野千香子　*34*
4　カルシウム，リン代謝とその異常 ⋯⋯⋯⋯⋯⋯⋯⋯ 窪田拓生　*41*

第3章　検査・診断法

1　小児腎疾患の診断 ⋯⋯⋯⋯⋯⋯⋯⋯⋯⋯⋯⋯⋯⋯⋯ 荒木義則　*47*
2　腎外症状を伴う小児腎疾患の診断 ⋯⋯⋯⋯⋯⋯⋯⋯ 石森真吾　*52*
3　尿検査 ⋯⋯⋯⋯⋯⋯⋯⋯⋯⋯⋯⋯⋯⋯⋯⋯⋯⋯⋯⋯ 小林靖子　*59*
4　糸球体機能検査 ⋯⋯⋯⋯⋯⋯⋯⋯⋯ 山本かずな，坂井智行　*66*
5　尿細管機能検査 ⋯⋯⋯⋯⋯⋯⋯⋯⋯⋯⋯⋯⋯⋯⋯⋯ 南川将吾　*72*
6　腎疾患の画像診断 ⋯⋯⋯⋯⋯⋯⋯⋯⋯⋯⋯⋯⋯⋯⋯ 宮坂実木子　*80*
7　腎生検の実際 ⋯⋯⋯⋯⋯⋯⋯⋯⋯⋯⋯⋯⋯⋯⋯⋯⋯ 元吉八重子　*88*
8　腎生検病理診断 ⋯⋯⋯⋯⋯⋯⋯⋯⋯⋯⋯⋯⋯⋯⋯⋯ 井藤奈央子　*96*
9　遺伝子診断 ⋯⋯⋯⋯⋯⋯⋯⋯⋯⋯⋯⋯⋯⋯⋯⋯⋯⋯ 長野智那　*102*

第4章　治療

1　輸液療法 ……………………………………………………… 堀之内智子　107

2　薬物療法①ステロイド・免疫抑制薬 ……………………… 田中征治　113

3　薬物療法②生物学的製剤(リツキシマブ，エクリツマブ) ……… 藤永周一郎　117

4　薬物療法③RAS 阻害薬，SGLT2 阻害薬 ……… 藤岡啓介，漆原真樹　121

5　腎機能障害時の薬物療法 …………………………………… 藤田直也　124

6　腹膜透析 ……………………………………………………… 西　健太朗　130

7　血液透析とアフェレシス療法 …………………… 原田涼子，濱田　陸　135

8　腎移植 ……………………………………… 石塚喜世伸，三浦健一郎　141

第5章　小児の腎疾患の早期診断と管理

1　胎児診断とその対応 ………………………………………… 小澤克典　146

2　乳幼児腎臓検診 ……………………………………………… 山田剛史　152

3　学校検尿の意義および検診有所見者に対する指導と対応 … 大塚泰史　157

4　慢性腎疾患の小児に対する予防接種 ……………………… 亀井宏一　169

5　移行期医療 …………………………………………………… 寺野千香子　174

II　各論

第1章　糸球体疾患

1　先天性ネフローゼ症候群 …………………………………… 岡本孝之　184

2　遺伝性糸球体疾患 …………………………………………… 山村智彦　188

3　特発性ネフローゼ症候群 ………………………… 菊永佳織，石倉健司　193

4　急性感染後糸球体腎炎 ……………………………………… 田中絵里子　204

5　IgA 腎症 ……………………………………………………… 島　友子　209

6　膜性増殖性糸球体腎炎・C3 腎症 ……………… 大島真衣，澤井俊宏　213

7　膜性腎症 ……………………………………………………… 滝澤慶一　218

第2章 尿細管間質性疾患

1 ネフロン癆・ADTKD — 森貞直哉 223
2 多発性嚢胞腎 — 藤丸拓也 227
3 Dent 病・Lowe 症候群・CUBN 腎症 — 榊原菜々 231
4 Bartter 症候群・Gitelman 症候群
　　―遺伝性塩類喪失性尿細管機能異常症 — 近藤　淳 236
5 偽性低アルドステロン症 — 仲川真由 242
6 尿細管性アシドーシス — 櫻谷浩志 246
7 腎性尿崩症 — 宮井貴之 251
8 シスチン尿症およびその他のアミノ酸輸送体異常症 — 藤丸季可 255
9 Fanconi 症候群 — 梶保祐子 259
10 原発性高シュウ酸尿症 — 玉村宗一 263
11 尿細管間質性腎炎 — 辻　章志 268

第3章 全身性疾患に伴う腎障害

1 血管炎症候群に伴う腎炎・腎障害 — 伊藤秀一 272
2 紫斑病性腎炎 — 清水正樹 278
3 ループス腎炎 — 小椋雅夫 283
4 先天性代謝異常症に伴う腎障害 — 平野大志 291
5 感染症に伴う腎障害 — 敦賀和志 295
6 薬剤性腎障害・腎毒性物質 — 松村英樹 299

第4章 尿路疾患（泌尿器科関連疾患）

1 下部尿路機能の発達と生理 — 佐藤裕之 306
2 尿路感染症 — 西山　慶 310
3 先天性腎尿路異常（CAKUT） — 木全貴久 315
4 小児の排尿・排便異常 — 池田裕一 326
5 尿路結石 — 横山忠史 332
6 夜尿症 — 西﨑直人 338

第5章 高血圧症

1 小児の高血圧—測定方法，基準値，疫学 .... 菊池　透　345

2 一次性高血圧（本態性高血圧）の病態，診断，治療 .... 池住洋平　347

3 二次性高血圧の病態，診断，治療 .... 諸橋　環　352

第6章 急性腎障害（急性腎不全）

1 小児急性腎障害（急性腎不全）の発症機序と疫学 .... 貝藤裕史　357

2 小児急性腎障害（急性腎不全）の診断と治療 .... 濱田　陸　362

第7章 慢性腎臓病（とくに末期腎不全）

1 小児慢性腎臓病（とくに末期腎不全）診療の動向 .... 此元隆雄　368

2 小児慢性腎臓病の診断と治療 .... 日比野　聡　374

3 小児慢性腎臓病と成長障害 .... 濱崎祐子　379

4 小児慢性腎臓病と骨代謝 .... 幡谷浩史　383

5 小児慢性腎臓病と腎性貧血 .... 久野正貴　387

付録　わが国の小児に頻用される薬物の腎機能低下時の投与量，投与法 .... 岡　政史　392

略語一覧 414

索引 420

※便宜上，本書ではリン酸，リン酸イオンおよびリン濃度のすべてをリンと表記した.

執筆者一覧

■編集主幹（50音順）

亀井宏一	国立成育医療研究センター腎臓・リウマチ・膠原病科
神田祥一郎	東京大学医学部小児科
清水正樹	東京科学大学病院小児科
●野津寛大	神戸大学大学院医学研究科内科系講座小児科学分野

　　●＝編集委員長

■部門編集責任者（担当章順）　　　　　　　　　　　　　　　　　　　　　　【編集担当】

奥田雄介	北里大学医学部小児科学	総論第1章
山村智彦	神戸大学大学院医学研究科内科系講座小児科学分野	総論第2章
五十嵐 徹	日本医科大学千葉北総病院小児科	総論第3章（1〜5）
松岡大輔	信州大学医学部小児医学教室	総論第3章（6〜9）
伊良部 仁	東京科学大学病院小児科	総論第4章
大友義之	順天堂大学医学部附属練馬病院	総論第5章
木全貴久	医療法人こどもクリニック・パパ	各論第1章
櫻谷浩志	埼玉県立小児医療センター腎臓科	各論第2章（1〜6）
島袋 渡	琉球大学大学院医学研究科育成医学（小児科）講座	各論第2章（7〜11）
泊 弘毅	沖縄県立南部医療センター・こども医療センター小児総合診療科	各論第3章
西 健太朗	国立成育医療研究センター腎臓・リウマチ・膠原病科	各論第4章
三輪沙織	東京慈恵会医科大学小児科学講座	各論第5章，付録
濱田 陸	東京都立小児総合医療センター腎臓・リウマチ膠原病科	各論第6章，同7章

■分担執筆（50音順）

荒木義則	国立病院機構北海道医療センター小児腎臓病センター
池住洋平	藤田医科大学医学部小児科学
池田裕一	昭和大学横浜市北部病院こどもセンター
石倉健司	北里大学医学部小児科学
石塚喜世伸	東京女子医科大学腎臓小児科
石森真吾	神戸大学大学院医学研究科内科系講座小児科学分野
伊藤秀一	横浜市立大学大学院医学研究科発生成育小児医療学
井藤奈央子	東京女子医科大学病理診断学分野
漆原真樹	徳島大学病院小児科
大島真衣	長浜赤十字病院小児科
大塚泰史	かすがの杜こどもクリニック
岡 政史	佐賀大学医学部小児科
岡本孝之	北海道大学病院小児科
小椋雅夫	国立成育医療研究センター腎臓・リウマチ・膠原病科
小澤克典	国立成育医療研究センター胎児診療科
貝藤裕史	兵庫県立こども病院腎臓内科
梶保祐子	東京大学医学部小児科
亀井宏一	国立成育医療研究センター腎臓・リウマチ・膠原病科
神田祥一郎	東京大学医学部小児科
菊池 透	埼玉医科大学病院小児科
菊永佳織	北里大学医学部小児科学
木全貴久	医療法人こどもクリニック・パパ
窪田拓生	大阪大学大学院医学系研究科小児科学
此元隆雄	宮崎大学医学部発達泌尿生殖医学講座小児科学分野
小林靖子	群馬大学大学院医学系研究科小児科学分野

近藤　淳	加古川中央市民病院小児科
坂井智行	滋賀医科大学小児科学講座
榊原菜々	神戸大学大学院医学研究科内科系講座小児科学分野
櫻谷浩志	埼玉県立小児医療センター腎臓科
佐藤裕之	東京都立小児総合医療センター泌尿器科・腎移植科
澤井俊宏	滋賀医科大学小児科学講座
清水正樹	東京科学大学病院小児科
島　友子	和歌山県立医科大学小児科学教室
滝澤慶一	東京大学医学部小児科
田中絵里子	杏林大学小児科学教室
田中征治	久留米大学医学部小児科学講座
玉村宗一	福井赤十字病院小児科
辻　章志	関西医科大学小児科学講座
敦賀和志	弘前総合医療センター小児科
寺野千香子	あいち小児保健医療総合センター腎臓科
仲川真由	順天堂大学医学部小児科・思春期科
長野智那	神戸大学医学部附属病院小児科
西　健太朗	国立成育医療研究センター腎臓・リウマチ・膠原病科
西﨑直人	順天堂大学医学部附属浦安病院小児科
西山　慶	九州大学成長発達医学分野（小児科）
野津寛大	神戸大学大学院医学研究科内科系講座小児科学分野
幡谷浩史	東京都立小児総合医療センター総合診療科
濱崎祐子	東邦大学医学部腎臓学講座
濱田　陸	東京都立小児総合医療センター腎臓・リウマチ膠原病科
原田涼子	東京都立小児総合医療センター腎臓・リウマチ膠原病科
張田　豊	東京大学医学部小児科
久野正貴	千葉県こども病院腎臓科
日比野　聡	総合高津中央病院小児科
平野大志	東京慈恵医科大学小児科学講座
藤岡啓介	徳島大学病院小児科
藤田直也	あいち小児保健医療総合センター腎臓科
藤永周一郎	埼玉県立小児医療センター腎臓科
藤丸拓也	聖路加国際病院腎臓内科
藤丸季可	大阪市立総合医療センター小児代謝内分泌・腎臓内科
堀之内智子	神戸大学大学院医学研究科内科系講座小児科学分野
松村英樹	大阪医科薬科大学小児科
三浦健一郎	東京女子医科大学腎臓小児科
南川将吾	兵庫県立こども病院総合診療科
宮井貴之	香川県立中央病院小児科
宮坂実木子	国立成育医療研究センター放射線診療部診断科
元吉八重子	東京北医療センター小児科
森貞直哉	兵庫県立こども病院臨床遺伝科
森本哲司	東北医科薬科大学医学部小児科学
諸橋　環	日本大学医学部小児科学系小児科学分野
山田剛史	新潟大学医学部小児科学教室
山村智彦	神戸大学大学院医学研究科内科系講座小児科学分野
山本かずな	滋賀医科大学小児科学講座
横山忠史	金沢大学医薬保健研究域医学系小児科

I

総論

第 1 章　腎の発生，構造と機能

第 2 章　腎とホメオスタシス

第 3 章　検査・診断法

第 4 章　治療

第 5 章　小児の腎疾患の早期診断と管理

I 総論 第1章 腎の発生，構造と機能

1 腎の発生・分化

1 概要

泌尿器系は尿を生成する腎臓と，尿の排出路である尿管，膀胱，尿道からなる．腎臓内の糸球体，尿細管，集合管や尿管は中間中胚葉から発生し，膀胱や尿道の上皮は内胚葉に由来する．尿路系の筋層や結合組織は臓側中胚葉から分化する．本項では腎臓と尿管の発生について解説する．

胎生4週頃より胎生期の排泄器官が左右に3対（前腎，中腎，後腎）形成される．頭方から尾方に順次形成され，同時に消退していく．前腎は痕跡的で機能発現なく消退する．中腎も大半が消退し最終的には排泄器官としては機能しないが，一部分は精巣上体管や精管などに分化する．後腎が最終的に腎臓として機能する（図1A）[1]．

1）前腎

胎生4週はじめに，頸部第5〜7体節の中間中胚葉から7〜10対の腎節が頭方から形成される．これが前腎である．前腎は消退傾向が強く胎生4週終わり頃にはほとんど退化する．ヒトでは前腎は痕跡的であり，管腔構造が形成されず機能を発揮することはない．しかし，中腎の誘導に必要であると考えられている．

2）中腎

胎生4週前半に，胸部と腰部の中間中胚葉から約40対の腎節が形成される．これが中腎であり，頭方から順に形成される．中腎も順次消退していき，5週の終わりには約20対が腰部に残る．残存した中腎は中腎細管を形成する．中腎細管はS字状に曲がりながら内側・外側に伸長していく．内側の先端部はBowman嚢となり，背側大動脈の枝が形成する糸球体を取り囲む．このBowman嚢と糸球体をあわせて中腎小体とよび，短期間，尿を産生する（図1B）．一方，中腎細管の外側端は上下につながり中腎管（Wolff管）を形成する．中腎管は尾方に伸長し排泄腔に開口し，中腎小体が産生した尿を運ぶ．中腎組織の大半は胎生2か月頃には消退するが，男性では中腎管は精巣上体管，精管に，中腎細管は精巣輸出管に分化し残存する．一方，女性では機能を有する器官には分化することなく消失する．

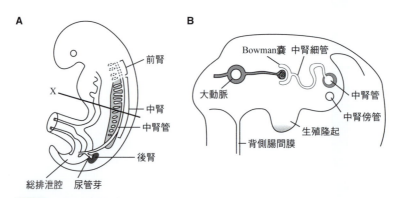

図1 前腎・中腎・後腎
A：胎生4週頃より前腎，中腎，後腎が形成される．
B：図1AのX断面．
（塩田浩平：泌尿生殖器系．人体発生学講義ノート，金芳堂，168-187，2015 より改変）

3) 後腎

後腎は胎生4週の終わりに中間中胚葉から形成がはじまる．中腎管の下端の近傍において，中間中胚葉から分化した後腎間葉(metanephric mesenchyme)から誘導シグナルを受け，中腎管壁がポケット状に膨れ，管となり出芽し背側頭方の後腎間葉内に伸長する．この管を尿管芽(ureteric bud)とよぶ．後腎間葉と尿管芽は互いに相互作用しながら，それぞれ分化していく(図1A)．

後腎間葉に進入した尿管芽は分枝を繰り返し，胎生32週頃まで15代くらい続く．その結果，尿管芽は集合管に分化し，尿管芽の基部は尿管になる．尿管芽の分枝した細管の先端部は後腎間葉に由来する細胞集団によって取り囲まれる．この細胞集団を後腎組織帽(cap mesenchyme)とよぶ．後腎組織帽は尿管芽からの刺激を受け凝集し(pretubular aggregate)，間葉-上皮転化(mesenchymal epithelial transition：MET)を起こし腎小胞(renal vesicle)に分化する．腎小胞は細い管となって伸長し，コンマ型小体(comma-shaped body)，S字型小体(S-shaped body)と変形し，糸球体，近位尿細管，遠位尿細管からなるネフロンに分化する(図2)．こうしてヒトでは一つの腎臓につき約100万個のネフロンが形成される．

最初，後腎は仙骨部に形成されるが骨盤の発育とともに相対的に頭方に移動し，尿管も伸長する．腎門ははじめ腹側を向いているが腎臓の上方移動とともに内側を向くようになる．

2 腎臓発生の分子メカニズム—集合管ネットワークの構築—(図3)

1) 中腎管の形成

沿軸中胚葉と側板中胚葉からのシグナルを受け，中間中胚葉から中腎管と腎形成索(nephrogenic cord)が形成される．最初，中腎管は緩く連なる細胞集団であるが，それを包む外胚葉からのBMP4などのシグナルによって極性をもつ上皮細胞に転換し，頭方から尾方につながる管となる．

転写因子Pax2，Pax8，Lhx1は中腎管の形成，伸長，維持に働いている．また液性因子GDNF(glial-cell-line-derived neurotrophic factor，グリア細胞株由来神経栄養因子)とその受容体RetによるGDNF-Retシグナルも中腎管の伸長に寄与している．Retの発現を制御する転写因子Gata3やレチノイン酸合成酵素であるAldh1a2はGDNF，Retとともにそのノックアウトマウスの中腎管は伸長不全のため総排泄腔に届かない．

2) 尿管芽の出芽

尿管芽の出芽にかかわるメカニズムは大きく分け

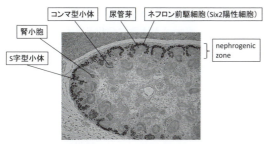

図2 発生期腎臓

マウス胎仔腎E14.5を抗Six2抗体で染色した．Six2はネフロン前駆細胞を特徴づける転写因子である．ネフロン前駆細胞に取り囲まれる管状構造が尿管芽である．ネフロン前駆細胞と尿管芽は相互作用しながら分化していく．この領域をnephrogenic zoneとよび発生期腎臓の外側に位置している．ネフロン前駆細胞は細胞塊であるが，METを受け，管状組織になり，腎小胞，コンマ型小体，S字型小体と分化していく．
〈口絵カラー1，p.ii参照〉

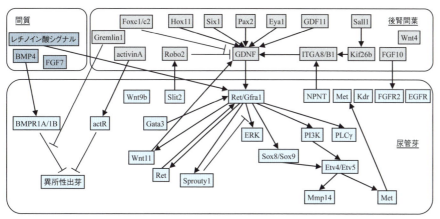

図3 腎臓発生初期に関連する遺伝子群

後腎間葉から分泌されるGDNFとその受容体RetによるGDNF/Retシグナルが尿管芽の出芽，分枝の中心的役割を果たしている．多くの遺伝子改変マウスの解析により，GDNF/Retシグナルを制御する遺伝子群の存在や下流シグナルが明らかになりつつある．

て GDNF/Ret シグナルによる刺激と，TGF(trans-forming growth factor，トランスフォーミング増殖因子)β による抑制的なシグナルの 2 種類がある．

[a] GDNF/Ret シグナル(受容体型チロシンキナーゼシグナル)

中腎管と尿管芽に発現する Ret，後腎間葉から分泌される GDNF，尿管芽と後腎間葉に発現する Gfra1 が中心的な役割を果たす．Gfra1 は Ret の共受容体として機能する．Ret，GDNF，Gfra1 のノックアウトマウスはそれぞれ尿管芽を形成することができず腎欠損を呈する．一方，GDNF を外因性に投与すると異所性に尿管芽が出芽する．ノックアウトマウスが腎欠損を呈する遺伝子の多くは，直接的に(例：Eya1，Hox11，Pax2，Six1)あるいは間接的に(例：Fras1，Gdf11，Sall1，ネフロネクチン，α8β1 インテグリン)GDNF の発現を制御している．例えば，転写因子 Sall1 によって発現が制御されるキネシンファミリーの Kif26b のノックアウトマウスはネフロネクチン受容体である α8β1 インテグリンの発現が減少し，その結果 GDNF の発現が低下するため尿管芽が出芽しない．

一方，GDNF/Ret シグナルを負に制御する因子も存在している．後腎間葉に発現する転写因子 Foxc1，Foxc2 や分泌蛋白 Slit2(尿管芽に発現)とその受容体 Robo2(後腎間葉に発現)のノックアウトマウスは GDNF の発現が広がり，尿管芽が複数出芽する．また尿管芽に発現する Sprouty1(Spry1)は Ret シグナルによって発現が増加するが，細胞内において Ret シグナルの negative regulator として抑制的に働く．そのため，Sprouty1 のノックアウトマウスは GDNF の発現が広がるためではなく，GDNF に対する反応性が増加することで異所性尿管芽の出芽を認める．

少数ではあるが，Ret，GDNF，Gfra1 のノックアウトマウスにおいて尿管芽が形成されるものがあることから GDNF/Ret シグナル以外のシグナルの存在が示唆される．その一つが FGF(fibroblast growth factor，線維芽細胞増殖因子)シグナルである．後腎間葉から分泌される FGF10 と尿管芽に発現する受容体 FGFR2 が尿管芽の出芽にかかわっている．

GDNF/Ret シグナルの下流のシグナルについては ERK MAP キナーゼ，PI3 キナーゼ，PLCγ 経路が知られている．これらの経路が活性化され，その結果として Ret，Sprouty1，Wnt11，Etv4，Etv5 などの遺伝子の発現が増加する．

[b] TGFβ シグナル

尿管芽の出芽を制御するもう一つのメカニズムは TGFβ シグナルである．その中でも TGFβ スーパーファミリーの一つである BMP(bone morphogenic protein)ファミリーについて研究が進んでいる．中腎管周囲の間質に発現している BMP4 は中腎管細胞に，BMP type I 受容体である BMPR1A(ALK3)と BMPR1B(ALK6)を介して作用する．BMP4 は尿管芽の異所性出芽を抑制し，ノックアウトマウスは異所性に尿管芽が出芽する．また BMP の阻害因子である Gremlin1(後腎間葉に発現)のノックアウトマウスでは尿管芽は後腎間葉内に進入できず腎欠損を呈する．Gremlin1 は BMP4 の尿管芽出芽抑制作用を抑えている．

その他の TGFβ シグナルとしては，後腎間葉に発現し尿管芽の異所性出芽を抑制する Inhba(activinA ともいう)や出芽を促進する GDF11 が知られている．

3) 尿管芽の成長と分枝

後腎間葉内に進入した尿管芽は分枝を開始する．その先端(tip)は Ret や Wnt11 を，幹(trunk)は Wnt7b を発現する，といったように分化とともに発現する遺伝子も変化し，それぞれ特徴のある細胞に変化していく．分枝の数はネフロン数と関連がある．すなわち何らかの理由により分枝が減少した場合，ネフロン数は減少し低形成腎やオリゴメガネフロニアとなる．分枝が終了した後も尿管芽は成長を続け，腎髄質や腎乳頭が形成され，一方では近接するネフロンと結合する．尿管芽の成長と分枝にかかわるシグナルは GDNF/Ret シグナルや TGFβ シグナルなど尿管芽の出芽にかかわるものと共通するものも多い．

[a] GDNF/Ret シグナル

GDNF/Ret シグナルは尿管芽の分枝においても重要な役割を果たしている．下流のシグナルも同様に ERK MAP キナーゼ，PI3 キナーゼ，PLCγ 経路が知られ，これらを遺伝学的あるいは薬物を用いて修飾した場合，分枝が減少する．尿管芽先端(tip)において，GDNF/Ret シグナルの下流で制御される遺伝子として，転写因子 Etv4，Etv5 や Sox8，Sox9 が知られている．とくに Etv4 と Etv5 は互いに協同して，Wnt11，Sprouty1，Met(HGF 受容体)，Mmp14 など，分枝に重要な遺伝子の発現を正に制御している．

[b] 成長因子群(growth factors)

尿管芽の出芽と同様に FGF シグナルは分枝にもかかわっている．後腎間葉に発現する FGF10，間質に発現する FGF7，尿管芽に発現する受容体 FGFR2 はそれぞれノックアウトマウスが分枝数減少と低形成腎を呈する．その他，EGF(epidermal growth factor, 上皮成長因子), HGF(hepatocyte growth factor, 肝細胞成長因子), VEGF(vascular endothelial growth factor, 血管内皮細胞増殖因子)もそれぞれの受容体 EGFR, Met, Kdr が尿管芽に発現しており, 分枝に寄与している.

c WNT シグナル

尿管芽先端(tip)に発現する Wnt11 は GDNF/Ret シグナルの下流で正に制御される. Wnt11 は後腎間葉にも作用し GDNF の発現を増やす positive feedback の役割を果たしている. 尿管芽では出芽にはかかわっておらず, 分枝に働いている. Wnt9b は尿管芽全体に発現している. Wnt9b は後腎間葉に働きかけネフロン形成を誘導するが, 尿管芽においては分枝を促す.

WNT シグナルの下流では β カテニン経路と PCP(planar cell polarity)経路が分枝に重要である. 尿管芽特異的に β カテニンをノックアウトすると分枝が阻害される. PCP 経路の構成因子の一つである Vangl2 もノックアウトマウスが分枝減少を呈する.

d TGFβ シグナル

BMP4 は尿管や尿管芽の幹(trunk)周囲の間質に発現し, 幹部分の分枝を抑制し, 尿管の分化, 伸長を促している. BMP2 は集合管と近接するネフロンに発現している. 尿管芽のさらなる分枝を抑制し, ネフロンと尿管芽を結合させる役割を果たしていると考えられている. BMP7 は尿管芽と近接するネフロンに発現している. BMP7 のノックアウトマウスは尿管芽の分枝は減少しているが, 器官培養では濃度によって分枝を促進する場合と抑制する場合とがある. TGFβ2 は尿管芽分枝を抑制するため, その heterozygotes は尿管芽の分枝数が多く, 結果としてネフロン数が多い.

e その他のシグナル

●レニン・アンジオテンシン系

後腎間葉より分泌される Angiotensin II は尿管芽に発現する AT1 および AT2 受容体を介して Ret シグナルや EGF シグナルを刺激し, 尿管芽の分枝を促進している.

●Hedgehog シグナル

尿管芽に発現する Hedgehog 受容体の smoothened(Smo)をノックアウトしても腎臓発生には影響が認められない. しかし, Hedgehog シグナルを抑制する patched homolog 1(Ptch1)をノックアウトすると Ret, Wnt11, GDNF の発現が減少し分枝数が減る.

●Semaphorin

Sema3A のノックアウトマウスや, Sema4D の受容体である Plxnb1(plexin B1)のノックアウトマウスは尿管芽の分枝数が多くなることから, 分枝を抑制していると考えられる. 一方, Sema3C や Sema4C は尿管芽の分枝を促進する作用を有している.

4) 集合管の伸長

集合管が伸長し, 腎臓の髄質, 乳頭部が形成される. この際, 細胞は細胞分裂(有糸分裂)時に管の伸長方向に平行に紡錘体が並ぶ必要がある. Wnt7b は尿管芽に発現しているが, ノックアウトマウスではこのように細胞が整列して分裂することができないため集合管が短く太い構造を呈している. Wnt9b も同様に尿管芽の幹(trunk)に発現し, 整列した細胞分裂に必要である. それぞれ, 下流に β カテニンシグナルや PCP 経路が関与している.

正常な腎髄質, 乳頭部の形成には細胞の維持が必要であるが, Wnt7b や EGFR(EGF 受容体)のノックアウトマウスでは集合管細胞のアポトーシスが増加している. また, FGF7, Bmpr1a(BMP 受容体の一つ), 核内ステロイドホルモン受容体の ESRRG のノックアウトマウスは髄質と腎乳頭の低形成を認めるが, メカニズムの詳細は不明である.

3 腎臓発生の分子メカニズム―ネフロン形成―

前節では中腎管, 尿管芽が集合管, 尿管に分化していく過程をみてきた. 本節では, 後腎間葉が糸球体, 近位尿細管, 遠位尿細管からなるネフロンに分化していくメカニズムを解説する.

1) ネフロン前駆細胞

腎臓の発生段階において, 分枝した尿管芽の先端を取り囲むように存在する後腎間葉細胞を後腎組織帽(cap mesenchyme)とよぶ. 後腎組織帽は自己複製能およびネフロンの様々な細胞(糸球体, 近位尿細管, 遠位尿細管の構成細胞)に分化する多分化能を有していることからネフロン前駆細胞として捉えられている. ネフロン前駆細胞は発生期腎臓の皮質外側に存在しており, この領域は nephrogenic zone とよばれる(図2). 間葉-上皮転化(MET)を起こしネフロン前駆細胞から分化した腎小胞(renal vesicle), コンマ型小体(comma-shaped body), S 字型小体(S-shaped body)は腎内部に存在している. ネフロン前駆細胞はヒトでは胎生 36 週頃に消失するが, 発生期間中は増殖能を有している. マウスの胎仔腎では胎

生 11.5 日に 1 個の腎臓につき 10,000 個程度存在しているが最大で 1,000,000 個程度に増殖する.

ネフロン前駆細胞を特徴づける転写因子として Six2, Sall1, Wt1, Pax2, Hox11 などの転写因子が知られている. これらは時に相互作用しながら, ネフロン前駆細胞の性質(多分化能＋自己複製能)を維持している. 例えば, Six2 のノックアウトマウスは後腎間葉において Wnt4 の発現が増加し, それにより早熟な上皮化が生じ, 結果としてネフロン前駆細胞数の減少, 低形成腎となる. つまり Six2 は Wnt4 による分化を抑制しネフロン前駆細胞の未分化性を維持している. また Sall1 をネフロン前駆細胞特異的にノックアウトするとネフロン前駆細胞が細胞死することから Sall1 もネフロン前駆細胞の維持に寄与していることがわかる. ネフロン前駆細胞において Sall1 は Six2 と複合体を形成し, 腎臓形成遺伝子群(Osr1, Robo2, Eya1 など)を含む様々な遺伝子を活性化し, その未分化性の維持に働いている.

ネフロン前駆細胞を制御するシグナルとしては FGF, BMP, Wnt シグナルがある. 尿管芽と後腎間葉から分泌される FGF9 と後腎間葉から分泌される FGF20 は受容体 FGFR1/2 を刺激し, RAS 経路, PI3 キナーゼ経路を活性化しネフロン前駆細胞の増殖に働いている. 尿管芽, 後腎間葉から分泌される BMP7 は 2 種類の相反する機能がある. JNK シグナルを介してネフロン前駆細胞の維持, 増殖に働く機能と, Smad シグナルを介して分化に働く機能である. Wnt9b も同様に, β カテニン経路が弱く活性化される場合は増殖に, 強く活性化される場合は分化にとネフロン前駆細胞に対して 2 種類の相反する機能を有している.

2) 間葉-上皮転化(MET)

ネフロン前駆細胞は細胞塊として尿管芽先端(tip)に存在しているが, 分化すると腎小胞という管状組織に分化する. この変化を間葉-上皮転化(MET)とよぶ.

MET を誘導する最初のシグナルは尿管芽から分泌される Wnt9b によって誘導される. Wnt9b の刺激を受けたネフロン前駆細胞では β-カテニンが安定化され核内に移行し Lef/Tcf DNA 結合因子と複合体を形成し, 転写活性化因子として作用する. Wnt9b の刺激を受けると, ネフロン前駆細胞は凝集し(pre-tubular aggregate), 下流で Wnt4 と FGF8 が活性化される. FGF8 は Wnt4 の活性化に, Wnt4 は FGF8 および Wnt4 自身の活性化に働き, MET を促進する. Wnt4 の下流で働く β-カテニンは, Lhx1 などの転写因子の発現を増加させ MET に必須であるが, それ

だけでは完全な上皮化が生じない. Wnt4 による刺激によって後腎間葉内の Ca^{2+} 濃度が増加することや, Ca^{2+} 濃度の上昇により上皮化が起こることから Wnt4 の下流として β-カテニン経路の他に Ca^{2+} 経路も働いていると考えられる. また上述の通り BMP7 も SMAD シグナルを介してネフロン前駆細胞を分化の方向に働かせる.

一般的に上皮化には細胞表面蛋白を介した細胞間の相互作用が必要であるが, ネフロン前駆細胞の MET にも afadin や nonmuscle myosin が働いている.

3) ネフロンへの分化：領域化

MET の後に上皮では領域化が進み, 近位-遠位軸が確立する. 腎小胞はコンマ型小体, S 字型小体と分化し, 最終的には糸球体上皮細胞(ポドサイト), 近位尿細管, 遠位尿細管が形成される. この過程には Notch2 が必須であり, S 字型小体には Notch シグナルのリガンドである Jag1 や Dll1 が発現している. Notch2 を欠損すると糸球体上皮細胞と近位尿細管が形成されないことから, とくにネフロンの近位部の形成に Notch シグナルが必要であるといえる. その後, S 字型小体の近位部では Mafb, Wt1, Lmx1b などの転写因子が発現し, これらが糸球体上皮細胞への分化を制御している. S 字型小体の中央部には転写因子 Pou3f3 や Hnf1b が発現し近位尿細管や Henle のループへの分化を, 遠位部には Lhx1, Sox9 が発現し遠位尿細管への分化をそれぞれ制御している.

領域化された細胞集団はそれぞれクローン性増殖し, 成熟していく. 例えば, Hnf1b が近位尿細管におけるチャネルやトランスポーターの発現に関与していることや, Wnt7b が Henle のループの成熟に機能していることがわかっているものの, 最終的に特徴のある細胞に分化するメカニズムの詳細は現時点では不明である.

文献

1) 塩田浩平：泌尿生殖器系. 人体発生学講義ノート, 金芳堂, 168-187, 2015

参考文献

- Kolvenbach CM, et al.：Nat Rev Nephrol 19：709-720, 2023
- McMahon AP：Curr Top Dev Biol 117：31-64, 2016
- O'Brien LL, et al.：Semin Cell Dev Biol 36：31-38, 2014
- Short KM, et al.：Nat Rev Nephrol 12：754-767, 2016
- Nishinakamura R：Nat Rev Nephrol 12：67-68, 2016
- Kanda S, et al.：J Am Soc Nephrol 25：2584-2595, 2014
- Costantini F：Wiley Interdiscip Rev Dev Biol 1：693-713, 2012

(神田祥一郎)

2 糸球体の構造と機能

A 糸球体の構造

1 腎小体・糸球体全体の構造

　腎小体は血管内皮に裏打ちされ，ポドサイト（足細胞）によって外側表面を覆われた毛細血管網，その中心に位置するメサンギウム細胞およびマトリックス，さらにそれらを取り囲むBowman囊の集合体を指す（図1，図2）．厳密には糸球体はBowman囊を含まないが，腎小体と同様の意味で使用されることも多く，本項では統一して糸球体という語を用いる．

　糸球体は一つの腎臓あたり60〜140万個あるとされる．糸球体の直径は小児期から年齢とともに増大し，成人では約200μmである．糸球体径は髄質近傍部皮質より内側ではより大きいことが知られ，また年齢につれて糸球体径は増大する（表1）．

2 血管構築と傍糸球体装置

　糸球体毛細血管は輸入細動脈と輸出細動脈の間に形成された毛細血管網である．輸入細動脈は糸球体に入るとすぐに分岐し，輸入側毛細血管は糸球体の外側を流れ，折り返して輸出側血管となる．毛細血管の間で毛細血管の一つの小葉の中の血管同士や，独立した小葉間の血管同士のいずれにも吻合を生じ，複雑な毛細血管網が形成される[1]．

　輸出側の毛細血管は血管極でまとまり糸球体の中で輸出細動脈となり，糸球体外へつながる．つまり輸出細動脈の起始部は糸球体内でメサンギウム細胞に，また糸球体外でも糸球体外メサンギウム細胞に囲まれており，輸出細動脈の血管抵抗を調節しやすい構造となっている．通常輸入細動脈は輸出細動脈よりも径が大きい．

　糸球体につながる尿細管はHenleループを経た後，糸球体の血管極のそばを走行し，そこで輸入細

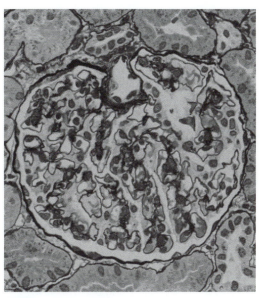

図1　糸球体の光顕像
4歳女児（ネフローゼ症候群）の腎生検標本．PAM染色×400倍．上方に傍糸球体装置を有する血管極がある．

動脈，輸出細動脈に接触する．遠位尿細管の緻密斑の上皮細胞，輸入細動脈の傍糸球体細胞（レニン細胞，顆粒細胞ともよばれる），輸入細動脈および輸出細動脈の平滑筋細胞，細動脈と緻密斑に挟まれた糸球体外メサンギウム細胞からなる構造を傍糸球体装置（JGA）と呼ぶ．このユニットには自律神経線維が入り込んでおり，また一酸化窒素，ホルモン，血圧，緻密斑を流れる尿細管腔液の組成など様々な因子の影響を受ける．それらのインプットを受け，JGAは尿細管糸球体フィードバックとレニンの分泌という重要な役割を担う．

3 糸球体を構成する細胞

　糸球体を構成する細胞成分は内皮細胞，メサンギウム細胞，ポドサイトの三種とそれを取り巻く

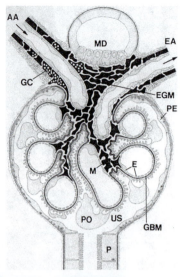

図2 糸球体，腎小体の模式図
AA：輸入細動脈，EA：輸出細動脈，MD：緻密斑，GC：顆粒細胞，EGM：糸球体外メサンギウム細胞，M：メサンギウム細胞，E：内皮細胞，PO：足細胞，US：尿腔，P：近位尿細管細胞，GBM：糸球体基底膜，PE：壁側上皮細胞（Bowman 嚢上皮細胞）
(Kritz W, et al.：Structural Organization of the Mammalian Kidney. In：Alpern RJ et al.(eds), Seldin and Giebisch's The Kidney：Physiology and Pathophysiology. 4th ed, Academic Press, London, 479-563, 2008 より)

表1 年齢による糸球体径の変化

年齢（歳）	傍髄質糸球体	全糸球体
0	122	112
1	126	116
2	130	120
3	134	124
4	138	128
5	142	132
6	146	135
7	150	139
8	154	143
9	158	147
10	161	151
11	165	155
12	169	158
13	173	162
14	177	166
15	181	170

糸球体径は年齢とともに増大する．傍髄質糸球体はその他の部位に比べて径が大きいことに注意．単位 μm.
(Moore L, et al.：J Pathol 171：145-150, 1993 より)

Bowman 嚢上皮細胞である．ポドサイトは血管極で Bowman 嚢上皮細胞と接する構造をとる（図2）[2]．

1）内皮細胞

　糸球体毛細血管は内皮細胞により裏打ちされている（図3）．内皮細胞の核は通常メサンギウムに近い位置に存在し，その細胞質は薄く内皮全体を覆っている．糸球体内皮細胞は小孔（fenestration）とよばれる直径70〜100 nm の円形から楕円形の孔構造をもつ．内皮細胞同士，また一部の内皮細胞はメサンギウム細胞とギャップ結合で結ばれている．内皮小孔はアルブミン径（3.5 nm）に比較して巨大であるが，内皮細胞は表面の糖衣（glycocalyx）と細胞外層（cell coat）に覆われており，その厚さは小孔の径を上回る．また内皮細胞表面の糖蛋白やグリコサミノグリカンは陰性に荷電しており，チャージバリアとしての機能も推定される．この構造から内皮表面の糖鎖蛋白は血球や蛋白の透過性に影響している可能性があるが，直接の証明はなされていない．

　内皮細胞は血管拡張作用をもつ一酸化窒素や血管収縮作用をもつエンドセリン1を産生する．内皮細胞表面にはVEGF受容体が存在しており，ポドサイトから分泌されるVEGFの刺激を持続的に受けることが内皮細胞の機能に必須である．

2）メサンギウム細胞

　メサンギウム細胞は糸球体毛細血管係蹄を束ねる形で存在し（図4），その細胞外基質とともにメサンギウムとよばれる領域を形成する．一つのメサンギウム領域には1〜2個のメサンギウム細胞が存在する．メサンギウム細胞は平滑筋細胞と類似したミクロフィラメントをもち収縮性をもち，また貪食細胞の性格も有する．一方，傍糸球体領域にはメサンギウム細胞と形態的・機能的に類似する細胞（糸球体外メサンギウム細胞）が存在しており，メサンギウム細胞と類似しているものの性質が異なる細胞と考えられている[3]．

　平滑筋細胞あるいは線維芽細胞様のメサンギウム細胞はアクチン線維束と中間径フィラメント構造を有しており，機械的な力を発揮する[4]．メサンギウム細胞は，メサンギウム基質に向けて突出した多数の突起を有する不規則な形態をとっており，その突起は内皮，基底膜，または他のメサンギウム細胞と接している．この突起の一部にはエプリンなどのアクチン骨格構造が存在する（図4）．メサンギウム細胞はその細胞膜に発現する $\alpha 3 \beta 1$ あるいは $\alpha 5 \beta 1$ インテグリンを介してメサンギウム領域の微細繊維と

2 ● 糸球体の構造と機能

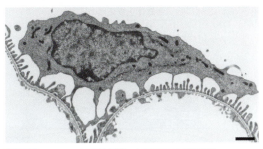

図3 ラット糸球体係蹄の透過電子顕微鏡像
血管の内側を内皮細胞が取り囲みその外側に糸球体基底膜，さらにその外側に大きな細胞体を有するポドサイトが存在する．スケールバー：1 μm．（順天堂大学解剖学　市村浩一郎先生のご厚意による）

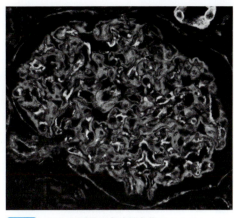

図4 ヒト糸球体の免疫染色像
赤がパキシリン（主にポドサイト），青が Glepp1（足突起），緑がエプリン（主にメサンギウム細胞）の局在を示す．糸球体係蹄壁をメサンギウムが内側から束ねる構造をとっている様子がわかる．（東京大学小児科鶴見晴子先生のご厚意による）
〈口絵カラー2, p.iii 参照〉

接着している．これらの構造によりメサンギウム細胞が血管内の遠心的な力に対抗し係蹄を安定化させる役割を果たしている．

3）ポドサイト

ポドサイト（足細胞）はタコ足状の構造を有する細胞突起を有する糸球体の中で最も大きな細胞であり，糸球体基底膜の外側に位置している（図3，図5）．ポドサイトの機能としては，糸球体基底膜の産生と修復，血管周皮細胞（ペリサイト）と同様の係蹄壁の形態の保持としての機能，とくに糸球体では濾過圧に耐えて係蹄を保持する機能をもつ．

ポドサイトは高度に分化した最終分化細胞であると考えられているが，細胞分裂を伴わない核分裂像を認める場合がある．細胞分裂は細胞骨格の大幅な変化を伴うため，ポドサイトが細胞分裂を起こすと基底膜への接着や濾過選択性に大きな影響を及ぼすと考えられる．そのためポドサイトでは細胞周期の制御機構が発達しており，静止期の状態が保たれている．

特殊な細胞骨格の他，細胞膜領域についても細胞間接着構造であるスリット膜と基底膜面（basal），頂端面（apical）の三つの部分でその構成する膜蛋白質が異なる（図6）．これらのいずれの構造も細胞内でアクチン骨格と直接/間接的に連結されており，それらのアクチン骨格は束ねられて最終的にはこの細胞の特徴的な足突起骨格構造を形成する．先天性ネフローゼ症候群，ステロイド抵抗性ネフローゼ症候群あるいは家族性巣状分節性糸球体硬化（FSGS）の原因遺伝子の同定により，スリット膜や足突起の詳細な分子構造が解明された[5]．

a 細胞骨格：細胞形態の維持を司る

分化したポドサイトでは細胞体から多くの一次突起をのばし，その先で無数の足突起を分岐させて基底膜に接着している（図7）．細胞体と基底膜に接した足突起の間にはポドサイト下腔（subpodocyte space）が存在する．一次突起は主に微小管や中間径フィラメントで構成されている．中間径フィラメントの成分としては一般的には上皮細胞ではなく間葉系細胞で発現するビメンチンが主成分である．一次突起は二次突起，三次突起と分岐し，最終的には足突起を形成する．ビメンチンは細胞体と細胞突起に限られており，足突起には局在しない．足突起の骨格はアクチン束が形成しており，隣接する細胞からの足突起同士はかみ合い，その足突起の間にスリット膜とよばれる細胞間接着構造が存在する．従来電子顕微鏡でのみ観察可能であった足突起の形態は，従来の光学顕微鏡を超える解像度をもつ超解像顕微鏡によっても観察が可能となっている（図8）[6]．

ポドサイトの足突起を形作っているのはアクチンを主とした細胞骨格である．アクチンは単量体，もしくは，それが数珠状につながった線維のいずれかの状態で存在する．細胞が運動するときや外来の刺激に応答し変形する際，単量体アクチンが線維に変換されるアクチン重合が盛んに起きる．アクチン重合は，線維を形成する重合核形成（nucleation）と線維端に単量体が次々と付加する伸長（elongation）の二つのステップがあり，それらを制御する様々な分子により糸球体濾過障壁が維持されている．フォルミンファミリー蛋白質は，アクチン重合核形成促進因子であり，その一つをコードする *INF2* の変異は

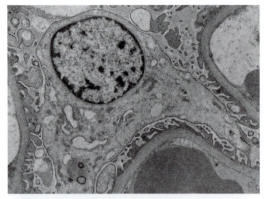

図5 ヒト腎病理組織の電子顕微鏡像
糸球体基底膜の外側でポドサイトが大きな細胞体から無数の突起を伸ばし基底膜に接着している．

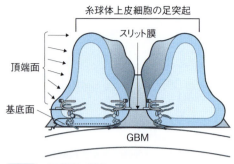

図6 足突起の構造

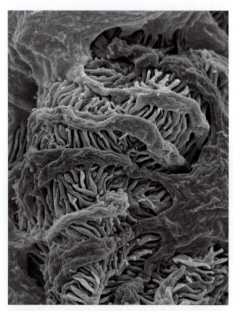

図7 ラット糸球体係蹄の走査電子顕微鏡像
ポドサイトが細胞体から一次突起，さらにその先で足突起をのばし，隣り合ったポドサイトからの足突起が絡み合っている．（順天堂大学解剖学　市村浩一郎先生のご厚意による）
〈口絵カラー3，p.iv参照〉

FSGSの原因となる．線維化したアクチン（F-actin）を束化する機能をもつ分子（α-actinin4やアニリン），また線維化したアクチンを切断・脱重合しアクチン骨格の流動性に関係する分子（コフィリン）も足突起構造の維持に必要である．Rhoファミリー低分子量G蛋白質（Cdc42，Rac1，RhoA）は進化的に保存され，アクチン細胞骨格のダイナミックな変化を制御する分子群である．ポドサイト特異的Rac1あるいはRhoA欠損マウスが正常に生まれてくるのに対し，Cdc42欠損マウスは新生児期からの蛋白尿および腎不全を呈し，またネフリン依存的なアクチン重合にもCdc42が関与することから，Cdc42は濾過障壁において最も重要なRhoファミリー低分子量G蛋白質といえる．

　ミオシンの働きもポドサイトの形態に必須である．ミオシンは18のクラスに分類されるが，クラスIに属するMyo1eはアクチン依存的なモーター蛋白であり，その遺伝子の変異は小児期発症FSGSの原因となる．Myo1eはスリット膜に局在し，ZO-1と結合するためスリット膜の裏打ちの役割が想定されている．また非筋ミオシンII（nonmuscle myosin II）は，アクチンフィラメントを動かしたり，つなぎ止めることで，細胞の形態変化を含む様々な過程（細胞質分裂，細胞遊走，細胞間および細胞-基質間接着など）に関与するモーター蛋白質である．nonmuscle myosin IIAをコードする*MYH9*遺伝子変異はEpstein-Fechtner症候群，May-Hegglin異常症をきたすが，ポドサイトの機能障害により蛋白尿と血尿，腎機能低下をきたすことがある．

　微小管関連分子も濾過障壁を構成する重要な要素である．モーター蛋白質のダイニンは微小管をレールとして逆行性の輸送を行う分子である．*TTC21B*がコードするIFT139はダイニンと結合することで鞭毛内輸送に関与する．*TTC21B*のホモ接合体ミスセンス変異は成人期発症の尿細管間質性腎症を伴うFSGSの原因となる．胎児期の腎臓では尿細管細胞と同様にポドサイトにも線毛が存在し，IFT139はその線毛起始部に存在する．しかし成熟したポドサイトには線毛は存在しないため，IFT139の異常によるFSGSの原因は線毛の異常ではなく微小管およびアクチン構造の異常によると考えられている．

b 基底膜面：糸球体基底膜との接着

　ポドサイトの基底膜面では様々な接着蛋白が細胞を基底膜につなぎ止める．基底膜面に存在する

2●糸球体の構造と機能

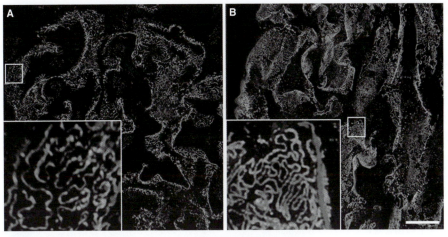

図8　構造化照明顕微鏡によるスリット膜の超解像度可視化画像
健常人（B）および微小変化型ネフローゼ患者（A）の腎組織の解析．糸球体係蹄の一部（四角で表示）を拡大すると，ネフリンで染色された線状の足突起構造が観察される．ネフローゼ状態（A）では微細な足突起構造が変化していることがわかる．スケールバー：10 μm．
（Siegerist F, et al.：Sci Rep 7：11473, 2017 から引用）（https://creativecommons.org/licenses/by/4.0/）
〈口絵カラー4，p.v 参照〉

$\alpha 3\beta 1$ インテグリンは細胞外領域で基底膜のラミニン，コラーゲン，ニドゲン，フィブロネクチンなど多様な成分と結合する．また細胞内領域ではタリン，パキシリン，ビンキュリンと結合し，細胞外のマトリックスと細胞内アクチン細胞骨格とも連結する役目を果たしている．$\alpha 3\beta 1$ インテグリン欠損マウスでは糸球体の発達が障害され，ポドサイトの形態異常を生ずる．同じく基底膜面に存在するジストログリカンは糖鎖修飾を受けた細胞外領域で基底膜のアグリンやラミニンと結合する．しかしポドサイト特異的なジストログリカンノックアウトマウスでは腎の発達，糸球体濾過に影響がないことから，基底膜への接着にはインテグリンがより関与していると考えられる．

c　頂端面：形態維持とチャージバリアー

ポドカリキシンはポドサイトの頂端面に発現している強い陰性荷電をもつ膜蛋白質でありその陰性荷電がチャージバリアーの形成に関与していると推察されている．ポドカリキシンは Na/H exchanger regulatory factor-2（NHERF2）/エズリン複合体を介してアクチン細胞骨格と結合することで，この細胞の形態を維持している．ポドカリキシンの発現減少は細胞形態を変化させ，蛋白尿を生じる．様々な糸球体疾患患者の尿にポドカリキシンを含むポドサイトの膜断片が検出され，この細胞の傷害の鋭敏なマーカーとして活用されている．

d　スリット膜：分化した細胞間接着構造

スリット膜はポドサイトの足突起間に形成される幅約 40 nm の細胞間接着装置である．ネフリンはスリット膜を構成する主要な膜蛋白質である．ネフリンは免疫グロブリンファミリーに属する膜蛋白質であり，細胞間接着装置として機能している．高解像度の電子顕微鏡トモグラフィーによるとネフリンの細胞外領域からなる約 35 nm の鎖状の構造が足突起から生じており，それがスリット膜構造の中央で接している構造をとっている．またネフリン鎖の間にアルブミン径より若干小さい孔構造が形成されており，この構造がスリット膜のサイズバリアーを担っていると考えられる[7]．スリット膜はネフリンの他，ポドシン，CD2AP，Neph1，TRPC6，P-カドヘリン，ZO-1 などからなる複合体として形成されている[8]．なお，この接着構造はアドヘレンスジャンクション（接着結合）の一種といわれているが，同時に膜の極性を制御する（接着構造の上下の膜蛋白構造を仕切る，すなわち頂端面と基底膜面の膜蛋白質の拡散を妨げる機能）というタイトジャンクション（密着結合）としての機能もあわせもっている．

スリット膜複合体の細胞内領域には多彩なアダプター蛋白質が結合する．例えばネフリンの細胞内領域は Src ファミリーチロシンキナーゼによってリン酸化修飾を受け，そのリン酸化チロシン残基へ Nck や Crk といったアダプター蛋白質が結合することが足突起のアクチン重合を制御する．

11

4）Bowman 囊上皮細胞

Bowman 囊上皮細胞は Bowman 囊の内側に存在する扁平な上皮細胞である．血管極ではポドサイトと直接，一部では介在細胞を介して接している．尿細管極では近位尿細管の円柱上皮につながる．核の近傍で一つまたは二つの 10 μm ほどの繊毛を有する．細胞骨格は上皮細胞に存在するビメンチンとは異なり，サイトケラチンによる中間径フィラメントである．

Bowman 囊上皮細胞は発現分子が多様なヘテロな集団である[9]．血管極に近い Bowman 囊上皮細胞はその他の部分の細胞とは異なりむしろポドサイトに発現するものと同種の分子群を発現していることから，ポドサイトの傷害時にそれらの Bowman 囊上皮細胞が増殖して係蹄壁に移動する可能性も指摘されている[1]．また尿細管に近い細胞はその前駆細胞としての性質をもつ．大多数を占める細胞は血管極と尿細管を除いた Bowman 囊を取り囲んでおり，これらは様々な刺激に反応して増殖することが可能である．

4　細胞外マトリックス

糸球体を構成するマトリックスとしては糸球体基底膜，メサンギウム，Bowman 囊がある．それぞれが特徴的な分子により形成されており，性質が異なっている．

1）糸球体基底膜

糸球体基底膜は内皮細胞とポドサイトから産生される IV 型コラーゲン，ラミニン，ニドゲン（エンタクチン），ヘパラン硫酸プロテオグリカン（主成分アグリン）などから構成される膜状の構造物である．成人では 300〜350 nm の厚さであり，女性に比べて男性でより厚い．また基底膜は生直後は薄く，1 歳で 200 nm 程度，11 歳程度で成人と同様の厚さまで成熟する[1]．

電子顕微鏡では内透明層（lamina rara interna），緻密層（lamina densa），外透明層（lamina rara externa）の三層構造を有する．緻密層は IV 型コラーゲンとラミニンが多く，内透明層と外透明層にはそれ以外の分子が主たる成分である．フェリチンやデキストランなど（これらはアルブミンよりも分子量が大きい）を投与するトレーサー実験では，これらの分子は基底膜の内層においてブロックされ，糸球体基底膜が限外濾過に重要な役割を占めていることは明らかである．

[a] IV 型コラーゲン

α 鎖が三量体を形成し，その二つの三量体がその端で結合することにより六量体を形成，最終的にそれが組み合わさることで三次元的メッシュを形成する．三量体構造は腎臓の発生段階で変化がみられる．capillary loop stage では α1，α1，α2 構造が形成されるが，胎生期に次第にそれらが α3，α4，α5 構造に置き換えられる．三量体を構成する分子により IV 型コラーゲンの性質は異なる．α1，α1，α2 の構造は全身の基底膜でユビキタスに発現しているが，α3，α4，α5 の構造は腎臓，目，肺，精巣，内耳にのみ存在する．糸球体では IV 型コラーゲンは係蹄壁内圧の応力に拮抗する構造として機能する．一方で IV 型コラーゲンの変異による Alport 症候群では糸球体基底膜の肥厚や開裂が生じているにもかかわらず血尿が主体であることから，IV 型コラーゲンによる蛋白質の濾過選択性への直接の関与は大きくないと想定されている．

[b] ラミニン

ヘテロ三量体を形成する巨大な糖蛋白質であり，基底膜に接する細胞の分化や接着に関与している．ラミニンは IV 型コラーゲンやプロテオグリカンとネットワークを形成する．ラミニンは 16 のアイソフォームの存在が知られており，$\alpha\beta\gamma$ 鎖の構成分子によって記載される．例えば α5β2γ1 は LM-521 と表記される．腎臓に存在するラミニンは LM-111，LM-211，LM-511，LM-521 である．腎の発達段階では LM-511 が発現しているが，次第に LM-521 と置き換わり成熟した糸球体基底膜の主要なラミニンは LM-521 である．ラミニン β2 遺伝子（*LAMB2*）の先天的な欠損（Pierson 症候群）によりびまん性メサンギウム硬化症をきたし，先天性に蛋白尿が生じる．*LAMB2* ノックアウトマウスでは出生直後から内皮細胞やポドサイトの形態異常がみられない段階で軽度の蛋白尿がみられる．またポドサイト特異的にラミニン α5 を欠損させることによっても蛋白尿がみられる．

[c] ニドゲン

糖蛋白であり，腎臓のすべての基底膜に発現している．ラミニンや IV 型コラーゲンと強い親和性があり，これらの分子をつなぎ止める役割をしている．

[d] プロテオグリカン

陰性荷電を有し，またマトリックス構造に水分子を保持することにより水和作用をもつ，グリコサミノグリカンとヘパラン硫酸あるいはコンドロイチン硫酸により構成された構造である．構成蛋白として

はアグリン，パーレカン，バマカン（bamacan）が主成分である．ヘパラン硫酸プロテオグリカンの核蛋白質であるパーレカンは内皮下に存在するが，その変異マウスでは糸球体基底膜の異常は出現しない．またプロテオグリカンであるアグリンはラミニンやジストログリカンと結合する．アグリンノックアウトマウスでは蛋白尿は生じない[10]ことからも明らかなように，必ずしもそれぞれのプロテオグリカンがサイズバリアーあるいはチャージバリアーに必須の機能を有しているわけではない．

2）メサンギウム

メサンギウムはメサンギウム細胞とメサンギウム基質からなる．メサンギウム基質は糸球体係蹄で包まれた形をとっており，血管周囲ではメサンギウム細胞と内皮細胞，基底膜が接した構造となる．

メサンギウム基質は糸球体基底膜の基質と異なり，より穴のあいた構造をとっているため，糸球体基底膜を通過しない巨大な分子もメサンギウムは容易に通過する．基本的な構造はfibrillin-1からなる弾性線維であり，メサンギウムと内皮の接着面やパラメサンギウムと糸球体基底膜の接着面で発現が強い．その他の分子としてはエミリン，microfibril-associated protein（MAPs）1，2そしてlatent transforming growth factor-binding protein（LTBP-1）などがある[4]．

メサンギウム基質はIV型コラーゲン（α1およびα2，注：基底膜のα3，α4，α5ではない），V型コラーゲン，ラミニン（LM-111，211，511注：基底膜のLM-521ではない），プロテオグリカンのパーレカンとバマカンが存在する．最も多いマトリックス蛋白はフィブロネクチンである．フィブロネクチンはマトリックスの微小線維を包み，線維とメサンギウム細胞のインテグリンとの接着を媒介する．この構造がメサンギウムの収縮やメサンギウム領域が広がろうとする力に抵抗するために役立っている．

3）Bowman嚢

Bowman嚢はBowman腔と間質を隔てるバリアーとして機能する結合組織であり，尿細管極で近位尿細管基底膜と，また血管極で糸球体基底膜とつながっている．Bowman嚢を構成する分子はIV型コラーゲンのα1/2とα5/6であり，ラミニンLM-111とLM-511，ニドゲン，パーレカン，バマカンである．Bowman嚢はその外側を間質の結合組織に包まれており，間質の線維芽細胞との結合により間質の

マトリックスの中で糸球体の位置を維持する足場構造として働く．

B 糸球体の機能

1 限外濾過量の調節

糸球体による濾過作用は水，電解質排泄のうえで必須の役割である．一つの糸球体での濾過率（単一ネフロン糸球体濾過率：SNGFR）を規定する因子としては糸球体濾過圧と濾過係数（k）および濾過表面積（S）により規定される．糸球体濾過圧は糸球体血管内圧とBowman嚢の静水圧（P）の差（ΔP）と膠質浸透圧（π）の差（$\Delta\pi$）で規定される[11]．

$$SNGFR = kS \times (\Delta P - \Delta \pi)$$
$$= kS \times ((P_{GC} - P_T) - (\pi_{GC} - \pi_T))$$

GCおよびTはそれぞれ糸球体血管内およびBowman嚢内の静水圧/浸透圧を示している．

糸球体濾過係数，すなわちk×Sは糸球体硬化など様々な病態で低下する．またメサンギウム細胞の収縮や各種生理活性物質などによっても制御され得る．

膠質浸透圧は蛋白濃度に依存するが，π_Tはπ_{GC}に比べ，無視できるほど低いため，$\Delta\pi$はπ_{GC}に規定される，すなわち$\Delta\pi$は血管内蛋白濃度に依存する．

P_{GC}は腎灌流動脈圧，輸入細動脈抵抗および輸出細動脈の抵抗の三つの要因により規定される．糸球体濾過が低下した場合に輸入細動脈の拡張と輸出細動脈の収縮によりP_{GC}を安定化させることが可能である．血管抵抗は一部平滑筋の制御を受けるが，その他糸球体尿細管フィードバック，アンジオテンシンII，ノルエピネフリンやその他のホルモンの影響を受ける．また急性尿路閉塞などではP_Tが上昇することによりΔPは低下する．

糸球体内圧は全身血圧の変動に比べて安定しておりΔPは30～40mmHgの間に保たれている．これは大部分毛細血管の自己調節による．腎灌流圧が低下すると，圧受容体刺激および傍糸球体装置を構成する細胞からのシグナルを介し，傍糸球体細胞からレニンが放出される．これはレニン・アンジオテンシン（RAS）系を賦活化させ，アンジオテンシンIIが輸出細動脈の抵抗を選択的に増加させてP_{GC}が低下するのを防ぐ．また全身の灌流低下はノルエピネフリン濃度を上昇させるが，これは輸入細動脈と輸出細動脈双方に働き収縮させる．正味の作用としては腎

灌流血液量が低下するものの輸出細動脈の収縮により糸球体濾過量（GFR）はわずかに低下したままで血液を冠動脈や脳循環に動員することを可能にする．一方でアンジオテンシンⅡやノルエピネフリンは腎血管拡張作用のあるプロスタグランジン産生を刺激することにより過剰な腎虚血を防ぐ．体液量が減少している患者で非ステロイド系抗炎症薬を用いることにより GFR の急激な低下をきたすのはこの作用を阻害するからである．

　また傍糸球体装置における腎血流制御はレニンの他，尿細管糸球体フィードバックによっても起動される．Henle のループの太い上行脚にある緻密層の細胞は尿細管腔に到達するクロライド濃度とその再吸収の変化を感知する．例えば腎灌流圧が減少し GFR が低下すると緻密斑に到達する Cl イオンが減少する．これが感知されると種々のメディエーターを介して輸入細動脈が拡張し，それが P_{GC} を上昇させることにより尿細管への流量を回復させるという局所的なフィードバックが行われる[12]．

　SNGFR を規定するそれぞれの因子は高分子の係蹄壁透過性に影響を与える．糸球体血管流速，とくに糸球体内圧の上昇は蛋白の漏出を促進する．この機序としてはアンジオテンシンⅡの関与が考えられており，RAS 阻害薬の蛋白尿抑制作用は糸球体内圧減少の結果と考えられる．

　胎児期から小児期において限外濾過量はダイナミックに変化する．胎児期の糸球体濾過量は妊娠期間や体重と関連しており，腎臓の容積と並行して増加する．しかし，出生直後の GFR は成人に比べるとかなり低い．例えば 30 週以下で出生した児の GFR は 10 mL/分/1.73 m^2 であり，34 週では＜15 mL/分/1.73 m^2，40 週で 10〜40 mL/分/1.73 m^2 である．出生時には成人の 1/10〜5/1 程度であった GFR は出生後 2 週間で二倍となり，2 歳で成人レベルまで到達する[11]．腎血流量としてみると糸球体の発達はまず腎臓の髄質近傍から起こり，次第に皮質表層の糸球体が完成するにつれて腎臓全体としての GFR が上昇する．低出生体重児や早産児ではネフロン数が少なく，また早産児では出生後の GFR の上昇が遅延する．

2　濾過障壁としての機能

1）血球濾過障壁

　糸球体は血中の血球成分を漏出させない構造となっているが，正常でも尿 1 mL 当たり 10,000 個の赤血球が存在し，運動により 30,000 個まで上昇す

る．また内皮細胞，基底膜，ポドサイトのいずれかに傷害が加わるあるいは先天的な異常がある場合には血球成分（とくに赤血球）の糸球体外への漏出が起こる．仮に菲薄基底膜病で尿 1 mL 当たり 100,000 個の赤血球が失われたとして，1 日では 2×10^8 個である．糸球体が 100 万個の糸球体からなっているとし，大部分が糸球体性の血尿とすると，糸球体 1 個あたり平均 100 個の赤血球が毎日排出されることになる．血管内圧を増大させた微小環境の実験から赤血球が血管外へ漏出する場合に内皮の開大時間は 10 分以下と短い時間しか起こらないことが想定されていることや，一般的な電子顕微鏡はいくつかの糸球体係蹄のみを観察することを勘案すると，電子顕微鏡で赤血球が通過する像を捉えられる確率は極めて低いことがわかる．

　しかし糸球体基底膜を赤血球が通過する像を連続切片で観察することに成功したいくつかの報告によると，赤血球は 2.25 μm ほどの基底膜の間隙をすり抜けるが，内皮側では内皮細胞間ではなく，内皮の細胞質を通り抜ける形で赤血球が漏出すると考えられている[13]．

　またネフローゼの際に血尿を合併する症例の検討では糸球体基底膜の断裂は糸球体基底膜とメサンギウムの接着面に多いことが報告されている．糸球体内圧の上昇や基底膜の異常が内皮細胞の細胞間のギャップ形成と基底膜の断裂を引き起こし，蛋白尿とは別の機序により糸球体性血尿が生じると考えられている．

2）蛋白濾過障壁

　血清中には種々の蛋白質が存在するが，健常人ではほとんど尿中に排泄されない．成人では一般に尿中の蛋白濃度が 20 mg/dL 以上（300 mg/日）の場合に蛋白尿とされる．尿中の蛋白質の由来は様々で，①糸球体係蹄壁を通過したもの，②血液からの蛋白が尿細管細胞から分泌されたもの，③尿細管細胞で合成されて尿管腔へ分泌されたもの，また④前立腺などから分泌されたものが含まれる．

　糸球体では毎日成人で 180 L（120 mL/分/1.73 m^2）の原尿が濾過されている．この濾過障壁では分子量 70,000 以上の物質は濾過されず，7,000 以下の物質（グルコース，アミノ酸，尿素など）は糸球体の係蹄壁を自由に通過する．水，電解質，ブドウ糖はもちろんのこと，例えば，分子量 5,200 のイヌリンも係蹄壁を自由に通過する．しかし分子量 17,000 のミオグロビンは一部係蹄壁で濾過されない．分子量

69,000 のアルブミンがどの程度漏出されるかについて，古くから濾過率（原尿アルブミン濃度/血漿中アルブミン濃度）は 0.06 ％ 程度と考えられてきた（アルブミンの濾過率を 3 ％ と推定する報告もあるが，否定的な意見が多い）[14]．生理的状態では濾過されたアルブミン（濾過率 0.06 ％ として 3.8 g/日）のほとんどが尿細管で再吸収される．病的な蛋白尿はこの尿細管での再吸収が障害される，あるいは再吸収能を超える蛋白が濾過された場合に起こる．臨床的にはアルブミン尿症の本態は尿細管での（アルブミンの）再吸収障害ではなく糸球体濾過異常であることが一般的である．

尿検査での蛋白尿の存在は単に糸球体濾過バリアーの破綻，あるいは尿細管での再吸収障害を意味するだけではない．蛋白尿と腎機能低下の間には非常に強い相関があり，糸球体を通過した蛋白は尿細管細胞への直接毒性をもつ．尿細管上皮細胞はアルブミン，IgG，補体成分，トランスフェリンなどの蛋白に曝露されることにより，炎症性あるいは繊維化促進作用のある因子（サイトカイン，増殖因子，血管作動物質）の放出や，補体カスケードの活性化を介して尿細管間質を破壊する．

尿蛋白による腎毒性は糸球体における濾過蛋白の選択性と大きな関係がある．例えば微小変化型ネフローゼ症候群ではアルブミンが主な尿蛋白の成分であるが，この疾患では通常尿細管間質障害は軽度である．一方で，選択性が低下する病態，すなわち毒性の強い免疫成分が濾過される病態では尿細管腔における炎症性蛋白質の放出を介して尿細管細胞のアポトーシス，リンパ球の浸潤をまねき，間質の線維化を引き起こす．これら一連の病態は最終的には機能ネフロンの減少，すなわち腎機能低下を引き起こす．

一方で，選択的なアルブミン尿も尿細管間質への影響が必ずしも少ないわけではない．糸球体で濾過された過剰なアルブミンは尿細管に取り込まれ，分解されるが，その分解産物は樹状細胞に取り込まれて炎症細胞を惹起する原因となり得る．また糸球体腎炎を対象とした臨床研究においてアルブミンの排泄分画（FE）は高分子蛋白質の FE とともに腎機能不全に相関する因子であった[15]．これらの結果から蛋白尿の質および量の両者が腎機能低下に影響を及ぼすことが示唆される．

文献

1) Clapp WL：Kidney Anatomy and Histology. In：Jennette JC, et al.（eds），Heptinstall's Pathology of the Kidney. 8th ed, Wolters Kluwer, 44-142, 2023
2) Kritz W, et al.：Structural Organization of the Mammalian Kidney. In：Alpern RJ et al.（eds），Seldin and Giebisch's The Kidney：Physiology and Pathophysiology. 4th ed, Academic Press, London, 479-563, 2008
3) Avraham S, et al.：Nat Rev Nephrol 17：855-864, 2021
4) Kriz W, et al.：J Am Soc Nephrol 5：1731-1739, 1995
5) Vivante A, et al.：Nat Rev Nephrol 12：133-146, 2016
6) Siegerist F, et al.：Sci Rep 7：11473, 2017
7) Wartiovaara J, et al.：J Clin Invest 114：1475-1483, 2004
8) Tryggvason K, et al.：N Engl J Med 354：1387-1401, 2006
9) Liu WB, et al.：Kidney Int 104：108-123, 2023
10) Goldberg S, et al.：Nephrol Dial Transplant 24：2044-2051, 2009
11) Tracy H, et al.：Glomerular Circulation and Function. In：Avner ED, et al.（eds），Pediatric Nephrology. 6th ed, Springer, 31-64, 2009
12) Rennke H, et al.：Review of Renal Physiology. In：Rennke HG, et al.（eds），Renal Pathophysiology：The Essentials. 5th ed, Lippincott Williams & Wilkins, Philadelphia, 1-31, 2019
13) Collar JE, et al.：Kidney Int 59：2069-2072, 2001
14) Greka A, et al.：Annu Rev Physiol 74：299-323, 2012
15) Methven S, et al.：Am J Kidney Dis 57：21-28, 2011

（張田　豊）

3 尿細管の構造と機能

腎糸球体で濾過された尿は，近位尿細管（PT），細いHenleの下行脚・細いHenleの上行脚，太いHenleの上行脚，遠位曲尿細管，接合尿細管を経て皮質部ならびに髄質部の集合管を通って排泄される（図1）．本項では，各尿細管分節の構造と機能について概説する．

1 各尿細管分節の構造と機能

1）近位尿細管（PT）

この分節における主要な機能は，管腔側からの溶質と水の再吸収である．この機能を維持するために，PTを構成する細胞は下記に述べる特徴的な構造と大量の酸素を消費してエネルギー源であるATPを産生するためのミトコンドリアを極めて豊富に含んでいる．

PTは，その構造からS1，S2およびS3に分類される．S1はBowman嚢に続く曲部の2/3を構成し，S2は残りの曲部と直部のはじまり部分を，S3は残りの直部を構成している．管腔側は微絨毛による刷子縁で覆われ，さらに側底部は不規則な細胞嵌合構造を有しており，両者は機能的な表面積の増大に非常に重要な構造である．近位尿細管細胞質には，大型のミトコンドリアが多数含まれており，S1の側底側嵌合細胞突起には極めて豊富に分布している．しかし，S2，S3へと移行するに従って，微絨毛は短くなり大型で豊富なミトコンドリアは小さく，かつ数が減少する．

PTでは，糸球体で濾過された水とNaClの約70％，その他生体に必要なアミノ酸，ブドウ糖，重炭酸イオン，リン酸などの大部分が再吸収される．図2に近位尿細管におけるNa^+を中心とする輸送モデルを示す．

a 近位尿細管と蛋白尿

PTの刷子縁には，megalin・cubilinが発現している．これらの受容体はアルブミンをはじめ多種多様

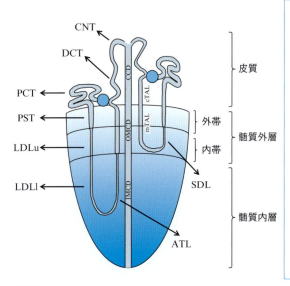

PCT	：近位曲尿細管
PST	：近位直尿細管
SDL	：短ループネフロンの細いHenleの下行脚
LDLu	：長ループネフロンの髄質外層内帯に位置する細いHenleの下行脚
LDLl	：長ループネフロンの髄質内層に位置する細いHenleの下行脚
ATL	：細いHenleの上行脚
mTAL	：髄質部太いHenleの上行脚
cTAL	：皮質部太いHenleの上行脚
DCT	：遠位曲尿細管
CNT	：接合尿細管
CCD	：皮質部集合尿細管
OMCD	：髄質外層集合尿細管
IMCD	：髄質内層集合尿細管

図1　ネフロン

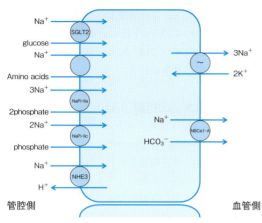

図2 PTにおけるNa⁺イオン輸送

NaPi-IIa：sodium-phosphate cotransporter IIa, NaPi-IIc：sodium-phosphate cotransporter IIc, NBCe1-A：sodium-bicarbonate cotransporter electrogenic, isoform 1, splice valiant A, NHE3：sodium-proton exchanger 3, SGLT2：sodium-glucose cotransporter 2

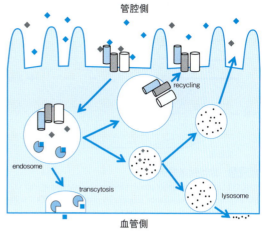

図3 PTにおけるアルブミン再吸収
(Gburek J, et al.：Int J Mol Sci：22：5809, 2021 を参考に作成)

なリガンドのエンドサイトーシスを担っている（図3）．megalinは，1994年Saitoらが同定した約600 kDaに及ぶ糖蛋白[1]で，LDL受容体ファミリーに属し，1回膜貫通型構造をとる．臨床的には，Donnai-Barrow/facio-oculo-acoustico-renal症候群の責任遺伝子であることが知られている．cubilinは，膜貫通領域をもっていないが，amnionlessとよばれる膜蛋白とcubanという複合体を形成し，膜上に係留されている．もともとはビタミンB_{12}代謝に不可欠な因子として同定されたが，現在では上述のごとくPTでの蛋白質再吸収にもかかわっていることが証明されている．

近年，このcubilinをコードする*CUBN*のvaliantによって生じる慢性良性蛋白尿という疾患概念が確立され，注目を浴びている[2]．詳細は，他項を参照していただきたい．

b 尿酸輸送体（urate transporter）

ヒトおよび霊長類では進化の過程で尿酸酸化酵素（ウリカーゼ）を失ったため，プリン代謝の最終産物は難溶性の尿酸である．腎臓における尿酸排泄は，近位尿細管の部位ごとに異なる方向性を示す4-コンポーネントモデルが長らく支持されてきたが，2002年にEnomotoらによって尿酸/有機酸交換輸送体URAT1（Urate transporter 1）が同定[3]されて以来，本モデルは否定的となった．*URAT1*は，腎性低尿酸血症の責任遺伝子の一つであり，また腎性低尿酸血症は臨床的に運動後急性腎不全を起こす疾患として，よく知られている．日本人腎性低尿酸血症患者

におけるURAT1遺伝子解析の結果，わが国で最も頻度の高い変異は，258番目のアミノ酸トリプトファンが終止コドンに変わるナンセンス変異である．さらに，2007年以降世界中で広く行われるようになった全ゲノム関連解析により，次々と尿酸輸送にかかわる分子が解明され，2010年に*GLUT9*も腎性低尿酸血症の原因遺伝子であることが，Dinourらによって報告された[4]．図4に安西らが提唱する尿酸輸送モデルを示す．

2）Henleの細い下行脚（DTL）

Henleの係蹄は，尿濃縮機構をもつ鳥類と哺乳類の腎髄質部に存在し，腎髄質部における高い浸透圧勾配の形成と維持に極めて重要な役割を担っている．DTLの最も重要な機能は，水の再吸収であり，解剖学的に三つに分類される．①腎髄質外層内帯に存在する短ループネフロンの細い下行脚（Ⅰ型：扁平細胞で，細胞質内には小器官は少なく，基底側膜の陥入も乏しい），②長ループネフロンの腎髄質外層内帯に存在する細い下行脚上部（Ⅱ型：背がやや高い細胞で，管腔側膜表面には微絨毛があり，細胞質にはミトコンドリアや小胞体が散見される．また，細胞間結合は極めて浅く，"leaky"である），③腎髄質内層に位置する細い下行脚下部（Ⅲ型：扁平な細胞で，管腔側膜表面には微絨毛がみられ，基底側膜には陥入を認める．細胞間結合は比較的厚く"tight"である）（図5）．

すべての細い下行脚に共通する特徴は，極めて高

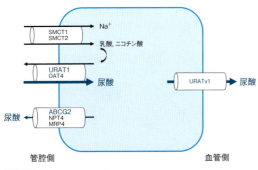

図4 尿酸輸送モデル

ABCG2：adenosine triphosphate-binding cassette transporter G2, MRP4：multidrug resistance associated protein 4, NPT4：sodium-phosphate cotransporter 4, OAT4：organic anion transporter 4, SMCT1 & 2：sodium-dependent monocarboxylate transporter 1 & 2, URAT1：urate transporter 1, URATv1：voltage-driven urate transporter

尿酸の再吸収を担う主な尿酸輸送体は URAT1 と URATv1 である．一方，排泄を担う主要な尿酸輸送体は ABCG2 である．

い水透過性をもっていることである．この水透過性は管腔側ならびに血液側細胞膜に存在する水チャネル aquaporin 1（AQP1）によって維持されている．マウスでは，AQP1 の機能異常で腎性尿崩症を引き起こすが，ヒトではその欠損が必ずしも尿濃縮障害を惹起しないことが立証されている[5]．また，尿濃縮に関してヒトの場合，NaCl のみならず尿素が重要な役割を果たしている．DTL の管腔側と血管側には尿素輸送体（UT-A2）が発現しており，対向流系を介する腎髄質深層への尿素濃度勾配の維持に関与していると考えられている．尿素輸送体については，後述する．

3）Henle の細い上行脚（ATL）

ATL は，長ループネフロンのみにみられる．この分節の特徴は，水透過性がないことと腎髄質の高浸透圧環境を維持するために，NaCl と尿素を再吸収することにある．ATL では NaCl 透過性が極めて高いが，これまでの研究成果から，Na^+ は細胞間隙を Cl^- は管腔側ならびに血管側膜に存在するクロライドチャネル ClC-K1（ヒトでは ClC-Ka）を介して再吸収されることが明らかにされている．また，バソプレシンは ATL で細胞内 cAMP の産生を増加させ，クロライド透過性を亢進させることが報告されている[6]（図6）．実際に，1999 年に ClC-K1 ノックアウトマウスは腎性尿崩症を呈することが立証され[7]，尿濃縮機構における ATL の生理的重要性が再確認された．組織学的には，上皮細胞は多数の突起を周囲に送り出し，隣接する細胞が互いにかみ合うよ

うに配置されている．また細胞間結合は，浅いタイト結合で維持されている（IV 型）．中間尿細管に分類される SDL，LDLu，LDLl，ATL を構成する I～IV 型細胞について，図5 に示す．

4）Henle の太い上行脚（TAL）

TAL では，水は透過せず NaCl が再吸収されるため，希釈分節（diluting segment）ともよばれている．形態学的には，管腔側細胞膜表面が平坦な細胞と微絨毛が比較的多い細胞の 2 種が存在する．これらの細胞は混在しているが，腎髄質では前者が多く，腎皮質では後者が多い．隣り合った細胞同士は，発達した基底側膜の嵌合や陥入で接合しており，基底側膜に発現している Na^+-K^+-ATPase に ATP を供給するために，細胞質には縦長の大きなミトコンドリアが豊富にみられる．

TAL における NaCl の再吸収は，血管側膜に存在する Na^+-K^+-ATPase を起電力とし $Na^+-K^+-2Cl^-$ 共輸送体（Na-K-2Cl cotransporter：NKCC2）を介し，管腔側から細胞内に取り込まれる．細胞内に取り込まれた K^+ は，管腔側膜にある K チャネル（ROMK）を通ってすぐに管腔側に分泌され，管腔内電位は正に保持される．再吸収された Na^+ は，Na^+-K^+-ATPase を介し，Cl^- はクロライドチャネル（chloride channel-kidney type b：ClC-Kb）を通って血管側に汲み出される（図7）．このようにして再吸収された NaCl は間質に蓄積し，尿濃縮に必要な間質の高浸透圧環境維持に寄与している．また，この分節には Bartter 症候群（Type I～V）の原因となる輸送体やチャネルなどが発現している．

さらに，この分節には細胞間隙を介する Ca^{2+} や Mg^{2+} の再吸収を担う claudin 16 と 19 が強く発現している．claudin は，タイト結合構成蛋白で，この両者は高カルシウム尿症や腎石灰化を随伴する家族性低マグネシウム血症の責任遺伝子であることが立証されている．また，claudin 19 は腎臓以外に眼に発現が多いため，コロボーマをはじめとする眼症状が高頻度にみられるという特徴がある．

5）遠位曲尿細管（DCT）と接合尿細管（CNT）

DCT は，マクラデンサ（macula densa）以降の CNT にいたる短い分節である．発現している輸送体やチャネルの特性により，DCT は DCT1 と DCT2 とに分けられる．短い分節だが，Gitelman 症候群の責任遺伝子 Na^+-Cl^- 共輸送体や Ca^{2+} および Mg^{2+} の handling に重要な分子が発現している．DCT を構成す

3 ● 尿細管の構造と機能

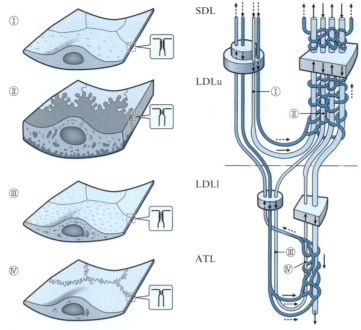

図5 中間尿細管の解剖学的特徴
SDL：short descending thin limb, LDLu：long descending thin limb upper part, LDLl：long descending thin limb lower part, ATL：ascending thin limb. いずれの細い下行脚にも共通する特徴は水透過性が非常に高いことである．一方，細い Henle の上行脚では水透過性がないことが特徴である．
(Imai M, et al.：Function of thin loops of Henle. Kidney Int 31：565-579, 1987 を参考に作成)

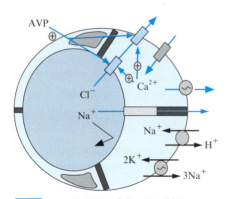

図6 ATL における主なイオン輸送
ATL では，受動的な NaCl の再吸収が盛んに行われているが，Na^+ は細胞間隙輸送で，Cl^- は経上皮輸送である点がこの分節の特徴である．

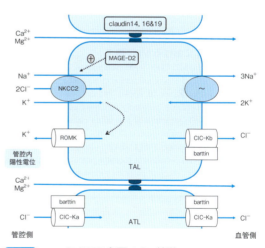

図7 TAL における主要イオン輸送
ClC-Kb：chloride channel Kb, NKCC2：sodium-potassium-chloride cotransporter 2, ROMK：renal outer medullary potassium channel, MAGE-D2：melanoma-associated antigen D2, ClC-Ka：chloride channel Ka, ATL：ascending thin limb

る細胞は，背が高く，ミトコンドリアを多く含んでいる．核は，管腔側に局在し，管腔側膜には多数の微絨毛を認める．他方，CNT では CNT 細胞と間在細胞が混在している．CNT 細胞では，基底膜が頻回に陥入しているが，ミトコンドリアや微絨毛の数は DCT 細胞よりも少ない．

a 遠位尿細管における Mg 輸送

糸球体で濾過された Mg^{2+} は，PT で 10～20％，cTAL で 50～70％，DCT で 5～10％ の再吸収が行われ，最終的には 3～5％ の Mg^{2+} が尿中に排泄される．DCT では，Mg^{2+} は経上皮的に再吸収される．Mg チャネルとして TRPM6(transient receptor potential melastatin 6)[8]や TRPM7 がクローニングされ，前者

表1 DCTに主座がある遺伝性低マグネシウム血症の分類

遺伝子	蛋白	遺伝形式	疾患名
CNNM2	CNNM2	AD/AR	Hypomagnesemia with seizures and mental retardation
EGF	EGF	AR	Isolated recessive hypomagnesemia
FXYD2	FXYD2	AD	Isolated dominant hypomagnesemia
HNF1B	HNF1β	AD	Renal cyst and diabetes
KCNA1	Kv1.1	AD	Autosomal dominant hypomagnesemia
KCNJ10	Kir4.1	AR	SeSAME/EAST
PCBD1	PCBD1	AR	Renal cyst and diabetes-like
TRPM6	TRPM6	AR	Hypomagnesemia with secondary hypocalcemia

SeSAME：sensorineural deafness, seizures, ataxia, mental retardation, and electrolyte imbalance
EAST：epilepsy, ataxia, sensorineural deafness, and tubulopathy
(de Baaij JH, et al.：Physiol Rev 95：1-46, 2015 より改変)

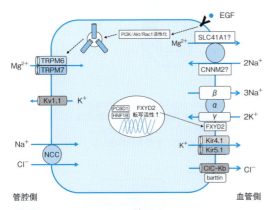

図8 DCTにおけるMg^{2+}輸送
CNNM2：cyclin M2, EGF：epidermal growth factor, FXYD2：FXYD domain containing ion transport regulator 2, HNF-1B：hepatocyte nuclear factor 1B, Kir4.1：inwardly rectifying potassium channel 4.1, Kir5.1：inwardly rectifying potassium channel 5.1, Kv1.1：voltage-activated potassium channel 1.1, NCC：sodium chloride cotransporter, PCBD1：pterin-4-alpha-carbinolamine dehydratase 1, SLC41A1：solute carrier family 41 member 1, TRPM6：transient receptor potential melastatin 6, TRPM7：transient receptor potential melastatin 7, PI3K：phosphoinositide 3-kinase, Akt：protein kinase B, Rac1：receptor for activated protein C kinase 1
血管側のMg^{2+}輸送の一部は，いまだ完全には解明されていない．

は小腸と腎臓（DCT）に主に発現し，後者は様々な臓器に普遍的に発現している．したがって，TRPM6がDCTにおける管腔側のMg^{2+}再吸収の主役と考えられている．また，臨床的には免疫抑制薬（シクロスポリンA，タクロリムス）やEGFR阻害薬などの投与時に，副作用として低マグネシウム血症が出現することがあるが，これはTRPM6を介するMg^{2+}再吸収障害に起因すると考えられている．遺伝性低マグネシウム血症の責任遺伝子と臨床病型については，表1

を参照されたい．さらに，図8にDCTでのMg^{2+}輸送機構を示す．

6）集合尿細管（CD）

集合管は，皮質集合管（CCD），髄質外層ならびに髄質内層集合管（OMCD，IMCD）の三つに分けられる．この分節では，水，Na$^+$，Cl$^-$，HCO$_3^-$の再吸収や分泌，H$^+$やK$^+$分泌などが行われている．また，発生学的に集合管は他の尿細管とは由来が異なり，尿管芽すなわち上皮細胞を起源としている．一方，他の尿細管は間葉組織由来の非上皮細胞に端を発している．この発生に関連するためか，集合管細胞では他の尿細管に比べ，典型的な上皮細胞にみられる細胞骨格，細胞間接着分子が強く発現していることが知られている．さらに，最終的な尿中の水・電解質調節部位として，バソプレシンやアルドステロンなどのホルモンによる制御を受けている．

構成細胞は，立方状で管腔側に単一線毛をもつ主細胞と管腔側にひだ状突起を有する間在細胞の二つに大別される．間在細胞は，さらにα細胞，β細胞とnon-α，non-β細胞の3種類が知られており，酸塩基平衡の調整に重要な役割を担っている．α細胞とβ細胞の分布は，皮質部ではβ細胞が多く，髄質外層ではほとんどがα細胞で占められている．α細胞の管腔側には，H$^+$-ATPaseが発現しており，血管側膜にはCl$^-$/HCO$_3^-$交換輸送体が発現している．β細胞では，α細胞とは逆に血管側膜にH$^+$-ATPaseが発現し，管腔側膜にはCl$^-$/HCO$_3^-$交換輸送体が発現している（図9）．

a 水の再吸収と尿素輸送体

集合尿細管では，水の再吸収が行われているが，ヒトの場合その主役は水チャネルと尿素輸送体であ

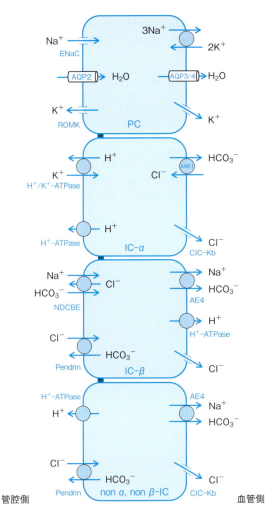

図9 集合尿細管における主要イオン輸送

PC：principal cell, IC-α：intercalated cell type α, IC-β：intercalated cell type β, non-α, non-β IC, ENaC：epithelial Na channel, ROMK：renal outer medullary potassium channel, AE4：anion exchanger 4（SLC4A9）, kAE1：kidney isoform of anion exchanger 1, NDCBE：Na^+-dependent chloride/bicarbonate exchanger（SLC4A8）, Pendrin：Na^+-independent chloride/bicarbonate exchanger（SLC26A4）. 主細胞では，管腔側膜に存在するENaCを介してNa^+を細胞内に輸送され，血管側膜のNa^+-K^+-ATPaseにより血管側に汲み出される．また，K^+はNa^+の移動によって管腔側電位が負に傾くため，細胞内から管腔側に分泌される．間在細胞の主な役割は酸塩基調節である．

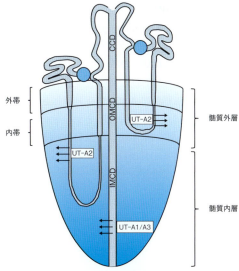

図10 尿濃縮における尿素輸送体の役割

UT-A1（管腔側優位）/A3（血管側優位）はIMCD終末部，UT-A2はHenleの細い下行脚における尿素再吸収を担っている．
（Geng X et al.：J Biol Chem 295：9893-9900, 2020を参考に作成）

尿細管では，尿細管管腔内外の浸透圧勾配に沿って水チャネルを介して水の再吸収が行われている．しかし，このまま管腔内尿素濃度が高いと浸透圧勾配が小さくなるため，水の再吸収が減弱することになる．これを防止するために，髄質尿細管の管腔側膜には尿素輸送体が発現しており，尿素の濃度勾配に従って管腔内から外へと尿素が移動することで髄質集合管での尿濃縮能が維持される．

尿素輸送体のクローニングは，1993年Hedigerらによってはじめて行われた[9]．尿素輸送体は，ヒトでは18q12.3に存在する*SLC14A1*と*SLC14A2*の二つの遺伝子にコードされ，前者からはUT-B1（直血管の血管内皮に発現）とUT-B2（尾状核に発現）が生じ，後者よりalternative splicingの結果UT-A1～UT-A6の6アイソフォームが生じると解釈されている．これらの尿素輸送体のうち，尿濃縮機構において最も重要なものは，UT-A1である．UT-A1は，髄質集合管の管腔側膜に主に局在し，集合管内腔の尿素の再吸収を担っている．UT-A1を特異的にノックアウトしたマウスの解析で，GFRや主要な溶質（Na^+，K^+，Cl^-）の排泄に影響がなく尿量が有意に増加することが判明し，UT-A1の特異的阻害薬は副作用の少ない新規利尿薬になる可能性があるとGengらは報告している[10]．図10に尿濃縮における尿素輸送体の役割を示す．

る．前者については総論第2章1「水とナトリウム代謝」（p.23）で詳述されるので，本項では後者について説明する．尿素は，主に腎臓から体外に排泄されるが，腎髄質においては主な浸透圧溶質であるため，その排泄と保持は腎髄質における尿濃縮機構と密接な関係がある．尿素は，糸球体で濾過され原尿に移行した後に，尿細管を通過するにつれ水が再吸収されることで，管腔内で高濃度になる．髄質集合

b AKAPs と AQP2

AKAPs（A-kinase anchoring proteins）はプロテインキナーゼ A（PKA）の細胞内局在と活性を制御している．Ando らは，AKAPs-PKA 結合阻害作用をもつ低分子化合物 FMP-API-1/27 が，アルギニンバソプレシン（AVP）と同程度に AQP2 をリン酸化させ，腎性尿崩症モデルマウスの尿浸透圧を上昇させることを報告した．AKAPs-PKA 結合阻害薬は，先天性腎性尿崩症の治療薬として注目されている[11]．

文献

1) Saito A, et al.：Proc Natl Acad Sci USA 91：9725-9729, 1994
2) Domingo-Gallego A, et al.：Nephrol Dial Transplant 37：1906-1915, 2022
3) Enomoto A, et al.：Nature 417：447-452, 2002
4) Dinour D, et al.：J Am Soc Nephrol 21：64-72, 2010
5) Preston GM, et al.：Science 265：1585-1587, 1994
6) Takahashi N, et al.：J Clin Invest 95：1623-1627, 1995
7) Matsumura Y, et al.：Nat Genet 21：95-98, 1999
8) Schlingmann KP, et al.：Nat Genet 31：166-170, 2002
9) You G, et al.：Nature 365：844-847, 1993
10) Geng X, et al.：J Biol Chem 295：9893-9900, 2020
11) Ando F, et al.：Nat Commun 9：1411, 2018

（森本哲司）

I 総論　第2章　腎とホメオスタシス

水とナトリウム代謝

1 小児の体液組成

1) 体液量

体重に占める体液量の割合は年齢によって変化する．年齢と体液量（体重に占める割合）の関係を表1に示す．妊娠初期の胎児では体液量は体重の約90%を占めており，出生時までに約80%へ低下する．早産児では体液量の割合はこれよりも多い．その後，1歳頃には体液量は体重の約65%となり，学童期以降は成人期まで約60%でほぼ一定となる[1]．幼少期ほど体重に占める体液量の割合が多いのは，体重あたりの体表面積が大きく，細胞外液量が多いためである．なお，脂肪組織は水分が少ないため，肥満の場合は体重に占める体液量の割合が小さくなる．

2) 細胞外液と細胞内液

胎児期は細胞外液のほうが細胞内液より多い．出生後，利尿により細胞外液が減少し，細胞の成長に伴い細胞内液が増加することでその比率は逆転し，学童期以降は成人と同様の組成（細胞外液：細胞内液＝1：2）となる[1]（表1）．

2 水代謝

1) 尿濃縮力

新生児の尿濃縮力は最大400～600 mOsm/kgと，成人に比べて低い．これは，まだ腎が解剖学的な発達段階にあり，腎髄質の毛細血管密度が小さいことと，腎乳頭の長さが短いことにより，対向流系による尿濃縮機構が十分に発達していないためである．

また，自由水排泄能も成人より小さい．新生児は成人と同様，尿を50 mOsm/kgまで希釈することができるが，成人より溶質摂取量が少ないため，最大限に排泄できる自由水の量は少ない．薄めたミルクや清涼飲料水などを大量に与えると水中毒による低ナトリウム血症の原因となりやすく，注意が必要である．

2) 血清Na値規定因子としての水バランス調節

尿濃縮はバソプレシンが集合管に作用し，自由水を再吸収することで制御されており，これによって血漿浸透圧が調節される．すなわち，血清Na値の主な規定因子はバソプレシンによる水バランス調節である．バソプレシンは腎集合管主細胞のV_2受容体に作用し，cAMP依存性のprotein kinase Aの活性化を介してaquaporin-2（AQP2）が管腔側膜に挿入され，水が再吸収される．再吸収された水は基底側の

表1　小児の体液組成と必要水分量・電解質量

	体液組成（体重に対する割合）			必要水分量	必要電解質量（mEq/kg/日）		
	体内水分	細胞内液	細胞外液		Na	K	Cl
新生児	80%	35%	45%	60～160 mL/kg/日	2～4*	1～3*	2～4*
乳児	70%	40%	30%	・＜10 kg……100 mL/kg/日	3～4	2～3	3～4
幼児	65%	40%	25%	・10～20 kg……〔1,000 mL＋50×（体重(kg)－10）〕mL/日	3～4	2～3	3～4
学童	60%	40%	20%	・＞20 kg……〔1,500 mL＋20×（体重(kg)－20）〕mL/日	3～4	2～3	3～4

＊：生後2日間は0とする．
（三浦健一郎：水電解質代謝異常．原　寿郎（監），髙橋孝雄，他（編），標準小児科学，第9版，医学書院，537-551，2022より改変）

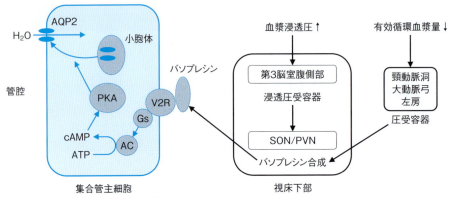

図1 バソプレシンによる水制御機構
AQP2：aquaporin-2，PKA：プロテインキナーゼA，AC：アデニル酸シクラーゼ，Gs：Gs蛋白質共役型受容体，V2R：バソプレシンV_2受容体，SON：視索上核，PVN：室傍核

AQP3またはAQP4を介して体内に取り込まれる(図1).

AQP2を介した水の再吸収は受動輸送であるため，髄質浸透圧の低い状態では十分に自由水が再吸収されず，多尿となる．このため，Bartter症候群などHenleループにおけるNa再吸収障害や腎髄質障害がある場合は多尿となる．

3）バソプレシン分泌の機構

血漿浸透圧は275〜290 mOsm/kgというきわめて狭い範囲に調節されている．血漿浸透圧は血液脳関門を欠く第三脳室腹側部の終板脈管器官(organum vasculosum lamina terminalis：OVLT)や脳弓下器官(subfornical organ：SFO)にある浸透圧受容器で感知される．この情報が視床下部の視索上核(supraoptic nucleus：SON)および室傍核(paraventricular hypothalamic nucleus：PVN)に伝えられ，バソプレシンが産生され，下垂体後葉から分泌される．また，頸動脈洞，大動脈弓，左房にある圧受容器からの刺激によってもバソプレシンが産生される(図1)[2]．

4）必要水分量

1 kcalのエネルギーを消費するのには1 mLの水が必要とされる．小児，特に新生児・乳児では体重あたりのエネルギー消費量が多く，1日に必要な水分量が多い．また，集合管のバソプレシンへの反応が弱く自由水の再吸収能が低いことも必要水分量が多いことに寄与している．

1日に必要な水分量を表1に示す．体重10 kgまでは100 mL/kg，次の10 kgでは50 mL/kg，20 kgを超えた体重に対しては20 mL/kgが必要となる[3]．

3 ナトリウムの代謝

1）Naの分布

Naは細胞外液中の主要な陽イオンであり，その濃度は140 mEq/Lである．したがってNaは細胞外浸透圧の規定因子であり，血管内容量の維持に必須のイオンである．一方，細胞内のNa濃度は約10 mEq/Lであり，この勾配はNa^+-K^+-ATPaseによって維持されている．

2）Na排泄

Na排泄は主に腎で行われ，一部が便や汗として排泄される．汗に含まれるNaは5〜40 mEq/Lである．正常便にはほとんどNaは含まれないが，下痢便には30〜140 mEq/LのNaが含まれる．下痢便および消化管液に含まれるNa濃度を表2に示す[4]．

腎からのNa排泄は血清Na値ではなく有効循環血漿量に規定される．具体的には，主として腎内のレニン-アンジオテンシン-アルドステロン系によって制御される．図2に示す通り，Na再吸収の多くは近位尿細管とHenleの太い上行脚で行われており，集合管でのNa再吸収の割合は2〜3％である．しかし，糸球体濾過量が100 mL/分の場合，集合管で再吸収されるNaClは24〜36 g/日という量になり，決して少なくない．集合管が水・Naバランスの最終調節部位であることを考えると，アルドステロンによるNa制御が重要であることがわかる．

3）必要Na量

1日に必要な電解質の量を表1に示す．健康な小児ではこれよりも多量の電解質を摂取している．患

1 ● 水とナトリウム代謝

表2 消化管液に含まれる電解質(mEq/L)

消化管液	Na⁺	K⁺	Cl⁻	HCO₃⁻
胃液	20〜60	14	140	
胆汁	145	5	105	30
膵液	125〜138	8	56	85
小腸液	140	5	135	8
下痢	30〜140	30〜70		20〜80

(NICE guideline [NG29]: Intravenous Fluid Therapy in Children and Young People in Hospital. National Institute for Health and Care Excellence (UK); 2015, last updated: 2020 を参考に作成)

児の尿量や消化管からの喪失の状況によっては、それらも計算に入れる必要がある.

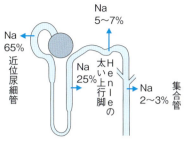

図2 尿細管における Na 再吸収
Na は糸球体で濾過された後,大部分は近位尿細管および Henle の太い上行脚で再吸収される.集合管で再吸収される Na は全体の 2〜3 % であるが、糸球体濾過量が 100 mL/分の場合、NaCl として 24〜36 g/日が集合管で再吸収される計算になる.

4 血清ナトリウム異常

1) 血清 Na 異常を考える際の基本事項

血清 Na 値は体内の総水分量に占める総陽イオン量の割合によって決定される.これを模式図で表すと図3のようになる.細胞外液の陽イオンがほぼ Na で占められ,細胞内液が K で占められているとすると,血清 Na 値は細胞外液中の Na 濃度を表すと同時に,細胞内液中の K 濃度をも表していることがわかる.このことから,次のような式が導き出される.

$$\text{血清 Na 値} = \frac{\text{Na 量}}{\text{細胞外液量}} = \frac{\text{K 量}}{\text{細胞内液量}} = \frac{\text{Na + K 量}}{\text{体液量}}$$

血清 Na 値の異常を考えるとき,細胞外液のみに注目すると,かえって評価が難しくなる.なぜなら,実際の臨床において,細胞外液量と細胞内液量の割合を正確に把握することは不可能であり,また Na の細胞外から細胞内への移動(K についてはその逆)も考慮する必要があるからである.細胞外液と細胞内液を合わせた体液量全体で考えることにより,これらを個別に推定する必要がなくなる.すなわち,

$$\text{血清 Na 値} = \frac{\text{Na + K 量}}{\text{体液量}} \quad \cdots\cdots ①$$

の式(概念)が臨床上の病態や治療戦略を考えるうえで非常に有用である.
以下,低ナトリウム血症と高ナトリウム血症のそれぞれについて述べる.

2) 低ナトリウム血症の鑑別診断(図4)

鑑別診断を行ううえでまず重要なのが体液量の評価である.体液量は増加している場合も減少してい

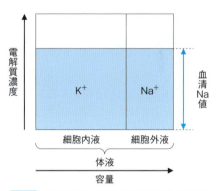

図3 細胞内液・細胞外液の主要な陽イオンと血清 Na 値の関係

る場合もある.問診や理学所見などから評価するが,とくに経時的な観察・評価を行う際には体重測定が非常に有用である.体重が平時より増加していれば体液量増加型であり,体重が減少していれば体液量減少型である.これに加えて,尿中 Na 濃度あるいは尿中 Na 排泄分画(fractional excretion of Na: FE_{Na})が鑑別に非常に有用である.病態生理は体液量の状態によって異なるが,多くの病態に共通して重要と考えられるのが非浸透圧性刺激によるバソプレシン産生の亢進である.バソプレシンの最も強力な分泌刺激は高浸透圧血症であるが,脱水,発熱,嘔吐,けいれん,呼吸障害,手術,疼痛,ストレスなどが原因となってバソプレシンが過剰分泌される場合がある.

a 体液量減少型低ナトリウム血症(低張性脱水)

腎,消化管,皮膚などから過剰に Na と K が失われることによる.これに低張液の輸液や自由水の経口摂取,非浸透圧性刺激によるバソプレシン分泌の

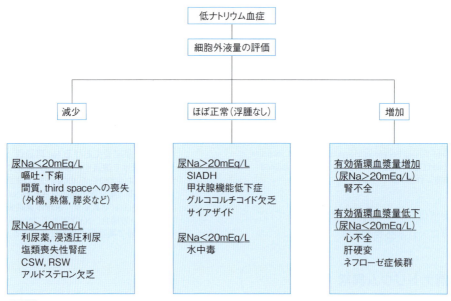

図4 低ナトリウム血症の鑑別診断
CSW：cerebral salt wasting, RSW：renal salt wasting, SIADH：抗利尿ホルモン不適合分泌症候群

亢進が複合的に関与している場合もある．下痢，熱傷では尿中Na濃度は低下し，利尿薬投与やcerebral salt wasting（CSW），renal salt wasting（RSW）では尿中Na濃度が増加する．

日常臨床で重要な点として，胃腸炎による低張性脱水は経口摂取が保たれていることが多いということである．通常，下痢・嘔吐・発汗で喪失される体液は血清よりも張度が低いため，その喪失のみが起こった場合は血清Na値は上昇する．血清Na値が低下するためには，低張な液体を摂取していることが必要である．胃腸炎による低張性脱水の患者は，嘔吐があったとしても血清Na値が低下するのに十分なほどの自由水を摂取していると考えられる．

ⓑ 体液量正常（〜やや増加）型低ナトリウム血症

バソプレシン分泌過剰症（抗利尿ホルモン不適合分泌症候群：SIADH）が代表的である．非浸透圧性刺激によるバソプレシン産生の亢進により，集合管における自由水の再吸収が亢進し，低ナトリウム血症となる．自由水の貯留により体液量は増加するが，フィードバック機構によりNaが尿中に喪失されるため，体液量増加の割合は比較的小さくなり，浮腫も生じない．このため，体液量正常型に分類される．自由水排泄障害のため尿中Naは高値となる．一方，水中毒は過剰な自由水の摂取が腎からの自由水排泄能を上回って生じるため，尿中Naは基本的に低値となる．

ⓒ 体液量増加型低ナトリウム血症

心不全，ネフローゼ症候群，腎不全では尿量低下や食塩摂取制限により希釈性の低ナトリウム血症をきたしうる．さらに利尿薬の使用が関与する場合もある．上述の通り，尿中Na濃度は有効循環血漿量を反映するため，心不全や小児ネフローゼ症候群の初発時・再発時には尿中Na濃度は低下する傾向にある．小児ネフローゼ症候群においてはFE$_{Na}$ 0.2％以下が循環血漿量低下の1つの指標となる可能性がある[5]．一方，年長児や成人のネフローゼ症候群においては浮腫が顕著でもFE$_{Na}$が年少児ほど低下せず，有効循環血漿量は比較的保たれるか，場合によっては増加していることもある．

腎不全では一般に尿中Naは高値になるが，一方で急性糸球体腎炎や溶血性尿毒症症候群の初期で，まだ尿細管障害が生じていない場合は糸球体濾過量の低下に対するフィードバックによりNa再吸収が亢進し，FE$_{Na}$は低値となる．

同じ疾患でも個体により，また病期によって尿細管におけるNaの制御が変化するため，FE$_{Na}$を参考にして個々の病態を正しく理解することが適切な管理を行ううえで重要である．

3）高ナトリウム血症の鑑別診断（図5）

高ナトリウム血症の一般的な定義は血清Na値150 mEq/L以上である．体液量に占める（Na＋K）量の割合が増加した状態であり，Na＋Kの絶対量は増加し

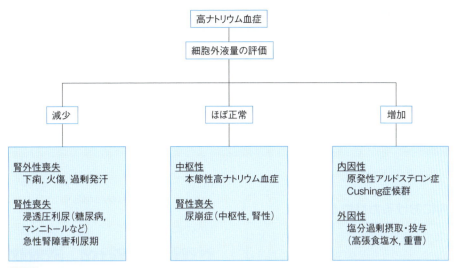

図5 高ナトリウム血症の鑑別診断

ている場合と減少している場合がある(①式参照).

a 体液量減少型高ナトリウム血症(高張性脱水)

大量の下痢による腎外喪失が主な原因である.その他,腎性喪失として浸透圧利尿(糖尿病,マンニトール),急性腎障害利尿期などがあげられる.

下痢による高張性脱水においては,上述の低張性脱水と異なり,喪失する体液量に対して経口摂取量が圧倒的に少ない状態が考えられる.

高張性脱水における自由水欠乏量の算出は次式が参考になる.

$$自由水欠乏量 = (脱水前の体重) \times 0.6 \times (1 - 140/血清 Na) \cdots\cdots ②$$

または

$$自由水欠乏量 = (現在の体重) \times 0.6 \times (血清 Na/140 - 1)$$

ただし,これらの式は自由水のみが失われて溶質量(電解質量)に変化がないことを前提としている.もし血清 Na 160 mEq/L であれば,②式により自由水欠乏量は(脱水前の体重)×0.075 となり,少なくとも 7.5％ 以上の脱水があることがわかる.実際には溶質も失われるため,脱水の程度はこれ以上と見積もる必要がある.すなわち,高張性脱水は重症脱水であることが多く,十分量の自由水の補充を必要とする.

b 体液量正常(〜やや減少)型高ナトリウム血症

中枢性尿崩症と腎性尿崩症ではそれぞれバソプレシンの分泌不全または腎集合管のバソプレシンへの反応性の低下によって自由水の大量喪失が起こり,高ナトリウム血症となる.一方,本態性高ナトリウム血症では脳内器質性疾患(正中脳構造異常や視床下部・下垂体病変)の存在または感覚性脳室周囲器官に対する自己抗体によってバソプレシンの産生・分泌が障害され,高ナトリウム血症となる.口渇中枢も障害され,かつ塩欲求が抑制されない点が尿崩症と異なる[6].いずれも Na の欠乏はなく,かつ高浸透圧血症のため,細胞外液量は保たれる傾向にある.

c 体液量増加型高ナトリウム血症

塩分の過剰投与(大量輸血,重曹投与,虐待,育児過誤などを含む)または原発性アルドステロン症などがあげられるが,後者で血清 Na 150 mEq/L 以上となることはまれである.

文献

1) 三浦健一郎:水電解質代謝異常.原 寿郎(監),髙橋孝雄,他(編),標準小児科学,第 9 版,医学書院,537-551,2022
2) Moritz ML : Sodium and Water Disorders : Evaluation and Management. Emma F, et al.(eds), Pediatric Nephrology. 8th ed, Springer, 1107-1122, 2022
3) Holliday MA, et al. : Pediatrics 19 : 823-832, 1957
4) NICE guideline [NG29] : Intravenous Fluid Therapy in Children and Young People in Hospital. National Institute for Health and Care Excellence(UK) ; 2015, last updated : 2020 https://www.nice.org.uk/guidance/ng29
5) Kapur G, et al. : Clin J Am Soc Nephrol 4 : 907-913, 2009
6) Hiyama TY, et al. : Brain Pathol 27 : 323-331, 2017

(三浦健一郎)

Ⅰ総論　第2章 / 腎とホメオスタシス

2 カリウム代謝

1 体内におけるカリウムの流れ

1日に食物中から腸管上皮細胞に吸収されるKは50～100 mEqで，そのうちの90％は尿から，残りは便から排泄され，わずかに汗からも排泄される．体内においてはその98％が細胞内に存在し，2％のみが細胞外液中に存在する．

2 カリウムの吸収

食物中のKは主に十二指腸，空腸の小腸上部で吸収される．腸管上皮細胞の刷子縁において，腸管内と細胞外液の濃度勾配を利用して受動輸送により細胞外液中に吸収される．

3 体内のカリウムの分布

体内にはKは約3,000 mEq(1価の陽イオンなので3,000 mmol)存在するとされており，そのうちの98％が細胞内に存在し，残りの2％が細胞外液中に存在する．その濃度は細胞内では約140 mEq/L，細胞外液では約4 mEq/Lである．細胞膜にはKが自由に通過するKチャネルが存在し，濃度勾配に従い細胞内から細胞外に流出しようとする力が常に働いているが，それに釣り合うように細胞内にKを引き留めるための負の電位が発生する(図1)．この電位は静止膜電位(約－70 mV)とよばれている．静止膜電位は，細胞の興奮性を維持する役割を果たし，膜電位があることで，細胞は外部の刺激に反応しやすくなる．特に神経細胞では，適切な静止膜電位が神経信号の伝達に不可欠である．この平衡状態を維持するためにATPのエネルギーを使って細胞内にKを取り込み，細胞外にNaを放出する輸送体がNa-K-ATPaseである．細胞内のKは，細胞内で張度を形成することで水分を細胞内にとりこみ細胞内液を維持することや，心臓，筋肉，神経などの細胞で細胞の機能維持のための役割を担っている．

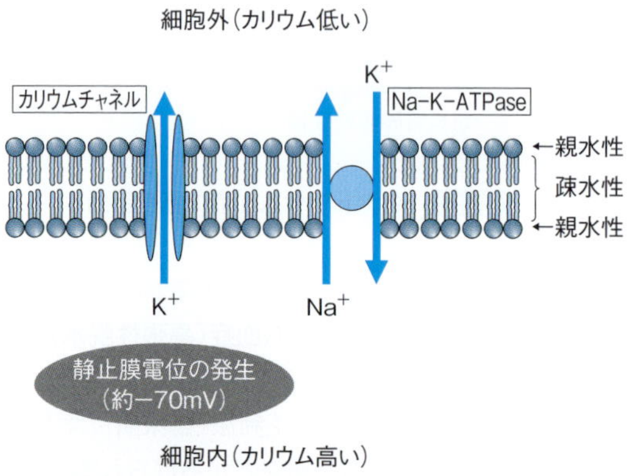

図1　細胞膜におけるカリウムの調節

4 腎における血清カリウム値の調節

糸球体においてKは原尿中に自由に濾過される．その後，近位尿細管とHenle上行脚においてほとんどが再吸収され，その後，集合管でアルドステロン依存性に分泌されることで血清K値が調整されている．それぞれの部位で以下の機序により再吸収，分泌がされている．

1）近位尿細管(図2)

糸球体から濾過された原尿中のKの70％が再吸収される．その機序はKのチャネルや輸送体の働きによるものではなく，Kは近位尿細管上皮細胞間隙を自由に通過できるため，①細胞外液と尿中のK濃度差による濃度勾配によって再吸収される他，②近位尿細管細胞内へは様々な輸送体によりNaが大量に再吸収されており，それに従い大量の水も再吸収されるため，同時にKも吸収される．

2）Henleの上行脚(図3)

糸球体から濾過された原尿中のKの20％が再吸

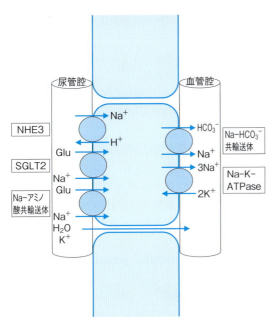

図2　近位尿細管

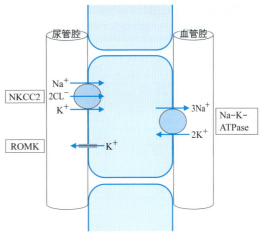

図3　Henle 上行脚

収される．その機序は Na-K-2Cl 共輸送体（NKCC2）による尿からのKの再吸収と管腔側膜にあるKチャネル（ROMK）からの尿への排出のバランスで成り立っている．

3）集合管（図4）

アルドステロンの調節を受けてNaチャネル（ENaC）からのNaの再吸収と ROMK からのKの分泌が促進され，Kは尿へ排出される．高カリウム血症時は副腎からのアルドステロン分泌が促進され，ROMK からのK排出が増加することで血清K値の調節がなされている．また，maxi-Kチャネルからも尿細管腔側にKが分泌されるが，その分泌量は尿流量依存性であり，尿が大量に産生される状態ではmaxi-Kを通じて分泌されるK量は増加する．

5　細胞内外のカリウムの移動

様々な要因でKの細胞内外への移動が誘発される．インスリンが分泌されると細胞膜の Na-K-ATPase が活性化し，Kの細胞内移動が促進される．カテコラミンにおいては β2 作用では Na-K-ATPase が活性化し，Kの細胞内移動が促進され，α作用ではKチャネルが活性化し，Kの細胞外移動が促進される．アシドーシスやアルカローシスでも影響され，アシドーシスでは H^+ が細胞内に移動するためKが細胞外に放出され，アルカローシスでは逆に

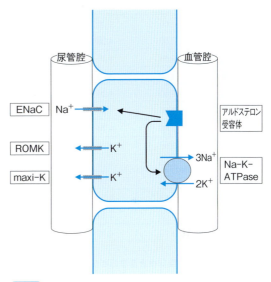

図4　集合管

H^+ が細胞外に移動するためKが細胞内に取り込まれる．

6　カリウム代謝の発達

血清K値は新生児期に高く，年齢とともに低下する．基準値を表1に示す[1]．

7　検査

1）心電図
a 高カリウム血症

K値の上昇に従い以下のような所見を呈する．
①高カリウム血症初期（5.5〜6.5 mEq/L）：高くと

I 総論　第2章　腎とホメオスタシス

表1　血清カリウム値の年齢別基準値

男女	下限値	中央値	上限値
0〜1か月	4.08	5.18	6.02
1〜2か月	4.20	5.09	5.90
2〜3か月	4.18	4.90	5.72
3〜4か月	4.10	4.80	5.60
4〜5か月	4.02	4.70	5.53
5〜6か月	4.00	4.65	5.45
6〜7か月	3.95	4.60	5.40
7〜8か月	3.90	4.55	5.33
8〜9か月	3.85	4.50	5.25
9〜10か月	3.83	4.45	5.20
10〜11か月	3.80	4.40	5.10
11〜12か月	3.75	4.35	5.08
1歳	3.64	4.38	5.05
2歳	3.60	4.27	4.90
3歳	3.60	4.20	4.80
4歳	3.60	4.20	4.75
5歳	3.60	4.20	4.70
6歳	3.60	4.20	4.70
7歳	3.60	4.20	4.70
8歳	3.60	4.20	4.70
9歳	3.60	4.20	4.70
10歳	3.60	4.20	4.70
11歳	3.60	4.20	4.70
12歳	3.60	4.20	4.70
13歳	3.62	4.20	4.70
14歳	3.68	4.20	4.70
15〜20歳	3.70	4.20	4.70

検体数：18,331件
（田中敏章：小児の臨床検査基準値ポケットガイド．第2版，じほう，74-75，2014より引用）

がったT波（テント状T波）
②中等度の高カリウム血症（6.5〜7.5 mEq/L）：延長されたPR間隔，P波の低下または消失，幅広いQRS波
③重度の高カリウム血症（7.5 mEq/L以上）：極端に幅広いQRS波，sine wave pattern（シネ波パターン，QRS複合体とT波が融合し，波形が滑らかで周期的なサイン波のように見える状態），心室細動または心停止のリスク増加

b 低カリウム血症

一方，低カリウム血症でも以下の所見を呈する．
①T波の平坦化
②U波の出現（U波は，T波の後に現れる小さな波で，低カリウム血症の場合にはその振幅が大きくなることがある．）

③QT間隔の延長（致死性不整脈を誘発することがある．）
④P波の変化（P波が大きくなったり形状が変わったりすることがある．）
⑤心室性不整脈

2）尿中K値測定

低カリウム血症を認める際に，随時尿で尿中K濃度が15 mEq/L未満，尿中K・クレアチニン比で15 mEq/g・Cr未満，尿中K排泄率（FE$_K$）が10％未満の場合は腎外性のK喪失の目安となる．ただし，尿中K濃度は多尿や脱水時には信頼性を欠く．

3）TTKG（transtubular potassium gradient）[2]（図5）

a 検査の意義と適応

尿中K排泄量は遠位尿細管におけるKの排泄能に依存しており，アルドステロンの作用の強弱が尿中K排泄量を規定している．そのため，TTKGの測定により，遠位尿細管におけるアルドステロン作用によるK排泄能の測定が可能となる．

b 検査法の原理

$$TTKG = [U_K \times P_{osmolality}] / [P_K \times U_{osmolality}]$$

U_K：尿中K濃度（mEq/L）
$P_{OSMOLALITY}$：血清浸透圧（mOsm/kg）
P_K：血清K濃度（mEq/L）
$U_{osmolality}$：尿浸透圧（mOsm/kg）

で計算する．尿K濃度は水分量に左右されるため，尿浸透圧を血清浸透圧で補正することにより，遠位尿細管におけるK濃度が血清と同じ浸透圧であった場合の数値の推測値として血清K値との比を求める．それにより遠位尿細管におけるK排泄能を推定する．

c 基準値

低カリウム血症存在下での基準値：
①2以上で正常値
②5以上で高値
高カリウム血症存在下での基準値：
①成人：3以下で低値
②小児：4.1以下で低値
③乳児：4.9以下で低値

d 検査の注意点

尿中Na濃度が25 mEq/L以上および尿浸透圧が血清浸透圧を上回る場合のみ信頼できる測定値を得ることができる．

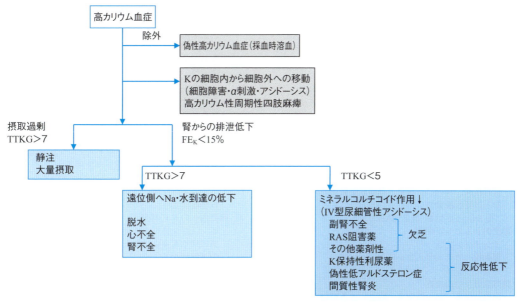

図5 高カリウム血症の鑑別診断フローチャート

e) 異常値がみられたときの考え方, 考えられる疾患

a) TTKG 高値

遠位尿細管における K 排泄能の亢進, つまりアルドステロン作用の異常な増強を示す. 低カリウム血症下での TTKG 高値は異常であり, その場合, アルドステロン症または偽性アルドステロン症 (Cushing 症候群や Liddle 症候群) が疑われる.

b) TTKG 低値

遠位尿細管における K 排泄能の低下, つまりアルドステロン作用の異常な減弱を示す. 高カリウム血症下での TTKG 低値は異常であり, その場合, 低アルドステロン症, 副腎不全, 偽性低アルドステロン症が疑われる.

8 高カリウム血症

1) 病因・病態

K の負荷 (外因性・内因性), 腎からの K 排泄低下, 細胞内からの K の移動, 偽性高カリウム血症などがあげられる. それらの病因は表2 に示す.

2) 臨床症状

不整脈 (期外収縮, 徐脈, 房室ブロックなど), 心停止, 筋力低下, 麻痺, 筋けいれん, 悪心・嘔吐, 腹痛, 易疲労感などを生じる.

3) 診断の手順

高カリウム血症の診断フローチャートを図5 に示す[3].

4) 治療

不整脈や心電図異常を伴う高カリウム血症は緊急に治療が必要である. その方法は以下の通りである.

a カルシウム製剤

心筋の安定化を図る役割があり, 心電図異常がある際には最初に投与を検討する.

b グルコース・インスリン (GI) 療法

インスリンとブドウ糖を同時に投与することで, 細胞内への K の移動を促し, 血中 K 濃度を一時的に下げることができる.

c β2 刺激薬吸入

サルブタモールなどの β2 カテコラミン受容体刺激薬も K の細胞内移動を促進し, 血中濃度を下げる効果がある.

d イオン交換樹脂

消化管粘膜を介して K を除去する.

e 重炭酸ナトリウム

特に重度のアシドーシスがある場合には, 重炭酸の投与により K を細胞内に移動させる. Na 負荷をきたすので注意が必要である.

f 利尿剤

フロセミドなどの利尿剤は, 腎臓を通じて K の排泄を促進する.

表2 高カリウム血症の原因
1) K 負荷 　・外因性：輸血，K 製剤の大量輸液または経口投与 　・内因性：横紋筋融解症，筋挫滅，血管内溶血，外傷，熱傷，消化管出血，腫瘍崩壊症候群 2) 腎からの K 排泄低下 　・腎不全 　・アルドステロン欠乏状態：副腎皮質過形成，Addison 病 　・薬剤性：NSAIDs，ACE 阻害薬，アンギオテンシン受容体拮抗薬，スピロノラクトン，シクロスポリン，ヘパリン，FOY など 　・偽性低アルドステロン症：原発性および閉塞性腎炎，腎移植後，ループス腎炎，急性尿細管壊死の回復期などに伴う続発性 　・2 型 Bartter 症候群（新生児期のみ） 3) 細胞内からの K の移動 　・インスリン欠乏 　・薬剤性：カテコラミン α 作用 　・アシドーシス 4) 偽性高カリウム血症 　・白血球増多，血小板増多，駆血による溶血，採血後の溶血，家族性偽性高カリウム血症

表3 低カリウム血症の原因
1) K 摂取不足 　・飢餓，神経性食思不振症 2) 腎からの K 排泄亢進 　・薬剤性：フロセミド，サイアザイド投与，ステロイドホルモンによるミネラルコルチコイド作用，グリチルリチン，ゲンタマイシン，シスプラチンなど 　・先天性尿細管障害：尿細管性アシドーシス，Bartter 症候群，Gitelman 症候群，Liddle 症候群 　・高アルドステロンに伴う病態：腎血管性高血圧，レニン産生腫瘍，原発性アルドステロン症，Cushing 症候群，11β ヒドロキシラーゼ欠損症 3) 消化管からの喪失 　・下痢，下剤乱用（下剤中毒），吸収不良症候群，習慣性嘔吐など 4) 細胞内への K の移動 　・インスリン投与，アルカローシス，β2 交感神経刺激薬の投与あるいは吸入後，低カリウム血症性周期性四肢麻痺など 5) 汗などへの過剰な喪失 　・サウナ中毒，嚢胞性線維症など

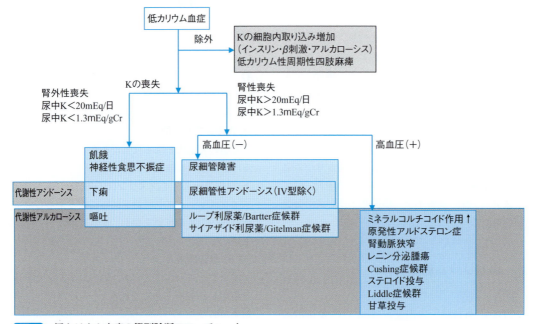

図6 低カリウム血症の鑑別診断フローチャート

g 透析

腎機能が著しく低下している場合や，他の治療法が効果を示さない場合，緊急透析が適応となる．

h 原因治療

高カリウム血症の原因が特定できれば，その治療（薬剤の中止，腎機能の改善など）も行う．

9 低カリウム血症

1) 病因・病態

K の摂取不足，腎からの K 排泄亢進，消化管からの喪失，細胞内への K の移動，汗などへの過剰な喪失などがあげられる．それらの病因は表3 に示す．

2●カリウム代謝

2）臨床症状

　倦怠感，筋力低下，筋けいれん，筋肉痛などを呈し，高度の低カリウム血症では四肢麻痺，呼吸筋麻痺，麻痺性イレウス，テタニーや横紋筋融解なども呈することがある．慢性の低カリウム血症は腎機能の低下を引き起こすことがある（低カリウム血症性腎症）．

3）診断の手順

　低カリウム血症の診断フローチャートを図6に示す[3]．

4）治療

　不整脈や心電図異常を伴う低カリウム血症ではKの補充が必要である．その際は投与速度には十分な注意が必要である．慢性の低カリウム血症に対してはK製剤の内服により血清K値3mEq/L以上を維持する．さらに原因治療に対する治療を行う．下剤中毒などによる慢性の低カリウム血症（偽性Gitelman症候群）では，その原因除去後も長期にわたり低カリウム血症が持続することがある．

文献

1）田中敏章：小児の臨床検査基準値ポケットガイド．第2版，じほう，74-75，2014
2）van der Watt G, et al.：Laboratory Investigation of the Child with Suspected Renal Disease. Avner ED, et al.（eds），Pediatric Nephrology, 7th ed, Springer, 1503-1557, 2015
3）根東義明：カリウム代謝．日本小児腎臓病学会（編），小児腎臓病学，改訂第2版，診断と治療社，32-37，2012

　　　　　　　　　　　　　　　　（野津寛大）

I 総論 第2章 腎とホメオスタシス

3 酸塩基平衡

1 酸塩基の定義

酸とは H^+（プロトン）を供与するものであり，塩基とは H^+ を受け取るものと定義され（Brønsted の定義），これらは正常な生体活動に必要不可欠なものである．

生体から産生される酸は細胞と栄養素の代謝によって産生され，大きく分けて揮発性酸と不揮発性酸がある．揮発性酸は炭水化物と脂質の代謝と細胞代謝により産生され，1日 15,000〜20,000 mEq の CO_2 と H_2O（水）が産生される．不揮発性酸は蛋白質からアミノ酸などの代謝により1日 50〜100 mEq（体重あたり1 mEq）が産生される．炭水化物や脂肪酸から産生された CO_2 は H_2O と結合し炭酸（H_2CO_3）を形成し，最終的には CO_2 として肺胞換気により呼気に排出されるため，呼吸器に問題が生じない限り炭酸が貯留することはない．このために CO_2 が蓄積する病態は「呼吸性」と考えられる．一方，蛋白質，特に含硫アミノ酸であるメチオニン，システイン，シスチンや陽荷電アミノ酸であるリジン，アルギニン，ヒスチジン，有機リン酸は最終産物として H^+ を産生するが，不揮発性酸は呼吸からは排出されず腎臓からの排泄が必要である．腎臓からの不揮発性酸の処理能力は呼吸器に比較すると少ないため，比較的容易に酸が蓄積することとなり，このような病態は「代謝性」と考えられる．

2 Henderson–Hasselbalch 式

酸塩基平衡を理解するうえで本式は有用である．酸は H^+ を供給する分子として HA，塩基は H^+ を受容する分子として A^- と表記される．これらの分子が H_2O の中で存在するときは以下の乖離式で表される：

$$HA \Leftrightarrow H^+ + A^-$$

塩基は HCO_3^-（重炭酸イオン）や HPO_4^{2-}（リン酸水素イオン）などのような弱酸の共役塩基である場合がほとんどであり，乖離定数（pK）も正常の7に近い．弱酸と共役塩基の乖離式を質量作用の法則で示すと以下のようになる．

$$K = [H^+][A^-]/[HA] \Leftrightarrow [H^+] = K[HA]/[A^-]$$

この両辺の対数をとると，

$$pH = pK + \log[A^-]/[HA]$$

となる．この式を Henderson–Hasselbalch 式というが，上記から酸（HA）と塩基（A^-）の濃度比がわかれば pH を推定することが可能になる．

例えば重炭酸緩衝系では，炭酸（酸）と重炭酸イオン（塩基）の間に

$$K = [H^+][HCO_3^-]/[H_2CO_3]$$

が成り立つため，

$$pH = pK + \log[HCO_3^-]/[H_2CO_3]$$

となる．体液中では

$$H_2CO_3 = 0.03 \times PCO_2 (mmHg)$$

の平衡関係にあるため，pK = 6.1 から

$$pH = 6.1 + \log HCO_3^-/0.03 \times PCO_2$$

が成り立つ[1]．この式から血中の pH は PCO_2（呼吸器系）と HCO_3^-（腎代謝系）で規定されていることが理解できる．

3 酸塩基平衡のメカニズム[1-7]

血液の pH を維持するためには体内の H^+ を一定に維持する必要がある．血清 pH は遊離 H^+ 濃度の常用対数にマイナスをつけたものと定義され，$pH = -\log[H^+]$ と計算される．この式からわかるように

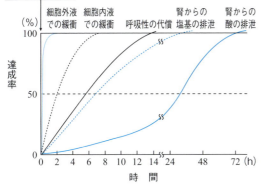

図1 体内への酸またはアルカリ負荷に対する代償の時間経過

〔Taal MW, et al.（eds）：Brenner & Rector's The Kidney. 9th ed, Elsevier, 2011 より〕

pHとH$^+$には負の相関がありH$^+$濃度が上昇するとpHは低下し，H$^+$濃度が低下するとpHは上昇する．血液はpH＝7.4±0.05と非常に狭い範囲に調節がされており，これは生体の細胞や酵素が活動するための適切な内部環境の条件である．pH 7.4は上記の式からH$^+$濃度0.000000039（3.9×10^{-8}）mEq/Lに相当し，対数スケールであるため，H$^+$濃度が0.00000039（3.9×10^{-7}）mEq/Lに増加しただけでpHは6.4となり生命維持が困難となる．このようにH$^+$はわずかな変動であっても生命の危機をもたらすため，酸塩基平衡を保つために酸の産生量と排泄量を同量とする必要があり，非常に繊細な調整が行われている．このpHを調整しているのが肺と腎臓であり，これらが協調して酸塩基のバランスを維持し，細胞外液pHを至適範囲に維持している．

体内への酸またはアルカリ負荷に対する酸塩基の代償の時間経過を図1[2]に模式的に示した．各過程が完了するまでの時間が関数としてプロットされており，細胞外液での緩衝が最も早く，細胞内液での緩衝，呼吸性の代償，腎からの塩基の排泄，腎からの酸の排泄の順で起こることを示している．このことからも呼吸性の代償は腎臓による代償よりも早く生じるために，酸塩基平衡異常が急性に生じたものであるか，慢性的に生じたものであるかにより影響する代償機構とその対応は異なる．例えば急性の呼吸性アシドーシスもしくはアルカローシスにおいては血中のHCO$_3^-$濃度の変化は，PCO$_2$が1 mmHg 増加すると［HCO$_3^-$］が0.1 mEq/Lの増加し，PCO$_2$が1 mmHg 減少すると［HCO$_3^-$］の0.25 mEq/L 減少[1]とそれほど大きな［HCO$_3^-$］の変動はないが，慢性的な呼吸性変化に対しては，HCO$_3^-$を腎臓が排泄または保持することで調整し血中pHを正常範囲に戻そうとする力が働き，PCO$_2$が1 mmHg 減少すると［HCO$_3^-$］は0.4〜0.5 mEq/L 減少することとなる．このような酸塩基平衡の反応を理解するためには肺と腎臓の生理機能を理解する必要がある．

4 酸塩基平衡に果たす呼吸器の役割

揮発性酸の排泄を行うためには呼吸が重要である．1日に産生されるCO$_2$は成人で約15,000〜20,000 mmolで，運動などによりさらにその産生が増加する．この揮発性酸であるCO$_2$のほとんどすべてが肺胞換気により体外に排出される．組織で生成されたCO$_2$は約90％が赤血球に取り込まれ，約10％が血漿中に溶け込む．赤血球中で炭酸脱水素酵素（CA）の作用により，以下のようにH$_2$CO$_3$に変換され，その後にH$^+$とHCO$_3^-$分離する：

$$H_2O + CO_2 \rightarrow H_2CO_3 \rightarrow H^+ + HCO_3^-$$

このような緩衝を受けて，赤血球中でH$^+$はヘモグロビン蛋白に取り込まれ肺へ運ばれる．肺では今後は前述した反応とは逆の反応が起き，HCO$_3^-$がCO$_2$に変換され呼吸により体外に排泄される：

$$H^+ + HCO_3^- \rightarrow H_2CO_3 \rightarrow H_2O + CO_2$$

また，組織代謝の最終産物としてもCO$_2$（10〜12 mmol/日）が蓄積する．このCO$_2$負荷は，ヘモグロビンによって生成されたHCO$_3^-$およびヘモグロビンと結合したカルバミル基として，血液中で肺に輸送されることとなる．

呼吸は延髄の腹側網様体核に位置する化学受容体（pHおよびPCO$_2$を感知する化学中枢受容体）および頸動脈小体（PCO$_2$を感知する末梢化学受容体），また呼吸筋の機械受容体からの化学信号が統合されて調節されている．体内に酸負荷が生じた場合，速やかに細胞外液の重炭酸緩衝系が作用し，その後数分から数時間かけ呼吸からCO$_2$の排出が起こる．腎臓での緩衝系と比較し短時間で緩衝が行われることが特徴である．

5 酸塩基平衡に果たす腎臓の役割[1-7]

腎臓におけるH$^+$の調整は大きく分けてH$^+$の分泌とH$^+$を緩衝するために必要となるHCO$_3^-$の再吸収による酸排泄機構と，緩衝系による調節機構で行わ

れる．しかし緩衝作用がいくら有用であっても，H^+を排泄できなければ，最終的に体内の緩衝物質は枯渇し，H^+が蓄積することとなる．このため腎臓は，産生された不揮発性酸の排泄だけでなく，糸球体濾過されたHCO_3^-の再吸収，緩衝作用により，消費されたHCO_3^-の再生という大事な機能を担っている．

1）緩衝系による調節機構

緩衝系とは大量に産生される不揮発性酸を「緩衝」する働きである．緩衝の最大の目的は重要な臓器の細胞内蛋白へのH^+の結合を最小限にすることである．体内の酸がすべてH^+として血液中に存在すると，生体が正常な活動ができないほどの強酸性となってしまう．腎臓での酸排泄は肺からの排泄とは異なり，数時間〜数日の時間が必要であり，尿中に酸が排泄されることを待つ余裕はない．これを防ぐために体内では緩衝作用をもつ物質によりH^+を一時的に消費することでpHの低下を防いでいる．

緩衝系として細胞外では重炭酸緩衝系が最も重要で，その他ヘモグロビン緩衝系，骨緩衝系が働き，細胞内ではHPO_4^-や蛋白質緩衝系がやや遅れて作動している．これらの緩衝系はそれぞれ異なる環境で機能し，体内のpHを一定に保つために協調して機能している．重炭酸緩衝系は主に血漿中で，細胞内蛋白緩衝系は細胞質内で，ヘモグロビン緩衝系は赤血球内でpH調整の役割を担っている．これにより，腎からの排泄機能を超える酸や塩基が外部や代謝によって加えられた場合でも，生体内のpHが適切に維持されることが保証される．

緩衝物質には，HCO_3^-やリン酸，血清蛋白，細胞内に存在する蛋白質（ヒスチジン）などが多くの物質が緩衝物質として作用しているが，最も大きな作用をもつのはHCO_3^-である．しかし前述した通り1日に産生される不揮発性酸は50〜100 mEqであるのに対して，HCO_3^-は細胞外液中に24 mEq/Lであり（体重60 kgの人であれば24 mEq×12 L＝300 mEq），血液中では24 mEq×3 L＝約70 mEqしか存在しない．1日の食事量や病的な状況では多量の酸が産生される事態も想定され，生体では多くの緩衝物質が必要となることから，HCO_3^-のみでなく，蛋白質緩衝系やヘモグロビン緩衝系といった緩衝物質がそれぞれ重要な役割を果たしている．

ⓐ 重炭酸緩衝系

体内で最も重要な緩衝系の1つであり，細胞外液では重炭酸緩衝系が約60％の緩衝を担い，血液のpHを維持する主要な役割を果たしている．この系は炭酸（H_2CO_3）と重炭酸イオンの間の平衡によって成り立っている．重炭酸イオンはH^+と結合して炭酸を形成することができ，炭酸は可逆的なプロセスで乖離し，H_2Oと二酸化炭素CO_2を生成する：

$$H^+ + HCO_3^- \Leftrightarrow H_2CO_3 \Leftrightarrow CO_2 + H_2O$$

重炭酸緩衝系に酸を加えると次に示すようにより多くの炭酸が生成される：

$$H^+ + HCO_3^- \Leftrightarrow H_2CO_3$$

さらに重炭酸緩衝系に塩基を加えると，次の反応に示すように，より多くの重炭酸塩が生成される：

$$OH^- + H_2CO_3 \Leftrightarrow H_2O + HCO_3^-$$

上記の式からもわかる通り，血漿中に増加したH^+は重炭酸緩衝系によって速やかに緩衝を受け，細胞外液では25分以内，細胞内液では3.3時間以内に緩衝が起こる．H^+は速やかにH_2OとCO_2に変換され，呼吸によって比較的速やかに体外に排泄され，血漿中のpH低下を軽減させる．アシデミアにより呼吸中枢が刺激されることにより血中のCO_2が低下することになるが，前提条件として呼吸によるCO_2除去が速やかに行われることが必要となる点には注意が必要である．

ⓑ リン酸緩衝系

リン酸緩衝系は重炭酸緩衝系と同様の働きをする．リン酸二水素イオン（$H_2PO_4^-$）とリン酸水素イオン（HPO_4^{2-}）という2つの化合物が緩衝系として働く．強酸を加えると

$$HCl + Na_2HPO_4 \rightarrow NaH_2PO_4 + NaCl$$

この反応では強酸である塩酸が弱酸であるNaH_2PO_4に変換されるため，pHの変化はわずかである．緩衝系に塩基を加えると以下のような反応が起こる：

$$NaOH + NaH_2PO_4 \rightarrow Na_2H PO_4 + H_2O$$

この反応では弱塩基が弱塩基と交換され，アルカリへのpHのシフトはわずかである．リン酸緩衝系のpK1は6.8であり，これはpH 7.40において$H_2PO_4^-$とHPO_4^{2-}が同程度の量であることを意味する．したがって，リン酸緩衝系は正常な血液pH内において最高の緩衝能を発揮する．しかし$H_2PO_4^{2-}$とHPO_4^{2-}の濃度は重炭酸塩系よりもはるかに低いため緩衝能への寄与は少ない．

c 蛋白緩衝系

蛋白質は多くの酸性および塩基性のアミノ酸側鎖を含んでおり，これらが H^+ を受け渡しすることで pH の変動を緩和している．アミノ基が乖離すれば弱塩基となり，カルボキシル基が乖離すると弱塩基となる．特にヒスチジン塩基はその pKa が生理的に pH に近いため細胞内の pH 調整において重要な役割を果たしている．蛋白の緩衝作用は以下のように表すことができる．

$$Protein-NH_2 + H^+ \Leftrightarrow Protein-NH_3^+$$

ここで蛋白のアミノ酸残基（NH_2）が H^+ を捕捉し，アミノ基が H^+ を放出することで酸塩基平衡を保つ役割をしている．また細胞のカルシウム塩も細胞外液の緩衝化に寄与しており，ヘモグロビン，イミダゾール，ヒスチジンなどの細胞内蛋白は強力な緩衝剤として働き，おそらく体内の化学的緩衝作用の4分の3を占めている．またリソソームとミトコンドリアも細胞内の H^+ の緩衝に一役買っている可能性がある．細胞内の H^+ 濃度は，主に二酸化炭素の影響を受けるが，この濃度は細胞膜を通過して急速に拡散し，細胞内 pH に影響を与える．$Na-HCO_3$ 共輸送機構によって細胞内に移動する HCO_3^- も細胞内 pH に影響を与える．

特にヘモグロビンに関しては，ヘモグロビン緩衝系として記載されることも多く重要な役割を果たしている．ヘモグロビンは pH の変化に対して緩衝作用を発揮し，ヘモグロビン分子は酸素と結合する際に H^+ を放出し，酸素を放出する際に H^+ を捕捉する．

$$HbH + O_2 \Leftrightarrow HbO_2 + H^+$$

（Hb：ヘモグロビン，HbO_2：オキシヘモグロビン）

組織において発生した CO_2 は75％が HCO_3^- として，5％が血液に溶解して肺に運ばれるが，残りの20％は蛋白質とカルバミノ結合を作り運ばれる．先に述べた HCO_3^- として運ばれる75％も赤血球内で Hb によって重炭酸に変換されるが，この機構も Hb が組織では H^+ と結合しやすく，肺では H^+ を乖離しやすいという Hb のもっている性質が重要である．このように酸素が結合することでヘモグロビンは H^+ を放出し，酸素が放出されるときに H^+ を捕捉することで，血液中の pH を調整する助けとなっている．

d 骨緩衝系

骨組織はカルシウムハイドロキシアパタイト〔$Ca_{10}(PO_4)_6(OH)_2$〕，炭酸カルシウム（$CaCO_3$）で構成されており，骨組織には $25,000 \sim 30,000$ mEq のカルシウムアルカリ塩が貯蔵されているとされる．骨組織の脱灰がアシドーシスを緩衝していると考えられており，リン酸塩を中心としたアルカリ性の骨ミネラルがアシドーシスにおいて緩衝的な作用を及ぼしている可能性が指摘されている．

2) 腎臓による酸排泄機構

腎臓からの酸排泄は尿細管からの H^+ 分泌によるもので，尿 pH 低下（HCO_3^- の中和），滴定酸の排泄，アンモニウムイオン排泄の3つの方法により行われる．1日に産生される不揮発性酸をすべて尿から排泄しようとした場合には，強酸性の尿として排泄することとなるが，尿細管上皮細胞は pH＜4.5 の強酸尿に耐えることができず，尿細管の障害につながるため不可能である．このため強酸性の尿を尿として排泄できるよう希釈しようとした場合1日 100 L 以上の尿量を確保する必要があるため，すべての H^+ を尿から直接排泄することは不可能である．このため H^+ を排泄するためには尿中 pH の緩衝作用が必要となり，H^+ が滴定酸であるリン酸イオンやアンモニウムイオンと結合し，排泄されることとなる．

体内で産生された酸は緩衝系による消去の過程で HCO_3^- を消費するため，等量の HCO_3^- を取り戻す必要がある．腎臓はこの作業を①近位尿細管における HCO_3^- の回収，②皮質集合管における H^+ の分泌（HCO_3^- の新生）の2つに分けて行っている．

a 近位尿細管における HCO_3^- の再吸収と H^+ の分泌（図2[3]）

近位尿細管での HCO_3^- の再吸収は H^+ の分泌という間接的な方法で行われる．成人では1日 3,600 mEq（GFR 150 L/日とすると 150 L/日×24 mEq/L に相当）の HCO_3^- が糸球体から濾過されるが，近位尿細管と Henle ループまでのネフロンセグメントではほぼすべてが再吸収される．再吸収率は近位尿細管で約80％，Henle ループで約10％，遠位尿細管で約10％である（図3）．HCO_3^- の再吸収は近位尿細管の血管側基底膜に存在する $Na^+-K^+-ATPase$ により電位差が生じる．よって尿細管上皮細胞内外での Na^+ や電位の差に依存して再吸収が行われる．特徴は糸球体で濾過された HCO_3^- が直接再吸収されるのではなく，H^+ の尿細管管腔内への分泌を介して行われていることで，以下のように過程で行われる．

①近位尿細管の管腔側細胞膜に存在する Na^+/H^+ 交換輸送体（NHE-3）を介して H^+ が尿細管管腔内へ分泌される．NHE-3 による H^+ の分泌・Na^+

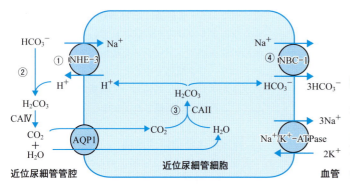

図2 近位尿細管におけるHCO₃⁻再吸収の機序

NHE-3：Na⁺/H⁺交換輸送体，CA IV：炭酸脱水素酵素IV，AQP1：アクアポリン水チャネル1，CA II：type II炭酸脱水素酵素，NBC-1：Na-HCO₃⁻共輸送体

（Renke HG, et al.：Renal Pathophysiology. 5th ed, Wolters Kluwer, 2019 より一部改変）

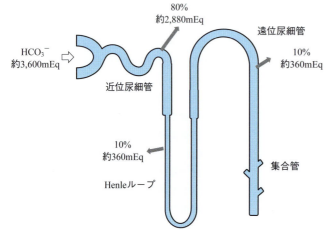

図3 腎臓におけるHCO₃⁻の再吸収

の再吸収は，近位尿細管細胞内のNa⁺の濃度が，Na⁺-K⁺-ATPaseにより低く維持されていることで可能になる．

②分泌されたH⁺は，尿細管管腔内で糸球体から濾過されたHCO₃⁻と結合し，H₂CO₃を形成．H₂CO₃は尿細管管腔内の炭酸脱水素酵素IV（carbonic anhydrase IV：CA IV）により，H₂OとCO₂に分解される．CO₂が脂溶性であるため，脂質で構成される細胞膜を通過し再吸収される．

③再吸収されたCO₂はtype II炭酸脱水素酵素（carbonic anhydrase II：CA II）により，H₂Oと反応し，H₂CO₃へ変換される．H₂CO₃は強酸であることから，速やかにH⁺とHCO₃⁻に電離する．

④電離したH⁺が管腔内に分泌され，HCO₃⁻は，血管側基底膜に存在するNa-HCO₃⁻共輸送体（NBC-1）を介して血管側へ移動する．NBC-1は電位によるトランスポーターであり，H⁺とHCO₃⁻は1：3の割合で再吸収され，細胞内の陰性荷電を減らす方向に作用する．このためNa⁺-K⁺ATPase活性が亢進し，細胞内の荷電が陰性に傾くとNBC-1の活性が亢進し，HCO₃⁻の血管側への移動が増加することとなる．

この過程で糸球体から濾過されたHCO₃⁻の85％が近位尿細管から再吸収され，再吸収されたHCO₃⁻と同量のH⁺が近位尿細管管腔側に排泄されたことになる．この結果濾過を受けたばかりの原尿は近位尿細管末端ではpH 6.7まで低下することとなる．上記からわかる通り，この過程は再吸収であり，新たにHCO₃⁻の生成や酸排泄は生じない．しかしこのプロセスがうまくいかないと，尿中でのNaHCO₃を喪失し，代謝性アシドーシスを発症することとなる．

b 皮質集合管におけるHCO₃⁻の産生（酸の排泄）

通常HCO₃⁻は皮質集合管に到達するまでにほぼすべて再吸収される．ここで実質的な酸排泄を行うのはα間在細胞でのH⁺ ATPaseからのH⁺の分泌である．大事な点は，不揮発性酸の排泄は皮質集合管で分泌されるH⁺がそのまま排泄されるのではなく，H⁺分泌による尿pH低下により，H⁺がリン酸やアンモニウム結合し，リン酸イオンやアンモニウムイオンという形で排泄されている点である．前述した通り，このような緩衝が行われなければ尿は強酸性となってしまうが，このような機序で尿pHを5〜8以

3 ● 酸塩基平衡

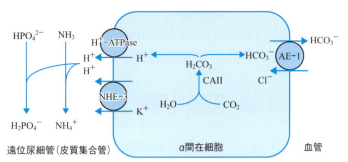

図4 遠位尿細管（皮質集合管）におけるH$^+$の分泌とHCO$_3^-$の新生
NHE-3：Na$^+$/H$^+$交換輸送体，AE-1：アニオン交換輸送体1
(Renke HG, et al.：Renal Pathophysiology. 5th ed, Wolters Kluwer, 2019 より一部改変)

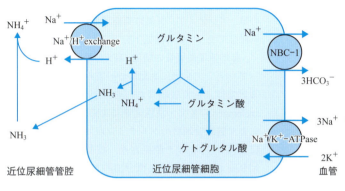

図5 近位尿細管におけるNH$_4^+$による酸排泄
NBC-1：Na-HCO$_3$共輸送体
(Renke HG, et al.：Renal Pathophysiology. 5th ed, Wolters Kluwer, 2019 より一部改変)

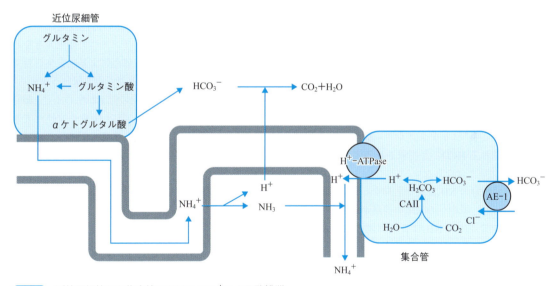

図6 近位尿細管から集合管におけるNH$_4^+$による酸排泄
(Renke HG, et al.：Renal Pathophysiology. 5th ed, Wolters Kluwer, 2019/Kamel SK, et al.(eds)：Fluid, Electrolyte, and Acid-Based Physiology：A Problem-Based Approach. 5th ed, Elsevier, 2016 より改変)

内に保っている．

a）滴定酸（リン酸イオン）による酸排泄（図4[3,4]）

不揮発性酸のうち，有機リン酸などの代謝物であるリン酸塩によりその一部が排泄される．リン酸イオンは1日10～40 mEq程度のH$^+$排泄が可能で，これは不揮発性酸の1日排泄量の約50％程度を占めるが，その排泄能力は緩衝物質の量に依存し，不揮発性酸の増加に対して十分な緩衝能力をもたない（リン酸は増加しない）ため，酸負荷に応じて腎臓からの酸排泄を増加させるのは主としてアンモニウムイオンである．

HPO$_4^{2-}$は弱酸であり，以下の反応によってH$_2$PO$_4^-$となる：

$$HPO_4^{2-} + H^+ \rightarrow H_2PO_4^-$$

体内の代謝で産生されたH^+は，集合管細胞で尿中に多量に含まれるHPO_4^{2-}を緩衝物質として尿中に排泄される．尿中の緩衝物質の大半はHPO_4^{2-}で，尿酸やクレアチニンも弱いながら緩衝作用を有する．

b）アンモニウムイオンによる酸排泄とHCO_3^-の新生（図5，図6）

H^+排泄の機序として，滴定酸による排泄の他に，近位尿細管でのアンモニウムイオン（NH_4^+）による排泄機序が重要である．アンモニア（NH_3）は近位尿細管においてアミノ酸のグルタミンから以下の反応で合成される：

グルタミン→NH_4^+＋グルタミン酸→NH_4^+＋ケトグルタル酸→$2NH_4^+$＋$2HCO_3^-$

①肝臓や筋肉で合成されたグルタミンを原料とし，NH_3が近位尿細管上皮細胞で産生される．
②α間在細胞からH^+が分泌され管腔内の尿pHが低下すると，H^+がNH_3と結合し，NH_4^+となり，近位尿細管細胞でグルタミン酸が代謝される過程でNH_4^+とHCO_3^-が合成される．
③合成されたNH_4^+は近位尿細管でNa^+/H^+exchangerによって尿細管腔へ分泌され，Henleループの太い上行脚の$Na^-/K^+/2Cl^-$共輸送体で再吸収され，NH_3として集合管髄質に蓄積される．このとき$NH_4^+ \rightarrow NH_3 + H^+$の反応によって生じる$H^+$は$\alpha$ケトグルタル酸が代謝されて生成される$HCO_3^-$と相殺されるため，新たな$H^+$の生成とはならない．
④近位尿細管のNH_3濃度が上昇すると血中へNH_3が移行し，尿中へのNH_3の排泄が減少する
⑤集合管管腔内でNH_3は管腔側膜のH^+-ATPaseにより管腔内に排泄されたH^+と速やかに結合し，NH_4^+を形成する．NH_3が速やかにNH_4^+に変換されるため，髄質から集合管管腔にかけてのNH_3の濃度勾配が維持されることとなる．NH_4^+は集合管細胞膜を通過できず，集合管管腔内に保持されたまま尿として体外に排泄される．

NH_4^+の合成は，尿細管細胞のpHが酸性に傾くとグルタミン酸分解酵素の活性が亢進するため，促進されることが知られている．集合管の尿pHが低いと，NH_3は管腔内に分泌され，H^+を受け取り，NH_4^+として尿に排泄される．酸の負荷が大きい状況ではアンモニア産生が最大で10倍にも増大し酸排泄を増やすことができる．一方，グルタミンが分解され

る際に生じたHCO_3^-は体内に残り，血管側基底膜のNBC-1を介し血管側へ移動・再吸収され，細胞外液で消費されたHCO_3^-を補填してくれることとなる．

6 腎における酸排泄調節機構

以上のように腎における酸排泄には様々な機構が働いている．これらの酸排泄を調整する因子として，①細胞外液pH，②有効循環血漿量，③細胞外液K濃度，が重要である．酸排泄を起こす誘因となるのは，アシデミア，有効循環血漿量の低下，低カリウム血症であり，酸排泄低下を起こすのは，アルカレミア，有効循環血漿量の増加，高カリウム血症である．

アシデミアを例に上記についてみていく．アシデミアでは，近位尿細管からHenleループでのNa/H exchangerの産生・活性亢進によるHCO_3^-の再吸収亢進，尿細管細胞のグルタミン取り込み・代謝亢進によるアンモニア産生亢進，皮質集合管でのH^+ATPase活性亢進による酸分泌の亢進が生じる．

また有効循環血漿量が低下した場合には，レニン-アンギオテンシン-アルドステロンが亢進し，近位尿細管でのNa/H exchangerの活性亢進に伴い，HCO_3^-の取り込みの亢進，アンモニア産生亢進を起こす．またアルドステロン作用により皮質集合管でのH^+分泌を亢進させることで平衡を保とうとする．

最後に細胞外液のK濃度の低下が生じると，細胞内外のK濃度勾配の変化に伴いH/Kの交換が亢進するため，細胞内はアシドーシスに傾く．これにより近位尿細管でのHCO_3^-の再吸収の亢進とアンモニア産生が亢進することとなり，体をアルカリに戻すように調節が生じる．

文献

1) Constable PD：Vet Clin North Am Food Anim Pract 30：295-316, 2014
2) Taal MW, et al.（eds）：Brenner & Rector's The Kidney. 9th ed, Elsevier, 2011
3) Renke HG, et al.：Renal Pathophysiology. 5th ed, Wolters Kluwer, 2019
4) Kamel SK, et al.（eds）：Fluid, Electrolyte, and Acid-Based Physiology：A Problem-Based Approach. 5th ed, Elsevier, 2016
5) Danziger J, et al.：Renal Physiology：A Clinical Approach. Lippincott Williams and Wilkins, 2012
6) Abelow B：The Painless Guide to Mastering Clinical Acid-Base. Createspace Independent Pub, 2016
7) Hall JE, et al.（eds）：Guyton and Hall Textbook of Medical Physiology. 14th ed, Elsevier, 2020

（寺野千香子）

I 総論　第2章　腎とホメオスタシス

4　カルシウム，リン代謝とその異常

　血清Caとリンは，腸管，腎臓，骨における出納によって調節され，一定の値に保つように制御されている．血清Ca値やリン値の異常の場合，それぞれの臓器でのCaとリンの出納と調節因子の作用を考え，その原因を同定する．

1　血清Ca値とリン値の調節機構

　血清Caとリンは，腸管，腎臓，骨における出納によって調節されるが，血清Ca値は主に副甲状腺ホルモン（PTH）と1,25水酸化ビタミンD［1,25(OH)$_2$D］によって制御されている．血清イオン化Ca値低下が副甲状腺主細胞にあるCa感知受容体（CaSR）によって認識されPTH分泌が刺激される．PTHは，腎遠位尿細管におけるCa再吸収亢進，骨吸収促進による血中へのCa動員によって，血清Caを上昇させる．さらに，腎近位尿細管における1,25(OH)$_2$D産生を増加させることによって，間接的に小腸でのCa吸収を促進し，血清Caを上昇させる[1]（図1）．

　血清リン濃度も複数のホルモンによって調節されている．PTH，線維芽細胞増殖因子23（FGF23）は近位尿細管におけるIIa型，IIc型Na-リン共輸送担体の発現を抑制することで，リン再吸収を減少させ，血清リン値を低下させる．PTHは1,25(OH)$_2$D産生を促進し，小腸におけるリン吸収を促進するが，FGF23は1,25(OH)$_2$D産生を抑制する[2]（図2）．

2　ビタミンD代謝

　ビタミンDは食事から摂取，もしくは皮膚で紫外線によって生合成される．その後，ビタミンDは肝臓において25位が水酸化され25位水酸化ビタミンD［25(OH)D］に変換され，さらに，腎臓近位尿細管において1α位が水酸化され1,25(OH)$_2$Dに変換される．1,25(OH)$_2$Dは主にビタミンD受容体（vitamin D receptor：VDR）を介してその作用を発揮し，最も強い生理活性をもつので活性型ビタミンDとよばれる．1,25(OH)$_2$Dは主に小腸でのCa，リンの吸収促進作用によって骨形成に寄与する．血中25(OH)D

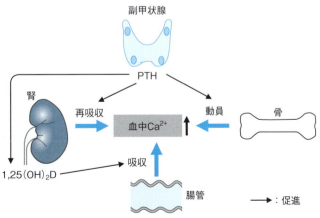

図1　血中カルシウム値の調節
副甲状腺ホルモン（PTH）は，腎臓におけるCa再吸収促進，1,25水酸化ビタミンD［1,25(OH)$_2$D］産生増加による小腸でのCa吸収促進，骨吸収促進による血中へのCa動員によって，血清Caを上昇させる．

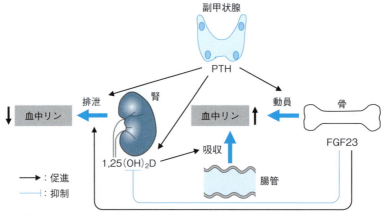

図2 血中リン値の調節
副甲状腺ホルモン(PTH)は，1,25水酸化ビタミンD〔1,25(OH)₂D〕産生増加による小腸でのリン吸収促進，骨吸収促進による血中へのリン動員によって血清リンを上昇させる方向に作用する一方，腎臓におけるリン排泄促進によって血清リン値を低下させる．線維芽細胞増殖因子23(FGF23)は腎臓におけるリン排泄促進，1,25(OH)₂D産生抑制による小腸でのリン吸収低下によって血清リン値を低下させる．

濃度は体内のビタミンDの貯蔵状態を反映するとされている[3]．

3 カルシウム，リン代謝異常の鑑別診断

血清Ca値の異常の正確な判定は，生理活性のあるイオン化Caの測定によって行われることが望ましい．しかし，イオン化Caの測定ができない場合，血清総Ca値で判定せざる得ない．総Caの約50％はイオン化Caとして存在し，約45〜50％はアルブミンを主とする蛋白に結合しているため，血清アルブミン値の変動による血清Ca値の異常を除外する必要がある．

血清Ca補正値(mg/dL)
　＝Ca測定値(mg/dL)＋〔4.0−アルブミン測定値(g/dL)〕

また，Caやリンの調節因子はそれぞれ血清リンとCa値にも影響を与えるため，血清Caとリンは同時に測定する．慢性低カルシウム血症の主な原因は活性型ビタミンDやPTHの作用不足であり，高カルシウム血症はPTH依存性と非依存性に分類される．慢性低リン血症はリンの腎尿細管からの過剰排泄，腸管からの吸収低下，細胞内へのシフトに分類される一方，高リン血症はリンの腎排泄減少，リン負荷，細胞外への再分布に分類される[1,4,5]（**表1〜表4**）．

表1 低カルシウム血症の原因

PTH不足性副甲状腺機能低下症
・常染色体潜性副甲状腺機能低下症(*GCMB*, *PTH*) ・X染色体連鎖性副甲状腺機能低下症 ・常染色体顕性低カルシウム血症(*CASR*, *GNA11*) ・手術後，放射線照射後 ・自己免疫性多内分泌腺症候群1型 ・CaSRに対する自己抗体 ・鉄過剰，銅沈着，悪性腫瘍，肉芽腫性疾患 ・低マグネシウム血症・高マグネシウム血症
副甲状腺機能低下症を伴う症候群
・DiGeorge症候群(22q11.2欠失/*TBX1*) ・HDR症候群症候群(*GATA3*) ・Kenny-Caffey症候群(*TBCE*, *FAM111A*) ・HRD症候群(*TBCE*)，ミトコンドリア病
PTH不応症
・偽性副甲状腺機能低下症(*GNAS*) ・ホルモン抵抗性を伴う先端異骨症(*PRKAR1A*) ・低マグネシウム血症
ビタミンD欠乏，カルシウム欠乏
ビタミンD依存症(*CYP27B1*, *CYP2R1*, *CYP3A4*, *VDR*)
その他
・急性膵炎，高リン血症，薬剤，飢餓骨症候群，横紋筋融解症，腫瘍崩壊症候群，急性重症疾患，輸血，骨形成性骨転移

CaSR：Ca感知受容体，HDR：副甲状腺機能低下症，難聴，腎異形成，HRD：hypoparathyroidism-retardation-dysmorphism
(Schafer AL, et al.：Hypocalcemia. In：Bilezikian JP, et al. (eds), Primer on the Metabolic Bone Diseases and Disorders of Mineral Metabolism, 9th ed, Wiley, 646-653, 2018より)

4●カルシウム，リン代謝とその異常

表2　高カルシウム血症の原因

遺伝性

PTH 依存性

- 家族性低カルシウム尿性高カルシウム血症（*CASR*, *GNA11*, *AP2S1*）
- 新生児重症副甲状腺機能亢進症（*CASR*）
- 家族性孤発性副甲状腺機能亢進症（*CDC73*）
- 多発性内分泌腫瘍症（*MEN1*, *RET*, *CDKN1B*）
- 副甲状腺機能亢進症−下顎腫瘍症候群（*CDC73*）
- 非症候群性副甲状腺機能亢進症

PTH 非依存性

- 乳児高カルシウム血症（*CYP24A1*）
- Williams 症候群（7q11.23 欠失/*BAZ1B*）
- 低ホスファターゼ症（*ALPL*）
- Jansen 型骨幹端軟骨異形成症（*PTH1R*）
- 青いおむつ症候群

後天性

三次性副甲状腺機能亢進症

PTH 非依存性

- ビタミン D 中毒，ビタミン A 中毒，薬剤，不動
- ミルク-アルカリ症候群，肉芽腫性疾患
- 悪性腫瘍（骨溶解性，PTHrP 産生，1,25(OH)$_2$D 産生）
- 内分泌疾患（Addison 病など）
- CaSR に対する阻害型自己抗体

PTHrP：副甲状腺ホルモン関連蛋白，CaSR：Ca 感知受容体
（Stokes VJ, et al.：J Bone Miner Res 32：2157-2170, 2017 より）

表3　低リン血症の原因

腎臓からの漏出

- 原発性腎尿細管リン過剰排泄疾患（Fanconi 症候群, Lowe 症候群，Dent 病，HHRH）
- FGF23 関連低リン血症，副甲状腺機能亢進症，薬剤

腸管吸収減少

- ビタミン D 欠乏，吸収障害，食思不振症，薬剤
- ビタミン D 依存症（*CYP27B1*, *CYP2R1*, *CYP3A4*, *VDR*）

細胞内へのシフト

- リフィーディング，飢餓性骨症候群

HHRH：高カルシウム尿症を伴う遺伝性低リン血症性くる病
（Ruppe MD, et al.：Disorders of Phosphate Homeostasis. In：Bilezikian JP, et al.（eds），Primer on the Metabolic Bone Diseases and Disorders of Mineral Metabolism, 9th ed, Wiley, 674-683, 2018 より）

表4　高リン血症の原因

腎排泄の減少

- 慢性腎不全
- 副甲状腺機能低下症，偽性副甲状腺機能低下症
- 腫瘍性石灰化症，先端巨大症

リン負荷

細胞外への再分布

- 腫瘍崩壊，横紋筋融解

（Ruppe MD, et al.：Disorders of Phosphate Homeostasis. In：Bilezikian JP, et al.（eds），Primer on the Metabolic Bone Diseases and Disorders of Mineral Metabolism, 9th ed, Wiley, 674-683, 2018 より）

4　ビタミン D 作用不足

1）ビタミン D 欠乏症

ⓐ 定義・病態

ビタミン D 欠乏によって腸管からの Ca 吸収が低下し，血中 Ca 濃度が低下することによって PTH 分泌が促進される．PTH は，骨吸収促進，腎尿細管でのカルシウム再吸収亢進，1,25(OH)$_2$D 産生増加による腸管でのカルシウム吸収促進によって，血中カルシウム濃度を増加させる．一方，PTH は腎尿細管におけるリン排泄を亢進するため，低リン血症を惹起する．低カルシウム血症が PTH や 1,25(OH)$_2$D によって代償されなければ，けいれん，テタニーなどの低カルシウム血症の症状を呈する[3]．また，慢性的な低リン血症は，骨における未石灰化骨（類骨）の増加と成長軟骨帯における石灰化前線の不整（骨 X 線像の骨幹端の不整）を特徴とするくる病を引き起こす

ⓑ 診断

臨床徴候として，成長障害，内反膝（O 脚）・外反膝（X 脚）などの骨変形，頭蓋癆，大泉門開離，関節腫脹などを認める．骨 X 線検査では，くる病変化として長管骨骨幹端の盃状陥凹，骨端線の拡大，不整

がみられる．手関節や膝関節，足関節に変化が現れやすい．血液・尿検査所見として，低カルシウム血症，低リン血症，高アルカリホスファターゼ血症，血清 25(OH)D 値の低下，血中 PTH 値の上昇，尿中カルシウム排泄の低下が認められる．しかし，低カルシウム血症と低リン血症の一方だけを認める場合や低カルシウム血症が著しいときは高リン血症を呈する場合がある．血清 1,25(OH)$_2$D 濃度はビタミン D 欠乏症の診断のための指標にはならない．ビタミン欠乏は血清 25(OH)D 濃度によって定義されるが，15 ng/mL 以下をより確実なビタミン D 欠乏とし，15〜20 ng/mL の値でも，ビタミン D 欠乏は考えうるとしている[6]．専門家の国際コンセンサスでは，診断の特異性を上げるという観点から 12 ng/mL 未満をビタミン D 欠乏としている[7]．

ⓒ 治療・管理

ビタミン D 欠乏症では，海外ではビタミン D（天然型）が投与される．欠乏しているビタミン D が補

I 総論　第2章　腎とホメオスタシス

充され，安全性も高い．一方，わが国ではビタミンDを処方できないため，活性型ビタミンDを投与する．高カルシウム尿症，高カルシウム血症に注意しながら，適宜調節する．Ca摂取不足を認める場合も少なくなく，その場合経口Ca製剤も併用する．再発予防のために，生活指導，栄養指導も重要である．治療に反応が乏しい場合は，診断を再考する．

2）ビタミンD依存症

ビタミンD欠乏を認めないにもかかわらず，ビタミンDの作用不足を認める病態をビタミンD依存症（ビタミンD依存性くる病）とよぶ．ビタミンD依存性くる病は原因遺伝子によって分類される．ビタミンD依存性くる病1A型は1α位水酸化酵素をコードする *CYP27B1* の異常によって発症する．血清1,25(OH)$_2$D濃度は著明低値となる．ビタミンD依存性くる病2型は *VDR* の異常によって発症する．1,25(OH)$_2$Dに対する抵抗性を示すことから，遺伝性ビタミンD抵抗性くる病（hereditary vitamin D-resistant rickets）ともよばれる．血清1,25(OH)$_2$D濃度は高値となる．1A型や2型の症状は生後数か月して現れ，体重増加不良，成長障害，筋緊張低下，筋力低下，低カルシウム血症による症状などを認める．2型の一部の患者において禿頭を認める．1A型では活性型ビタミンDによって治療される．2型では活性型ビタミンDの大量投与に反応する場合があるが，反応しない場合，経口Ca製剤の大量投与，経静脈的カルシウム投与を必要とする[8]．25位水酸化酵素をコードする *CYP2R1* の異常によって発症するビタミンD依存性くる病1B型，*CYP3A4* の機能獲得型病的バリアントによって発症するビタミンD依存性くる病3型も報告されている．

5　副甲状腺機能低下症

1）副甲状腺ホルモンの作用機序

ヒトPTHは84個のアミノ酸からなるペプチドホルモンである．副甲状腺主細胞から分泌され，血清Ca値を上昇させ，血清リン値を低下させる．PTHはPTH受容体1型（parathyroid hormone 1 receptor：PTH1R）に結合して作用を発揮する．PTH1Rは7回膜貫通型受容体であり，G蛋白共役受容体の1つである．副甲状腺機能低下症では低カルシウム血症と高リン血症を認め，PTH不足性とPTHへの反応を示さない偽性副甲状腺機能低下症（pseudohypoparathyroidism：PHP）に分類される．

2）PTH不足性副甲状腺機能低下症

PTH不足性副甲状腺機能低下症は低カルシウム血症，高リン血症にもかかわらず，血清PTH上昇を認めない．低カルシウム血症に伴う症状に加えて，大脳基底核の石灰化，白内障などを認める．原因は様々であるが，小児では遺伝性疾患や症候群の割合が高く，その中では22q11.2欠失症候群の割合が高い．FISH検査で診断可能である．低カルシウム血症を防ぐために活性型ビタミンDやカルシウム製剤を投与する．高カルシウム尿症，高カルシウム血症，腎石灰化に注意する[1]．PTH製剤の開発が進められている．

ⓐ 常染色体顕性低カルシウム血症（ADH）

CASR の機能獲得型病的バリアントにより発症する．PTH分泌不足を認め，腎尿細管においてもCaSRが発現しているため，低カルシウム血症にもかかわらず相対的な尿中Ca増加を認める．低カルシウム血症による症状を示さない程度の血清Ca値を維持するように活性型ビタミンDを投与する．高カルシウム尿症をきたしやすいため尿中Ca減少目的でサイアザイド系利尿薬を投与することがある．CaSR拮抗薬の開発が進められている．

3）偽性副甲状腺機能低下症（PTH不応症）

PHPでは低カルシウム血症，高リン血症に加えて，血清PTH上昇を認める．PHP 1A型ではAlbright遺伝性骨異栄養症（AHO）徴候を認め，低身長，短指，円形顔貌，肥満，異所性石灰化，精神発達遅滞などの特徴がある．1A型では主にGαs蛋白をコードする *GNAS* 遺伝子に病的バリアントを認める．甲状腺刺激ホルモン（thyroid stimulating hormone：TSH）受容体もGαs蛋白と共役するため，TSHに対する感受性低下を示すことが多い．ホルモン不応性を示さないがAHO徴候を認める症例があり，偽性偽性副甲状腺機能低下症（pseudopseudohypoparathyroidism：PPHP）とよばれる．*GNAS* はインプリンティング遺伝子であり，多くの組織では両アレルが発現するが，腎近位尿細管，甲状腺などの組織では母由来アレルが主に発現する．したがって，母由来アレルの *GNAS* のバリアントによりPHP1A型を発症し，父由来アレルのバリアントによりPPHPを発症する．PHP1B型は通常AHO徴候を認めず，PTH不応に伴う低カルシウム血症を認める．*GNAS* 遺伝子の発現調節領域のメチル化異常によって発症する[9]．

6 副甲状腺機能亢進症

副甲状腺機能亢進症(hyperparathyroidism：HPT)は，PTH の過剰分泌により高カルシウム血症，低リン血症，骨病変などを示す疾患で，原発性，二次性，三次性に分類される．二次性は続発性ともよばれ，副甲状腺疾患を原因としない低カルシウム血症による慢性 PTH 過剰分泌状態であり，三次性は長期の二次性副甲状腺機能亢進症患者における血清 Ca 値とは無関係の自律的 PTH 分泌状態のことを示す．

1) 原発性 HPT

小児期では散発性と家族性(遺伝性)を認め，家族性として，多発性内分泌腫瘍症，家族性低カルシウム尿性高カルシウム血症(FHH)などがあげられる．症状として，囊胞性線維性骨炎，骨粗鬆症，腎結石，腎石灰化，腎機能障害などがある．古典的には骨 X線検査で，指節骨遠位の骨膜下吸収，salt & pepper 様頭蓋骨などの所見が特徴的である．腫大した副甲状腺の同定には超音波と ^{99m}Tc-MIBI(2-メトキシイソブチルイソニトリル・テクネチウム)シンチグラフィが有用である．治療は通常，副甲状腺摘出術が実施される．重症例の場合，高カルシウム血症の是正のために生理食塩水による輸液，利尿薬，カルシトニンやビスホスホネート製剤の投与を行う．副甲状腺摘出術後，骨への Ca，リンの沈着によって，低カルシウム血症，低リン血症を示す飢餓骨症候群がみられることがある．術後の副甲状腺機能低下症にも留意する[10]．

2) 新生児重症 HPT

新生児重症 HPT はほぼ全例，CASR の機能喪失型バリアント(通常両アレル)に起因する．骨折，胸郭変形，骨の脱石灰化などの骨格病変，高カルシウム血症の症状などを認める．治療は副甲状腺摘出術を実施する．Ca 摂取制限(低 Ca ミルクなど)も検討する．

3) FHH

FHH では CASR，GNA11，AP2S1 の機能喪失型病的バリアントによって細胞外 Ca の PTH 抑制効果が低下するため，血中 Ca 値に対する血中 PTH 濃度が相対的に高い．通常無症状であり，軽度の高カルシウム血症，高マグネシウム血症，血中 PTH 濃度上昇，相対的低カルシウム尿症を示す．通常無治療で経過観察されるが，まれに副甲状腺摘出術が検討さ

れることがある．

7 尿細管機能異常症

Fanconi 症候群，Lowe 症候群，Dent 病(別項参照)，高カルシウム尿症を伴う遺伝性低リン血症性くる病(HHRH)において低リン血症を認める．

1) HHRH

HHRH は NaPi-IIc をコードする SLC34A3 の両アリル機能喪失型病的バリアントによって発症する．NaPi-IIc の機能喪失によって近位尿細管におけるリン過剰排泄が生じ，低リン血症が引き起こされる．低リン血症は 1,25(OH)$_2$D 産生を惹起し，腸管でのCa 吸収亢進，高カルシウム尿症を引き起こす．血清FGF23 は上昇しない．HHRH では中性リン製剤で治療を行う．長期投与により生化学所見，臨床所見の改善を認めるとされる．高カルシウム尿症を増悪するため活性型ビタミン D を投与しない．高食塩食を避けるべきとされている．

8 FGF23 関連低リン血症性くる病

FGF23 産生過剰により低リン血症，くる病や骨軟化症を呈する疾患の総称で，小児では X 染色体連鎖性低リン血症性くる病(XLH)が最も多い．他の原因として，常染色体顕性低リン血症性くる病(ADHR)，常染色体潜性低リン血症性くる病(ARHR)，McCune-Albright 症候群，鉄製剤の経静脈投与，腫瘍性骨軟化症などが含まれる．

1) XLH

XLH は PHEX 遺伝子の機能喪失型病的バリアントによって発症する．XLH は遺伝性疾患であるが，孤発例も散見され，男女ともに発症する．PHEX 遺伝子異常によって FGF23 が骨組織において過剰産生され，低リン血症，くる病，低身長，下肢変形，歯肉膿瘍などを認める．生化学的な特徴は，腎尿細管リン過剰排泄による低リン血症，アルカリホスファターゼの上昇，FGF23 の上昇もしくは相対的高値である．骨 X 線検査でくる病所見を認める[2]．XLH では従来は，活性型ビタミン D と中性リン製剤で治療を行ってきた．副作用として，高カルシウム尿症，高カルシウム血症，腎石灰化，副甲状腺機能亢進症，消化器症状に注意する．抗 FGF23 抗体(ブロスマブ)が臨床応用され，従来療法よりくる病や下肢変形の

改善効果が高いと報告されている.

2）ADHR

　ADHRは*FGF23*遺伝子の片アリル機能獲得型病的バリアントによって発症する．FGF23は切断され生物活性を喪失するが，病的バリアントにより切断抵抗性を獲得し，全長の活性型FGF23が増加する．過剰なFGF23によってXLHと同様の機序で尿細管リン過剰排泄，低リン血症，くる病が生じるが，ADHRは不完全浸透を示し発症時期は様々であり，症状の増悪・改善を示す．鉄欠乏がFGF23転写を増加させることが明らかにされている．ADHRでは活性型ビタミンDと中性リン製剤で治療が行われてきたが，近年鉄補充が有効であることが報告されている．

文献

1) Schafer AL, et al.：Hypocalcemia. In：Bilezikian JP, et al.（eds），Primer on the Metabolic Bone Diseases and Disorders of Mineral Metabolism, 9th ed, Wiley, 646-653, 2018
2) Haffner D, et al.：Nat Rev Nephrol 15：435-455, 2019
3) Holick MF：J Clin Invest 116：2062-2072, 2006
4) Stokes VJ, et al.：J Bone Miner Res 32：2157-2170, 2017
5) Ruppe MD, et al.：Disorders of Phosphate Homeostasis. In：Bilezikian JP, et al.（eds），Primer on the Metabolic Bone Diseases and Disorders of Mineral Metabolism, 9th ed, Wiley, 674-683, 2018
6) 日本小児内分泌学会ビタミンD診療ガイドライン策定委員会：ビタミンD欠乏性くる病・低カルシウム血症の診断の手引き. 2013
7) Munns CF, et al.：J Clin Endocrinol Metab 101：394-415, 2016
8) Glorieux FH, et al.：Bonekey rep 3：524, 2014
9) Mantovani G, et al.：Nat Rev Endocrinol 14：476-500, 2018
10) Walker MD, et al.：Nat Rev Endocrinol 14：115-125, 2018

（窪田拓生）

I 総論 第3章 検査・診断法

1 小児腎疾患の診断

腎疾患では小児に限らず1人の患者に複数の診断名がつくことが多い.臨床診断名,病因診断名,機能診断名,病理組織診断名,遺伝子診断名である(表1).これら診断名を組み合わせて用いることで,病態を正確に把握し,他者と病態を共有することができる.本項では主要症状から診断可能な前三者について主に記載し,腎生検から得られる組織診断名,遺伝子検査による遺伝子診断名についての詳細は別項で示す.

診断基準の扱いには留意を要する.1人の患者が複数疾患の診断基準を満たす場合もある.好発年齢を意識した診断はリーズナブルで効率的であるが,それを意識しすぎる必要はない.必要に応じて泌尿器科,成人診療科や想定される診断の専門家への照会も行う.初回診断後は,その後の診療で各診断名が現在の病状に合致しているか,更新の必要がないか常に確認する.

各診断名を得るためには多くの様々な情報を収集し,検討を加えたうえで各診断を下す必要がある.正確に身体所見をとり,現病歴,既往歴を聞き取り,検査を進める.検査は緊急時を除いて検尿,超音波検査,血液検査など侵襲の少ない検査を主体に進め,必要に応じて検査を追加していく.

1 検査

各診断名を得るために多くの様々な情報を収集し,検討を加える必要がある.正確に身体所見をとり,現病歴,既往歴を聞き取り,検査所見をみる.検査では検体採取のタイミングも重要である.

1) 尿検査

早朝尿は前夜就寝直前に完全排尿し直後に入眠,起床直後の中間尿で検査を行う.完全排尿せずに入眠した場合は膀胱内の尿には日中の起立性蛋白尿が混入している場合がある.蛋白尿は尿蛋白/尿クレ

表1 各診断名の例

臨床診断名	臨床経過からつけられる 例:急性糸球体腎炎,ネフローゼ症候群,など
病因診断名	原因からつけられる 例:ループス腎炎,紫斑病性腎炎,など
機能診断名	現在の腎臓の機能からつけられる 例:血尿,蛋白尿,腎機能傷害,など
組織診断名	腎生検をするとつけられる 例:微小変化群,巣状分節性糸球体硬化症,など
遺伝子診断名	遺伝子検査の結果からつけられる 例:COL4A3遺伝子変異(Alport症候群),など

アチニン(Cr)比の測定により評価する.3歳以上では0.15 g/gCr未満,3歳未満では0.3 g/gCr未満を正常とする.遠心沈渣で5個以上/HPFを血尿と診断する.採尿から検査測定まで長時間かかる場合は,β_2ミクログロブリン(β_2MG)の低下や赤血球の溶血が起こる可能性があり注意を要する.

2) 超音波検査

腎のサイズは長径を測定する.日本人小児の腎長径は簡易式で,

$$予測腎長径(cm) = 身長(m) \times 5 + 2 (cm)$$

である[1].低形成腎では小さく,炎症を伴っている場合は腫大する.肝腎比で腎の輝度が肝臓より高い場合は腎炎の可能性が高い.尿路では水腎症の有無を観察し,grade評価を行う(表2)[2].腎臓だけでなく膀胱を観察し,巨大尿管や尿管瘤,腫瘤,結石の有無を観察する.後部尿道弁などの下部尿路異常がみられることもある.可能であれば所見が観察しやすい膀胱充満時に検査することが望ましい.

3) 血液検査

腎機能は血清Crから求める推算糸球体濾過量

47

表2 SFU 分類（水腎症）

Grade 0	拡張なし
Grade 1	腎盂拡張のみ（腎杯拡張なし）
Grade 2	腎盂拡張＋拡張した腎杯が数個確認
Grade 3	すべての腎杯が拡張
Grade 4	すべての腎杯が拡張＋腎実質の菲薄化を伴う

SFU：Society for Fetal Urology
（Fernbach SK, et al：Pediatr Radiol 23：478-480, 1993）

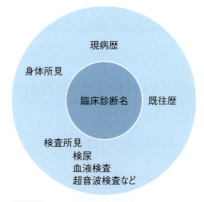

図1 臨床診断名を構成する要素

(eGFR)[3]を参考とする．詳細は機能診断名の項に記す．血清アルブミンの低下はネフローゼ症候群を示唆する．補体価の低下は急性慢性の糸球体腎炎が，血清電解質，尿酸値，静脈血液ガスの異常からは尿細管機能障害が疑われる．

2 臨床診断名

臨床経過からつけられる（図1）．血尿，蛋白尿，ネフローゼ症候群，急性あるいは慢性糸球体腎炎，急性あるいは慢性尿細管障害，先天性腎尿路異常（CAKUT）などに代表される．症状出現から受診までの経過，検査結果を仔細に調べ検討する．経過の聞き取りが重要である．胎児から現在までの経過を聴取する．家族歴，服薬歴，ワクチン歴も重要である．既往疾患や過去に医師から指摘された異常所見などは特に詳細に聴取する．臨床診断名は好発年齢を考慮に入れる必要があるが，例外はあるのでこだわりすぎてもいけない．人種，民族は考慮に入れる．

1）胎児期

胎児エコーからCAKUTが診断できることがある．特に羊水過少の場合はPotter症候群の可能性があり，出生直後より高度の腎機能障害を伴うため注意が必要である．胎児水腎症も指摘されることがある．出生後にエコーで確認を行い胎児エコーと比較する．小児泌尿器科専門医への紹介あるいは経時的追跡が必要となることもある．

2）新生児乳児期

在胎週数，出生体重，Apgarスコア，出生時のエピソード，マススクリーニング結果などを聞き取り母子手帳で確認する．周産期にショックなどにより急性腎障害（AKI）を呈した場合（ショック腎）や著しい早期産児では機能している残存ネフロン数が少ない場合がある．成長に伴い腎機能障害が顕在化してくる可能性があるため長期のフォローを要する．男児では出生後エコーでの高度水腎症は先天性後部尿道弁の場合があり，排尿時の尿線を確認する．弱い場合にはすみやかに排尿時膀胱尿道造影検査などで診断し，腎機能障害の進展を防ぐために泌尿器科的介入を急ぐ必要がある．高度蛋白尿を認めた場合は先天性ネフローゼ症候群を念頭におき，不要な治療を避けるために遺伝子検査を急ぐ必要がある．

上部尿路感染症（upper urinary tract infection：uUTI）では必要に応じて，排尿時膀胱尿道造影を行い膀胱尿管逆流症の有無を診断する．また逆流性腎症の診断のためにDMSAシンチグラムを行うこともある．不明熱の既往は経口抗菌薬などにより治癒したuUTIの可能性を考え慎重に病歴を聴取する．

高度の血尿を認める場合には，Alport症候群が考えられる．遺伝性のことが多く家族歴の聴取が重要である．

尿路結石が疑われる場合はビタミンDの過剰，副甲状腺機能亢進症などの内分泌疾患，シスチン尿症などの先天代謝異常症も考慮しなければならない．

CAKUTでは他臓器や外陰部の形成異常の合併の有無を入念に調べる．何らかの症候群に該当したり染色体検査を要することもある．小児期に末期腎不全に至る原因疾患の半数以上はCAKUTである．慎重にフォローしていく必要がある．仙尾部の先天性皮膚洞は潜在性二分脊椎症の可能性を示し，排尿障害の原因となる可能性がある．

3）幼児期

3歳時検診においては，軽度の尿蛋白から腎尿路形態異常が見つかることもある．積極的に腎エコー検査を行う．

気道感染症などによる発熱に伴い肉眼的血尿がみられる肉眼的血尿発作では，IgA腎症などの慢性糸

球体腎炎の場合もあるが，Alport 症候群による血尿を第一に考える．家族歴が重要となる．ただし過去に検尿歴があり血尿の既往がない場合には否定的である．Alport 症候群では難聴をきたす場合があり，家系内での若年での難聴の有無も確認する．

血尿や蛋白尿が認められた場合は，溶連菌感染後急性糸球体腎炎（PSAGN）を代表とする感染関連糸球体腎炎が考えられる．既往症では発熱だけでなく咽頭痛の有無，家族内や周囲の感染状況も聴取する．紫斑病性腎炎（HSPN）の可能性もある．下腿や足に紫斑がなかったか確認を行う．

自律排尿が可能になり二段排尿などの排尿障害が明らかになることがある．腎尿路の画像検査を行い，必要に応じて小児泌尿器科医での精査加療を要する．

全身性の浮腫，急激な体重増加，高度蛋白尿では特発性ネフローゼ症候群を第一に考える．

4）学童期

学校検尿により無症候性の血尿や蛋白尿が見つかることが多い．顕微鏡的血尿のみであっても慢性糸球体腎炎病初期の可能性もある．血尿ガイドライン[4]に沿った診療，フォローが望ましい．

他疾患の合併が増えてくる．夜尿症から先天性腎尿路異常（低形成腎，異形成腎，水腎症），尿崩症，糖尿病などが発見される場合もある．血液検査の機会も増え，偶然の腎機能障害発見につながることもある．他臓器の検索を目的とした腹部エコーで偶然に片腎などの腎尿路奇形が見つかる．両側性嚢胞腎では家族歴の確認が必要である．

5）全年代

身長，体重，血圧の測定は必須である．急激な体重増加を認めた場合は，詳細に検尿結果を確認し皮下浮腫や腹水の有無を確認する．血圧測定で高血圧を認めた場合に，緊急高血圧であれば診断よりも治療を優先する必要があるが，可能な範囲で検索を急ぐ．血管内水分量は胸部単純 X 線やエコーでもある程度推測が可能である．

低身長を認める場合は腎疾患が原因の場合もある．尿細管性アシドーシスなど尿細管機能の検査を行う．

血尿，蛋白尿などの尿異常は，過去の検尿で異常の指摘がない場合には新たに出現したものと考えられ，精査を行いフォローが必要となる．生後初めての検尿での指摘の場合は先天性，後天性のいずれも

考えられる．肉眼的血尿では，頻度は低いが悪性腫瘍の合併の可能性がある．尿細胞診を行う．

3 病因診断名

他疾患や薬剤などに起因している腎疾患につけられる．成人では糖尿病性腎臓病や高血圧が病因となる腎硬化症，痛風腎が代表的であるが小児ではまれである．小児ネフローゼ症候群に代表的されるように，原因不明で病因診断名のない特発性腎疾患が多くみられる．

1）胎児期

CAKUT が出生前から胎児エコーで発見される場合がある．

2）新生児乳児期

病因として先天性あるいは遺伝性が多い．形態異常症候群の一症状として CAKUT がみられる場合もある．全身検索や染色体検査，遺伝子検査を要する場合もある．

3）幼児期

IgA 血管炎が先行する HSPN がみられることがある．紫斑の既往を確認する．

4）学童期

HSPN，PSAGN，薬剤や感染症による尿細管障害や全身性エリテマトーデス（SLE）を筆頭とする自己免疫疾患による腎機能障害や尿細管障害がみられることがある．眼科でブドウ膜炎が見つかり，原因不明の尿細管間質性腎炎にぶどう膜炎を伴う症候群（TINU 症候群）や自己免疫疾患を疑われ小児科に紹介されて来ることもある．腎臓に限らず移植患者では移植片対宿主病（graft versus host disease：GVHD）や放射線障害による二次性の腎機能障害がみられることもある．先述のショック腎や著しい早期産児ではネフロン数が少ない場合があり，体格が大きくなる思春期に腎機能障害が顕在化してくる可能性がある．新生児乳児期にチアノーゼ性心疾患の既往がある場合（チアノーゼ腎症）も同様である．外傷などにより大量の腎出血をきたした場合は，腎摘出や腎動脈塞栓を要する場合があり，外因性の腎機能傷害を生じる可能性がある．

I 総論　第3章　検査・診断法

表3　小児 CKD のステージ分類（2歳以上）

病期ステージ	重症度の説明	進行度による分類 GFR（mU/分/1.73 m²）
1	腎障害は存在するが GFR は正常または亢進	≧90
2	腎障害が存在し，GFR 軽度低下	60〜89
3	GFR 中等度低下	30〜59
4	GFR 高度低下	15〜29
5	末期腎不全	<15

（日本腎臓学会（編）：エビデンスに基づく CKD 診療ガイドライン 2023．207，東京医学社，2023 より）

4　機能診断名

　血清 Cr と身長から eGFR を求める．成人とは異なり算出には身長が必要となるため小児患者の eGFR は多くの施設では検査結果に表示されない．ほとんどの施設では血清 Cr 値に関しても成人基準値に対するアラートしかない．小児 eGFR をスマートフォンアプリ「小児 CKD–eGFR 計算」や日本小児腎臓病学会の診療支援資材のサイト（http://www.jspn.jp/sonota/shizai.html）で計算することを習慣とする．まれに成人計算式で計算された eGFR が小児患者に対しても表示される施設があるが，過大評価されており腎機能傷害に気づきにくくなるため注意が必要である．暦年齢が成人であっても，基礎疾患などにより体格が小さな場合には，成人 eGFR では過大評価されるので移行期などでは留意を要する．他に血清 β_2MG，シスタチン C から求められる eGFR[5,6] も参考とする．

　腎機能傷害を認める場合に AKI と慢性腎臓病（CKD）の鑑別には経過が重要である．何らかの腎傷害が3か月以上持続する場合は CKD[7] とされる．臨床経過，過去の検査結果などから判断する．AKI では pRIFLE〔pediatric–modified RIFLE（risk/injury/failure/loss/end–stage kidney disease）〕基準[8] や KDIGO（腎臓病予後対策国際機構）の AKI ガイドライン[9] を参考とする．慢性腎機能障害をフォローする場合には CKD ステージ[7]（表3）を念頭に診療する．

　腎機能障害がなく血尿と蛋白尿の両者を認める場合は，IgA 腎症などの慢性糸球体腎炎が強く疑われる．Alport 症候群の可能性もある．蛋白尿のみの場合はネフローゼ症候群などの糸球体性，Dent 病などの尿細管性の両者がある．血尿のみでは家族性良性血尿，慢性糸球体腎炎の初期など様々な疾患の可能性がある．

1）胎児期

　胎児期には直接腎機能は測定できないが胎児エ

コーで羊水量が過少である場合は腎機能傷害が予想される．

2）新生児乳児期

　出生後数日間の血清 Cr 値は母体の影響を受けており[10] 評価には注意を要する．CAKUT は末期腎不全に至る割合が高く，正確に診断し慎重な管理を行う必要がある．

3）幼児期学童期

　乳児期からの腎機能傷害の有無や推移を確認する．高度脱水や溶血性尿毒症症候群（HUS）などによる腎機能障害，手術や事故による突然の腎摘除術による腎機能障害がみられる．

4）全年代

　ショック腎，チアノーゼ腎症など，以前のイベントの影響あるいは先天的に残存ネフロン数が少ない場合に，増加した老廃物の排泄ができなくなり腎機能障害が明らかになってくる場合がある．特に体格が急激に大きくなる思春期には要注意である．eGFR による腎機能評価を常にアップデートしなくてはならない．．

5　組織診断名

　詳細は他項に譲る．組織診断の重症度と治療法や予後が相関する場合もあるが，異なる場合も少なくない．

6　遺伝子診断名

　詳細は他項に譲る．腎疾患では遺伝子検査では重症度判定は一部の疾患を除いて[10] 困難である．治療の要否，薬剤選択などの治療内容に直結しない．症状出現前にも診断可能だが予防的介入の判断は難しい．遺伝子検査結果の取り扱いには十分に留意する

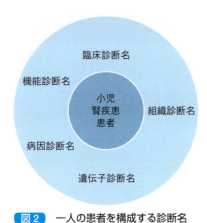

図2 一人の患者を構成する診断名

必要がある．

7 診断から治療へ

臨床診断名，病因診断名，機能診断名から侵襲的検査である腎生検を行っての組織診断が現時点で必要か否か，遺伝子診断の要否を検討する．得られるすべての診断を考慮検討したうえで治療方針を決定する（図2）．総合的に判断する．最初の診断が極めて重要な診断となる．治療開始後の検査は薬剤，特にステロイド薬や免疫抑制薬により，検査所見，ことに自己抗体などの血液所見，増殖性変化などの組織所見が修飾されるため注意を要する．速やかな確定診断や急ぎの治療の必要でない病状では，保護者・患者に繰り返し説明し定期的な経過観察を行う．

成人移行に際しても可能な限り診断名を明らかにする必要がある．腎代替療法の選択においては原疾患の診断名が極めて重要である．組織診断名：巣状分節性糸球体硬化症（FSGS）の腎移植に代表されるように，以後の治療やフォローに関して遺伝子診断をはじめとする各診断名が重要となる疾患も少なくない．

文献

1) Fujita N, et al.：Clin Exp Nephrol 26：808-818, 2022
2) Fernbach SK, et al：Pediatr Radiol 23：478-480, 1993
3) Uemura O, et al.：Clin Exp Nephrol 18：626-633, 2014
4) 血尿診断ガイドライン改訂委員会（編）：血尿診断ガイドライン 2023．ライフサイエンス出版，2023
5) Ikezumi Y, et al.：Clin Exp Nephrol 19：450-457, 2015
6) Uemura O, et al.：Clin Exp Nephrol 18：718-725, 2014
7) 日本腎臓学会（編）：エビデンスに基づくCKD診療ガイドライン 2023．東京医学社，2023
8) Akcan-Arikan A, et al.：Kidney Int 71：1028-1035, 2007
9) Khwaja A, et al.：Nephron Clin Pract 120：179-184, 2012
10) Shimabukuro W, et al.：Clin Exp Nephrol 28：293-299, 2024
11) Yamamura T, et al.：Kidney Int 98：1605-1614, 2020

（荒木義則）

Ⅰ総論　第3章　検査・診断法

2　腎外症状を伴う小児腎疾患の診断

1　概要

　小児腎疾患は腎外症状をしばしば合併し，先天的要因に起因するものとそれ以外のものに大別される．先天的要因以外として，膠原病に伴った腎疾患であれば原疾患による症状（全身性エリテマトーデスによるループス腎炎合併例の皮膚や関節症状など）や，腎疾患の原因となった疾患による症状（糖尿病に起因する糖尿病性腎症など）があがる．原疾患の鑑別には各種抗体検査や腎生検が有用である．

　一方で先天的要因に起因する小児腎疾患では，遺伝子や染色体異常に伴う先天性腎疾患に腎外症状を合併することとなる[1]．腎画像検査や腎生検所見は疾患特異的ではなく〔先天性腎尿路異常（CAKUT）やネフローゼ症候群，など〕，腎外症状を包含して鑑別を進める必要がある．確定診断を見越した遺伝学的検査がわが国においても広く普及してきたものの，遺伝学的検査はスクリーニングではなくその適応を見定めるべきである．

　本項では先天的要因に起因する小児腎疾患における腎外症状をまとめ，原疾患診断までの腎外症状の位置づけと診断後の管理について触れる．

2　腎外症状各論

　疾患群を，腎尿路異常を伴う症候群（syndromic CAKUT）と遺伝性糸球体疾患に分類した．さらにsyndromic CAKUT は，①ネフロン癆関連シリオパチーを除いた，遺伝子異常による CAKUT，②ネフロン癆関連シリオパチー，③染色体異常に伴うCAKUT の三つに細分類した．腎外症状については頭頸部（顔・頭，眼，耳，鼻，口腔・下顎），胸部，肝消化器，外性器・生殖器，骨・指・四肢，内分泌に分類した．各種疾患における腎外症状は多岐にわたるため，表1〜4 を参照されたい[1-3]．

1）腎尿路異常を伴う症候群（syndromic CAKUT）

ⓐ ネフロン癆関連シリオパチーを除いた，遺伝子異常による CAKUT（表1）

　腎外症状を伴わない先天性腎尿路異常すなわちnon-syndromic CAKUT は遺伝子異常を有さないことが多い．一方で腎外症状を有する syndromic CAKUT はしばしば遺伝子異常を有する．

　遺伝子異常を原因とする先天性腎疾患のマネジメントは，CAKUT の同定を契機に全身精査を行う場合と，腎外症状を契機に精査を行い CAKUT が同定される場合に分類される．前者の代表的なものとして，胎児超音波検査による胎児腎尿路形態異常があがる．後者の代表的なものは，視診による体表形態異常をきっかけにスクリーニングとして腎超音波検査を行う場合である．いずれにせよ，しばしば腎外症状が顕在化していないことを経験する．頻度の高い腎外症状として知的障害，顔貌異常，コロボーマ，難聴，鎖肛，多指などがある[1]．

a）遺伝学的検査を行うまで

　whole exome analysis が普遍的な遺伝学的検査に至っていないわが国（2024 年時点）では，遺伝子異常の同定のために疾患原因遺伝子の推定が必須である．そのためには多くの臨床症状，検査所見からproblem list を作成する必要がある．乳児や知的障害のある児における難聴や眼疾患の特定は困難である．積極的に眼科診察，耳鼻科診察（聴力検査），骨レントゲン，頭部画像検査（MR angiography 含む）を行う．非症候性である心疾患も多く，心臓超音波検査を行う．具体的には出生時に鎖肛や多指を契機に行った精査の結果，低形成腎を同定した場合はTownes-Brocks 症候群を念頭に責任遺伝子の解析を依頼する．

b）遺伝学的検査で診断が確定してから

　疾患特異的な腎外症状について検討する．診断時点の精査で陽性所見がないことから異常なしと判断

するのではなく，経時的に所見が顕在化する病変に留意する．具体的には鎖肛や食道病変を契機に精査を行い，*PTEN* 遺伝子異常による VACTERL association と診断した例をあげる．診断時点の X 線検査で脊椎に有意な所見がなかったとしても，年齢を経て脊椎異常が顕在化する場合があるため，経時的に脊椎 X 線検査をフォローする必要がある．このように疾患特異的な腎外症状については一度の精査のみで十分なのか，年余を経た顕在化を念頭にフォローを行うのか，疾患ごとに検討する．

ⓑ ネフロン癆関連シリオパチー（表2）

まず囊胞性腎疾患について述べる．常染色体潜性多発性囊胞腎（ARPKD）は従来，胎児期から症状を呈し非常に予後不良である[4]．予後規定因子は肺低形成，腎不全，肝不全である．肺低形成は ARPKD に特異的ではなく，胎生期の腎尿路異常による尿産生の低下に伴う羊水過少に起因した Potter sequence の一つである．Potter sequence には他に，特異的顔貌（押し潰された鼻，内眼角から頬部に伸びる異常な皺，大きく薄い耳介，小下顎），四肢の変形，発育障害などが含まれる．最重症 ARPKD 例では羊水過少の結果，重度肺低形成合併のため非常に予後不良である．ARPKD は胎児期もしくは新生児期に腎不全症状や多発性囊胞腎に伴う症状（巨大囊胞に伴う腹部膨満，横隔膜圧排に伴う嘔吐，など）に気づかれるため，診断に難渋することは少ない．最終的には遺伝学的検査を考慮する．肺低形成が重度に至らなかった場合には腎不全，肝不全が予後規定因子となる．詳細は別項に譲るが，肝線維症に伴う肝不全は必発であり，定期的な肝機能評価は必須である．腎移植と肝移植の双方を要することも少なくなく，適切な移植計画を立てるべく診断後早期から小児消化器専門医，移植専門医と密な連携を取るべきである．

常染色体顕性多発性囊胞腎（ADPKD）は小児期に臨床的な腎症状を呈することは少ない[5]．小児期に ADPKD と診断される例の多くは家族歴を有する例である．家族が ADPKD と診断された場合，常染色体顕性遺伝形式であることから精査を行い，各種検査（遺伝学的検査など）により診断される．ADPKD は，成人期に末期腎不全に至る腎予後不良な疾患であるのみならず，重篤な腎外合併症である脳動脈瘤を呈する．脳動脈瘤の破裂に伴うくも膜下出血などは小児期より発症する危険性があるため，定期的な頭部スクリーニング検査を推奨することがガイドライン上に明記されている[5]．

最後にネフロン癆に言及する．Joubert 症候群における molar-tooth-sign（頭部 MRI 検査所見）などは疾患特異的であるものの，ネフロン癆は共通の特徴的な腎外症状（知的障害，脳瘤，脳梁低形成，網膜色素変性，狭胸郭，多指，内臓逆位，肝胆道系障害，など）を有することが知られており，ネフロン癆関連シリオパチーと呼ばれることとなった．これまでは臨床症状の組み合わせから疾患の診断を下してきたものの，多くのネフロン癆関連疾患原因遺伝子の同定が可能となり，遺伝子異常と臨床症状の不一致に至る症候群が増える結果となった．すなわち，同じ遺伝子異常に起因する複数の症候群（*CEP290* 異常に伴う Joubert 症候群や *CEP290* 異常に伴う Senior-Loken 症候群，など）が報告されている．近年は必ずしも厳格に診断名に当てはめることなく，ネフロン癆関連シリオパチー遺伝子異常に伴う一連の疾患群として管理される．

ⓒ 染色体異常に伴う CAKUT（表3）

染色体異常を有する小児は出生後早期から様々な腎外症状を有する．新生児から乳児期に腎症状を有していなくとも，腎外症状のみから原因疾患を推定することも可能である．

a）染色体検査を行うまで

一般的に染色体異常は知的障害を合併しやすく，かつ CAKUT を併発しやすい．遺伝子異常による CAKUT と同様に，多くの臨床症状や検査所見から problem list を作成するために各種スクリーニングを行う．遺伝カウンセリングに委ねられることになるが，problem list が完了したら（遺伝子検査に移る前に）染色体検査をまず先行させることが多いため，G-band 法や疾患特異的 FISH 解析，アレイ CGH で診断に至る．具体的には出生時の両眼解離や尿道下裂を契機に精査を行い，腹部スクリーニングによる馬蹄腎を同定した場合があげられる．G-band 法により 4p−症候群の診断に至る．

b）染色体検査で診断が確定してから

染色体異常は，腎疾患として腎低形成や異形成を有する頻度が高い．診断時の全身精査において CAKUT が同定されることも多いが，腎低形成や異形成は腹部超音波検査や尿検査といったスクリーニングで異常のないこともしばしばである．腎外症状に言及すべき本項の趣旨から少し外れるが，腎外症状を契機に診断に至った染色体異常例の腎疾患マネジメントは非常に重要である．具体的には出生時の両眼解離や尿道下裂を契機に精査を行った結果，腹部超音波検査で CAKUT は同定されず乳児期の G-band 法により 4p−症候群の診断に至った例をあげ

I 総論　第3章　検査・診断法

表1　ネフロン癆関連シリオパチーを除いた，遺伝子異常による CAKUT のまとめ

	原因遺伝子	遺伝機序	知的障害	頭頸部				
				顔・頭	眼	耳	鼻	口腔・下顎
Alagille 症候群	JAG1 NOTCH2	AD	あり	特異顔貌，もやもや病様脳血管障害	後部胎生環	難聴		
Beckwith-Wiedemann 症候群	CDKN1C IGF2JCR1 H19 KCNQJOT1 NSD1	AD		眉間の火炎状母斑				巨舌
BOR（鰓耳腎）症候群	EYA1 SIX1	AD		顔面神経麻痺	小眼球，コロボーマ	難聴，耳介上部皮膚欠損		口唇裂，頸部皮膚欠損
campomelic dysplasia	SOX9	AD	あり	大頭症，水頭症	眼瞼裂狭小	難聴，耳介低位	鼻根低形成	小顎，口蓋裂
cerebrooculofacioskeletal（脳眼顔骨格）症候群2型	ERCC2	AR	あり	小頭症	白内障，眼裂狭小，小眼球	大耳介，耳介低位	目立つ鼻根部	小顎
CHARGE 症候群	CHD7	AD	あり	顔面非対称，顔面神経麻痺	コロボーマ	耳介異常，難聴	後鼻腔閉鎖	口唇口蓋裂
congenital hemidysplasia with ichthyosiform erythroderma and limb defects（CHILD）症候群	KSDHL	XL	あり	片側脳神経低形成		難聴		高口蓋
Cornelia de Lange 症候群	NIPBL	AD	あり	小頭症，濃い睫毛	近視	難聴，耳介低位	小さく上向き	小顎，口蓋裂
deafness, onychodystrophy, osteodystrophy intellectual development, and seizures（DOORS）症候群	TBC1D24	AR	あり	小頭症，目立つ人中	視神経萎縮	難聴，耳介低位	大きな鼻	分厚い下口唇，口角下垂
ectrodactyly, ectodermal dysplasia, and cleft lip/palate（EEC）症候群	TP63	AD		淡い髪色，鼻涙管狭窄	虹彩色素脱	難聴，耳介異常	後鼻腔閉鎖	口唇口蓋裂，歯の低形成
Fraser 症候群	FRAS1 FREM2 GRIP1	AR	あり	小頭	埋没眼球，眼間解離	外耳道閉鎖，耳介異常	鼻翼部分欠損，細い鼻孔	口蓋裂
hypoparathyroidism, sensorineural deafness, and renal dysplasia（HDR）症候群	GATA3	AD				感音性難聴		
IFAP 症候群±BRESHECK 症候群	MBTPS2	XL	あり	無毛，小頭，水頭症	角膜混濁，小眼球	難聴		口蓋裂，エナメル質異形成
Kabuki 症候群	KMT2D KDM6A	AD	あり	弓状の眉	下眼瞼外反	難聴，反復性中耳炎	鼻尖部欠損	高口蓋，口唇口蓋裂
Kallmann 症候群	KAL1 FGFR1	XL AD		嗅球形成不全		感音性難聴	嗅覚異常	口蓋裂
macrodontia, mental retardation, characteristic facies, short stature, and skeletal anomalies（KBG）症候群	ANKRD11	AD	あり	小頭	内眼角外方偏位，眼間解離	大きな耳介	上向きの鼻孔	巨歯
Klippel-Feil 症候群	GDF6 MEOX1 GDF3 MYO18B	AD AR AD AR			小眼球，虹彩欠損	難聴		短頸，翼状頸，口唇口蓋裂
LEOPARD 症候群	PTPN11	AD			両眼解離	難聴	平坦な鼻梁	
Lenz 小眼球症候群	KAA10	XL	あり	小頭	小眼球，無眼球	耳介異常，耳介奇形		口唇口蓋裂，歯の異常
Marden-Wallker 症候群	PIEZO2	AR	あり	小頭	眼瞼裂狭小，小眼球	耳介低位，耳介奇形	上向きの鼻梁	高口蓋，口唇口蓋裂，小顎
microcephalic osteodysplastic primordial dwarfism 1型（MOPD1）	RNU4ATAC	AR	あり	小頭，脳梁欠損	眼球突出	耳介異形成，耳介奇形	大きな鼻	
Nager 症候群	SF3B4	AD		特異顔貌	眼瞼裂斜下，下眼瞼，コロボーマ	伝音声難聴，外耳道閉鎖	高い鼻梁	口蓋裂
Okihiro 症候群	SALL4	AD			両眼解離，コロボーマ，Duane 奇形	難聴		
Pallister-Hall 症候群	GLI3	AD	あり	視床下部過誤腫	小眼球	単純耳介	短鼻	二分喉頭蓋
腎コロボーマ症候群	PAX2	AD		Arnold-Chiari 奇形	コロボーマ	難聴		
Perlman 症候群	DIS3L2	AR	あり	異常顔貌（丸い顔）		耳介低位	平坦な鼻梁	小顎
Peters-plus 症候群	B3GALTL	AR	あり	前額突出，翼状頸	両眼解離，前房異常，白内障，緑内障	耳介異常		口唇口蓋裂
prune belly 症候群	CHRM3	AR		Potter 顔貌				
renal cysts and diabetes（RCAD）症候群	HNF1B	AD						
Renpenning 症候群（RENS）1型	POBP1	XL	あり	小頭，細長い顔	眼瞼裂斜上，内眼角贅皮	袋耳		高口蓋
Roberts 症候群	ESCO2	AR	あり	小頭，頭蓋骨早期癒合，顔面中央部毛細血管腫	両眼解離，眼球突出，小眼球	耳介異常	幅広い鼻梁	口唇口蓋裂
Rubinstein-Taybi 症候群	CREBBP EP300	AD	あり	特異顔貌，小頭	斜視，眼瞼下垂	耳介異常	くちばし状の鼻	高狭口蓋
Simpson-Golabi-Behmel 症候群	GPC3	XL	あり	大頭症，水頭症	両眼解離	耳介異常	幅広い鼻梁	幅広い口
Smith-Lemli-Opitz 症候群	DHCR7	AR	あり	小頭	内眼角贅皮，先天性白内障	耳介低位	小さく上向き	口蓋裂
Sotos 症候群	NSD1	AD	あり	大頭症		大きな耳介		高口蓋
Townes-Brocks 症候群	SALL1	AD			虹彩欠損	耳介異常，難聴		
VACTERL association	PTEN ZIC3	AR XL		水頭症				

AD：常染色体顕性，AR：常染色体潜性，XL：X 染色体連鎖性，CHD：先天性心疾患
〔厚生労働科学研究費補助金「腎泌尿器系の希少・難治性疾患群に関する診断基準・診療ガイドラインの確立」研究班：低形成・異形成腎を中心とした先天性腎尿路異常

胸部	肝消化器	外性器・生殖器	骨・指・四肢	内分泌	その他
末梢性肺動脈狭窄	肝異形成, 肝内胆管減少, 肝内胆汁うっ滞		蝶形椎体骨, 潜在性二分脊椎	性腺機能低下	成長障害
心筋肥大	内臓肥大, 腸回転異常	停留精巣		新生児低血糖, 低カルシウム血症	巨大児, 半身肥大, 臍帯ヘルニア, 悪性腫瘍
乳頭異常					早期白髪
11対の肋骨, CHD		外性器異常, 性腺異形成	短く弯曲した長管骨, 内反足, 進行性側弯, 頸椎不安定		低身長
		停留精巣			筋緊張低下
CHD, 気管瘻	食道閉鎖	外陰部低形成			成長障害
片側肺低形成			肘・膝翼状片		半身異形成, 魚鱗癬様紅皮症
CHD, 乳頭低形成		停留精巣, 尿道下裂	小趾症, 橈骨異常, 近位母指		成長障害, 多毛
CHD			指の異常, 爪の異常		けいれん
乳頭低形成		小陰茎, 停留精巣	小さい爪, 指欠損, 裂手裂足		色白の皮膚
CHD	鎖肛	停留精巣, 尿道下裂	皮膚性合指		
		女性器異常		副甲状腺機能低下症	
肋骨異常	Hirschsprung 病	停留精巣	多発性屈曲拘縮, 脊椎奇形		低身長
CHD	鎖肛	小陰茎, 停留精巣	関節の過伸展, 脊椎の変形		低身長
		小陰茎, 停留精巣		低ゴナドトロピン性性腺機能低下症	
		停留精巣	脊椎異常, 骨成熟遅延, 合指		低身長
CHD		腟欠損, 尿道下裂	頸椎癒合, 側弯, 潜在性二分脊椎		
CHD, 心電導障害		尿道下裂	翼状肩甲骨		多発性黒子
狭い肩	鎖肛	停留精巣, 尿道下裂	後側弯, 指の異常		男児のみ
漏斗胸, CHD			後側弯, 関節拘縮, 屈指症		筋緊張低下
11対の肋骨, CHD		小陰茎, 停留精巣	四肢拘縮		成長障害
			橈骨無形性・低形成, 母指無形性・低形成		
CHD	鎖肛		橈骨奇形, 軸前性多指		
両側性二葉性肺	鎖肛	停留精巣	多指, 爪低形成	下垂体機能亢進, 甲状腺機能低下症	
			関節弛緩		
横隔膜ヘルニア		腎過誤腫, Wilms 腫瘍, 停留精巣			出生時巨大児, 腹筋低形成, 筋緊張低下
CHD		尿道下裂	四肢近位短縮, 幅広く短い手	成長ホルモン欠乏	成長障害
CHD	鎖肛	膀胱拡大, 停留精巣	先天性股関節脱臼, 内反尖足		腹筋欠損, 男児に多い
		双角子宮, 尿道下裂		若年発症成人糖尿病 5 型	
CHD		小さな精巣			痩せ型低身長
CHD		尿道下裂, 停留精巣	四肢形成不全		成長障害
CHD		停留精巣	幅広い母指, 膝蓋骨亜脱臼		多毛, 低身長
13対の肋骨, CHD	幽門輪, 横隔膜ヘルニア	停留精巣	二分脊椎, 幅広い手足, 多指合指		過成長, 高出生体重
CHD	Hirschsprung 病	小陰茎, 停留精巣	合指症		低身長, 発育不全, コレステロール低値
CHD					過成長, てんかん
CHD	鎖肛		母指異常		成長障害
CHD, 気管食道瘻	食道閉鎖, 鎖肛		脊椎異常, 橈骨異常, 多指		発育遅延

〔(CAKUT)の腎機能障害進行抑制のためのガイドライン. 診断と治療社, 13-15, 2016 を改変〕

Ⅰ総論　第3章　検査・診断法

表2　ネフロン癆関連シリオパチーのまとめ

	原因遺伝子	遺伝機序	知的障害	頭頸部				
				顔・頭	眼	耳	鼻	口腔・下顎
常染色体顕性多発性囊胞腎	PKD1 PKD2 GANAB	AD		脳動脈瘤				
常染色体潜性多発性囊胞腎	PKHD1	AR		Potter 顔貌（PS）		大きく薄い耳介（PS）	押しつぶされた鼻（PS）	小顎（PS）
口頭指節候群1型	OFD1	XL						舌過誤腫
Bardet-Biedel 症候群 Cranioectodermal dysplasia Joubert 症候群 Meckel 症候群 Renal-Hepatic-Pancreatic dysplasia Senior-Loken 症候群 Short-rib thracic dysplasia	BBS1 BBS10 WDR19 WDR35 IFT122 IFT172 TMEM67 CEP290 MKKS MKS1 TMEM216 NEK3	AR	あり	頭蓋骨早期癒合, molar-tooth sign, 後頸部脳瘤, 脳梁低形成	網膜色素変性症			

AD：常染色体顕性，AR：常染色体潜性，XL：X染色体連鎖性，CHD：先天性心疾患

表3　染色体異常に伴う CAKUT のまとめ

	原因遺伝子	遺伝機序	知的障害	頭頸部				
				顔・頭	眼	耳	鼻	口腔・下顎
3pter-p25 欠失症候群	3pter-3p25欠失	AD	あり	小頭症, 三角顔貌	眼瞼下垂, 両眼解離	耳介異常	平坦な鼻梁	小顎
Wolf-Hirschhorn（4p−）症候群	4p16.3欠失		あり	特異顔貌, 脳奇形	両眼解離	耳瘻孔, 難聴	ヘルメット様の鼻	歯の異常
Williams-Beuren 症候群	7q11.23欠失	AD	あり	特異顔貌	内眼角贅皮	聴覚過敏	上向きの鼻孔	
Jacobsen 症候群	11q部分欠失		あり	特異顔貌, 三角頭蓋	眼瞼下垂, 両眼解離	耳介低位, 耳介異常	短鼻	大きな鯉口, 下顎後退
環状染色体14	リング状14		あり	小頭	眼瞼裂斜上, 両眼解離	大きな耳介, 耳介低位		小顎
16p11.2 欠失症候群	16p11.2欠失		あり	小頭	コロボーマ	耳介低位		幅広い口
16q22 欠失症候群	16q欠失		あり	水頭症	眼瞼裂斜上	難聴, 耳介低位		小顎
18p 欠失症候群	18p欠失	AD	あり	特異顔貌, 全前脳胞症	眼瞼下垂, 両眼解離	耳介異形成	幅広い平坦な鼻梁	小顎, 口唇口蓋裂
21Trisomy（Down 症候群）	21重複		あり	特異顔貌	アーモンド上の眼			巨舌
22q11.2 欠失症候群	22q11.2欠失	AD	あり	特異顔貌		難聴		口蓋裂
22q 部分テトラソミー	22q11重複	AD	あり	特異顔貌	眼瞼裂斜下	耳介異常, 難聴		小顎

AD：常染色体顕性，CHD：先天性心疾患
〔厚生労働科学研究費補助金「腎泌尿器系の希少・難治性疾患群に関する診断基準・診療ガイドラインの確立」研究班：低形成・異形成腎を中心とした先天性腎尿路異常

表4　遺伝性糸球体疾患のまとめ

	原因遺伝子	遺伝機序	知的障害	頭頸部				
				顔・頭	眼	耳	鼻	口腔・下顎
Denys-Drash 症候群	WT1	AD						
Frasier 症候群	WT1	AD						
WAGR 症候群	WT1	AD	あり		無虹彩症			
Epstein 症候群・Fechtner 症候群	MYH9	AD				難聴		
Pierson 症候群	LAMB2	AR		小頭症	小瞳孔, 網膜剥離, 白内障			
Fabry 病	GLA	XL			被殻血管腫, 角膜混濁			
Galloway-Mowat 症候群	WDR73	AR	あり	小頭症, 脳梁低形成				
multicentric carpotarsal oesteolysis 症候群	MAFB	AD	あり					
Nail-Patella 症候群	LMX1B	AD						

AD：常染色体顕性，AR：常染色体潜性，XL：X染色体連鎖性，CHD：先天性心疾患

る．腎低形成や異形成を有する場合，各種画像検査を組み合わせて診断に至る．4p−症候群のようなCAKUT頻度の高い染色体異常例や原因不明の腎機能低下例では，スクリーニングには用いない侵襲度の高い画像検査（造影CTやRI検査など）を積極的に行う．さらに乳児期以降に腎症状が顕在化する染色体異常例をしばしば経験するため，スクリーニングで異常がなくとも血液検査での腎機能評価や尿検査といった腎特異的な定期検査を加える．

胸部	肝消化器	外性器・生殖器	骨・指・四肢	内分泌	その他
	肝囊胞				
肺低形成（PS）	肝線維症, 肝不全		四肢の変形（PS）		
			多指		低身長
CHD, 胸郭低形成	肝胆道系障害	子宮腔留水症, 停留精巣	多指, 骨格異常, 軸後性多指, 四肢短縮, 骨盤異常		内臓逆位, 肥満, 低身長

胸部	肝消化器	外性器・生殖器	骨・指・四肢	内分泌	その他
CHD	鎖肛	小陰茎, 停留精巣	軸後性多指, 合指		筋緊張低下
CHD		尿道下裂	脊椎骨異常		
CHD				高カルシウム血症, 甲状腺機能低下	低身長, 人懐っこい
CHD			軸前性多指		血小板減少, 低身長
漏斗胸		尿道下裂, 停留精巣	屈曲拘縮		てんかん, 不随意運動
CHD		停留精巣	外反肘, 細長い指		けいれん, 自閉
狭い胸郭	異所性肛門		幅広い母指		成長障害, 筋緊張低下
CHD			短指, 合指	下垂体機能低下, 成長ホルモン欠損	IgA低下, IgA欠損
CHD				甲状腺機能低下	筋緊張低下, 低身長
肺動脈狭窄, 胸腺低無形成				低カルシウム血症	免疫不全
CHD	鎖肛		脊椎欠損		

〔(CAKUT)の腎機能障害進行抑制のためのガイドライン. 診断と治療社, 13-15, 2016を改変〕

胸部	肝消化器	外性器・生殖器	骨・指・四肢	内分泌	その他
		Wilms腫瘍, 性分化疾患			
		性腺芽腫, 性分化疾患			
		尿道下裂, 停留精巣, 子宮形態異常			
					巨大血小板性血小板減少症
					神経筋疾患
			四肢末端疼痛		無汗症
					運動発達障害, てんかん
			手根骨・足根骨の骨融解		
			爪形成不全, 膝蓋骨形成不全, 腸骨角状突起, 肋関節異形成		

3 遺伝性糸球体疾患（表4）

　先天的要因に起因する Alport 症候群は様々な腎外症状を有するが, 他項に詳細が付されているので省略する. その他の遺伝性糸球体疾患の腎疾患管理に

ついても他項を参照されたい.

　CAKUT の診断は, 画像検査による腎泌尿器形態異常の同定であった. 先天的要因による糸球体疾患は腎症状を契機に発見される. 乳児期の全身性浮腫の評価は熟練した小児科医でも困難であり, 先天性

I 総論　第 3 章　検査・診断法

もしくは乳児ネフローゼ症候群の発見契機は出生直後の腹部膨満や嘔吐，乳児期の哺乳不良に伴う体重増加不良などが多い．新生児期や乳児期の腎症状を契機に行った精査（血液検査でのネフローゼレベルの低アルブミン血症や尿検査での蛋白尿，血尿など）を契機に遺伝性糸球体疾患を problem list にあげることとなる．

遺伝性糸球体疾患の鑑別すべき診断名は限られており，腎外症状や腎症状の程度（乳児期における末期腎不全，など）で疾患名の限定が可能である．小瞳孔，網膜病変，無虹彩症といった眼病変は Pierson 症候群や WAGR 症候群に特異的であり，積極的に眼科診察を行う．巨大血小板性血小板減少症は Epstein 症候群に特異的であり，血小板低値があれば血小板形態の確認を行う．爪形成不全や膝蓋骨形成不全は Nail-Patella 症候群に特異的であり，手足指の詳細な診察や骨レントゲン検査を加える．脳梁低形成は種々の遺伝性腎疾患に合併する所見であるが，遺伝性糸球体疾患の中では Galloway-Mowat 症候群に特異的であり頭部 MRI 検査を行う．WT1 異常に起因する Denys-Drash 症候群および Frasier 症候群は性分化異常を合併する．外生殖器形態による性別診断がすでに行われている場合，性染色体型と不一致を示す

ことがある．WT1 異常症を疑った場合，遺伝子異常のみならず染色体検査の結果の開示を要することが想定されるため，小児内分泌医を含めた多職種の医療者カンファレンスを加えた診療およびマネジメントが望ましい．

文献

1) 厚生労働科学研究費補助金「腎泌尿器系の希少・難治性疾患群に関する診断基準・診療ガイドラインの確立」研究班：低形成・異形成腎を中心とした先天性腎尿路異常（CAKUT）の腎機能障害進行抑制のためのガイドライン．診断と治療社，13-15，2016
2) 厚生労働科学研究費補助金「腎泌尿器系の希少・難治性疾患群に関する診断基準・診療ガイドラインの確立」研究班：低形成・異形成腎を中心とした先天性腎尿路異常（CAKUT）の腎機能障害進行抑制のためのガイドライン．診断と治療社，26-33，2016
3) OMIM（Online Mendelian Inheritance in Man）：An Online Catalog of Human Genes and Genetic Disorders. Updated October 2, 2024　http://www.omim.org/（2024 年 7 月 24 日最終閲覧）
4) 成田一衛（監修），厚生労働科学研究費補助金「難治性腎障害に関する調査研究班」（編）：エビデンスに基づく多発性嚢胞腎 PKD 診療ガイドライン．東京医学社，79-82，2020
5) 成田一衛（監修），厚生労働科学研究費補助金「難治性腎障害に関する調査研究班」（編）：エビデンスに基づく多発性嚢胞腎 PKD 診療ガイドライン．東京医学社，24，2020

（石森真吾）

3 尿検査

Ⅰ 総論　第3章　検査・診断法

1 尿検査を行うときの注意点

1) 採尿法

検査の目的によって採尿時間や採尿方法を正しく選択し，結果を評価する際もこれらを考慮する必要があるため，それぞれの採取方法の利点と不利点を知る必要がある.

ⓐ 採尿時間による尿の種類

a) 早朝第一尿

前日就寝直前に膀胱内残尿なく完全に排尿し，翌朝起床後直ちに排尿し採取する. 就寝中の空腹安静時に産生された尿で，濃縮尿であるため蛋白尿の検出感度がよく，酸性尿であるため尿沈渣成分の保存状態がよい. 早朝第一尿は起立性蛋白尿を除外できることから学校検尿に用いられる[1]. 夜尿の診療でも，尿濃縮能をみるため尿浸透圧，比重は早朝第一尿で検査する[2]. 自宅で採尿するのであらかじめ容器の準備が必要であることや，検査までに時間を要するため保存法を指示しておく必要がある.

b) 随時尿

早朝第一尿以外の時間に採取した尿はすべて随時尿である. 来院時採尿し新鮮尿で検査できることが利点である. 自律排尿が確立していない乳幼児ではパック採尿であり，随時尿となる. パック採尿成功の工夫として早朝にパックを貼ることを推奨する場合もある. また，養育者には採尿パック装着の仕方を男女別にあらかじめ指導する必要がある.

c) 24時間蓄尿

24時間の尿全量を採取したものである. 蓄尿開始前に完全に排尿し，この尿は蓄尿に加えず，その直後から蓄尿を開始する. 24時間後に最終排尿を採取し，蓄尿に加えて終了する. 蛋白や電解質などの1日尿中排泄量を測定できる. 細胞成分の変性が生じるため尿沈渣と尿細胞診は不適，また，細菌の混入や増殖があるため微生物検査は不可である.

この他，早朝第二尿，負荷後尿，時間尿などの採

尿法があり，それぞれ検査目的，検査項目に応じて選択する.

ⓑ 採尿方法による尿の種類

尿の採取方法には自然尿，カテーテル尿，膀胱穿刺尿などがある.

自律排尿の確立している小児では，外陰部を清浄綿などで拭いてから自然排尿の最初と最後の尿は採取せず，中間のみ採取する中間尿が尿検査に用いられる. 乳幼児のパック採尿では細菌や便の混入があるため，尿路感染症を疑う場合はカテーテルにより採尿した検体を清潔容器に採取して培養に提出する.

2) 検体の保存方法

尿定性検査と尿沈渣検査は採尿後速やかに（15分以内，遅くとも2時間以内）に行うことが望ましいが，早朝尿で行う集団検尿や外来受診時は，検査までに時間がかかる. 家庭で簡便にできるのは4℃冷蔵庫保存で，一般的な尿検査は冷蔵保存で採尿後6時間程度まで適用できるとされる. カテコラミン，バニリルマンデル酸，ホモバニリン酸，メタネフリンなど尿pHを1～3に維持する必要のある特殊検査では，酸性蓄尿，または，部分尿の場合，6N塩酸を尿5 mLに1～2滴添加する. 尿沈渣，尿細胞診はホルマリン添加を行う.

2 尿検査からわかること

1) 尿の一般性状検査

ⓐ 尿色調

尿の色調はウロクロムによって淡黄褐色である. ウロクロムAは体内組織蛋白の代謝産物，ウロクロムBはヘモグロビン，ミオグロビン分解産物であるため，産生・排泄量は一定である. したがって，尿の色調は尿の濃縮の程度を反映する. 無色透明は希釈尿であり，低比重であれば尿濃縮力の低下をきたす先天性腎尿路異常を伴う腎機能低下や尿崩症，高

比重であれば糖尿病を疑う．尿の色調に変化をきたす病的成分としては，赤色・赤褐色で赤血球，ヘモグロビン，ミオグロビン，ポルフィリン，黄褐色でビリルビン，暗褐色でメトヘモグロビン，メラニンなどがある．内服薬やサプリメントでは，チペピジンヒベンズ酸(アスベリン®)，リファンピシンで赤色尿，ビタミン B2 で黄色尿，メチレンブルーで青色尿などが知られる．尿色調変化が主訴の症例では服薬歴，食餌摂取内容の詳細な聴取が重要である．

ⓑ 尿混濁

通常，新鮮尿は透明であるが，尿の条件により無晶性塩類が析出して混濁を生じる．アルカリ性尿・中性尿では無晶性リン酸塩，無晶性炭酸塩，酸性尿では無晶性尿酸塩が析出する．乳糜尿，赤血球尿，白血球尿，細菌尿など病的なものがあり，原因物質は加温や酸・アルカリの添加，遠心を行い，さらに尿沈渣検鏡を行って混濁の原因を同定する．

ⓒ 泡

高度の蛋白尿やビリルビン尿では，表面張力の上昇により尿を混和すると泡立つことがある．

ⓓ 尿 pH

通常尿の pH は 6.0〜6.5 の弱酸性であるが，生理的要因により 4.6〜8.0 の間で変動する．睡眠中は CO_2 が蓄積しやすく，血液が酸性に傾き，腎臓で H^+ の排泄が増加するため早朝尿は酸性尿となる．尿細管性アシドーシスでは尿細管細胞からの H^+ 排泄障害により，血液の代謝性アシドーシスに対して尿の酸性化ができない．ウレアーゼ産生菌による尿路感染症では，尿中尿素が分解されアンモニアが産生されるためアルカリ尿となる．植物性食品の摂取で尿はアルカリ化する．重炭酸ナトリウムやクエン酸塩投与時は尿のアルカリ化を確認する．

ⓔ 尿比重

比重は同容量の蒸留水との重さの比であり，尿中に溶解している物質(溶質)の分子数と分子量に比例する．尿比重は生理的な要因により 1.002〜1.040 の範囲で変動する．尿糖や尿蛋白，造影剤使用後など，分子量の大きい溶質が尿中に存在する場合は尿浸透圧と相関しないため，注意を要する．1.008 以下を低張尿，1.010 前後を等張尿，1.030 以上を高張尿とする．

ⓕ 尿浸透圧

浸透圧は水 1 kg 当たりに溶解している物質の粒子数で，溶質の分子数に比例するため尿の濃縮力，希釈力を正確に反映する．$mOsm/kgH_2O$，または，$mOsm/L$ の単位で表す．尿浸透圧は主に抗利尿ホルモンの影響を受け，40〜1,400 $mOsm/kgH_2O$ の範囲で変動する．200 $mOsm/kgH_2O$ 以下は希釈尿，850 $mOsm/kgH_2O$ 以上は濃縮尿である．

2) 試験紙法による尿スクリーニング検査

試験紙を尿に浸して読み取る方法は，簡便に行うことができる．試験紙は直射日光や湿気，揮発性物質や酸・アルカリへの曝露や汚染により劣化するため，取り扱いや保管を適正に行う．また，内因性物質や薬剤内服による着色尿や，尿中に排泄された妨害物質により偽陽性・偽陰性が生じるため注意を要する．例えば，アスコルビン酸によるブドウ糖，潜血，亜硝酸塩，ビリルビンの偽陰性化がある．蛋白，ブドウ糖は定量法と，潜血，白血球は尿沈渣の結果との相関を確認する．

3) 異常尿成分の化学的検査法

ⓐ 蛋白尿

正常では 1 日 100 mg 程度の蛋白が尿中に排泄される．病的意義のある蛋白尿は障害部位により腎前性，腎性，腎後性に分類され，検出される蛋白の種類が異なる．腎性蛋白尿はさらに糸球体性と尿細管性に分類される．腎前性蛋白尿と腎性蛋白尿は血漿蛋白の一部が糸球体で濾過され，原尿中に漏出することによる．糸球体性蛋白尿は糸球体の障害によって，正常では濾過されないアルブミン(分子量 66.5 kDa)以上の分子量の蛋白が糸球体濾過障壁を透過したものであるが，アルブミンが主体である．尿細管性蛋白尿は尿細管の再吸収障害により出現するもので，β_2 ミクログロブリン(11.8 kDa)，α_1 ミクログロブリン(30 kDa)，レチノール結合蛋白(21 kDa)，リゾチームなどの低分子蛋白である．腎前性蛋白尿は Bence Jones 蛋白や，ミオグロビン，ヘモグロビンなど分子量の小さい蛋白が血液中に病的に増加し，糸球体で濾過され尿中に出現するものである．腎後性蛋白尿は腎盂以下の尿路の疾患によって，障害部位から直接尿中に蛋白が漏出したもので，尿路感染症，尿路結石，腫瘍などが原因となる．

生理的蛋白尿には，学校検尿でしばしば経験される起立性蛋白尿や，発熱，脱水，過度の運動など一過性のものがあり，病的蛋白尿との鑑別を要する．

試験紙法による定性検査は pH 指示薬の蛋白誤差を用いている．蛋白誤差とは pH 指示薬が蛋白の存在によって pH の変化がなくても色調が変化する現象で，蛋白のアミノ基と pH 指示薬の解離型陰イオンとの結合によって生じる．蛋白誤差反応はアルブミンに対して最も反応性が高く，グロブリン，ムコ

蛋白に対しては反応性が低いため，試験紙法では主にアルブミン尿を主体とする糸球体性蛋白尿をスクリーニングする．試験紙法による尿蛋白は半定量値で表示し，蛋白 30 mg/dL を 1＋とする．

部分尿の尿蛋白定量検査では，蛋白濃度とクレアチニン濃度の比を g/gCr の単位で求め，尿の濃縮程度の補正と同時に，尿中に排泄される 1 日蛋白量の推定を行う．尿中クレアチニン排泄が少ない年少児では蓄尿による 1 日蛋白定量より高値になるため，経時的な蛋白尿の推移の参考とする．

糸球体性蛋白にはアルブミンのほか，トランスフェリンや IgG，糸球体基底膜の障害が進むと a_2 マクログロブリンや IgM などの大きな分子も漏出する．糸球体性蛋白の選択性（selectivity index）は糸球体濾過障壁の障害の程度を反映し，糸球体疾患鑑別の一助となる．

$$\text{selectivity index} = \frac{\text{尿中 IgG／血中 IgG}}{\text{尿中トランスフェリン／血中トランスフェリン}}$$

ⓑ ブドウ糖（グルコース）

尿中に出現する糖で最も頻度が高いのはブドウ糖である．ブドウ糖は糸球体で濾過されるが近位尿細管で再吸収され，尿中排泄量は 2〜20 mg/dL，1 日排泄量は 30〜130 mg 程度である．尿細管の再吸収閾値は 150〜180 mg/dL であるため，尿糖陽性となるのは糖尿病や食餌性，発熱やストレス，ステロイド内服などによる高血糖で，原尿中ブドウ糖濃度がこれを超えた場合か，近位尿細管でのブドウ糖再吸収能低下（腎性尿糖）がある場合である．腎性尿糖には遺伝的なグルコース輸送体の異常によるものと，近位尿細管の全般的な再吸収障害をきたす Fanconi 症候群がある．尿糖陽性時は血糖値とあわせて評価する．試験紙法の原理はブドウ糖酸化酵素により産生された H_2O_2 が，ペルオキシダーゼにより分解され，還元型クロモーゲンが酸化されて呈色する．試験紙法による尿ブドウ糖は半定量値で表示し，100 mg/dL を 1＋とする．酸化剤の混入で偽陽性，アスコルビン酸，ケトン体尿で偽陰性となる．

ⓒ ケトン体

ケトン体とは脂肪酸代謝過程で産生されるアセトン，アセト酢酸，$β$ ヒドロキシ酪酸の総称である．相対的・絶対的糖質摂取不足や，糖尿病など組織における糖質の利用障害で血中ケトン濃度が上昇し，尿細管での再吸収閾値を超えると尿中にケトン体が排泄される．アセト酢酸とアセトンは揮発性であ

り，アセト酢酸は容易に分解してアセトンとなるので，保存によって陰性化するため新鮮尿で検査する．また，試験紙法はニトロプルシド反応を用いており，アセト酢酸に反応する．アセトンの感度はアセト酢酸の 1/10〜1/100，ケトン体が血中に増加したときに最も増加する $β$ ヒドロキシ酪酸は反応しないため注意を要する．

ⓓ ビリルビン，ウロビリノーゲン

ビリルビンは赤血球に由来するヘモグロビンの代謝産物であるが，ミオグロビン，チトクロームなどのヘム蛋白も代謝されてビリルビンとなる．ビリルビンは脂溶性で，血漿中では蛋白と結合し間接ビリルビンとして存在するため，尿中には排泄されない．肝細胞でグルクロン酸抱合をうけた直接ビリルビンは胆汁中に排泄されるため，尿中にビリルビンはほとんど認められない．ウロビリノーゲンは胆汁中に排泄された直接ビリルビンが腸内細菌によって還元されて生成される．一部は腸管で再吸収されて門脈に入り，さらにその一部が体循環から尿中に排泄される．尿ビリルビンや尿ウロビリノーゲン陽性では肝障害や溶血を疑う．

ⓔ 血尿

血尿とは赤血球が混入している尿であり，尿中赤血球数 20 個/μL，または，尿沈渣赤血球 5 個/HPF 以上を陽性とする．尿の色調が肉眼的に赤色から茶褐色を呈する血尿を肉眼的血尿，赤色調を認めない血尿を顕微鏡的血尿という．

試験紙法では赤血球中ヘモグロビンのペルオキシダーゼ様作用により活性酸素を遊離することで呈色する．尿中に遊離したヘモグロビン，ミオグロビンとも反応するため，尿沈渣赤血球数との照合を要する．1＋はヘモグロビン濃度 0.06 mg/dL，赤血球数換算 20 個/μL に相当する．酸化作用をもつ次亜塩素酸塩の混入，高度の白血球尿や細菌尿，クエン酸第一鉄ナトリウム製剤の内服などで偽陽性になる．アスコルビン酸の還元作用によって偽陰性化する．

ⓕ 白血球尿

尿中白血球の増加は尿路感染症でみられ，ほとんど好中球であるが，尿細管間質性腎炎や川崎病でも出現する．白血球尿は肉眼的に混濁し，尿沈渣顕微鏡で確定する．試験紙法では白血球，主に好中球のエステラーゼによる基質の加水分解を原理とし，検出感度は試験紙により白血球数 10〜25/μL，5〜15/HPF であり，沈渣白血球数と相関する．

ⓖ 亜硝酸塩試験

尿中には食物由来の代謝産物である硝酸塩が存在

するが亜硝酸塩は存在しない．硝酸還元能のある細菌が尿中に増加すると亜硝酸塩を生成する．亜硝酸塩を検出する試験紙法は，尿路感染症のスクリーニングとして簡便に行える方法であるが，尿の膀胱内貯留時間が短い場合，硝酸還元能のない微生物（腸球菌，リン菌，真菌など）感染や尿中硝酸塩不足では陽性とならない．尿路感染症の診断は白血球尿や尿培養検査など，他の検査結果もあわせて考慮する．

4）尿中化学成分の定量

a 尿素

食品から摂取した蛋白質や組織分解産物のアンモニアが肝臓で代謝された最終代謝物である．糸球体を透過し，尿細管で50％が再吸収される．増加する要因には動物性蛋白質の摂取，蛋白異化亢進，サリチル酸製剤やカフェインなどの服用がある．

b 尿酸

プリン体代謝の最終産物である．糸球体を透過し，ほとんど尿細管で再吸収される．尿中尿酸が増加する要因にはプリン体の過剰摂取や白血病細胞などの著しい細胞崩壊，Fanconi症候群や遺伝性低尿酸血症がある．高尿酸血症，および，低尿酸血症では鑑別に尿酸クリアランス（C_{UA}）や尿中尿酸排泄率（FE_{UA}）を確認する．いずれも蓄尿が望ましいが，FE_{UA}はスポット尿でも可能である[3]．

$$FE_{UA} = \frac{尿中\ UA \times 血清\ Cr \times 100}{血清\ UA \times 尿中\ Cr} \quad (正常値：5.5 〜 11.1\ \%)$$

c クレアチニン（Cr）

肝臓で合成されたクレアチンが主に骨格筋で代謝された最終産物である．糸球体を透過し，尿細管で再吸収されない．24時間蓄尿でクレアチニンクリアランス（CCr）による腎機能評価やスポット尿の測定項目の補正に用いられる．

$$CCr（mL/分/1.73\ m^2） = \frac{尿\ Cr[mg/dL] \times 24\ 時間尿量[mL] \times 1.73/体表面積（m^2）}{血清\ Cr[mg/dL] \times 1440[分]}$$

d 電解質（Na，K，Cl）

尿中電解質を測定する際は，血清電解質も同時に測定することが重要である．24時間蓄尿では1日電解質喪失量を測定できる．尿中Naは糸球体で濾過された後，近位・遠位尿細管，集合管で99％以上が再吸収される．Kは近位尿細管で再吸収された後，遠位尿細管，集合管から排泄され，排泄される

のは糸球体で濾過された10〜20％である．Clは近位・遠位尿細管で再吸収される．それぞれの排泄率（FE）を計算することで体液バランスの病因や病態を推測する一助となる．

e Ca

アルブミンと結合していないCaは糸球体で濾過され，尿細管で再吸収される．再吸収は副甲状腺ホルモンや活性型ビタミンDにより調整されている．尿中Ca排泄は日内変動があり24時間蓄尿が推奨される．スポット尿では尿中Ca濃度を尿中クレアチニン濃度で除したCa・クレアチニン比（mg/mgCr）で評価し，7歳以上の小児では0.25以上で高カルシウム尿症を疑う[4]．

f リン

糸球体で濾過されたリンは副甲状腺ホルモン，線維芽細胞増殖因子（FGF）23により近位尿細管での再吸収の調節を受ける．また，FGF23は腎臓における活性型ビタミンDの合成を抑制し，血中リン濃度を制御する．近位尿細管再吸収能の評価の一つに，尿細管リン再吸収率（%TRP）が用いられる．

$$\%TRP = \left\{1 - \frac{尿中\ P \times 血清\ Cr}{血清\ P \times 尿中\ Cr}\right\} \times 100（\%）（基準値\ 60 〜 90\ \%）$$

g N-アセチル-β-D-グルコサミニダーゼ（NAG）

NAGは細胞内のライソソーム中に含まれる糖蛋白質分解酵素で，生体内に広く分布するが，分子量が110〜140kDaと大きく糸球体で濾過されないため，血清中のNAGが尿中に出ることはほとんどない[5]．腎臓では特に近位尿細管に多く含まれており，尿細管が障害を受けると尿細管上皮細胞のライソソームから尿細管腔内に逸脱する．感度が高く，尿細管障害の早期発見に有用である．糸球体障害でも蛋白尿などによる尿細管上皮細胞障害で上昇する．また，NAGは前立腺液で極めて高値であり早朝尿の精液混入に注意する．NAG排泄には日内変動があり，1日蓄尿が望ましいが，スポット尿ではクレアチニン濃度で補正したNAG指数（正常：1.6〜5.8U/gCr）で評価する．pH8以上のアルカリ尿，pH4以下の酸性尿で失活するため低値になる．室温保存では3日で活性が半減するため，検体は冷蔵または冷凍保存する．

5）尿沈渣検査法

a 検査法

採尿後，速やかに尿沈渣用スピッツに10mLの尿

をとる．遠心機で1,500 rpm，5分間遠心する．デカント法により尿沈渣用スピッツを傾けて上清を捨て，沈渣残液量0.2 mLを得る．尿沈渣用スポイトで沈渣成分をよく混和し，一滴をスライドガラスに乗せ，カバーガラスをかけて検鏡する．染色は尿沈渣0.2 mLに染色液を1滴加え，尿沈渣と染色液の比率は4：1程度で行う．

b 検鏡法

顕微鏡は接眼レンズの視野数20を使用する．対物レンズ10倍での検鏡を弱拡大（low power field：LPF，100倍，1視野面積3.14 mm^2），40倍での検鏡を強拡大（high power field：HPF，400倍，1視野面積0.196 mm^2）とし，弱拡大でカバーガラス全視野（whole field：WF）を観察する．算定には20〜30視野を検鏡する．

c 尿沈渣染色法

尿沈渣検査は，通常無染色で検鏡する．尿沈渣成分の確認や同定，類似成分との鑑別のため，用途に応じた染色法を用いる．

a）Sternheimer 染色（S染色）

酸性粘液多糖類を染色するアルシアンブルーと，細胞染色にRNAを染色するピロニンBを使用した染色法である．赤血球は無染または桃〜赤紫色調，白血球は核が青色調，細胞質は桃〜赤紫色調，上皮細胞は核が青色調，細胞質は桃〜赤紫色調，硝子円柱は淡青〜青色調，顆粒円柱と蠟様（ろう）円柱は赤紫色調に染色される．

b）Sternheimer-Malbin 染色（SM染色）

クリスタルバイオレットとサフラニンBを使用する染色である．S染色と同様の染色となる．赤血球は無染または淡紫紅色，白血球では濃染細胞の核は濃紫色，細胞質は紫色，淡染細胞の核と細胞質が共無染〜淡青色，上皮細胞では核が紫色〜濃紫色，細胞質が桃〜紫色，硝子円柱は淡紅色，顆粒円柱は顆粒が淡紫色〜濃紫色，細胞成分を含む円柱はそれぞれ固有の染色性を示す．

c）Sudan III 染色

尿中の脂肪成分を染色する．脂肪球，脂肪円柱，卵円形脂肪体が黄赤色に染色される．

d）Prescott-Brodie 染色（PB染色）

ペルオキシダーゼ染色の一種で，顆粒球と上皮細胞の鑑別や白血球円柱と上皮円柱の鑑別に用いる．好中球，好酸球，単球などのペルオキシダーゼを有する細胞が紫色〜黒色に，リンパ球や他の細胞は赤色に染色される．

e）Berlin blue 染色

尿中ヘモグロビンに由来する鉄を含むヘモジデリン顆粒を青色に染色する．夜間発作性血色素尿症，急性溶血性貧血，行軍症候群，不適合輸血などで認める．

f）Hansel 染色

好酸球の顆粒成分が赤色に染色される．

d 尿沈渣成分

a）血球類

①赤血球

赤血球の大きさは6〜8 μmで，淡黄色の中央がくぼんだ円盤状を呈する．浸透圧やpHなど尿の性状および出血部位によって種々の形態を示す．尿中赤血球の形態変化は出血部位の同定や鑑別診断に重要な情報となる．糸球体性血尿では糸球体係蹄壁や尿細管通過時に物理的損傷や浸透圧・pHの変化にさらされるため不均一で多彩な形態を呈し，大きさは大小不同である．糸球体腎炎でみられる．非糸球体性血尿は腎盂以下の尿路からの出血で，赤血球の形態は尿の性状により円盤状から球状，金平糖状などの変形をきたすが，一標本の中では形態がほぼ均一で単調である．

②白血球

尿中白血球の大部分は好中球であるが，疾患や病態によりリンパ球，好酸球，単球が出現する．好中球はやや大型（10〜15 μm）で核が分葉化し細胞質には顆粒がみられる．リンパ球は好中球より小さく単核で，細胞質に顆粒を認めない．好酸球は好中球とほぼ同大で細胞質にHansel染色で染色される顆粒を有する．

b）上皮細胞類

①尿細管上皮細胞

近位尿細管から乳頭までの内腔を覆う上皮細胞である．種々の糸球体疾患や尿細管障害でみられる．尿細管上皮細胞は部位により多彩な形態を呈する．基本形は鋸歯型，棘突起・アメーバ型，角柱・角錐台型であるが，特殊型には円形・類円形，オタマジャクシ・ヘビ・線維細胞型，洋梨・紡錘型，顆粒円柱・空胞円柱型がある

②尿路上皮細胞

腎杯，腎盂から内尿道口までの粘膜に由来する．膀胱炎，腎盂腎炎，尿管結石など，尿路の炎症，結石症，カテーテル挿入による機械的損傷で認められる．尿路上皮細胞は組織学的に1〜6層の多列上皮であり，しばしば集塊状としても出現する．表層型，中層型〜深層型細胞に分類される．

③円柱上皮細胞

男性尿道の隔膜部，海綿体部の粘膜，女性尿道の一部の粘膜に由来する．尿道炎やカテーテル挿入による尿道の機械的損傷後に認められる．前立腺や精嚢に由来する円柱上皮細胞や，子宮内膜由来の円柱上皮細胞が混入することがある．

④扁平上皮細胞

外尿道口付近の粘膜に由来する．細菌感染などによる尿道炎，尿道結石症，カテーテル挿入などによる機械的損傷後に認められる．女性では尿路系に異常がなくても外陰部由来，腟部由来の扁平上皮細胞が赤血球や白血球，細菌などとともに混入しやすい．組織像は基底膜に対して細胞が水平，多層性に配列し中層型〜深層型細胞と表層型細胞で構成される．

c）変性細胞，ウイルス感染細胞

①卵円形脂肪体

ネフローゼ症候群で検出される．細胞質に大小不同の脂肪顆粒を有する．Sudan III 染色と偏光顕微鏡で脂肪顆粒を証明する．

②細胞質内封入体細胞

何らかの反応により細胞質内に封入物を生成した細胞で，変性細胞と分類される．起源となる細胞は様々である．

③核内封入体細胞

核内に不規則無構造の封入体を形成した細胞．多核化した巨細胞はヘルペスウイルス感染細胞，単核はサイトメガロウイルス感染細胞と考えられる．

④その他ウイルス感染細胞

アデノウイルス感染細胞，ヒトパピローマウイルス感染細胞，ヒトポリオーマウイルス感染細胞がある．

d）円柱類（cast）

円柱は，遠位直尿細管と遠位直曲尿細管の細胞から分泌されるムコ蛋白であるウロモジュリン（Tamm-Horsfall 蛋白）を基質に，遠位尿細管，および集合管管腔内で形成される．円柱の出現は尿細管腔が一時的に閉塞されていたことと尿の再流があったことを意味し，円柱の種類，出現数や形態などによって糸球体・尿細管の病態や障害の程度を把握することができ，重要な検査である．原尿流圧の減少による尿流のうっ滞，出血や脱水，尿の停滞時間延長などによる尿の濃縮亢進，尿中のアルブミンや血漿蛋白の濃度上昇によるゲル化や尿pHの低下など，様々な要因で円柱の形成が促進される．円柱が形成される過程で有形成分が封入され，管腔内に停滞する間に崩壊が進み，各種の円柱が形成される．

①硝子円柱（hyaline cast）

均一なウロモジュリン蛋白を基質の主成分とする円柱で，尿沈渣で最も一般的にみられる円柱である．細胞成分が2個以下のもの，および，顆粒成分が1/3以下のものは硝子円柱とする．正常であっても少量見られることがあり，激しい運動や発熱，脱水などでも増加することがあるため，単独での病的意義は少ない．

②上皮円柱（epithelial cast）

円柱の基質内に尿細管上皮細胞を3個以上含む円柱である．尿細管上皮細胞が剥離して基質内に封入されるため，尿細管障害の存在を示唆する．虚血や腎毒性のある薬剤など，尿細管障害をきたす様々な腎疾患でみられる．

③顆粒円柱（granular cast）

基質内に顆粒成分を1/3以上含む円柱である．顆粒成分の由来は，ほとんどの場合崩壊変性した尿細管上皮細胞であるが，赤血球や白血球などの血球細胞由来の場合もある．顆粒円柱は多くの腎疾患において，腎機能低下と強く関連する円柱であり，腎実質の障害を示唆する．

④蠟様円柱（waxy cast）

円柱基質の全体または一部が「蠟」のように均質無構造に見える円柱である．蠟様円柱は，尿細管腔の長期閉塞により円柱内の細胞成分や顆粒成分の変性が進行したものや，血漿蛋白質が凝集均質状となって出現したものが考えられている．蠟様円柱の形状は切れ込みがあることが多く，厚みや光沢があり，高屈折性である．円柱の輪郭は明瞭で硝子円柱とは容易に区別できる．蠟様円柱には，幅が60 μmを超える巨大な円柱（幅広円柱：broad cast）も含まれ，重篤な腎疾患の存在を意味する．蠟様円柱は主としてネフローゼ症候群，腎不全および腎炎末期などの重篤な腎疾患にみられる．

⑤脂肪円柱（fatty cast）

基質内に脂肪顆粒および卵円形脂肪体が封入された円柱である．多くの卵円形脂肪体は脂肪顆粒を3個以上含有しているため，卵円形脂肪体が1個でも封入された円柱も脂肪円柱に分類する．脂肪円柱はネフローゼ症候群や高度蛋白尿を伴う腎炎に高率に認められる．

⑥赤血球円柱（red blood cell cast）

基質内に3個以上の赤血球が取り込まれた円柱である．赤血球円柱はネフロンにおける出血を証明するものであり，臨床的意義が高い．IgA 腎症，紫斑病性腎炎，急性糸球体腎炎，膜性増殖性腎炎，ルー

プス腎炎，ANCA（抗好中球細胞質抗体）関連腎炎などで認められる．

⑦白血球円柱（white blood cell cast）

基質内に3個以上の白血球が封入された円柱である．ネフロンにおける感染症や炎症性疾患があるときに出現する．封入された白血球の多くは好中球であるが，病態によりリンパ球や単球である場合がある．急性糸球体腎炎や腎盂腎炎などの急性期には好中球主体の，慢性疾患ではリンパ球や単球を含む白血球円柱が出現する．間質性腎炎では好酸球を含む白血球円柱を認めることがある．糸球体腎炎では蛋白尿・血尿や他の病的円柱を伴うため，包括的に評価する．

e）塩類，結晶類

尿中に出現する塩類，結晶類は糸球体で濾過された成分が尿路や排尿後の採尿容器内で，含有濃度，pH，温度，共存物質など，種々の物理化学的作用により溶解度が低下し析出したものである．正常な状態でもみられる正常結晶と，病的状態を反映した異常結晶や，薬物に由来する薬物結晶がある．異常結晶の鑑別は診断につながることもあり重要である．多くの塩類，結晶類は特有の形態的特徴を示し，尿pHにより出現する種類も限られるため鏡検で鑑別可能である．しかし，類似成分や異常結晶では酸またはアルカリ溶液による溶解性の確認や精密分析が必要となることもある．

①正常結晶

（ⅰ）アルカリ性（中性～弱酸性）尿で認められる成分：塩酸，酢酸で溶解する．
・無晶性リン酸塩：顆粒状
・リン酸アンモニウムマグネシウム：西洋棺蓋状，封筒状，プリズム状
・リン酸カルシウム：板状，束柱状．
・尿酸アンモニウム：棘のある球状．
・炭酸カルシウム：無晶性顆粒状，小球状，ビスケット状，気泡を出して溶解する．
（ⅱ）酸性尿で認められる成分：水酸化カリウムで溶解する．
・シュウ酸カルシウム：正八面体，アレイ状，ビスケット状．塩酸に溶解する．アルカリ尿でも形成される．シュウ酸カルシウム結石は尿路結石の80％を占める．
・尿酸：黄褐色砥石状，菱形．
・無晶性尿酸塩：顆粒状，加温により溶解する．
・酸性尿酸アンモニウム結晶：尿酸アンモニウム結

晶と同様，褐色の棘を有する球状結晶．加温，水酸化カリウムで溶解する．ロタウイルスなど幼児の感染性胃腸炎や過度のダイエットを背景に緩下剤の乱用時に形成され，腎後性急性腎障害をきたす．尿ケトン体強陽性の弱酸性尿で認められる．

②異常結晶

・シスチン：六角板状，先天性シスチン尿症やFanconi症候群でみられる．
・2,8-ジヒドロキシアデニン（DHA）：菊花状，バナナチップ状．先天性アデニンホスホリボシルトランスフェラーゼ欠損症でみられる．
・ビリルビン：黄褐色針状，顆粒状．塩酸，水酸化カリウム，クロロホルム，アセトンに溶解する．肝・胆道系疾患でみられる．
・コレステロール：一角が欠けた方形板状，クロロホルム，エーテルに溶解する．乳糜尿，ネフローゼ症候群，多発性囊胞腎でみられる．
・ロイシン：淡黄色同心状，放射状，重傷肝障害でみられる．
・チロシン：針状，または，管状の放射状にのびた結晶．

文献

1) 日本学校保健会：学校検尿のすべて．令和2年度改訂，日本学校保健会，7，2021
2) 日本夜尿症学会（編）：夜尿症診療ガイドライン2021．診断と治療社，2-10，2021
3) 腎性低尿酸血症診療ガイドライン作成委員会：腎性低尿酸血症診療ガイドライン．厚生労働科学研究費補助金腎・泌尿器系の希少・難治性疾患群に関する診断基準・診療ガイドラインの確立研究班（腎性低尿酸血症担当班）31-34，2017
4) 日本学校保健会：学校検尿のすべて．令和2年度改訂，33，2021
5) 湯澤由紀夫，他：日内会誌97：971-978，2008

参考文献

・上原朋子：尿検査．小児腎臓病学会（編），小児腎臓病学，改訂第2版，診断と治療社，95-100，2017
・下澤達雄：尿検査．金井正光（監修），臨床検査法提要，改訂第35版，金原出版，115-180，2020
・JCCLS尿検査標準化委員会：日本臨床検査標準協議会会誌16：33-55，2001
・JCCLS尿検査標準化委員会：日本臨床検査標準協議会会誌19：53-65，2004
・日本臨床衛生検査技師会尿沈渣特集号編集部会：医学検査66：18-50，2017

（小林靖子）

4 糸球体機能検査

糸球体機能の評価は，糸球体濾過量（GFR）または腎血漿流量（RPF）を測定することで評価する．しかし，RPFやGFRを直接的に測定することはできないため，物質が糸球体毛細血管を自由に透過し，腎臓で合成や代謝がされない物質（イヌリンやクレアチニン）を用いて腎クリアランスを計算することでGFRの評価を行う．

1 糸球体濾過量測定

GFRとは単位時間あたりに腎臓の糸球体で血漿が濾過される量のことである．GFRの測定のゴールドスタンダードはイヌリンクリアランス（Cin）であるが，日本ではCinに代わって，長らく24時間クレアチニンクリアランス（CCr）をGFRの指標としてきた．現在では，日本では正確なGFRの測定にはCinが汎用されているが，海外ではイヌリンが市販されていない地域もあり，アイソトープ〔^{99m}Tc-DTPA（diethylene triamine penta acetic acid）〕や^{125}I-イオタラム酸（造影剤），イオヘキソール（造影剤）を用いたGFR測定方法が行われている[1]．近年，慢性腎臓病（CKD）の評価にGFRを使用するが，CinやCCrの測定は煩雑であることから，日常診療では血清クレアチニン（Cr）やシスタチンC（CysC）などを用いて推算したGFR（eGFR）を使用する．

1）イヌリンクリアランス

a 検査方法[2]（図1）[3]

①1％イヌリン液（イヌリード®注）の投与を開始する4時間前から絶食とする．イヌリンは水に難溶で，使用に際しイヌリード®注のバイアルを20〜30分かけて約100℃に加熱し，冷却後，これを生理食塩水360 mLに溶解し，1％イヌリン液として使用する．

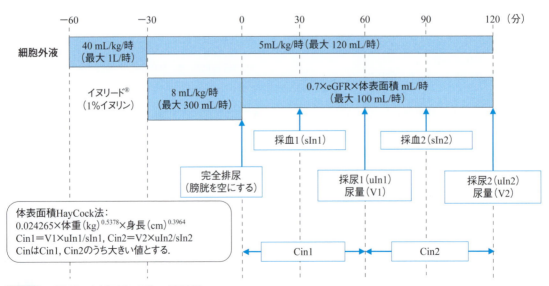

図1 イヌリンクリアランス（Cin）測定法
eGFR：推算糸球体濾過量，sIn：血清イヌリン濃度，uIn：尿中イヌリン濃度，V：尿量，Cin：イヌリンクリアランス
（Uemura O, et al.：Clin Exp Nephrol 18：626-633，2014より改変）

②十分な尿量を得るために1％イヌリン液の投与開始30分前からリンゲル液を40 mL/kg/時（最大1,000 mL/時）で輸液する．

③1％イヌリン液開始後，リンゲル液は5 mL/kg/時（最大120 mL/時）に減速する．1％イヌリン液は30分かけて8 mL/kg/時（最大300 mL/時）で点滴する．この量は小児の細胞外液量から計算し，血中のイヌリン濃度が20 mg/dLとなることを想定している．

④1％イヌリン液開始30分後に完全に排尿させ，排尿完了時刻を0分とする．以降，イヌリンの濃度を一定に保つため，eGFRと体表面積から計算した流速で1％イヌリン液を点滴投与する．

⑤排尿完了の30分後から60分間隔でイヌリン投与の反対側の静脈より採血を2回行い，血清イヌリン濃度（sIn）を測定する．排尿完了から60分間隔で採尿は2回行い尿中イヌリン濃度（uIn）を測定する，尿量（V）も正確に測定する．必要に応じて，導尿を実施する．

⑥2回のクリアランスを

$$Cin(mL/分/1.73 m^2) = \frac{uIn(mg/dL) \times 1分あたりの尿量(mL/分)}{sIn(mg/dL)} \times \frac{1.73}{体表面積(m^2)}$$

により計算する．この方法では，不完全な採尿によりCinが過小評価でされる可能性を避けるため，2回のクリアランス計測値のうち大きい値を採用する．この検査方法は18歳以下におけるイヌリンクリアランス測定においてイヌリード®注の用法および用量の追加承認を得ている．

b 基準値

日本の小児のCrとCysCから算出されたeGFRを用いて作成された年代別GFRの基準値を表1[4]に示す．生後18か月から16歳のeGFR基準値下限は83.5 mL/分/1.73 m^{2}であり，CKDステージ2の基準である90 mL/分/1.73 m^{2}未満とは差があることに注意する．

c 注意点

大量の輸液とイヌリンの点滴を行うため，腎機能障害や心不全，肺疾患がある場合には，溢水や心不全増悪の可能性があるため注意が必要である．残尿がある場合には誤差の原因となる．正確な採尿が困難な場合，採尿を行わずにCinを測定する方法を亀井らは報告している[5]．イヌリンの測定にはフルクトースを定量する酵素法が用いられているため，検

表1 小児のeGFR(mL/分/1.73 m^2)基準値(3か月〜16歳 男女共通)

年齢	2.5パーセンタイル	50パーセンタイル	97.5パーセンタイル
3〜5か月	76.6	91.7	106.7
6〜11か月	75.7	98.5	133
12〜17か月	83.3	106.3	132.6
18か月〜16歳	83.5	113.1	156.7

（Uemura O, et al.：Clin Exp Nephrol 19：683-687, 2015 より改変）

査前はフルクトースを含むソフトドリンクやジャム，菓子類の摂取を避ける必要がある[6]．

2) クレアチニンクリアランス

一般的には24時間CCrを測定する．ほかに2時間CCr測定法や1時間のCCrと尿素クリアランスの平均によるGFR測定法[7]も報告されている．

a 24時間CCrの測定方法

①検査前日の一定時刻に完全排尿し，破棄した後に24時間の蓄尿を行う．翌日の一定時刻に完全排尿を行い，蓄尿に加え，全尿の尿中Cr（U$_{Cr}$）を測定する．不完全な蓄尿による測定誤差を避けるため，完全排尿が困難な小児では，導尿での蓄尿を行う．

②検査当日に採血し，血清Cr（sCr）を測定する．

③以下の計算式でCCrを算出する．

$$CCr(mL/分/1.73 m^2) = \frac{U_{Cr}(mg/dL) \times 1分あたりの尿量(mL/分)}{sCr(mg/dL)} \times \frac{1.73}{体表面積(m^2)}$$

b 注意点

Crは糸球体から濾過されるだけではなく，尿細管から一部分泌されるため，24時間CCrはGFRより1.3倍高値になる．腎機能が低下すると尿細管からの分泌が無視できなくなり，CCrはより高くなる．上村らは，eGFRとCCrを同等に評価するためにCCrを利用した日本人小児の簡易GFR推算式を報告している[2]．

eGFR = 0.764×24時間CCr(mL/分/1.73 m^2)
eGFR = 0.616×2時間CCr(mL/分/1.73 m^2)

c Crの逆数による腎代替療法の導入時期の予想

CrとCCrが反比例することから，Crの逆数（1/Cr）

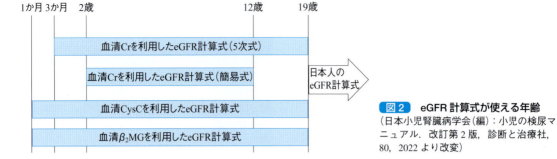

図2 eGFR 計算式が使える年齢
(日本小児腎臓病学会(編)：小児の検尿マニュアル．改訂第2版，診断と治療社，80，2022 より改変)

の経過から腎代替療法の導入時期を予測することができる．横軸(X軸)に時間(期間)，縦軸(Y軸)に 1/Cr を当て，1/Cr 経過の近似線を作成する．1/Cr が 1/8 であるとき CCr 15 mL/分に該当することから，近似線の延長線と 1/Cr が 1/8 となる直線が交わる時間がおおよその腎代替療法導入時期と予想することができる．

3) 推算 GFR(eGFR)計算式

多くの eGFR 計算式が提案されている．それぞれの計算式は，その計算式が作成された条件の範囲において最も優れた性能を発揮する．Cr を使用する eGFR 計算式は，Cr 測定方法，人種，年齢，性別，栄養状態に影響される．例えば，近年，Cr の測定方法は日米欧ともに酵素法が主流であるが，Jaffe 法で作成された計算式は酵素法の Cr 値に 0.2 を足した Cr 値で計算を行う必要がある．2009 年に Schwartz らは 0〜16 歳までの小児に eGFR(mL/分/1.73 m^2) = 0.413×身長(cm)/Cr(mg/dL)という推算式[8]をベッドサイドで利用できると報告した．しかし，Schwartz らの式では人種差により日本人小児の腎機能は適正に評価ができない[9]．一方で，グローバル化により日本の医療機関に海外の出自をもつ患者が受診する機会も増加しており，使用する eGFR 計算式の適合性に注意する．本項では，日本腎臓学会が日本人への使用を推奨している計算式について示す．各 eGFR 計算式の使用に適した年齢を図2[10]に示す．

a 血清クレアチニン(Cr)を使用した eGFR 計算式
a) 計算式

近年，eGFR が検査値として表示される電子カルテが増えている．日本国内では，成人領域の日本人を対象とした Cr から以下の推算式で算出された eGFR を提示している施設が多い．成人の eGFR 計算式には日本人のデータから作成された日本人の計算式と国際的に用いられている MDRD 式，CKD-EPI 式が汎用されている．

> 18 歳以上
> 男性：eGFR(mL/分/1.73 m^2)
> = 194×[Cr(mg/dL)]$^{-1.094}$×年齢(歳)$^{-0.287}$
> 女性：上記の式で算出した eGFR に 0.739 をかける

小児では，上村らが日本人小児のデータを使用して，eGFR を算出する計算式(5次式)を作成[3,11]した．日本腎臓学会では日本の小児に対してこの 5 次式を使用することを推奨している．

> 5 次式
> 2 歳以上 19 歳未満：
> eGFR(mL/分/1.73 m^2) = 110.2×(Cr 基準値/Cr 実測値) + 2.93
> ＜Cr 基準値(mg/dL)＞ Ht：身長(m)
> 男児：$-1.259Ht^5 + 7.815Ht^4 - 18.57Ht^3 + 21.39Ht^2 - 11.71Ht + 2.628$
> 女児：$-4.536Ht^5 + 27.16Ht^4 - 63.47Ht^3 + 72.43Ht^2 - 40.06Ht + 8.778$
> 3 か月以上 2 歳未満：
> 上記の 5 次式で算出した eGFR に {0.107×ln(Age[month] + 0.656)} をかける

ベッドサイドで利用するには，日本小児腎臓病学会から提供している[日本小児 CKD-eGFR 計算]アプリをダウンロードし用いるとよい．5 次式は 18 歳の患者において成人の GFR 推算式とほぼ一致する(成人の式を用いた値のほうが，平均 2.79 mL/分/1.73 m^2 とわずかに高値である)ことが示されている[12]．なお，2〜11 歳にはより簡便な式[13]を使用することができる．

4●糸球体機能検査

表2 血清 Cr 基準値(mg/dL)
3か月以上 12 歳未満(男女共通)

年齢	2.5 パーセンタイル	50 パーセンタイル	97.5 パーセンタイル
3〜5 か月	0.14	0.20	0.26
6〜8 か月	0.14	0.22	0.31
9〜11 か月	0.14	0.22	0.34
1 歳	0.16	0.23	0.32
2 歳	0.17	0.24	0.37
3 歳	0.21	0.27	0.37
4 歳	0.20	0.30	0.40
5 歳	0.25	0.34	0.45
6 歳	0.25	0.34	0.48
7 歳	0.28	0.37	0.49
8 歳	0.29	0.40	0.53
9 歳	0.34	0.41	0.51
10 歳	0.30	0.41	0.57
11 歳	0.35	0.45	0.58

基準値は中央値を中心に 95 % の範囲で下限(2.5 パーセンタイル)から上限(97.5 パーセンタイル)までとした.
(Uemura O, et al.：Clin Exp Nephrol 15：694-699, 2011 より改変)

簡易式：

$$eGFR(mL/分/1.73\,m^2) = 0.35 × 身長(m)/Cr(mg/dL) × 100$$

b）注意点

Cr は筋肉で産生される分子量 113 の小分子である. そのため,重症心身障害児,神経筋疾患,低栄養など筋肉量が著しく少ない場合は,eGFR は GFR よりも高くなり,スポーツ選手のように筋肉量が著しく多い場合には eGFR は GFR よりも低くなる. eGFR 計算式は平均的な体格の被験者を母集団としているため,著しい低身長や高身長,肥満の場合,誤差が大きくなる. H_2ブロッカー,トリメトプリム(抗菌薬),フェノフィブラートの使用は,Cr の尿細管からの分泌を阻害するため血清 Cr が上昇する.

c）Cr の基準値

酵素法による日本の小児の血清 Cr 基準値を**表2**[14),**表3**[14)に示す. なお,日本の小児の 2 歳以上 12 歳未満の Cr 予測基準値は,Cr 予測基準値(mg/dL)＝0.3×身長(m)で算出することができる[14).

b シスタチン C(CysC)を使用した eGFR 計算式

a）計算式

CysC は糸球体濾過膜を自由に通過し,尿細管から 99 % 以上が再吸収され分解されるため,その濃度は GFR に依存する. Cr と異なり筋肉量の影響を

表3 血清 Cr 基準値(mg/dL)
12 歳以上 17 歳未満(男女別)

年齢	2.5 パーセンタイル		50 パーセンタイル		97.5 パーセンタイル	
性別	男児	女児	男児	女児	男児	女児
12 歳	0.40	0.40	0.53	0.52	0.61	0.66
13 歳	0.42	0.41	0.59	0.53	0.80	0.69
14 歳	0.54	0.46	0.65	0.58	0.96	0.71
15 歳	0.48	0.47	0.68	0.56	0.93	0.72
16 歳	0.62	0.51	0.73	0.59	0.96	0.74

(Uemura O, et al.：Clin Exp Nephrol 15：694-699, 2011 より改変)

受けないため,筋肉量の評価に迷う場合,eGFR の算出に有用である. 上村らは 1 か月〜18 歳の日本人小児 CKD 患者を含む 131 人のデータを使用して,eGFR 計算式を作成した[15).

$$eGFR(mL/分/1.73\,m^2) = 104.1/CysC(mg/L) - 7.80$$

b）注意点

CysC は,全身の有核細胞から産生される分子量 13 kD の塩基性低分子蛋白である. CysC は甲状腺機能亢進症,ステロイド使用などにより上昇し,甲状腺機能低下症,シクロスポリンの使用で低下する. 腎移植,悪性腫瘍,HIV 感染症も CysC に影響を及ぼし[6,15),eGFR の算出に CysC 値を用いることは適さない. CysC の測定は,腎機能低下が疑われた場合に 3 か月に 1 回保険算定できる. CysC の検査値は標準化されているが,測定会社によって多少の誤差があり,上記の CysC による計算式で算出された eGFR は,Cr による eGFR(5 次式)と比較しやや高めに出る傾向がある.

c 血清 β2ミクログロブリンを使用した eGFR 計算式

a）計算式

$β_2$ミクログロブリン($β_2$MG)は糸球体で濾過され,近位尿細管で 99.9 % が再吸収される. 池住らは 1 か月〜18 歳の日本人小児 CKD 患者を含む 137 人の血清 $β_2$MG のデータを使用して,eGFR 計算式を作成した[16).

$$eGFR(mL/分/1.73\,m^2) = 149.0/血清\,β_2MG(mg/L) + 9.15$$

b）注意点

$β_2$MG は有核細胞の細胞膜に発現する HLA class 1 を構成する低分子蛋白で,血中の $β_2$MG は主として

リンパ系組織に由来する[6]．血清 β_2MG は甲状腺機能亢進，感染症を含む炎症性疾患，悪性腫瘍，自己免疫疾患，肝疾患で上昇し，甲状腺機能低下で低下する．Cr と異なり，β_2MG 値は年齢，性別，人種による影響を受けにくいが，喫煙や尿中蛋白排泄量による影響を受ける．副腎皮質ステロイドは血清 β_2MG を低下させる．

d 海外で使用される小児の eGFR 計算式

KDIGO（kidney disease improving global outcomes）の 2024 年の CKD ガイドラインでは，地域ごとの eGFR 計算式を使用することを推奨している．アメリカ合衆国とカナダの CKD 患児 928 人のデータを使用して Pierce らが作成した CKiD U25 式と，Pottel らが作成した EKFC（European Kidney Function Consortium）式を紹介している[17]．eGFR 計算式をインターネットで検索し，自動算出するウェブページを利用することができるが，どの計算式が使われているか確認するべきである．

4）アイソトープを用いた測定

核医学検査では左右の分腎機能評価を行うことができる．^{99m}Tc-DTPA を用いて GFR を測定できる．採尿をしなくてよい点が利点だが，撮影に時間を要するため小児では鎮静が必要になる場合がある．

2 腎血流量測定，腎血漿流量測定

腎血流量（renal blood flow：RBF）は単位時間（分）当たりに腎臓を流れる血液量で，腎血漿流量（RPF）は単位時間（分）当たりに腎臓に流入する血漿量のことである．

1）パラアミノ馬尿酸クリアランス

パラアミノ馬尿酸（PAH）クリアランス（C_{PAH}）が RPF の指標となる．その測定方法は成書を参照されたい．腎での PAH 排泄部位は糸球体および尿細管であり，腎臓内に流入した血漿のうちこれらを灌流するのは 85〜90 ％程度であるため，C_{PAH} は厳密には有効腎血漿流量（effective RPF：ERPF）を表す．しかし，現在，血中および尿中の PAH 濃度測定を取り扱っている国内の外注検査委託業者はなく[6]，臨床で C_{PAH} を測定する場面はほとんどない．

RBF は心拍出量の約 20〜25 ％で，RBF の血漿成分量が RPF となる．RBF＝RPF×100/（100−ヘマトクリット値）で算出できる．

表4 出生後の RBF の変化

生後時間		RBF（mL/分/1.73 m²）
生後 12 時間	臍帯早期クランプ	142
	臍帯晩期クランプ	239
1〜2 時間		84〜92
1〜2 週		150〜200
5〜12 か月		280〜400
1〜3 年		400〜650

（Calcagno PL, et al.：J Clin Invest 42：1632-1639, 1963/Oh W, et al.：Acta Paediatr Scand 55：17-25, 1966 をもとに作成）

2）RBF の基準値

年少児の基準値を表4[18,19]に示す．

3）アイソトープを用いた測定

^{99m}Tc-MAG3（Mercaptoacethle triglycine），^{131}I-OIH（oiodohippuric acid）などのアイソトープを用いて ERPF を測定することができる．ただし，MAG3 のクリアランスは PAH に比べ 60〜70 ％程度である．DTPA シンチグラフィよりも MAG3 シンチグラフィのほうが，鮮明な画像を得られるため，小児では MAG3 を用いることが多い．

4）濾過率

腎機能障害の初期には RPF が減少するが，糸球体濾過率（filtration fraction：FF）の増加により代償され，GFR は保たれる．そのため，RPF と GFR を同時に測定するほうが有益な情報が得られる．濾過率（FF）＝GFR/RPF で算出され，若年成人の基準値は 0.18〜0.22 である[6]．輸入細動脈が拡張すると上昇し，収縮すると低下する．急性糸球体腎炎や急性尿細管壊死，肝腎症候群などで低下し，心不全，高血圧では上昇することが多い．Walle らは微小変化型ネフローゼ症候群の再発中に急性腎障害をきたした児の中に FF が著明に低下している症例があり，これらの症例は血管内脱水ではなく，GFR が低下した結果であると報告している[20]．

文献

1) Filler G, et al.：Assessment of Kidney Function in Children, Adolescents, and Young Adults. In：Emma F, et al.（eds），Pediatric Nephrology. 8th ed, Springer, 145-172, 2022
2) Uemura O, et al.：Clin Exp Nephrol 20：462-468, 2016
3) Uemura O, et al.：Clin Exp Nephrol 18：626-633, 2014
4) Uemura O, et al.：Clin Exp Nephrol 19：683-687, 2015
5) 亀井宏一，他：日腎会誌 53：181-188，2011
6) 和田隆志，他：糸球体濾過値と腎血漿流量．金井正光，他

4 ● 糸球体機能検査

（編），臨床検査法提要，第35版，金原出版，2020

7）Okuda Y, et al.：Nephrology 26：763-771, 2021

8）Schwartz GJ, et al.：J Am Soc Nephrol 20：629-637, 2009

9）Uemura O, et al.：Eur J Pediatr 171：1401-1404, 2012

10）日本小児腎臓病学会（編）：小児の検尿マニュアル．改訂第2版，診断と治療社，80，2022

11）Uemura O, et al.：Clin Exp Nephrol 22：483-484, 2018

12）Uemura O, et al.：Nephrology（Carlton）22：494-497, 2017

13）Nagai T, et al.：Clin Exp Nephrol 17：877-881, 2013

14）Uemura O, et al.：Clin Exp Nephrol 15：694-699, 2011

15）Uemura O, et al.：Clin Exp Nephrol 18：718-725, 2014

16）Ikezumi Y, et al.：Clin Exp Nephrol 19：450-457, 2015

17）Kidney Disease：Improving Global Outcomes（KDIGO）：Kidney Int 105, S169-S195, 2024

18）Calcagno PL, et al.：I Clin Invest 42：1632-1639, 1963

19）Oh W, et al.：Acta Paediatr Scand 55：17-25, 1966

20）Vande Walle J, et al.：Am J Kidney Dis 43：399-404, 2004

■━━━━ 参考文献 ━━━━■

・日本腎臓学会（編）：エビデンスに基づくCKD診療ガイドライン 2023．東京医学社，2023

・小児慢性腎臓病（小児 CKD）小児の「腎機能障害の診断」と「腎機能評価」の手引き編集委員会（編）：小児慢性腎臓病（小児 CKD）小児の「腎機能障害の診断」と「腎機能評価」の手引き．診断と治療社，6-15，2023

（山本かずな，坂井智行）

I 総論　第3章　検査・診断法

5 尿細管機能検査

　小児の尿細管機能検査は成人と比較して異なる点がある。第一に、尿細管機能は年齢に応じて成熟するため、特に新生児期などで基準値が成人と大きく異なる（表1）[1-5]。次に、尿細管機能検査は血液検査や蓄尿を含めた尿検査、負荷試験が主であるが、頻回の採血や蓄尿検査は実施困難の例も多く、負荷試験の負担も大きい。また、近年は遺伝子検査の重要性が高まっており、一部の負荷試験や尿細管機能検査は実臨床では行われなくなりつつある。一方で、非遺伝性疾患はもちろん遺伝性疾患においても尿細管障害の病態把握は重要であり、適切な尿細管機能検査による評価が不可欠であることには変わりはない。

A 尿細管機能検査

　尿細管の役割は、糸球体で濾過された溶質や水の再吸収ならびに分泌を行うことで排泄量を調整し、最適な体内環境を維持することである。尿細管機能検査とは、各種溶質や水についての再吸収能や分泌能、尿濃縮能を尿中の溶質濃度などを用いて評価することである。尿細管障害を疑う症例には、各症状に応じて侵襲性を考慮しながら検査を選択していく（表2）[6]。尿細管機能検査は、解剖学的および機能的特徴に基づいて、近位尿細管機能検査と、遠位尿細管および集合管機能検査に分けられる。

1 近位尿細管機能検査

　近位尿細管は溶質輸送が最も活発に行われている部位であり、糸球体で濾過されたグルコース、尿酸、アミノ酸のほぼすべてと、低分子量蛋白質、Na、Cl、リン、水の多くを再吸収する。そのためエネルギー消費量も大きく、細胞障害を受けた際に影響が出やすい。

1) 尿中β_2ミクログロブリン，尿中α_1ミクログロブリン

　尿中β_2ミクログロブリン（β_2MG）と尿中α_1ミクログロブリン（α_1MG）はともに低分子蛋白であり、糸球体で濾過されて近位尿細管上皮細胞で再吸収される。したがって、近位尿細管障害がある場合、または体内で産生亢進があり再吸収限界を超えて排泄されている場合には、尿中β_2MGと尿中α_1MGは高値となる。β_2MGはα_1MGと比較して、各種炎症性疾患で産生亢進を認める点や、pH 6.0未満の酸性尿で変性し過少評価してしまう点で注意が必要である。一方で、尿中α_1MGは小児における基準値が明らかになっていない。

2) 尿中 N-アセチル-β-グルコサミニダーゼ

　尿中 N-アセチル-β-グルコサミニダーゼ（NAG）は近位尿細管細胞内のライソソーム中に多く含まれる糖分解酵素である。分子量が大きいため糸球体で濾過されず、尿細管細胞が障害された際に尿中に放出される。尿 pH で影響を受けることは少なく、尿細管障害の程度が軽い時期からでも尿中 NAG は上昇する。一方で、高度の腎障害では近位尿細管細胞数が減少するため低値となり得る。

3) 尿中排泄率（排泄分画：FE）

　再吸収能は溶質の尿中排泄率（FE）を計算することで評価できる。FE とは、糸球体で濾過された溶質のうち、実際に尿中に排泄された溶質の割合（%）で定義され、以下の式で計算される。

$$FE_X(\%) = (U_X/P_X) \times (P_{CR}/U_{CR}) \times 100$$

（FE_X：溶質 X の尿中排泄率、U_X：溶質 X の尿中濃度、P_X：溶質 X の血漿中濃度、P_{CR}：血漿クレアチニン濃度、U_{Cr}：尿中クレアチニン濃度）

　近位尿細管機能検査では Na、BUN、Mg、尿酸、重炭酸などの排泄率が使用される。

5 ● 尿細管機能検査

表1 尿細管機能検査の年齢別における基準値一覧

項目	年齢	基準値	
尿 β_2MG/Cr (μg/gCr) (5-95 パーセンタイル)	1～4 歳	200.0(88.5～476.6)	
	5～9 歳	120.3(37.0～409.0)	
	10 歳～	86.7(29.5～182.1)	
尿 NAG/Cr (U/gCr) (5-95 パーセンタイル)	1～4 歳	5.7(2.9～19.9)	
	5～9 歳	3.4(1.6～8.0)	
	10 歳～	3.0(1.5～5.3)	
FE_{Na}(%)	全年齢	1.0～2.0	
FE_{UN}(%)	全年齢	35～50	
FE_{Mg}(%)	全年齢	0.5～4.0	
FE_{UA}(%) (平均値±標準偏差) (左：男性，右：女性)	1 歳未満	27±21	29±25
	1～12 歳	8.5±5.7	8.0±6.1
	12～18 歳	5.9±5.6	10.0±24
	18 歳～	5.3±3.8	8.1±7.9
$FE_{HCO_3^-}$(%)	全年齢	<5.0	
%TRP(%)(左) TmP/GFR(mmol/L)(右)	1 歳未満	92.1±3.5	5.65±1.2
	1～10 歳	92.9±3.3	5.31±0.4
	10～15 歳	92.3±3.4	4.52±1.1
	15～20 歳	91.5±2.8	4.27±0.6
24 時間尿 Ca(mg/kg/日)	1～18 歳	<4.0	
尿 Ca/Cr (mg/mg) (5-95 パーセンタイル)	1 か月～1 歳	0.03～0.81	
	1～2 歳	0.03～0.56	
	2～3 歳	0.02～0.5	
	3～5 歳	0.02～0.41	
	5～7 歳	0.01～0.3	
	7～10 歳	0.01～0.25	
	10～17 歳	0.01～0.24	
TTKG	全年齢	>6(高カリウム血症時) <2(低カリウム血症時)	
FE_K(%) (3-97 パーセンタイル)	1 か月～1 歳	12.2(3.8-27.4)	
	1～15 歳	9.6(4.6-20.4)	
尿アニオンギャップ (mmol/L)	1 か月～成人	23～95(アシドーシスなし) −67～−5(アシドーシスあり)	

β_2MG：β_2ミクログロブリン，NAG：N-アセチル-β-グルコサミニダーゼ，FE：尿中排泄率（排泄分画），%TRP：尿細管リン再吸収率，TmP/GFR：尿細管最大リン再吸収閾値，TTKG：経尿細管カリウム勾配

(Emma F, et al.（eds）：Pediatric Nephrology. 8th ed, Springer, Cham, 2049-2074, 2022/Hibi Y, et al.：Pediatr Int 57：79-84, 2015/Stiburkova B, et al.：Adv Chronic Kidney Dis 19：372-376, 2012/清野佳紀：ホルモン受容機構異常に関する調査研究．厚生労働科学研究費 平成 14 年度報告書，1-20，2003/Rodríguez-Soriano J, et al.：Pediatr Nephrol 4：105-110, 1990 より一部改変)

a FE_Na，FE_UN

Na の尿中排泄率(FE_{Na})と尿素窒素(urea nitrogen：UN)の尿中排泄率(FE_{UN})については腎前性腎不全と腎性腎不全(主に急性尿細管壊死)を区別する指標として利用される．腎前性腎不全の症例では尿細管は Na を再吸収しようとするため FE_{Na} は 1 ％以下に低下し，腎性腎不全では Na は再吸収されないため 2 ％以上になる．しかし実際には，特定の腎性腎不全(急性糸球体腎炎，急性間質性腎炎，敗血症による急性腎障害，造影剤腎症，横紋筋融解など)や慢性心不全による腎血流低下状態の患者では腎性腎不全でも FE_{Na} が低下することがある．逆に，利尿薬投与後や慢性腎臓病の例では腎前性腎不全でも FE_{Na} が高値となるため，注意が必要である．FE_{UN} は FE_{Na} と異

I 総論　第3章　検査・診断法

表2　尿細管障害を疑う臨床所見とそれに対する検査

臨床所見	一次検査	二次検査
・多飲, 多尿 ・易刺激性 ・成長障害 ・くる病, 骨軟化症 ・腎尿路結石 ・血圧異常 ・腎外症状（眼の異常, 　難聴, 発達遅滞など）	・静脈血液ガス ・血液検査（Na, K, Cl, Ca, P, Mg, 　BUN, Cr, 尿酸） ・尿定性・尿沈渣 ・尿蛋白/Cr, 尿 Ca/Cr, 尿中電解質 ・腎臓超音波検査 　±（症例に応じて以下を追加） ・血漿浸透圧・尿浸透圧 ・レニン・アルドステロン ・尿中 β_2MG, 尿中 NAG ・尿中アミノ酸	・Na, Mg, 尿酸の尿中排泄率 ・%TRP, TmP/GFR ・TTKG ・尿アニオンギャップ 　±（症例に応じて以下を追加） ・遺伝子検査 ・重炭酸負荷試験 ・尿濃縮能試験 ・酸性化能試験

β_2MG：β_2ミクログロブリン, NAG：N–アセチル–β–グルコサミニダーゼ, %TRP：尿細管リン
再吸収率, TmP/GFR：尿細管最大リン再吸収閾値, TTKG：経尿細管カリウム勾配
（Kermond R, et al.：Pediatr Nephrol 38：651–662, 2023 より一部改変）

なり利尿薬の影響を受けにくく, 35％未満で腎性腎
不全を疑い, 50％以上で腎性腎不全を考えるが, こ
れらの基準値には議論がある.

b FE$_{Mg}$

Mg の恒常性は腸管と腎臓によって維持されてい
る. 腎臓においては糸球体から濾過された Mg のう
ち 95％が Henle のループを中心としたネフロンで再
吸収される. FE$_{Mg}$は低マグネシウム血症が腸管由来
か腎由来かを鑑別するのに重要な検査であり, 以下
の式で算出される.

$$FE_{Mg}(\%) = (U_{Mg}/P_{Mg}) \times (P_{Cr}/U_{Cr}) \times 1/0.7 \times 100$$

血漿 Mg 値から濾過量を調整するために 0.7 の係
数を使用する. 低マグネシウム血症かつ FE$_{Mg}$ 4％以
上の場合は腎臓由来の低マグネシウム血症を疑い,
FE$_{Mg}$ 2％以下の場合は腸管由来を考える.

c FE$_{UA}$

尿酸（uric acid：UA）は核酸の終末代謝産物であ
り, 糸球体から濾過された尿酸は近位尿細管で再吸
収と分泌が行われ, 最終的には糸球体濾過量の約
10％が尿中に排泄される. 血清尿酸値異常の病型診
断として FE$_{UA}$が利用される. 高尿酸血症における
FE$_{UA}$低値は尿酸排泄低下型を, FE$_{UA}$高値は尿酸産生
過剰型を示唆する. 対して, 低尿酸血症における
FE$_{UA}$低値は尿酸産生低下型を, FE$_{UA}$高値は尿酸排泄
亢進型を意味する. また, 低ナトリウム血症と低尿
酸血症を合併することの多い抗利尿ホルモン不適切
分泌症候群（SIADH）では, FE$_{UA}$は 11％を超えるこ
とが多いため, 低ナトリウム血症の鑑別診断に使用
することもできる.

d FE$_{HCO3}{}^-$（重炭酸負荷試験後の評価）[7]

FE$_{HCO3}{}^-$の測定は, 尿細管アシドーシスの鑑別に
おける重炭酸負荷試験の際に利用される. 重炭酸負
荷時において, 遠位尿細管性アシドーシス（dRTA）
では FE$_{HCO3}{}^-$は 5％以下の正常値を維持するが, 近
位尿細管性アシドーシス（pRTA）では重炭酸の再吸
収ができないため 10〜15％以上の高値を示す. 方
法は, HCO$_3{}^-$ 2〜4 mEq/kg/日を最低 2〜3 日間投与
して（内服できない場合は重炭酸ナトリウム
（NaHCO$_3$〈炭酸水素ナトリウム, 重曹〉）を 0.5〜1
mEq/kg/時間で点滴静注して）血中 HCO$_3{}^-$濃度を正
常化させた後, 血液検査と尿検査を 1 時間ごとに
2〜3 回測定する. 血液は血液ガス分析装置で検査を
行う. 尿は血液ガス分析装置を用いて pCO$_2$を測定
する. 尿 HCO$_3{}^-$は機器での測定ができないため, 以
下の計算式を用いる.

$$尿 HCO_3{}^- = 0.03 \times 尿 pCO_2 \times 10 (尿 pH - pK)$$
$$pK = 6.33 - 0.5\sqrt{[尿 Na] + [尿 K]}$$
$$pK\cdots解離定数$$

重曹に含まれる Na 負荷のため, 腎機能障害や心
機能障害, 高血圧の児への実施は検討を要する. ま
た, 重炭酸負荷による低カリウム血症の増悪には適
宜 K 補充を行う.

4）尿細管リン再吸収率, 尿細管最大リン再吸収閾値

血中のリン濃度は腸管からの吸収, 尿細管からの
排泄と再吸収, 骨における出納により調整されてい
る. なかでも尿細管は副甲状腺ホルモンや線維芽細
胞増殖因子 23 などを介してリンの恒常性維持に重

要な役割をもつ．尿細管におけるリンの再吸収の指標には尿細管リン再吸収率（%TRP）と尿細管最大リン再吸収閾値（TmP/GFR）があり，近位尿細管障害や，副甲状腺機能異常症，くる病を疑う際などに検査する．%TRP は FEp の逆数であり，以下の式①で算出できる．TmP/GFR はリン酸塩が尿中に現れ始める血漿リン酸濃度を表し，以下の式②またはノモグラムを用いて算出する．

①%TRP $= (1 - FE_P) \times 100$
②TmP/GFR $= TRP \times P_P = P_P - (U_P/U_{Cr}) \times P_{Cr}$
（P_P：血漿リン濃度，U_P：尿中リン濃度）

%TRP や TmP/GFR が低下している場合，尿中リン排泄増加に関連する疾患を考慮し，上昇している場合は尿中リン排泄低下をきたす疾患を鑑別する（表3）[8]．どちらも腎機能低下の影響を受けるが，一般的には %TRP よりも TmP/GFR の精度が高いとされている．

5）尿中 Ca

糸球体で濾過された Ca のうち，約 60～70 % が近位尿細管，約 20 % が Henle の太い上行脚，遠位尿細管と集合管でそれぞれ 5 % が再吸収される．健常児における Ca の尿への排泄はわずかであるため，高カルシウム尿症は尿細管障害の指標となる．高カルシウム尿症の評価は蓄尿が基本であるが，簡便な指標として尿中カルシウム/クレアチニン比が利用されることも多い．

6）尿中アミノ酸濃度

Fanconi 症候群や一部の先天性代謝異常症の鑑別に使用する．先天性代謝異常症の鑑別においては血中アミノ酸分析が情報量で勝り，腎尿細管疾患の鑑別においても他の尿細管検査に比して特異的所見は乏しいため，実臨床での有用性は高くない．一方で，シスチン尿症，リジン尿性蛋白不耐症，ハートナップ病など一部の希少疾患では診断に必要な検査でもある．測定には蓄尿がスタンダードではあるが，随時尿によるクレアチニン補正で行われることが多い．

2　遠位尿細管および集合管機能検査

遠位尿細管および集合管機能検査は尿濃縮力，K 排泄の調整能，尿酸性化能の評価である．

表3　尿細管でのリン再吸収に影響を与える因子

尿中リン排泄増加 （%TRP 低下， TmP/GFR 低下）	尿中リン排泄低下 （%TRP 上昇， TmP/GFR 上昇）
・高リン食，細胞外液量の増加 ・副甲状腺機能亢進症 ・FGF23 分泌過剰 ・ビタミン D 欠乏症 ・マグネシウム欠乏症 ・Cushing 症候群，グルココルチコイド ・抗利尿ホルモン ・カルシトニン ・グルカゴン ・エストロゲン ・近位尿細管障害 ・低リン血症性くる病 ・利尿薬 ・急性呼吸性アシドーシス	・低リン食，細胞外液量の減少 ・副甲状腺機能低下症 ・偽性副甲状腺機能低下症 ・ビタミン D 中毒 ・高マグネシウム血症 ・高カルシウム血症 ・サルコイドーシス ・成長ホルモン ・ソマトメジン C ・インスリン ・甲状腺ホルモン ・ブドウ糖 ・急性呼吸性アルカローシス

%TRP：尿細管リン再吸収率，TmP/GFR：尿細管最大リン再吸収閾値
（下田佐知子，他：腎と透析 84（増）：132-134，2018 より一部改変）

1）尿濃縮能試験

尿の濃縮は，抗利尿ホルモン（ADH）の作用による集合管での自由水再吸収に依存している．尿濃縮能を評価することで，多飲・多尿を呈する患者に尿崩症の診断が可能となる．尿の濃縮能を評価する試験には水制限試験，高張食塩水負荷試験，バソプレシン負荷試験がある．いずれも侵襲を伴う検査であり，まずは尿量を厳密に測定して多尿を診断し，さらに高血糖，低カリウム血症，高カルシウム血症などの多尿の原因を除外してから検査適応を検討する．いずれの検査も成人と同じ基準値を使用するが，2 歳未満の小児は尿濃縮力が成人と比して未熟である点に留意する．

a 水制限試験

水制限試験は飲水制限によって血漿浸透圧を上昇させ，ADH の分泌を刺激して尿の濃縮力を評価する試験である．侵襲性の高い検査であり，軽度の尿崩症や心因性多尿の鑑別に適応となる．方法は，夕食後に絶飲食とし，就寝前に排尿して以後の夜間尿も破棄しておく．翌朝から試験を開始とし，60 分ごとの尿検査，血液検査，体重測定を行う．基準値は尿浸透圧 800 mOsm/kg 以上であり，水分制限後も尿浸透圧がこれ以下の場合に他の鑑別検査に進む（図1）．尿浸透圧が 800 mOsm/kg を超えたとき，体重減少が 3 % に達したとき，血清 Na または血漿浸透圧が基準値上限を超えたとき，試験時間が長期になっ

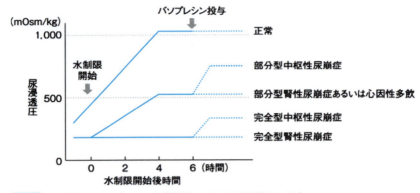

図1 水制限，バソプレシン負荷試験における尿浸透圧の反応
（原田大輔：小児内科 51：472-474，2019 より一部改変）

たとき（乳児で4時間，小児で7時間）に試験終了とする．腎不全や，明らかな尿崩症を疑う（尿浸透圧300 mOsm/kg 未満で血清 Na 高値）際は危険性が高く，水制限試験は実施しない．

ⓑ 高張食塩水負荷試験[9]

　高張食塩水負荷試験は，5％NaCl 水溶液を投与することで血漿浸透圧を上昇させ，その際の ADH 分泌反応を評価する試験である．検査目的は水制限試験と同じであるが，水制限試験で心因性多飲多尿と尿崩症の鑑別が困難な場合に行われる．一方で，高張食塩水負荷試験は短時間で試験が終了し，空腹や口渇が少ないため第一選択として行われることもある．方法は，5％NaCl 水溶液を 0.05 mL/kg/分で投与開始し，血清 Na 150 mEq/L または血漿浸透圧 295 mOsm/kg に達するまで投与する（最大3時間）．高張食塩水投与の開始後30分ごとに採血（血清 Na，血漿浸透圧，血漿 ADH）を行い，60分ごとに採尿（尿量，尿浸透圧，尿中 Na）を行う．血漿浸透圧または血清 Na 濃度に対する ADH 分泌を評価し，ADH 分泌が低下していれば中枢性尿崩症を疑う．血漿浸透圧が 300 mOsm/kg 以上であれば随時採血で血漿 ADH が評価できるためこの負荷試験は不要である．

ⓒ バソプレシン負荷試験[10]

　水制限試験で濃縮障害を認めた症例，あるいは水制限試験の適応とならない尿崩症疑いの症例に対して，バソプレシンを負荷して反応性を確認することで，中枢性尿崩症と腎性尿崩症を鑑別する．水制限試験に引き続いて行うが，血漿浸透圧 290 mOsm/kg 以上，血清 Na 150 mEq/L 以上の場合は，水制限試験を事前に行わずに実施してよい．方法は，検査前に採血・採尿・体重測定を行い，ピトレシン（5 U/m²または 0.1 U/kg，最大5 U）を皮下注，またはデスモプレシン点鼻薬を5～10 μg 点鼻する．ピトレシン皮下注後は30分ごとに120分後まで，デスモプレシン点鼻後は60分ごとに240分後まで採尿を行い，尿比重，尿浸透圧を測定する．バソプレシンに対する尿浸透圧の反応によって，腎性尿崩症か中枢性尿崩症かを鑑別する（図1）[10]．

2）経尿細管カリウム勾配（TTKG），FE_K

　糸球体から濾過された K のほとんどは近位尿細管と Henle の太い上行脚で再吸収される．一方で，K は皮質集合管でアルドステロンの作用を介して尿中に分泌されるため，尿中 K 排泄量の調整は実質的に皮質集合管が中心となる．腎臓の K 排泄を評価する項目には経尿細管カリウム勾配（TTKG），FE_K が使用される．TTKG は管腔内と間質の K 濃度勾配を意味しており，皮質集合管の K 調整におけるアルドステロン作用を評価する検査であり，以下の式となる．

TTKG＝集合管管腔内 K 濃度／集合管間質 K 濃度
　　　＝$(U_K \times P_{Osm}/U_{Osm}) \times 1/P_K$

（U_K：尿中 K 濃度，P_K：血漿 K 濃度，U_{Osm}：尿浸透圧，P_{Osm}：血漿浸透圧）

　高カリウム血症の際には基本的に TTKG は高値となるが，異常高値の場合は K 過剰摂取を含めた腎臓以外の原因を疑い，低値であった場合はアルドステロン活性の低下を考慮する．低カリウム血症の際には TTKG は抑制されるが，2以上の高値であればアルドステロンの過剰活性を示唆する．FE_K も TTKG と同様に，高カリウム血症での低値は腎臓での K 分泌障害を，低カリウム血症での高値は K 過剰分泌と判断する．FE_K は腎機能障害に大きく影響を受け，GFR 低下に伴い基準値が大きく上昇するが，TTKG はあまり腎機能低下の影響を受けない．2011年，TTKG の理論は成り立たないという発表が TTKG の

考案者本人から報告されたことにより，TTKG は臨床で使用してはならないという論調もある．しかし，血清 K 値の異常における TTKG による鑑別診断の精度は比較的高いことが追証されており，現在も使用することが多い．

3）尿酸性化能試験

アシドーシスに対する腎臓の正常な反応として，排泄された H^+ を緩衝するために遠位尿細管で NH_3 の排泄を行う．つまり，尿酸性化能の検査は遠位尿細管機能の指標となり，主に尿細管性アシドーシス（RTA）の評価や鑑別に用いられる．尿酸性化能の検査は尿アニオンギャップ，塩化アンモニウム負荷試験，フロセミド（＋フルドロコルチゾン）負荷試験がある．尿 pH の測定には pH モニターの利用が望ましい．

a 尿アニオンギャップ

正常児ではアシドーシスがあれば尿細管で尿中に H^+ を分泌し，さらに NH_3 で緩衝される．そこで生成された NH_4^+ の電気的中性を保つために Cl^- の排泄も亢進する．そのため，尿酸性化能の評価には尿中 NH_4^+ を測定すればよいことになる．尿中 NH_4^+ を直接測定はできないが，尿アニオンギャップを用いれば間接的に評価が可能である．重炭酸イオンは酸性尿では無視できるため，以下の式となる．

尿アニオンギャップ ＝ U_{Na} ＋ U_K － U_{Cl}

（U_{Na}：尿中 Na 濃度，U_K：尿中 K 濃度，U_{Cl}：尿中 Cl 濃度）

アシドーシスに対する正常な尿では NH_4^+ と Cl^- が増加するため負の値となる．しかし，dRTA では遠位尿細管における H^+ 分泌が低下しているため，尿中 NH_4^+ 濃度は低値となり，結果的に尿アニオンギャップは正の値となる．

b 塩化アンモニウム負荷試験

酸として塩化アンモニウムを経口投与してから尿の pH を測定することで尿酸性化障害の有無を確認する検査である．方法は塩化アンモニウム 100 mg/kg を 60 分かけてゆっくりと水とともに内服する．検査前と内服開始から 2 時間後，以後 1 時間ごとに尿検査を行い，内服開始から 6 時間で検査終了とする．健常児や pRTA 患者では尿 pH は 5.5 以下に低下するが，dRTA 患者では酸分泌障害のため尿 pH の低下を認めない．感度・特異度が高いが，塩化アンモニウム内服による嘔気・嘔吐や腹部不快感が強い．尿 pH が 5.5 未満で十分に尿酸性化能がある場合は検査不要であり，高度のアシドーシスや肝障害，尿素代謝異常症では禁忌である．

c フロセミド（＋フルドロコルチゾン）負荷試験

フロセミドを投与すると Henle ループからの Na 再吸収が阻害され，遠位尿細管の管腔に Na が流入し，遠位尿細管から Na 再吸収が促進される．健常児であれば Na 再吸収時に H^+ の排出が行われるため尿の酸性化が起こるが，dRTA では H^+ 排泄が阻害されるため尿の酸性化が起こらない．方法はフロセミド 1 mg/kg を内服し，内服前と内服後 1 時間ごとに 4～6 時間まで採尿して尿 pH を測定する．検査中は十分な水分摂取を行う．尿 pH 5.3 以下にならない場合に dRTA を疑う．塩化アンモニウム負荷試験と比較して消化器症状がないため実施しやすいが，特異度が劣る．特異度を改良した検査として，フロセミドと同時にフルドロコルチゾン 1 mg/1.73 m² の内服を併用する方法が開発された．しかし，改良試験においても陽性的中率は塩化アンモニウム負荷試験に比較して低いとの報告もある．

B レニン・アンジオテンシン・アルドステロン系の検査

レニン・アンジオテンシン・アルドステロン系（RAAS）は主に遠位尿細管の上皮性ナトリウムチャネルの活性化を通じて Na と水の再吸収ならびに K の排泄を引き起こす．これにより細胞外液量の増加，血圧の上昇，血清 K の減少を呈するため，これらの症状を認める際にレニンとアルドステロンの検査を行い，RAAS について評価する．検査値は体位，食事，採取時間に影響を受け，臥位よりも座位や立位で，夜よりも早朝に，絶食よりも食塩摂取後で高値となる．また，降圧薬の影響も受ける（表4）[11]．レニンとアルドステロンは同時に測定することが基本であり，合わせて血清や尿中の電解質も測定しておくと鑑別を進めやすい（表5）[12]．

1 血漿レニン活性と活性型レニン定量

レニンは血漿レニン活性（PRA）または血漿レニン定量（plasma renin concentration：PRC）で評価が可能である．PRA は従来から行われている方法であり，単位時間あたりのアンジオテンシン I の生成量として表される．PRA はレニン基質となるアンジオテンシノーゲンの濃度に影響を受ける．そのため，エス

Ⅰ総論　第3章　検査・診断法

表4　PRA，APR，PAC に対する各種降圧薬の影響

	PRA	APR	PAC
アンギオテンシン変換酵素阻害薬 アンギオテンシンⅡ受容体拮抗薬	↑↑	↓	↓
直接的レニン阻害薬	↓↓	↑	↓
カルシウム拮抗薬	↑	↓	→～↓
α遮断薬	↓	↓	↓
β遮断薬	↓↓	↑	↓
サイアザイド系利尿薬	↑↑	↑	↑
アルドステロン拮抗薬	↑↑	↑	↑

PRA：血漿レニン活性，APR：血漿レニン濃度，PAC：血漿アルドステロン濃度
（Shimamoto K, et al.：Hypertens Res 37：253-390, 2014 より一部改変）

トロゲンなどのレニン基質の産生刺激因子があると高値を示す．一方で，PRC はモノクローナル抗体による免疫吸着法を用いて直接的な濃度測定を行う．これは PRA と比較して基質の影響は受けにくいというメリットはあるが，測定系の信頼性に懸念がある．PRA と PRC のどちらの値が有用とするかは議論があるが，小児における基準値が示されている PRA を利用することが多い（**表6**）[13]．

2　血漿アルドステロン濃度

血漿アルドステロン濃度（PAC）はレニン定量と同じく，モノクロナール抗体を用いて測定する．レニンと同様に年齢ごとの基準値の変動がある．

C　利尿薬の作用機序

利尿薬は尿細管と集合管に作用して Na と水の排泄を調整する薬剤であり，主な利尿薬はその作用機序によって以下の五つに分類できる．

1　ループ利尿薬

ループ利尿薬は Henle ループの太い上行脚で Na-K-2Cl 共輸送体を阻害し，糸球体で濾過された Na を最大で 20～25 ％ 排泄させる．Na 排泄作用は利尿薬の中で最も強力であるため，浮腫に対して頻用される．投与方法には持続静注または静注による静脈内投与と経口投与がある．経口投与はバイオアベイラビリティが 50～60 ％ と低く，かつ個人差が大きいため，適正な用量に調整が必要である．また，ルー

表5　PRA および PAC が異常を示す病態と疾患

PRA	PAC	高血圧あり	高血圧なし
高値	高値	・腎血管性高血圧 ・レニン産生腫瘍	・ネフローゼ症候群 ・Bartter 症候群 ・Gitelman 症候群 ・偽性低アルドステロン症Ⅰ型 ・うっ血性心不全 ・立位 ・食塩制限 ・循環血漿量減少 ・利尿薬投与 ・スピロノラクトン投与
	低値		・先天性副腎過形成 ・アンギオテンシン変換酵素阻害薬投与 ・アンギオテンシンⅡ受容体拮抗薬投与
低値	高値	・原発性アルドステロン症 ・特発性アルドステロン症 ・グルココルチコイド反応性アルドステロン症	
	低値	・Liddle 症候群 ・見かけの鉱質コルチコイド過剰症候群	・偽性アルドステロン症（甘草） ・食塩過剰摂取，循環血漿量増加 ・β遮断薬投与

PRA：血漿レニン活性，PAC：血漿アルドステロン濃度
（内山　聖：小児内科 37（増）：435-437, 2005 より一部改変）

表6　血漿レニン活性および血漿アルドステロンの年齢と性別基準値

年齢	血漿レニン活性 （ng/mL/時）	血漿アルドステロン （ng/dL）
0～6 日	8.8±8.7	62.7±48.5
7～27 日	7.4±3.7	52.2±23.5
1～2 か月	5.7±3.0	38.2±21.0
3～5 か月	3.5±2.0	29.9±19.0
6～11 か月	2.6±1.4	17.4±9.6
1～2 歳	2.1±1.1	14.2±7.6
3～5 歳	1.8±1.0	11.4±6.5
6～8 歳	1.4±0.6	9.7±4.5
9～11 歳	1.3±0.6	9.6±4.6
12～15 歳	0.9±0.4	7.4±2.2
18～30 歳	1.0±0.1	8.5±1.4

値はいずれも平均値±標準偏差．早朝空腹時，臥位で採取．
（小島滋恒：日内分泌会誌 55：1019-1037, 1979 より一部改変）

プ利尿薬は慢性的投与による利尿反応の低下が知られており，これには遠位尿細管の肥大や RAAS の活性化による集合管での Na 再吸収の増加が関連している．慢性期における利尿効率の低下に対しては遠位尿細管での NaCl 輸送の阻害が有効であり，サイアザイド系利尿薬の併用が有効とされている．

2 サイアザイド系利尿薬

主に遠位尿細管の Na-Cl 共輸送体における Na 輸送を阻害し，糸球体で濾過されたうちの最大で 3〜5％程度の Na を排泄させる．浮腫改善に対する効力は弱いが，遠位尿細管における Ca 再吸収の促進作用があり，自由水排泄の抑制作用もあるため，高カルシウム尿症や尿崩症の治療薬としても利用される．

3 カリウム保持性利尿薬

カリウム保持性利尿薬は皮質集合管の上皮 Na チャネルまたは細胞内ミネラルコルチコイド受容体に作用して利尿作用を起こす．浮腫改善作用は弱いが，α 間在細胞における K および H^+ の分泌も阻害し，低カリウム血症やアルカローシスを相殺するため，他の利尿薬（特にループ利尿薬）と併用されることが多い．また，ミネラルコルチコイド受容体阻害薬は原発性アルドステロン症や心不全，肝硬変にも使用される．

4 バソプレシン V_2 受容体拮抗薬

バソプレシン V_2 受容体拮抗薬は，集合管の主細胞におけるアクアポリン 2 での水の再吸収を阻害する．Na を介さない自由水のみの利尿作用であり，他の利尿薬とは機序が異なる．そのため，低ナトリウム血症を伴う利尿薬抵抗性の心不全，肝不全に適応がある．常染色体顕性多発囊胞腎（ADPKD）の成人患者において腎機能低下の抑制作用が報告されており，成人において使用が推奨されている．また，近年に保険適応となった SIADH に対しては直接的な治療薬であり，強力な利尿作用を示す．しかし，低ナトリウム血症の急速補正が起こりやすく，ごく少量からの開始と頻回な血清 Na 値の確認が重要である．

5 ナトリウム・グルコース共輸送体 2 型阻害薬（SGLT2 阻害薬）

近年登場した利尿薬であり，Na 利尿作用と糖排泄作用を示す．詳細は別項（総論第 4 章 4「薬物療法③RAS 阻害薬，SGLT2 阻害薬」〈p.121〉）に記載する．

文献

1) Emma F, et al.（eds）：Pediatric Nephrology. 8th ed, Springer, Cham, 2049-2074, 2022
2) Hibi Y, et al.：Pediatr Int 57：79-84, 2015
3) Stiburkova B, et al.：Adv Chronic Kidney Dis 19：372-376, 2012
4) 清野佳紀：ホルモン受容機構異常に関する調査研究. 厚生労働科学研究費 平成 14 年度報告書, 1-20, 2003
5) Rodríguez-Soriano J, et al.：Pediatr Nephrol 4：105-110, 1990
6) Kermond R, et al.：Pediatr Nephrol 38：651-662, 2023
7) 梶保祐子：小児内科 51：554-555, 2019
8) 下田佐知子, 他：腎と透析 84（増刊）：132-134, 2018
9) 内木康博：小児内科 51：475-477, 2019
10) 原田大輔：小児内科 51：472-474, 2019
11) Shimamoto K, et al.：Hypertens Res 37：253-390, 2014
12) 内山 聖：小児内科 37（増）：435-437, 2005
13) 小島滋恒：日内分泌会誌 55：1019-1037, 1979

（南川将吾）

6 腎疾患の画像診断

腎尿路疾患に対する画像診断検査は，日常診療において，比較的実施頻度の高いものである．その適応は，尿路感染症や血尿精査の有症状の場合も多いが，最近では，胎児期のスクリーニングによって発見される先天性腎尿路異常も多く，出生後より超音波検査をはじめとする画像診断検査が施行される．近年の画像診断装置の技術的進歩に伴い，検査時間の短縮，画質の向上が得られ，詳細な解剖学的構造を知ることができる他，機能的評価もできるようになっている．腎尿路疾患の画像診断検査を進めていくうえで，患児のベネフィットとリスクを考慮しながら効率的な検査の組み立てが大切である．本項では，腎尿路疾患に対する画像診断検査を紹介し，各検査の利点と欠点，適応，検査時の留意点などについて解説する．

中心となる画像診断検査は，非侵襲的な超音波検査であり，臨床的に多用されているが，経験や知識に依存するところも多い．

A 腎尿路疾患に対する画像診断検査

小児腎尿路疾患に用いられる主な画像診断検査は，以下の通りである．
① 腎尿管膀胱部単純X線撮影（KUB）
② 超音波検査
③ 排尿時膀胱尿道造影（VCUG）
④ 排泄性尿路造影（EU）
⑤ CT
⑥ MRI
⑦ 核医学検査
⑧ 血管造影

これらの画像診断検査の中で，第一選択となるのは，超音波検査である．その所見に応じて，他の検査が適宜選択される．

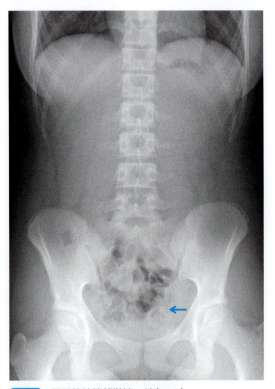

図1　腎尿管膀胱部単純X線（KUB）
上腹部から恥骨結合レベルまでの腹部単純X線撮影である．骨盤内左側に尿管結石と思われる石灰化を認める（矢印）．

1 腎尿管膀胱部単純X線撮影（KUB）

KUBは，横隔膜から恥骨結合の範囲を含む仰臥位前後方向の撮影である．尿路結石（図1），腸管ガス，腫瘤影，椎体の形成異常などについて評価する[1,2]．

2 超音波検査[2〜4]

超音波検査は，小児腎尿路疾患に対して第一選択となる検査である．放射線被曝がなく，ベッドサイドでも施行可能であり，診断および経過観察に用い

6●腎疾患の画像診断

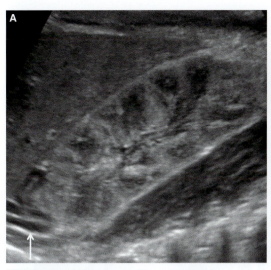
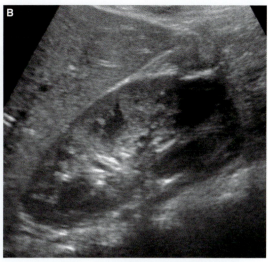

図2　超音波検査でみる年齢による腎の変化
A：出生直後：腎皮質の輝度は高めで，髄質が目立つ．腎の頭側に副腎を認める（矢印）．
B：1歳時：腎皮質の輝度は低エコー化し，成人とほぼ同程度に変化している．

られる．また，検査時の鎮静も不要なことが多い．
小児は，成人と異なり脂肪が少ないため，高周波探触子を使用することによって，より高分解能な画像を得ることができる．一方で，検者によって技量の差が出てしまうこと，他の検査に比して客観性に欠ける点がある．

検査の適応は多岐にわたる．先天性腎尿路異常（CAKUT），尿路感染症，血尿，尿路結石などに伴う腹痛，背部痛，腹部腫瘤，排尿障害，神経因性膀胱，腎不全，腎性高血圧，外傷などである．

検査方法は5 MHz以上のコンベックス型とリニア型のプローベを用いる．新生児，乳児に対して検査を行う場合は，リニア型プローベの併用が望ましい．腎のサイズ，形態などを長軸，短軸の2方向で確認し，その他，腎実質の輝度，腎盂や腎杯，尿管拡張などについて観察する．小児の腎臓は，発達過程にあるため，年齢によって腎の大きさや輝度が変化する（図2）．年齢を考慮した所見のピックアップが大切である．カラードプラで，腎実質への血流の分布，腎動静脈の血栓などが観察できる．この場合，パワードプラを用いると，腎の比較的末梢まで血流を確認することができ，診断能が向上するといわれている．排尿習慣が確立していない新生児・乳児の場合は，検査中に排尿してしまうことがあるため，まず，検査開始時に膀胱の貯留具合などを確認するのがよい．膀胱を横断面，矢状断面で観察し，膀胱壁肥厚や不整，尿管瘤の有無，膀胱背部の下部尿管の拡張など膀胱尿管移行部の確認をする．図3は膀

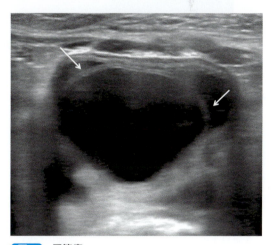

図3　尿管瘤
膀胱内を占めるような嚢胞性腫瘤を認める．尿管瘤である（矢印）．

胱の横断面で観察された尿管瘤である．膀胱尿管逆流について，膀胱内に超音波造影剤を注入して評価する方法などが報告されているが，熟練が必要であることや尿道評価ができないこともあり，一般的にはVCUGで診断される．

3　排尿時膀胱尿道造影（VCUG）[2,4]

VCUGは，透視装置を用いて行う検査で，膀胱尿管逆流（VUR），膀胱形態・機能，尿道形態を評価する．

81

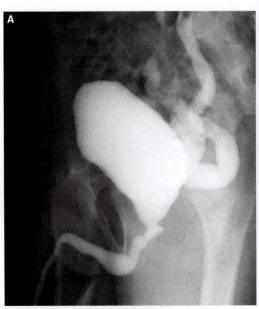
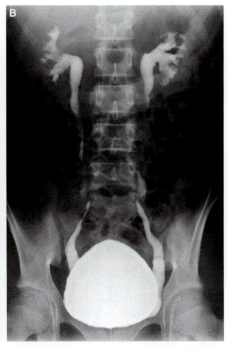

図4 排尿時膀胱尿道造影(VCUG)
A：排尿時撮影(左前斜位)：排尿と同時に，両側VURの出現を認める．明らかな尿道狭窄は認めない．
B：排尿後撮影(臥位正面像)：両側VURを認める．残尿を多く認める．

1）適応となる疾患

　尿路感染症，水腎症などをはじめとするCAKUT，鎖肛，神経因性膀胱，後部尿道弁などである．尿路感染症後のVCUGを行う時期は，臨床症状の改善後，比較的早い時期に行うことが推奨されている．検査時は，低被ばくを十分に考慮することが大切で，透視時間を短くするなどの工夫が必要である．
　2歳以下の尿路感染症後のVURの評価については，2011年に改訂された米国小児科学会からのガイドラインにより，超音波検査で異常を認めた場合，重症または非典型的な臨床経過を示した例，治療に反応が乏しいなどの場合とされている[5]．VURの診断には，核種や超音波造影剤を用いる方法もあり，その有用性が報告されている．しかし，治療方針の決定において，膀胱形態や尿道評価も大切であるため，透視下で行うVCUGがゴールドスタンダードな検査である．

2）検査方法

　30％ほどに希釈した非イオン性造影剤を用いて，5 Fr～6 Frの細径のネラトンチューブまたは栄養カテーテルを挿入する．カテーテル挿入後，約1 mの高さより自然滴下で造影剤を注入する．まず，造影剤滴下前の臥位のKUBを撮影する．滴下開始後，間欠的透視で観察しながら，蓄尿早期，最大充満時（正面像，右前斜位，左前斜位），排尿時，排尿後の撮影を行う．途中，VURを認めた場合は，尿管開口部や憩室などの確認のため，必要に応じて斜位の撮影を追加する．排尿時撮影は，尿道を評価するにあたり不可欠である．原則，男児は尿道全長が入るような斜位像（図4），女児は正面像で撮影する．尿道が十分に評価できるように，排尿時はビデオ撮影または連続撮影が望ましい．排尿後は，正面像の撮影を行い，残尿の有無，憩室などの評価を行う．

3）VURの評価

　国際分類に従ってgrade 1～5で評価する（図5）．VURの存在が疑わしい場合，新生児の場合は，カテーテルを留置したままに，繰り返し排尿時撮影をするcyclic VCUGを行うとVURの検出率が高くなる．検査中に，高度VURを認めた場合は，さらに5分後の撮影で，クリアランスの状態を観察する．クリアランスが不良な場合は，重症な尿路感染症のリスクを含んでいると考えられる．
　また，VURを認めた場合には，腎内逆流(intrarenal reflux：IRR)という腎実質への造影剤の逆流の有

6 ● 腎疾患の画像診断

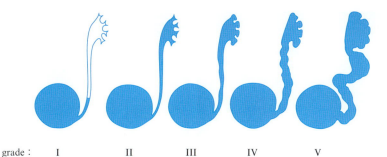

grade: I   II   III   IV   V

図5 膀胱尿管逆流（VUR）の国際分類
International Reflux Study Group が5段階に分類した VUR の国際分類
grade I：尿管のみの逆流，grade II：尿管，腎盂の拡張を伴わない腎盂に達する逆流，grade III：軽度の尿管拡張を伴う腎盂に達する逆流，grade IV：尿管，腎盂の拡張を伴う逆流，grade V：尿管，の拡張，蛇行，高度の腎盂の拡張を伴う逆流
（Lebowitz RL, et al.：Pediatr Radiol 15：105-109, 1985 より改変）

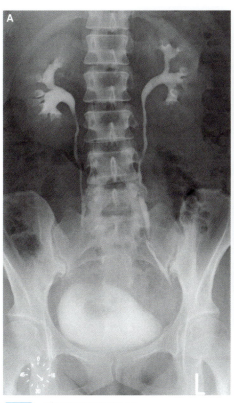
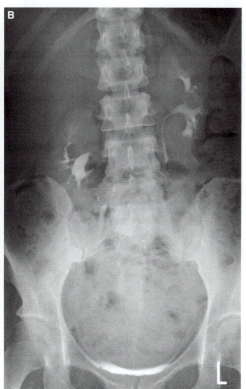

図6 排泄性尿路造影（EU）
A：造影剤注入後20分：腎実質，腎杯から腎盂，尿管に造影剤が排泄されている．
B：排尿後立位像：右腎が尾側に落ち込んでいる．遊走腎の所見である．

無にも注意する．IRR は VUR のある患児の3～10％にみられるとされる．IRR は，腎実質損傷を引き起こし，高率に腎瘢痕を形成する原因となる[6]．

4 排泄性尿路造影（EU）[1,2]

超音波検査，核医学検査，MRI の技術的向上に伴い，静脈性腎盂撮影法（IVP），DIP などの EU の実施は減少している[1,2]．しかし，MRI, CT, 核医学検査などが簡便にできない施設においては，腎盂，腎杯，尿管の形態を知ることができる方法である．造影剤は，10歳以下で，1～2 mL/kg を基準として最大50 mL を用いる．撮影は，各施設である程度調整しておくとよい．一般的な撮影方法としては，まず，

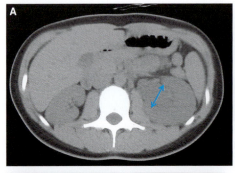
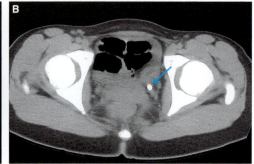
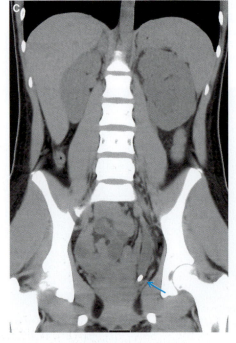

図7 単純CT，尿管結石
A：腎門部レベル：左腎腫大と腎盂の拡張（両矢印）を認める．
B：膀胱尿管移行部レベル：左下部尿管に一致して結石を認める（矢印）．
C：MPR：下部尿管に結石あり，それより頭側の尿管拡張を認める（矢印）．

KUBを撮影し，造影剤静脈内投与1～2分後（腎部のみ），5～10分後，20分後を臥位で撮影する．注入後1～2分後の撮影は，腎皮質の造影が描出され，腎の形態だけでなく機能を推測できる．5～10分後の撮影は，腎の形態，排泄能の左右差を評価し，20分後は，尿管の走行，閉塞などを評価する．腎盂や尿管拡張の程度や疾患によって，その後の追加撮影を考慮する．また，排尿後立位の撮影を追加すると，下部尿管や遊走腎の評価に役立つことがある（図6）．

5　CT[2,4]

multi detector row CTの導入によって，腹部全体が非常に短時間で撮影できるようになっている．そのため，無鎮静で撮影可能な患児も増えている．ただし，小児は，放射線被ばくに対して感受性が高いため，ALARA（as low as reasonably achievable）の原則に従って，その適応については十分考慮して行う必要がある．結石などの石灰化の評価は単純CTのみでよいが，多くは造影CTを用いる（図7）．

CTの適応は，尿路結石，外傷，腫瘍，重症または非典型的な経過を呈するような尿路感染症や腎実質性疾患などである．造影CTは，造影剤の注入速度，撮影のタイミングによって，動脈相，実質相，排泄相が撮影できる．動脈相は，注入速度によって多少変化するが，造影剤注入開始30秒前後であり，外傷，術前評価としての腫瘍性疾患や腎性高血圧などに伴う腎動脈の評価に有用である．実質相は，造影剤注入開始100秒前後にあたり，腎瘢痕，外傷に伴う実質損傷などの評価が可能である．排泄相は，造影時注入開始後3～5分後にあたり，尿管閉塞や腎外漏出，尿管の走行を知るうえで必要となる．多断面の再構成画像を作成することによって，解剖学的評価はさらに向上する．目的にあわせた撮影方法を選

6 ● 腎疾患の画像診断

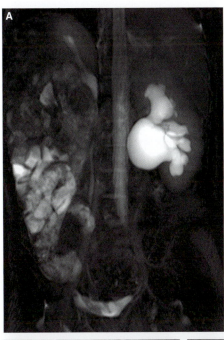
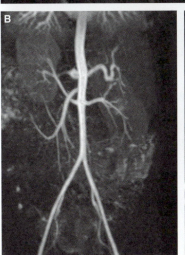
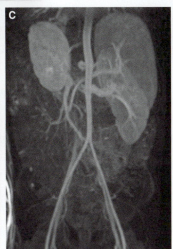
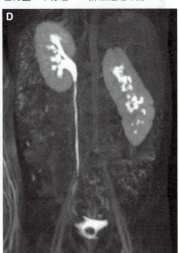

図8 MR urography
A：single-shot MR urography：左腎杯，腎盂の拡張を認めるが，尿管拡張なく，腎盂尿管移行部狭窄を疑う．
B：dynamic study の動脈相：腎動脈の狭窄などは認めない．
C：実質相：両側腎の造影効果に左右差は認めず，均一である．
D：排泄相：右側に比べて，左腎盂から尿管への排泄遅延を認める．

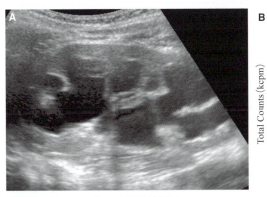

図9 利尿レノグラムと超音波所見
A：超音波検査　左腎長軸像：左水腎症を認める．
B：レノグラム：左腎は，閉塞パターンを呈している．

択し実施することが肝心である．

6 MRI[2〜5,7]

MRIは，放射線被ばくがなく，組織分解能にすぐれ，解剖学的，質的評価が可能な検査である．また，ガドリニウム製剤の造影剤を用いたdynamic studyにより腎機能評価もできる（図8）．ただし，他の検査に比して，検査時間は長く，騒音があり，体動に弱いため，低年齢の患児に対しては鎮静が必要である．安全に検査が行えるような環境を整えたうえで施行することが大切である．

適応となる疾患は，多岐にわたるが，主に，CAKUT，嚢胞性腎疾患，腫瘍性疾患などがあがる．腎障害のある患児に対しても，造影剤を用いずに評価できるため，有用である．

撮像方法は，T1，T2強調画像の横断像，冠状断像，single shot法，multi-slice法によるMR urographyなどがある．

dynamic studyや腫瘍や炎症性疾患に対しては，ガドリニウム造影剤を用いる．ガドリニウム造影剤は，重篤な腎障害のある患者に用いると腎性全身性線維症（NSF）が発症することが報告されている．NSFは，造影剤投与後，数日〜数か月，数年後に皮膚の腫脹や硬化，疼痛などを発症する疾患であり，四肢の拘縮などが生じる．現在，日本腎臓学会と日本医学放射線学会の共同委員会からのガイドラインより，長期透析が行われている終末期腎障害，非透析例で，GFRが30 mL/分/1.73 m^{2}未満の慢性腎不全，急性腎不全の病態に対しては，禁忌とされている[8]．小児においても，血清クレアチニン値などを十分考慮し，造影剤の使用については十分注意を払う必要性がある．

7 核医学検査[2,5]

腎尿路疾患に対する核医学検査には，動態シンチグラフィと静態シンチグラフィがある．

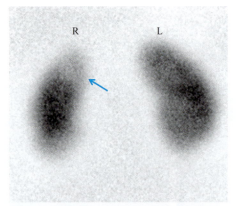

図10 腎静態シンチグラフィ（DMSAシンチ）
VCUGで，右に高度VURが診断されている児のシンチである．右腎は小さく，上極に腎瘢痕を認める（矢印）．

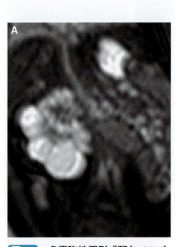
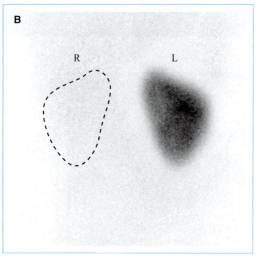

図11 多嚢胞性異形成腎（MCDK）
A：MRI T2強調冠状断像：右腎は，多房性であり，MCDKを認める
B：DMSAシンチ：右MCDKに一致した腎への集積はない．

1) 動態シンチグラフィ

用いられる核種は，^{99m}Tc-DTPA，^{99m}Tc-MAG3 である．DTPA は，糸球体濾過物質で，糸球体濾過量を，MAG3 は，近位尿細管分泌物質で有効腎血漿流量を測定できる．また，MAG3 は，DTPA に比して鮮明な画像を得ることができるため，小児に有用である．動態シンチグラフィの主な適応は，水腎症などの閉塞性尿路疾患で，その他，腎性高血圧，移植腎である．閉塞の有無，分腎機能評価が可能である．先天性水腎症などの尿路閉塞性疾患に対しては，利尿レノグラムを行い，閉塞パターン，分腎機能について評価し，手術適応の判断一助として用いる（図9）．利尿レノグラムの方法は，Well Tempered の方法に準じて行う．10 歳以下に対しては，尿道カテーテルを留置し，利尿薬を 15～20 分のところで投与する．排泄の半減期 T1/2 をみて，正常（0～10 分），境界型（10～20 分），閉塞型（20 分以上）のパターンを判断する．分腎機能は，核種注射後の 1～3 分の血流相から解析し，判断する．正しい利尿レノグラムの評価には，患児への水分負荷や膀胱のドレナージなどが大切である．

腎血管性高血圧の画像診断の一つに，カプトプリル負荷レノグラムがある．アンジオテンシン変換酵素阻害薬（ACEI）であるカプトプリルを負荷することで，患側の腎血流が低下し，患側腎の腎機能低下が顕著となる．腎性血管性高血圧の診断において，検出能が高いとされる．ただし，両側性血管狭窄の場合，小児では再現性に乏しい[9]．

2) 静態シンチグラフィ

用いられる核種は，^{99m}Tc-DMSA である．腎形態，腎瘢痕，分腎機能を知ることができる．主な適応は，尿路感染症，神経因性膀胱に合併した尿路感染症や VUR（図 10），異所性腎，多嚢胞性異形成腎（MCDK）（図 11）などである．腎実質損傷に対して鋭敏な検査であり，急性腎盂腎炎の急性期に用いられることがある．腎瘢痕の有無については，症状消失後 4～6 か月以降に再評価を行う．

8 血管造影[2,4]

現在，腎血管の評価は，カラードプラ，造影剤を用いた CT angiography，MR angiography などで行われることが主流である．そのため，腎血管性高血圧や腎血管筋脂肪腫，外傷などの治療を目的とした血管造影，レニンサンプリングなどの選択的腎静脈造影などが適応となる．

文献

1) 原　裕子：日小児放射会誌 22：15-25，2006
2) Young AS, et al.：Genitourinary diagnostic procedure. In：Slovis TL（ed），Caffey's Pediatric Diagnostic Imaging, 11th ed. Mosby, Philadelphia, 1785-1804, 2008
3) Siegel MJ：Urinary tract. In：Siegel MJ（ed），Pediatric Sonography 4th ed, Lippincott Williams and Wilkins, Philaderphia, 384-460, 2002
4) Dacher JN：Diagnostic procedures excluding MRI, nuclear medicine and video-urodynamics. In：Fotter R（ed），Pediatric Uroradiology. Springer, Berlin, 1-15, 2008
5) 白柳慶之，他：日児腎誌 26：3342，2013
6) Kim SW, et al.：Korean J Urol 51：60-63, 2010
7) Grattan-Smith JM, et al.：MR urography in children. In：Fotter R（ed），Pediatric Uroradiology. Springer, Berlin, 17-35, 2008
8) 日本医学放射線学会（編）：画像診断ガイドライン 2016 年版，第 2 版，金原出版，40-41，2016
9) Hiorns MP, et al.：Renovascular Hypertension. In：Fotter R（ed），Pediatric Uroradiology. Springer, Berlin, 415-420, 2008

（宮坂実木子）

I 総論　第3章　検査・診断法

7 腎生検の実際

　はじめて経皮的腎生検が文献報告されたのは1951年であり，日本には1954年に導入され，1958年に小児領域での腎生検がはじめて報告された．1970年代までは透視下における腎生検が主体であったが，被ばくがないことや安全な穿刺部位を決定しやすいなどの理由により，1980年代より超音波ガイド下経皮的針腎生検が主流となっている．穿刺針もSilverman針，トゥルーカット針を経て現在はバイオプシーガンが主体となっている．本検査法は血管の豊富な臓器である腎臓から組織を採取する侵襲的な検査であるが，これまでの検査法の改良により，現在は比較的安全な検査となってきた．また学校検尿制度が確立されているわが国では，腎生検により早期診断・早期治療が可能であり，IgA腎症などの小児腎疾患の末期腎不全進展阻止に多大な役割を果たしてきた．

A 腎生検の適応

　腎生検の主な目的は，腎臓病の病理診断を行うことによって腎障害の成り立ち，および病態を把握し，治療方針や予後の推定に活かすことである．しかしその一方で臓器の重大な出血性合併症を起こし得ることを踏まえ，腎生検の適応は慎重に決定しなければならない．表1[1]に小児における腎生検適応としてコンセンサスが得られている対象を示す．

1 検尿異常

1）血尿単独の場合

　血尿単独例では腎機能が低下する可能性は低く，一般的には腎生検の適応とはならない．成人領域では肉眼的血尿や糸球体性血尿に特徴的な沈渣所見（多数の変形赤血球や病的な赤血球円柱）を認める場合に腫瘍や尿路結石などの泌尿器科的疾患を除外し

たうえで実施される．小児科領域でも腎不全の家族歴がある場合や感冒罹患時の肉眼的血尿などは，Alport症候群などの遺伝性腎炎やIgA腎症などの慢性糸球体腎炎を考慮し腎生検を検討することもある．また3か月以上持続する低補体血症では，治療可能な原発性糸球体性疾患の可能性を考慮し，腎生検を検討する[2]．

2）蛋白尿単独の場合

　軽度の蛋白尿であっても持続する場合には腎生検を考慮するが，採尿方法の誤りから起立性蛋白尿が紛れ込む可能性もあり，採尿方法や採尿のタイミング（早朝尿か）の確認は重要である．早朝尿蛋白/クレアチニン比（U-TP/Cr）$\geqq$0.5 g/gCrが3か月以上持続する場合や腎機能障害を伴う場合は腎生検が有用と考えられる．ネフローゼ症候群における腎生検の適応は後述する．

　また画像診断で先天性腎尿路異常が否定され，かつ尿細管性蛋白尿（尿中 β_2 ミクログロブリン〈β_2MG〉の上昇）がある場合にはネフロン癆を疑い腎生検を検討するが，腎機能障害が進行している場合には糸球体が荒廃し，得られる情報が少ない可能性がある．また男児で高度の尿細管性蛋白尿を認め腎機能障害は伴わない場合にはDent病が鑑別にあがり，腎生検は通常不要である．

3）血尿と蛋白尿

　血尿と蛋白尿をともに認める場合は，治療対象となる慢性糸球体腎炎（IgA腎症，膜性腎症，膜性増殖性腎炎，紫斑病性腎炎など）の可能性が高くなるため腎生検による組織診断が必要である．この場合の蛋白尿は，U-TP/Crとして0.2 g/gCr以上が3か月以上持続する場合を意味する．高血圧，腎機能障害，低補体血症がある場合は早期の実施を検討する．組織から遺伝性腎炎が疑われる場合は遺伝子診断を検討する．

88

7 ● 腎生検の実際

表1 腎生検の施行基準

検尿異常	血尿単独の陽性例	腎不全の家族歴がある場合 感冒罹患時に肉眼的血尿がみられる場合
	蛋白尿単独の陽性例	早朝尿蛋白/クレアチニン比≧0.5 g/gCrが持続する場合 腎機能障害をともなう場合
	血尿・蛋白尿とも陽性例	糸球体疾患が疑われるため，原則実施 高血圧・腎機能障害・低補体血症があれば早期に検討
ネフローゼ症候群	腎炎性ネフローゼ症候群が疑われるもの（血尿・高血圧・腎機能障害・低補体血症合併など）	
	ステロイド抵抗性ネフローゼ症候群	
	先天性ネフローゼ症候群が疑われるもの	
全身性疾患に伴う腎病変	紫斑病性腎炎（IgA血管炎）	高度蛋白尿・高血圧・腎機能障害があれば検討
	全身性エリテマトーデス，Goodpasture症候群	基本的に全例で実施
	その他	腎合併症を呈する自己免疫性疾患や血管炎症候群，間質性腎炎や代謝性疾患など
急性腎障害	原因不明の場合に対象となる（手術やショックに合併するものは除く）	
その他	遺伝性疾患	特に遺伝子解析にて診断が確定できないもの
	移植腎	プロトコールならびにエピソード生検
	薬剤性腎障害の評価	カルシニューリン阻害薬使用例など

（日本小児腎臓病学会（編）：小児腎臓病学．改訂第2版，診断と治療社，122-127，2017より引用，一部改変）

2 ネフローゼ症候群

　小児では腎機能の良好な微小変化型が90%以上であり，腎生検は行わず治療を先行することがほとんどである．ただし以下に該当する場合は腎生検を検討する．

1）血尿，高血圧，低補体血症，腎機能低下例
　微小変化型以外のネフローゼ症候群の可能性があり，適切な治療方法を選択するために腎生検により病理学的診断を進める．

2）ステロイド抵抗性
　巣状分節性糸球体硬化など腎予後不良の腎疾患の可能性があり，追加治療を選択するために必須である．

3）先天性ネフローゼ症候群の疑い
　1歳未満発症のネフローゼ症候群は先天性ネフローゼ症候群の可能性がある．予後不良である可能性が高く，腎生検の適応となる．

3 全身性疾患にともなう腎病変

1）紫斑病性腎炎
　顕微鏡的血尿のみでは適応はないが，急性期に腎機能低下や高血圧を呈したり，ネフローゼ状態や高度蛋白尿が1か月以上続く場合は適応となる．

2）全身性エリテマトーデス（SLE），Goodpasture症候群（抗糸球体基底膜腎炎）
　これらの疾患では腎炎の活動性や腎障害の程度がその後の治療方針・予後を決定する．特に小児ループス腎炎は尿所見に異常がなくてもClass IVの組織像を呈することがあり，腎生検による診断は必須である．

3）抗好中球細胞質抗体（ANCA）関連血管炎
　発熱や上気道，肺，神経病変を有し，ANCA陽性である場合に診断される．尿所見に乏しい場合でも腎生検をすると半月体形成や腎症血管炎所見がみられることが高頻度にある．腎外臓器の生検で血管炎の所見が得られない場合にも腎生検により組織学的診断が可能になることもある．

4）間質性腎炎，薬剤性腎症
　サルコイドーシスを含む間質性腎炎や薬剤性腎症は，蛋白尿や血尿などの尿所見がないか乏しいにもかかわらず腎機能低下を認め，尿細管マーカー（β_2MG，α_1MG，NAG）が高値を示すことがある．臨

I 総論　第3章　検査・診断法

床情報を加味して，診断のために腎生検を行う．

5）代謝性疾患

　代謝性疾患の中でも Fabry 病は検尿異常を契機に診断されることもある．酵素補充療法（ERT）により腎機能障害の進行を抑制できる可能性があり，腎生検による診断・腎予後評価の意義は高いと報告されている．ただし遺伝子検査で α ガラクトシダーゼに遺伝子変異を認めれば診断のための腎生検は必須ではない．

4　急性腎障害

　急性腎障害（AKI）については腎性 AKI が想定される場合，薬剤による二次性の急性尿細管間質性腎炎なども含めて，原因が不確かな場合は腎生検の適応とされる．また ANCA 関連血管炎のような急速に腎障害が進行する病態では，診断と治療が速やかに行われる必要があり，腎生検は必須である．一方，腎前性や腎後性の AKI と臨床的に診断が可能な場合は，腎生検の適応にはなりにくい．

5　その他

　遺伝性疾患における腎生検は，それぞれの遺伝形式に基づく家族歴，特徴的な臨床所見や腎障害によって疑われ，適応を検討されることが多い．一方，原因不明の尿異常や腎機能障害などに対して腎生検を施行した場合に，偶然遺伝性疾患が発見されることもある．Alport 症候群，Thin Basement Membrane Disease（TBMD），ミトコンドリア異常症，ネフロン癆，常染色体顕性尿細管間質性腎臓病などが該当する．そのうち Alport 症候群は遺伝子解析により確定診断ができれば腎生検は必須ではない．ネフロン癆においては NPHP 遺伝子異常が原因とされているが，変異がみつかる症例は 30 ％ 程度にとどまり，診断に腎生検が必要となる症例も多い．ミトコンドリア異常症に腎障害を合併する確率は約 5 ％ といわれているが，その腎組織は非特異的であり腎病理組織だけで確定診断は困難である．臨床症状や他の検査所見と合わせて総合的に判断する必要がある．

　また，移植腎においてはプロトコール生検やエピソード生検が行われ，カルシニューリン阻害薬使用例においては薬剤性腎障害の評価の目的で腎生検が行われる．

　再腎生検を実施する目安は，①初回腎生検におい

表2　**経皮的腎生検におけるハイリスク病態**

1. 管理困難な出血傾向
2. 片腎（移植腎は除く），馬蹄腎
3. 嚢胞腎（大きな単嚢胞，多発性腎嚢胞）
4. 水腎症
5. 管理困難な全身性合併症（敗血症，重症高血圧など）
6. 腎実質内感染症（腎膿瘍，急性腎盂腎を合併している場合
7. 腎動脈瘤を合併している場合
8. 高度の腎萎縮
9. 生検部位の皮膚感染症

（日本小児腎臓病学会（編）：小児腎臓病学．改訂第 2 版，診断と治療社，122-127，2017 より引用，一部改変）

て検体が十分採取されず診断が困難であった場合，あるいは初回腎生検で十分な情報が得られなかった場合，②初回腎生検以後に病勢が悪化した場合，治療効果の判定を行う場合など，となる．

B　ハイリスク症例における腎生検と禁忌

　重篤な出血性合併症のリスクが高い症例において腎生検は禁忌とされてきた．表2[1])に示す病態が腎生検施行前に確認された場合には腎生検を控えることが成書や腎生検ガイドブックでもすすめられてきた．しかし近年では，そのような病態を示す一部の症例に対してもハイリスク病態と把握したうえで腎生検が検討されつつある．腎病理組織診断が必要と判断されるが経皮的針腎生検が躊躇された場合には，開放腎生検あるいは鏡視下腎生検などが一つの選択肢になる．これらの方法の詳細は後述する．

　表2 に示すハイリスクな症例では，腎生検に伴う出血性合併症などが重大になり得る（リスクが高い）のみならず，診断に耐える十分な腎組織の採取が困難であることも考えられる．超音波機器の性能の向上や自動生検針の普及がみられ検査方法の選択肢が増えることで，リスクがあるとしても腎生検による腎臓病の確実な組織学的診断を得たい（ベネフィットが上回る）と判断される症例が増えてきた．しかし十分に準備し，慎重に施行すること，出血性合併症に対して迅速な対応が可能な施設で行うことが好ましい．

　また高度な肥満により術前評価に際して施行した超音波検査にて皮膚から腎臓までの距離が 12〜13

7●腎生検の実際

表3 腎生検の準備の検査

問診	既往症・併存症（出血傾向，感染徴候，血栓傾向，食物・薬剤アレルギー），内服薬（抗血小板薬，抗凝固薬），その他（検査に対する理解度，協力性）
身体診察	身長，体重，BMI（肥満の有無），出血傾向，感染徴候，血栓傾向，腎生検穿刺部位の皮膚周囲における創部や感染巣，前回の検査痕，バイタルサイン（意識レベル，血圧，脈拍，体温，呼吸）
検査	血液型（ABO式，Rh式），末梢血（WBC，RBC，Hb，Hct，Plt，白血球分画），凝固系（PT，APTT，FDP，Fbg，D-dimer），生化学（BUN，Cr，UA，Na，K，Cl，Ca，P，Mg，AST，ALT，ALP，LDH，γGTP，TC，TG，LDLC，CK，TP，Alb，蛋白分画，（Cystatin C），Glu），血清・免疫（CRP），感染症（HBs抗原，HCV抗体，梅毒検査（RPR/TPHA），HIV抗体） 尿定性（pH，比重，蛋白定性，潜血，糖定性），尿沈渣（赤血球（赤血球形態の評価），白血球，扁平上皮，異型細胞，円柱，結晶），尿定量（蛋白定量/Alb，糖定量，Na，K，Cl，UN，Cr，β_2MG，NAG） 画像（胸腹部X線，腹部超音波）
鑑別診断に必要な検査	血清・免疫（RF，ASO，IgG，IgA，IgM，C3，C4，CH50，ANA，血清免疫（固定）電気泳動，遊離L鎖，IgG分画，抗ds抗体，抗β2GPI抗体，抗カルジオリピン抗体，ループスアンチコアグラント，MPO-ANCA，PR3-ANCA，抗GBM抗体，クリオグロブリン，抗Sm抗体，抗SS-A抗体，抗SS-B抗体，抗Scl70抗体，抗RNP抗体，抗Jo1抗体，β_2MG，ADAMTS13活性・抗体），感染症（扁桃・咽頭培養，血液培養，尿培養，便培養，HBs抗体，HBc抗体，HBV-DNA，HCV-RNA，CMVアンチゲネミア，ヒトパルボウイルスB19 IgM） 尿定量（Ca，P，Mg，UA，尿中アミノ酸，尿免疫（固定）電気泳動，selectivity index） 画像（Gaシンチ，レノグラム）

（日本小児腎臓病学会（編）：小児腎臓病学．改訂第2版，診断と治療社，122-127，2017/日本腎臓学会：腎生検ガイドブック2020．東京医学社，70-90，2020より引用，一部改変）

cmを超過してくるような場合で超音波ガイド下経皮的腎生検が困難と考えられる場合には，開放腎生検のほかにCTガイド下腎生検も選択肢としてあげられる．

C 腎生検前の準備

腎生検を行う前には，その適応や目的とリスクについて十分に検討する必要がある．

1 検査前の評価

ハイリスク症例に該当しないか，事前に血液検査と画像検査で評価を行う．出血傾向の評価については血小板数，PT，APTTだけでなく，異常出血の既往歴と家族歴を確認するべきである．PT-INR 1.5〜2.0以上，APTT 40〜60秒以上，血小板数5または10万/μL未満が腎生検を実施しない基準の目安となる．血小板減少症例に対しては血小板輸血後に腎生検を行うこともできるが，患者にとってのベネフィットがリスクを上回る場合に限って，さらに血小板数が上昇したことを確認して行うべきである．また明確なエビデンスはないものの腎機能低下や高血圧を呈する症例は出血のリスクが高い可能性があるとされている．eGFR 30 mL/分/1.73 m²以上が腎生検実施の一つの目安となる．表3[1,3]に検査前に必要な検査を記す．リスク評価のための検査に加えて

鑑別診断に必要な検査も行うことが多いが，検査項目の選択に関しては症例や施設により適宜調整する．

2 インフォームド・コンセント

腎生検は腎疾患診断のためのゴールドスタンダードであり，腎臓病診療において欠かすことのできない検査である一方，侵襲的な検査でもあるため，実施にあたっては十分なインフォームド・コンセントが必要である．腎生検の有益性とともに，出血性合併症など腎生検によって起こりうる合併症についても丁寧に説明する必要がある．わが国では腎生検前に書面を用いて同意を取得している．専門用語の使用を避け，なぜ腎生検が必要なのか，腎生検の具体的な手順，腎生検によって生じ得る合併症，入院期間，退院後の生活や注意点などについてできる限り平易な言葉で適宜図も用いて説明する．

3 検査前に中止すべき薬剤

抗凝固薬（ワルファリンカリウム）や抗血小板薬（ジピリダモール，ジラゼプやアスピリン）は，それぞれ半減期が異なり，それぞれの中止時期を表4に示す[1,4]．必要があればワルファリンカリウム使用例に対してはビタミンKを用いる．抗凝固薬のうちヘパリンや低分子ヘパリンに関しては1日前の中止でよい．

I 総論　第 3 章　検査・診断法

表4 腎生検前に中止すべき薬剤とその中止時期の目安

薬品名	半減期	中止期間
ワルファリンカリウム	45 時間	3～5 日（ヘパリン置換）
ヘパリン	0.3～2 時間	1 日
低分子ヘパリン	2.2～6 時間	1 日
ジピリダモール	25 分～15 時間	1～2 日
アスピリン	2～30 時間	3～5 日

（日本小児腎臓学会（編）：小児腎臓病学．改訂第 2 版，診断と治療社，122-127，2017/藤本一眞，他：Gastroenterol Endosc 54：2075-2102，2012 より引用，一部改変）

D　腎生検の方法

現在，腎生検の主な方法としては，超音波ガイド下経皮的針腎生検，開放腎生検がある．

1　方法

1）超音波ガイド下経皮的針腎生検

わが国では超音波ガイド下経皮的針生検が 99 ％を占め，ハイリスク病態の場合には超音波下が 74 ％，開放腎生検が 19 ％，鏡視下腎生検が 5 ％となっている．ルーチンに行われる腎生検では，「超音波ガイド下」「自動生検針（16 G または 18 G）」「腎の下極を穿刺部位とする」方法が用いられている．エコー画面に needle guide を表示すると合併症が起こりにくく，推奨される．

ⓐ プローベ

プローベは全体をガス滅菌したもの，もしくはディスポーザブルのカバーでプローベ全体を覆ったもののどちらかで行う．

ⓑ 生検針

生検針はオールディスポーザブルタイプではバード社のモノプティ（マックスコア），発射装置リユースタイプではバード社のマグナムが多用されている．オールディスポーザブル針は軽いため操作がしやすく，術者が 1 人でも行うことが可能である．また生検針が Gerota 筋膜を貫いたり，腎実質に到達したりしたときの感触がわかりやすく，穿刺部位のずれが生じにくい．使い捨てであるので，滅菌処理をする煩雑さもない．一方，発射装置リユース針は，重量が 200 g 以上と重いことで，生検針が筋膜や腎臓に弾かれずに腎組織を採取できる安定感がある．2 人の術者で行えば，不用意に針が進んでしまうリスクも回避できる．

生検針の太さは 16 G と 18 G が多く使用されている．針が太くなるほどより多くの組織を得られる一方，腎組織への傷害が大きく，出血のリスクが上がることが予測されるが，差がないとの報告もある．

発射時に進行する針の長さ（ストローク長）は，22 mm と 11 mm に大別される．腎臓の大きさに合わせて選択する．エコー下で腎臓の大きさを確認して穿刺ガイド上の腎臓の長さがストローク長以下の場合は経皮的針生検の適応にはならない．ただし，開放腎生検での針生検であれば可能である．

ⓒ 穿刺部位

左右どちらの腎臓を選ぶかについては明確な基準がないため，どちらでも差し支えない．実際，小児腎臓病学会の調査でも半々であったとされている[3]．ただし各施設が初回腎生検を左右のどちらにするかを統一することが望ましい．2 回目の腎生検の必要が生じた際に，同側腎の再生検による瘢痕組織混入を避ける必要があるからである．

腎下極や外側を穿刺する場合は，腎を長軸に描出し，高輝度の中心部（セントラルエコーコンプレックス）が描出されない状態で穿刺する．穿刺専用の超音波プローベを用いると比較的安全かつ確実に施行できる．施行にあたっては大血管の多い腎臓中心部の穿刺は決して行わないこと，腎臓を深く穿刺しないこと（髄質をあまり多く採らない），腎臓を穿通しないことが重要である．巣状糸球体硬化症が疑われる場合は皮髄境界からの組織採取が必要であるが，その場合も同様の注意が必要である．

ⓓ 穿刺回数と必要な検体量

針生検では組織は 1～3 本程度採取されるが，光顕，免疫蛍光法，電顕の各検査用に十分な組織片採取が可能なこともあれば，少ない組織片から最大の情報が得られるよう工夫が必要なこともある．巣状病変が検体中に含まれない確率は，採取された糸球体が 10 個だと 35 ％であるが，20 個あると 12 ％に低下するといった報告などがあり[5]，概ね 20～25 個の糸球体数があれば十分な病理組織学的評価ができるとされている．

ⓔ 用手圧迫

穿刺直後の用手圧迫は，腹臥位のまま穿刺部を両手で押さえて少し体重をかけるようにして行う．圧迫時間は 10～15 分を目安とする．用手圧迫後に砂囊を用いて腹臥位のままでしばらく圧迫する方法がとられることもある．

7●腎生検の実際

表5 腎生検の方法の選び方の目安

	年齢	穿刺ガイド上の腎臓の長さ	出血リスク	特徴
超音波ガイド下経皮的針腎生検	幼児以上	11 mm 以上（可能なら 22 mm 以上）	低い症例	
開放腎生検	乳児でも可能	11 mm 未満でも可能	高い症例	傷口が大きくなり，侵襲が大きい
鏡視下腎生検	乳児でも可能	11 mm 未満でも可能	高い症例	腹腔鏡の操作に慣れた医師の協力が必要

2）開放腎生検

開放腎生検は腎臓を直視下で観察しながらメスで一部を切り出すか，針で採取する方法である．侵襲，コスト，利便性を考えると経皮的針腎生検に劣るが，検査に十分な検体を確実に採取でき，直視下に止血を行うことができるため，術後の安静が保てない乳幼児の症例や出血傾向，高血圧などのハイリスク症例において選択される傾向がある．手術室で全身麻酔下に行う．小児外科・泌尿器科などの協力を得る必要がある．

3）鏡視下腎生検

鏡視下腎生検は腹腔鏡を用いて直接腎臓を観察しながら組織を針で採取する方法である．鏡視下腎生検は開放腎生検よりも傷口が小さく，負担は少ないと考えられるが，腹腔鏡の操作に慣れた医師の協力が必要である．この方法も手術室で全身麻酔下に行う必要があり，小児外科や泌尿器科などの協力を必要とする．

腎生検の方法の選び方の目安を**表5**に示す．

2 鎮静

1）適応

小児における腎生検では，不安や恐怖心などにより術中・術後の安静が保てないことが多く，そのような症例では鎮静を行う必要がある．腎生検を施行する場所は主に病棟または手術室であり，施設の設備，児の年齢などにより，どちらの場所が安全かつ機能的に行えるかについて検討し，選択する．腹臥位で行う腎生検においては，低年齢で循環動態や呼吸状態の観察が困難であると予測される場合は手術室で全身麻酔下に行うことがすすめられる．

2）方法

鎮静薬の多くは小児における安全性が確立しておらず，適応外使用にあたる．患児の年齢，腎機能，肝機能などを考慮しながら投与量を設定する必要がある．

一般的に小児の静脈麻酔による鎮静では，気道過敏性の亢進による喉頭けいれんや気管支けいれんと，それに続く酸素飽和度の低下，および迷走神経刺激による血圧低下や徐脈などの合併症が起こりやすい．このため，鎮静にあたっては心電図，酸素飽和度（SpO_2），血圧をモニタリングし，モニターは術者（監督者）の視野に入る位置に設置して，変化に十分留意しながら施行し，検査後に患者が完全に覚醒するまでモニタリングを継続する必要がある．

ⓐ 麻酔導入前の絶飲食

麻酔前の絶飲食に関しては日本小児科学会による「MRI 検査時の鎮静に関する共同提言（2020 年 2 月 23 年改訂版）[6]」を参考とすることが多い．検査前の飲食は誤嚥の危険性を避けるために，人工乳あるいは固形物は 6 時間前から，母乳は 4 時間前から，清澄水は 2 時間前から制限する．

ⓑ 麻酔前投薬

術前の不安を抑制する目的にはヒドロキシジン（アタラックス P®，1 mg/kg）やジアゼパム（セルシン®，0.2〜0.4 mg/kg），ペチジン（オピスタン®，1 mg/kg），ペンタゾシン（ソセゴン®，0.5〜1.5 mg/kg）が投与されることが多い．副交感神経反射による急激な徐脈，血圧低下，唾液分泌や気道分泌を抑制するために投与される薬剤としては，副交感神経遮断薬の硫酸アトロピン（0.01〜0.02 mg/kg）を用いることが多い．

ⓒ 静脈麻酔薬

以下に使用頻度の高い薬剤をあげるが，それぞれに特徴があるため実際には使い慣れたものを使用することが推奨される．小児では，鎮静として使用する場合は適応外使用となる．静脈麻酔薬は呼吸抑制や血圧変動がみられることが多いため，慎重なモニタリングが必要となる[7]．

93

I 総論　第3章　検査・診断法

a）ケタミン（ケタラール®）

本薬剤により投与後2～3分で軽度の呼吸抑制があらわれるが一過性であり，気管支喘息患者にも使用できる．比較的安全に使用でき鎮痛作用もあるため，小児の侵襲的な検査において使用されている報告は多い．導入は1～2 mg/kgを静注する．作用持続時間は10～20分のため，患児の反応をみながら必要に応じて0.5～1 mg/kgを適宜追加投与する．高血圧，頭蓋内圧上昇，眼圧上昇に留意する．

b）ミダゾラム（ドルミカム®）

呼吸抑制が少なく，鎮静催眠作用がある．作用発現が早く，成人，小児ともに検査の鎮静において最も広く使用されている．初回投与量0.05～0.1 mg/kgを静注し，必要に応じてその半量～同等量を追加する．血中半減期は0.8～1.8時間である．気道閉塞や低血圧がみられることがあり，注意が必要である．

c）ペンタゾシン（ソセゴン®）

オピオイド部分受容体作動薬に分類される非麻薬性の鎮痛薬である．0.5～1.5 mg/kg（最大15 mg）を投与する．半減期が3～4時間と比較的長い．麻薬と同様に悪心・嘔吐，呼吸抑制がみられるが，その頻度は低い．

d）チオペンタール（ラボナール®），チアミラール（イソゾール®）

バルビツレート系の静脈麻酔薬の中でも超短時間作用型に属しており，代謝が早く覚醒は早い．鎮痛効果はない．呼吸，循環動態への影響が強く，ヒスタミン遊離作用があるため，重症気管支喘息患者には使用禁忌である．4～6 mg/kgの静注が用いられ，状態に応じて0.5～2 mg/kgを適宜追加投与する．効果持続時間は15～20分程度であるが，追加投与を繰り返すと覚醒までの時間は初回投与時より延長する．

e）プロポフォール（ディプリバン®）

短時間作用性の麻酔薬で催眠作用が主体で鎮痛作用はほとんどない．呼吸抑制は顕著である．用法を熟知した医師であれば比較的安全に鎮静ができるため，プロポフォールを使用した腎生検の報告も散見される．

E 腎生検後の対応

1 止血

10～15分を目安に圧迫止血を行い，超音波ドプラ法で腎臓外への血流がないことを確認する．

2 腎生検後の仰臥位安静時間

生検後の出血性合併症を予防する目的で，検査後4～6時間以上の仰臥位安静が推奨されている．

3 血液検査

検査後あるいは翌日に行うことが多い．疼痛や発熱，肉眼的血尿などの症状がある場合は，早期の血液検査が必要と考えられる．

4 超音波検査

超音波ドプラ法を腎生検直後と，16～24時間後に行うのが一般的である．

5 入院期間

腎生検後の出血性合併症の起こるタイミングに関する報告では，30％が8時間以内に，89％が24時間以内に起こるとされ[8]，24時間以降に起こるもので輸血や外科的処置が必要なものは9％とされている．生検後24時間は患者を医療者の観察下に置くことが望ましい．わが国では5泊6日の入院期間としている施設が多い．諸外国では日帰りで腎生検を施行している報告もあるが，腎生検後に重大な出血性合併症への対応が遅れる恐れもあり，適応には慎重を期すべきである．

6 合併症の種類

超音波ガイド下腎生検で生じる出血はおおむね40 mLであり，90％以上が100 mL以下である．小児腎生検における出血性合併症を表6[3]に示す．重篤な合併症として，腎摘出や外科的止血術，血管造影および塞栓術，輸血などの処置が必要な出血性合併症があげられるが，小児での報告は極めて少ない[3]．

それ以外の主な合併症としては，肉眼的血尿，顕微鏡的血尿，腎周囲血腫，動静脈瘻，感染症，疼痛，吸収熱などが報告されている．よくみられる合併症は肉眼的血尿と腎周囲血腫であり，どちらも出血性の合併症である．

肉眼的血尿は，通常は十分な輸液・安静・止血剤投与で改善する．ただし2週間以上持続する場合や出血量が多い場合は，腎動静脈瘻の可能性を考え，血管造影法による出血部の確認と，塞栓術の施行を

7 ● 腎生検の実際

考慮する必要がある.

腎サイズの 1/3 以上の腎周囲血腫では自発痛，肉眼的血尿，吸収熱(検査後4〜6日後に出現)を伴うことが多いため，慎重な経過観察が望まれる．自制の範囲を超える疼痛に対しては時に鎮痛薬を使用するが，使用する前にバイタルサインの安定(特に低血圧がないこと)，貧血の進行がないこと，超音波により血腫の増大がないことを確認する.

7 検査後の運動

退院後の運動に関しては 2〜4 週間は激しい運動を制限することが望ましい．実際に生検後止血していたものが 1〜2 週間後に再度出血する後出血の報告もあり，退院時にその可能性にもふれ，何か異常があれば早めに受診するように説明する.

本項の執筆に当たりましては前版を執筆された平本龍吾先生の作成された図及び文章をご本人の承諾の元一部引用させていただきました.

■ 文献 ■

1) 日本小児腎臓病学会(編)：小児腎臓病学．改訂第2版，診

表6 小児腎生検における出血性合併症

肉眼的血尿	5.50 %
処置を行った出血性合併症の患者の割合	0.50 %
輸血を行った割合	0 %
開腹による止血の割合	0 %
塞栓術による止血の割合	0.03 %
膀胱洗浄の割合	0.50 %
腎臓摘出の割合	0 %
死亡した患者の割合	0 %

(日本腎臓学会：腎生検ガイドブック 2020．東京医学社，70-90，2020 より引用，一部改変)

断と治療社，122-127，2017
2) 日本腎臓学会，他(編)：血尿診断ガイドライン 2023．ライフサイエンス，56-60，2023
3) 日本腎臓学会：腎生検ガイドブック 2020．東京医学社，70-90，2020
4) 藤本一眞，他：Gastroenterol Endosc 54：2075-2102，2012
5) Corwin HL, et al.：Am J Nephrol 8：85-89，1988
6) 日本小児科学会，他(編)：日小児会誌 124：771-805，2020
7) 日本麻酔科学会(編)：麻酔薬および麻酔関連薬使用ガイドライン第3版第4訂．394-457，2019
8) Whittier WL, et al.：J Am Soc Nephrol 15：142-147, 2004

(元吉八重子)

I 総論　第3章　検査・診断法

8　腎生検病理診断

はじめに

　小児の腎疾患においても，腎生検は診断を確定するための重要な手段である．腎病理診断は，光顕による形態学的評価に加え，蛍光抗体法による免疫学的な評価や，電顕による細胞の微細構造や沈着物などの評価を組み合わせて総合的に行うため，観察すべきポイントは多い．臨床医は，腎疾患を病理学的側面からも理解できると，個々の症例の病態をより正確に捉えることができる．また病理医側としても，臨床医との discussion を通じて，症例の病態を確認しながら的確な病理診断を導くことができるため，臨床医が腎病理の知識を有することは望ましい．本項では，小児の腎生検病理診断における基本事項を中心に，各評価方法の目的や特徴，病変の定義や観察ポイントを解説する．

A　腎生検に用いる染色法[1,2]

　腎生検では，Hematoxylin-Eosin（HE）染色，Periodic acid Schiff（PAS）染色，Periodic acid methenamine-silver（PAM）染色，Masson trichrome（MT）染色，および Elastica 染色がしばしば用いられる．一般的には PAS 染色と PAM 染色の標本を主体に観察を行い，各染色法の利点と欠点を理解した上で，目的に応じてその他の染色標本とあわせて観察すると，腎病変をより正確に捉えることができる．

1　HE 染色

　核を青紫色に染色するヘマトキシリン染色と，細胞質や細胞外基質を濃淡様々な紅色に染色するエオジン染色を組み合わせた染色法である．染色手順が簡便で，全身の組織内の情報を幅広く過不足なく抽出できるという点において，病理診断における標準的な染色法とされる．しかし腎組織では，糸球体や尿細管などで，細胞質と基底膜が同様の色に染色されるため，細胞と細胞の境界や細胞と基質の区別が判断しにくく，病変の詳細な把握には不向きである．好中球などの炎症細胞の観察には適している．

2　PAS 染色

　組織に含まれるグリコーゲン，多糖体，糖蛋白などの糖分を赤紫色に変化させる PAS 反応を用いた染色法である．多糖類を含む粘液成分や真菌の同定にも利用される．PAS 染色という呼び名が頻用されているが，実際には PAS 染色にヘマトキシリンで後染色を施した PAS-H 染色標本を観察している．腎組織では，種々の基底膜（糸球体，ボウマン嚢，尿細管，血管）やメサンギウム基質などの細胞外基質が，赤紫色に染まる PAS 陽性を示す．したがって，HE 染色に比べ，とくに糸球体内の細胞の区別がつきやすくなり，糸球体増殖性病変の詳細な観察に適する．また，尿細管間質病変の観察にも有用である．近位尿細管上皮細胞では刷子縁が PAS 陽性を示すため，刷子縁をもたない他の尿細管との区別ができ，近位尿細管が傷害された場合には，刷子縁の脱落が確認される．さらに，尿細管基底膜が鮮明になるため，間質炎と尿細管炎の区別がしやすい．

3　PAM 染色

　PAS 染色に用いる Schiff 試薬の代わりにメセナミン銀溶液を用いることにより，PAS 陽性成分の多くを黒色に染める染色法である．HE 染色が後染色として施されることが多く（PAM-HE 染色），非常に情報量の多い有用な染色法となる．二重化，スパイク，点刻像，断裂など，糸球体基底膜の変化を観察するのに最も威力を発揮する．銀を用いた染色のため，他の染色にみられる経時的な退色が起こりにくいのもメリットであるが，切片が厚すぎたり，銀染色が

96

濃くなりすぎたりすると観察しにくい標本となることから，高い技術力が求められる染色法でもある．

4 MT染色

Trichromeと称されるとおり3色で染め分けられる染色法で，鉄ヘマトキシリンで核が青紫色に，酸フクシンで細胞質が赤色に，アニリンブルーで膠原線維が青色に染色される染色法である．とくに，間質線維化（青色），humpなどの免疫複合体沈着物（赤色），フィブリン（赤色）の観察に優れる．また，尿細管上皮細胞の空胞変性も観察しやすい．

5 Elastica染色

弾性線維を黒紫色に染色する染色法で，腎組織ではしばしばMT染色とともに用いられる（Elastica-MT染色）．血管の観察に有用で，小葉間動脈や弓状動脈では，内膜と中膜の間にある内弾性板が染色され，尿細管との区別もしやすい．弾性板の断裂などの変化や層状化の有無が観察できる．

B 腎病変の定義とパターン[3]

「腎生検病理診断取扱い規約第1版」[3]に準じて，小児の腎組織でしばしばみられる病変を中心に概説する．

1 糸球体病変

1）糸球体病変の分布

標本内に含まれる全糸球体のうち，50％以上の糸球体に病変が及ぶ場合をびまん性（diffuse），50％未満にとどまる病変を巣状focalとする．また糸球体1個において，係蹄の50％以上を占める病変を全節性（global），50％未満に限局する病変を分節性（segmental）とする．しかし硬化病変は例外であり，正常の係蹄が一切残存しない場合を全節性硬化（global sclerosis），構造の保たれた係蹄が少しでも残存する場合は分節性硬化（segmental sclerosis）とする．

2）糸球体病変の定義

ⓐ メサンギウム病変[4]

a）メサンギウム細胞増多（mesangial hypercellularity）（図1A）

1分節の基質内に4個以上のメサンギウム細胞が

みられる病変で，4〜5個を軽度，6〜7個を中等度，8個以上を高度とする．その際，血管極から離れた糸球体末梢のメサンギウム領域で評価する．また1分節は，メサンギウム細胞の核2個分より狭い部分で区切られる領域であり，核が一列に索状に並んでいる場合は1分節にまとめて数えないようにする．

b）メサンギウム基質増加（mesangial increase）

血管極から離れた糸球体末梢の少なくとも2分節において，毛細血管に挟まれた基質の幅がメサンギウム細胞の核2個分以上ある場合を指す．

c）メサンギウム間入（mesangial interposition）

メサンギウム細胞が基質とともに，糸球体基底膜と内皮細胞の間に入り込んだ病変を指す．電顕によって確認されるが，光顕では糸球体基底膜二重化として観察され，間入したメサンギウム細胞の核が係蹄壁内にみえる場合もある．

d）メサンギウム融解（mesangiolysis）

メサンギウム細胞への直接障害によりメサンギウム基質が破壊された病変，あるいは内皮細胞傷害に伴う血管透過性亢進によりメサンギウム領域が浮腫状に変化する病変である．融解が高度になると，メサンギウムにつなぎ留められていた糸球体基底膜がはずれ，係蹄腔は嚢胞状に拡張する．

ⓑ 管内細胞増多（endocapillary hypercellularity）（図1B, C）

係蹄内（管内）に，リンパ球や好中球などの炎症細胞，内皮細胞やメサンギウム細胞が増加することによって，係蹄腔が高度に狭小化する病変を指す．

ⓒ 管外増殖性病変

a）係蹄壊死（tuft necrosis）（図1D）と半月体（crescent）（図1E）

係蹄壊死は，傷害を受けた係蹄が破綻・断裂した病変で，フィブリン析出や核破砕を伴うこともある．半月体は，係蹄壊死に反応して，係蹄外（管外）のボウマン嚢腔内に細胞や基質が増加することによって形成される病変である．わが国の取扱い規約では，IgA腎症のOxford分類に準じ[4]，ボウマン嚢全周の10％以上を占める病変と定義され，構成成分により，3層以上の管外性細胞増殖があり細胞成分が50％以上を占める場合を細胞性半月体（cellular crescent），線維成分が50〜90％の場合を線維細胞性半月体（fibrocellular crescent），線維成分が90％以上を占める場合を線維性半月体（fibrous crescent）とする．

b）上皮細胞過形成（epithelial hyperplasia）（図1F）

分節性硬化病変や虚脱糸球体において，係蹄周囲

97

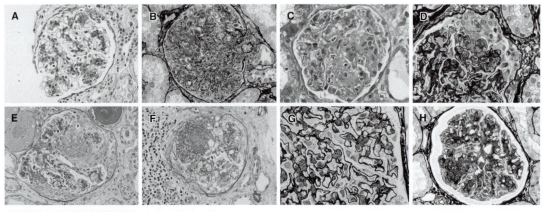

図1　糸球体病変の光顕像
メサンギウム細胞増多（A：PAS染色），管内細胞増多とhump（B：PAM-HE染色，C：MT染色），係蹄壊死（D：PAM-HE染色）と細胞性半月体（E：PAS染色），上皮細胞過形成を伴う分節性硬化（F：PAS染色），スパイクと点刻像（G：PAM-HE染色），膜性増殖性病変（H：PAM-HE染色）
〈口絵カラー5，p.vi 参照〉

に上皮細胞が増加する病変を指す．ポドサイト傷害に伴い形成され，細胞性半月体に類似するが，係蹄壊死を伴わない点が鑑別点の一つとなる．

d 糸球体基底膜病変

a）スパイク（spike）と点刻像（bubbling）（図1G）

上皮下沈着物に対して係蹄基底膜の基質が反応すると，PAM染色で棘状（スパイク）や水泡状（点刻像）の構造として確認できる．膜性腎症の特徴的な所見である．

b）二重化（double contour）

内皮細胞が傷害を受けると，血管透過性亢進により内皮下腔が拡大する（内皮下浮腫）．傷害が遷延すると，内皮細胞に接して基底膜が新生され二重化する．メサンギウム間入を伴うこともある．

c）膜性増殖性病変（membranoproliferative lesion）（図1H）

糸球体基底膜の肥厚や二重化，メサンギウム細胞増多を示す病変を指す．びまん性かつ全節性にみられ，糸球体はしばしば分葉化する．かつては，膜性増殖性糸球体腎炎（MPGN）という疾患カテゴリーの一つとして扱われていたが，近年では様々な病因で観察される病変であることが明らかとなり，形態学的な傷害像の一つとして扱われることが一般的である．

e 硬化性病変，その他

a）全節性硬化（global sclerosis）

細胞外基質の増加と係蹄閉塞により形成される硬化性変化が，糸球体全体に及ぶ場合を指す．滲出性変化を伴うこともある．

b）分節性硬化（segmental sclerosis）（図1F）

前述のとおり，糸球体の大部分が硬化性変化を示していても，係蹄が少しでも保たれている部分があれば，分節性硬化とする．滲出性変化や泡沫細胞の浸潤がみられることもある．分節性硬化がみられる代表的な疾患は巣状分節性糸球体硬化症（FSGS）であるが，あらゆる腎疾患で認められる可能性のある糸球体病変であることに留意する．

c）癒着（adhesion）

糸球体係蹄とボウマン嚢の間に連続性が生じた病変で，糸球体全周の10％未満にとどまる点で，線維性半月体と区別する．

3）糸球体病変の傷害パターン

上記の病変定義をふまえ，糸球体病変は，微小変化型（minor glomerular abnormalities, MGA type），FSGS型（FSGS type），膜型（membranous type），メサンギウム型（mesangial type），管内型（endocapillary type），MPGN型（MPGN type），半月体型（crescentic type）の七つの病変パターンに主に分類される．

4）尿細管間質病変

a 尿細管萎縮（tubular atrophy）

尿細管の管腔が狭小化し，基底膜は肥厚，蛇行，多層化する．

b 間質線維化（interstitial fibrosis）

尿細管間の間質領域が拡大し，膠原線維を主体とする細胞外基質が増加する．

c 間質炎（interstitial inflammation）（図2A）

尿細管間の間質領域が拡大し，浮腫性変化や炎症細胞浸潤がみられる．

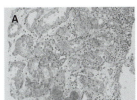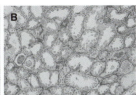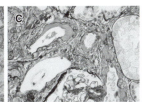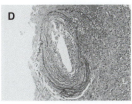

図2 尿細管間質病変および血管病変の光顕像
尿細管炎と間質炎（A：PAS染色），急性尿細管傷害（B：PAS染色），カルシニューリン阻害薬による細動脈硬化（C：PAM-HE染色），壊死性血管炎（D：Elastica-MT染色）
〈口絵カラー6，p.vii 参照〉

d 尿細管炎（tubulitis）（図2A）

尿細管上皮の細胞内または細胞間に，炎症細胞が浸潤している病変で，上皮細胞の変性や，核分裂像などの再生像を伴うこともある．高度に萎縮を伴わない尿細管で評価する．

e 急性尿細管傷害（acute tubular injury）（図2B）

以前は急性尿細管壊死（ATN）がしばしば用いられていたが，必ずしも壊死を伴わないために，現在はこちらが用いられることが多い．主に近位尿細管が傷害されることが多く，上皮細胞では刷子縁の不明瞭化や消失，blebの形成，扁平化や脱落がみられる．

5) 血管病変

a 動脈硬化（arteriosclerosis）

小児ではほとんどみることはないが，弓状動脈や小葉間動脈レベルの動脈硬化は，内膜の弾性線維が層状に肥厚する．細動脈レベルの動脈硬化では，内膜に血漿成分が浸み込んで沈着する硝子様沈着（hyalinosis）がみられる．一方，カルシニューリン阻害薬による慢性血管毒性による細動脈硬化では，中膜平滑筋置換型の硝子様沈着を特徴とする（図2C）．

b 血管炎（vasculitis）

炎症細胞浸潤が内膜に限局する動脈内膜炎（endoarteritis）や，炎症細胞浸潤が全層性に及び，血管壁の断裂やフィブリノイド壊死を伴う壊死性血管炎 necrotizing vasculitis（図2D）がある．毛細血管レベルの血管炎では，糸球体係蹄内や尿細管周囲毛細血管内に炎症細胞が増加し，それぞれ糸球体炎（glomerulitis），尿細管周囲毛細血管炎（peritubular capillaritis）とよばれ，移植腎の抗体関連拒絶反応でみられる．

C 蛍光抗体法による診断[5]

a 蛍光抗体法の目的

免疫染色を用いて免疫グロブリンや補体の沈着を観察し，免疫学的機序の関与の有無を評価する．光顕診断と組み合わせることにより，多くの腎疾患が診断可能となる．一般的には，凍結切片を用いた蛍光抗体法を行うが，糸球体が含まれない場合などで凍結切片が利用できない場合，ホルマリン固定パラフィン包埋（formalin fixed paraffin embedded：FFPE）切片を用いた酵素抗体法による免疫染色を行う場合もある．

b 蛍光抗体法による観察の基本事項

多くの施設では，免疫グロブリンはIgG，IgA，IgM，補体はC3c，C4c，C1qが評価されている．蛍光強度は，-，±，1+，2+の4段階に評価することが多い．糸球体への沈着は，係蹄壁パターンとメサンギウムパターンに分けられ，とくに係蹄壁への沈着では，顆粒状，線状，バンド状の沈着パターンがみられる（図3A〜D）．硬化性病変を有する糸球体では，硬化部分に血漿成分が浸み込むことにより，IgMやC3，C1qが非特異的に沈着することがあり，判定に注意を要する．

c 特殊な蛍光抗体法

a）IV型コラーゲン α5 鎖

Alport症候群（Alport syndrome：AS）が疑われる場合に施行する．染色時には，必ず正常コントロールも同時に染色して比較評価する．典型的には，男性X染色体連鎖型AS（XLAS）では糸球体基底膜，ボウマン嚢のいずれも陰性，女性XLASではモザイクパターン，常染色体潜性AS（ARAS）では糸球体基底膜陰性，ボウマン嚢陽性，常染色体顕性AS（ADAS）では糸球体基底膜，ボウマン嚢ともに陽性を示すが，必ずしもこれらのパターンを示すとは限らないことに留意する．

b）膜性腎症における特異抗原

2009年のPLA2R1の発見以来，THASD7A，NELL1，EXT1/EXT2，SEMA3Bなど，膜性腎症の原因抗原が次々と明らかにされており，多くは蛍光免疫染色により評価される．小児の膜性腎症の臨床

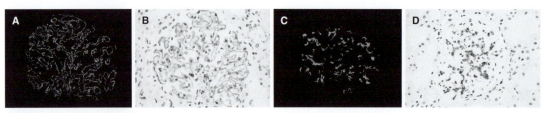

図3 蛍光抗体法と酵素抗体法による免疫染色
蛍光抗体法（A, C），酵素抗体法（B, D）
係蹄壁パターン（A, B：膜性腎症, IgG），メサンギウムパターン（C, D：IgA腎症, IgA）
〈口絵カラー7, p.viii 参照〉

的特徴は，成人と異なる点が多く，原因抗原についても成人とは特徴が異なる可能性が示唆されている[6]．

c) IgG サブクラス（IgG1, IgG2, IgG3, IgG4）

沈着する IgG の monoclonality の有無の評価や，膜性腎症における特発性と続発性の鑑別にしばしば用いられる．成人の膜性腎症では，特発性では IgG4 が優位で IgG1 とともに陽性を示し，IgG2 や IgG3 の沈着はわずかであるが，続発性では IgG1 や IgG4 に加えて，IgG2 や IgG3 も沈着する．しかし小児の膜性腎症では，特異抗原と同様，成人とは異なる沈着パターンを示すことが報告されている[5]．

d) C4d

移植腎において，抗体関連拒絶の判定に必須な染色である．C4d は細胞表面に比較的長期間にわたって沈着するため，補体活性化のよいマーカーとされる．固有腎では，膜性腎症で C4d の係蹄壁への顆粒状沈着が高頻度にみられる．

D 電子顕微鏡による診断[7,8]

a 電顕診断の目的

電顕では，糸球体基底膜の性状，ポドサイトや内皮細胞などの腎固有細胞や細胞内小器官の形態，沈着物の部位や性状などの観察を行うことによって，主に光顕や蛍光抗体法にで得られた所見を補足する役割を担うが，時には電顕が診断確定に重要な役割を果たす場合もある．

b 電顕診断による観察の基本事項

a）糸球体基底膜

内皮細胞とポドサイトの間に位置して係蹄壁を形成しており，内皮側より内透明層 lamina rara interna，緻密層 lamina densa，外透明層 lamina rara externa の三層構造からなる．厚さは，出生時には約 100 nm，1〜6 歳で 200〜250 nm，6〜11 歳では 250〜300 nm，12 歳頃までに成人と同程度（男性 370±50 mm，女性 320±50 mm）となる[9,10]．糸球体基底膜に認められる変化として，菲薄化，肥厚，断裂，融解，層状変化（lamination）/網状変化（reticulation）などがある．

b）ポドサイト（足細胞）

糸球体基底膜の尿腔側に位置し，細胞体からは足突起が伸びて基底膜に接している．隣接するポドサイトの足突起間では，幅約 40 nm のスリット状の間隙を有したスリット膜と呼ばれる濾過障壁が形成されている．微小変化型ネフローゼ症候群に代表される高度蛋白尿を呈する疾患では，しばしば足突起消失 foot process effacement（図4A）がみられる．その他のポドサイト傷害像としては，絨毛状変化（villous transformation），肥大（hypertrophy），空胞化（vacuolization）などがある．ポドサイトは終末分化細胞であるため分裂能や再生能を有さず，高度に傷害されると剝離（detachment）（図4B）がみられる．その結果，露出した係蹄は癒着や硬化性病変へと進展する．

c）内皮細胞

糸球体基底膜の内腔側に位置し，核周囲以外は細胞質が薄く，50〜100 nm の小孔（fenestra）を有する．内皮細胞が傷害された際には，腫大（swelling）や fenestra の消失，内皮下腔拡大（subendothelial widening）などがみられる．

d）メサンギウム

複数の係蹄を束ねて糸球体構造を維持しており，メサンギウム細胞と，メサンギウム細胞が産生するメサンギウム基質からなる．IgA 腎症や IgA 血管炎では，メサンギウムの細胞増多や基質増加みられ，メサンギウム領域および傍メサンギウム領域に沈着物を伴う．

e）沈着物

蛍光抗体法の結果と照らし合わせながら，メサンギウム（図4C），内皮下（図4D），上皮下（図4E），糸球体基底膜内といった沈着物の部位や電子密度，構造物の有無などを観察する．感染関連腎炎では，上皮下に瘤状の hump（図4F）が観察される．C3 腎症

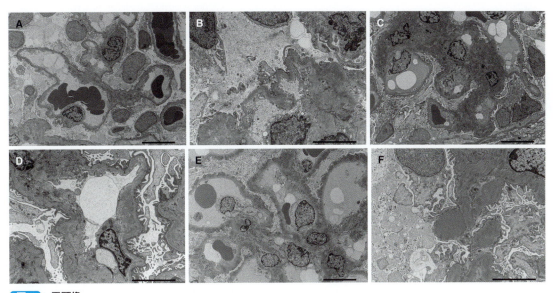

図4　電顕像
ポドサイトのびまん性足突起消失（A）と剝離（B），沈着物（メサンギウム [C]，内皮下 [D]，上皮下 [E]，hump [F]）

は，電顕で確認できる沈着物の部位や性状で，DDD（dense deposit disease）とC3腎炎に分類されている．なお，硬化性病変などでみられる浸み込み様の沈着では，免疫複合体と比較して電子密度が低い点で区別されるが，判断が難しい場合もある．

f）その他

とくに刷子縁を有する近位尿細管上皮細胞内には，ミトコンドリアが豊富に観察され，ミトコンドリア異常症では形態や数の異常がみられる．Fabry病では，ポドサイトやメサンギウム細胞などの細胞質内に，myelin bodyやzebra bodyと呼ばれる膜様構造物を認める．

おわりに

小児の腎生検病理診断に関して，評価方法や病変の定義など，とくに重要と考えられる基本事項を中心に解説した．臨床医が腎生検病理に関する知識を深めることは，患者にとってよりよい診療につながる可能性があり，本項がその一助になれば幸いである．

文献

1) 山中宣昭：腎生検に必要な各種染色法．日本腎臓学会，日本腎病理協会（編），腎生検病理アトラス改訂版，東京医学社，32-43，2017
2) 村上仁彦，他：光顕標本の作製と観察．腎と透析編集委員会（編）：腎生検・病理診断　腎と透析 Vol. 82 増刊号，東京医学社，43-70，2017
3) 日本腎病理協会，日本腎臓学会（編）：病変の定義と糸球体傷害パターン．日本腎病理協会，日本腎臓学会腎病理標準化委員会（編）：腎生検病理診断取扱い規約第1版，金原出版，20-29，2019
4) Working Group of the International IgA Nephropathy Network and the Renal Pathology Society：Kidney Int 76：546-556, 2009
5) Dettmar AK, et al.：Pediatr Nephrol 33：463-472, 2018
6) 小川弥生，他：所見の捉え方：免疫抗体法．日本腎臓学会，日本腎病理協会（編），腎生検病理アトラス改訂版，東京医学社，53-62，2017
7) Bonsib SM：Renal anatomy and Histology. Jannette JC, et al：Heptinstall's Pathology of the Kidney, 7th ed, Wolters Kluwer, 1-66, 2015
8) 浜口欣一，他：所見の捉え方：電子顕微鏡．日本腎臓学会，日本腎病理協会（編），腎生検病理アトラス改訂版，東京医学社，63-74，2017
9) Vogler C, et al.：Pediatr Pathol 7：527-534, 1987
10) Steffes MW, et al.：Lab Invest 49：82-86, 1983

〈井藤奈央子〉

9 遺伝子診断

1 総論

1990年より，ヒトゲノムに含まれる約30億個の塩基対すべての決定を目的として，ヒトゲノム計画が開始となり2003年に解読が完了した．DNA塩基配列を解析する技術（いわゆるシークエンス法）は，標的となる個々のDNA配列について一つずつ塩基配列を決定する従来法のサンガー法に対して，2005年に次世代シークエンサー（next generation sequencer：NGS）が登場し網羅的遺伝学的検査が可能となった．

腎疾患を有する症例において，遺伝学的検査を考慮する場面は様々な状況が考えられるが，大まかに三つのパターンについて説明する（図1）．①様々な腎外症状を有する場合は，染色体異常の可能性を疑い染色体検査やマイクロアレイ染色体検査が保険適応でもあることから優先する．②家族内発症でバリアント情報がある場合は，該当領域を直接シークエンスで確認する．③単一遺伝子による疾患が疑われる場合は，遺伝性腎疾患の原因となる遺伝子を含んだパネルによる次世代シークエンサーが使用される．それでも病的バリアントがみつからない場合は，さらに検索範囲を広げて，全エクソンシークエンスや全ゲノムシークエンスが行われることがある．

米国においてはNatera社のRenasight™という慢性腎臓病（CKD）に関連する385遺伝子を含んだパネルが2020年に保険適応となっているため，単一遺伝子疾患が疑われる際は積極的に利用されている．現在（2024年7月），日本で保険適応となっている腎疾患関連の遺伝学的検査はAlport症候群，先天性腎性尿崩症，鰓耳腎症候群，ネイルパテラ症候群，非典型溶血性尿毒症症候群（aHUS），ネフロン癆のみである．今後，ゲノム医療の進歩により解析コストの低下や保険収載される検査が変化することにより，このような診断方法は変化すると予想される．

2 各論（図2）

1）染色体検査

既知の染色体異常症の診断に有用である．

a G分染法

末梢血液中の白血球細胞を培養後，スライド上に標本を作製しギムザ染色を行うことにより判明する縞模様のバンドを評価することで，染色体全体の数

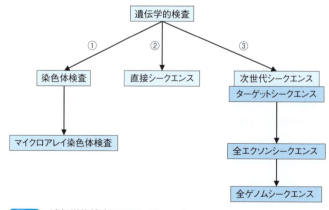

図1　遺伝学的検査のフローチャート

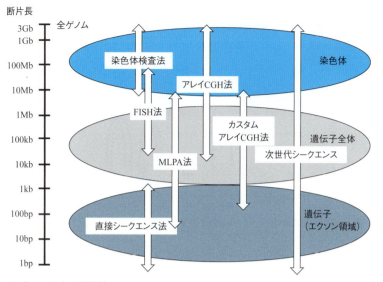

図2 遺伝学的検査とゲノムサイズ

や構造の変化を大まかに判定する検査法．染色体の数的異常や構造異常が診断可能である．

b FISH（Fluorescence in situ hybridization）法

G分染法と異なり，染色体上にハイブリダイゼーションさせた蛍光プローブの発色の有無で，特定領域の微細な欠失などを判定する．染色体の形態も合わせて評価できるため，染色体構造異常の確認に用いることも可能である．

2）マイクロアレイ染色体検査

ゲノム全体をカバーした多数のプローブを基盤に貼りつけ，染色体の領域別のコピー数を検査する方法である．正常対照検体と比較してコピー数を調べる比較ゲノムハイブリダイゼーション（array comparative genome hybridization，アレイCGH）があり，G分染法と比較して解像度が高い．しかし，疾患とは関連しないコピー数の変化も存在するため結果の解釈には注意が必要である．

3）直接シークエンス

病気の原因となるバリアントは，主にアミノ酸に翻訳される領域，エクソン（exon）に存在する．そのため，エクソンの外側の領域にあるintronにプライマーを設定してPCRで増幅し，さらにダイレクトシークエンス用のPCR（Sanger法）を行う．PCRで増幅したエクソン部分を鋳型（template）としてddNTPを用いて伸長反応を行い，こうして調整されたサンプルをキャピラリーシークエンサーで泳動する塩基配列を確定する．直接シークエンスで解析できる塩基長は1,000 bp程度に限定されるため，1回の解析ではエクソン1個，intronの短い領域であってもエクソン2個程度に限定される．

4）次世代シークエンス

標的とする領域の違いから主に三つに分けられる．ヒトの全ゲノムを読む全ゲノムシークエンス（Whole genome sequence：WGS），全エクソンを読む全エクソンシークエンス（Whole exome sequence：WES），調べたい遺伝子・領域のみを選択したターゲットシークエンス（パネルシークエンス）の3種類である．

a ショートリード

まずはゲノムを制限酵素などによって短い断片（数100 bp程度）にする．次に切断された短いDNA断片の両方の末端にアダプター配列を結合させる．Illumina社のHiseqやMiseqではブリッジPCRという方法を用いてフローセル上で標的DNAの各種断片を増幅させる．フローセルとよばれるスライドグラス上には，あらかじめアダプターと相補的に結合するプライマーが高密度に配置されており，サンプルのDNAはアダプターとフローセル上のプライマーと相補的に結合して橋（ブリッジ）がかかったような構造になる．この状態でDNAポリメラーゼによる伸長反応の後に変性させ，この反応を繰り返す

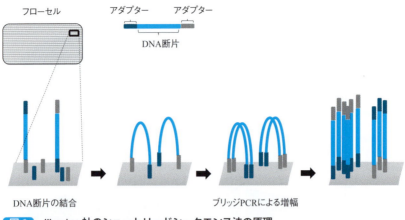

図3 Illumina社のショートリードシークエンス法の原理
（Illumina, Inc.のホームページを参考に作成）

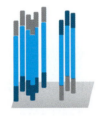

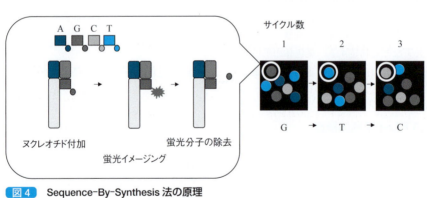

図4 Sequence-By-Synthesis法の原理
（Illumina, Inc.のホームページを参考に作成）

ことで，狭い面積の中で1本鎖DNAを固定しながら増幅することができ，これが塩基配列の解析の鋳型となる（図3）.

塩基配列の解析には，蛍光標識したdNTPの取り込みを，蛍光の色を読み取ることによって解析する．このdNTPは3'末端がブロックされており，1回の伸長反応で1塩基しか伸ばせず，1塩基ごとにどのdNTPが取り込まれたかを検出し，その後に蛍光物質とブロックを外して次の伸長反応を行う（図4）．このステップを繰り返し行い，解析を進めていく．このように断片の相補鎖を合成しながら配列を決定するためsequencing by synthesis（SBS）法と呼ばれている．

b ロングリード

ショートリード型次世代シークエンサーはゲノム配列を読む際に短い断片にしてから，並列で読み取り元通りに情報を再構築するという方法であるため，断片より長い繰り返し領域が存在する場合など，状況によっては解析が難しいという欠点があった．対してロングリードシークエンサーはゲノム配列を短い断片にせず，長いままで読み取るのが特徴である．リードが長いままで解読できるため，リ

9●遺伝子診断

表1	遺伝学的検査実施時に考慮される説明事項の例

1) 疾患名：遺伝学的検査の目的となる疾患名・病態名
2) 疫学的事項：有病率，罹患率，性比，人種差など
3) 病態生理：既知もしくは推測される分子遺伝学的発症機序，不明であればその旨の説明
4) 疾患説明：症状，発症年齢，合併症，生命予後などの正確な自然歴
5) 治療法：治療法・予防法・早期診断治療法（サーベイランス法）の有無，効果，限界，副作用など
6) 遺伝学的事項：
・遺伝形式：確定もしくは推定される遺伝形式
・浸透率，新生変異率，性腺モザイクなどにより生じる確率
・再発（確）率：同胞ならびに子の再発（確）率（理論的確率と経験的確率）
・遺伝学的影響：血縁者が罹患する可能性，もしくは非発症保因者である可能性の有無
7) 遺伝学的検査
・遺伝学的検査の目的（発症者における遺伝学的検査の意義），検査の対象となる遺伝子の名称や性質など
・遺伝学的検査の方法：検体の採取法，遺伝子解析技術など
・遺伝学的検査により診断が確定する確率：検査精度や検査法による検出率の差など
・遺伝学的検査によりさらに詳しくわかること：遺伝型と表現型の関係
・遺伝学的検査結果の開示法：結果開示の方法やその対象者
・発症者の遺伝学的検査の情報に基づいた，血縁者の非発症保因者遺伝学的検査，発症前遺伝学的検査，出生前遺伝学的検査などの可能性，その概要と意義
8) 社会資源に関する情報：医療費補助制度，社会福祉制度，患者・家族会，患者支援団体情報など
9) 遺伝カウンセリングの提供について
10) 遺伝情報の特性：
・生涯変化しないこと
・遺伝学的情報が血縁者間で一部共有されていること
・血縁関係にある親族の遺伝型や表現型が確率で予測できること
・発症する前に将来の発症の可能性について予測できる場合があること
・発症者の確定診断の目的で行われる遺伝学的検査においても，得られた個人の遺伝学的情報が血縁者のために有用である可能性があるときは，積極的に血縁者への開示を考慮すべきであること
・あいまい性が内在していること（あいまい性とは，結果の病的意義の判断が変わり得ること，病的バリアント（変異）から予測される発症の有無，発症時期や症状，重症度に個人差がありうること，医学・医療の進歩とともに臨床的有用性が変わり得ることなどである．）
11) 被検者の権利：
・検査を受けること，受けないこと，あるいは検査の中断を申し出ることについては自由であり，結果の開示を拒否することも可能であること
・検査を希望しなかったり，検査実施後に中断を申し出たり，結果を聞かないという選択をした場合でも以後の医療において不利な取り扱いを受けず，実施可能な範囲で最善の医療が提供されること
・検査前後に被検者がとり得る選択肢が提示され，選択肢ごとのメリット・デメリットが平易に説明されること

（日本医学会：医療における遺伝学的検査・診断に関するガイドライン（2022年3月改定）．2022（https://jams.med.or.jp/guideline/genetics-diagnosis_2022.pdf より）

ピート領域やGCリッチなど特定の解析ではショートリードより有利である．

5) コピー数多型

　コピー数多型（copy number variations：CNVs）とは，1細胞当たりゲノムDNAが，通常2コピーのところ，1コピー以下（欠失），あるいは3コピー以上（重複）となっている現象である．多くの単一遺伝子疾患の原因となることが知られている．CNVsは蛋白質をコードする遺伝子の配列に直接的に影響を及ぼし，蛋白質の機能喪失を引き起こすだけでなく，遺伝子量の増大や制御要素の欠損を引き起こし，間接的に遺伝子の発現量，蛋白質の発現量に大きく影響を及ぼす．

a 次世代シークエンスベースの解析

　次世代シークエンスデータを用いたCNVs解析は様々なものがあるが，一般的な方法はカバレッジデプスを用いた方法である．基本的な考え方としては，リードデプスがDNA領域のコピー数にほぼ比例するという仮定に基づいている．そのため，サンプルカバレッジとリファレンスサンプルの平均カバレッジを比較することで，欠失や重複を検出することができる．

b MLPA法（Multiplex ligation-dependent probe amplification）

　標的とする遺伝子（領域）に対して特異的に結合するプローブを用い，標的ゲノムDNA上でligationを行い，ligationされたDNAを鋳型とし蛍光標識プライマーでPCR増幅させ，異なる長さの増幅断片を電

Ⅰ総論　第3章　検査・診断法

気泳動解析により検出する．ピーク面積は標的遺伝子領域のコピー数を反映するため，重複や欠失を定量的に捉えることができる．

c カスタムアレイ CGH 法

アレイ CGH と原理は同じだが，ゲノム全体をカバーしたアレイ CGH とは異なり，対象とする領域をカスタムすることが出来るカスタムアレイ CGH 法は CNV 検出に有用である．対象領域を絞り，間隔を狭くオリゴプローベを選択することで欠失，重複領域を検出することが可能である．

3 検査を行う際の注意点

遺伝情報は不変性（生涯変化しない），共有性（家系で同じ情報を共有している可能性），予測性（将来の発症を予測できる可能性）をもっているという特性を理解し，注意して取り扱う必要がある．「医療における遺伝学的検査・診断に関するガイドライン 2022」の遺伝学的検査実施時に考慮される説明事項（表1）[1]を参考に説明することが望ましく，必要に応じて遺伝医療の専門家による遺伝カウンセリングが受けられる体制を整えておくことが推奨される．

文献

1) 日本医学会：医療における遺伝学的検査・診断に関するガイドライン（2022年3月改定）．2022（https://jams.med.or.jp/guideline/genetics-diagnosis_2022.pdf）

（長野智那）

I 総論 第4章 治療

1 輸液療法

1 輸液療法とは？

輸液療法(fluid therapy)は必要な水や電解質を点滴から経静脈的に補充する治療法であり，経口摂取が困難な場合や，水分・電解質・酸塩基平衡異常の正常化とその維持にとくに重要となる．輸液療法の目的は主に①初期輸液(補充輸液)，②維持輸液，③特定の病態を是正する輸液，に分けることができる．輸液療法は侵襲を伴う医療行為であり，厳密にその必要性を考慮した上で最適な組成・投与速度を選択する必要がある．経口補水療法(Oral rehydration therapy)は1960年代以降，発展途上国の脱水症治療において大きな恩恵をもたらしてきたが，近年，経口補水療法で治療可能な場合は経口補水療法を行い，真に必要な患者に輸液療法を行うべきであるという考えが広まりつつある．

2 輸液製剤の種類と体内での分布

輸液製剤はその張度により大きく等張液・低張液に分けることができる．張度(有効浸透圧)は溶液が細胞に対してどの程度の浸透圧をもっているかを表す概念で，細胞膜を通過しない物質により形成される．体内のコンパートメントは図1のように整理することができる．正常な総体水量(TBW)は年齢，性別，および体脂肪率により変動する．TBWは早産児では体重の約75～80％，正期産児では70％，1歳児では60％を占め，思春期後には男性で体重の60％，女性で体重の55％を占めるようになる．TBWは主に細胞内液と細胞外液の二つの主要な区分に分けられ，細胞膜により両者は隔てられている．細胞外液は間質液と血管内液から成り，細胞内液と細胞外液の比率も年齢とともに変化する．新生児では細胞内液と細胞外液が約1：1であるが，1～2歳で成人の分布に達し，細胞内液はTBWの約2/3を占めるようになる．

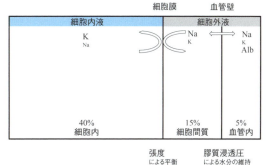

総体水量を60％とする

図1 体内のコンパートメント

1) 血漿浸透圧と張度の違い

浸透圧は水(溶媒)に溶けている溶質のモル数の総和から規定され，通常ヒトにおいて，血漿浸透圧は290 mOsm/kg/H2O前後に調整されている．

血漿浸透圧($Posm$)は，電解質，ブドウ糖，尿素窒素のすべての溶質により形成される浸透圧の総和となり，計算式は以下のとおりである．

$$Posm(mOsm/L) = 2 \times (Na + K)[mEq/L] + Glu/18[mg/dL] + BUN/2.8[mg/dL]$$

NaとKはそれらと同じ粒子の数の陰イオンが存在するため，水に溶けてイオン化した際には2倍になる．すなわち，1 mmol/LのNaClは溶液中ではNaとClに分かれるため2 mOsm/Lとなる．そのため，浸透圧の計算においてはNa，KのmEq数(1荷のイオンなのでmEq数＝mol数)を2倍する．一方，ブドウ糖，尿素窒素はイオン化しないため，1 mmol/Lは1 mOsm/Lとなる．ブドウ糖の分子量180 g/mol，尿素窒素の分子量28 g/molを反映させ上記の式となる．

次に張度は先述の通り，細胞膜を通過しない物質によって形成される．尿素窒素は血管壁を自由に通過できないが，細胞膜を自由に通過するため張度の

I 総論　第4章　治療

表1　市販の主な輸液製剤の組成

	浸透圧比 (対生理 食塩水)	張度 (mOsm/L)	Na⁺ (mEq/L)	K⁺ (mEq/L)	Cl⁻ (mEq/L)	Ca²⁺ (mEq/L)	Mg²⁺ (mEq/L)	ブドウ糖 (g/L)
生理食塩水	1	308	154		154			
乳酸リンゲル液 (ラクテック®)	約1	268	130	4	109	3		
糖加乳酸リンゲル 液(ラクテックD®)	約2	268	130	4	109	3		50
酢酸リンゲル液 (ソルアセト®)	約1	270	131	4	109	3		
重炭酸リンゲル液 (ビカーボン®)	約1	278	135	4	113	3	1	
ソリタ®T1	約1	180	90		70			26
ソリタ®T2	約1	208	84	20	66			32
ソリタ®T3	約1	110	35	20	35			43
5%ブドウ糖	約1	0						50

形成には寄与しない. 補液中のブドウ糖は体内ですぐに消費され, 分子量も大きいため, 少量ではその影響は微々たるものである. そのため, 血漿や輸液の張度は以下の式で表される.

$$張度(mOsm/L) = 2 \times (Na + K)\,[mEq/L]$$

2) 等張液・低張液の種類

　等張液とは張度が細胞内液・細胞外液と等しい製剤を指し, 「生理食塩水」と「調整等張晶質液(緩衝リンゲル液)」に大別される. 生理食塩水は0.9%塩化ナトリウム溶液として知られ, 血漿中の電解質をNa 154 mEq/L, Cl 154 mEq/L で代替している. 一方調整等張晶質液はリンゲル液に緩衝剤である乳酸・酢酸・重炭酸を付加したものである. それぞれの組成は**表1**の通りである.

　低張液には主に「1号液」「2号液」「3号液」「5%ブドウ糖液」などが存在する. 1号液は開始液として開発されKを含まない. 2号液は脱水補給液として開発されKやブドウ糖を含む. 3号液は維持液として開発された. しかしそのNa濃度は35 mEq/L と低く, 小児の維持輸液に用いるには不適切である(後述の維持輸液の項を参照). 低張液製剤もブドウ糖などを添加することで, 対生理食塩水浸透圧比は1に近づけてある.

3) 輸液製剤の体内での分布

　投与した製剤はすべて血管より体内に入る. ここで, 血管壁は水・電解質を自由に通すため, すべて血管内および細胞間質すなわち細胞外)に均一に分布する. 細胞内外に張度の勾配があれば水が移動する. 等張液を投与した場合, 細胞外の張度に変化ないため, 水の移動はこれ以上起こる必要がなくすべて細胞外にとどまることになる. 血管内と細胞間質の比率は概ね1:3であるため, 等張液は投与した量の1/4が血管内にとどまる. また, 輸液中のブドウ糖は速やかに代謝され水と CO_2 に分解されるので, 5%ブドウ糖液は電解質を含まない自由水と同等とみなすことができる. 自由水は張度を形成する電解質を含まないため, 細胞外液に一旦分布すると, 細胞外液の張度は下がる. そのため, 細胞内外の張度を均一にするため細胞内外での水の移動が起こる. 細胞内外に均一に分布するため細胞内:細胞間質:血管内でそれぞれ8:3:1に分布することになる. 各輸液がどのように体内に分布するかは等張液と自由水をどの割合で含むかで考えるとわかりやすく, 具体例を**表2**に示す.

3　初期輸液

　初期輸液は「まず最初に投与する輸液」ということであるが, 脱水症などの際に欠乏している体液や電解質を補う目的でおこなう補充輸液ともいえる. 初期輸液に関しては, 非代償性の(血圧低下を伴う)ショックを呈しているかどうかで輸液療法が大きく異なってくる.

1●輸液療法

表2 各輸液の体内での分布例

	Na$^+$＋K$^+$ (mEq/L)	理論上の割合		1,000 mL 投与した時の体内での分布		
		等張液	自由水	細胞内	細胞間質	血管内
生理食塩水	154	1000	0	0	750	250
ソリタ® T1	90	590	410	275	545	180
ソリタ® T3	55	360	640	425	430	145
5％ブドウ糖	0	0	1000	665	250	85

1) ショックの初期評価

ショックとは組織の酸素需要に比較して酸素供給が不十分なことで生じる危機的な状況である．多くは循環不全がある場合に起こり，迅速かつ適切な介入が求められる．日本小児科学会による小児診療初期対応コース（JPLS）では一次評価（ABCDE 評価）として気道・呼吸・循環・神経・外表所見と体温を確認することが提唱されている[1]．循環としては脈拍数/脈の強さ，末梢皮膚（色調/温度），毛細血管再充満時間（Capillary refill time：CRT），血圧を評価し，頻脈・末梢循環不全を認める代償性ショックと代償性ショックに加え低血圧を認める非代償性ショックの有無を確認する．呼吸数・心拍数の目安と収縮期血圧の許容下限値を**表3**[1]に示す．

2) 脱水症の重症度に関する初期評価

小児において，もっともよく遭遇するのは感染性胃腸炎などに伴う脱水症である．小児の脱水症の重症度分類は**表4**[2,3]のように示される．

軽症から中等症脱水症では経口補水療法による治療が可能であり，また逆に体重の9％を超える水分を喪失しているような重症では入院管理下での輸液療法が必要となる．また，意識障害や強い嘔吐，腸閉塞がある場合には経口補水療法は適切ではないため，輸液療法を行う必要がある．また，経口補水療法の不成功例も輸液療法の適応である．

3) ショックにおける初期輸液（輸液蘇生）

非代償性ショックにおける初期輸液療法として様々なアルゴリズムが提唱されている．例えば敗血症性ショックに関しては，American College of Critical Care Medicine（ACCM）−Pediatric Advanced Life Support（PALS）のアルゴリズムが世界的に普及している[4]．ACCM−PALS のアルゴリズムでは体液過剰の徴候（努力呼吸，ラ音，奔馬調律，肝腫大）がなければ，20 mL/kg/回の等張生理食塩水のボーラス投与が推奨されている．ショック状態が遷延していれ

表3 呼吸数・心拍数の目安と収縮期血圧の許容下限値

	0〜1 歳	1〜3 歳	3〜6 歳	6〜15 歳	成人
呼吸数 (回/分)	30〜60	20〜40	20〜30	15〜25	10〜25
心拍数 (回/分)	110〜160	90〜140	80〜120	60〜110	60〜100
血圧 (mmHg)	＞70	＞70＋(2×年齢)			＞90

（日本小児科学会 JPLS 委員会（編），公益社団法人日本小児科学会（監）：JPLS ガイドブック：小児診療初期対応コース．日本小児科学会，2021 より改変）

ば，2 回まで追加投与が可能である．ただし，ACCM−PALS アルゴリズムにおいても，その安全性や有効性の検証が十分とは言えない．例えば，アフリカで行われた FEAST study では生理食塩水やアルブミンのボーラス投与による死亡率の増加が報告されている[5]．医療資源が乏しく，侵襲的なモニタリングや昇圧剤の使用，挿管管理などが十分にできていなかったことも原因の一つとして考えられているが，ボーラス投与では呼吸および神経機能の悪化，高 Cl 性アシドーシスの増加，ヘモグロビンの減少など，様々なリスクがあることを認識しておくべきである．さらに，心原性ショックにおいては投与量の減量が必要であり，5〜10 mL/kg のボーラス投与（より緩徐に 10〜20 分かけて）と必要に応じた反復投与が推奨されている．また，閉塞性ショックなどでは速やかに原因を取り除くことが先決である．以上より，ショックを認識した時点で，骨髄針もためらわずに迅速に投与経路を確保したうえで輸液蘇生を行うが，そのボーラス投与はリスクを把握したうえで，頻回にその効果を再評価しながら用いる必要がある．わが国の「日本版敗血症診療ガイドライン2020（J−SSCG2020）」では，「本邦の集中治療管理が可能な医療環境においては，急速輸液による初期蘇生は依然として小児敗血症診療の基本であるものの，従来の 20 mL/kg/回よりもやや控えめな等張晶

109

Ⅰ 総論　第4章　治療

表4	小児の脱水症の重症度分類		
	脱水症なし～ごく軽度の脱水	軽度～中等度脱水	重症脱水
体重減少	＜3％	3～9％	＞9％
精神状態	良好・覚醒	正常 疲れている・落ち着きがない 易刺激性	無気力 傾眠 意識消失
口渇	通常飲水 飲水を拒否することもある	口渇あり 飲水したがる	ほとんど飲まない 飲水困難
心拍数	正常	正常～増加	頻脈 重症の場合は徐脈
脈の状態	正常	正常～減弱	弱い 触知できない
呼吸	正常	正常 早い	深い
眼	正常	わずかな陥凹	深い陥凹
涙	あり	減少	なし
口・舌	湿っている	乾燥している	非常に乾燥している
皮膚 turgor	正常	低下	低下
CRT	正常	延長	延長 ほとんど回復しない
四肢	暖かい	冷たい	冷たい 斑状 チアノーゼ
尿量	正常～減少	減少	ほとんどなし

（American Academy of Pediatrics, et al.：Pediatrics 97：424-435, 1996/King CK, et al.：MMWR Recomm Rep 52：1-16, 2003 より改変）

質液 10～20 mL/kg/回のボーラス投与が妥当であろう」と記載されている[6].

4）重症脱水の非ショック症例における初期輸液

　ショックでなければボーラス投与は不要である。非ショック症例で輸液が必要な脱水の場合，10～20 mL/kg/時での等張液の投与が原則である。1～2 時間の投与ののち，循環不全改善の指標として排尿が確認できれば上記での初期輸液は終了する。その後，喪失体液量の補充が必要な状態であれば継続して補充輸液を行うが，経口補水療法を行える状況であれば輸液から切り替えることも可能である。

4　維持輸液

　維持輸液とは，現時点で体液欠乏のない患者において，恒常状態を保つための輸液である。入院中の患者における維持輸液の組成や速度を検討する場合には抗利尿ホルモン（ADH）の分泌を加味する必要がある。本来 ADH は体内の水分量調整のため血漿浸透圧上昇に伴い分泌され，腎集合管主細胞の V2

受容体に結合しアクアポリン受容体を介する自由水の再吸収を促進させることで尿量低下・血清 Na 濃度の低下をもたらす。しかし，ADH はストレスホルモンとも呼ばれ，中枢神経疾患・肺疾患・嘔吐・手術侵襲などのストレス状態にある場合に非浸透圧刺激性に ADH が過剰分泌されることがしばしばある。したがって，この不確定要素である ADH の影響をすべて計算したうえで維持輸液を計画することは困難であり，綿密なモニタリングと輸液組成や速度の適切な見直しが必要不可欠である。

1）維持輸液の投与量と Holliday & Segar の式

　維持輸液の投与量に関して，1957 年に Holliday と Segar が報告を行った「4-2-1 ルール」は以下の通りである[7].

　体重＜10 kg：｛4×（体重）kg｝mL/時
　体重 10～20 kg：｛40＋2×（体重－10）kg｝mL/時
　体重＞20 kg：｛60＋1×（体重－10）kg｝mL/時
　最大 100 mL/時，2,400 mL/日

　これは小児が安静時に必要なカロリーを消費するために必要な水分量から算出したもので，電解質に

関しても水分量の算定と同様にカロリー消費に必要な量から算出した結果，NaおよびClは20〜30 mEq/L，Kは10〜20 mEq/Lが必要と算出された．これにブドウ糖を加えた組成は3号液（NaCl 35 mEq/L，K 20 mEq/L，5％ブドウ糖）と類似しており，かつては4-2-1ルールに基づく3号液の投与が小児の維持輸液として一般的であった．しかし，1990年代以降，先述のADH過剰分泌に分泌に伴う医原性低Na血症の危険性が認識されるようになり，現在は小児の維持輸液において3号液を用いることは禁止されている．また輸液量に関しても，非浸透圧刺激性ADH分泌亢進が予想される状況では維持輸液の減量を行うというのが現実的ではあるものの，それに関して，現状，十分なエビデンスが存在しない．イギリスのNICEのガイドラインには「非浸透圧性刺激によるADH分泌のリスクがある場合にはルーチンの維持輸液量の50〜80％の量または不感蒸泄300〜400 mL/m²/日に尿量を加えた量に減量することを考慮する」と記載されている[8]．

2）維持輸液の組成

3号液相当の組成は小児の維持輸液として適切ではないということはコンセンサスが得られてきた段階で，それではどのような組成を用いて維持輸液を行うべきか様々な研究が行われてきた．その多くのPrimary outcomeは医原性低ナトリウム血症の発生であり，多くは等張液を用いたほうが低張液を用いるよりも低ナトリウム血症のリスクが低くなるという結果であった．こういった研究成果を受けて，諸外国のガイドラインでは小児の維持輸液として等張液の使用が推奨されている．しかし近年，小児救急病棟に入院し輸液療法を行った急性疾患の小児患者を対象とし，市販の等張液（Na：140 mEq/L，K：5 mEq/L，Cl：98 mEq/L，5％ブドウ糖）投与群と2号液相当の低張液（Na：80 mEq/L，K：20 mEq/L，Cl：100 mEq/L，5％ブドウ糖）投与群でランダム化比較試験が行われた[9]．その結果，等張液群のほうが低カリウム血症の発症が多く，低張液群でも132 mEq/L以下の低ナトリウム血症を認めた患者はいなかったことが明らかになった．ここで用いられている低張液はいわゆる3号液相当ではなく2号液相当であり，かつ試験のなかでは適切にモニタリング（連日の採血・体重測定など）がなされており，必要に応じて製剤変更がなされている状況下であることに注意が必要だが，市販の等張液では低カリウム血症のリスクがあること，2号液相当製剤による維持輸液は

適切にモニタリングを行えば，比較的安全に用いられる可能性が高いことが示されている．

5 輸液に関するトピックス〜生理食塩水と緩衝リンゲル液の違い

生理食塩水と緩衝リンゲル液はともに「等張液」であるが，それぞれ異なった性質をもつ．「生理」食塩水は0.9％塩化ナトリウム溶液として知られ，血漿中の電解質をNa 154 mEq/L，Cl 154 mEq/Lで代替している．また，大気中の二酸化炭素が溶解することでpHが下がっており，輸液製剤のpHは約5.5である．ただし，生理食塩水を大量輸液するとアシドーシスになる主因は製剤自体のpHではなく，生理食塩水に緩衝基が含まれないことによる血漿中の緩衝系の希釈と，Cl負荷によりアニオンギャップ正常の高Cl性代謝性アシドーシスが引き起こされるためと考えられている．重症患者における高Cl血症と代謝性アシドーシスに関連する急性腎不全も時に問題になる．

生理食塩水以外の等張液として各種緩衝リンゲル液（調整等張晶質液）が存在する．現在，リンゲル液には「乳酸リンゲル液」「酢酸リンゲル液」「重炭酸リンゲル液」があり，さらに製剤により糖が付加されているものとされていないものが存在する（表1）．乳酸リンゲル液が最初に開発されたが，乳酸から緩衝基として働く重炭酸が産生されるためには肝臓で代謝される必要がある．肝臓で乳酸が代謝できる状態であれば問題ないが，代謝できないような状態の場合には乳酸が蓄積し，アニオンギャップ開大性の代謝性アシドーシスを増悪させる原因ともなる．酢酸は骨格筋でも代謝することができるため，より様々な患者で使用しやすい．ただ，一番「生理」的なのは体内に存在する重炭酸が直接付加されたものであり，炭酸水素ナトリウムをそのままリンゲル液に付加すれば体内での代謝の必要がなくリスクが低いと考えられるものの，以前は技術的な問題で困難であった．しかしキレート剤の使用・パッケージの工夫やpH調整によりそれが可能となり，ビカーボン®として2004年にわが国より販売開始されている．ビカーボン®には乳酸リンゲル・酢酸リンゲルには含まれていないMgも配合されているため，Mgの維持・補正効果が優れているという利点も持ち合わせている．

ヒトの体は様々な調節機構をもっており，「正常」な患者に投与する分にはこれらの製剤の違いは大き

Ⅰ総論　第4章　治療

な問題にならないはずである．しかし，その投与量が大量の場合や患者のおかれた状況によっては問題になる．例えば腎不全のリスクがある患者では0.9％生理食塩水の投与による高Cl血症が大きな問題になり，ミトコンドリア病や肝不全などでTCA回路が障害されてる場合には，乳酸リンゲルの投与を避け，重炭酸リンゲルもしくは酢酸リンゲルを用いるべきである．またショックなどにより全身の代謝に異常を生じている場合には重炭酸リンゲルが有効であると考えられる．ただし，他の薬剤との相互作用（配合変化）を考えた際に最も使用しやすいのは生理食塩水であり，重炭酸リンゲルにはMgを含んでいることにも注意が必要である．また，価格の面では重炭酸リンゲルが最も高価で生理食塩水が最も安価であることも留意しておく必要がある．

文献

1) 日本小児科学会 JPLS 委員会（編），公益社団法人日本小児科学会（監）：JPLS ガイドブック：小児診療初期対応コース．日本小児科学会，2021
2) American Academy of Pediatrics, et al.：Pediatrics 97：424-435, 1996
3) King CK, et al.：MMWR Recomm Rep 52：1-16, 2003
4) Davis, AL, et al.：Crit Care Med 45：1061-1093, 2017
5) Maitland K, et al.：N Engl J Med 364 26：2483-2495, 2011
6) 江木盛時，他：日本版敗血症診療ガイドライン 2020．日集中医誌 28：s1-s399，2020
7) Holliday MA, et al.：Pediatrics 19：823-832, 1957
8) NiCE：2020 Surveillance of intravenous fluid therapy in children and young people in hospital（NICE guideline NG29）. Published：09 December 2015 Last updated：11 June 2020
9) Lehtiranta S, et al.：JAMA Pediatr 175：28-35, 2021

（堀之内智子）

I 総論　第4章／治療

2 薬物療法①ステロイド・免疫抑制薬

1 ステロイド

1）体内動態と作用

健常者の生体では1日7〜10 mgのコルチゾールが産生され[1]，6時〜9時で最高値となり，20時〜2時で最低値となる[2]．そのため，コルチゾールの生理学的な変動のバランスを考えると，グルココルチコイドの投与量は朝の投与量が多いほうが生体リズムには合っている．グルココルチコイドは細胞質内のグルココルチコイド受容体と結合して，様々な過程をとり遺伝子転写の活性化と抑制に影響を与え，炎症の抑制へと働く．プレドニゾロン30〜100 mg程度でグルココルチコイド受容体は飽和するといわれているが，生体においては不明な点も多い[3,4]．ステロイドパルスなどの高容量で効果を認める点は，遺伝子転写ではなくアラキドン酸カスケードに関連する抗炎症作用が働いていると考えられている[5]．また，ステロイドも種類によって効果や副作用も様々である（表1）．

ステロイド薬はコルチコステロイドに結合するαグロブリンであるトランスコーチンや血中のアルブミンと結合することで，グルココルチコイド受容体への作用が阻止される．ネフローゼ症候群は低アルブミン血症であるため結合型ステロイドの濃度は健常者に比較し低下するが，ステロイドクリアランスの点から生理学的に重要な非結合型の濃度は一定となる[6]．そのため投与量を変更とする指針は無い．

プレドニゾロンは経口投与では30分間で吸収され，半減期は3時間半である．クリアランスは年齢とともに低下し，12歳未満は12歳以上よりも33％高い[7]．また朝のクリアランスは夜より18〜28％低い．

グルココルチコイドの濃度を上昇させる薬剤はカルバマゼピン，クラリスロマイシンやポルコナゾールなどの抗真菌薬，カルシニューリン阻害薬などCYP3A4を阻害する薬剤，また低下させる薬剤はMg含有制酸薬やカルバマゼピンやフェノバルビ

表1　ステロイドの種類と効果比較

作用時間	種類	抗炎症作用比	同等の効果量（mg）
短時間	ハイドロコルチゾン	1	20
	コルチゾン	0.8	25
中間時間	プレドニゾロン	4	5
	メチルプレドニゾロン	5	4
長時間	デキサメサゾン	30	0.75
	ベタメサゾン	30	0.6

タールなどがあり処方時には併用薬剤に注意が必要である[2]．

2）副作用

多彩なステロイドの副作用を把握することに加え，出現する時期（例えば眼圧上昇は数日単位で出現するが白内障は数か月から年単位など）にも注意したい．1日使用量と使用期間，またステロイド感受性に関する遺伝子の違いから副作用の出現も異なるため個々に合わせて観察することが重要である．成人では副作用のリスクは1日5〜10 mgと10〜15 mg内服ではオッズ比が4.5と32.3と差がある[8]．しかし5 mgでも2年間投与による調節相対リスクは1.24であるため少量でも副作用には注意が必要である．副作用の種類は高血糖，体重増加，Cushing症候群の外観特徴，皮膚線条（初期に赤く次第に退色するが痕は残るため患者の精神的負担は大きい），多毛，ざ瘡（真菌感染であるマラセチアと区別する），ミオパチー（筋力低下）や皮膚の知覚過敏，神経精神症状，不眠，白内障，低年齢では不機嫌や頭痛が主訴ともなる緑内障，感染，身長の抑制，脂質異常症，脂肪肝，膵炎など多岐にわたる．ワクチンの接種に関しては「免疫不全状態にある患者に対する予防接種ガイドライン2024」を参照されたい．ステロイドによる高血圧の機序は不明であるが，体液貯留や高血圧もプレドニゾロン7.5 mg以下では差は

I 総論　第4章　治療

ないがそれ以上の量を内服する際は高血圧に注意し[9]．小児でも高用量ステロイドで不整脈を認めたり，ネフローゼ症候群では過凝固状態も相まって静脈血栓を併発したり血管炎の際は肺梗塞なども認めるため疑って診察を行う．胃炎胃潰瘍はステロイド単独による推定相対リスクは 1.1〜1.5 と軽微であるが NSAID との併用で 4 倍になる[10]．骨粗鬆症は小児に関しても記載がある「グルココルチコイド誘発性骨粗鬆症の管理と治療のガイドライン 2023」で小児の CQ は小児のグルココルチコイド誘発性骨粗鬆症には，ビスホスホネート製剤は提案する（エビデンスレベル D：とても弱い），推奨 2（行うことを弱く推奨）であった．その他の CQ も成人対象ではあるが参考にしたい．筆者の経験ではステロイド投与前の骨密度が低値の児も少なくないため，ステロイド使用後の骨密度の測定だけでステロイドの副作用と考えないようにすべきである．またステロイド投与の急激な中止に伴い副腎不全症状（倦怠感，めまい，色素沈着，食欲不振，嘔吐，脱水，腹痛，低血圧，低血糖，低ナトリウム血症，高カリウム血症，甲状腺や性腺機能低下）は減量時に伴う副作用として観察が必要である．

3) 投与方法

様々な腎疾患でプレドニゾロンの初期内服は 0.5〜2 mg/kg/日，分 3 で用いられることが多い．筆者の施設ではステロイドパルス療法はメチルプレドニゾロンを 1 日 1 回 20〜30 mg/kg/回（最大 1 回 1 g）5 ％糖液と混合し 1〜2 時間で投与している．3 日連日の投与を 1 クールとし 2〜3 クール投与することが多い．ステロイドパルス療法は合併症として高血圧や不整脈を認めるため定期測定が必要である．

4) 周術期の使用

プレドニゾロン投与が 3 週間未満，連日 5 mg 未満，隔日 10 mg 未満であれば同量を継続し経過観察する[11]．連日 5〜20 mg を 3 週間以上投与であれば早朝のコルチゾール測定を行い，コルチゾールの値によってプレドニゾロンの追加投与をするか，ACTH 刺激試験を行い刺激後コルチゾールの値で判断する．

成人のステロイドカバーは鼠径ヘルニアなどの侵襲が小さい手術では通常通り朝のステロイド投与のみで追加は不要である．血行再建や関節手術などの中等度手術では通常の朝のステロイドと処置前に 50 mg のハイドロコルチゾンと術後も 25 mg のハイドロコルチゾンを定期投与する．腸管切除や開胸手術のような大手術では朝のプレドニゾロンに加え処置前に 100 mg，術後に 50 mg 投与し，その後減量しながら投与する[12]．

小児では水様性ヒドロコルチゾン 25 mg/m² を静脈投与後に 100 mg/m² の静脈内持続が行われている[13]．

2 免疫抑制薬

現在，腎疾患で使用されている免疫抑制薬は 1）プリン代謝拮抗薬，2）カルシニューリン阻害薬，3）アルキル化薬，4)m-TOR 阻害薬がある．

1) プリン代謝拮抗薬

プリン代謝拮抗薬は de novo 系（ミコフェノール酸モフェチル：MMF）と salvage 系（アザチオプリン：AZP，ミゾリビン：MZB）に分かれる．*de novo* 系のほうがリンパ球の選択性が高い．MMF は催奇形性流産のリスクがあるため妊娠希望者には薬剤の変更が必要である．

AZP は分解され 6-メルカプトプリン（6-MP）となり DNA 合成する酵素である．イノシン 1 リン酸脱水素酵素（IMPDH）を阻害し白血球合成を抑制する．近年 6-MP に感受性が強い *NUDT15* の R139 遺伝子多形の保有率が日本の炎症性腸疾患患者でホモが 3.8 ％，ヘテロが 21.8 ％であり，当該の患者には白血球減少や脱毛などの副作用が出やすいため薬剤の使用に注意が必要である．*NUDT15* 遺伝子多形検査は 2019 年に保険適応になり，使用前の検査が推奨される．また，AZP は腎疾患で使用されるアロプリノールやエナラプリルとの相互作用で骨髄抑制などの副作用の頻度が増すため注意が必要である[14]．

MMF は代謝拮抗薬であり，DNA や RNA の原料となるデオキシリボヌクレオチドやリボヌクレオチドをアミノ酸から合成を抑制する．また合成酵素である DNA ポリメラーゼや RNA ポリメラーゼ II に作用し抑制をする[15]．慢性腎不全では代謝産物の蓄積で消化器症状を認め，また高脂肪食と同時摂取で生物学利用率が著しく低下する．また，制酸薬やマグネシウム・カルシウム製剤やセベラマーはミコフェノール酸の吸収を 17〜37 ％[16]，コレスチラミンは 40 ％[17]，プロトンポンプ阻害薬は 25 ％低下させる[18]．

MZB はプリン代謝の de novo 経路の酵素を阻害し DNA 合成を抑制する．日本で開発された薬剤であり原発性糸球体疾患によるネフローゼやループス腎炎へ適用をもつ．副作用として尿酸の上昇を認める

2 ● 薬物療法①ステロイド・免疫抑制薬

表2　プリン代謝拮抗薬の処方例
アザチオプリン：1〜2 mg/kg（最大 100 mg/日），分 2 ミコフェノール酸モフェチル：1,000〜1,200 mg/m²/日 　　　　　　　　　　　（最大 2 g/日），分 2 　　　　　　　　　　　トラフ 2.0 μg/mL〜 ミゾリビン：4 mg/kg/日（最大 150 mg/日）分 2 　　　　　　　　　　　C2 が 3.0 μg/mL〜 　　　　高用量投与　7〜10 mg/kg/日，分 1

表3　カルシニューリン阻害薬の処方例
タクロリムス：0.05〜0.1 mg/kg/日，分 2 　　　　　　　トラフ 5〜10 ng/mL シクロスポリン：2.5〜5 mg/kg/日，分 2 　　　　　トラフ 100〜150 ng/mL　内服開始〜3 か月 　　　　　　　　80〜100 ng/mL　4〜12 か月 　　　　　　　　60〜80 ng/mL　13 か月〜 ボクロスポリン：47.4 mg，分 2 適宜減量（成人）

表4　シクロフォスファミドの処方例
・全身性エリテマトーデス： 　静脈投与 　　低用量投与 500 mg/m²　4 週間間隔　6 回（小児） 　　高用量投与 500〜1,000 mg/m²　4 週間間隔　6 回 　　（成人） 　内服投与 　　1 日 50〜100 mg ・ネフローゼ症候群：内服投与のみ 　　1 日 50〜100 mg　8〜12 週（成人） 　　1 日 2 mg/kg　8〜12 週（小児）

表5　エベロリムスの処方例
エベロリムス：腎移植　1.5 mg/日，分 2　（成人） 　　　　　　0.8 mg/m²/日，分 2 で開始（小児） 　　　　　　トラフ 3〜8 ng/mL 　　　　腎血管性筋脂肪腫　10 mg/日，分 1　（成人） 　　　　3 mg/m²/日を 1 日 1 回経口投与（小児） 　　　　トラフ 3〜8 ng/mL

ことがある．処方例を**表2**に示す．

2）カルシニューリン阻害薬

　腎疾患においては，カルシニューリン阻害薬は1983 年にサンディミュンが使用開始され，その後改良をされシクロスポリン（CsA）が現在様々な疾患に使用されている．その後，筑波の土壌からタクロリムス（TaC）が発見され，多毛が少ないことからも使用されている．その後半減期が長くなったグラセプター®が登場し移植領域で使用される．またわが国でも 2024 年に食後の血中濃度が安定しやすいボクロスポリンがループス腎炎に 15 歳以上に 6 Cap 分 2（適宜減量可能）で使用できるようになった．CsA は細胞内でシクロフィリンと，TaC は FK506 結合蛋白1A と結合しカルシニューリンを阻害することで，T細胞の活性化に重要な NFAT（nuclear factor of activated Tcell）活性が抑制され IL-2 やインターフェロンγの産生を抑制する．CsA は CYP3A4，TaC は CYP3A5の関与が大きい．副作用として，易感染性に加え，尿細管間質障害や耐糖能の異常を認める．CsA では多毛や歯肉増殖に注意が必要であるが，ミトコンドリア障害の保護作用もあるとされている点は特徴的である[19]．処方例を**表3**に示す．

3）アルキル化薬

　シクロフォスファミドは歴史の長い薬剤であるため，効果や副作用は十分に把握されている．ネフローゼ症候群や全身性エリテマトーデス（SLE）をは

じめとする様々な血管炎に幅広く使用されている．DNA に結合し架橋をすることで DNA 分裂ができないため，細胞増殖抑制効果を認めアポトーシスによりリンパ球の増殖を抑制する．そのため細胞分裂が早い癌細胞や生殖細胞や毛髪には影響を認めやすい．

　薬剤は肝臓で分解され，変換された物質の 1 つであるアクロレインは心臓と膀胱の毒性に関与する．効果面で MMF と類似する点もあるが，髄液移行や過去のエビデンスが揃っている点からは副作用を把握したうえでの使用は有用である．

　男性の性腺障害に関しては累積 300 mg/kg で無精子症のリスクが上昇し，KDIGO ガイドラインでは168 mg/kg までと記載がある．女性では 200 mg/kgで不妊症に関しては安全が高く[20]思春期以降は 300mg で生じると報告されている[21]．その他嘔吐，出血性膀胱炎，膀胱癌，間質性肺炎，などにも十分注意をして使用する．処方例を**表4**に示す．

4）mTOR 阻害薬

　放線菌が産生する物質としてシロリムスが発見された．シロリムスは mTOR と結合し細胞と血管の増殖シグナルを阻害する．一部の分子を置き換えたエベロリムスは 2007 年に心移植の拒絶反応抑制から腎移植の適応拡大となる．アフィニトール®は結節性硬化症の腎血管筋脂肪腫をはじめ結節性硬化症全体での適応となっている．小児の血管筋脂肪腫にも成人同様の有効性が示されている[22]．細胞内の蛋白質キナーゼを抑制する薬剤であり，m-TORC1 とm-TORC2 の主に m-TORC1 に作用し活性を抑制する．m-TORC1 は Th1，Th2，TH17 の分化を促進するため mTOR を抑制することで制御性 T 細胞の分化

I 総論　第4章　治療

を促進し免疫抑制効果を示す．B細胞の増殖抑制効果の報告も認める[23]．特徴的な副作用は口内炎や脂質異常症であり，緩徐に内服量を増量することで軽減できることもある．口腔内ケアや脂質経過観察が必要となる．また線維化の抑制もありカルシニューリン阻害の減量目的にも使用される．処方例を表5に示す．

文献

1）Kerrigan JR, et al.：J Clin Endocrinol Metab 76：1505-1510, 1993
2）Czock D, et al.：Clin Pharmacokinet 44：61-98, 2005
3）Buttgereit F, et al.：Steroids 67：529-534, 2002
4）Kirwan J, et al.：Curr Opin Rheumatol 19：233-237, 2007
5）Ratman D, et al.：Mol Cell Endocrinol 380：41-54, 2013
6）Schijvens AM, et al.：Pediatr Nephrol 34：389-403, 2019
7）Hill MR, et al.：Clin Pharmacol Ther 48：390-398, 1990
8）Saag KG, et al.：Am J Med 96：115-123, 1994
9）Whitworth JA：Kidney Int Suppl 37：S34-37, 1992
10）Piper JM, et al.：Ann Intern Med 114：735-740, 1991
11）Marik PE, et al.：Arch Surg 143：1222-1226, 2008
12）Christy NP：Corticosteroid withdrawal. In：Current Therapy in Endocrinology and Metabolism, 3rd ed, Bardin CW（ed）, BC Decker, 113, 1988
13）長谷川行洋：副腎不全．楽しく学ぶ小児科分泌．診断と治療社，268-276，2014
14）Kakuta Y, et al.：J Gastroenterol 53：1065-1078, 2018
15）Allison AC, et al.：Immunopharmacology 47：85-118, 2000
16）Abd Rahman AN, et al.：Clin Pharmacokinet 52：303-331, 2013
17）Bullingham RE, et al.：Clin Pharmacokinet 34：429-455, 1998
18）Schaier M, et al.：Rheumatology（Oxford）49：2061-2067, 2010
19）Wiederrecht G, et al.：Ann N Y Acad Sci 1993 Nov：9-19, 1993
20）Latta K, et al.：Pediatr Nephrol 16：271-282, 2001
21）Rivkees SA, et al.：JAMA 259：2123-2125, 1988
22）Wu CQ, et al.：Urology 139：161-167, May, 2020
23）Dantal J：Expert Opin Pharmacother 13：767-778, 2012

参考文献

・日本骨代謝学会，他（編）：グルココルチコイド誘発性骨粗鬆症の管理と治療のガイドライン 2023．南山堂，2023
・日本小児感染症学会（監），免疫不全状態にある患者に対する予防接種ガイドライン 2024 作成委員会（編）：免疫不全状態にある患者に対する予防接種ガイドライン 2024―がん患者，移植患者，原発性免疫不全症，小児期発症疾患に対する免疫抑制薬・生物学的製剤使用者，等―．協和企画，2024

（田中征治）

I 総論　第4章　治療

3 薬物療法② 生物学的製剤（リツキシマブ，エクリツマブ）

1 リツキシマブ（抗CD20抗体薬）（図1）

1）保険適用

①難治性のネフローゼ症候群（頻回再発型あるいはステロイド依存性，ステロイド抵抗性〈2024年9月24日承認〉を示す場合）
②多発血管炎性肉芽腫症，顕微鏡的多発血管炎（成人例のみ）
③既存治療で効果不十分なループス腎炎
④腎移植における抗体関連型拒絶反応の抑制，抗体関連型拒絶反応の治療

本項では主に①を概説する．

2）作用機序

抗CD20抗体薬は，①補体依存性細胞傷害（CDC），②抗体依存性細胞介在性細胞傷害（ADCC）・抗体依存性細胞貪食（Antibody-Dependent Cell-Mediate Phagocytosis：ADCP），③直接的な細胞死の誘導，の三つの主要な作用機序によって成熟B細胞を特異的に消失させる．その生物学的効果の違いより，タイプ1抗体（リツキシマブ，オファツムマブ：細胞膜で様々なシグナル伝達物質が集積する脂質ラフトへCD20分子を誘導することで補体を動員しCDC活性が優れる），タイプ2抗体（オビヌツズマブ：CD20分子は移行させないがADCCおよびADCP活性や直接的な細胞死の誘導活性は強い）の二つに分けられる[1]（表1）．抗CD20抗体薬は，これまでヒト・マウスキメラ型抗体の第1世代（リツキシマブ），ヒト型抗体の第2世代（オファツムマブ），糖鎖改変型ヒト化抗体の第3世代（オビヌツズマブ）へと進化してきたが，現在，小児腎疾患に保険適用があるのはリツキシマブ（ネフローゼ症候群：2014年8月，ループス腎炎：2023年8月）のみである．難治性のネフローゼ症候群に対するリツキシマブの有効性の作用機序は不明であるが，その再発抑制効果がB細胞（特にメモリーB細胞）の枯渇期間中に限定されることからループス腎炎などの自己免疫疾患と同様に免疫学的機序が推測されている．以前に推測されていたリツキシマブのポドサイトに対する直接作用は，その作用をもたないオファツムマブも同様の再発抑制効果を発揮することから現在では疑問視されてい

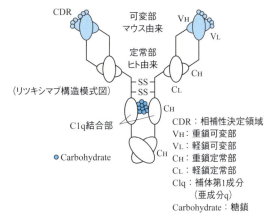

図1　リツキシマブの基本構造概略
（リツキサン®医薬品インタビューフォームより引用）

CDR：相補性決定領域
V_H：重鎖可変部
V_L：軽鎖可変部
C_H：重鎖定常部
C_L：軽鎖定常部
C1q：補体第1成分（亜成分q）
Carbohydrate：糖鎖

表1　抗CD20抗体薬の比較

	世代	タイプ	性状	CDC活性	ADCC活性	ADCP活性	直接的な細胞死の誘導活性
リツキシマブ	1	I	マウス・ヒトキメラ型	++	+	++	+
オファツムマブ	2	I	完全ヒト型	++++	+	+++	+
オビヌツズマブ	3	II	糖鎖改変型ヒト化	+	++++	++++	++++

CDC：補体依存性細胞傷害，ADCC：抗体依存性細胞介在性細胞傷害，ADCP：抗体依存性細胞貪食

る[2].

3) 投与法

1回量 375 mg/m²（最大 500 mg/回）1週間間隔で1～4回点滴静注．

免疫抑制薬導入後も再発が持続する難治性の頻回再発型・ステロイド依存性，ステロイド抵抗性ネフローゼ症候群が適応となる．高度蛋白尿の時期は，リツキシマブ（分子量約14万）が尿中に漏出する可能性があるため，原則寛解時に投与する．寛解時におけるリツキシマブ投与後の半減期は約10日間，B細胞枯渇期間は約5か月である[3]．難治性のネフローゼ症候群に対するリツキシマブは，単回投与でも後療法としてシクロスポリンやミコフェノール酸モフェチルを継続した場合はB細胞回復後も長期寛解維持が可能である[4,5]．一方，これらの免疫抑制薬中止後は高率に再発するため，中止前に予防的にリツキシマブ追加投与を検討する．近年，初発時を含めた非難治例やステロイド抵抗性ネフローゼ症候群に対するリツキシマブ早期投与の有効性も報告されており，今後，適応拡大が期待されている[6,7]．

4) 注意点

リツキシマブによってB細胞が枯渇しても「投与から1か月以内」は再発抑制効果が発揮されていないため，その期間のステロイド薬は再発しないレベル内で減量し，免疫抑制薬は継続する．リツキシマブはキメラ型抗体であり，抗リツキシマブ抗体（Anti-Rituximab Antibody：ARA）が誘導されることで再投与時のアナフィラキシーや血清病の発症やB細胞枯渇期間が短縮し再発抑制効果も減弱することが報告されている[8]．ARA陽性でリツキシマブ抵抗性となった症例では，オファツムマブやオビヌツズマブの投与（いずれも保険適応外）または，ARA陰性化確認後のリツキシマブ再投与を検討する[9]．

5) 有害事象

リツキシマブ投与により劇症化や再活性化する可能性があるため，投与前に肝炎（HBs抗原，HBc抗体，HBs抗体，HCV抗体）と結核（T-SPOT）のスクリーニング検査を行う．最も頻度の高い有害事象はinfusion reaction（咽頭違和感，咳嗽など）であり，投与から24時間以内（主に2時間以内）に約半数の症例に認めるが，前投薬と輸液速度を調節することでほとんど対応可能であり，治療中止を要する例はまれである[10]．晩期合併症として，好中球減少症（約

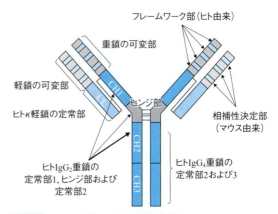

図2 エクリズマブの基本構造概略
（ソリリス®医薬品インタビューフォームより引用）

5%），低IgG血症が問題となり，これらを背景とした感染症が報告されている[11,12]．B細胞枯渇期間中は，発熱時や定期（月1回）の血液検査とST合剤の予防内服を行う．

2 エクリズマブ（抗C5抗体薬）（図2）

1) 保険適用

非典型溶血性尿毒症症候群（aHUS）における血栓性微小血管症（TMA）の抑制．

2) 作用機序

生体内に病原体が侵入すると初期に働く自然免疫において，補体は重要な生体防御因子の一つである．補体の活性化には，古典経路，レクチン経路，第二経路の三つの経路があるが，いずれも最終的にC5がC5aとC5bに開裂する反応につながる．C5aは強力なアナフィラトキシン活性や白血球遊走能を持ち，炎症反応を促進する．一方，C5bはC6，C7，C8，C9と結合して膜侵襲複合体（MAC）とよばれるC5b-9複合体を形成し，細胞傷害を起こす．通常，この補体の活性化は「補体制御因子」によって適切なレベルに制御されているが，aHUSでは，補体制御因子の遺伝子異常や制御因子に対する自己抗体産生により「補体第二経路の過剰活性化」が起こり，形成されたMACが細血管の内皮細胞を障害することでTMAをきたし，腎不全など様々な臓器の虚血症状を起こす．TMAは，①微小血管性溶血性貧血（破砕赤血球を伴う貧血，ハプトグロビン低値，LDH上昇，間接ビリルビン上昇を伴う），②血小板減少，③微小循環障害による臓器障害を三徴とする疾患概念であり，わが国の診療ガイドラインでは，

3 ● 薬物療法②生物学的製剤(リツキシマブ，エクリツマブ)

補体介在性 TAM である aHUS, 志賀毒素産生大腸菌 (Shiga toxin-producing Escherichia coli: STEC) による HUS, 血栓性血小板減少性紫斑病(TTP), 二次性 TMA, 原因不明のTMA に五つに分類されている[13]. C5 に対するヒト化モノクローナル抗体薬であるエクリズマブは，C5 の開裂を阻止することによって C5a, C5b の産生や MAC の形成を阻害し，補体介在性 TMA を抑制し，わが国では 2013 年 9 月に aHUS に保険承認され，腎予後や生命予後を飛躍的に改善させた．エクリズマブの半減期は約 10 日であり，TMA 抑制のためには 2～3 週おきの定期投与が必要となるが，2020 年 9 月より長時間作用型のラブリズマブ(図 3)も aHUS に対して保険適用となった．ラブリズマブはエクリズマブの 4 倍を超える半減期をもつリサイクリング抗体であり，エンドソーム内で C5 を遊離するため，ヒト胎児性 Fc 受容体(FcRn)を介したリサイクリングが亢進しており，4～8 週おきと投与間隔を長くとることができる．ラブリズマブは 2021 年 12 月より高濃度製剤も販売され，投与時間が従来の1/2以下に短縮された．

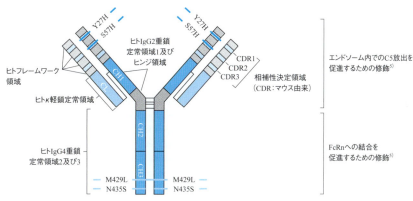

図3 ラブリズマブの基本構造概略
(ユルトミリス®医薬品インタビューフォームより引用)

表2 エクリズマブの1回あたりの投与量と投与間隔

年齢または体重	導入期	維持期
18 歳以上	1回 900 mg を週1回で計4回	初回投与4週後から1回1,200 mg を2週に1回
18 歳未満		
40 kg 以上	1回 900 mg を週1回で計4回	初回投与4週後から1回1,200 mg を2週に1回
30 kg 以上 40 kg 未満	1回 600 mg を週1回で計2回	初回投与2週後から1回 900 mg を2週に1回
20 kg 以上 30 kg 未満	1回 600 mg を週1回で計2回	初回投与2週後から1回 600 mg を2週に1回
10 kg 以上 20 kg 未満	1回 600 mg を週1回で計1回	初回投与1週後から1回 300 mg を2週に1回
5 kg 以上 10 kg 未満	1回 300 mg を週1回で計1回	初回投与1週後から1回 300 mg を3週に1回

(ソリリス®医薬品インタビューフォームより引用)

表3 ラブリズマブの1回あたりの投与量と投与間隔

体重	初回投与量	2回目以降の投与量	2回目以降の投与間隔
5 kg 以上 10 kg 未満	600 mg	300 mg	4 週
10 kg 以上 20 kg 未満	600 mg	600 mg	4 週
5 kg 以上 30 kg 未満	900 mg	2,100 mg	8 週
5 kg 以上 40 kg 未満	1,200 mg	2,700 mg	8 週
5 kg 以上 60 kg 未満	2,400 mg	3,000 mg	8 週
5 kg 以上 100 kg 未満	2,700 mg	3,300 mg	8 週
100 kg 以上	3,000 mg	3,600 mg	8 週

(ユルトミリス®医薬品インタビューフォームより引用)

3）投与法

エクリズマブ，ラブリズマブの投与法を**表2**，**表3**に示す．小児のTMAにおいて，二次性TMAの割合は低いため，STEC-HUSとTTPが否定的で，aHUSが強く疑われる場合（乳児例，TMAの家族歴や再発例）は血漿交換を行わずに抗C5抗体薬を第一選択治療として検討してもよい．投与後1週間で明らかな血小板の増加を認めることが多い．発症早期からの抗C5抗体薬導入によって腎予後，生命予後ともに改善しうる．一方，抗C5抗体薬をどのような患者にいつまで治療を行うべきは今後の課題である．一部の患者は再発なく中止可能なこともあるが，再発のリスク因子として補体関連遺伝子（*CFH*，*CD46*，*C3*）の病的バリアントをもつ症例や女性患者が報告されており[14]，*CFH*の病的バリアントをもつ症例では中止後の重症化率も高い．

4）注意点

抗C5抗体薬開始後は補体活性が抑制されるため，「血清補体価（CH50）測定感度未満」が薬効発揮のモニタリング指標となる．一方，ラブリズマブは検査系の問題で薬効が発揮されていてもCH50が低下し切らないこともあり注意を要する．また日本人の3.5%では，エクリズマブ・ラブリズマブがC5に結合できないC5多型を有しており，そのような患者では薬効が発揮されずCH50も低下しない[15]．エクリズマブ，ラブリズマブとは異なる部位でC5に結合するリサイクリング抗体のクロバリマブが中国では2024年2月に発作性夜間ヘモグロビン尿症に対して承認されており，今後，わが国でもC5多型を有する aHUS の患者にも有効な治療選択肢として承認されることが期待される．

5）有害事象

抗C5抗体薬はMACの形成を阻害するため，莢膜を有する髄膜炎菌，淋菌，肺炎球菌，インフルエンザ菌に対する感染リスクが増大し，なかでも侵襲性髄膜炎菌感染症（リスク1,000～2,000倍）は短時間で死に至る危険性が高い．髄膜炎菌の感染予防のために4価髄膜炎菌ワクチンの接種は必須であり，たとえ接種していたとしても，発熱時は速やかに血液培養採取と髄液移行の良好な第三世代セフェム系抗菌薬（セフトリアキソンなど）投与を開始すべきである．

文献

1) Basu B, et al.：Front Immunol 13：805697, 2022
2) Sinha R, et al.：Arch Dis Child 106：1058-1065, 2021
3) Iijima K, et al.：Lancet 384：1273-1281, 2014
4) Fujinaga S, et al.：Eur J Pediatr 172：513-518, 2013
5) Iijima K, et al.：J Am Soc Nephrol 33：401-419, 2022
6) Liu J, et al：Kidney Int Rep 9：1220-1227, 2024
7) Yokota S, et al.：Pediatr Nephrol 39：2979-2988, 2024
8) Fujinaga S, et al.：Pediatr Nephrol 35：2003-2008, 2020
9) Fujinaga S, et al.：Pediatr Nephrol 37：2521-2522, 2022
10) Kamei K, et al.：Pediatr Nephrol 33：1013-1018, 2018
11) Kamei K, et al.：Nephrol Dial Transplant 30：91-96, 2015
12) Inoki Y, et al：Pediatr Nephrol 38：451-460, 2023
13) 非典型溶血性尿毒症症候群（aHUS）診療ガイド改訂委員会（編）：非典型溶血性尿毒症症候群（aHUS）診療ガイド2023．東京医学社，1-75，2023
14) Fakhouri F, et al.：Blood 137：2438-2449, 2021
15) Nishimura J, et al.：N Engl J Med 370：632-639, 2014

（藤永周一郎）

Ⅰ総論　第4章　治療

4 薬物療法③ RAS阻害薬，SGLT2阻害薬

1 レニン・アンジオテンシン系阻害薬

　腎臓における局所のレニン・アンジオテンシン系（RAS）は全身性のRASから独立して制御されており，血圧や体液量の調節だけでなく腎障害の病態機序に関与している．全身の循環動態を制御しているRASにおいては，基質であるアンジオテンシノーゲンが律速酵素であるレニンによってアンジオテンシンⅠに分解され，さらにアンジオテンシン変換酵素（ACE）によってアンジオテンシンⅡに変換されて生理活性を有する[1]．腎臓ではアンジオテンシンⅡを生成するために必要なRASの構成因子がすべて存在しており，またその受容体（AT1RおよびAT2R）も発現している（図1）[2]．また，アンジオテンシンⅡは腎臓内のAT1Rに結合し，細胞内シグナル経路を介してアンジオテンシノーゲンの発現を亢進させている[3]．腎組織でのレニン活性は血漿中の活性の1,000倍を有しており，その結果アンジオテンシノーゲンからアンジオテンシンⅠに切断され腎臓の多くの細胞で発現しているACEによりアンジオテンシンⅡが生成される[4]．このように腎臓では生成されたアンジオテンシンⅡがRASを活性化し，さらにアンジオテンシンⅡを生成し生理作用を発揮している[1,3,4]．腎組織内でのアンジオテンシンⅡ濃度の上昇は血圧や体液量の調節だけでなく細胞の障害にも関与しており[1,3]，腎障害の病態機序における腎臓内RAS活性化は高血圧のみならず多くの腎臓病で報告されている[5]．

　上述の通り腎臓内のRAS活性化は慢性腎臓病でも病態の進行に関与しており，RAS阻害薬は腎障害進展抑制を目的として広く用いられている[6]．具体例としては，小児IgA腎症においてRAS阻害薬の有

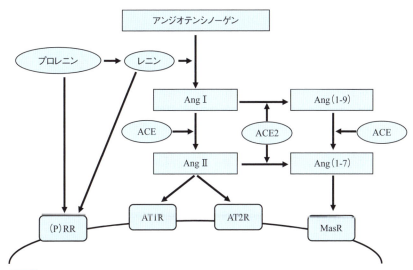

図1　レニン・アンジオテンシン系（RAS）のカスケード
Ang：アンジオテンシン，ACE：アンジオテンシン変換酵素，（P）RR：（プロ）レニン受容体，AT1R：アンジオテンシンⅡタイプ1受容体，AT2R：アンジオテンシンⅡタイプ2受容体，MasR：Mas受容体
（漆原真樹：日児腎誌 34：7-12；2021 より）

効性が示されており，「小児 IgA 腎症診療ガイドライン 2020」では RAS 阻害薬によるアンジオテンシン II の糸球体内圧上昇と線維化や炎症の抑制作用から投与を推奨することが記載されている[7]．小児でも使用可能な RAS 阻害薬には ACE 阻害薬（ACEI）およびアンジオテンシン II 受容体拮抗薬（ARB）があり，それぞれの薬剤の特徴について述べる．

1）ACEI

ACEI は ACE を阻害することによりアンジオテンシン I からアンジオテンシン II 合成を抑制することで RAS 活性を低下させる．ACEI はブラジキニンを増加させる作用があり，このために咳嗽の副作用を有する．小児に対し保険収載されている薬剤として，2024 年 4 月末時点でエナラプリル，リシノプリルがある．エナラプリルは生後 1 か月から使用可能である．

2）ARB

ARB はアンジオテンシン II の AT1R への結合を阻害し，その作用を抑える受容体拮抗薬である．また，もう一つの作用として，腎保護的な作用を有する AT2R の活性を高めることが知られている．ACEI で認められる咳嗽の副作用は少ないとされる．小児に対し保険収載されている薬剤として 2024 年 4 月末時点でカンデサルタン，バルサルタン，アジルサルタンがあげられる．カンデサルタンは 1 歳から使用可能だが，剤型は錠剤のみである．アジルサルタンには顆粒製剤が存在するが，アジルサルタンの保険適応は 6 歳以上であることに注意する．

3）副作用

RAS 阻害薬の使用による主な副作用として前述した咳嗽に加え，低血圧，血清 Cr 上昇，高カリウム血症があげられる．これらの副作用がみられた場合には RAS 阻害薬の減量や中止を検討する必要がある．腎機能障害を有する小児例に対する RAS 阻害薬の安全性を示した報告はほとんどなく，高度腎機能障害を有する症例に対する RAS 阻害薬投与においては副作用に十分留意し慎重に行う必要がある．特に高カリウム血症は不整脈による突然死のリスク因子となるため極めて危険な有害事象である．慢性腎臓病（chronic kidney disease：CKD）の患者において RAS 阻害薬投与は心血管イベントの減少効果により死亡率を減少させ，かつ腎機能障害の進行抑制効果が示されている[8]．具体例として，Alport 症候群は

進行性遺伝性腎炎の代表疾患であるが，「アルポート症候群診療ガイドライン 2017」でも RAS 阻害薬が治療の中心として推奨されている[9]．一方で，CKD 症例に RAS 阻害薬を投与することで高カリウム血症の合併率が 5〜10 ％程度高まることが報告されている[8]．腎障害を認めない症例における RAS 阻害薬投与による高カリウム血症の報告は 2 ％以下であり，RAS 阻害薬の副作用発現率は CKD 症例において有意に高くなることが明らかとなっている[8]．CKD 患者における高カリウム血症時の対応として，血清カリウム値が 5 mEq/L 以上の時点で RAS 阻害薬の減量検討が推奨され，5.5 mEq/L 以上では RAS 阻害薬の減量または中止，あるいはカリウム吸着薬の使用が推奨されている[10]．

なお，妊娠中期以降の RAS 阻害薬使用は，羊水減少，死産，児の発育遅延や腎無形成・肺低形成・骨形成不全など催奇形性が認められるため禁忌である[11]．思春期の小児患者においても，RAS 阻害薬を開始する場合は胎児への影響を本人・家族に説明し，理解を得る必要がある．

2 SGLT2 阻害薬

sodium glucose co-transporter 2（SGLT2）阻害薬は近位尿細管に発現する sodium glucose co-transporter Na/グルコース共輸送体である SGLT2 を阻害することで尿中への糖排泄を増加させる，インスリンに依存しない血糖降下作用を有する薬剤である．2 型糖尿病患者を対象とした大規模ランダム化比較試験において心腎血管保護作用が確認された[12]．近年，糖尿病非合併 CKD に対する腎保護効果が示され一部の SGLT2 阻害薬が使用可能となった．2024 年 4 月末時点で SGLT2 阻害薬は小児への投与は承認されていないが，今後 CKD に対する使用頻度が増加することが期待される薬剤であり，成人例における現時点での適応や副作用について少し紹介したい．

日本腎臓学会より，SGLT2 阻害薬は糖尿病合併・非合併にかかわらず，CKD 患者において腎保護効果を示すため，リスクとベネフィットを十分に勘案して積極的に使用を検討する，という recommendation が発表された[13]．蛋白尿陽性の糖尿病非合併 CKD では原疾患の治療に加えてクリニカルエビデンスを有する SGLT2 阻害薬の積極的な使用が考慮される，と記載されている．原疾患としては IgA 腎症や巣状分節性糸球体硬化症（FSGS）が対象であり，多発性嚢胞腎，ループス腎炎，ANCA 関連腎炎などは含ま

れないことに留意すべきである．また，臨床試験において eGFR 20 mL 分/1.73 m²未満については有効性を示すエビデンスがなく，添付文書では末期腎不全の定義に該当する eGFR 15 ml/分/1.73 m²未満の場合には新規に開始しないこと，と明記されている．

　副作用については血糖降下作用による低血糖，正常血糖アシドーシスがあげられる．正常血糖アシドーシスはインスリン低下とグルカゴンの上昇を伴い，血糖値が正常範囲であっても脂肪酸酸化が亢進することでケトアシドーシスをきたす．臨床試験では非糖尿病 CKD 患者において正常血糖アシドーシスは認めていないが，非糖尿病患者でも起こり得るとされている[14]．また，その他の副作用として SGLT2 阻害薬の利尿作用による脱水や急性腎障害があげられる．特に他の利尿薬を併用している症例では注意が必要である．

文献

1) Urushihara M, et al. : Pediatr Nephrol 32 : 1471-1479, 2017

2) 漆原真樹：日児腎誌 34：7-12；2021

3) Kobori H, et al : Pharmacol Rev 59：251-287, 2007

4) Nishiyama A, et al : Clin Exp Nephrol 22：1231-1239, 2018

5) Kobori H, et al : Pflugers Arch 465：3-12, 2013

6) Praga M：Kidney Int Suppl 99：S137-S141, 2005

7) 日本小児腎臓病学会（編）：小児 IgA 腎症患者にレニン・アンジオテンシン系（RA 系）阻害薬を使用することが推奨されるか？小児 IgA 腎症診療ガイドライン 2020．診断と治療社，32-34，2020

8) Palmer F：Mayo Clin Proc 95：339-354, 2020

9) 日本小児腎臓病学会（編）：X 連鎖型アルポート症候群男性患者において RA 系阻害薬を腎機能障害進行抑制のために投与することが推奨されるか．アルポート症候群診療ガイドライン 2017，診断と治療社，38-40，2017

10) Nicola L, et al. : J Nephrol 31：653-664, 2018

11) Branch RL, et al. : Adverse Drug React Bull 246：943-946, 2007

12) Wanner C, et al. : N Engl J Med 375：323-334, 2016

13) 日本腎臓学会：CKD 治療における SGLT2 阻害薬の適正使用に関する recommendation．日本腎臓学会，2022

14) Persson F, et al. : Diabetes Care 44：1894-1897, 2021

（藤岡啓介，漆原真樹）

I 総論　第 4 章　治療

5 腎機能障害時の薬物療法

A 薬物動態とそのパラメータ

薬物動態とは生体に投与された薬物が吸収，分布，代謝，排泄されるまでの過程を示すものである．薬物の基本的な体内動態特性を表す基本的なパラメータとして，クリアランス（CL），分布容積（Vd）半減期（$t_{1/2}$），生物学的利用率（F）があげられる．

1 クリアランス（CL）

1）クリアランスとは

薬物動態を考える場合のクリアランスは，血液中から薬剤を除去する能力のことであり，単位時間当たりの薬物を除去できる血漿容積を意味し，mL/分など「容積/時間」の単位で表される．

2）全身クリアランスと腎クリアランス・肝（腎外）クリアランス

腎臓が薬物を除去する能力を腎クリアランス，肝臓（腎臓以外）が薬物を除去する能力を肝クリアランス（腎外クリアランス）とすると，一般に全身クリアランスは腎クリアランスと肝（腎外）クリアランスの和である．

3）腎からの排泄

腎臓からの薬物の排泄は，糸球体濾過，尿細管分泌および尿細管再吸収の三つの過程で行われる．

a 糸球体濾過

糸球体濾過は物理的な単純濾過とみなされる．一般の薬剤のような低分子化合物（分子量 5,000 以下）は血漿とともに容易に糸球体を濾過され尿中へ移行する．一方，分子量 68,000 のアルブミンは透過しにくい．

b 尿細管分泌

尿細管分泌は，近位尿細管上皮細胞に発現するト

ランスポーターによる血中から尿中への能動的輸送によって行われる．尿細管細胞の血管側膜と尿細管側膜にはそれぞれ基質特異性の異なる複数のトランスポーターが発現し，分泌に寄与している．

c 尿細管再吸収

尿細管再吸収は尿細管腔内の薬物が再吸収により血中に戻されるプロセスであり，基本的に水の再吸収による濃度勾配に伴う受動輸送によると考えられる．一部，能動輸送も存在する．

4）肝からの排泄

脂溶性が高い薬物は，血漿中ではその大部分がアルブミンと結合して循環するが，一部の薬理活性を示す遊離型は肝臓で代謝を受けて不活性化され，胆汁あるいは尿中に排泄される．胆汁に排泄された薬物および代謝物の一部は小腸で再吸収され，再び肝臓から体循環へ戻り，尿中へ排泄される

肝臓内には薬物代謝の第 1 相反応で最も重要な酸化代謝酵素であるチトクローム P450（CYP）や，主として薬物代謝の第 2 相反応（グルクロン酸や硫酸抱合酵素，アセチル化転移酵素など）に関係する諸酵素が存在する[1]．

5）その他のクリアランスに影響を与える要因

薬剤の水溶性・脂溶性といった性質以外に，血漿蛋白との結合率も腎や肝でのクリアランスに影響する．一般的に蛋白結合率が高いと肝代謝の割合が増加し，蛋白結合率が低いと腎排泄の割合が増加すると考えられる．

6）クリアランスの注意点

クリアランスは血液から薬物を取り除く能力を示しており，クリアランスが高い薬物が必ずしも組織を含む体内全体から速く除去されるわけではない点に注意が必要である．後述する分布容積が大きい薬物は血液以外の組織に移行しやすく，主に組織に分

124

布し血中濃度が低い薬剤の場合，クリアランスが高く血液中から薬剤を早く処理できたとしてもても，体全体からは薬物は除去されにくい．

2 分布容積（Vd）

薬物の分布容積（Vd）は生体内の薬物量を血中薬物濃度で除した数値であり，薬物の血管外への移行量の目安である．分布容積の概念を言葉で表すと，「ある量の薬物を体内に投与した場合に得られる血中濃度と同じ濃度に希釈するために必要な，理論上の血液容積」である．関係式にすると，

分布容積（Vd）×血中濃度＝総薬物量

となる．同じ量の薬物を投与した場合，分布容積が大きい薬物の血中濃度は低く，分布容積が小さい薬物の血中濃度は高いということになる．

見かけ上，ある薬剤の分布容積が小さいということは，その薬物が生体内では主に細胞外液にとどまっており，細胞内に取り込まれにくいことを意味している．一方，分布容積が大きいということは，細胞外液以外のどこかに分布していることを示している．その分布先は細胞内液，受容体，細胞内蛋白質，脂質など，薬物によって様々であるが，いずれも何らかの組織に取り込まれている．つまり，分布容積が大きいということは，組織移行性が高いということである．

3 半減期（$t_{1/2}$）

半減期（$t_{1/2}$）は薬物血中濃度が半分になるのに要する時間を表す．生物学的半減期（$t_{1/2}$）と分布容積（Vd）と腎と肝（腎外）のクリアランスの合計である全クリアランスには，以下の関係がある．

生物学的半減期（$t_{1/2}$）＝In 2（分布容積／クリアランス）
（In 2＝$\log_e 2 \fallingdotseq 0.693$）

4 生物学的利用率（F）

一般に薬剤は血液を介して標的臓器に到達する．薬剤が血液に入る経路はいくつかあるが，主な経路として，静脈内，経口，皮下，筋肉内，直腸投与などがあげられる．生物学的利用率は，投与された薬物が，どれだけ全身循環血中に到達し作用するかの指標である．

一般に静脈内投与では，投与された薬物はほぼ完全に生体で利用されるが，経口投与など他の経路で投与された薬物は，消化管からの吸収効率，肝臓・消化管での代謝（初回通過効果）の影響を受けるため，循環血液中にすべてが到達するわけではない．

生物学的利用率（F）は以下の式で表すことができる．

生物学的利用率（F）（%）
＝経口投与 AUC／静脈投与 AUC×100
AUC：投与した薬剤の血中濃度時間曲線下面積

B 腎不全時の薬物動態の変化

1 消化管からの吸収

腎不全患者では小腸の吸収力が低下し，経口投与された薬剤の腸管吸収の低下と関連があると考えられている[2]．

一方で薬物は腸細胞では cytochrome P450（CYP）により代謝を受けるが，腎不全では小腸の CYP の発現の低下の他，排泄トランスポーターの発現量や活性の低下することも明らかにされている．その結果，経口投与の薬剤の場合には，バイオアベイラビリティが上昇することもあるなど腎機能低下の病態でのバイオアベイラビリティがどのように変化するかは患者・薬剤により様々となる．

2 蛋白結合力

多くの薬剤は血中でアルブミンなどの血漿蛋白に不可逆的に結合しており，結合型と遊離型の間に動的平行が保たれている保たれた形で存在している．毛細血管壁を通過して標的組織に移行して薬理作用の発現に関与するのは遊離型薬物のみである．

尿毒症患者では蛋白結合力が低下することが指摘されている．ネフローゼ状態などの腎疾患の他，尿毒症による低栄養状態による血清アルブミンの低下や，尿毒症による蛋白結合率の低下は，薬理活性をもつ遊離型の分画を増やすことにより薬理活性を増加させ，また肝臓や腎臓からの排泄にも影響を与える．

ここで注意すべき点は，多くの薬剤の血中濃度は結合型＋遊離型を測定していることである．そのため，通常の血中濃度を維持した場合に生物活性をもつ遊離型が増加する可能性があり，通常の治療域に維持したつもりでも中毒を引き起こすことがあるこ

I 総論　第4章　治療

とを留意すべきである.

3　腎不全が肝臓での代謝に与える影響

　尿毒症の状態では, 肝臓において薬物を生物学的に不活性化する機能が低下する可能性も指摘されている. そのような場合には生物学的活性を有する薬剤の体内での濃度を上昇させる可能性もある.

4　分布容積(Vd)の変化

　腎不全では体液過剰の他, 蛋白結合率や吸収の変化などの影響で, 薬物の分布容積もしばしば変化する. 溢水の状態, 浮腫や腹水などの存在は, 高い水溶性をもつ薬剤や, 蛋白結合度の高い薬剤の場合には, 実際の分布容積は増大する. とくに水溶性の薬剤は, 親水性であり細胞膜を通過しないため細胞外液にのみ分布するため, 一般的に分布容積が小さく, 分布容積の変化の影響を受けやすい.

5　薬剤の排泄への影響

1) 腎機能低下の薬剤排泄への影響

　一般に腎機能低下の病態では尿中排泄型の薬剤は血中濃度は上昇するが, 一方で肝代謝・胆汁排泄型の薬剤の場合は腎機能低下の影響は軽度とされる.
　一方で, 末期腎不全の病態では肝臓や腸管でのチトクローム P450 酵素活性の低下が証明されており[3], GFR の低下と比例して薬物の腎外クリアランスも低下することが知られている. その結果, 肝排泄性の薬物でも末期腎不全では血中濃度が上昇することがある.

2) 透析による影響

　分子量が大きい薬剤は透析されにくい. 薬剤が結合するアルブミンなど血漿蛋白は分子量が大きいため, 蛋白結合率が高い薬剤は透析による除去を受けにくい. 脂溶性の薬剤など分布容積が大きい薬剤は血漿以外の組織にも広く分布するが, 透析では血漿以外の組織にある薬剤を除去できない. そのため分布容積の大きい薬剤は透析では除去されにくい. 一般に分布容積が 2 L/kg を超えるような場合では透析性が悪いとされる. 一方で蛋白結合率が小さく, あるいは分布容積の小さい薬物は血液浄化療法で除去されやすい.

3) 透析患者での薬剤投与の調節について

　蛋白結合率が小さく, あるいは分布容積の小さい薬物は血液浄化療法で除去されやすい. しかしこれらの薬物には腎排泄型薬物が多いため, 非透析日の投与量の調節に注意が必要である. 透析による除去効率が高いが血中濃度を維持する必要がある薬剤は透析後の補充が必要である.
　腹膜透析(PD)では, 腹膜を介した物質の除去は分子量と貯留時間と関連する. 血液透析(HD)と異なり PD 患者に投与した薬剤は透析液を貯留している間は持続的に緩徐に除去され, 薬物の血中濃度の急激な変化は少ない.
　持続血液浄化療法(CCr 約 10 mL/分)および PD 患者(CCr 約 7 mL/分)でも後述する Giusti-Hayton 法を用いて投与調整を行うことが可能であるが, いずれも持続的な浄化法のため透析のタイミングを意識した追加投与は不要である[4].

C　腎機能障害時の腎機能に応じた薬剤の投与量設計

1　腎機能に応じた用量調節を行う際に重要なこと

　腎機能の低下を有する患者への薬物療法を考える際には, 腎排泄機構と腎障害時の薬物クリアランスへの影響を理解することが重要である. さらに腎機能に応じた投与量の調節を検討する際には,
・患者の腎機能を正しく評価すること
・薬物の体内からの消失(総クリアランス)に占める腎臓の寄与度(腎排泄寄与率)を正しく評価すること
が重要である.

2　腎機能の評価

　詳細は, I 章総論第 3 章 4 「糸球体機能検査」(P.66)を参照されたい.

3　腎排泄寄与率(R_r)

1) 腎排泄寄与率(R_r)の求め方

　腎機能低下者への薬物の投与量の調節を検討する際には腎排泄寄与率(R_r)を用いることが必要となる. 薬剤は体内での代謝や体外への排出の経路によ

り，腎排泄型と肝排泄型と二つに大別されるが，この二つを分けるのが腎排泄寄与率である．腎排泄寄与率が大きい薬剤ほど腎機能が低下すると消失しにくくなり，体内への蓄積傾向が生じて副作用のリスクが高くなることが多い．

腎排泄寄与率（R_r）は以下の式で求められる．

腎排泄寄与率（R_r）＝腎クリアランス（CL_r）／全身
クリアランス（CL_{tot}）‥‥‥‥①

一般に，腎臓から消失する薬物は尿中に排泄されるので腎排泄寄与率は投与した薬物の全身循環からの尿中の排泄率に等しく，以下の式で求めることもできる．

$R_r = f^e/F$ ‥‥‥‥‥‥‥‥‥‥‥‥‥‥‥‥‥②

R_r腎排泄寄与率
f^eは投与量に対する薬物の未変化体（あるいは薬理活性体）としての尿中排泄率
F 薬物のバイオアベイラビリティ（投与量に対する全身循環血に移行した割合）
②の式を別の表し方をすると，後述する Giusti-Hayton 法の原著論文[5]で示された，腎排泄寄与率に相当する係数 f は

f＝最終的に未変化体として尿中に排出された
全量／（薬剤の維持投与量×バイオアベイラ
ビリティ）‥‥‥‥‥‥‥‥‥‥‥‥‥③

である．

2）腎排泄寄与率（R_r）を評価するうえで注意すべき点

腎排泄寄与率を評価する際には，代謝物を含む放射活性による値ではなく，未変化体の尿中排泄率を評価することが必要である．これは，放射活性による測定である場合，排泄率は肝代謝による代謝物などの未変化体以外も含まれている場合があるためである．また，生体内からの排泄を終了するまでの十分な時間をとっている排泄率のデータを使うことが必要（半減期の 7 倍の時間の採尿が理想的）である．さらに経口薬の場合はバイオアベイラビリティのデータを確認する必要がある．

腎臓の寄与度は，添付文書やインタビューフォームに「尿中未変化体排泄率」として記載されている．しかし，尿中未変化体排泄率の「分母」に注意が必要で，「投与量に対する％」が記載されている場合は，バイオアベイラビリティを考慮しないと腎排泄

の寄与率を見誤るので注意が必要である．

3）バイオアベイラビリティのデータを確認する必要が重要な例

a アシクロビル（ゾビラックス©）の添付文書の記載

「健康成人にアシクロビル 200 mg および 800 mg を単回経口投与した場合，48 時間以内にそれぞれ投与量の 25.0％ および 12.0％ が未変化体として尿中に排泄された.」

この記載の部分の「25.0％ および 12.0％」からは尿中への排泄は少なく一見，肝排泄型のようにみえるが，実際にはアシクロビル（ゾビラックス©）は腎排泄性である．添付文書には記載はないが，インタビューフォームには「バイオアベイラビリティ 10〜20％（用量増加により低下）」と記載されており，アシクロビル（ゾビラックス©）は経口投与した場合には吸収されにくいことがわかる．添付文書の 25.0％，12.0％ の「分母」が「（経口）投与量」であることに注意が必要である．腎排泄型なのに「投与量に対する％」が 25.0％ や 12.0％ と低いことは，すなわちこの薬剤は吸収されにくく，バイオアベイラビリティが低いためである．

なお，アシクロビル（ゾビラックス©）は投与量が増えると消化管での吸収が飽和して吸収率が低下するため，「投与量に対する％」は 200 mg のとき（25.0％）よりも 800 mg のとき（12.0％）のほうが低くなっている．

4 Giusti-Hayton 法を用いたクレアチニンクリアランスに基づく薬物投与の調節法

1）補正係数（G）の算出

Giusti-Hayton 法で用いる補正係数 G は次の式で算出する．

投与補正係数（G）＝ 1 － 尿中排泄率（R_r）×
（1 － 患者の腎機能／正常者
の腎機能）‥‥‥‥‥‥‥④

Giusti-Hayton の原著論文[5]の式では補正係数（G）の算出は，

$G = 1 - Rr × (1 - CCr_{Pt}/CCr_{Normal})$ ‥‥‥‥‥‥⑤

CCr_{Pt}は患者のクレアチニンクリアランス（CCr）
CCr_{Normal}は腎機能正常者のクレアチニンクリアランス（CCr）

の式で示されている.

Giusti-Hayton の原著論文[5]の方法では,腎機能正常者の(CCr)(CCr$_{Normal}$)を 100 mL/分とみなしている.これは,海外では血清 Cr 値は Jaffe 法(Cr$_{Jaffe}$)によって測定されているためである.

Cr$_{Jaffe}$の値は,現在わが国で一般的に用いられる酵素法での血清 Cr の測定値(Cr$_{Enz}$)より 20〜30 % 高めの値である.そのため,酵素法による測定で得られた血清 Cr 値(Cr$_{Enz}$)による CCr(CCr$_{Enz}$)の正常値が 120〜130 mL/分であるのに対し,Jaffe 法により測定された CCr(CCr$_{Jaffe}$)の正常値は 100 mL/分が用いられている.

そのため,④式は,一般に,

投与補正係数(G)= 1 - 尿中排泄率(R$_r$)×(1 - 患者の CCr$_{Jaffe}$/100) ……………… ⑥

とされるが,わが国において酵素法による測定で得られた血清 Ct 値(Cr$_{Enz}$)による CCr$_{Enz}$を用いる場合は下記のように解釈すべきである[6].

投与補正係数 G = 1 - Rr(1 - 実測 CCr$_{Enz}$/125)… ⑦

また,CCr$_{Normal}$は eGFR に置き換えてよいとされる.

投与補正係数(G)= 1 - 尿中排泄率(R$_r$)×(1 - 腎不全患者の GFR/100)……… ⑧

これは,Jaffe 法で測定したと仮定した Cr 値を用いて CCr を求めると,GFR に近似するため,CCr≒GFR と考えてよい[7]とする考えによる.同様に,米国 FDA では e CCr$_{Jaffe}$は GFR に近似するため eGFR を用いてもよいとされている[8].

いずれにせよ,⑤の Giusti-Hayton の式の「CCr$_{Pt}$/CCr$_{Normal}$」,すなわち④の「患者の腎機能/正常者の腎機能」の項は,本質的には腎機能低下の程度を正確に表していることが重要であり,Giusti-Hayton 法では,薬剤の腎クリアランスは腎機能の低下に比例して起こると仮定されていることを理解することが重要である.

2) 投与間隔を変えずに 1 回投与量を減量して調節する場合

投与間隔を変えずに 1 回投与量を減量して調節する場合は,腎機能低下者用に減量した投与量(Dose*)は,腎機能正常者の情容量(Dose)から以下の式で求める.

Dose* = Dose×G ……………………………………… ⑨

理論的には,この式に基づいて計算された量に投与量を減量することで,腎機能正常者と同様の AUC と平均血中濃度が得られることになる.しかし腎機能が正常の患者に対して常用量を投与した場合と比較して,有効血中濃度に到達するまでの時間は延長し,最大血中濃度は低下し,最低血中濃度(トラフ値)は上昇する.

したがって,血中濃度を有効血中濃度まで速やかに上昇させたい場合には,初回投与時にローディングが必要となり,最大血中濃度とトラフ濃度が薬効や副作用の指標として重要な薬剤の場合には適切ではない.

3) 1 回投与量を変えずに投与間隔を延長して調整する場合

1 回投与量を変えずに投与間隔を延長(τ*)して調整する場合は,通常の投与間隔 τ から次の式で求めることができる

τ* = τ/G ………………………………………………… ⑩

理論的にはこの計算式に基づいて投与間隔にすることにより 1 回投与量を変えずに腎機能正常者の場合と同様の AUC と平均血中濃度が得られる.またこの場合には最大血中濃度とトラフ濃度も同様に保つことができる.

5 腎機能低下時の投与量調節の際のその他の注意点

1) エビデンスに基づいた腎機能に応じた用法・用量を確認

上述した投与調節法はあくまでも薬物動態学理論に基づいた考え方である.実臨床での生体での薬物動態には腎外クリアランスの変化なども考えられるため,必ずしも理論通りが適切とは限らないことは留意すべきである.

そのため,ベッドサイドでは,まずは添付文書や成書[6]などに,エビデンスに基づいた腎機能に応じた用法・用量が記載されていないかを確認することが望ましい.とくに添付文書の腎機能低下患者への投与に関する記載の有無(用法・用量に限らず,禁忌などの使用上の注意の記載)を確認することは重要である.

a 腎機能別薬剤投与量の参照

腎機能別薬剤投与量としては,日本腎臓病薬物療法学会ホームページの「腎機能低下時に注意が必要

な薬剤投与量一覧（https://www.jsnp.org/ckd/yakuzai toyoryo.php）も参照可能である（腎機能別薬剤投与量一覧は会員専用）．

b 本書付録の参照

参考として本書付録「わが国の小児に頻用される薬物の腎機能低下時の投与量，投与法」の各種薬剤の腎機能低下時の投与量，投与方法を参照されたい．

2）TDM

治療域や副作用域の厳密なコントロールが必要な薬剤（アミノグリコシド系抗菌薬，グリコペプチド系抗菌薬，抗不整脈薬など）の薬物投与を設計する際には，上述した理だけでなく，実際のTDM（薬物血中濃度測定）に基づく投与量設計を行うことが有用である．

3）添付文書およびインタビューフォームの問題点

現在の添付文書およびインタビューフォームにおける体内動態情報は，腎排泄寄与率評価のためには決して十分ではない．2008年6月以降に承認された薬剤のインタビューフォームに関しては，新しい記載要領（医薬品インタビューフォーム記載要領

2008）に準じて医薬品医療機器情報提供ホームページ（参考文献参照）からも確認することが可能である．

文献

1) 大野能之，他：日腎会誌 54：972-976，2012
2) Craig RM, et al.：J Lab Clin Med 101：496-506, 1983
3) Leblond F, et al.：J Am Soc Nephrol 12：326-332, 2001
4) 臼井丈一：日内会誌 104：967-974，2015
5) Giusti DL, et al.：Drug Intel Clin Pharmacy 7：382-386, 1973
6) 日本腎臓病薬物療法学会（編）：腎機能および薬物の尿中排泄率に応じた薬物投与設計．腎機能別薬物投与量 POCKET BOOK 第5版，じほう，16-17，2024
7) 堀尾　勝，他：日腎会誌 50：955-958，2008
8) Pharmacokinetics in Patients with Impaired Renal Function—Study Design, Data Analysis, and Impact on Dosing Guidance for Industry（https://www.fda.gov/media/78573/download）（accsessed on 2024/7/20）

参考文献

・腎臓病薬物療法ガイドブックワーキンググループ（監），日本腎臓病薬物療法学会（編）：腎臓病薬物療法ガイドブック 腎臓病薬物療法専門・認定薬剤師テキスト．第2版，じほう，2022
・日本腎臓学会（編）：CKD診療ガイド2024．東京医学社，2024
・独立行政法人医薬品医療機器総合機構：医療用医薬品情報検索（https://www.pmda.go.jp/PmdaSearch/iyakuSearch/）

（藤田直也）

I 総論　第4章　治療

6 腹膜透析

はじめに

腹膜透析(PD)は，腹腔内に透析液を注入・貯留し，腹膜を介して血中の尿毒素や水分，電解質を除去させる腎代替療法の一つである．わが国で実施されている透析療法の97％が血液透析(HD)であるが，小児腎不全患者ではPDが第一選択の透析療法である．年長児では先行的腎移植が増えているが，本邦小児における初回の腎代替療法は，いずれの年齢域においてもPDがいまだに最多である[1]．

腹膜透析の利点・欠点を表1に示す．小児において，PDは新生児を含めた体格の小さい児でも可能である点，自宅で夜間に透析が可能なことで日中の社会生活に支障が少ない点がPDの最大の利点である．しかしながら，腎移植はクリアランス，食事・飲水制限，ADL，発達・成長，生命予後などあらゆる面でPDより優れている．そのため，腎移植ができる状況であれば腎移植を優先し，腎移植がすぐにできない場合は慢性透析としてPDを第一に選択し，二期的に腎移植を目指すことが一般的である．

1 腹膜透析の適応と禁忌

GFR<15 mL/分/1.73 m²になると，何かしらの腎代替療法が必要になる可能性が生じる．腎機能障害に伴う体液過剰，成長障害または栄養状態の悪化，電解質異常，代謝性アシドーシス，尿毒症が内科的治療により管理できない場合は，腎代替療法の適応となる．腎代替療法の開始のタイミングは，腎疾患，進行速度，医療者や患者・患者家族との話し合いのなかで個々の患者ごとに決定されるべきである．体格・タイミングなどにより腎移植が困難な場合はPDがよい適応である．一方，末期腎不全に至るか不確定な急性腎障害が遷延している場合や生体腎移植が間近に予定されている場合などは，手術侵襲が比較的軽い長期留置型カテーテルによるHDを選択する方法もある．腹膜透析の絶対的禁忌は，臍帯ヘル

表1 腹膜透析の利点・欠点

利　点	欠　点
家庭透析	腹膜炎
通院が少ない	カテーテルに伴う合併症
社会復帰(幼稚園，学校)に有利	出口部，トンネル部感染
	閉塞
食事制限が少ない	蛋白喪失
シャントの必要がない	食欲不振
針刺しの痛みがない	ヘルニア
	低ナトリウム血症(乳児)
	患者，家族への負担

ニア，腹壁破裂，膀胱外反症，横隔膜ヘルニア，腸管の損傷・切除や広範な癒着などに伴う腹膜腔の閉鎖および腹膜不全である[2]．大規模な腹部手術の既往(広範の腸管切除術や鎖肛根治術など)や腹部手術の予定は相対的禁忌となるが，予想される手術の癒着の程度などを考慮し，個々の患者で検討されるべきである．脳室腹腔シャントがある患者では，他に実現可能な腎代替療法がなく，感染リスクを認識したうえであれば絶対的禁忌には当たらない．人工肛門，胃瘻はPDの禁忌には当たらないが，腹膜炎の予防に努める．プルンベリー症候群(prune belly syndrome)は腹壁欠損または腹壁筋欠損を有するが，PDは可能である．

2 PDの導入～処方の実際

1) 手術前の準備

患者および保護者にPDの適応と必要性，その他の腎代替療法の利点・欠点，手術方法，在宅管理の必要性，合併症などについて事前に十分な説明を行う．カテーテルはストレート型とコイル型があるが，優位性は示されていない．通常，正期産・正出生体重の新生児以上の体格であればダブルカフが推奨されるが，体格によりシングルカフ，ノンカフを選択せざるを得ない場合もある．先端から内側カフの長さがカテーテルごとに異なるため，実際に患者

の体に当てる．臍部にコインを置いた状態で側面のレントゲンを撮影するなどの方法を用いて，適切なカテーテルを選択する．コイン直下から仙骨先端までの距離から3〜5 cm引いた長さが適切な腹腔内カテーテルの長さである．カテーテルの他，チタニウムアダプタ，接続チューブ，術中に注排液を確認用の透析液や秤などの準備をしておく．

2）手術

術式の詳細は他書に譲る．出口部はベルトラインを避け，外部カフから2 cm以上（可能なら4〜5 cm）離し，下向き，左側が望ましい[2]．しかし，新生児・乳児では体格に余裕がないため，上向きとなることはやむを得ない．また，胃瘻や人工肛門を有する患者では，十分な距離をとって出口部を作成する．手術直前の予防的抗菌薬投与は腹膜炎の減少に関連している．液漏れのリスクが高い場合は，皮下トンネル部位にフィブリノゲン加第VIII因子製剤を塗布することが望ましい．内視鏡的にカテーテルを挿入する場合は，同時に体網切除を行うことで体網巻絡やPDカテーテルの再留置のリスクを低下させる可能性がある．

3）PDの開始

カテーテル挿入直後の開始は液漏れのリスクとなるため，可能であれば留置後1〜2週間以上あけ，注液量を通常の半量などに少なくして透析を開始する[3]．待機期間を設けることのできない無尿の児や緊急透析が必要な患者，乳児やネフローゼ状態の液漏れリスクが高い児では特に，初回の注液量は10〜15 mL/kg/回の少量から開始し，注液量の増量は時間をかけて慎重に行う．液漏れした場合は，液漏れから2週間のPD中止が推奨される．PD開始前に血性腹水が目立つ場合には閉塞予防に透析液で洗浄する．

4）PDの治療モード

手動で1日4〜5回の透析を行う連続携行式腹膜透析（CAPD）に対し，小児では自動腹膜透析器を用いた自動腹膜透析（APD）がわが国では一般的である．APDは最終注液を行わず，夜間のみ貯留するNPD（夜間腹膜透析），夜間の透析に加えて最終注液を昼間に貯留するCCPD（連続性周期的腹膜透析）が主流であるが，CCPD＋CAPD，TPD（タイダルPD）などの方法で行うこともできる（図1）．

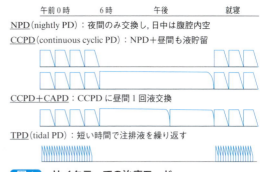

図1 サイクラーでの治療モード

5）PD処方

1回の最大注液量の目安は，50 mL/kgまたは1,100 mL/m^{2}であるが，2歳未満の乳幼児では過多となる可能性がある[2]．そのため，個々の症例で呼吸状態や腹部膨満の程度を確認しながら調整する．9時間6サイクルまたは10時間5サイクルのCCPDは1日4回のCAPDと溶質除去率が同等である．個々で透析効率を上げたい場合は，1回注液量の増量または時間・サイクルを増やす．透析効率（適正透析量）は，Kt/Vで評価する．Kt/VはK/DOQIでは1.8を目標値と設定しているが，わが国の日本小児PD・HD研究会では2.5（乳幼児では3.0）を目標クリアランスにしている[2]．除水量も注液量やサイクル数で調整可能だが，日々の除水量の調整はいくつかのブドウ糖濃度の透析液を除水したい量にあわせて選択することで行う．原則は透析にあわせて栄養・食事量を調整（減らす）のではなく，毎日の体重にあわせたスケールを作成し，その体重によって透析液を選択する方法が望ましい．透析液は主にブドウ糖濃度が1.5 %，2.5 %，4 %の製剤に分かれており，これらを組み合わせてスケールを作る．そのために，ドライウェイト（dry Weight：DW）の評価は極めて重要となる．特に，乳幼児は成長に合わせてDWがすぐに変化する点は注意されたい．無尿の児や，NPDではコントロールが不十分な患者では，最終注液を加えたCCPDが必要なことが多い．最終注液はイコデキストリンを含んだ透析液を用い，最終注液量の目安は1回注液量の半分とすることが多い．PET（腹膜平衡試験）は腹膜機能を評価する検査で，被囊性腹膜硬化症（EPS）の早期発見にもつながるため，半年ごとに実施することが望ましい．

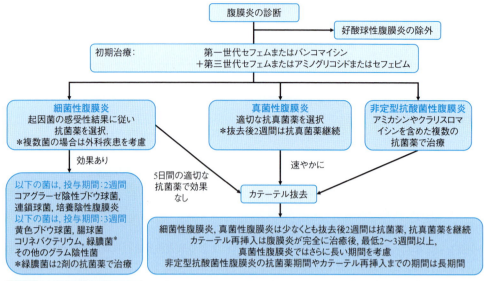

図2 透析関連腹膜炎の治療フロー
(腹膜透析ガイドライン改訂ワーキンググループ：腹膜透析ガイドライン 2019, 医学図書出版, 2019/Li PK, et al.：Perit Dial Int 42：110-153, 2022 を参考に作成)

3 PDの代表的な合併症と治療

1) 出口部感染・トンネル部感染

2023年にISPD(International Society for Peritoneal Dialysis)のカテーテル関連感染症の推奨がUpdateされ, 出口部感染・トンネル部感染の定義や分類が明確化された[4]. これまでは, 出口部のスコアリングシステムを用いて出口部感染を診断してきたが, 膿性分泌物が存在する場合は他の炎症徴候の有無にかかわらず, 診断可能となった. 紅斑, 圧痛, 腫脹, 肉芽または痂皮形成は出口部感染の確定診断には不十分であるが, 感染の早期徴候である可能性があるため, 注意深い観察が必要となる. トンネル部感染は, トンネル部に炎症徴候(紅斑, 腫脹, 圧痛または硬結)が存在する場合に診断される. 多くの場合, 超音波検査でカテーテル周囲に液体貯留を認めるが, その有無は診断には寄与しない.

出口部感染・トンネル感染の初期治療は, 黄色ブドウ球菌をターゲットに第一世代セフェム系抗菌薬であるセファクロル 30 mg/kg/日(最大 750 mg)分3で治療を開始する[2,4]. メチシリン耐性黄色ブドウ球菌や緑膿菌の感染歴や検出歴がある場合は, バンコマイシン(感受性があればクリンダマイシン)や抗緑膿菌抗菌薬を使用する. 通常, 出口部感染の治療期間は2週間であるが, 治療開始1週間で感染徴候が消失した場合は計7～10日間に短縮することも可能である. 起炎菌が緑膿菌の場合やトンネル部感染で

は, 最低3週間の抗菌薬治療を行う. 難治性(治療開始4週間で治癒しない場合)や同一菌による腹膜炎に進行する場合, カフ出し術や出口部変更術, カテーテル抜去術などの観血的対応の適応となる. 腹膜炎を併発していなければ, カテーテルの抜去と同時再挿入は推奨される[2]. 非定型抗酸菌による出口部感染・トンネル部感染は, 原則カテーテルの抜去と感受性のある2種類の抗菌薬による最低4か月間, 菌種によってはそれ以上の治療が推奨される.

2) 腹膜炎

腹膜炎は, ①腹痛あるいは排液混濁, ②透析排液中の白血球数100/μL以上または$0.1×10^9$/L以上(最低2時間の貯留後)で多核白血球が50％以上, ③透析排液培養陽性のうちの少なくとも二つを満たすことで診断できる[2,5]. PD排液の細菌培養には血液培養ボトルを使うことが推奨される. 治療開始が24時間遅れるとカテーテル抜去のリスクが3倍になるため, 起炎菌同定のための検査(細胞数, 分画, グラム染色, 細菌培養)を採取後は速やかに抗菌薬治療を開始する. 腹膜炎の治療フローを図2に示す[2,5]. 初期治療は, グラム陽性菌に対して第一世代セフェムまたはバンコマイシン, グラム陰性菌をターゲットに第三世代セフェムまたはアミノグリコシドまたはセフェピムが推奨されるが, 施設ごとの起炎菌と薬剤耐性を参考に選択する[2,5]. メチシリン耐性黄色ブドウ球菌と緑膿菌を含めたカバーを行う場合は, 腹

腔内への間欠投与としてセフタジジム 20 mg/kg＋バンコマイシン初回 30 mg/kg（以後，血中濃度を確認しながら 15 mg/kg を 3〜5 日ごと）の腹腔内投与が一例であるが，実臨床ではセフタジジム 25 mg/kg＋バンコマイシン初回 25 mg/kg としたほうが透析液に溶解するうえで計算がしやすい．抗菌薬の投与経路は，静脈内投与より腹腔内濃度が高くなる腹腔内投与（6 時間以上貯留）が推奨される．培養結果と感受性が判明した後は，適切な抗菌薬に変更する．緑膿菌は重症かつカテーテル抜去率が高く，2 種類の抗菌薬で治療を行う[2,5,6]．効果的な抗菌薬治療を 5 日間行っても臨床的な反応がない場合は早期のカテーテル抜去が推奨される．

　また，培養で菌が同定されず，診断の①，②を満たす場合は，培養陰性腹膜炎と定義される[2,5]．培養陰性腹膜炎では，初期治療の抗菌薬を 2 週間使用する．真菌性腹膜炎は，速やかなカテーテル抜去が原則である．非定型抗酸菌はまれではあるが，再発率が高く，原則カテーテルを抜去する．複数の抗菌薬による長期間の治療を要する．腸内細菌を含む複数の菌が検出される場合は，腹腔内に腸管穿孔などの外科的介入が必要な異変が起こっている可能性を考慮し，CT を含む画像検査や状況に応じて試験開腹を検討する．

3）液漏れ（リーク）・腹腔内出血・トンネル部出血

　いずれも PD カテーテル挿入術の術後早期の合併症である[3]．腹腔内出血は軽度のことが多いが，カテーテル内が閉塞しないよう洗浄を行うなどして予防する．トンネル部の出血は原則圧迫止血で対応する．液漏れは PD の開始直後に起こりやすい．カテーテル挿入から PD 開始までの時間が 7 日以内の場合は液漏れのリスクである[3]．通常，液漏れを起こした場合は，PD の使用を 2 週間避ける．そのため，PD 開始を待てる場合はカテーテル挿入から 1〜2 週間空けて使用することを推奨する．

4）排液不良

　排液不良は，カテーテル機能不全と癒着などに伴う透析液の腹腔内閉鎖腔への迷入などにより起こる．カテーテル機能不全の原因は，体網巻絡，フィブリンや卵管采，その他の腹腔内臓器による閉塞，カテーテル位置異常などがある[2]．腹部レントゲンでカテーテルの位置異常は診断できる．便秘の解除やジャンプまたは階段昇降などで位置異常の改善が

乏しい場合は，腹腔鏡下で整復を行う．また，体網巻絡などによりカテーテルの位置異常が発生している場合もある．αリプレイサー®での位置整復は，現在は原則禁忌とされている．手動による試験注排液でフィブリンなどの閉塞が解除される場合もある．また，排液だけでなく注液もできない場合は完全閉塞を疑い，外科的な対応が必要となる．体網巻絡はエコーや透視下造影検査でカテーテル内の陰影欠損やカテーテルの側孔の一部または先端孔からの造影剤流出不良，カテーテル周囲を覆う構造物の存在などで疑う．また，造影検査は腹腔全体への広がりを確認する上でも重要である．癒着などで腹腔内に隔壁がある場合は，腹部全体へ広がらず一部の腔にトラップされる所見から腹腔内閉鎖腔への迷入を診断できる．

5）鼠径ヘルニア・陰嚢水腫

　PD 患者の 11.8〜53 ％ の頻度で認める合併症である[7]．排液不良の原因となるようであれば，外科的手術を行う．

6）横隔膜交通症

　PD 患者の約 2 ％ に発生するまれな合併症である[8]．片側（右側が多い）の胸水および呼吸困難とそれに伴う排液不良などが診断の契機となる．胸水中の高濃度ブドウ糖や腹腔内へのインジゴカルミン投与の胸水への移行を確認することで確定診断できる．なお，陽圧換気中は胸腔への移行が認められないことがある点を留意する．治療は PD を休止し，保存的に改善に至らない場合は外科的な漏出部位の閉鎖手術が必要となる[8]．

7）PD カテーテル破損

　PD カテーテルは劣化による破損や，時に児が誤って損傷させることがある．カテーテルに外界との交通を認める破損があるときは，発見し次第すぐに破損部位より患児側をクランプする（事前にクランプできるよう物品を渡し，指導しておく）．チタニウムアダプタより遠位の損傷であれば，チューブ交換を行う．チタニウムアダプタより近位の損傷であれば，クランプした箇所の内側でカテーテルを清潔に切断し，新しいチタニウムアダプタと接続チューブを切断箇所につなげる．腹膜炎に準じた抗菌薬を予防的に 1 回腹腔内へ投与し，発熱など出現する場合は腹膜炎の評価を行う．

8）EPS

　PD の合併症の中で最も重篤なものの一つで，除水低下，腹痛，腹水，腸閉塞，時に死に至る．長期間の PD 期間（8 年以上），頻回の腹膜炎，高張透析液への長期曝露などがリスク因子にあげられている[2,9]．確立した治療がないため，5 年を目処に PD から腎移植や血液透析への移行することを推奨されている．また，PD から HD，移植に移行後にも EPS の発症はしうる．半年ごとの PET 検査による透過性亢進の状態（high）で EPS を疑うことを推奨されているが，一方で乳幼児や小児ではもともと透過性亢進状態（high average〜high）であることが多く，診断が難しい．その他，CT 検査や腹膜生検が診断に考慮される．中性化透析液の導入により EPS 発症率は減少してきているが，いまだ忘れてはならない合併症の一つである．

おわりに

　少子化，CKD 管理の向上，先行的腎移植の増加などにより，小児 PD 患者数は減少していく可能性はある．一方で，新生児や乳児，腎機能低下の進行が急速あるいは予想できない患者などは，移植までの橋渡しとして PD が不可欠である．小児としての特殊性とその検討は継続していく必要があり，今後も症例を集約していくことが望まれる．

文献

1）Hirano D et al.：Pediatr Nephrol 38：1-7, 2023
2）腹膜透析ガイドライン改訂ワーキンググループ：腹膜透析ガイドライン 2019，医学図書出版，2019
3）Nada T, et al.：Clin Exp Nephrol 27：791-799, 2023
4）Chow KM, et al.：Perit Dial Int 43：201-219, 2023
5）Li PK, et al.：Perit Dial Int 42：110-153, 2022
6）Akiyama M, et al.：Clin Exp Nephrol 28：692-700, 2024
7）Van Asseldonk, et al.：Eur J Pediatr 151：377-380, 1992
8）Mori T, et al.：Surg Case Rep 7：181, 2021
9）Brown EA, et al.：Perit Dial Int 37：362-374, 2017

（西　健太朗）

7●血液透析とアフェレシス療法

Ⅰ総論　第4章　治療

7 血液透析とアフェレシス療法

A　血液浄化療法について

　血液浄化療法とは，体液の是正ならびに血液中に存在する病因物質の除去を目的とし，必要によっては不足したものを補う治療法のことである．

1　血液浄化療法の種類

　血液浄化療法には主に血液透析（HD），血液濾過（Hemofiltration：HF），血液濾過透析（Hemodiafiltration：HDF），持続血液濾過透析（Continuous Hemodiafiltration：CHDF），アフェレシスがあり，アフェレシスのなかに血漿交換（PE），選択的血漿交換（Selective plasma exchange：SePE），二重濾過血症分離交換（Doble filtration plasmapheresis：DFPP），血漿吸着（Plasma adsorption：PA）がある．除去する物質により血液浄化療法の方法が異なる（図1）．

　HDでは小分子量物質が除去される．HDFはβ_2ミクログロブリンなどの中分子量物質の除去に効果的である．PEでは大分子量物質まで除去される．

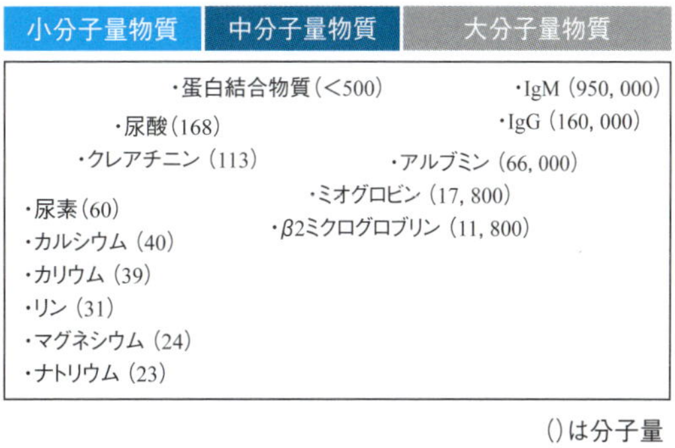

2　バスキュラーアクセス

　いずれの血液浄化療法においても，体外循環によって血液を取り出し（脱血），患者に戻す（返血）ためのアクセスルートが必要である．カテーテルを使用する方法と自分の血管を脱血できるように発達させる方法（自己血管内シャント）がある．血液透析を必要とする期間が3〜4週間以内の短期間であれば短期留置型バスキュラーアクセスを用いるが，それ以上の期間に及ぶ場合には，刺入部からの感染症の頻度が高くなるため内シャントを増設するか，長期留置型バスキュラーアクセスを留置して行う．アクセスする血管は内頸静脈を第一選択とし，鎖骨下静脈や大腿静脈への留置は，将来の内シャント造設や

| 小分子量物質 | 中分子量物質 | 大分子量物質 |

・蛋白結合物質（＜500）　　　　　・IgM（950,000）
　　・尿酸（168）　　　　　　　　・IgG（160,000）
　・クレアチニン（113）　　　　・アルブミン（66,000）
・尿素（60）　　　　　　　・ミオグロビン（17,800）
・カルシウム（40）　　・β2ミクログロブリン（11,800）
・カリウム（39）
・リン（31）
・マグネシウム（24）
・ナトリウム（23）

（）は分子量

図1　分子量の分布

表1　体重とカテーテルサイズ

体重（kg）	カテーテルサイズ（Fr）
2〜10	6〜8
10〜20	8
20〜40	10
40〜	12

（東京都立小児総合医療センター腎臓内科（編）：小児のCKD/AKI実践マニュアル—透析・移植まで—．診断と治療社，83，2013より）

腎移植を考慮して可能な限り避ける．体格にあわせたカテーテルサイズの目安を表1[1]に示す．

3　透析回路充填（プライミング）

　回路を充填（プライミング）するためにどれだけの量が必要か（プライミングボリューム）を知っておく必要がある．透析開始時にプライミングボリュームの分の血液が患者から脱血されるため，プライミングボリュームが患者の循環血液量の10%（8 mL/kg）を超える場合は，赤血球濃厚液とアルブミン，透析液を用いてプライミングを行う．

135

I 総論 第4章 治療

4 抗凝固

患者の血液が透析回路に流入すると，回路に触れた血液は血小板の接着・凝集から一連の凝固活性化反応が進行し，フィブリンが形成される．そのため，血液浄化療法では抗凝固薬が必要不可欠である．主に使用される抗凝固薬はヘパリンナトリウムとナファモスタットメシル酸塩である．基本的には安価であるヘパリンナトリウムを使用されることが多いが，出血性疾患，多臓器不全，手術直前・直後などの場合には半減期が8分と短いナファモスタットメシル酸塩が使いやすい．ヘパリンナトリウムを増量しても抗凝固が不十分な場合には，アンチトロンビンIII欠乏やヘパリン起因性血小板減少症（heparin-induced thrombocytopenia：HIT）が発症している可能性を検索する．一方，KDIGO Clinical Practice Guideline for Acute Kidney Injury（KDIGOガイドライン）では，持続的腎代替療法（CRRT）における抗凝固療法では，クエン酸の禁忌が無い患者にはヘパリンではなく局所クエン酸抗凝固療法を使用することを推奨している[2]．回路内でのみ抗凝固作用が働くことがその理由だが，欧米ではクエン酸の含まれた置換液が用いられている．わが国にはそのような置換液がなく，クエン酸Naを投与することにより代謝性アルカローシスや高ナトリウム血症が高頻度に発生すると報告されている[3]．そのため，専用の透析液がないわが国では使用は現実的ではない．抗凝固薬は活性化凝固時間（activated clotting time：ACT）を測定してモニタリングを行う．ヘパリンナトリウムは10〜20単位/kg/時間を透析開始時に静注し，以後20〜30単位/kg/時間を持続投与するため，ACTは透析開始前，開始5分後，120分後を目安に測定する．ナファモスタットメシル酸塩は1.0mg/kg/時間を持続投与するため，透析開始前，開始30分後，120分後を目安にACTを測定する．ヘパリンナトリウムは脱血側で，ナファモスタットメシル酸塩は返血側でACTを測定し，前値の1.5倍程度（ACTで200秒前後）を目標に投与量を調整する．

B 血液透析

血液透析は血液浄化療法のなかで最も一般的な腎代替療法である．用途としては，主に急性腎障害（AKI）に対して蓄積する水分や老廃物除去や病因物質除去目的に用いられる場合（急性血液浄化として

の血液透析・持続血液濾過透析）と腎機能障害が進行し末期腎不全（ESKD）に至った際の腎代替療法の一つとして用いられる場合（慢性維持透析）の2種類がある．急性血液浄化を1日のうち数時間のみ行う場合を間欠的腎代替療法（Intermittent renal replacement therapy：IRRT），24時間かけて行う場合をCRRTとよぶ．

急性血液浄化の対象疾患はAKIおよびAKIを合併した多臓器不全が中心であり，敗血症性ショック，急性肝不全，薬物中毒，自己免疫疾患の急性増悪，代謝異常症，心不全や肺水腫なども含まれる．CRRTは重篤な疾患・病態の安定を目的に行われるため，主に集中治療室で実施される．急性血液浄化は臨床症状に基づいて開始されることが多い．透析開始の基準としては，水分制限や利尿薬に反応しない体液過剰，尿毒症によると考えられる精神状態の変化，内科管理では是正できない高カリウム血症や代謝性アシドーシスなどがあげられる[4]．また透析可能な薬物やアンモニアなど代謝物の除去目的にも実施される．

慢性維持透析としてのHDに関しては，小児のESKDに対してHDが選択される機会は多くない．日本小児腎臓病学会によって2006年から2011年にかけてわが国における20歳未満のESKD患者を対象として行われた報告によると，初回腎代替療法として血液透析が選択されたのは16.0％であった[5]．選択の割合は小児患者の年齢によってさらに異なり，5歳未満では最も選択されにくい．年齢の上昇とともに選択例が増え，15歳以上では31％の症例でHDが選択され，15歳以上では初回腎代替療法の選択割合は腹膜透析（PD）・腎移植とほぼ同程度となっている．小児において慢性の維持血液透析が選択される状況としては，他の腎代替療法が選択できない場合があげられる．その理由は，バスキュラーアクセスの問題と社会生活が制限されることに起因する．内シャント造設には体重が20kg以上であることが望ましいとされており[6]，内シャントが造設できない場合，血液透析カテーテルを中心静脈に留置する必要がある．外来維持透析は自宅での生活は可能であるが，透析施設に通院して治療が必要になるため，週3〜4回，1回3〜4時間の時間的拘束を要する．20kg以下で無尿の場合，週3回4時間の透析では除水不足となる可能性が高く，入院での高頻度もしくは長時間の透析が必要となり社会生活が制限される．また，内シャントによるHDでは透析開始に際して穿刺が必要になるため，穿刺痛も大きな

7●血液透析とアフェレシス療法

負担となる．成人では在宅血液透析という選択肢も存在するが，小児に対する実施例は少ない．他にも，ミルク栄養の乳児や経管栄養使用患者は食事における水分の割合が多いため，体重あたりの除水量・溶質除去量が多く，短時間での除水が困難となること，水分制限やたんぱく制限など食事制限が厳しくなることにより，成長障害をきたす可能性などがデメリットとしてあげられる．一方で，年長児で学校生活に支障がなく，食事制限を守れる場合にはHDは維持透析の選択肢となる．慢性透析を開始する最適な時期については，依然として議論が続いている．KDIGOガイドラインでは，症状が無い場合の透析開始のための特定の推定糸球体濾過率(eGFR)はないとされている[7]．実際には内科的加療では是正できない尿毒症症状・生化学的異常，体液過剰などが透析開始のタイミングとなる．

1 血液浄化器（透析膜）

透析膜の大きさの選択は体表面積から行う．透析器の膜面積が，体表面積の1/2〜2/3程度のものを選択する．体重と透析器の膜面積の目安を**表2**[1]に示す．

急性血液浄化における膜素材は生体適合性がよい膜が選択される．ポリスルホン(polysulfone：PS)，ポリエーテルスルホン(polyethersulfone：PES)，セルローストリアセテート(cellulose triacetate：CTA)などが用いられる．また敗血症性AKIでは，病態の中心となる高サイトカイン血症改善目的にサイトカイン吸着効果が高いポリメチルメタクリレート(poly-methyl methacrylate：PMMA)，AN69ST膜などが用いられる．

慢性維持透析における透析膜は主にセルロース系膜(トリアセテート：CTA)と合成高分子膜(PS，PMMA，PAN)がある．セルロース系膜は安価だが血液が接触すると補体が活性化し白血球減少や血小板減少がみられる．

2 透析処方

IRRTにおける透析処方を示す．血液流量(Q_B)は3〜5 mL/kg/分が一般的である．成人は200〜250 mL/分である．導入初期は，不均衡症候群を開始するために2 mL/kg/分程度から開始する．維持透析において，十分な透析効率を得るためには，Q_Bを十分とることが重要である．

表2 体重と透析器の膜面積

体重(kg)	透析器の膜面積(m²)
<10	0.2
10〜15	0.4
15〜30	0.6
30<	0.8〜1.2

(東京都立小児総合医療センター腎臓内科(編)：小児のCKD/AKI実践マニュアル—透析・移植まで—．診断と治療社，75，2013より改変)

透析液流量(Q_D)はQ_B×2とする．成人は500 mL/分である．海外では3倍まで増やすこともあるが，2倍以上に増やしても効率がよくないことから2倍で実施されることが多い．透析間の体重増加は，できるだけ体重の5%未満に抑えるように心がける．除水速度は10 mL/kg/時間以下もしくは0.2 mL/kg/分以下とする．4時間以内で行う場合の安全な除水の目安として，1回の除水量は体重の5%までにとどめる．それ以上時間をかければさらなる除水は可能である．ミルク栄養の乳児や経管栄養使用患者は食事における水分の割合が多いため，1回の透析で目標まで除水しきれない場合も多い．その場合は除水速度を超えないように透析時間を延長し，連日透析を行うことで対応する．

除水の面から透析を連日行う必要がある場合には，溶質が抜けすぎて過透析にならないよう透析条件を下げる必要がある．また，連日透析ではアミノ酸が抜けやすいことにも注意が必要である．

3 ドライウェイト設定

ドライウェイト(dry Weight：DW)は透析による除水操作によって最大限患者が臨床的に正常な血液量である状態であり，透析後に低血圧や高血圧にならず，降圧薬を必要としない最低体重である．DWを過大評価すると高血圧・左室肥大・心不全につながり，過小評価すると低血圧につながる．小児は成長していくため，成長による体重増加に気づかずDWが過小評価されたり，栄養が十分にとれず痩せたことに気づかずDWが過大評価されたりすることがある．そのため，小児のDW設定は通常成人よりも評価が難しく，胸部x線におけるCTRなど客観的な指標を参考にしながら，こまめに見直すことが必要である．

137

I 総論　第4章　治療

4 合併症

1) 透析不均衡症候群

　透析を始めたばかりの導入期に生じる合併症で，透析中や透析終了後に頭痛・嘔気嘔吐を生じる．その原因は，尿素の血中濃度が非常に高い場合，急速に除去されることで血管内外の浸透圧格差が生じる．脳には血液脳関門（blood brain barrier：BBB）があり特に浸透圧格差を生じやすく，脳細胞に水が引き込まれ急性脳浮腫が生じるためである．予防のためには，最初の数回の HD セッションにおいて除去効率を下げることが有用である．

2) 低体温

　低体重児の場合，Q_B を多く設定することができないため，血液が体外を流れている時間が長くなる．体外に出て冷やされた血液が体内に返ってくるため，低体重児の血液浄化療法では低体温は必発である．低体温になると低酸素血症やアシドーシスが進行する．対応としては，透析液・回路を温めること，電気毛布を使用して透析を行うなどがあげられる．

3) 脱血・返血不良

　カテーテル透析で HD を行う際に，透析中に脱血不良や返血圧上昇が生じて透析継続が困難となることがある．原因としてカテーテル内腔の血栓性閉塞や静脈内壁へのカテーテルの接触，カテーテルの屈曲などがあげられる．血栓性閉塞の場合，対応は組織プラスミノーゲンアクチベーターの投与が効果的であるが，保険適応ではないため，各施設での倫理審査を経ての使用が求められる．カテーテルの開通ができない場合には，カテーテルの入れ替えを考慮する．

　内シャントで透析を行っている場合には，シャントが閉塞すると脱血・返血が不良となり血液透析が行えない．常に血管の狭窄や閉塞の危険性があることを認識し，シャントが閉塞した場合にはカテーテル治療や再手術による内シャント再作成が必要となる．

4) 感染

　2〜3週間以上カテーテルが留置された患者の原因不明の発熱，血液浄化療法後の繰り返す発熱などがみられる場合，カテーテル感染を想起する．抗菌薬による治療が行われるが，それだけでは治療しきれない場合はカテーテル抜去を検討する．

　内シャントの場合，穿刺した部位から菌が直接入りこむことによりシャント感染を起こすことがある．悪化すると皮膚が崩れて破裂の危険性がある．シャント感染に対しても抗菌薬による治療を行う．

5) 出血傾向

　ナファモスタットメシル酸塩は半減期が短いので問題にならないが，ヘパリンナトリウムは半減期が約2時間であるため，透析中に使用した抗凝固薬の影響が体内に残ることが予想される．特に内シャントを使用して HD を行う場合は，きちんと止血されているか必ず確認する．

C アフェレシス療法

　アフェレシスとは機器を用いて血液中の血球と液体成分を分離することである．アフェレシス療法には，血漿中に存在する病因関連物質を除去する「plasmapheresis」と細胞成分を除去する白血球系細胞除去療法（cytapheresis：CAP）がある．分離法には遠心分離法と膜分離法がある．膜分離法の応用として，血液内の病因関連物質を吸着カラムによって吸着し除去する治療（血液吸着療法，吸着式血球成分除去療法，血漿吸着療法［Plasma adsorption：PA］）がある．

1 アフェレシス療法の選択

　選択の際には，どんな物質を除去したいか，具体的に除去する物質がわかっており吸着するためのカラムがあるか，が考慮される．さらに，小児においては患者の体格も選択のうえで重要な要素である．エンドトキシン吸着や LDL 吸着，ビリルビン吸着など特異的吸着療法が確立されているものはそれを選択する．除去したい物質の吸着カラムがない疾患がほとんどであり，その際には PE，SePE，DFPP から治療法を選択する．

　PE は血液から血漿を選択的に除去する治療法であり，分離は血漿分離器（膜）または遠心分離器を使用して行われる．わが国では膜分離が一般的であるが，最近では遠心分離機を使用した PE の報告も増えている．血漿に含まれている物質がすべて除去されるため，アルブミン，コレステロール，ビリルビン，免疫グロブリン，凝固因子などが除去される．

　SePE は病因物質が IgG 以下の自己抗体やサイトカインなどの場合に除去が可能である．また，抗凝

7●血液透析とアフェレシス療法

表3 アフェレシスが適応となる疾患

領域	疾患	種類	保険適応	限度回数
救急	重症敗血症および敗血症性ショック	エンドトキシン吸着	あり	2回
血液	血栓性血小板減少性紫斑病	PE	あり	1か月
	過粘稠度症候群	PEまたはDFPP	あり	週1回，3か月
	インヒビターを有する血友病	PEまたはDFPPなど	あり	出血傾向がコントロールできるまで
	溶血性尿毒症症候群	PE	あり	21回
膠原病・リウマチ	関節リウマチ・悪性関節リウマチ	PE，DFPPなど	あり	週1回，病態の改善をみとめるまで
	全身性エリテマトーデス	PE，DFPPなど	あり	月4回，病態の改善を認めるまで
	抗MDA5抗体陽性皮膚筋炎に伴う急速進行性間質性肺炎	PE	なし	
内分泌・代謝	家族性高コレステロール血症	LDL吸着など	あり	1〜2週間に1回
消化器・肝臓	炎症性腸疾患（潰瘍性大腸炎・クローン病）	顆粒球・単球吸着	あり	10回
	急性肝不全・劇症肝炎	PEなど	あり	急性肝不全7回劇症肝炎10回
神経	多発性硬化症	PE，DFPPなど	あり	月7回，3か月
	ギラン・バレー症候群	PE，DFPPなど	あり	月7回，3か月
	慢性炎症性脱髄性多発神経炎	PE，DFPPなど	あり	月7回，3か月
	重症筋無力症	PE，DFPPなど	あり	月7回，3か月
腎臓	ANCA型急速進行性糸球体腎炎	PE，DFPP	あり	1クール7回, 2クールまで
	抗GBM抗体型急速進行性糸球体腎炎	PE，DFPP	あり	1クール7回, 2クールまで
	難治性ネフローゼ症候群	LDL吸着	FSGSのみあり	12回，3か月
	ABO不適合腎移植	PE，DFPP	あり	術前4回，術後2回
	ドナー特異的同種抗体陽性腎移植	PE，DFPP	なし	
	移植後巣状分節性糸球体硬化症（FSGS）再発	LDL吸着	あり	12回，3か月
皮膚	スティーブンス-ジョンソン症候群，中毒性表皮壊死症	PE，DFPP	あり	8回

（日本アフェレシス学会：日アフェレシス会誌 40：105-397, 2021 より改変）

固因子は除去されずに保たれる．

DFPPは血漿分離器により分離された血漿を血漿成分分離機に通すことでアルブミンよりも分子量の大きい病因物質を選択的に除去し，濾過された血漿を体内に戻す治療法である．この方法ではアルブミンが体内に戻されるため，血漿交換に比べアルブミン製剤の使用量を減らすことができる一方で，血漿分離器を二つ使用しさらに回路も延びるためプライミングボリュームが大きくなり，プライミングに使用する血液製剤が増加し，治療に伴う低体温をきたしやすくなるため，体格の小さい小児では選択しにくい．結果として，小児領域ではPEが選択される頻度が高くなる．

2 血漿交換

1）置換液の選択

PEでは除去した血漿を補充するための置換液が必要である．アルブミン溶液と新鮮凍結血漿（FFP）の双方が使用される．FFPはアルブミン溶液と比較しアレルギーを生じやすく，重篤かつ致命的となる可能性のある輸血関連急性肺障害（transfusion-related acute lung injury：TRALI）を発症する可能性があるため，基本的にはアルブミン溶液が第一選択となる．FFPには凝固因子・免疫グロブリンが含まれるため，凝固因子が低下している肝障害や肝不全では置換液にFFPを選択する．また血栓性血小板減少性

139

I 総論 第4章 治療

紫斑病では，ADMTS13 の補充が必要になるため FFP が選択される．

2）血漿処理量

PE では1血漿量（plasma volume：PV）の交換で約65％の血漿が除去される．2PV 以上に増やしてもそれ以上の効率が得られないことから，一般的には1〜1.5PV の処理量を選択することが多い．1PV は簡易的には 50 mL/kg を使用することが多い．

3　アフェレシス療法の適応

アフェレシスは，病因関連物質の分離・除去が必要な疾患に適応となる．通常は従来の治療法に抵抗性である場合や，除去する物質が病的で急性毒性があるため急速な除去が必要とされる場合に選択される．アフェレシス療法が適応となる疾患を表3[8]に示す．

4　アフェレシス療法の注意点

1）凝固因子・免疫グロブリンの減少

前述したとおり，PE では凝固因子・免疫グロブリンが除去される．肝臓での合成能が正常であれば凝固因子・免疫グロブリンは合成により回復するが，治療間隔が短い場合には回復する前に次の治療が行われるため出血合併症の危険性が生じる．治療終了後のフィブリノゲンが ＜100 mg/dL であれば，FFP の輸注を行うか治療間隔をあけてフィブリノゲンの回復を待つ．

2）低カルシウム血症

置換液に FFP を使用する場合，製剤内に含まれるクエン酸の流入により低カルシウム血症をきたす可能性がある．そのため，治療中の電解質評価を行うとともに置換液に FFP を使用する際は1単位あたりグルコン酸カルシウム 1 mL を補充する．

3）アンギオテンシン変換酵素（ACE）阻害薬

吸着療法に使用される吸着カラムの多くは，表面が陰性に荷電しブラジキニンが産生しやすい．ブラジキニンはキニナーゼにより失活・分解されるが，ACE 阻害薬内服によりブラジキニンを分解できず重篤な血圧低下を生じる．そのため，アフェレシス療法中の ACE 阻害薬の使用は禁忌である．

文献

1) 東京都立小児総合医療センター腎臓内科（編）：小児の CKD/AKI 実践マニュアル—透析・移植まで—．診断と治療社，2013
2) Kidney Disease：Improving Global Outcomes（KDIGO）Acute Kidney Injury Work Group：Kidney Int Suppl 2：1-138, 2012
3) 奥田晃久，他：日集中医誌 20：653-654，2013
4) AKI（急性腎障害）診療ガイドライン作成委員会：日腎会誌 59：419-533，2017
5) Hattori M, et al.：Clin Exp Nephrol 19：933-938, 2015
6) 日本透析医学会：透析会誌 46：1107-1155，2013
7) Chan CT, et al.：Kidney Int 96：37-47, 2019
8) 日本アフェレシス学会：日アフェレシス会誌 40：105-397，2021

（原田涼子，濱田　陸）

8 腎移植

I 総論　第4章／治療

はじめに

近年の移植医療の進歩に伴い，腎移植の成績は安定したものとなった[1]．わが国では献腎移植の機会が限られ，生体腎移植が主であるが，近年レシピエント選択基準の改訂に伴い，小児の献腎移植が増加している．

腎移植医療を成功に導くには，事前の入念な術前準備および細やかな術後フォローが重要となる．本項では小児科医がかかわる腎移植準備と術後のフォローを中心に述べるが，紙面も限られているため関連成書も参照いただきたい．

1 小児腎移植の現況

わが国において，小児腎移植数は近年，年間80～100例前後を推移している．2018年末までの小児腎移植総数のうち，生体腎移植は89.0％を，献腎移植は11.0％を占め，献腎移植のうち心停止後献腎移植の占める割合は78.3％であった[1]．また，従来は末期腎不全に進行した小児では，腹膜透析をまず施行した後に腎移植に臨む流れが主流であったが，近年透析を経由せずに末期腎不全に至った段階で腎移植を行う先行的腎移植（preemptive kidney transplantation：PEKT）が増加している．PEKTの割合は，2002年～2018年では32.1％を占めるに至っている[1]．PEKTの利点として，透析に伴って生じる合併症を回避し，同時に透析の制約から解放できることがあげられる．また，PEKTによって，長期の移植腎生着率が改善されることも報告されている．

2002～2018年に行われた小児腎移植の5年，10年，15年移植腎生着率は生体腎移植で96.3％，89.7％，77.4％であり，献腎移植で82.4％，61.1％，46.5％であった[1]．免疫抑制薬の発展とともに急性拒絶反応の制御が良好となってきたことを反映し，年代とともに移植腎生着率は向上している．

2 腎移植の適応

移植医療の進歩に伴い，腎移植の適応は拡大した．現在では活動性の感染症の存在やダイレクトクロスマッチ（特にT細胞）陽性例，悪性腫瘍の存在などの絶対的禁忌症例を除く，ほぼすべての末期腎不全患児が腎移植の適応となる[2]．なお，腎移植が可能な体格の目安は体重で10 kg程度，身長で90 cm程度である．また，免疫学的にハイリスクな腎移植として血液型不適合腎移植があげられるが，ドナー腎に血液型糖鎖抗原が発現しているため，レシピエントの血中に存在する抗血液型抗体により抗体関連拒絶がおきる．現在では，抗CD20モノクローナル抗体製剤であるリツキシマブを用い，血漿交換（PE）とあわせた術前の減感作療法を施行することで，移植後の腎生着率は血液型適合移植と比較して遜色ない結果となっている[3]．

3 献腎移植

2002年のレシピエント選択基準の一部改正により16歳未満の小児に優先ポイント（14点）が加算され，さらに2011年の改正では16歳以上20歳未満の小児にも12点が加算されるようになった．また，2015年8月1日より20歳以上ではeGFR 15 mL/分/1.73 m^2未満，20歳未満または，腎移植後で移植腎機能が低下してきた場合ではeGFR 20 mL/分/1.73 m^2未満で先行的献腎移植登録が可能となった．さらに，2018年5月から，20歳未満の小児ドナーから提供された腎臓は，小児レシピエントに優先的に提供されるという新しい選択基準が実施されるようになり，2017～2022年に行われた小児献腎移植の59.8％は小児からの腎提供であった[4]．これにともない，小児献腎移植登録例の平均待機期間は短縮してきており，2017～2019年における平均待機期間は，1～15歳で805日，16～19歳で491日であった[5]．小児

I 総論　第4章　治療

の献腎移植登録例に対する腎提供数は今後増加していくことが期待されている．また，近年では脳死下献腎移植が増加しており，2017〜2022年に行われた小児献腎移植では，85.0％を脳死下献腎移植が占めている[4]．一方で，およそ体重15kg未満の低体重小児ドナーでは，二腎同時移植（en bloc腎移植）が必要となるため，さらなる外科的習熟が求められるようになってきている．2017〜2022年では，13例のen bloc腎移植が比較的大きな体格のレシピエントに施行されている[4]．なお，2016年度より献腎移植登録患者の登録更新に，献腎移植登録施設で移植医の診察と署名が年1回必要になった．

4　レシピエントの術前評価事項と処置

腎移植前に評価すべき事項を表1に示した．なかでも組織適合性，予防接種，心機能，下部尿路系そして原疾患に関する十分な評価と適切な処置が大切である[2]．

また十分な評価をして治療計画を立てる必要がある比較的ハイリスクのレシピエントを表2にあげた[2]．

5　周術期の管理

1）周術期の全般的管理

患児の体格や状態により，術式や術中の対応が異なるため，術前から麻酔科医，移植外科・泌尿器科医，小児科医，循環器科医の間で連携をとり準備する[6]．

また術中から術直後にかけて劇的に変化する体液（水・電解質）管理は重要で，持続的な利尿を得るためには極度の溢水を避け，一方で十分な循環血液量を保ち，そして移植腎にとって十分な血圧を保ち移植腎血流を良好に維持することが重要である．このため体格の小さい小児では，細やかな管理が必要となる[6]．

2）免疫抑制の方法，拒絶反応の一般的治療

一般的な初期免疫抑制の方法を図1に示した．拒絶反応が疑われる際には，移植腎生検を行い病理組織学的に診断（Banff分類[7]）し，適切な拒絶反応治療を実施する．T細胞性拒絶反応に対しては，メチルプレドニゾロンパルス療法やデオキシスパーガリン治療，カルシニューリン阻害薬（calcineurin inhibitor：CNI）の増量を行う．抗体関連拒絶反応に対する

表1　移植前にチェックすべきこと

1	血液型	血液型不適合であれば抗A・抗B抗体価測定し移植前に脱感作療法が必要
2	腎不全原因疾患の確定	腎エコー，腹部CT・MRIなどを行い，腎不全原因疾患を確定診断する．また腎外症状確認のため全身検索を行い，必要があれば遺伝子解析を行う
3	組織適合性 CDCクロスマッチ，フローサイトメトリークロスマッチ，抗ドナー特異的HLA抗体	Tリンパ球クロスマッチ陽性では移植困難，Bリンパ球クロスマッチ陽性（抗ドナー特異的抗体陽性）では移植前に脱感作療法が必要
4	予防接種 水痘・麻疹・風疹・ムンプス HBV	移植後には接種が原則禁忌となるため，抗体価（EIA）が十分に上昇するまで追加接種を行う HBs抗体の陽転をめざす
5	ウイルス抗体価 CMV・EBV	既感染・未感染の確認
6	心機能 心エコー・Holter心電図・ABPM	収縮能障害では移植に先行してβ-blockerによる心保護を行う 拡張能障害では輸液負荷に伴う肺うっ血のリスクに留意
7	下部尿路評価 UTIの既往 膀胱形態・容量・残尿・神経因性膀胱の有無の確認	VCUGを行いVURを有する場合には固有腎摘を検討 移植前にCICや膀胱拡大術が必要となる場合がある
8	慢性感染巣の検索 耳鼻科・歯科口腔外科受診	う歯，歯肉炎，中耳炎，副鼻腔炎がある場合には治療しておく
9	全身検索 発達遅滞・てんかんの有無の評価 眼科受診 肝臓・脾臓・消化管 OGTT	眼圧異常や白内障などステロイド負荷が可能か確認 肝嚢胞，肝線維化，脾腫，食道静脈瘤の検索 耐糖能異常の有無（CNI選択やステロイド使用に際し重要）
10	投薬内容	薬剤相互作用の確認，ACE-IやARB使用例では移植前に可能な限りCa拮抗薬に変更
11	血管の評価	移植時吻合血管径の評価，中心静脈ライン確保血管の開存を確認
12	精神・心理専門家の面接	本人の発達にあわせて本人に移植の意義や治療を説明し，医療に主体的に参加させる
13	公的扶助の確認	小児慢性特定疾病や身体障害者手帳の獲得を確認

142

表2 治療計画を立てる必要があるレシピエント

レシピエントの状態	対策，治療計画の内容
低体重（低年齢）小児	主として術中管理および術直後の輸液管理
血管系異常の合併（過去の大血管へのカテーテル挿入歴を含む）	中心静脈ライン確保や，移植腎血管吻合予定部位に問題がないか，特異な血行動態の場合は術中輸液経路の確保
重篤な心機能低下，先天性心疾患の合併	主として術中および術直後の輸液管理
重篤な下部尿路障害の合併	術前の十分な評価と術前術後の計画的な管理
ABO血液型不適合例	抗血液型抗体除去および免疫抑制薬の計画（移植前のリツキシマブ投与と免疫抑制薬早期開始，移植前の血漿交換など）
抗ドナーHLA抗体陽性例	移植前脱感作療法を十分に行う
WT1異常症	術後のWilms腫瘍発症のリスク（固有腎の摘出を検討）
再発性腎炎，FSGS，aHUSを原病とする例	再発予防対策，再発時の対応準備
重度の知的障害を有する例	主として術後管理対策（ICUでの気管内挿管・鎮静管理の継続など）
過去に腹部の手術歴を有する例	術前評価が大切（癒着による術中操作，出血量への影響など）既往の手術が誘因となるトラブルは術中管理にも影響する
過凝固状態を有する例（ネフローゼ症候群，抗リン脂質抗体症候群，血栓症の既往）	過凝固状態から離脱してから移植を計画（内科的または外科的腎摘の検討），十分な精査により原因を究明し，適切な対策をとる
オキサローシスを原病とする例	肝・腎移植と体外循環
常染色体潜性多発性囊胞腎	術前の十分な評価と対策（食道静脈瘤の治療，脾腫に起因する血小板減少では脾摘を先行する，反復性胆管炎では肝移植を先行するなど）

HLA：ヒト白血球抗原，FSGS：巣状分節性糸球体硬化症，aHUS：非典型溶血性尿毒症症候群
（近本裕子，他：小児腎移植レシピエントの適応と検査．高橋公太［編］，腎移植のすべて．メジカルビュー社，58-61，2009をもとに著者作成）

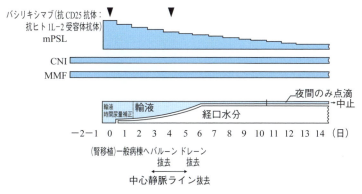

図1 初期免疫抑制プロトコルと術後管理の目安

①通常の初期免疫抑制はmPSL＋CNI（シクロスポリンまたはタクロリムス）＋代謝拮抗薬（MMFが多い）に加えて，術当日と術後4日にバシリキシマブの投与が一般的である．
②維持免疫抑制は，成長を考慮し，mPSLを極力減量，可能であれば中止する．
③集中治療室で1～2日，その後一般病棟管理とし，各種カテーテル類は1週間内で抜去する．
mPSL：メチルプレドニゾロン，CNI：カルシニューリン阻害薬，MMF：ミコフェノール酸モフェチル．

治療は，PE，免疫グロブリン，リツキシマブ，メチルプレドニゾロンパルス療法を組み合わせて行うことが提案されている[8]．免疫グロブリン，リツキシマブも近年保険収載され，わが国でも投与可能となった．

6 術後の管理

1）術後早期の合併症管理

術後早期の外科的・内科的合併症を表3にあげた．
術後早期に尿量低下や血清クレアチニン値の上昇を認めた場合，早急な原因究明が必要であり，表3の項目を中心に鑑別を行う．臨床的に拒絶反応の診断に迷う場合には移植腎生検を考慮する[9]．

2）感染症

腎移植後の時期により，注意すべき感染症が異なり，図2[10]に示した．
腎移植後比較的早期の発熱は拒絶反応や感染症などの鑑別が必要であり，感染症では重症化の危険性がある．退院後であれば，発熱時には病院へ連絡をもらうようにしておく．
一般に感染症罹患時には十分な補液の実施，感染症の重症度と免疫抑制薬濃度を確認し（特にCNIは

表3 術後早期の合併症

外科的合併症 （術後1週間以内に多い）	内科的合併症
血管吻合離開（術後数日） 尿路の閉塞および狭窄 尿漏れ 尿貯留腫 移植腎動脈狭窄 移植腎動静脈血栓症 出血 リンパ瘤 移植腎破裂	急性拒絶反応 循環血液量減少 溢水 高血圧 カルシニューリン阻害薬の急性腎毒性 血栓性微小血管症 急性尿細管壊死（ATN） 感染症 原病の再発（とくにFSGS, aHUS）

FSGS：巣状分節性糸球体硬化症
aHUS：非典型溶血性尿毒症症候群

表4 維持期に注意すべき事項

移植腎の血流障害（動脈硬化を含む）
カルシニューリン阻害薬による慢性腎毒性
高血圧
脂質異常症
肥満
高尿酸血症
移植後発症糖尿病
原病の再発
感染症
悪性腫瘍
糸球体過剰濾過（蛋白尿）
尿路系合併症（膀胱尿管吻合部狭窄，結石，移植腎VURなど）
慢性拒絶反応

①移植後正常であった血圧が再上昇した場合，移植腎における腎血管性高血圧症を疑う．
②十分な飲水と，定時排尿，完全排尿（二段階排尿）など排尿の指導も大切である．
③移植腎長期生着を阻害する要因は多様であるが，なかでも慢性拒絶反応は確立した有効な治療法がなく，大きな問題である．
④移植腎機能廃絶に大きく影響する怠薬は思春期に多く，注意を要するとともに治療に主体的にかかわらせて本人を自立させ，円滑な移行を達成することが重要である．

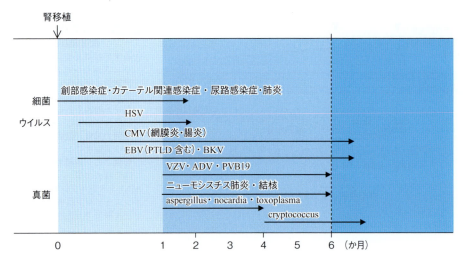

HSV：単純ヘルペスウイルス，CMV：サイトメガロウイルス，EBV：Epstein-Barrウイルス，
VZV：水痘-帯状疱疹ウイルス，ADV：アデノウイルス，PVB19：ヒトパルボウイルスB19
（三留 淳，他：発熱．高橋公太（編），腎移植のすべて．メジカルビュー社，404-406，2009）

図2 腎移植後の感染症

下痢で濃度上昇を認めやすい），免疫抑制薬投与量の調整が必要となる．

腎移植後のサイトメガロウイルス（**CMV**）感染症への対応としては早期投与法と予防投与法が存在する．小児腎移植では，CMVに対する抗体獲得前の腎移植となる可能性が成人と比して高く，腎移植後CMV感染症のハイリスクとなりやすい．このため，ガイドラインではハイリスクの小児に対しては予防投与が推奨されている[11]が，日本人小児に対する腎移植後のVGCV予防内服について，最適なプロトコルは未だ確立していない．

8●腎移植

7 維持期の管理

退院後維持期は患児の成長・発育および社会復帰に関するサポートと，移植腎は慢性腎臓病（CKD）であることを念頭に置いたきめ細やかなフォローが大切である．表4に維持期に注意すべき事項について示した．

1）代謝・内分泌系の管理[12]

腎移植前の腎不全合併症としての二次性副甲状腺機能亢進症や腎性貧血，甲状腺機能低下症も腎移植後引き続き加療が必要な場合がある．また免疫抑制薬も影響し，移植後発症糖尿病，高尿酸血症，脂質異常症，高血圧などを認める場合もある．これらは移植腎の長期生着を阻害する要因となるため適切な評価と加療を要する．

2）感染予防

移植後早期の予防接種による抗体獲得はやや悪いとされるものの，腎移植後でも不活化ワクチンの接種は可能である．十分なインフォームドコンセントのうえで実施可能な不活化ワクチンは接種する．基本的に生ワクチンの接種は移植後不可であるが，抗体価を測定し，感度以下であれば，疾患流行時の対応・対策を事前に家族と相談して決めておくことも感染症罹患や重症化の回避の一助となる可能性がある．

3）成長・発育のサポート[12]

良好な成長を得るためには良好な移植腎機能が必須である．一方で思春期では移植腎喪失の大きな要因に怠薬（ノンアドヒアランス）もあげられ，移植時年齢に関係なく，思春期・若年成人期において移植腎機能廃絶のリスクがもっとも高い[13]．また学校生活や仕事などに対する問題を抱えることも少なくない．さらに，うつ状態・生活の質（QOL）などの心理社会的アウトカムの低下が懸念されており，早期から心理的・精神的な問題と向き合い，必要に応じて心理士，精神科医，ソーシャルワーカーなどと連携したサポート体制を構築することも大切である[14]．

4）その他

プロトコル腎生検は潜在性の拒絶反応，薬剤性腎障害，感染症および移植腎への尿の逆流を疑う所見などの情報が得られ，その後の治療方針決定に有用

である．

また腎移植後は悪性腫瘍の発生が健常児より高率であり[15]，悪性腫瘍のスクリーニングも定期的に実施することが望ましい．

外科的・内科的管理の向上や薬剤の進歩に伴い，腎移植の成績が改善するとともに，腎移植領域でも成人医療への移行が問題となっている[16]．将来再び必要となるかもしれない次の腎代替療法の選択や成人医療への移行がスムースとなるような土台づくりも課題である[17]．

おわりに

腎移植により患児のQOL（生活の質）は格段に向上する．一方で腎移植医療は医療面のみならず患児の精神的・社会的な問題など多様な課題を抱える．多職種との連携を図り，身体とこころのバランスのとれた成長のサポートを心がけ，腎不全の生涯治療をよりよいものとしたい．

文献

1) 服部元史，他：日臨床腎移植会誌 9：215-225，2021
2) 近本裕子，他：小児腎移植レシピエントの適応と検査．高橋公太（編），腎移植のすべて．メジカルビュー社，58-61，2009
3) Hattori M, et al：Transplantation 102：1934-1942, 2018
4) 宍戸清一郎，他：日小児腎不全会誌 44：48-52，2024
5) 宍戸清一郎，他：日臨床腎移植会誌 8：94-100，2020
6) 近本裕子，他：術中管理，レシピエント：小児での留意点．高橋公太（編），腎移植のすべて．メジカルビュー社，87-88，2009
7) Naesens M, et al.：Am J Transplant 24：338-349, 2024
8) Kidney Disease：Improving Global Outcomes（KDIGO）Transplant Work Group：Am J Transplant 9 Supple 3：S1-S155, 2009
9) 近本裕子，他：術直後の一般的管理．レシピエント：小児での留意点．高橋公太（編），腎移植のすべて．メジカルビュー社，175-177，2009
10) 三留　淳，他：発熱．高橋公太（編），腎移植のすべて．メジカルビュー社，404-406，2009
11) Kotton CN, et al：Transplantation 102：900-931, 2018
12) 日本臨床腎移植学会：腎移植後内科・小児科系合併症の診療ガイド2010．http://www.jscrt.jp
13) Van Arendonk KJ, et al：Clin J Am Soc Nephrol 8：1019-1026, 2013
14) 井上敦子，他：日臨床腎移植会誌 3：201-210，2015
15) Yabuuchi T, et al.：Transplant Direct 7：e687, 2021
16) 服部元史：日小児腎不全会誌 37：1-6，2017
17) 厚生労働省難治性疾患克服事業難治性腎疾患に関する調査研究班編：日腎会誌 58：1095-1233，2016

（石塚喜世伸，三浦健一郎）

I 総論　第5章　小児の腎疾患の早期診断と管理

1　胎児診断とその対応

　妊娠中の超音波検査によって胎児の先天疾患のスクリーニングが実施されており，泌尿器系疾患も対象になっている．胎児の泌尿器系疾患の中には腎機能低下によって羊水過少となることで胎児に肺低形成が生じ，新生児が呼吸不全を呈する疾患がある．また，新生児期から腎代替療法を必要とするため，出生前から準備が必要な疾患がある．ここでは胎児の泌尿器系疾患の診断方法とその対応について述べる．

1　胎児泌尿器系疾患の胎児スクリーニング

　胎児超音波検査による先天疾患のスクリーニングの項目は各国で様々であるが，日本超音波医学会から2022年に公示されたガイドライン[1]では，泌尿器系疾患に関係する項目として両側の腎臓の観察と腎盂拡大の有無，および骨盤の膀胱の観察が入っている．International Society of Ultrasound in Obstetrics and Gynecology（ISUOG）の2022年にアップデートされたガイドライン[2]でも同様の項目が入っている．これに羊水量を加えた3項目（①腎臓，②膀胱，③羊水量）のいずれかに異常所見を認めた場合に胎児の泌尿器系の疾患の存在を疑い，妊娠中期以降に超音波検査による精査を実施する必要がある．

1）羊水量

　羊水量は最大羊水深度（maximum vertical pocket：MVP）と羊水量インデックス（amniotic fluid index：AFI）の2つの評価法がある．MVPは最も羊水が多い断面の水深を計測し，2 cm未満を羊水過少，8 cm以上を羊水過多と定義している（図1A, B）．AFIは子宮内を上下左右に4分割した各々の断面の水深の合計であり，5 cm未満を羊水過少，25 cm以上を羊水過多と定義している．

　胎児の腎実質障害や尿路閉鎖によって尿排出が減少すると羊水過少となる．妊娠初期の羊水は胎児尿ではないが，妊娠16週以降の羊水量は胎児の尿量を反映する．羊水過少は胎児腎機能を反映するだけでなく，妊娠中期までは肺低形成の原因となるため，重要な評価項目である．

2）腎臓

　胎児の腎臓は妊娠12～15週には経腹超音波検査で第2腰椎レベルの後腹膜腔に低エコー輝度で描出される．腎臓の皮質と髄質は，妊娠20～25週までに超音波検査ではっきりと確認される．

　胎児の腎臓のスクリーニングは腹部横断像を用いる（図2）．胎児の腎盂の拡張の評価として腎盂前後径（anteroposterior diameter：APD）が広く用いられて

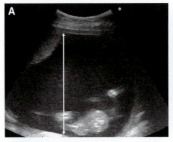
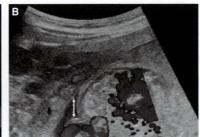

図1　羊水量の計測
A：羊水過多．羊水深度が8 cm以上
B：羊水過少．羊水深度が2 cm以下
〈口絵カラー8，p.ix参照〉

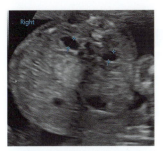

図2 腎盂前後径（APD）の計測
妊娠32週，正常腎，腹部横断像

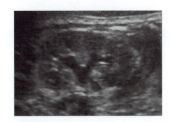

図3 腎の形態評価
妊娠34週，正常腎

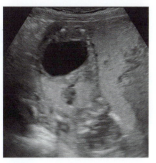

図4 巨大膀胱における羊水過少
妊娠17週，胎児冠状断像

表1 腎盂前後径（APD）による腎盂拡張の評価

腎盂拡張の程度	妊娠中期	妊娠後期
軽度	4～6 mm	7～9 mm
中等度	7～10 mm	10～15 mm
重度	>10 mm	>15 mm

（Lee RS, et al.：Pediatrics 118：586-593，2006 より）

いる（表1）[3,4]．Renal pelvic diameter ともよばれるこの指標は，妊娠中期では4 mm以上，妊娠後期には7 mm以上をカットオフとしており，軽症の多くは自然軽快することも多いが，精査とフォローをおこなう．水腎症が疑われた場合は，水腎症の原因となっている疾患の精査も必要である．腎盂尿管移行部狭窄の頻度が多いが，膀胱が大きい場合は下部尿路閉鎖や尿管瘤による尿路狭窄の可能性もある．

また，腎臓のサイズと形態を評価する（図3）．腎実質に大小不同の囊胞が複数存在する場合は，多囊胞性異形成腎（MCDK）の可能性が高い．MCDK は無機能腎であることが多いが，もう片側が正常腎であれば羊水量は保たれる．しかし，両側のMCDK，あるいは両側の腎無形成の場合は，無あるいは乏羊水となることが多い．また，両側の腎臓が高輝度エコー像を呈して腫大している場合は，多発性囊胞腎（PKD）の可能性がある．胎児期に認めるPKDは常染色体潜性であることが多く，腎機能が低下して羊水過少となることが多い．

3）膀胱

膀胱が拡大している場合は，下部尿路閉鎖の可能性がある（図4）．下部尿路閉鎖では膀胱が胎児の臍のレベルまで達することもある．原因として後部尿道弁や尿道閉鎖などがあり，水腎症や水尿管を伴う

ことが多い．後部尿道弁は基本的に男児の疾患で，総排泄腔遺残や尿生殖洞異常などの合併は女児に多い．プルンベリー症候群（prune belly syndrome）は，巨大膀胱があっても下部尿路の狭窄がないため，通常は重度の水腎症がない．

妊娠初期の巨大膀胱は膀胱長径7 mmを基準に診断される[5]．妊娠初期の巨大膀胱は下部尿路閉鎖の他にも megacystis microcolon intestinal hypoperistalsis syndrome（MMIHS）や総排泄腔遺残，プルンベリー症候群など様々な疾患が背景にあり，染色体異常の合併は15％と報告されている[6]．

膀胱が描出できないときは，羊水過少を伴う場合は両側の腎機能低下が考えられる．腎構造の精査が必要である．膀胱が描出されないのに羊水過少ではないと，総排泄腔外反や膀胱外反の可能性を考え，腹壁の精査をおこなう．

2 胎児水腎症

水腎症は胎児超音波スクリーニングで認める異常所見の中で頻度が高く，約1％といわれている[7]．多くは軽症であり，臨床的に問題になることがない．しかし，APDによる評価で妊娠中期は10 mm以上，妊娠後期は15 mm以上の場合は重度であり，先天性腎尿路異常（CAKUT）のリスクが高い．スクリーニングによって胎児の水腎症が疑われた場合は重症度評価を実施する．胎児水腎症の重症度評価には，Society for Fetal Urology の SFU 分類を用いることが多い（表2）[3]（図5A～D）[8]．日本小児泌尿器科学会の小児先天性水腎症診療手引き[3]では，無症候性の腎盂尿管移行部狭窄の場合，SFU分類4度と，必要に応じてSFU分類3度において出生後の腎機能評価を実施することを求めている．

表2 SFU分類

SFU 1度	SFU 2度	SFU 3度	SFU 4度
腎盂のみの拡張	腎盂と数個の腎杯の拡張	腎盂とすべての腎杯の拡張	腎盂・腎杯の拡張と腎実質の菲薄化

(日本小児泌尿器科学会：小児先天性水腎症診療手引き．日小児泌会誌 25：19-20，2016 より)

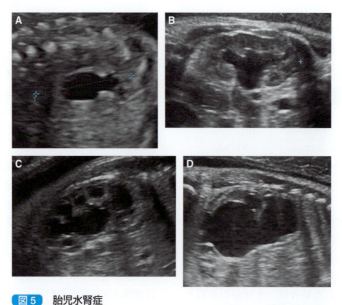

図5 胎児水腎症
A：水腎症(SFU 分類 grade 1)妊娠 23 週，B：水腎症(SFU 分類 grade 2)妊娠 36 週，C：水腎症(SFU 分類 grade 3)妊娠 34 週，D：水腎症(SFU 分類 grade 4)妊娠 34 週

　水腎症における他の重症度分類としては Urinary tract dilation classification system(UTD)がある[9]．UTD では以下の 6 つの超音波所見を評価する．

a. 腎盂前後径(APD)
b. 腎杯の拡張の有無
c. 腎実質の厚さ
d. 腎実質の異常
e. 膀胱の異常
f. 尿管の異常
g. 他の理由がない羊水過少

　胎児では APD が妊娠 16～27 週で 4 mm～＜7 mm，28 週以降で 7 mm～＜10 mm であり，上記 b～g のいずれもないようであれば UTD A1(low risk)に分類されるが，APD が妊娠 16～27 週で 7 mm 以上，28 週以降で 10 mm 以上，もしくは上記 b～g のいずれか

を認める場合は UTD A2～3(increased risk)となる．UTD 分類で腎機能の長期予後を予測できるという報告がある[10]．

　胎児の水腎症は他の疾患を合併することがある．例えば VACTERL 連合は椎体異常(vertebrae)，鎖肛(anus)，心疾患(cardiac)，気管異常(trachea)，食道閉鎖(esophagus)，腎疾患(renal)，四肢異常(limb)を伴う．また，染色体異常に水腎症を合併することもある．胎児の水腎症を認めた際は，他の臓器の精査を行い，必要に応じて染色体検査を考慮する．

3 閉塞性腎疾患

　病的な胎児水腎症をきたす原因として，膀胱より上部では腎盂尿管移行部狭窄が最も多く，次に膀胱

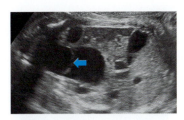

図6 尿管瘤
妊娠34週,胎児腹部冠状断.膀胱が大きく膀胱内に隔壁構造(⬅)がある

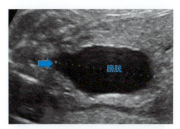

図7 後部尿道弁 Keyhole sign
妊娠27週,胎児腹部冠状断.膀胱から連続する尿道入り口の拡張(➡)がみられる

尿管逆流がある.尿管瘤(図6)や尿管異所開口などが原因となり,尿管膀胱移行部が狭窄することもある.膀胱より下部では,後部尿道弁,尿道狭窄・閉鎖などがある.まれではあるが,前部尿道弁も水腎症の原因となることがある.

1) 腎盂尿管移行部(UPJ)閉塞

腎盂と尿管の移行部が狭窄する疾患で,胎児水腎症の原因として最も多い.500出生に1人に発生し,約10%は両側性である[11].軽度の水腎症の多くは出生後に改善するが,高度の水腎症では腎機能が低下したり,尿囊腫を形成したりすることがある.

片側のUPJ閉塞ではもう片方の腎臓の異常がなければ羊水過少となることはないが,両側の高度のUPJ閉塞では腎機能が低下すると羊水過少となることがある.妊娠中期から生じる羊水過少は胎児の肺低形成の原因となる.

2) 下部尿路閉鎖

下部尿路閉鎖の原因として尿道の狭窄や閉鎖があるが,男児では後部尿道弁の頻度が高いとされる.膀胱から尿道に入った場所(後部尿道)に膜状の構造があり,排尿時に弁状に作用することで尿の流出が障害される.胎児エコー所見でKeyhole signとよばれる膀胱から連続する尿道入り口の拡張は,診断の補助になることがある(図7).女児では尿生殖洞異常や総排泄腔遺残に伴って尿路の狭窄がみられることがある.下部尿路閉鎖では排尿障害によって膀胱が拡張し,両側の水腎症が生じる.狭窄が高度になると,重度の水腎症のために腎機能が低下する.妊娠中期から生じる羊水過少は胎児の肺低形成の原因となる.重度の肺低形成では出生後の呼吸不全によって死亡する.

胎児の腎機能の推定に,胎児の膀胱穿刺によって膀胱の内容液を採取し,電解質やβ_2ミクログロブリ

表3 胎児腎機能の正常基準値(胎児尿)

項目	基準値
Na	<100 mEq/L
Cl	<90 mEq/L
尿浸透圧	<210 mOsm/L
Ca	<2 mmol/L
β_2-マイクログロブリン	<2 mg/L

(Glick PL, et al.:J Pediatr Surg 20:376-387, 1985)

ンの数値を検査する方法がある(表3)[12].正常では低張尿であるが,腎機能低下例では等張尿となる[12].

胎児膀胱羊水腔シャント術は羊水過少を改善することで肺低形成を予防し,生存率の向上は期待できるが,腎機能の温存に関しては課題がある[13-15].近年,腎機能が保たれている胎児を対象に胎児鏡を膀胱に挿入し,レーザーを用いて後部尿道弁による尿路閉塞を解除する胎児治療の報告があるが,生存率や腎機能の温存における効果は検証中である[16,17].

4 囊胞性腎疾患

1) 多囊胞性異形成腎(MCDK)

MCDKは約1,000~4,000人に1人の頻度で発生するとされ,約10,000人に1人の頻度で両側に生じる.早期の尿路閉塞によって腎機能が低下し,MCDKとなることもある.腎に多数で大小不同の囊胞構造を認め,腎実質をほとんど認めない(図8).胎児期には重症の水腎症と区別が難しいこともあるが,水腎症では腎実質を認める.大きいMCDKは他臓器を圧迫することもある.MCDKは腎機能が廃絶するため出生後に小さくなり,腎無形成と区別が困難になることもある.

片側のMCDKでは約40%の頻度でもう片方の腎臓に異常(腎盂尿管移行部狭窄や膀胱尿管逆流など)を伴うことがあるため,出生前後の精査が必要とな

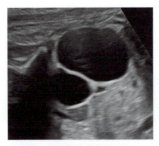

図8　多嚢胞性異形成腎（MCDK）
妊娠38週，胎児矢状断像．腎に多数の大小の嚢胞構造を認める

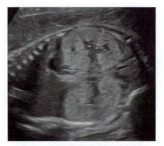

図9　常染色体潜性多発性嚢胞腎（ARPKD）
妊娠29週，胎児腹部冠状断像．両側の腎が腫大し，高輝度エコー像を呈する

る．また15％の確率でもう片方の腎臓が無形成のことがある．両腎が機能しないと羊水過少（Potter症候群）となり，妊娠中期から生じる羊水過少は肺低形成のリスクが高い．

2）多発性囊胞腎（PKD）

PKDには常染色体顕性（AD）と常染色体潜性（AR）がある．胎児期は常染色体顕性多発性囊胞腎（ADPKD）による症状が出現することは少なく，常染色体潜性多発性囊胞腎（ARPKD）が主である．ARPKDは6番染色体短腕のPKHD1遺伝子の異常が原因であり，20,000人に1人の頻度で発生する[18]．腎に1mm以下の囊胞が多発するため，両側の腎が高輝度エコー像を呈し腫大する（図9）．腎機能が高度に低下すると羊水過少となり，妊娠中期に発生する羊水過少は肺低形成を起こす可能性がある．また，ARPKDは繊毛病の一つであり，Meckel-Gruber syndrome（PKD，多指，脳瘤）などの基礎疾患に合併することがある．

5　腎無形成・低形成

片側の腎無形成は約2,000人に1人の頻度で発生する．2013年のシステマティックレビューでは，CAKUTの合併を約30％に認め，約30％に腎以外の疾患を合併すると報告されている[19]．両腎無形成は尿産生がないため無羊水となり，Potter症候群となる．妊娠早期からの無羊水は重度の肺低形成となるため，出生後に呼吸障害で死亡する．

低形成腎ではネフロン数の減少などがみられる．皮質と髄質の境界が不明瞭であることや，囊胞や尿管の拡張などを伴うこともあり，羊水過少になることもある．腎低形成は超音波検査で胎児診断される

ことがある．胎児超音波検査における腎臓の長径の正常値において5パーセンタイル以下で腎低形成が疑われる（表4）[20]．

6　腎尿細管異形成（RTD）

RTDは近位尿細管の無形成・低形成から羊水過少を生じる先天性疾患であり，常染色体潜性（劣性）（AR）遺伝である．レニン-アンジオテンシン系（RAS）をコードするREN，AGT，ACE，AGTR1などの遺伝子のホモ接合体または複合ヘテロ接合体変異が病因として同定されている．また，妊娠初期の双胎間輸血症候群による供血児の腎の循環不全や，妊婦のアンジオテンシン変換酵素阻害薬（ACEI）やアンジオテンシンⅡ受容体拮抗薬（ARB）の内服によって引き起こされる可能性もある．腎機能低下のため妊娠中期から羊水過少になると，胎児がPotter症候群となり肺低形成のリスクが高くなる．胎児超音波検査によるRTDの診断は難しい．

7　羊水過少の妊娠管理

ARPKDやRTD，両側のMCDKなどでは，妊娠中期までに羊水過少になると肺低形成のリスクが高くなる．羊水過少になると胸郭が圧迫され，胸腔と羊水腔の圧較差によって肺水が外に押し出されることが，肺低形成の原因の一つである．羊水過少では胸郭が圧迫され，肺低形成が重度でなくても胸郭が小さく描出されるため，妊娠後期になると胸郭の大きさでは肺低形成の重症度を評価することが難しいことがある．胎児MRIによる肺肝信号比（LLSIR）2.0以下も参考となる[21]．

人工羊水注入は胎児の肺低形成を予防できる可能

1 ● 胎児診断とその対応

表4 胎児の腎長径の正常値

妊娠週数(weeks)	腎長径　平均(cm)	95％信頼区間(cm)
18	2.2	1.6〜2.8
19	2.3	1.5〜3.1
20	2.6	1.8〜3.4
21	2.7	2.1〜3.2
22	2.7	2.0〜3.4
23	3.0	2.2〜3.7
24	3.1	1.9〜4.4
25	3.3	2.5〜4.2
26	3.4	2.4〜4.4
27	3.5	2.7〜4.4
28	3.4	2.6〜4.2
29	3.6	2.3〜4.8
30	3.8	2.9〜4.6
31	3.7	2.8〜4.6
32	4.1	3.1〜5.1
33	4.0	3.3〜4.7
34	4.2	3.3〜5.0
35	4.2	3.2〜5.2
36	4.2	3.3〜5.0
37	4.2	3.3〜5.1
38	4.4	3.2〜5.6
39	4.2	3.5〜4.8
40	4.3	3.2〜5.3
41	4.5	3.9〜5.1

（Cohen HL, et al.：Am J Roentgenol 157：545-548, 1991）

性があるが，まだ確立された胎児治療ではない．最近のランダム化比較試験の結果では，肺低形成を予防する効果は認められたが，生後の合併症などにより生存率の向上は認められなかった[22]．人工羊水注入の方法も定まってはいない．筆者の施設ではエコーガイド下に21GのPTC針を子宮内に穿刺し，羊水深度をみながら500 mL〜800 mLの温生食を注入する．注入する頻度は1〜2週間ごとであり，妊娠後期になると羊水が減少する速度が速く，1週間ごとに実施する．

重度の肺低形成を予防できれば，出生後に腎代替療法として腹膜透析(PD)が考慮される．出生後に無尿であると，早期にPDの開始が必要となる可能性がある．PDには感染などの合併症があり，その頻度は在胎週数や出生体重，PD開始時期などの影響を受ける．児の両親に対する出生前の情報提供には，腎移植を含めた長期的な治療計画や予後についても含める必要がある．

文献

1) 日本超音波医学会用語・診断基準委員会：超音波による胎児形態の標準的評価法．2022.
2) Salomon LJ, et al.：Ultrasound Obstet Gynecol 59：840-856, 2022
3) 日本小児泌尿器科学会：小児先天性水腎症診療手引き．日小児泌会誌 25：19-20，2016
4) Lee RS, et al.：Pediatrics 118：586-593, 2006
5) International Society of Ultrasound in Obstetrics and Gynecology：Ultrasound Obstet Gynecol 61：127-143, 2023
6) Chen CP：Taiwan J Obstet Gynecol 63：17-18, 2024
7) Havutcu AE, et al.：Prenat Diagn 22：1201-1206, 2002
8) Nguyen HT, et al.：J Pediatr Urol 6：212-231, 2010
9) Nguyen HT, et al.：J Pediatr Urol 10：982-998, 2014
10) Melo FF, et al.：J Urol 206：1022-1030, 2021
11) Koff SA, et al.：Anomalies of the kidney. In：Adult and Pediatric Urology, 4th ed, Gillenwater JY, Grayhack JT, Howards SS, Mitchell ME（Eds）, Lippincott Williams and Wilkins, Philadelphia 2002. p.2129.
12) Glick PL, et al.：J Pediatr Surg 20：376-387, 1985
13) Morris RK, et al.：Lancet 382：1496-1506, 2013
14) Nassr AA, et al.：Ultrasound Obstet Gynecol 49：696-703, 2017
15) Sugibayashi R, et al.：J Obstet Gynaecol Res 47：3091-3099, 2021
16) Morris RK, et al.：Ultrasound Obstet Gynecol 37：629-637, 2011
17) Vinit N, et al.：Fetal Diagn Ther 47：74-83, 2020；
18) Wilson PD：N Engl J Med 350：151-164, 2004
19) Westland R, et al.：Nephrol Dial Transplant 28：1844-1855, 2013
20) Cohen HL, et al.：Am J Roentgenol 157：545-548, 1991
21) Sakuma J, et al.：J Obstet Gynaecol Res 47：3100-3106, 2021
22) Miller JL, et al.：JAMA 330：2096-2105, 2023

（小澤克典）

I 総論　第5章　小児の腎疾患の早期診断と管理

I 総論　第5章　小児の腎疾患の早期診断と管理

2 乳幼児腎臓検診

1 乳幼児腎臓検診の成り立ちと現状

　3歳児健診における検尿は，1961年に児童福祉法によりモデル的に開始され，1965年母子保健法に移行し，全国で行われるに至った．しかし，検尿方法や事後の流れに規定はなく，また2008年の全国実態調査から，3歳児検尿が先天性腎尿路異常（CAKUT）の発見に十分寄与できていないことを指摘された．そこで，2012年度厚生労働科学特別研究事業，2013年度厚生労働科学研究成育疾患克服等次世代育成基盤研究事業で新たなスクリーニング方法が検討され，2015年に「小児の検尿マニュアル」が発刊，学校検尿とともに3歳児検尿のシステムについても，その方向性が示された．その後もわが国からの疫学調査の報告やCAKUT発見のための適切なスクリーニング方法の検討が続けられている．

2 乳幼児腎臓検診の目的と標的疾患

　CAKUTは現在，小児末期腎不全の最大の原疾患である．15歳未満のCKD有病率は，CKDステージ3以上で10万人に3人程度で，その約60％がCAKUTであり[1]，末期腎不全の有病率は20歳未満で10万人に3.5人，その約50％がCAKUTと報告されている[2]．CAKUTの末期腎不全に至る年齢は35歳と報告され，早期発見は腎不全になる時期を遅らせ，合併症の防止やQOLの改善に極めて重要である．一方で，CKDステージ3以上のCAKUT 278人中，3歳以降発見例が73人（26％）であったが，うち3歳児検尿での発見は9人（12％）と報告され[3]，これまでの3歳児検尿のシステムではCAKUTの発見が困難であることが改めて認識された．慢性糸球体腎炎の発見頻度が高い学校検尿とは異なり，3歳児検尿の主目的はCAKUTの発見である．

　一方，糸球体疾患は絶対数としては少ないが，巣状分節性糸球体硬化症（FSGS）やAlport症候群が3歳

児検尿でも発見されている[4]．Alport症候群の発見契機として3歳児検尿が最多とする報告もあり，鑑別疾患として重要である．

3 乳幼児腎臓検診のシステムと成績

　3歳児健診での検尿は，健康診査票（母子保健課長通知）の項目に含まれているが，その方法や事後指導に関する規定などはない．日本小児腎臓病学会の調査[5]では，98.5％の自治体で乳幼児検尿が行われていた．そのうち69.8％の自治体で一次スクリーニング異常者に対し二次スクリーニングが行われていたが，その内容をみると，64.5％の自治体が任意の医療機関を受診するよう勧奨するにとどまっており，これを二次スクリーニングを行っているとみなさないと，実に75.2％の自治体で二次スクリーニングを実施していないことになる．検尿の事後措置がシステムとして確立されておらず，検尿後のフォローがなされていない地域が多くを占めていた．

　検尿の項目は，一次スクリーニングの尿試験紙検査で，蛋白99.9％，潜血80.3％，糖88.9％，白血球14.7％，亜硝酸塩2.8％が行われており，また0.4％で尿沈渣検査も行われていた．採尿方法は，早朝尿50.7％，随時尿38.3％，早朝尿もしくは随時尿4.7％，原則早朝尿6.2％であった．いずれも一次スクリーニング1回目のデータであるが，一次スクリーニングで行う検尿回数も自治体により異なり，1回しか施行しない自治体が71.5％を占め，2回施行する26.1％を大きく上回った．

　検尿の陽性率は，一次検尿で蛋白1.20％，潜血8.16％，白血球1.01％，二次検尿で蛋白0.05％，潜血1.24％，白血球0.18％であった[6]．ここでは，いずれも（±）を陽性と判定している．三次精密検査では，蛋白0.02％，潜血0.48％，血尿・蛋白尿両者陽性は0.03％であった．千葉市からの報告[4]では，一次検尿で蛋白1.0％，潜血4.6％，白血球2.3％，亜

硝酸塩 0.88％, 二次検尿で蛋白 0.03％, 潜血 1.9％, 白血球 0.33％, 亜硝酸塩 0.11％であった. ここでの陽性基準は, 蛋白と潜血は（±）, 白血球と亜硝酸塩は（＋）である. 1回のみの検尿では偽陽性が多く, 真の陽性者に対して精密検査を行うためにはスクリーニングの検尿を複数回行う必要がある. 一方同報告で, 3歳児検尿で発見された CAKUT 122 例のうち 75 例は二次検尿で異常がみられず, 二次検尿の際に超音波検査が行われなければ見逃されていたことになる.

検尿陽性者からどのような疾患が発見されるかについて, 柳原らが, 厚労省研究班の報告, 秋田市のデータおよび過去の文献をもとに報告している[6]. 血尿単独陽性例から IgA 腎症が発見されるのは確かだが, 血尿単独群の腎組織像は IgA 腎症例を含めて全例微小変化であったとされる. 血尿単独陽性例から Alport 症候群以外に腎予後不良な疾患が発見される可能性は低い. 30 年間の千葉市のデータでは, 218,831 例中 Alport 症候群は 10 例で, そのうち 9 例が血尿を契機に診断に至っている. 一方蛋白尿単独例では, FSGS を含むネフローゼ症候群が比較的高率に発見されており, 千葉市のデータでは蛋白尿単独 40 例中, 13 例がネフローゼ症候群, 4 例が FSGS であった. CAKUT や尿細管性蛋白尿も報告例があり, 蛋白尿単独例は注意を要する. 血尿・蛋白尿両者陽性例は, 学校検尿ではその 6 割が糸球体腎炎と診断されているが, 幼児検尿では 18.5％であった. 千葉市では, 血尿・蛋白尿 28 例中 8 例（28.6％）で糸球体疾患がみつかっており, その内訳は, 膜性腎症 3 例, IgA 腎症 2 例, FSGS 1 例, Alport 症候群 1 例, 二次性膜性増殖性糸球体腎炎 1 例であった.

白血球尿と亜硝酸塩は, 尿路感染症の発見が目的ではなく, 無症候性細菌尿のスクリーニングとして利用される. 無症候性細菌尿の背景には, 膀胱尿管逆流（VUR）などの尿流停滞があることが指摘され, CAKUT 発見につながるとの報告がみられる. 簡易尿培養による無症候性尿路感染症陽性者 339 例から, 24 例の VUR を含む計 39 例（11.5％）の CAKUT が発見された. 千葉市のデータでも, CAKUT の中で VUR が最多で, 特に尿培養で有意な細菌が検出される場合に VUR も高度で重度の瘢痕を伴っていた. 白血球尿は CAKUT を高率にスクリーニングできると報告されている. しかし, 偽陽性が非常に多く非効率的であることも指摘されている. 一方亜硝酸塩を用いたスクリーニングでは, 陽性率は高くないが, 陽性者のほとんどが培養にて尿路感染症と診断されている. 亜硝酸塩の尿路感染症に対する特異度は 87～97％, 感度は 39～65％とされ, 感度が低いことが問題となる[3].

なお, 検尿を行っている幼稚園もある. 検査項目は蛋白と潜血で, 蛋白は 3 歳児検尿同様（±）以上を基準値として考える. 潜血は（＋）以上を基準値として考えるが, 幼稚園検尿に関する報告は非常に少なく今後の検討課題である.

4 乳幼児腎臓検診の問題点と実施の際の留意点

1) CAKUT 早期発見のための腎尿路超音波検査

CAKUT の早期発見には腎尿路超音波検査が有用と考えられ, 生後 6 か月までの乳児期早期に行われることが望ましい. スクリーニングとしては, 腎盂拡張と腎サイズの評価が重要である.

腎盂拡張の評価に用いられる指標は, SFU（Society for Fetal Urology）分類や腎盂前後径（anterior-posterior renal pelvic diameter；APD または APRPD）, UTD（Urinary tract dilation）分類などがある. VUR と腎盂拡張については, その程度に相関関係があることが報告され, grade IV 以上の VUR では 66％に SFU 分類 2 度以上の水腎症がみられた[7]. 閉塞性腎症の診断においては, SFU 分類 3 度以上は, 感度特異度ともに良好である. ただし, 腎盂拡張のスクリーニング基準として, SFU 分類 3 度以上とすると, 頻度が非常に低下し感度も低下する. 一方 APD は, 妊娠後期の胎児超音波検査で 7～8 mm が軽度, 9～15 mm が中等度, 15 mm を超えるものが高度の腎盂拡張とされるが, 出生後の APD については測定方法や基準値は確立されていない.

腎サイズのスクリーニングについては, 新生児と 1 か月児は腎長径の平均値が 5.0 cm, −2 SD 値が 3.9 cm であり, 4 cm 未満では矮小腎と判断する. 3 歳児の腎長径は平均値 6.8 cm, −2 SD 値 5.7 cm である. VUR はサイズの小さいことからも発見され, 腎サイズ異常は VUR 発見にも重要である. 日本人小児の腎長径基準値の簡易推算式「身長（m）×5＋2」cm やその数値に 0.85 を乗じた値を正常範囲の下限値と考える方法[8]も有用である. 腎サイズを評価するうえではその左右差も重要であり, 1 cm 以上の左右差は異常と考える.

腎尿路超音波検査では, 腎盂拡張の有無や腎サイズの評価の他, 腎実質のエコー輝度や皮髄境界の評

価，囊胞，腫瘍，尿管拡張の有無などをみる．下部尿路の評価も重要で，膀胱形態・壁の異常，膀胱後面の尿管拡張の有無も観察する．水腎症の他，片側腎無形成，低形成腎・異形成腎，腎囊胞性疾患，異所性腎などが発見される．超音波検査を行うタイミングとしては，1か月健診，3〜4か月健診，6か月健診などがあげられるが，里帰りから戻り，フォロー継続可能で，集団検診として施行されることの多い3〜4か月健診が妥当と考えられる．3〜4か月児は，3歳児と異なり体動が少ないこともありスクリーニングとして適している．ただし全例に超音波検査を施行することは費用的にもマンパワーの面からも困難であり，現時点で超音波検査は実施可能な市町村で行うモデル的な対応になる．3歳児健診では，検尿陽性者に超音波検査を行うことが現実的である．

2）検尿方式の統一化，検査精度の確保および事後措置の確立

3歳児検尿における一次検尿陽性者数は多く，二次検尿を行うことで精密検査対象者数を減らすことができる．そのため検尿回数は一次・二次の2回とする．検尿項目は蛋白を必須として，±を陽性と判定する．潜血や白血球は必須ではなく，各地域の状況に応じて検討する．肉眼的血尿や尿蛋白3＋以上では，早期の医療機関受診が推奨される．

年少児の尿中クレアチニン（Cr）濃度が低いことやCAKUT患者は希釈尿が多いことを考えると，尿蛋白は±を陽性と判定するのが妥当である．仮に尿中Cr濃度が50 mg/dLの場合，尿試験紙で±であっても0.3〜0.6 g/gCrと軽度〜中等度の蛋白尿を示すことになる．実際，3歳児の尿中Cr濃度は中央値が60 mg/dLで，100 mg/dL未満が86％を占め，CAKUT患者においても尿中Cr濃度100 mg/dL未満が83％と報告されている[3]．一方，血尿単独陽性者から緊急性のある疾患が発見される頻度は低く，かつ陽性者が多いことを考慮すると，尿潜血は必須ではない．仮にIgA腎症などの慢性腎炎に起因する血尿であったとしても，一般に血尿単独陽性者に対する腎生検の適応はなく，蛋白尿が認められて初めて腎生検の適応となる．すなわち，慢性腎炎を発見する目的においても，尿蛋白を検査することで十分カバーされる．ただし，腎炎以外にも尿路結石や腫瘍など多くの疾患が鑑別に上がる肉眼的血尿や，Alport症候群などを疑う家族歴がある場合には，小児腎臓病専門医への紹介が望ましい．尿白血球によるスクリーニングに関しては，偽陽性が多く非効率的であることや保護者に与える不安・負担などが考慮され，現時点ではスクリーニング検査の必須項目にない．

一次・二次検尿ともに陽性であった場合，かかりつけ医による三次精密検診が行われる．ここでは，問診，診察の他，尿検査，血液検査，血圧測定を行う．問診は家族歴，既往歴の聴取が重要である．Alport症候群などの遺伝性腎炎や良性家族性血尿など，家族歴から疑われる疾患もまれではない．腎尿路疾患や慢性腎不全（透析），高血圧の他，難聴や眼疾患など腎外症状の家族歴聴取も必要である．既往歴では，乳児期早期の発熱や尿路感染症，また肉眼的血尿の既往について聴取する．昼間尿失禁などの排尿障害だけでなく，便秘の有無などもあわせて確認し，機能性排尿排便障害（BBD）についても確認する．診察では，浮腫や腹部腫瘤の有無，発育不全の有無などに注意する．過去に健診を受けていても，停留精巣や尿道下裂の有無なども改めて確認する．尿検査では，尿蛋白/Cr比および尿β_2ミクログロブリン（β_2MG）/Cr比を用いて，蛋白尿の正確な評価を行う．両者とも尿蛋白定性よりも，CAKUTの検出に優れている．基準値は，尿蛋白/Cr比0.15 g/gCr，尿β_2MG/Cr比0.50 μg/mgCrとする．尿沈渣では血尿や白血球尿の偽陽性を鑑別できる他，円柱の有無などをみることができ得られる情報量が増す．血液検査では，Cr，Alb，C3は確認する．血清Crの3歳日本人での50パーセンタイル値および97.5パーセンタイル値は各々0.27 mg/dL，0.37 mg/dLであり，0.38 mg/dL以上では専門医に紹介する．血圧測定は，3〜5分安静の後に座位で測定するのが基本だが，臥位や保護者の膝に抱いてもらうなどの工夫も必要である．体格に適したマンシェットを用いることも重要である．3歳児血圧の95パーセンタイルは男児107/62 mmHg，女児108/66 mmHgであり，110/70 mmHg以上は高血圧と判断する．

持続する蛋白尿，肉眼的血尿，低アルブミン血症，低補体血症，高血圧，腎機能障害がある場合，腎生検が可能な小児腎臓病専門施設に紹介する．高度の白血球尿や血尿，低分子蛋白尿があれば腎超音波検査を行い，前述したポイントにしたがい検査を進めて異常を認めれば，小児腎臓病専門施設へ紹介する．

以上をまとめた3歳児検尿フローチャートを図1[9]に示す．

2 ● 乳幼児腎臓検診

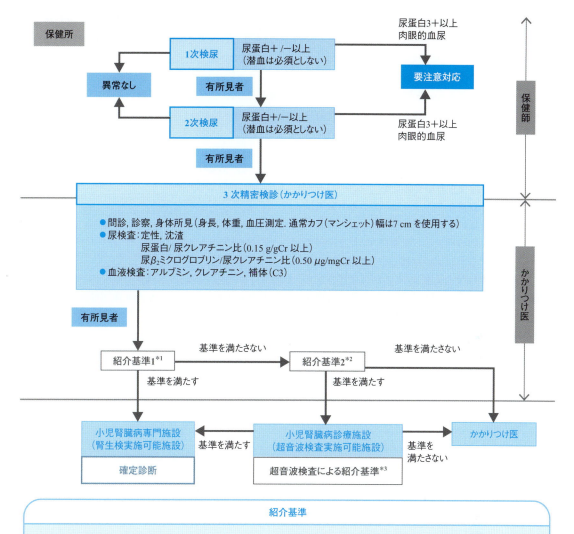

図1 3歳児検尿(腎臓)フローチャート
(日本小児腎臓病学会(編):小児の検尿マニュアル. 改訂第2版, 診断と治療社, v, 2022 より)

5 乳幼児腎臓検診の今後の課題

　小児の検尿異常に対するシステムが各地域で確立するよう「小児の検尿マニュアル」が作成された. その対象は, 小児腎臓専門医だけでなく, 3歳児検尿にかかわるすべての医師, スタッフである. これにより各地域で実際にシステムがどのように変わり, どのような疾患がどのような頻度で発見される

ようになったのか，されなくなったのか今後検証が必要である．

「小児の検尿マニュアル」では，3歳児検尿の一次検尿・二次検尿での必須検査項目は尿蛋白となっているが，血尿からはAlport症候群，白血球尿からはCAKUTが発見され得る．Alport症候群は早期発見により早期治療介入が可能な疾患である．CAKUTは検尿と超音波検査を組み合わせることで発見頻度が上がる．超音波検査は非侵襲的で3〜4か月健診など他の乳幼児健診でも有用であるが，マンパワーや費用の面で超音波検査を行うことができる対象者は限られる．蛋白尿については，偽陰性が多いことも問題である．初回の検尿から尿蛋白/Cr比を全例で求めることができればよいが難しい．CAKUTの発見に尿β_2MGだけでなく尿α_1ミクログロブリンも有用とされる[10]．検査項目が増えれば精度は増すが，費用も増す．ろ紙を用いた乾燥尿スポットでβ_2MGを測定して有用であったとする報告がある[11]．感度が高く費用の抑えられたスクリーニング方法の開発が期待される．費用については今後も避けられない大きな問題であり，正確で客観的な費用対効果の評価方法確立が望まれる．

文献

1) Ishikura K, et al.：Nephrol Dial Transplant 28：2345-2355, 2013
2) 服部元史，他：日児腎誌 26：1-11，2013
3) 本田雅敬，他：平成24年厚生労働科学特別研究事業　効率的・効果的な乳幼児腎疾患スクリーニングに関する研究　総括・分担研究報告書．厚生労働省，2012
4) Matsumura C, et al.：Clin Exp Nephrol 26：1208-1217, 2022
5) 柳原　剛，他：日児誌 116：97-102，2012
6) Yanagihara T, et al.：Pediatr Int 57：354-358, 2015
7) Kovanlikaya A, et al.：Urology 84：1205-1210, 2014
8) Fujita N, et al.：Clin Exp Nephrol 26：808-818, 2022
9) 日本小児腎臓病学会(編)：小児の検尿マニュアル．改訂第2版，診断と治療社，v，2022
10) Hamada R, et al.：Pediatr Nephrol 38：479-487, 2023
11) Morohashi T, et al.：Pediatr Int 64：e15077, 2022

（山田剛史）

I 総論 第5章 小児の腎疾患の早期診断と管理

3 学校検尿の意義および検診有所見者に対する指導と対応

はじめに

学校腎臓検診(以下,学校検尿)は,尿異常を伴う腎疾患を早期に発見し,早期治療につなげ,将来的に腎機能低下を防ぐ目的で行われている.学校検尿が施行されて50年が経過するなか,慢性糸球体腎炎(以下慢性腎炎)による小児慢性腎臓病(CKD)患者数を減少させるなど大きな成果があげられてきた.近年,先天性腎尿路異常(CAKUT)が小児CKDの主な原因となり,尿異常が少ない本疾患をいかにスクリーニングするか検討されてきた.CAKUTなど腎疾患を発見できるよう2021年に「学校検尿のすべて」が改訂され,また日本小児腎臓病学会が発行する「小児検尿マニュアル」は2022年第2版に改訂された(図1)[1].本項では新しい学校検尿システムと検診有所見者に対する指導と対応について述べる(尿糖陽性は除く).

1 学校検尿の歴史

学校検尿は1960年代には一部の施設で実施されていたが,1973年に学校保健法(現学校保健安全法)施行規則が改正され,1974年に全国で学校検尿が開始された.当時,1年間に50日以上学校を欠席する長期欠席者の原因疾患として,腎疾患が第1位であり,全体の15%を占めていた.また病弱支援養護学校の在籍者も喘息に次いで多かった[2].治療は十分ではなく,ネフローゼ症候群や慢性腎炎の小児は長期入院を余儀なくされており,とくに浮腫や貧血,高血圧,骨障害,心機能障害など合併症の治療が困難な時代だった.また慢性腎不全に対する透析療法や腎移植も成人で始まったばかりで,小児腎不全患者の生命予後は極めて不良であった.そのため学校検尿は,腎疾患を早期に発見し,治療や生活管理などの早期医療介入をする目的に開始され,小児末期腎不全の患者を減らすことが期待された.

当時は小児腎臓病を早期に診断し生活を管理する

ことが重要と考えられており,そのため学校生活管理指導表が作成され,血尿や尿蛋白があると運動制限がなされてきた.「学校検尿のすべて」は,尿検査の体制作りや学校生活管理など事後措置を進める上で学校現場での"手引き書"として,1979年日本学校保健会から発行された.学校生活の管理指導を普及してきたが,近年は治療が進歩し運動制限が緩和されたことから,極端な制限を行わない適切な生活管理の普及も本書が推し進めてきた.一方で2004年頃から学校保健を推進する地域で統一マニュアルが作成され,地域ごとにシステムの標準化が試みられてきた.しかし2014年文部科学省が日本学校保健会を通じて行った教育委員会や学校に対する全国調査では,検尿の基準値をはじめ地域で大きな差があることが判明し,全国で統一された学校検尿システム構築が望まれた[3,4].そのため日本小児腎臓病学会は,全国の医師,学校医,行政関係者,養護教諭,医師会など小児検尿に携わる人に対して,2015年「小児の検尿マニュアル」を発行した.近年は小児の原因が慢性腎炎からCAKUTが多くなったことから,「学校検尿のすべて令和2年度改訂」,「小児の検尿マニュアル改訂第2版」ではCAKUTスクリーニングも視野にいれた新しい検査やシステムが提言された.

2 学校検尿の意義と小児慢性腎臓病の変遷

学校検尿が開始され50年経過する.現在日本は世界で小児末期腎不全の少ない国の一つであり[3],これまで学校検尿が血尿や尿蛋白を伴いやすい慢性腎炎の早期介入に成功してきたことが一因と考えられる.しかし現在においても小児腎臓病検診の腎死率低下に対する高いエビデンスはないとされている.これは判定基準など全国で統一したシステムではないこと,また個別に追跡調査ができず予後が把握で

I 総論　第5章　小児の腎疾患の早期診断と管理

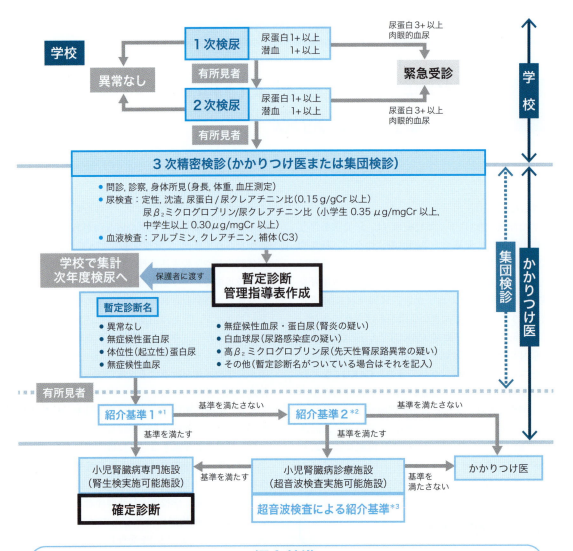

図1　学校検尿フローチャート
（日本小児腎臓病学会（編）：学校検尿（腎臓）フローチャート．小児の検尿マニュアル改訂第2版，iii，診断と治療社，2022より）

表1 わが国の小児慢性腎不全患者の原因疾患推移

期間	症例数	原因疾患		
		糸球体疾患	慢性腎炎	先天性腎尿路異常
1968〜1979年	720	81.6%	49.5%	7.5%
1980〜1986年	710	60.6%	33.1%	14.7%
1998〜2005年	475	38.9%	13.9%	50.1%
2006〜2011年	540	21.2%	3.9%	49.4%

（服部新三郎：小児科診療 71：281-285, 2008/服部元史, 他：日児腎誌 26：330-340, 2013 より引用改変）

きないことなどが理由である.

しかし腎生存率など調査された各々の報告から, 小児腎臓病検診は腎死率の低下に寄与していると考えられる[6]. 学校検尿が始まった1968年〜1979年頃, 小児末期腎不全の原因疾患は糸球体疾患が81.6%と多く, その半数を占める慢性腎炎への介入が必要であった（表1）[7,8]. その後, 学校検尿は慢性腎炎を多く発見できており, 村上らの報告では腎生検を施行した検尿有所見者の66.7%が糸球体腎炎であり, さらに血尿蛋白尿合併例の61.7%がIgA腎症であった[9]. さらに1990年頃より小児IgA腎症の腎予後は, ステロイドや免疫抑制薬を使用した多剤併用療法により改善してきた. 2年間の多剤併用療法群（40例）と抗血小板薬・抗凝固薬のみの治療群（38例）を比較した研究では, 10年後の末期腎不全がそれぞれ3%と15%であり, 多剤併用療法群が腎予後を改善させていた[10]. 腎予後を改善させる因子として, 慢性の病理所見である硬化糸球体が少ないことや, 治療における蛋白尿消失があげられており, 早期発見, 早期治療が有効と考えられた. また一方でIgA腎症に対する費用対効果分析研究では, 学校検尿により増分費用効果比が4,186,642円/QALYと閾値より300万円以上の費用対効果があることが示された[11]. さらに検尿により末期腎不全は100万人あたり28.6人減少すると試算された. このように小児IgA腎症に対する学校検尿の貢献は大きいと考えられる.

学校検尿が成人の末期腎不全を減少させていることも明らかである. 日本の慢性腎炎における透析導入年齢は, 1983〜1999年の間に年度を経るにつれて高齢化している[12]. 1983年度と1999年度の慢性腎炎による透析人口では, 学校検尿が実施された年齢の増加はみられておらず, 1999年には45歳未満の糸球体腎炎の日本人患者の割合は減少したが, この減少は米国の糸球体腎炎患者では観察されていない

（図2）[12].

このように学校検尿による早期介入や治療の発展により, 2006年〜2011年には慢性腎炎は3.9%と減少した一方で, CAKUTが49.4%と慢性腎不全の多くを占めるようになった（表1）. 2010年に行われた小児CKDの全国調査では, CKDステージ3以上の原因疾患は非糸球体性疾患が91%を占め, その2/3以上がCAKUTであった[13]. 慢性腎炎によるCKDは2%にとどまり, 近年はCAKUTの早期発見が望まれるようになった.

これまでCAKUTの発見契機は, 新生児期の超音波や血液検査が40.7%と最も多く, 次いで尿路感染症（13.7%）が多い. 学校検尿や3歳児検尿による発見は12.9%程度にとどまっていた[13]. これは尿蛋白が軽微な例が多いためであり, 尿所見だけでは発見につながりにくいことから, CAKUTに対する検査方法が検討されてきた. 新しい検尿マニュアルではCAKUTをスクリーニングするため, 3次精密検査に尿β_2ミクログロブリン/尿クレアチニン比（BMCR）が導入され, また超音波検査を実施する基準（紹介基準2）と検査を実施する施設（小児腎臓病診療施設）が新たに設けられた（図1）.

3 学校検尿システムと判定基準

学校保健安全法施行規則では児童生徒の健康診断を毎学年に1回行い, 尿では「尿中の蛋たん白, 糖等について試験紙法により検査する」と記載されている. 学校検尿では試験紙法を用いて潜血, 尿蛋白, 尿糖が評価される. 学校で集団検尿（1次, 2次）を行い, 2回連続の尿異常を認めた児を有所見者として3次精密検診を行う. 本項では腎臓病を取り扱っており, 尿糖を除く, 潜血, 尿蛋白について述べる.

1) 1次・2次検尿

学校で行われる1次・2次検尿は, 潜血, 尿蛋白ともに1+以上を検尿異常の基準値としている. 2014年に行われた全国調査によると, 検尿異常の陽性率は, 潜血では小学校0.15%, 中学校0.22%, 尿蛋白では小学校0.06%, 中学校0.21%であった. また潜血尿蛋白合併は小学校0.07%, 中学校0.08%であった（図3）[4].

2) 3次精密検査

学校の集団検尿が2回連続で陽性であった有所見者が3次精密検診の対象となる. 3次精密検診は学

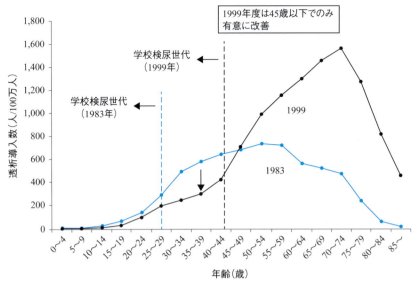

図2 わが国における糸球体腎炎患者の透析導入の年齢別頻度の変化
1983年度29歳以下，1999年度45歳以下は学校検尿が実施された年齢であり，慢性腎炎による透析人口の増加はみられていない
(Yamagata K, et al.：Am J Kidney Dis；43：433-443，2004 より引用)

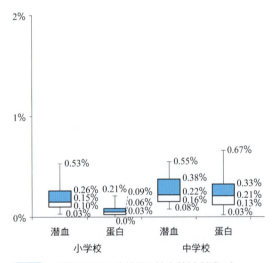

図3 学校検尿の2次検尿陽性率（判定基準＋）
(柳原 剛，他：小児保健研究 76：93-99，2017 より改変)

校内で行われず，各地域の実情に合わせて受診する医療機関が設けられている．公的施設や指定医療機関を用いて，集団的もしくは個別的に精密検診を行うA方式と，近隣の医療機関を受診するB方式がある（図4）[14]．A方式では地域の専門医などで構成される判定委員会が，暫定診断と腎疾患用管理指導区分を決定する．A方式は医療機関や専門施設が多くある都市部で採用されており，精密検査まで公費補助がある．B方式は個別に学校医，主治医または指定医療機関を受診し，受診した医療機関が暫定診断と管理指導区分を決定する．2次検尿までが公費で賄われ，3次精密検査は公費補助がない．A方式は全国のおよそ35％の地域で採用され，B方式が65％の多くの地域で採用されている[3]．

3）暫定診断

学校検尿では，尿異常があっても直ちに確定診断に至るわけではない．また確定診断を決める必要のない軽度な尿異常の場合も多い．その際に用いられる暫定的な診断名を，暫定診断という．尿所見や臨床症状の進行がないかを観察するとともに，適切な管理区分をつける指標となるものである（図1）．

4）小児腎臓病診療施設

小児の腎泌尿器の超音波検査が可能である施設であり，専門施設だけではなく地域ごとに市中診療所も指定される（図1）．3次精密検査の結果，対象者が「紹介基準1」を満たさず「紹介基準2」を満たした場合は，CAKUT検索のため小児腎臓病診療施設へ紹介し超音波を実施する．超音波検査による紹介基準を満たした場合は，小児腎臓病専門施設に紹介する．異常がない場合は，かかりつけ医において経過観察をする．

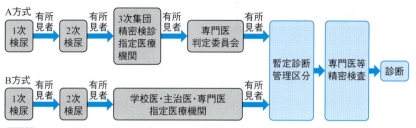

図4 3次精密検査の検尿方式

(日本学校保健会：学校検尿システムA方式とB方式．学校検尿のすべて 令和2年度改訂．日本学校保健会, 6, 2021 より)

5) 小児腎臓病専門施設

専門的な検査を行い最終的に確定診断し，必要に応じて治療や管理をする施設であり，基本的に小児の腎生検が可能な施設である（図1）．2023年9月現在，全国に148施設ある．「紹介基準1」により紹介する施設であり，またCAKUTの画像検査や診断ができる施設でもあるため「超音波検査による紹介基準」を満たした場合にも紹介をする．

6) 緊急受診

1次や2次尿検で尿蛋白3＋以上，あるいは肉眼的血尿の場合，早急に保護者に通達し，速やかに医療機関を受診させることを緊急受診という（図1）．通常の手順では医療機関受診までに数週間〜数か月を要するため，高度の尿異常を呈している場合には早期に医療機関への受診を勧奨する目的に行われる．全国では導入されていない地域もあるが，近年は採用する地域が増えている．対象者は腎炎やネフローゼ症候群などを発症している例が想定されるが，一方で正常と判断される場合もあり，対象者の不安に配慮した対応が求められる．

4　3次精密検査とCAKUTスクリーニングの新しい検査

1) 3次精密検査の診察と検査項目

3次精密検査の目的は，検尿有所見者について問診，診察，検査を行い，腎炎やCAKUTなど腎疾患の可能性を見出し適切に紹介すること，また尿所見が軽微な場合は暫定診断をし，今後の経過観察や学校管理指導につなげることである．

問診は家族歴や既往歴とともに，尿検体が早朝第一尿として適切に採取されているか採尿方法を確認する．家族歴でAlport症候群のような血尿や腎不全は重要だが，高血圧，肝疾患，糖尿病，難聴など腎

表2 3次精密検査問診診察

採尿方法	就寝直前に排尿したか早朝第一尿か　中間尿か　月経との関連（小学校高学年以上）
家族歴	両親の無症候性血尿の有無，慢性腎炎・腎不全，透析の有無，難聴を伴う腎炎，高血圧，膠原病，糖尿病など
既往歴	肉眼的血尿，高血圧症，腎疾患，IgA血管炎，尿路感染症，膠原病など．幼少期に原因不明の高熱を繰り返したことがあるか，低出生体重
身体所見	浮腫，体重増加，肉眼的血尿，高血圧，易疲労感，食欲不振，頭痛，腰痛，微熱，排尿時痛，頻尿，尿失禁，夜尿など

(日本学校保健会：3次精密検診．学校検尿のすべて 令和2年度改訂，日本学校保健会, 15-16, 2021 より一部改変)

症状以外の聴取も必要である．尿路感染症の既往はCAKUTを疑う要素になる．身体所見は，成長障害や貧血，浮腫や高血圧，また昼間尿失禁などの下部尿路症状などを確認する（表2）[15]．高血圧は「紹介基準1」の一つで，2017年版の米国小児高血圧ガイドラインの血圧基準値における各年齢の95パーセンタイル以上を小児高血圧とする（II各論第5章高血圧症参照）．

3次精密検査の必須項目と異常値を表3[16]に示す．尿検査において，潜血は1＋以上と5個/HPF以上が異常値であり，尿沈渣では赤血球数を確認する．50個/HPF以上を2回以上認める場合に「紹介基準2」を満たす．また糸球体形態や赤血球円柱，顆粒円柱などを観察し，血尿の起源を推察することは重要である．尿蛋白は1＋以上が異常であり，尿浸透圧の影響を受けないよう尿蛋白/尿Cr比（PCR）を必ず評価し，0.15 g/gCr以上を異常とする．「紹介基準1」のように肉眼的血尿やPCRの程度と持続期間などにより小児腎臓病専門施設へ紹介する．CAKUTの精査を行う指標として，潜血50/HPF以上または白血球尿50/HPF以上が2回以上連続する場合，また

I 総論　第5章　小児の腎疾患の早期診断と管理

表3　3次精密検診における検査と異常値

	検査項目	異常値
潜血	潜血定性	1+以上
	沈渣	5個/HPF以上 （50個以上*2）
	赤血球円柱	1個以上
尿蛋白	尿蛋白定性	1+以上
	尿蛋白/尿Cr比 （PCR）	0.15 g/gCr以上
白血球尿	沈渣	50個/HPF*2
血清アルブミン		<3.0 g/dL
血清Cr		第3章4糸球体機能検査参照
血清補体(C3)*1		<73 mg/dL
尿β2MG/尿Cr比 （BMCR） （μg/mgCr）		0.50以上（幼稚園） 0.35以上（小学生） 0.30以上（中学生以上）

*1: 小児に限定した基準値はなく，今後の検討が望まれる．基本的に幼児期以降は成人と同等と考えられるが，各施設で採用しているキットにより基準値が異なるため，注意が必要．

*2: 沈渣で潜血もしくは白血球尿が50/HPF以上の場合は，小児腎臓病診療施設への紹介基準となる．

（日本小児腎臓病学会：3次精密検診での検査値はどのように判断しますか？．小児の検尿マニュアル改訂第2版，診断と治療社，10-12，2022より改変）

BMCRが基準値以上の場合は，「紹介基準2」として小児腎臓病診療施設を紹介する．

　血液検査はアルブミン，Cr，補体(C3)の3項目を測定し，「紹介基準1」を満たす際は小児腎臓病専門施設を紹介する．蛋白尿による低アルブミン血症は，ネフローゼ症候群や慢性腎炎の可能性がある．血清Crが日本人小児の正常Cr値より高い場合は推定糸球体濾過量(eGFR)を計算し，腎機能障害の有無を確認する（I 総論第3章検査・診断法4「糸球体機能検査」）．低補体血症は，溶連菌感染症後急性糸球体腎炎，膜性増殖性糸球体腎炎，全身性エリテマトーデス(SLE)に伴うループス腎炎などが鑑別にあがる．一方この3項目以外にも，血算，腎機能（尿素窒素，シスタチンC），電解質，免疫グロブリン(IgG, IgA)，血清学的検査（抗核抗体，抗好中球細胞質抗体），肝炎関連(HBs抗原，HCV抗体)，尿中カルシウムなどを追加することもある．

2) CAKUTと尿β2ミクログロブリン/尿クレアチニン比(BMCR)

　尿β2ミクログロブリンは，尿路感染症や間質性腎炎，CKDなど尿細管異常をきたす疾患では高値となり，CAKUTも高値になることがある．濱田らは

CAKUTのあるCKD患者の尿検査では，BMCRが尿蛋白定性よりも感度が高く，とくにCKDステージ3以上では感度，特異度とも97.5%と優れており，CAKUTの早期発見に有効と報告した[17]．基準値は年齢により異なり，3〜5歳では0.5 μg/mgCr未満，6〜11歳は0.35 μg/mgCr未満，12〜17歳は0.35 μg/mgCr未満であり，これ以上を異常値とする（表3）．一方で血中β2ミクログロブリンが上昇する発熱時や悪性腫瘍，炎症性疾患では，腎疾患に関係なく上昇し偽陽性になるため注意が必要である．なお現段階で学校検尿におけるBMCRの意義は明らかでないが，CAKUT発見に寄与することを期待したい．

3) CAKUTと超音波検査

　超音波はCAKUTの発見に有用である．ただし学校検尿の超音波では決してCAKUTの詳細な診断をする必要はなく，「超音波による紹介基準」を満たしCAKUTが疑われる場合に小児腎臓病診療施設を紹介する（図1）．超音波の観察は，腎臓の有無，性状，腎実質輝度（肝腎コントラスト，脾腎コントラスト），皮髄境界，腎中心部エコーの状態を確認する．膀胱は中等度以上の尿充満時に，膀胱壁肥厚や不整，膀胱後面の下部尿管拡張を観察する．先天性水腎症はSFU(The Society for Fetal Urology)分類を確認し3度以上が紹介対象である（II 各論第4章検査・診断法3「先天性腎尿路異常(CAKUT)」参照）．

　低形成腎・異形成腎では腎実質の輝度が高く脾髄境界が不明瞭なことがある．また低形成腎では腎長軸径が−2 SD以下のため，以下のように身長(m)より腎臓長軸径の予測基準値を推測したうえで評価する[18]．

$$腎臓長軸径の予測基準値(cm) = 5 \times 身長(m) + 2$$

　なお−2 SD（下限値）は，腎臓長軸径の予測基準値(cm)に0.85を乗じた数値である（表4）[18]．また健常な対側腎では代償肥大を認めるが，代償肥大がない場合は対側の腎機能低下も懸念する必要がある．

　ナットクラッカー現象は血尿の原因の可能性があり，左腎静脈が腹部大動脈と上腸間膜動脈との間に挟まれる圧迫像を認めた場合は精査をする必要がある．

　学校検尿における超音波の意義を検討された報告はないが，3歳児検尿の超音波スクリーニングの報告では対象の0.81%にCAKUTが発見されており，その30.4%は腎機能低下に関係する低形成腎/異形成や嚢胞腎であった（表5）[19]．学校検尿においても，腎予後にかかわるCAKUTが発見されることが期待

3 ● 学校検尿の意義および検診有所見者に対する指導と対応

表4 身長による腎臓の長軸径の基準値

身長(cm)	平均値	平均値＋2SD値	平均値－2SD値
50～60	4.9	5.9	3.9
60～70	5.4	6.5	4.3
70～80	5.9	7.0	4.8
80～90	6.4	7.4	5.4
90～100	6.8	7.8	5.7
100～110	7.3	8.6	6.1
110～120	7.8	9.0	6.5
120～130	8.2	9.4	7.0
130～140	8.6	10.1	7.2
140～150	9.3	10.7	7.9
150～160	9.9	11.3	8.4
160～170	10.2	11.7	8.7
170～180	10.6	12.0	9.2

（単位：cm）　SD：標準偏差
平均値－2SD値以下の場合に低形成腎の可能性がある
（Fujita N, et al.：Clin Exp Nephrol 26：808-818, 2022 より）

表5 3歳児検尿超音波スクリーニングで発見された疾患

CAKUT	症例数
膀胱尿管逆流	24
重複腎盂尿管	25
腎盂尿管移行部狭窄	14
腎低形成（片側）	13
腎異形成（片側）	11
馬蹄腎	7
腎嚢胞	6
両側腎低形成	2
尿管瘤	2
多嚢性異形成腎	1
多発性嚢胞腎	1
神経芽細胞腫	1
中部尿管狭窄	1
巨大尿管症	1
合計	92（0.81％）重複例あり

（松村千恵子：日児腎誌 26：194-203, 2014 より改変）

される.

5 尿異常を指摘された際の対応

1）血尿単独の異常

血尿単独は学校検尿のおよそ0.1～0.3％にみられ，尿異常では最も多い．採尿で注意すべきことは，女児の月経血混入では偽陽性となることが多く，検査の延期をすすめる必要がある．またビタミンCに

表6 小児血尿の原因疾患

糸球体性
- 無症候性血尿（家族性血尿，菲薄基底膜病を含む）
- 感染後急性糸球体腎炎（溶連菌感染後急性糸球体腎炎を含む）*
- 一次性慢性糸球体腎炎（IgA腎症**膜性増殖性糸球体腎炎，C3腎症，膜性腎症など）
- 二次性慢性糸球体腎炎（ループス腎炎，紫斑病性腎炎（IgA血管炎関連腎炎），抗好中球細胞質抗体（ANCA）関連血管炎など）
- 遺伝性腎炎（Alport症候群**など）
- 溶血性尿毒症症候群*

非糸球体性
- 無症候性血尿
- 尿路感染症*
- 高カルシウム尿症
- ナットクラッカー現象*
- 尿路結石*
- 出血性膀胱炎（アデノウイルス，BKウイルス，薬剤性など）*外傷（尿道カテーテル挿入や腎生検を含む）*
- 先天性腎尿路異常（水腎症，嚢胞性腎疾患）腎梗塞*
- 悪性腫瘍（Wilms腫瘍，腎細胞癌，横紋筋肉腫など）*
- 出血傾向（免疫原性血小板減少性紫斑病，血友病，薬剤性など）*
- 月経血混入*

*：肉眼的血尿をきたしやすいもの.
**：感冒罹患時に肉眼的血尿をきたしやすいもの.
（血尿診断ガイドライン改訂委員会：小児の血尿の発見契機，有病率，原因疾患はどのようなものか？．血尿診断ガイドライン2023，ライフサイエンス出版，46-47, 2023 より）

より定性検査が偽陰性を示すため，前日のビタミンC含有食品の摂取を控えるよう指導する.

小児の血尿の原因疾患は**表6**[20]があり，尿沈渣の形態異常により，糸球体性血尿と非糸球体性血尿に大別される．糸球体性血尿は尿中赤血球の形と大きさが多彩であり，変形赤血球と称される．赤血球が異常糸球体基底膜を通過することによると考えられ，腎炎など糸球体性疾患が推定される．赤血球円柱や顆粒円柱を認める場合はさらに糸球体性疾患が疑われる．一方非糸球体性血尿は赤血球形態がほぼ均一でヘモグロビン色素に富み，糸球体から尿生成後に血管や組織からの血液が混入する尿路結石や悪性腫瘍などの非糸球体性疾患が考えられる.

血尿単独の予後は良好であり，22％が1年目に，53％が2年目に，84％が13年目に正常化する．しかし尿蛋白を伴う群が1年後で3.4％，3年後で4.9％存在するため，慢性腎炎などへの進展を考慮して経過観察する必要がある（**図5**）[21].

糸球体型赤血球が持続する場合や尿蛋白を伴い慢性腎炎を疑う際は「血尿蛋白尿合併の異常」の対応を参考にする．一方血尿では，Alport症候群を代表

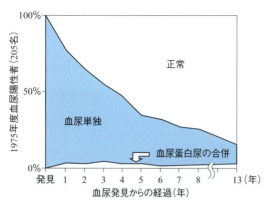

図5　学校検尿で発見された血尿の13年間の推移
学校検尿で発見された血尿は、1年目に22％、4年目で53％、13年目で84％が正常化する．血尿蛋白尿に移行するものが、1年後で3.4％、3年後で4.9％あり、これらは慢性腎炎などの発症が疑われる
(松村千恵子、他：小児科臨床 66：623-629, 2013)

とする遺伝性腎炎も考慮する必要がある．小児の血尿単独例の腎組織を検討した1980年代の報告では、44％は所見がなく、IgA腎症は11％であった反面、Alport症候群が12％、菲薄基底膜病が22％であった[22]．近年、遺伝学的検査によりAlport症候群の診断が進み、無症候性から腎不全まで幅広い臨床像を呈することが知られている[23]．家族性血尿も決して良性ではない例があることも認識されており、持続する血尿では遺伝性腎炎の可能性にも注意を払う必要がある．

非糸球体性血尿は、尿路結石などの泌尿器疾患、ナットクラッカー現象などの血管性血尿などがあり、超音波検査を行う必要がある．また高カルシウム尿症も重要な原因である．特発性血尿のある小児60名の研究では、全体の43.5％に高カルシウム尿症があり、もっとも一般的な代謝リスク因子であった[24]．学校検尿では、尿カルシウム/クレアチニン比(mg/mgCr)の小児基準値は5～7歳＜0.3、7～17歳＜0.25であり、異常値が持続する場合は高カルシウム尿症と診断する．

精密検査を行っても原因が不明な場合は、無症候性血尿と暫定診断する．「紹介基準2」を満たす場合は超音波検査を実施し、尿路結石、CAKUT、ナットクラッカー現象、腫瘍などを鑑別する．肉眼的血尿は、感染後急性糸球体腎炎、感冒時のIgA腎症やAlport症候群、また尿路感染症、ナットクラッカー現象、出血性膀胱炎、腫瘍などが考えられ、「紹介基準1」に則り小児腎臓病専門施設に紹介する．

一般的には血尿単独が持続しても腎機能予後が良好のため、腎生検が施行されることはない．無症候性血尿として発見後1年間は3か月毎に検尿を施行し、以降は血尿が続く限り1年に1、2回の検尿を行う．必要に応じて血液検査を行い、尿蛋白、腎機能障害、低補体血症、高血圧症などの確認とともに経過観察をすることが推奨される．生活管理は、運動、食事ともに制限は必要がなく、原疾患が判明していない場合は薬物療法も行わない．

2) 蛋白尿単独の異常

尿蛋白は学校検尿の0.03～0.33％にみられる．採尿で注意すべきことは、年齢があがるにつれて体位性蛋白尿や運動後の一過性蛋白尿が検出されやすい．尿検査の前日には激しい運動を控え、眠前排尿を忘れず、検査の当日は起床後速やかに排尿するよう指導をする．

PCR 0.15 g/gCr以上が持続している場合は、重篤な疾患が関与している可能性があり精密検査が必要である．持続性蛋白尿は、発症機序により三つに分類される(表7)[25]．①ネフローゼや慢性腎炎など糸球体疾患による糸球体蛋白尿、②尿細管間質性腎炎やDent病など尿細管機能異常による尿細管性蛋白尿、そして③血中の一部蛋白質が増え、尿細管再吸収能力を超えるレベルの尿中排泄により生じる溢流性(腎前性)蛋白尿である．ネフローゼ症候群を呈する高度蛋白尿を認める場合は、糸球体蛋白尿の可能性が高く、浮腫や体重増加、高血圧など確認する．尿細管性蛋白尿は、ぶどう膜炎やシェーグレン症候群などの自己免疫疾患、CAKUTなど疾患を伴いやすい．

精密検査はPCR、BMCRを確認するとともに、血清アルブミン、血清Cr、血清補体C_3を測定する．検査基準1を認める場合は、速やかに小児腎臓病専門施設に紹介する．持続する尿蛋白や高度蛋白尿、また浮腫などを認める際の精密検査は「血尿蛋白尿合併の異常」の対応を参考にする．BMCRが異常値の場合はCAKUTを鑑別するため、「紹介基準2」に則り小児腎臓病診療施設に紹介する．なお超音波検査が正常で、BMCRのみが高値の場合はDent病など尿細管疾患が疑われ、持続する場合は小児腎臓病専門施設への紹介が望ましい．

蛋白尿単独かつ超音波検査や血液検査で異常がなく診断に至らない場合には、無症候性蛋白尿の暫定診断をつけ、図1のように定期的に尿検査や血液検査を行い、紹介基準1を満たす場合は腎生検を考慮することがあるため、小児腎臓病専門施設に紹介する．

3 ● 学校検尿の意義および検診有所見者に対する指導と対応

表7	小児蛋白尿の原因疾患	
一過性(機能性)蛋白尿		特発性, 病状に関連(発熱, けいれん), 病状と無関係(運動, ストレス, 脱水, 寒冷曝露)
体位性(起立性)蛋白尿		
持続性蛋白尿	糸球体疾患	ネフローゼ症候群: 微小変化型, 巣状分節性糸球体硬化症, 膜性腎症
		免疫介在性腎炎: 膜性増殖性糸球体腎炎, IgA腎症, ループス腎炎, 感染関連腎炎(B型肝炎, C型肝炎, HIV)
		糸球体障害: 糖尿病性腎症, 逆流性腎症, 慢性腎臓病
	尿細管間質性疾患	尿細管間質性腎炎(自己免疫疾患に伴うものを含む), 中毒性腎症(薬剤, 重金属), Fanconi症候群, Wilson病, Dent病, Lowe症候群, ネフロン癆, 腎盂腎炎, 逆流性腎症, CAKUT
	溢流性(腎前性)蛋白尿	多発性骨髄腫, 横紋筋融解症, 溶血

(日本小児腎臓病学会(編): 蛋白尿単独の異常があった場合, どのように診断をすすめ管理を行いますか?. 小児の検尿マニュアル第2版, 診断と治療社, 67-70, 2022より)

尿蛋白があっても浮腫や高血圧がない場合は, 運動, 食事ともに生活制限を行う必要はない. また原疾患が確立されていない段階で薬物療法は行わない.

3) 血尿蛋白尿合併の異常

血尿蛋白尿は学校検尿の0.07〜0.08%にみられる. 第一に血尿単独, 蛋白尿単独の際に偽陽性となる月経や体位性蛋白尿などを除外したうえで, 糸球体腎炎が疑われるため精密検査を行う. 浮腫や高血圧を含めた全身状態, また皮疹や紫斑など基礎疾患を疑う所見を診察する. 最低限の検査として, 血清アルブミン, 血清Cr, 補体C_3を確認する. 一過性低補体血症(C_3)や溶連菌関連抗体(ASO, ASK)上昇など急性糸球体腎炎が疑われる以外は, 慢性腎炎が疑われるため腎生検を検討する. 学校検尿による血尿蛋白尿合併では慢性腎炎(61.2%)が最も多く発見され, 腎病理ではIgA腎症の割合が高い(表8)[26]. 成人ではIgA腎症の半数で血清IgAが315mg/dL以上を認めるが, 小児では高値となる例は比較的少ないため血清IgA値だけでは予測できない.

その他特異的な検査として, 低補体血症(C_3, C_4, CH50)や抗核抗体は, 膜性増殖性腎炎やループス腎炎を鑑別できる. また抗好中球細胞質抗体(ANCA)はANCA関連血管炎に特異的である. いずれも急速に腎機能が低下する場合があり, 積極的に検査を検討してよい. 肝炎ウイルス関連腎症を疑う場合は, HBs抗原やHCV抗体を追加する. また尿路感染症や, 低形成腎などCAKUTもみられることから, 超音波検査も検討する.

診断に至らない場合は, 無症候性血尿・蛋白尿(腎炎疑い)の暫定診断とする. 「蛋白尿単独の異常」同様に「紹介基準1」を満たす場合は, 小児腎臓病専

表8	学校検尿で発見された血尿蛋白尿合併例の原因疾患
疾患名	**人数(名)**
無症候性血尿	7
無症候性血尿蛋白尿	9
尿路感染症	1
慢性糸球体腎炎	30(61.2%)
IgA腎症	21
膜性増殖性糸球体腎炎	4
膜性腎症	3
巣状分節性糸球体硬化症	1
非IgAメサンギウム増殖性糸球体腎炎	1
両側矮小腎	1
腎不全	1
計	49

(土屋正己, 他: 小児内科35: 873-876, 2003より改変)

門施設に紹介をする(図1).

生活管理は, 無症候性であっても尿蛋白の程度により運動制限をすることがある. 腎機能障害, 高血圧, 浮腫がある場合は, 運動制限や塩分制限を行うことが多い. 腎生検で診断が確定することで, 治療法が決定される. 治療内容や期間は腎疾患によって異なる.

4) 腎臓疾患用管理指導表と運動制限

3次精密検診では暫定診断をつけると同時に, 医師が学校生活管理指導表を記載し学校へ提出する. 管理指導表は小学生用, 中学生・高校生用の二つがある. 記載項目は, ①診断名(所見名), ②指導区分(A〜E, 管理不要), ③運動クラブ活動, ④次回受診がある. 生活管理では, 症状のない検尿有所見者へ

I 総論　第5章　小児の腎疾患の早期診断と管理

表9　指導区分の目安

指導区分	慢性腎炎症候群	無症候性血尿または蛋白尿	急性腎炎症候群	ネフローゼ症候群	慢性腎臓病（腎機能が低下している，あるいは透析中）
A 在宅	在宅医療または入院治療が必要なもの		在宅医療または入院治療が必要なもの	在宅医療または入院治療が必要なもの	在宅医療または入院治療が必要なもの
B 教室内学習のみ	症状が安定していないもの[*1]	症状が安定していないもの	症状が安定していないもの	症状が安定していないもの	症状が安定していないもの
C 軽い運動のみ			発症後3か月以内でP/C比0.5 g/gCr程度のもの		
D 軽い運動および中程度の運動のみ（激しい運動は見学）[*2]	P/C比0.5 g/gCr以上のもの[*3,4]	P/C比0.5 g/gCr以上のもの[*3]	発症後3か月以内でP/C比0.5 g/gCr以上のもの[*3,5]	P/C比0.5 g/gCr以上のもの[*3]	症状が安定していて，腎機能が2分の1以下[*6]か透析中のもの
E 普通生活	P/C比0.4 g/gCr以下[*7]，あるいは血尿のみのもの	P/C比0.4 g/gCr以下[*7]，あるいは血尿のみのもの	P/C比0.4 g/gCr以下[*7]，あるいは血尿が残るもの，または尿所見が消失したもの	経口副腎皮質ステロイド薬（ステロイド）の投与による骨折などの心配のないもの[*8]．症状がないもの	症状が安定していて，腎機能が2分の1以上のもの

P/C比：尿蛋白/尿クレアチニン比
上記はあくまでも目安であり，有所見者，保護者の意向を尊重した主治医の意見が優先される．
*1：症状が安定していないとは浮腫や高血圧などの症状が不安定な場合を指す．
*2：表に該当する疾患でもマラソン，競泳，選手を目指す運動部活動のみを禁じ，その他は可として指導区分Eの指示を出す医師も多い．
*3：P/C比（尿蛋白/尿クレアチニン比）を測定していない場合は尿蛋白2＋以上とする．
*4：抗凝固薬（ワルファリンなど）を投与中のときは主治医の判断で頭部を強くぶつける運動や強い接触を伴う運動は禁止される．
*5：腎生検の結果で慢性腎炎症候群に準じる．
*6：腎機能が2分の1以下とは各年齢における正常血清クレアチニンの2倍以上を指す．
*7：P/C比（尿蛋白/尿クレアチニン比）を測定していない場合は尿蛋白1＋以下とする．
*8：ステロイドの通常投与では骨折しやすい状態にはならないが，長期間あるいは頻回に服用した場合は起き得る．骨密度などで判断する．
（日本学校保健会：腎臓検診で見つかる病気の管理．学校検尿のすべて令和2年度改訂，日本学校保健会，60-68，2021より一部改変）

の運動制限や食事制限はほとんど必要がない．浮腫や高血圧など症候性の場合，電解質異常や治療薬がある場合は運動制限や食事制限を決定し，生活管理表を作成する．

①診断名には，暫定診断名や精密検査，腎生検で確定した診断名を記載する．②指導区分には暫定診断ごとに指導区分の目安（表9）を参考に，A〜E（表10）を記載する[27,28]．Aは教室での学習もできない状況であり，B，Cは浮腫や血圧が安定せず疾患活動性が高い状態のため運動制限を行う．Bは教室内学習のみで運動部活動は中止する．Cは主治医が軽い運動を判断する．D，Eのように無症候性の場合は，強い運動以外は運動制限をしない．浮腫や高血

表10　学校生活管理指導表の指導区分

A	疾患が活動性で自宅または入院治療が必要なもの
B	教室内の学習が可能なもの
C	学習と軽い運動に参加できるもの
D	過激な運動だけを制限する必要があるもの
E	普通の生活が可能なもの

（日本学校保健会：腎臓検診で見つかる病気の管理．学校検尿のすべて令和2年度改訂，日本学校保健会，62，2021より）

圧が安定しない症候性は，指導管理区分A〜Cに該当する．またPCR 0.5 g/gCr（尿蛋白2＋）以上や腎機能が1/2以下か透析中の対象者は管理区分A〜Dで

3 ● 学校検尿の意義および検診有所見者に対する指導と対応

表11 運動強度の定義

1. 軽い運動	「同年齢の平均的児童生徒にとって」ほとんど息がはずまない程度の運動
2. 中等度の運動	「同年齢の平均的児童生徒にとって」少し息がはずむが，息苦しくはない程度の運動 パートナーがいれば楽に会話ができる程度の運動
3. 強い運動	「同年齢の平均的児童生徒にとって」息がはずみ，息苦しさを感じるほどの運動

（日本学校保健会：腎臓検診で見つかる病気の管理．学校検尿のすべて令和2年度改訂，日本学校保健会，62，2021より）

ある．なお浮腫や高血圧のあるA〜Cの対象者は，「紹介基準1」を満たすため小児腎臓病専門施設に紹介する必要がある．様々なガイドラインでは，CKD患者は有酸素運動（運動強度中等度以上）を1日30分以上行うことが勧められており，CKD進行や心血管疾患発症要因である肥満を防ぐ意味からも中等度の運動は推奨される．

③運動クラブ活動や学校行事は，運動強度の目安と種目を参考にする（表11）[27]．運動クラブ活動は症状が安定しないA〜Bでは通常許可しない．C〜Dは，長時間の激しい運動や試合や競技会など運動強度が高いものは制限するが，Cでは軽い運動，Dでは中等度の運動で参加は可能である．Eでは普通の生活や強い運動は可で，試合の参加も許可することが多いが，長時間競争するマラソンや競泳など一部制限する場合もありその際はコメントに記載する．練習段階も含めて，運動強度には学校差や個人差が異なるため，運動種目だけで一概に参加の可否を決定できない．そのため個人の身体的状態，精神的状態に加え，学校差，習熟度などを総合的に考慮する．運動会，体育祭，球技大会，新体力テストは，運動種目やその取り組み方を参考に個別に決定する．また学校行事へ参加は重要で，遠足でEはすべて可であるが，Bは乗り物のみ可，C〜Dは条件付き可と判断し参加を促す．また修学旅行や宿泊学習などの参加は，B〜Dは条件付き可，Eはすべて可とする．これら参加方法は事前に主治医と対象者やその家族と協議する必要がある．

腎疾患の治療による合併症が懸念される場合も運動制限を検討することがある．副腎皮質ホルモンの長期間使用や長期の安静臥床などで骨粗鬆症による骨折，またワルファリンなどの抗凝固療法による出血の可能性などがあげられる．このような場合は，管理指導表下の「その他注意すること」に記載し，

具体的な指示を書く．

④次回受診は，「血尿単独」，「蛋白尿単独」，「血尿単独尿合併」の受診期間を参考に決める．診断が確定した場合や治療中の患者は，主治医が受診期間を記載する．

5）食事管理

無症候性の検尿有所見者に食事管理を行うことはなく，より重症な患者でも，浮腫や高血圧，電解質異常などがなければ食事管理は行わない．

塩分制限が行われるのは浮腫や高血圧がみられる場合であり，ネフローゼ症候群や糸球体腎炎の急性期などである．治療により浮腫や高血圧が改善することで速やかに塩分制限は解除する．軽い浮腫のみでは塩分制限をすることはない．またCKDが進行することで溢水や高血圧を認める場合も，塩分制限が必要となる．一方CAKUTによるCKDでは塩類喪失を伴うことがあり，その際は体内Naが低下するため塩分制限は行わないことから，個別に判断するべきである．

蛋白質制限は，小児CKDでは腎機能障害抑制効果が明らかでなく，また成長障害を生じる可能性があり行われない．進行したCKD患者で高リン血症や高窒素血症がある場合は，推奨量以上の蛋白質を控えるように指導することがある．

進行したCKD，あるいは透析中の患者では，塩分制限，蛋白質制限とともに水分制限やカリウム制限を厳密に行うことがあり，その際は適切な指示が必要である．

6 学校検尿の課題と展望

学校検尿のエビデンスを考えるためには，尿蛋白，潜血という「予後不良の予測因子」に対するスクリーニングとして，その利益の大きさ，その害の大きさ，プログラムの実施と管理に必要なリソースの大きさ（コスト）のバランスをみる必要がある[29]．しかし全国の学校検尿を統合して評価することは難しく，なぜなら検尿の基準値や検査項目，検尿有所見者の受診機関，把握方法など，地域ごと，学校ごとに差があるシステムだからである[3]．また検尿有所見者の診断から経過を追跡するシステムではないため，治療介入の効果や腎予後評価（利益）までつなげることができない現状がある．

I 総論　第5章　小児の腎疾患の早期診断と管理

1) 統一したシステムの普及

　日本小児腎臓病学会の「小児の検尿マニュアル」，日本学校保健会の「学校検尿のすべて」では統一された共通マニュアルを推奨しており，今後これらの普及が望まれる．また日本小児腎臓病学会は都道府県代表CKD対策委員を各都道府県に1～2名任命しており，小児CKDにかかわる仕事を行っている．検尿事業にも小児腎臓病の専門医として積極的にかかわり，教育委員会，学校医，養護教諭，保健師，医師会などと協力して地域ごとにシステムを構築することが期待される[1]．

2) 1次，2次検尿データとPHR（Personal Health Record）

　2014年に行われた学校検尿の全国調査では，地域で基準値が異なることで集計や評価が困難であった[4]．基準値が統一されると全国で集計しやすくなり，尿異常の検出率など地域間で比較し学校検尿システムの精度管理として利用できるだろう．また2024年より学校健診PHRが導入される計画があり，1次，2次検尿結果を電子記録として本人や家族が把握できるようになる[30]．保健医療として学校健診情報を利用できるようになれば，全国で行われている1次，2次検尿の結果を大規模に得られる可能性がある．また個別的には有所見者の発症からの経過を把握できることも期待され，新しい情報としてPHRの動向を注視していく必要がある．

3) 診断の集計とデータベース化

　3次精密検査の暫定診断やその後の確定診断を集計するシステムはなく，各地域で検尿有所見者ごとに対応されている．そのためか「学校で健康管理を要する児童生徒」の総数を把握している教育委員会は，全国調査で0～93.3％とばらつきが多い[3]．診断名はスクリーニングの成果（利益）を知るうえで重要な情報だが，得られないところに高いエビデンスを発信できない一因がある．腎予後はもとより，今回導入されたCAKUTスクリーニングの評価など学校検尿の効果を明らかにするためにも，3次精密検査の結果や確定診断，フォローアップ率など広く集計しデータベース化できるシステムが求められる．全国で統一されたマニュアルで全国規模の集計ができることが理想であるが，これまでの歴史が物語るように道のりは険しい．しかし全国には暫定診断や確定診断まで集計している地域があり，これら結果を統合し，より規模の大きい集計へつなげることなど，様々な検討が必要である．

文献

1) 日本小児腎臓病学会（編）：学校検尿フローチャート．小児の検尿マニュアル　検尿にかかわるすべての人のために，診断と治療社，2022

2) 日本学校保健会（編）：はじめに．学校検尿のすべて平成23年度改訂，日本学校保健会，i-iv，2021

3) 後藤芳充，他：小児保健研 75：609-615，2016

4) 柳原　剛，他：小児保健研 76：93-99，2017

5) Harambat J, et al.：Pediatr Nephrol 27：363-373, 2012

6) 日本腎臓学会（編）：小児腎臓病検診．エビデンスに基づくCKD診療ガイドライン 2023，214-217，2023

7) 服部新三郎：小児科診療 71：281-285，2008

8) 服部元史，他：日児腎誌 26：330-340，2013

9) Murakami M, et al.：Kidney Int Suppl 94：S23-S27, 2005

10) Kamei K, et al.：Clin J Am Soc Nephrol 6：1301-1307, 2011

11) Honda K, et al.：JAMA Netw Open 7：e2356412, 2024

12) Yamagata K, et al.：Am J Kidney Dis 43：433-443, 2004

13) Ishikura K, et al.：Nephrol Dial Transplant 28：2345-2355, 2013

14) 日本学校保健会：学校検尿システムA方式とB方式．学校検尿のすべて令和2年度改訂，日本学校保健会，6，2021

15) 日本学校保健会：3次精密検診．学校検尿のすべて令和2年度改訂，日本学校保健会，15-16，2021

16) 日本小児腎臓病学会：3次精密検診での検査値はどのように判断しますか？．小児の検尿マニュアル改訂第2版，診断と治療社，10-12，2022

17) Hamada R, et al.：Pediatr Nephrol 38：479-487, 2023

18) Fujita N, et al.：Clin Exp Nephrol 26：808-818, 2022

19) 松村千恵子：日児腎誌 26：194-203，2014

20) 血尿診断ガイドライン改訂委員会：小児の血尿の発見契機，有病率，原因疾患はどのようなものか？．血尿診断ガイドライン 2023，ライフサイエンス出版，45-46，2023

21) 松村千恵子，他：小児科臨床 66：623-629，2013

22) Trachtman H, et al.：Kidney Int 25：94-99, 1984

23) Furlano M, et al.：Am J Kidney Dis 78：560-570, 2021

24) Spivacow FR, et al.：Pediatr Nephrol 31：1101-1106, 2016

25) 日本小児腎臓病学会（編）：蛋白尿単独の異常があった場合，どのように診断をすすめ管理を行いますか？．小児の検尿マニュアル第2版，診断と治療社，67-70，2022

26) 土屋正己，他：小児内科 35：873-876，2003

27) 日本学校保健会：腎臓検診で見つかる病気の管理．学校検尿のすべて令和2年度改訂，日本学校保健会，62，2021

28) 日本学校保健会：腎臓検診で見つかる病気の管理．学校検尿のすべて令和2年度改訂，日本学校保健会，60-68，2021

29) 宮崎　景：Medical Practice 41：13-15，2024

30) 令和5年度学校健康診断情報のPHRへの活用（学校設置者向け説明会資料）（https://www.mext.go.jp/content/20240301-mxt_kenshoku-000019517_5.pdf）

（大塚泰史）

Ⅰ総論　第5章　小児の腎疾患の早期診断と管理

4 慢性腎疾患の小児に対する予防接種

1 慢性腎疾患における感染症のリスクと予防接種の意義

　慢性腎疾患患者は，健常者と比較して，感染症のリスクが高いとされている．その一つの要因として，免疫抑制薬があげられる．免疫抑制薬内服中は特に水痘が重症化することがあり，内臓臓器障害による多臓器不全を合併することが知られている．長期に免疫抑制薬の内服をせざるを得ない子どもたちを，こうしたウイルス感染症から守るのはわれわれの責務である．また，ネフローゼ症候群の急性期などでは，低IgG血症を合併していることも多く，感染症のリスクになる．

　また，感染症により原疾患の再発・再燃が引き起こされることも問題となる．ネフローゼ症候群の再発，IgA腎症をはじめとした慢性糸球体腎炎の肉眼的血尿発作や急性増悪，全身性エリテマトーデスの再燃，腎移植後の急性拒絶反応などは，感染症を契機に起きることが少なくない．感染症の急性期は強い免疫抑制療法をかけることがしばしば困難となり，治療に難渋することもある．ちなみに，この感染症が契機に起こる原疾患の「再発」や「再燃」は，感染症による体内での免疫学的な刺激によるものと，感染症の発症で免疫抑制薬の一時的な減量や中止によるものの，二つの機序が考えられる．

　そのため，慢性腎疾患を有する小児患者においては，疾患が安定している時期に，可能な限り予防接種を進めていくのが望ましい．

　なお，慢性腎疾患を有する児は，泌尿器関連の手術や腹膜透析導入や腎移植など，外科的治療を行うことが少なくないが，術前4週間以内の生ワクチン接種および2週間以内の不活化ワクチンは避けたほうが望ましく，接種の際は留意しておく必要がある．

2 予防接種のスケジュールとガイドライン

　わが国の標準的予防接種スケジュールとしては，「日本小児科学会が推奨する予防接種スケジュール」（表1)[1]がある．2024年4月より，これまでの4種混合ワクチン〔DPT-IPV（ジフテリア，百日咳，破傷風，ポリオ）〕にHib（インフルエンザ菌b型による感染症）が加わった5種混合ワクチン(DPT-IPV-Hib)が導入された．また，慢性腎疾患患者に対する予防接種については，「予防接種ガイドライン2024年度版」[2]に日本小児腎臓病学会の予防接種に関する見解が記載されている(表2)．さらに，免疫抑制薬内服中の患者，あるいは腎移植後の患者への予防接種については，日本小児感染症学会が中心となって複数の学会と共同で作成された「免疫不全状態にある患者に対する予防接種ガイドライン2024」[3]が参考になる．

3 腎疾患の急性期や高用量ステロイド投与中は避ける

　予防接種は，原則疾患が安定している時期に行うのが望ましい．ネフローゼ症候群の初発や再発で未寛解の時期，慢性糸球体腎炎で血尿や蛋白尿が高度な時期，腎移植後急性期や急性拒絶を起こしている時期などは避けるべきである．その理由は，接種することで疾患が悪化する可能性があること，また疾患が悪化した際，それがワクチンによるものか否か判定することが難しい場合，そのワクチンを今後接種しにくくなってしまうことなどがあげられる．また，疾患の急性期はステロイド連日投与など強い免疫抑制療法を行っていることが多く，抗体の獲得が悪い可能性もある．生ワクチン接種後に高用量ステロイドなど強い免疫抑制療法を施行することで，ワクチン株のウイルス感染も危惧される．

169

I 総論　第5章　小児の腎疾患の早期診断と管理

表1　日本小児科学会が推奨する予防接種スケジュール（2024年10月1日版）

ワクチン		種類	生直後	6週	2か月	3か月	4か月	5か月	6か月	7か月	8か月	9~11か月	12~15か月	16~17か月	18~23か月	2歳	3歳	4歳	5歳	6歳	7歳	8歳	9歳	10歳以上
B型肝炎	ユニバーサル	不活化			①	②			③				(注1)											
	母子感染予防		①	②					③															
ロタウイルス	1価	生			①	② (注2)																		
	5価				①	②	③	(注3)																
肺炎球菌 (PCV15, PCV20)		不活化			①	②	③						④							(注4)				
5種混合 (DPT-IPV-Hib)		不活化			①	②	③							④		7.5歳まで								
3種混合 (DPT)		不活化																	① (注5)				②11~12歳 (注6)	
2種混合 (DT)		不活化																					① 11歳　12歳	
ポリオ (IPV)		不活化																	① (注7)					
インフルエンザ菌b型（ヒブ） ※アクトヒブ®で初回接種する場合		不活化			①	②	③						④							(注8)				
4種混合 (DTP-IPV) ※4種混合ワクチン初回接種する場合		不活化			①	②	③							④		7.5歳まで								
BCG		生						①																
麻疹・風疹混合 (MR)		生											①						② (注9)					
水痘		生											①		②					(注10)				
おたふくかぜ		生											①						② (注11)					
日本脳炎		不活化		生後6か月から接種可能												①②	③ 7.5歳まで						④9~12歳	
インフルエンザ		不活化		生後6か月から接種可能				毎年（10, 11月などに）①②																13歳以上①
新型コロナウイルス		mRNA																						
ヒトパピローマウイルス (HPV)	9価	不活化																	(注12)	小6	中1①② (注13)		中2~高1相当	(注14)
	2価・4価	不活化																	(注12)	小6	中1①②③ (注13)		中2~高1相当	(注14)

凡例：
- 定期接種の推奨期間
- 定期接種の接種可能な期間
- 任意接種の推奨期間
- 任意接種の接種可能な期間
- 添付文書には記載されていないが小児科学会として推奨する期間
- 健康保険での接種時期

注1）乳児期に接種していない児に対して，水平感染予防のために接種する場合，接種間隔は，ユニバーサルワクチンに準ずる
注2）計2回，②は，生後24週までに完了する
注3）計3回，③は，生後32週までに完了する
注4）任意接種のスケジュールは日本小児科学会ホームページ「任意接種ワクチンの小児（15歳未満）への接種」を参照
注5）就学前児の百日咳抗体価が低下していることを受け，3種混合・4種混合ワクチンで4回接種を終えた場合の就学前の追加接種として接種することを推奨する
注6）百日咳の予防を目的に，2種混合の代わりに3種混合ワクチンを接種してもよい
注7）ポリオに対する抗体価が減衰する前に就学前の接種を推奨
注8）リスクのある患者では，5歳以上でも接種可能
注9）5歳以上7歳未満で，かつ，小学校入学前の1年間
注10）水痘未罹患で水痘ワクチンを接種していない児に対して，積極的に2回接種を行う必要がある
注11）予防効果を確実にするために，2回接種が必要
注12）2価ワクチンは10歳以上であれば任意接種可能
　　　4価ワクチンと9価ワクチンは，9歳以上であれば任意接種可能
注13）標準的な接種ができなかった場合，定期接種として以下の間隔で接種可能（接種間隔が3つのワクチンで異なることに注意）
　　　・9価ワクチン（15歳以上で始める場合）：①-②の間は1か月以上，②-③の間は3か月以上あける
　　　・2価ワクチン：①-②の間は1か月以上，①-③の間は5か月以上，かつ②-③の間は2か月半以上あける
　　　・4価ワクチン：①-②の間は1か月以上，②-③の間は3か月以上あける
注14）平成9~18年度（1997~2006年度）生まれで過去に合計3回の接種を受けていない女性に対して，令和6年度（令和7年3月31日）までキャッチアップ接種が可能である．平成19年度（2007年度）生まれの女性も令和6年度（令和7年3月31日）まではキャッチアップ接種可能である
（日本小児科学会：日本小児科学会が推奨する予防接種スケジュールの変更点2024年10月1日版：https://www.jpeds.or.jp/uploads/files/20241017_vaccine_schedule.pdf より）

4 ● 慢性腎疾患の小児に対する予防接種

表2 予防接種要注意者の考え方・腎臓疾患を有する者（予防接種ガイドライン）

日本小児腎臓病学会の見解（令和4(2022)年12月）によれば，腎疾患に伴う病態や使用薬剤の影響により，感染症に罹患しやすく重症化もしやすいため原則的には積極的に予防接種は行うべきである．ただし，下記の状況では接種を控える．

1. プレドニゾロン2 mg/kg/日以上，または体重10 kg以上の小児では1日20 mg以上を内服中の場合の生ワクチンと不活化ワクチン（注1・3）
2. 免疫抑制薬内服中の生ワクチン（注2・3）
3. リツキシマブ使用後免疫状態の回復していない状態（最終投与後最低6か月以内）での生ワクチンと不活化ワクチン
4. ネフローゼ症候群または腎炎発症急性期
5. その他，医師が不適当と判断した時

注1：プレドニゾロンを2 mg/kg/日以上，または体重10 kg以上の小児では20 mg/日以上を14日以上内服していた場合は，中止後4週間までは生ワクチンの接種を控える

注2：生ワクチンのうち水痘ワクチンは「免疫抑制薬を使用せず」プレドニゾロン2 mg/kg/日未満かつ体重10 kg以上の小児では20 mg/日未満であれば接種可能

注3：周囲の感染状況などに応じて医師の判断により接種可能

その他の注意点
・移植予定者は抗体価獲得まで複数回の生ワクチン接種が必要である．
・ステロイドや免疫抑制薬内服中の不活化ワクチン接種は，その後の抗体価をモニターし，必要に応じて追加接種が必要である．
・通常術前4週間前の生ワクチンと2週間前の不活化ワクチン接種は控えられている．腎臓疾患を有する者は腎尿路系や移植などの手術を受けることが多いため留意する．
・非典型溶血性尿毒症症候群（aHUS）に対してエクリズマブ，ラブリツマブを使用する場合は，原則として投与前に髄膜炎菌ワクチンを接種する．また，肺炎球菌とHibワクチン接種歴の確認も行い，未接種であれば接種する．なお，髄膜炎菌ワクチンの保険給付については，添付文書に「本剤はエクリツマブ（遺伝子組み換え），ラブリズマブ（遺伝子組換え）またはペグセタコプラン投与患者に保険給付が限定される」と記載されている．

（予防接種ガイドライン等検討委員会（執筆，監修）：予防接種ガイドライン2024年度版．予防接種リサーチセンター，126-127，2024より）

ネフローゼ症候群の初発や再発時，重症の慢性糸球体腎炎の急性期の治療などでは，ステロイド療法としてプレドニゾロン60 mg/m²あるいは2 mg/kgで連日投与が行われることが多い．この期間は，生ワクチン・不活化ワクチンとも避けるべきである．「予防接種ガイドライン2024年度版」には，「プレドニゾロンを2 mg/kg/日以上，または体重10 kg以上の小児では20 mg/日以上を14日以上内服していた場合は，中止後4週間までは生ワクチンの接種を控える」と記載されている[2]．通常この量で長期投与されることはない．ステロイド感受性ネフローゼ症候群などステロイドを漸減中止予定である患者などでは，ステロイドが中止になってから接種するのが望ましいと思われる．慢性糸球体腎炎や全身性エリテマトーデスや腎移植後などでステロイドを長期に内服する患者の場合，維持量はプレドニゾロン1 mg/kg隔日あるいは0.5 mg/kg連日以下であることが多く，その状態であれば予防接種は許容される．

4 ステロイドまたは免疫抑制薬内服中の不活化ワクチン

ステロイドや免疫抑制薬（シクロスポリン，タクロリムス，ミゾリビン，ミコフェノール酸モフェチル，アザチオプリン，エベロリムスなど）内服中において，国内で販売されている三種混合ワクチン（DPT），不活化ポリオ，Hib，肺炎球菌，日本脳炎，

インフルエンザ，新型コロナ，B型肝炎，ヒトパピローマウイルス（子宮頸がん）などの不活化ワクチンはいずれも接種可能である．また，18歳以上であれば，乾燥組換え帯状疱疹ワクチンの接種も可能である．特にネフローゼ症候群や免疫抑制療法中の患者で問題となる肺炎球菌やインフルエンザウイルスに対するワクチンは，積極的に接種することが推奨される．免疫抑制療法中の小児腎疾患患者で，インフルエンザワクチンや新型コロナワクチンは接種後に抗体が有意に上昇したとの報告も存在する[4,5]．なお，ステロイドについては，維持量（プレドニゾロン1 mg/kg隔日以下など）で接種するのが望ましい．

予防接種によりネフローゼ症候群の再発や現病の悪化・再燃を起こす可能性があるが，再発のリスクを高めないとする報告もある[6]．しかしながら，個々の患者では接種することで再発・再燃することもあり，そのような既往のある患者はメリットとデメリットを十分検討して接種の適応を決めるのが望ましい．

5 ステロイドまたは免疫抑制薬内服中の弱毒生ワクチン

わが国あるいは海外でのステロイドまたは免疫抑制薬に関する各種添付文書やガイドラインにおいて，免疫抑制薬内服中は，弱毒生ワクチンは併用禁忌となっており，弱毒生ワクチンの添付文書にも免

疫抑制薬は併用禁忌と記載されている．それは，高度の免疫抑制状態（特に細胞性免疫不全症）の患者における生ワクチン接種は，BCG接種後の粟粒結核，麻疹ワクチン後の致死的麻疹感染症，水痘ワクチン後の播種性水痘，ポリオ生ワクチン後のワクチン関連麻痺，ロタウイルスワクチン後の難治性下痢症など，ワクチン株による致死的なウイルス感染症を発症する可能性があることが知られており，それに従う形で，免疫抑制薬の添付文書には「生ワクチンは併用禁忌」と記載されているためである．しかしながら，すべての免疫抑制薬内服中の患者が細胞性免疫不全であるとは限らない．むしろ血液検査上の細胞性免疫のパラメーターはおおむね正常であることが多い．

免疫抑制薬内服中の弱毒生ワクチンの接種については固形臓器移植後の患者が多く，2023年3月までで，臨床研究，ケースシリーズ，症例報告など25報告あり，小児の報告が多い．計2,091接種〔麻疹123，風疹82，水痘858，ムンプス418，黄熱21，麻疹・風疹（MR）344，麻疹・ムンプス・風疹（MMR）244，麻疹・ムンプス・風疹・水痘（MMRV）1〕行われている（**表3**）．ワクチン株によるウイルス感染発症が23名（1.1％）で，内訳は水痘ワクチンまたはMMRVワクチン接種後の水痘発疹が859名中21名（2.4％），ムンプスワクチン，MMR，MMRV接種後の耳下腺腫脹が663名中2名（0.3％）であった．ワクチン株によるウイルス感染症のリスクが健常人よりも高い可能性はあるが，弱毒化されているためか，野生株の感染症に比べて軽症のようであり，これまで致命的な合併症は認めていない．また，特筆すべきは，ワクチン株によるウイルス感染症のほとんどが水痘であり，麻疹や風疹はこれまで1例も報告がないという点である．

近年施行された前向き研究では，一定の免疫条件（CD4細胞数500/mm^{3}以上，PHAリンパ球幼若化反応のstimulation index 101.6以上，血清IgG 300 mg/dL以上）を満たした免疫抑制薬内服中のネフローゼ症候群患者60名に弱毒生ワクチンを116接種施行し，有効性と安全性を評価している[7]．2か月後の抗体陽転率は，麻疹95.7％，風疹100.0％，水痘61.9％，ムンプス40.0％であった．また，抗体が陽転化した症例について，1年後のフォローを行ったところ，抗体保持率は，麻疹83.3％，風疹94.1％，水痘76.7％，ムンプス20.0％であった．さらに，接種後2か月の時点での抗体（EIA-IgG）が10.0以上であった症例は，長期間免疫が保持されることが確認され

| 表3 | 免疫抑制薬内服下での弱毒生ワクチン接種後のウイルス感染症の頻度 |

接種ワクチン	接種ワクチン数	ワクチン株由来感染症数
麻疹	123	0
風疹	82	0
水痘	858	20
ムンプス	418	2
黄熱	21	0
MR	344	0
MMR	244	0
MMRV	1	1（水痘発疹）

MR：麻疹・風疹混合ワクチン，MMR：麻疹・ムンプス・風疹混合ワクチン，MMRV：麻疹・ムンプス・風疹・水痘混合ワクチン

た．重篤な有害事象やワクチン株によるウイルス感染症は1例もなかった．一方，ネフローゼ症候群以外の免疫抑制薬内服中の患者32名64接種の検討でも，抗体陽転率は麻疹80.0％，風疹100.0％，水痘59.1％，ムンプス69.2％と同様の結果であった[8]．本研究では，1名が水痘ワクチン後にワクチン株による水痘を発症し入院加療を行っているが，この症例は現在の免疫基準が設定される以前の症例であった．

「免疫抑制薬または生物学的製剤を使用中の患者への弱毒生ワクチン接種の全国実態調査」[9]によると，全国で免疫抑制薬を使用している小児の専門病院334施設中46施設（13.8％）において免疫抑制薬内服下で弱毒生ワクチンは接種されており，アンケート対象施設全体の約2/3の施設より免疫抑制薬内服下でも弱毒生ワクチンは接種すべきという回答が得られた．また，2013年から2017年の5年間で，免疫抑制薬内服下での弱毒生ワクチンの接種が全国で781名に行われていたが，ワクチン株による発症は2名（0.3％，いずれも水痘ワクチン）のみで，致死的な有害事象は認めなかった．

こうしたこれまでの臨床研究や観察研究より，免疫抑制薬内服中であっても，一定の免疫条件下であれば，弱毒生ワクチンは安全に接種できる可能性が高いと考えられる．「免疫不全状態にある患者に対する予防接種ガイドライン2024」[3]においても，「ステロイドまたは免疫抑制薬内服中は，一定の免疫学的条件の下で，生ワクチンの接種を考慮して良い」と記載された．今後，添付文書の修正など，社会的な整備が望まれる．

なお，腎移植後は生涯免疫抑制薬を継続することになるため，弱毒生ワクチンが接種できなくなる可能性がある．そのため，移植前に麻疹や水痘などの

免疫が不十分であれば，これらの生ワクチンの接種をしておく必要がある．この際，抗体価に応じて，必要あれば複数回接種する．

6 リツキシマブ投与後の予防接種

　リツキシマブは，B細胞に特異的に発現するCD20抗原に結合して，B細胞を特異的に障害する抗CD20モノクローナル抗体である．腎疾患では難治性ネフローゼ症候群に対して有効性が報告され，保険収載されている．リウマチ疾患において，B細胞枯渇中の不活化ワクチン接種は，有効な抗体価獲得を期待しにくく，抗体獲得不全のリスク因子であるという報告がある．一方で，投与後6か月以降の接種で有意に抗体陽転率が高いとの報告もある．血液疾患，リウマチ疾患，腎疾患などでリツキシマブの投与を行い，新型コロナワクチンを接種した成人患者1,342人を対象としたメタアナリシスでは，抗体陽転率は40％であり，腎移植後患者とリツキシマブ投与後6か月以内またはB細胞枯渇中のワクチン接種が，抗体陽転率低値のリスク因子であったと報告している[10]．インフルエンザワクチンにおいて，B細胞回復後には，有意な抗体価上昇を認めていたという報告もある．小児難治性ネフローゼ症候群ではB細胞枯渇期間の中央値は148日と報告されている．そのため，リツキシマブ投与後6か月以降，また可能ならB細胞数の回復を確認したうえでの接種が望ましい．

7 抗補体（C5）モノクローナル抗体投与後の予防接種

　非典型溶血性尿毒症症候群の治療薬である抗補体（C5）モノクローナル抗体（エクリズマブ，ラブリズマブ）を使用後は補体が抑制されるため，髄膜炎菌をはじめとする莢膜形成細菌による感染症を発症するリスクが上昇する．治療によって細菌の殺菌に重要である補体の活性化が抑制され，莢膜多糖体を形成する細菌（髄膜炎菌，肺炎球菌，インフルエンザ菌）による感染リスクは2,000倍になるとされている．したがって，理想的には抗補体（C5）モノクローナル抗体投与の2週間前までに髄膜炎菌ワクチンの投与を行っておくのが望ましいが，抗補体（C5）モノクローナル抗体の投与は緊急を要することがほとんどであるため，通常髄膜炎菌ワクチンを先行させるのは困難である．したがって，抗補体（C5）モノクローナル抗体投与後は抗菌薬予防投与を継続し，可及的速やかに髄膜炎菌ワクチン接種を行う．また，小児で肺炎球菌やHibのワクチンが未接種であれば，これらのワクチンの接種も検討する必要がある．

おわりに

　基礎疾患のある患者に予防接種を行う場合，主治医は，常に個々の患者でメリットとデメリットを比較して接種の決定をすべきである．予防接種を行うべき要素としては，その感染症に罹患した場合のリスクが高いケース（例：免疫抑制薬内服中の水痘），感染症罹患によって基礎疾患再燃のリスクが高いケース（例：インフルエンザ罹患後ネフローゼ再発），予防効果が高いワクチンなどである．予防接種をやらないほうがよい要素としては，副反応の頻度やリスクが高い場合，ワクチン株による感染症のリスクが高い場合（例：細胞性免疫不全患者への弱毒生ワクチン），ワクチンで疾患再燃のリスクが高いケース，予防効果が低いワクチンなどである．これらは一律に決められることはできず，個々の患者のこれまでの臨床経過や易感染性や予防接種後の有害事象の有無などを考慮する必要がある．

文献

1) 日本小児科学会：日本小児科学会が推奨する予防接種スケジュールの変更点 2024年10月1日版：https://www.jpeds.or.jp/uploads/files/20241017_vaccine_schedule.pdf
2) 予防接種ガイドライン等検討委員会（執筆，監修）：予防接種ガイドライン 2024年度版．予防接種リサーチセンター，126-127，2024
3) 日本小児感染症学会（監）：免疫不全状態にある患者に対する予防接種ガイドライン 2024．協和企画，121-138，2024
4) Tanaka S, et al.：Vaccine 33：5000-5004, 2015
5) Kamei K, et al.：Pediatr Nephrol 38：1099-1106, 2023
6) Ishimori S, et al.：Sci Rep 11：23305, 2021
7) Kamei K, et al.：J Pediatr 196：217-222.e1, 2018
8) Kamei K, et al.：PLoS One 15：e0240217, 2020
9) Kamei K, et al.：Eur J Pediatr 180：1847-1854, 2021
10) Schietzel S, et al.：RMD Open 8：e002036, 2022

（亀井宏一）

I 総論　第5章　小児の腎疾患の早期診断と管理

5　移行期医療

1　定義・概念

　移行期医療(Transition Care)は成人となった患者が適切で良質な医療を継続して受けられるようにするためのシステムであるといえる．過去の報告をみていくと，1993年に米国思春期学会(SAM〈現SAHM〉)からの声明で「移行(Transition)」とは「小児科から内科への転科を含む一連の過程を示すもので，思春期の患者が小児科から内科に移るときに必要な医学的・社会心理学的・教育的・職業支援の必要性に配慮した多面的な行動計画である．また介助者(両親)のケアから自己管理へ移行するため目的をもって準備をするプロセスである．」[1]と定義された．2018年には米国小児科学会(AAP)のclinical reportで「移行は新しい医師への転科(Transfer)の有無にかかわらず小児から成人モデルの医療へ移行するプロセスである」[2]と述べており，「転科」は移行の一部の出来事にすぎないという点が重要である．

　わが国では2014年に日本小児科学会から「小児期発症疾患を有する患者の移行期医療に関する提言」[3]が発表された．移行期医療の基本的な考え方として移行期においていかなる医療を受けるかの決定権は患者本人にあり，患者が望まない転科をすすめるものではないことが明記されている．患者本人が理解力と判断力に応じた説明を受けたうえで決定し，また意見を表明できることが重要である．また，病態の変化と人格の成熟に伴い，小児期医療から成人期医療へ移行する間で，これら二つの医療の担い手が，シームレスな医療を提供することが期待され，患者の人格の成熟に対応して，患者-保護者-医療者関係の変容をもたらし，個人の疾患などの特性にあわせた医療システムが選択されるべきであると述べられている(図1)[4]．

　このため転科は患者が心理的，社会的に自立/自律し，しっかりと自身の病気や病態について理解を得られ，自己管理が可能となったことを確認できて

から行うべきであり，症状や心理的に不安定な時期での転科は可能な限り避けるべきである．転科が急な出来事とならないように，十分に準備を行い，評価を行うことが必要であり，そのために移行プログラムが重要となる．何よりも転科後に患者が良質な医療を継続して受けることができることが保証されることが最も重要である．

2　移行期医療が必要な理由

　小児期発症慢性疾患患者の多くが，小児医療の進歩と治療成績の向上により成人期まで生存が可能となり，思春期・成人期以降も継続した医療の提供が必要となっている．とくに慢性腎疾患の腎予後・生命予後は著明に改善を認めており，末期腎不全に至った症例でも透析医療・腎移植医療が確立された治療となり，小児期に発症した慢性腎臓病の児も，成人期医療で継続した治療を要する症例が増加している．

　成人期に達した患者を小児科が継続して管理を行う場合，小児期から継続した医療を受けられるという利点はあるが，一方で小児科医は産婦人科疾患や虚血性疾患，悪性腫瘍，生活習慣病などの成人期特有の新規合併症への対応が不得手であることや，成人年齢での救急受診や小児科病棟への入院ができないなど適切な医療環境の提供が困難となることがある．また一部では医療者が患者を子ども扱いすることで，成人への成熟や自立，社会生活への適応を妨げているとする報告もあり，医療者・患者双方のリスクとなりえる可能性が示唆される．

3　腎臓領域における移行期医療の動向

　2011年に国際腎臓学会(ISN)と国際小児腎臓病学会(IPNA)から小児期発症慢性腎臓病患者の移行期

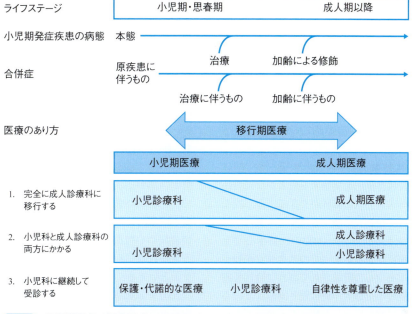

図1　移行期医療の概念図（「小児期発症疾患を有する患者の移行期医療に関する提言」から引用）
（日本小児科学会移行期の患者に関するワーキンググループ：小児期発症疾患を有する患者の移行期医療に関する提言．日本小児科学会，2013 より引用）

医療に関する提言が発表され，各国の実情に応じた移行プログラムの必要性と移行期医療の実践が求められた．また欧州でも小児腎臓領域での移行期医療の取り組みは，患者が小児医療から成人医療へ円滑に移行できるよう支援することを目的とし，包括的で体系的なプログラムが整備されている．

わが国では 2014 年 4 月から，厚生労働省科学研究費補助金難治性疾患等政策研究事業（難治性疾患政策研究事業）の慢性腎疾患に関する調査研究（研究代表者：松尾清一，丸山彰一）において移行期医療の問題が取り上げられ，以降わが国では日本小児腎臓病学会，日本腎臓学会などの関連学会や厚生労働省の難治性疾患政策研究事業，腎疾患政策研究事業による公的研究班によって現在まで多くの取り組みが行われてきた．2015 年に「小児慢性腎臓病患者における移行医療についての提言」が公表され（詳細は後述），その後移行期医療への理解を深めるため 2016 年に『思春期・青年期の患者のための CKD 診療ガイド』，2019 年に『腎疾患の移行期医療支援ガイド-IgA 腎症・微小変化型ネフローゼ症候群-』，2023 年には『思春期・青年期の患者のための末期腎不全診療ガイド』が発刊されるなど，成人科と小児科の Treatment gap を埋め，よりよい移行期医療を進めていくための取り組みが進められてきた．また小児腎領域の研究班でも都道府県の移行期医療支援センターとともに移行期医療の普及啓発に努め，さらに一部の施設では研究班主導で移行期プログラムを整備し，今後各施設のモデルとなるような取り組みを行っている．

1)「思春期・青年期の患者のための CKD 診療ガイド」

本書が発刊された 2016 年頃，わが国では移行期医療の認知すら不十分で，思春期・青年期の慢性疾患患者の診療は小児科と成人科という縦割り制度の狭間で不確定な状況にあった．このため移行期医療がスムーズに行われ，思春期・青年期の慢性腎臓病患者の腎機能の予後が改善し，就学や就職に向けて自立が促されるよう作成された．

2)「腎疾患の移行期医療支援ガイド-IgA 腎症・微小変化型ネフローゼ症候群-」

本書は多様な腎疾患の個別の病態に適して移行期医療の遂行に参考となるより実践に則した指針として作成された．まずは転科を要する頻度が高い疾患として IgA 腎症と微小変化型ネフローゼ症候群の 2 疾患について医療現場で必要となる知見がまとめられている．本書では同一の疾患・病態に対して小児

科・成人診療科ではそれぞれどのような検査や治療をおこなうのわかりやすく提示するため，一つの問に対して小児科と成人診療科が見開きのページでそれぞれ回答を掲載している．本書を用いることで小児科と成人診療科の Treatment gap を埋め，相互理解を進めることをできると考える．

3) 「思春期・青年期の患者のための末期腎不全診療ガイド」

　小児期に腎代替療法を導入し思春期・青年期に至った患者，腎代替療法を開始する患者が小児科から成人診療科へスムーズに転科ができるよう，成人診療科・小児科・精神科医師，看護師，薬剤師，メディカルソーシャルワーカー（MSW），臨床心理士など移行期医療にかかわるすべてのスタッフが知っておくべき事項を中心に解説されており，腎代替療法を要する末期腎不全患者が健常児と同じように心身ともに健やかに育ち自立した社会人となってもらうことを目標として，管理について述べている．

　これらの資料はいずれも実臨床のなかで有用に活用できるものとなっており，後述する移行期医療のチェックリストや疾患の説明用紙も掲載している．

4　わが国の現状

　2014 年に日本小児腎臓病学会，日本腎臓学会，日本小児泌尿器科学会が合同で「成人期に達した小児期発症慢性腎疾患患者の成人医療への移行に関する実態把握のための調査研究」[5] を実施した．本研究は2014 年 10 月の時点で 20 歳以上の小児期発症慢性腎臓病患者を対象とした施設調査，症例調査である．対象症例を診察していると回答した 117 施設から各施設の現状について回答が得たが，移行の認識が医療者のなかでも十分ではなく，小児施設のうち移行プログラムを有している施設は 4 施設，移行コーディネーターがいると回答した施設は 3 施設にとどまり，移行プログラム，移行コーディネーターの病院内設置など整備はほとんどなされていない現状であった．移行期医療を進めるためには医師や看護師のみでなく，薬剤師，臨床心理士，ソーシャルワーカーなど多職種のチームで対応することが望ましく，移行コーディネーターを配置することが理想であるが，実際に移行コーディネーターを有する施設は非常に少なかった．現在腎臓内科領域では，学会が主導となり，移行期年齢の患者の現状把握，移行プログラムの作成のための準備が進められている．

2023 年には 2014 年に実施した実態把握調査の対象と同一施設を対象として，現在まで行われた様々な取り組みが行われた結果現在の移行期医療の現況を把握するための調査研究が実施され，現在結果の解析を行っている．

5　移行プログラム

1) 移行プログラムとは

　1993 年米国思春期学会の声明で「移行とは，小児科から内科への転科を含む一連の過程を示すもので，思春期の患者が小児科から内科に移るときに必要な医学的・社会心理的・教育的・職業的支援の必要性について配慮した多面的な行動計画である」[1] と書かれているが，その定義そのものが移行プログラムといえる．

　2002 年には AAP，米国家庭医学会（AAFP），米国内科専門医学会（ACP-ASIM，現米国内科学会〈ACP〉）が合同で医療ケアを要する思春期・若年成人に対する移行医療についての提言[6] を発表し，これをもとに 2011 年にはすべての若年成人で 12〜14 歳から移行プログラムを開始し，発達段階や知的能力に応じて徐々にすすめることが望ましいと提唱し[7]，具体的なアルゴリズムが示された．

　2016 年に英国では英国国立医療技術評価機構（NICE）から移行期医療に関するガイドラインが公表され，適切な移行のための包括的原則，転科の計画や転科前後の支援，また転科に向けた支援について提言を行っている．さらに欧州小児腎臓病学会（ESPN）が移行期医療における標準的な枠組みを提供しており，特に慢性腎臓病（CKD）や腎移植患者に焦点を当てた移行プログラムが推奨されている．これは英国やドイツ，フランスなど各国で採用されており，現在欧州全体での移行期医療ガイドラインの標準化と各国間の情報共有が進められている．

　わが国では 2015 年に「小児慢性腎臓病患者における移行医療についての提言―思春期・若年成人に適切な医療を提供するために―」が発表され，移行プログラムが提唱された．提言では，移行プログラムの開始についてできるだけ早期に開始をすることを推奨しており，海外の提言なども参考に遅くとも 15 歳までに移行プログラムを開始することを提案している．また「小児，成人ともに移行支援に関する知識を有する医師をおき，専門看護師，心理職，ソーシャルワーカーなどによるチームを作成し，移行外来の設置などの移行支援の手段を考える」ことが重

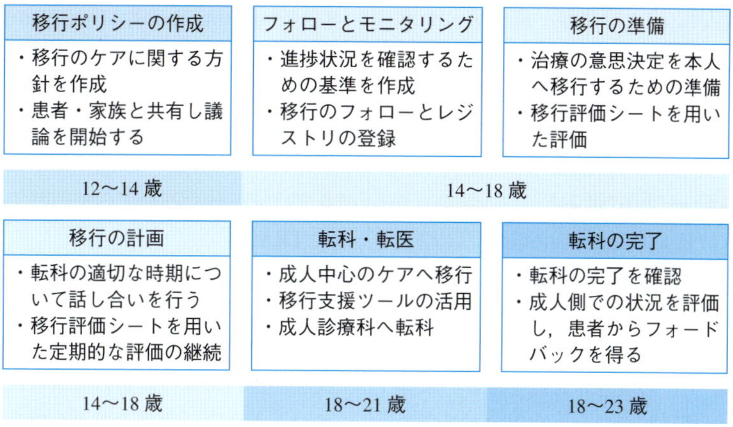

5 ● 移行期医療

移行ポリシーの作成	フォローとモニタリング	移行の準備
・移行のケアに関する方針を作成 ・患者・家族と共有し議論を開始する	・進捗状況を確認するための基準を作成 ・移行のフォローとレジストリの登録	・治療の意思決定を本人へ移行するための準備 ・移行評価シートを用いた評価

12～14 歳	14～18 歳

移行の計画	転科・転医	転科の完了
・転科の適切な時期について話し合いを行う ・移行評価シートを用いた定期的な評価の継続	・成人中心のケアへ移行 ・移行支援ツールの活用 ・成人診療科へ転科	・転科の完了を確認 ・成人側での状況を評価し，患者からフォードバックを得る

14～18 歳	18～21 歳	18～23 歳

図2 移行のタイムテーブル

（Six core elements of Health Care Transition™〈https://www.gottransition.org/six-core-elements/〉より作成）

要であり，理想としては小児科と成人診療科の双方に移行に精通した担当医を決定し，看護師やメディカルソーシャルワーカーなどの専門家も協力し，移行期外来を通じて移行準備から転科までをサポートする組織を作ることが推奨されるが，わが国ではそこまでの準備が整っていないことが現状である．（4 わが国の現状の項を参照）

2）移行支援のポイント

移行支援を進めるなかで重要なこととして，患者，医療者，家族ともに，プログラム開始時から常に患者の将来の自立を意識し，患者自身が家族とは別にプログラムの中心として意思決定過程に参加することである．移行プログラムでは患者自身が自分の病気を説明でき，外来受診や内服管理など自立した自己管理ができることが重要なポイントとなる．また過去の報告では，移行を妨げる因子として，患者家族の過干渉をあげており，医療者や家族は，患者に過保護，過干渉にならないようにし，転科前には患者自らの考えで，適切に日常生活を送り，診療を受けることができるようにすることもサポートすることも重要である．

移行プログラムは本来小児科のみのものではなく，成人診療科医師も小児期発症慢性腎臓病の特殊性を理解し，思春期・青年期の患者に対して適切な医療を行えるよう，双方の Treatment gap を埋めるための努力が必要である．患者が転科後も良質な医療を継続して受けることができるよう，医療者は十分な配慮が必要である．移行プログラムの目的は小児期発症慢性疾患患者の小児医療から成人医療への円

滑な移行を助け，患者の自立/自律や社会参加を計画的に支援することである．移行/転科する際には患者自身が自分の病気をきちんと理解し，自己管理ができていることが必要である．そのためには転科が急な出来事とならないよう，時間をかけて準備をすることが大切である．移行プログラムの主役は患者自身だが，患者のみでなく，その家族，医師，看護師，心理士，ソーシャルワーカーなど多職種のチームで対応することが望ましいが，普段の業務のなかで十分な時間を確保できない現状もある．

3）具体的な移行プログラムの方法論：Six core elements of Health Care Transition[8]

Six core elements of Health Care Transition（移行期医療に関する 6 つの構成要素）は，AAP，AAFP，ACPにより作成された米国が移行に際して用いているアプローチである．小児科と成人診療科の双方に向けた移行プログラムが具体的に記載されており，米国ではこれらを用いることで異なる施設や疾患の患者でも系統的に移行がすすめられるようになったと報告されている．

6 つの構成要素は，移行プロセスに必要な基本的な要素を定義したもので，①移行ポリシー，②移行のフォローとモニタリングについて，③移行の準備，④移行の計画，⑤成人診療科への転科，⑥転科の完了，となっており，この 6 項目について「青年期患者の成人診療科への移行（小児科医・家庭医・成人診療科―小児科関係者向け）」，「医療提供者が変わらない成人としてのケアへの移行（家庭医・成人診療科―小児科関係者向け）」，「若年成人患者の成

人診療科への受け入れ（成人診療科・家庭医・小児科―成人診療科関係者向け）」の三つのパターンに応じてそれぞれ移行期医療が実践できるよう作成されている.

4) 移行のタイムテーブル（図2）[8]

Six core elements of Health Care Transition では12〜14歳で移行のケアに関する方針を作成し，患者・家族と共有，議論を開始し，14〜18歳で進捗状況を確認し追跡できるようレジストリ登録を行い，移行の準備としてセルフケアの必要性や目標を患者・家族と確認できるよう，移行評価シートを用いてスキルを評価し，特定されたニーズについて教育を提供する. また移行の計画のため，移行サマリーの作成，評価シートの定期的なチェックを行いながら，治療の意思決定を本人へ移行するための準備を行い，転科の適切な時期について話し合いを行うことが提案されている. 18〜21歳で成人中心のケアと成人診療科への転科を行い，18〜23歳で転科の完了を確認し，成人側での状況を評価するとともに，患者からフィードバックを得ることとしている.

6 移行支援ツール

移行期医療では患者自身が自分の病気の管理方針に関して自己決定権をもてるようにすることが重要であり，そのためには患者が「理解し，できていること」と「理解できていないこと，できないこと」について患者自身と医師・看護師のみならず患者にかかわる医療チームの全員が理解している必要がある. 患者自身が病気についてどの程度理解できており，自己管理ができているのか実情を把握し，支援の効果を測定することがプログラムの中では重要視され，それを助けるものが移行支援ツールである. 移行支援ツールには移行チェックリストと移行サマリーがある.

1) 移行チェックリスト

患者の準備状態を評価するためのツールであり，移行期支援に有用なツールである. ISN/IPNAから出された提言では，移行準備のため TRxANSITION Scale，transition medical passport，a self-administered transition，readiness survey などのツールを使用することを推奨している. 現在海外で使用されている代表的なチェックリストは Transition Readiness Assessment Questionnaire（TRAQ）[9]，TRxANSITION Scale，

STARx questionnaire），Transition-Q などがあるが，日本語版が作成されているのは TRAQ のみである.

TRAQ や TRxANSITION Scale が作成される以前の transition readiness assessment ツールは，疾患ごとのチェックリストが一般的であったが，疾患にとらわれず作成された初めての質問票である.

a TRAQ

TRAQ は慢性疾患を有する思春期・若年成人における成人医療への移行に関する準備状況のプロセスを評価する質問票である. 2011年に作成されて以降改版が重ねられ，若年の対象者に理解しやすいものとなるよう質問項目の変更や数を減らすなどの工夫がなされている. 佐藤らが原著者の許可を得て，日本語版 TRAQ[9,10]（図3）を作成しており，その妥当性・信頼性が検討されているが，TRAQ は各国でValidation study が実施されその妥当性・信頼性が証明されており，欧米のみならず世界各国で使用されている.

TRAQ の長所は①質問数が限られており，回答に要する時間が3〜5分程度と短く，簡便であるため臨床的に利用がしやすい. ②国際比較研究への応用が可能である. ③特定の疾患に限定した質問票ではないため，多領域で使用が可能である. ④現状だけでなく，意欲を評価することが可能である. つまり設問に対して「はい」「いいえ」での回答のみでなく，今後取り組みたいと考えているのか，現在取り組みを行っているのかといった五つの選択肢からチェックがつけられるようになっており，取り組みに対する意欲を合わせて評価することが可能である. また経時的に行うことで，行動変容についても評価が可能となる. 一方短所は，本質問票は自己評価であり，他者からの客観的評価がなされていない点である. このため社会的望ましさのバイアス（回答バイアスの一種で調査回答者が他の人から好意的にみられる方法で質問に答えようとする傾向のこと）を含むいくつかのバイアスを受ける可能性があり，実際保護者の評価と乖離が認められるとの指摘もある. しかし TRAQ は，患者自身が記載することで，患者への動機づけになるとともに，移行準備状況が明確になり，経時的な変化や介入効果を測定することを可能にするため，小児科医や移行にかかわる医療スタッフは定期的に評価することが推奨されている. また TRAQ は特定の疾患を対象としていないため，多くの疾患で使用ができる一方で，それぞれの疾患には当てはまらない質問項目があり，TRAQ のみでは評価が不十分な場合もあるため，TRAQ とは別に疾患

5●移行期医療

名前：　　　　　　　生年月日：　　　／　　　／　　　　今日の日付：　　　／　　　／　　　　（カルテ番号：　　　　　）

移行準備状況評価アンケート（TRAQ）

患者さんへ：成人期医療への移行で重要となる以下の問題について，<u>あなたの状態に最もよくあてはまる欄にチェックを入れてください</u>．正解，不正解はありません．また，あなたの回答が外部にもれることはありません．

	いいえ，どのようにするかわかりません	いいえ，しかし方法を学びたいです	いいえ，いま方法を学んでいるところです	はい，やり始めています	はい，必要なときはいつも行っています
薬を管理する					
1. 自分で薬を入手していますか※1					
2. 薬の副作用が出たときどうすべきか知っていますか					
3. 薬を自分で正しく飲んでいますか					
4. 薬がなくなる前に医師に再処方を頼んでいますか					
5. 飲んでいる薬（名前や量）を医療者に説明していますか※2					
6. 飲んでいる薬の飲み合わせや他に気になることについて薬剤師と話をしていますか					
予約を管理する					
7. 自分で外来の予約をとっていますか					
8. 医師の指示に従って，検査や定期健診を受けていますか					
9. 受診のための交通手段を自分で確保していますか					
10. 体調にいつもと違う変化（アレルギーなど）が起きたとき，医師に連絡していますか					
11. 自分でお金（お小遣いや家計，クレジットカードなど）の管理をしていますか					
12. 健康について気になることがあるとき，医師に連絡していますか					
13. 外来のすべて，あるいは一部を一人で受診していますか					
経過を観察する					
14. アレルギーも含めて，自分で問診票を記入していますか					
15. 診察などの予約をカレンダーやリストにまとめていますか					
16. あなたの健康状態について正確に説明していますか※3					
17. 自分の健康に関する意思決定をしたり，それに参加したりしていますか※4					
医療者と話す					
18. 医師や看護師に自分が感じていることを伝えていますか					
19. あなたの健康や健康管理について，看護師や医師に質問していますか					
20. 医師，看護師や他のスタッフに聞かれた質問に答えていますか					
21. 医師や看護師の説明がわかりにくいとき，よりわかりやすく説明してくれるよう頼んでいますか					
22. 医師や看護師にもらったアドバイスやすすめを守れたかを伝えていますか					
23. あなたの病歴（過去に受けた手術，アレルギー，薬など）について，医療者に説明していますか					

※1　「医師に処方せんを書いてもらうこと」や「薬局に行って薬をもらう」ことなどをイメージしています
※2　「初めてかかる医師や薬局で聞かれたとき」などをイメージしています
※3　「医師や看護師に聞かれた場合」などをイメージしています
※4　「薬の調整や手術など，今後の治療に関する話し合いに参加すること」などをイメージしています

図3　TRAQ 日本語版

（Wood d, et al.：Acad Pediatr 14：415-422，2014/Sato Y, et al.：Pediatr Int 62：221-228, 2020 より引用）

ごとのチェックリストを作成し，使用することが望ましい．

ⓑ TRxANSITION

TRxANSITION Scale はそれぞれの疾患にとらわれず，病気の知識の評価と自己管理のスキルの習得，および移行準備に不可欠な領域を評価することを目的とし，青年〜若年成人の移行プロセスの促進とその進捗状況を評価するために作成をされた．TRxANSITION Scale は Type of chronic health condition（慢性疾患のタイプ），Rx：Medications（薬物，Rx は prescription（処方箋）の略語），Adherence（アドヒアランス），Nutrition（栄養），Self-management skills（自己管理），Issue of reproduction（生殖に関する事柄），Trade/School（職業/学校），Insurance（医療保険），Ongoing support（支援体制），New health care providers（新たな医療者）の頭文字をとっている．頭文字が表す通り10の項目に分けられ，さらにそれぞれの項目に1〜数項目の質問が作成され，合計33の質問項目からなる．

TRxANSITION scale は内服やアドヒアランス，栄養，自己管理，性的管理（妊娠に関する基本的な知識の確認，疾患や治療が妊娠に与える影響など），仕事，学業，保険，社会的資源など多くの内容を含んでおり，TRAQ が自己管理能力に焦点を当てているのとは異なっている．TRAQ 同様特定の疾患を対象としたものではなく，疾患によっては当てはまらない項目もあり，TRAQ 同様に複数の評価法と組み合わせて使用することが望ましいと考える．

2）移行サマリー

移行サマリーは患者自身に作成をしてもらう医療サマリーである．自身の現在までの経過や病態の整理を行うという点でも有用である．転科後も継続して使用することが望ましい．

7 転科とその問題点

現在まで多くの取り組みがなされてきたが，依然として課題は多い．ネフローゼ症候群や IgA 腎症などの慢性糸球体腎炎は小児科，成人診療科ともに診療が確立しているが，その治療法は異なる点も多く Treatment gap が存在する．また先天性腎尿路異常（CAKUT）やネフロン癆などその他の希少難病は成人診療科側のカウンターパートがない場合も多く，腎臓のみならず複数の腎外症状や精神発達遅滞が合併する場合はより複雑な管理を要するためにより移

行期医療は複雑で難しくなる．また社会の体制整備の遅れも問題であり，移行期医療は多職種の管理が必要であるが，看護師やソーシャルワーカーなど育成が依然進んでおらず，人材不足も指摘される．現在移行期外来を開設している施設も少数ながらあるが，これらの取り組みに対する保険診療上の裏付けがないことから，病院全体として積極的に取り組んでいくことが難しい側面もあるように思われる．また大学病院，総合病院，小児専門病院ではそれぞれ移行期医療をすすめるための課題が異なってくることから，それぞれの施設に合わせた移行プログラムの確立や取り組みが必要と考える．

8 今後の展望

移行期医療は重要な社会課題となっているが，その目的は小児期発症の慢性腎臓病患児が一生にわたり良質な医療を継続して受けられることであり，移行期医療＝転科ではない点には十分な注意が必要である．わが国では現在までの取り組みの結果，医師の移行期医療への意識や理解を徐々に得られているように思われるが，一方で社会体制整備は取り組み開始後から進んでおらず依然として遅れている．今後も子ども達のよりよい医療のために，社会全体で移行期医療の本当の意味での理解が進むことが期待される．

文献

1) Blum RW, et al.：J Adolesc Health 14：570-576, 1993
2) American Academy of Pediatrics, et al.：Pediatrics 110：1304-1306, 2002
3) 日本小児科学会：日児会誌 118：98-106, 2014
4) 日本小児科学会移行期の患者に関するワーキンググループ：小児期発症疾患を有する患者の移行期医療に関する提言．日本小児科学会, 2013
5) Hattori M, et al.：Clin Exp Nephrol 20：918-925, 2016
6) 厚生労働省難治性疾患等政策研究事業「難治性腎疾患に関する調査研究」研究班，他：小児慢性腎臓病患者における移行医療についての提言―思春期・若年成人に適切な医療を提供するために―．日腎会誌 57：789,791-802, 2015
7) American Academy of Pediatrics, American Academy of Family Physicians, American College of Physicians-American Society of International Medicine：Pediatrics 110：1304-1306, 2002
8) Six core elements of Health Care Transition™（https://www.gottransition.org/six-core-elements/）2024 年 6 月 30 日アクセス
9) Wood d, et al.：Acad Pediatr 14：415-422, 2014
10) Sato Y, et al.：Pediatr Int 62：221-228, 2020

5●移行期医療

━━ 参考文献 ━━

・ 厚生労働省難治性疾患克服研究事業難治性腎疾患に関する調査研究班(編), 日本腎臓学会, 日本小児腎臓病学会(編):思春期・青年期の患者のための CKD 診療ガイド. 東京医学社, 2016
・ 厚生労働省科学研究費補助金難治性疾患等政策研究事業(難治性疾患政策研究事業)難治性腎障害に関する調査研究班(編):腎疾患の移行期医療支援ガイド―IgA 腎症・微

小変化型ネフローゼ症候群―. 東京医学社, 2019
・ 厚生労働科学研究費補助金難治性疾患等政策研究事業(難治性疾患政策研究事業)難治性腎障害に関する調査研究班, 成田一衛(監), 服部元史, 他(編):思春期・青年期の患者のための末期腎不全診療ガイド. 東京医学社, 2023

(寺野千香子)

II
各論

第1章　糸球体疾患

第2章　尿細管間質性疾患

第3章　全身性疾患に伴う腎障害

第4章　尿路疾患(泌尿器科関連疾患)

第5章　高血圧症

第6章　急性腎障害(急性腎不全)

第7章　慢性腎臓病(とくに末期腎不全)

Ⅱ各論　第1章　糸球体疾患

1 先天性ネフローゼ症候群

1 定義・概念

　先天性ネフローゼ症候群(CNS)は，生後3か月以内に発症するネフローゼ症候群(NS)である[1,2]．糸球体濾過障壁を構成する蛋白をコードする遺伝子の病的バリアントによって生じる一次性CNSと，全身疾患に伴う二次性CNSに分けられ，CNSの80％以上は一次性CNSである[1,3]．1歳以降に発症する特発性ネフローゼ症候群とは異なり，CNSでは高率に遺伝子病的バリアントが同定される．また，ステロイド・免疫抑制薬に不応であり，腎移植が治療目標となるため，小児科医・小児腎臓医・移植外科医・小児外科医・移植コーディネーター・医療ソーシャルワーカーを含めたチーム医療による長期的な視点で治療方針を決定することが大切である．

2 病因・病態

　一次性CNSでは，糸球体濾過障壁を構成しているポドサイト・スリット膜・糸球体基底膜・接着分子の遺伝子病的バリアントによって濾過障壁の構造・機能の破綻をきたし，本来は濾過障壁が機能することで血液中に保持される蛋白が尿中へ多量に漏出する．フィンランド型先天性ネフローゼ症候群(CNF)は代表的な一次性CNSであり，*NPHS1*の病的バリアントによって濾過障壁を構成しているネフリン(nephrin)の欠失をきたしてCNFを起こす．その他一次性CNSとしては，*NPHS2*(podocin)，*WT1*(Wilms tumor suppressor 1)，*LAMB2*(laminin β2)，*PLCE1*(phospholipase C epsilon 1，NPHS3)の遺伝子病的バリアントに依るものが多く，CNSの80％以上はこれら5つの遺伝子病的バリアントのいずれかが同定される(表1)[4]．二次性CNSとしては感染症・免疫異常によるものが知られている．感染症としては，胎児期の梅毒，サイトメガロウイルス(CMV)，トキソプラズマ，風疹，新生児期の梅毒およびCMVの

報告がある．免疫異常としては，全身性エリテマトーデス(SLE)，neutral endopeptidase(NEP)の欠損母体から児への移行抗体による膜性腎症があげられる．

3 診断(臨床徴候と検査所見)(図1，図2)[2]

　胎児期から高度な蛋白尿がみられるため，胎児エコーで羊水混濁を疑う羊水の輝度上昇が指摘されることがある．巨大胎盤(胎盤重量が出生体重の25％以上)，羊水中のα-fetoprotein(AFP)の上昇がみられる．90％以上の患児で生後1週間以内にNSとなり，遅くとも2か月以内に著明な浮腫で発見される．アルブミンを補充しない場合，血清アルブミンは1 g/dL未満の高度な低アルブミン血症となる．IgG，ビタミンD結合蛋白，サイロキシン結合蛋白，アンチトロンビンⅢなどの尿中への漏出のために，易感染性，くる病，甲状腺機能低下症，血栓塞栓症などの合併症のリスクを有している．

　全身状態の評価(浮腫，循環動態，感染，血栓塞栓症，栄養)，二次性CNS(感染症，免疫異常)の精査を行い，一次性CNSを疑った場合には全身状態の安定を図りつつ遺伝子解析を行う[4]．ステロイド・免疫抑制薬は不応であるため投与は行わない．

4 治療(図1，図3)[1]

　一次性CNSはステロイド・免疫抑制薬に不応であり，一部の二次性CNSやコエンザイムQ10腎症(CoQ10腎症)[5]を除けば根本的な治療は存在しない．そのため，腎移植が当面の治療目標となる．腎移植可能な体格は施設や患者・ドナーの状況によって異なるが，目安としては体重8〜10 kg，身長75〜80 cmとされている．全身状態や合併症に留意しながらまずは腎移植可能な体格を目指して管理を行う．CNSの具体的な治療としては以下の3つに分けて考える[2]．

1 ● 先天性ネフローゼ症候群

| 表1 | 先天性ネフローゼ症候群の主な原因遺伝子 |

原因遺伝子	遺伝子座	蛋白	遺伝形式	CNSに占める割合（%）	病名	腎外症状
NPHS1	19q13.1	Nephrin	AR	40〜80	フィンランド型 CNS（CNF）	
NPHS2	1q25-31	Podocin	AR	17〜39		
PLCE1	10q23	Phospholipase C epsilon 1	AR	4.4		
WT1	11p13	Wilms tumor suppressor 1	AD	2〜13	Denys-Drash症候群, Frasier症候群	性分化疾患, Wilms腫瘍
LAMB2	3p21	Laminin β2	AR	1.7〜5	Pierson症候群	小瞳孔症
ITGA3	17q21.33	Integrin α3	AR		ILNEB症候群	間質性肺疾患, 表皮水疱症
WDR73, OSGEP, LAGE3, TP53RK, TPRKB	15q25.2, 14q11.2, Xq28, 20q13.2, 2p13.1	KEOP complex	AR		Galloway-Mowat症候群	小頭症, 中枢神経症状（難治性てんかん, 精神運動発達遅滞）
COQ2, PDSS2, COQ6, COQ8B（ADCK4）, PDSS1	4q21.23, 6q21, 14q24.3, 19q13.2, 10p12.1	CoQ10 biosynthesis pathway	AR		CoQ10腎症	難聴, 神経学的・眼科的所見
SGPL1	10q22.1	sphingosine-1-phosphate lyase 1	AR		スフィンゴシンリン酸リアーゼ不全症候群	原発性副腎不全, 魚鱗癬, 免疫不全, 神経学的異常（発達遅滞, 退行/進行性神経障害, 感音性難聴）, 甲状腺機能低下症, 精巣機能不全
LMX1B	9q34	LIM homeobox transcription factro 1 beta	AD		爪膝蓋骨症候群（nail-patella症候群）	爪形成不全, 膝蓋骨の低形成・無形性, 腸骨の角状突起（iliac horn）, 肘関節の異形成
ARHGDIA	17q25.3	Rho GDP dissociation inhibitor alpha	AR			
SMARCAL1	2q34-35	SWI/SNF related, matrix associated, action dependent regulator of chromatin, subfamily a like 1	AD		Schimle immunosseus dystrophy	T細胞免疫不全, 脊椎骨異形成
MAGI2	7q21	membrane associated guanylate kinase, WW and PDZ domain containing 2	AR			
CRB2	9q33.4	Crumbs cell polarity complex component 2	AR			脳室拡大, 軸後多指症, 橈骨欠損

（Lipska-Zietkiewicz BS, et al.：Eur J Genet 28：1368-1378, 2020 より改変）

1) 蛋白尿・浮腫のコントロール

アルブミン・利尿薬の投与のほか，蛋白尿を抑制するための腎機能抑制としてレニン・アンジオテンシン系（RAS）阻害薬（アンジオテンシン変換酵素阻害薬［ACEI］，アンジオテンシンII受容体拮抗薬［ARB］），腎臓摘出があげられる．腎臓摘出には，①両腎摘出→腹膜透析（PD）→腎移植が可能な体格となれば腎移植，もしくは，②片腎摘出→保存期

CKDを経て→先行的腎移植（pre-emptive kidney transplantation：PEKT）もしくはPDを経て腎移植，がある．アルブミン，腎摘ともに全例で必須ではなく，浮腫・循環動態・合併症の状況をみて適応を判断する．

2) 多量の蛋白尿に起因する合併症の管理

甲状腺ホルモン・ビタミンの投与，抗凝固薬，感

185

II 各論 第1章 糸球体疾患

生後3か月以内に発症したネフローゼ症候群（CNS）

↓ 高度蛋白尿，低蛋白血症，脂質異常症
巨大胎盤（体重の25%以上），近親婚，胎児・乳児期死亡のエピソード
やや早産，生後の呼吸障害，遺伝形式（ARのことが多い）

全身状態の評価（浮腫，循環動態，感染，血栓塞栓症，栄養，腎外症状）　**図2参照**
二次性CNSの精査：先天感染，免疫不全
遺伝学的検査（NGS）

一次性CNS

図3参照

不要な補液・塩分負荷を避ける
積極的な栄養と定期的な成長の評価
RAS阻害薬・アルブミン・利尿薬の投与，甲状腺ホルモン・ビタミンD・抗凝固薬
＋腎臓摘出（両腎摘 or 片腎摘），経管 or 胃瘻造設，CVポート留置，GH補充
ドナー精査，移植可能な体格，ワクチン接種，CMV・EBV感染既往の把握

腎移植

図1 先天性ネフローゼ症候群の診断・治療

全身状態の評価（浮腫，循環動態，感染，血栓塞栓症，栄養，腎外症状）
二次性CNSの精査：先天感染，免疫不全
遺伝学的検査（NGS）

バイタルサイン（血圧，脈拍，呼吸数，体温，酸素飽和度）
浮腫（腹水，胸水，心囊液），循環動態
血液検査：CBC，総蛋白，アルブミン，腎機能，電解質，コレステロール，中性脂肪
　　　　　血ガス，凝固，甲状腺，IgG，iPTH，25（OH）VitD，抗核抗体，補体
　　　　　母児のスクリーニングが未検であれば：
　　　　　梅毒，トキソプラズマ，CMV，麻疹，風疹，水痘，HBV，HCV，HSV，
　　　　　百日咳，HIV
尿検査：定性・沈査，尿蛋白定量，クレアチニン定量
超音波検査：腎臓の形態・血流，腹水，胸水，血管内容量の評価（IVC, LVDd, EF）
腎外症状：体表，骨格，性器，眼科，聴力
栄養の評価：カロリー，蛋白，塩分，カリウム
成長曲線

図2 先天性ネフローゼ症候群において評価すること
（Boyer O, et al.：Nat Rev Nephrol 17：277-289, 2021 より改変）
NGS：次世代シークエンサー，CNS：ネフローゼ症候群，CMV：サイトメガロウイルス，
HBV：B型肝炎ウイルス，HCV：C型肝炎ウイルス，HSV：単純ヘルペスウイルス，HIV：
ヒト免疫不全ウイルス，ICV（下大静脈），LVDd（左室拡張末期径），EF（左室駆出率）

染症を疑った際の速やかな抗菌薬投与，積極的なワクチン接種があげられる.

3）しっかりと栄養を摂取すること

CNSの当面の目標は腎移植であり，移植可能な体格まで成長するために充分な栄養を摂取することが重要である．しかし，CNSの児では経口摂取が難しいことも多い．摂取している栄養や成長・発達の状況を定期的に評価し，経管栄養や胃瘻造設が必要かについても適宜検討する.

5 管理と予後

CNS患者にとって腎移植は根治療法であり，平均1〜3歳で施行されることが多い．腎移植前のネフローゼ状態は移植後の血栓塞栓症のリスクとなるため，移植可能な状況となった際には蛋白尿の程度に応じてそのまま移植するか，腎摘を行ったうえで腎移植を施行するかを慎重に判断する．一次性CNSでは移植後再発のリスクは低く，他の腎疾患に比べても移植後の予後はよい．例外的にCNFではドナー腎のネフリンに感作されたことによる抗ネフリン抗体によって移植後再発が生じることがある.

186

1●先天性ネフローゼ症候群

				注意点
アルブミン補充・利尿薬	20～25％アルブミン持続静注（1～4 g/kg/日を1日2回に分割→1日1回へ→投与間隔を空ける） フロセミド（0.5～2 mg/kg）をアルブミン投与時に合わせて1日1～2回静注			血清アルブミン値が低いことだけで投与しない．浮腫・循環動態・合併症から適応を判断する
栄養	エネルギー	：120～150 kcal/kg/日		不要な点滴や塩分負荷を避ける
	蛋白	：3～4 g/kg/日		
	塩分	：～6か月；＜0.5 g/日，7～12か月；＜1 g/日，1～3歳；＜2 g/日，3歳以上；＜3 g/日		
	ビタミン・ミネラル	：ビタミンD（アルファカルシドール0.1～0.3 ug/kg/日），総合ビタミン剤，マグネシウム（50 mg/日），カルシウム（500～1,000 mg/日）など		
薬物療法	蛋白尿抑制	：レニン・アンジオテンシン阻害薬（アンジオテンシン変換酵素阻害薬，アンギオテンシンII受容体拮抗薬），インドメタシン		
	甲状腺ホルモン	：診断したら投与開始．TSH 5以下を目標に調整する．		
	抗凝固療法	：生後3～4週頃から投与開始．ワーファリン（0.05 mg/kg/1x から開始してPT-INR 2.0～2.5を目標に調整する） 観血的処置の前にはワーファリンは中止してATIII投与		
	感染症	：細菌感染の可能性を考慮した際には血液培養を採取・速やかに抗菌薬を投与する（＋免疫グロブリン補充） 予防的な抗菌薬/免疫グロブリン補充は行わない．重症 or 繰り返す感染症では免疫グロブリン補充療法を検討する		
予防接種	しっかりと接種する			腎移植後は免疫抑制薬を服用するため生ワクチンの接種は原則として禁忌となる．移植前にすべてのワクチンを接種する
腎移植				

図3　先天性ネフローゼ症候群の治療

（Jalanko H, et al.：Congenital Nephrotic Syndrome. In：Emma F, et al.（eds），Pediatric Nephrology. 8th ed, Springer, 285-299, 2022 より改変）

6　最新知見

腎移植はCNS患者の長期生存を可能とした．1965年～1973年にフィンランド国内で発症したCNS 75例の報告では全例が死亡し，平均生存期間は7.6か月であった[6]．1971年からミネソタ大学において腎移植を前提とした治療戦略が提唱された．1982年までに17例の腎移植を成功させ，移植2年後の生存率82％，腎生着率71％と報告した[7]．1990年代からはネフローゼ期にアルブミンや栄養管理・薬物療法による全身状態の安定を図り，両腎摘出・PDを行い，体重10 kg以上となったところで腎移植を行う early aggressive treatment とよばれる治療プロトコルが提唱され，現在のCNS治療の礎となっている[8]．一方，最近の欧州からの報告では，early aggressive treatment に対して賛否の意見が出され，CNS治療は個々の症例の状態や合併症の重症度（成長障害・血栓症・循環動態の不安定さ），WT1遺伝子変異の有無で判断すべきであるとしている[9,10]．

文献

1) Jalanko H, et al.：Congenital Nephrotic Syndrome. In：Emma F, et al.（eds），Pediatric Nephrology. 8th ed, Springer, 285-299, 2022
2) Boyer O, et al.：Nat Rev Nephrol 17：277-289, 2021
3) Nagano C, et al.：Sci Rep 10：20, 2020
4) Lipska-Zietkiewicz BS, et al.：Eur J Genet 28：1368-1378, 2020
5) 岡本孝之：日腎会誌 66：412-419, 2024
6) Huttunen NP：Arch Dis Child 51：344-348, 1976
7) Mahan JD, et al.：J Pediatr 105：549-557, 1984
8) Holmberg C, et al.：Pediatr Nephrol 9：87-93, 1995
9) Holtta T, et al.：Pediatr Nephrol 35：1985-1990, 2020
10) Boyer O, et al.：Pediatr Nephrol 35：1991-1996, 2020

（岡本孝之）

II各論 第1章 糸球体疾患

2 遺伝性糸球体疾患

はじめに

単一遺伝子の異常によって腎糸球体に異常を呈する疾患は多岐にわたり，前項でまとめられているようにポドサイト関連遺伝子の異常で発症するネフローゼ症候群も遺伝性糸球体疾患とよぶことができる．本項においては，他項でまとめられていない遺伝性糸球体疾患のうち，特に頻度が高いAlport症候群や，近年その疾患概念が見直されつつある菲薄基底膜病を中心に解説し，最後にそれ以外の疾患について触れる．

A Alport症候群

1 定義・概念

Alport症候群は血尿や蛋白尿，腎機能障害といった腎症状に加えて，感音性難聴と眼合併症を特徴とする遺伝性疾患である．本疾患は腎糸球体基底膜の主要な構成成分であるIV型コラーゲンの$a3〜a5$鎖をコードする*COL4A3/COL4A4/COL4A5*の病的バリアントにより発症し，これらの遺伝子の責任座に従い，X染色体連鎖型（*COL4A5*異常），常染色体潜性型（*COL4A3* or *COL4A4*異常），常染色体顕性型（*COL4A3* or *COL4A4*異常）の3つに分類される．近年，これらに加えて*COL4A3*変異＋*COL4A4*変異や*COL4A5*変異＋*COL4A3*変異など3つの原因遺伝子のうち2つに変異を有する症例をdigenic Alport症候群と呼称することが提唱されている．Alport症候群は常染色体顕性多発性嚢胞腎に次いで頻度の高い遺伝性腎疾患として知られ，有病率はおよそ5,000人に1人，発生率はおよそ50,000出生に1人とされてきた．しかし，近年の遺伝子解析技術の向上とそれに伴う疾患認知度の上昇によりこれまでの想定よりも多くの患者が存在する可能性が指摘されるようになり注目されている（後述）．

2 病因・病態

腎糸球体基底膜はIV型コラーゲンの他，laminin，agrin，nidogen，perlecan，XVIII型コラーゲンなどの蛋白で構成されており，糸球体における主要な濾過障壁の一部として機能している[1]（図1A）．これらの構成成分のうち，IV型コラーゲンは$a1$から$a6$までの6種類のa鎖のうちの3本がらせん状に3量体を形成して存在する．この3種類のa鎖の組み合わせは臓器特異的であり，腎糸球体基底膜は$a1-a1-a2$鎖（主に胎児期）および$a3-a4-a5$鎖のそれぞれの3量体により構成されている．また，それぞれのa鎖はN末端側の約25アミノ酸からなる7S domain，中間に位置する1400アミノ酸程度のGly-X-Y繰り返し構造からなるcollagenous domain，C末端側の230アミノ酸からなるNC（non-collagenous）domainで構成されている（図1B）．それぞれの3量体（モノマー）はNC domainで結合しダイマーを，また7S domainで隣接する4つのモノマーとテトラマーを形成し，基底膜における網目状構造の根幹を担っている[1]（図1A）．

Alport症候群においては，これらIV型コラーゲンをコードする遺伝子である*COL4A3*（$a3$鎖）/*COL4A4*（$a4$鎖）/*COL4A5*（$a5$鎖）遺伝子の異常により，主に$a3-a4-a5$で構成されている腎糸球体基底膜の網目状構造の構築が阻害されることで血尿や蛋白尿，腎機能障害といった腎症状を呈する．また内耳におけるコルチ器の基底膜やラセン靱帯，角膜上皮・内皮細胞基底膜，水晶体嚢基底膜，網膜内境界膜などにもIV型コラーゲンが発現しているため，Alport症候群患者においては感音性難聴や眼病変を呈し得る．

3 臨床徴候

Alport症候群患者は幼児期に血尿を発症し，その後徐々に蛋白尿が出現することが一般的である．血

188

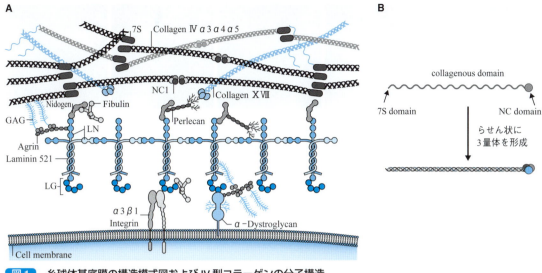

図1 糸球体基底膜の構造模式図およびIV型コラーゲンの分子構造
A：糸球体基底膜の構造，B：IV型コラーゲンの分子構造
(Naylor RW, et al.：Nat Rev Nephrol 17：112-127, 2021 より改変)

尿は持続的な顕微鏡的血尿だけでなく，感冒時などに肉眼的血尿を伴うことも多い．その後蛋白尿が加わり，進行するとネフローゼ症候群を呈することもある．腎機能障害は思春期以降に徐々に進行する例が多いものの，遺伝形式や遺伝子型によって末期腎不全に至る年齢に大きな差を認めることが重要である．難聴は感音性難聴であり，学童期以降に両側性に出現し，高音域から聴力低下が進行することが一般的であるが，腎症状と同様に遺伝子型によって発症頻度が異なることが知られる．X染色体連鎖型の男性患者においては約1/3の症例で難聴がみられるが，女性患者ではまれである．眼病変としては円錐水晶体（前部・後部）や再発性角膜びらん，白内障の他，網膜病変など様々な症状が出現し得るが，視力障害を呈することは少ないとされる．また，その他の合併症としてびまん性平滑筋腫を認めることがあり，食道に発生することが多い．この合併症は*COL4A5*と隣接する*COL4A6*の5'端を含む広範囲欠損により発症することが知られている．

4 診断

Alport症候群の診断は，主要症状である持続的な血尿に加えて，①責任遺伝子である*COL4A3/COL4A4/COL4A5*の病的バリアント，②IV型コラーゲンの免疫組織化学的異常（腎 or 皮膚），③糸球体基底膜の特徴的な電顕所見，のいずれかを認めることによってなされる．

血尿や腎不全などの家族歴の存在はAlport症候群を疑うために重要な情報であり，血尿患者を診察した際には積極的かつ詳細に家族歴を聴取する必要がある．一方で，孤発例も存在するため家族歴がないことで本疾患を鑑別診断から除外しないことに留意する．また，腎生検を施行する基準についての詳細は他項を参照されたい．近年，特に濃厚な家族歴などからAlport症候群を積極的に疑う場合には，腎生検に先行して遺伝学的検査を行う，いわゆるgenetics-firstのアプローチがとられることも多い．

Alport症候群の遺伝学的検査は現在保険収載されており，責任遺伝子である*COL4A3-5*を一度に解析することが可能となっている．ただし，通常の解析では同定されない深部イントロンの変異や，エクソン単位の巨大な欠失を認める症例もあることに注意が必要である．

また，Alport症候群における腎臓病理所見について，光学顕微鏡所見は非特異的であるものの，高度蛋白尿の存在を示唆する泡沫細胞の存在は診断上参考となる．電子顕微鏡所見は特異的であり，糸球体基底膜の不規則な肥厚や，緻密層の網目状変化が診断に重要である（図2A）．ただし，特に病初期においては明らかな肥厚や網目状変化を認めず，広範な糸球体基底膜の菲薄化のみが見られることもあることに留意する．また，IV型コラーゲンα5鎖の蛍光免疫染色を行うと，正常の腎糸球体基底膜（含むBowman嚢）および皮膚基底膜は線状に連続して染色されるが，X染色体連鎖型Alport症候群の男性患

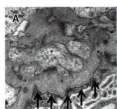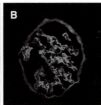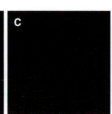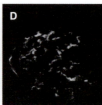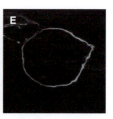

図2 Alport症候群に特徴的な病理学的所見
A：腎組織における電子顕微鏡所見．X染色体連鎖型Alport症候群16歳男性．糸球体基底膜の不規則な肥厚や菲薄化，糸球体基底膜緻密層の網目状変化（矢印）を認める．B～E：腎組織におけるα5鎖免疫染色所見（B：正常，C：X染色体連鎖型男性，D：X染色体連鎖型女性，E：常染色体潜性型）
〈口絵カラー9，p.x参照〉

者の糸球体基底膜や皮膚基底膜は全く染色されず，女性患者においては一部のみ染色されるいわゆるモザイクパターンを呈する．また，常染色体潜性型の患者においてはBowman囊にα5-α5-α6鎖が発現している影響で，糸球体基底膜は陰性で，Bowman囊のみ染色される特徴的なパターンを呈する（図2B～E）．なお，常染色体顕性型においてはα5鎖の染色パターンは正常となる．ただし，これらの所見はあくまで典型例で認めるものであり，X染色体連鎖型Alport症候群男性患者におけるα5鎖部分陽性例など非典型例も存在することにも注意が必要である．

5　治療

Alport症候群は遺伝性疾患であり，いまだ疾患特異的な根治療法は開発されていないものの，アンジオテンシン変換酵素阻害薬（ACEI）やアンジオテンシンII受容体拮抗薬（ARB）などのレニン・アンジオテンシン系（RAS）阻害薬が腎保護に有効であることが知られている．RAS阻害薬はAlport症候群患者の尿蛋白を減少させ，いずれの遺伝形式の患者においても腎予後を改善することが報告されており，わが国のガイドラインにおいても，基本的にすべての遺伝形式の患者にRAS阻害薬を推奨している[2]．内服の開始時期に関してはコンセンサスが得られていないのが現状であるが，少なくとも蛋白尿を有する症例には使用することがすすめられる．シクロスポリンがAlport症候群における蛋白尿を減少させることが報告されているものの，長期的にみた場合腎機能障害の進行や薬剤による慢性腎毒性を認めたとする報告も存在するため，現時点ではその使用は推奨されていない．また，近年わが国においても慢性腎臓病に対して適応が認められたSGLT2阻害薬も成人患者を中心に使用されていると考えられるが，Alport症候群に限定してその有用性を示した報告は存在せず，海外行われているランダム化比較試験の結果が期待される．

6　管理と予後

Alport症候群の腎予後は遺伝形式および遺伝子型によって大きく異なることが知られている．わが国におけるX染色体連鎖型の男性422名のデータでは，腎生存年齢中央値は35歳であったが，遺伝子型別の解析では，ナンセンス変異を有する患者において中央値は18歳と非常に進行が早く，ミスセンス変異を有する患者の中央値は40歳と非常に大きな差を認めた[3]．X染色体連鎖型女性については，血尿すら認めない無症状から若年で末期腎不全に至る例まで様々であるが，一般的には男性よりは軽症の経過をたどることが多い．40歳までに約15％が末期腎不全へ進行し，腎生存年齢中央値は65歳との報告が存在する[4]．常染色体潜性型では男女ともに重症であり，腎生存年齢中央値は27歳と報告されている[5]．近年報告が増加している常染色体顕性型に関しては，腎予後は一般的に良好とされ，腎生存年齢中央値は70歳とされるが，同一家系内でも重症度に差を認めることがあることに留意する[6]．また，digenic Alport症候群の症例はそれぞれ典型的なX染色体連鎖型患者や常染色体顕性型患者より腎予後が不良であると考えられている[7]．

7　最新知見

Alport症候群の遺伝形式別の頻度は，従来はX染色体連鎖型が80％，常染色体潜性が15％，残りの5％が常染色体顕性とされてきた．しかし，民族ごとにまとめられた全ゲノムのバリアントデータベースを基にCOL4A3-5の病的バリアントの頻度を推定した研究においては，COL4A5の変異は2,320人に1

人，COL4A3/4 の変異は実に 106 人に 1 人が有する計算になると報告されており，未診断の Alport 症候群患者，特に常染色体顕性 Alport 症候群患者が非常に多く存在することが予想されている[8]．こうした患者は，従来は原因不明の巣状分節性糸球体硬化症（FSGS）として管理されていたり，菲薄基底膜病（良性家族性血尿）と診断されたりしていたと考えられる．また，治療法開発の面では遺伝子治療の可能性が注目されており，X 染色体連鎖型 Alport 症候群に対するエクソンスキッピング療法やナンセンスリードスルー療法の開発が進められている．

B　菲薄基底膜病

1　定義・概念

　菲薄基底膜病（thin basement membrane nephropathy：TBMN）は，臨床的に血尿のみ，もしくは血尿に加えて軽度の蛋白尿を有し，病理組織所見において糸球体基底膜の広範な菲薄化を認める疾患である．また，良性家族性血尿（benign familial hematuria）は TBMN の臨床症状に加えて，常染色体顕性の家族歴を有する患者に慣習的に用いられてきた臨床的概念である．TBMN 自体も家族歴を有することが多く，両者はほぼ同義として使用されてきた歴史があるものの，本疾患と診断された患者がその後腎機能障害を呈したり，その後の腎生検において FSGS 所見を呈したりすることが知られるようになり，現在は"良性"家族性血尿という用語の使用は推奨されなくなっている．

　本疾患では前述の通り家族歴を認めることが多く，その割合は 30〜50 % 程と考えられている．これらの患者の中には，遺伝学的検査において Alport 症候群の原因遺伝子である COL4A3 もしくは COL4A4 にヘテロ接合性に病的バリアントを有することも多く，こうした症例は常染色体顕性 Alport 症候群と診断すべきという意見も存在する．ただし，全例において Alport 症候群の原因遺伝子に病的バリアントが発見されるわけではなく，特にこうした病的バリアントが同定されない症例に対しては TBMN という呼称を用いることは現状においてもなお許容されている．

2　臨床徴候

　TBMN の主要な症状は持続性ないし間欠的な顕微鏡的血尿である．こうした血尿は特にわが国においては学校健診や職場健診などの定期検査で偶発的に発見されることが多い．血尿の程度は様々であり，無症候性の血尿のみの症例が多い一方で，Alport 症候群や IgA 腎症でみられるような感冒時の肉眼的血尿発作を認める症例も報告されており，小児例では 34 % で，成人例では 7 % でみられるとされている[9]．血尿の性状としては糸球体性の血尿を反映して変形赤血球を認めることが多く，時に赤血球円柱が出現することもある．また，一般的に TBMN においては蛋白尿を認めないとされるが，軽度の蛋白尿や腎機能障害，高血圧などを認める症例も報告されている．ただし，蛋白尿や高血圧を認める症例，難聴や眼合併症といった腎外症状を伴っている症例に関しては，Alport 症候群の可能性を念頭に置いて診療にあたる必要がある．

3　診断

　TBMN の診断には病理組織所見，特に電子顕微鏡所見における糸球体基底膜の広範な菲薄化を証明する必要がある．正常な糸球体基底膜の厚さは成人では 300〜400 nm であるが，TBMN の患者では基底膜がびまん性に菲薄化しており，おおよそ 250 nm 以下が目安とされる．ただし，正常糸球体基底膜の厚さは年齢によって異なるため，2 歳から 11 歳の小児においては 180 nm をカットオフ値として菲薄化を診断すべきとの意見もある．また，係蹄の一部のみに菲薄化を認めることはその他の腎疾患であっても決して珍しくないため，あくまでも「びまん性」に菲薄化を認める症例のみを本疾患と診断することに留意する．ただし，血尿単独（isolated hematuria）の症例は腎生検の適応にならないため，仮に病歴から本疾患を疑った場合でも実際に腎生検を実施するかどうかについては慎重な判断が求められる．

4　治療および管理

　顕微鏡的血尿のみを呈する症例に関しては積極的な治療の対象になることはない．一方で，蛋白尿を呈する症例（かつ Alport 症候群の診断に至っていない症例）において積極的な治療を行うかどうかについては現時点ではコンセンサスは得られていない．

ただし，仮に遺伝学的診断を行って Alport 症候群の原因遺伝子に病的バリアントが発見されなかった症例であっても，深部イントロンの変異や体細胞モザイク症例など，通常の解析では同定できない変異を有する常染色体顕性 Alport 症候群患者である可能性は否定できず，こうした症例に対しては Alport 症候群と同様に ACEI や ARB などのレニン・アンジオテンシン・アルドステロン（RAA）系阻害薬を導入することは妥当と考えられる．また，仮に TBMN と診断した場合であっても，後に蛋白尿や腎機能障害を呈する可能性は否定できないため，定期的な尿検査や血圧のフォローは生涯継続することが望まれる．

5 最新知見

Alport 症候群の項でも説明した通り，未診断の常染色体顕性 Alport 症候群患者が潜在的に多く存在する可能性が近年注目されており，TBMN に関してもその多くが Alport 症候群の範疇に入るのではないかとする意見も存在する．一方で，*COL4A3* や *COL4A4* に病的バリアントを有していても，顕微鏡的血尿しか認めず腎外症状も伴わない症例を Alport 症候群とよぶべきかについても議論があり，従来は TBMN（ないし良性家族性血尿）とよばれていた症例も含め，Alport spectrum と呼称する流れも出てきているため，今後の動向が注目される．

C その他

糸球体基底膜の構造的な変化を呈し，Alport 症候群と類似の臨床症状や病理学的特徴を呈する遺伝性疾患がいくつか知られている．図 1A にある糸球体基底膜の構成成分のうち，laminin は α5 鎖，β2 鎖，γ1 鎖で 3 量体（laminin-521）を形成しており，このうち β2 鎖をコードする遺伝子である *LAMB2* の異常によって引き起こされる Pierson 症候群は，生後早期に腎不全に至る先天性ネフローゼ症候群の他，眼科的異常や Alport 症候群様の糸球体基底膜所見（不規則な菲薄化や肥厚，網目状変化）を特徴とする常染色体潜性遺伝性疾患である．また，近年 laminin α5 鎖をコードする遺伝子である *LAMA5* の異常でも乳児ネフローゼ症候群やステロイド抵抗性ネフローゼ症候群に加えて，糸球体基底膜の構造的変化を呈することが報告されている[10]．また，non-muscle myosin heavy chain II A 蛋白をコードする *MYH9* のヘテロ接合性の異常によって生じる Epstein 症候群（感音性難聴，腎炎，巨大血小板性血小板減少症）や Fechtner 症候群（Epstein 症候群＋白血球封入体）でも Alport 症候群に類似した糸球体基底膜の構造変化を呈する．

文献

1) Naylor RW, et al.：Nat Rev Nephrol 17：112-127, 2021
2) 日本小児腎臓病学会（編）：アルポート症候群診療ガイドライン．診断と治療社，2017
3) Yamamura T, et al.：Kidney Int 98：1605-1614, 2020
4) Yamamura T, et al.：Kidney Int Rep 2：850-855, 2017
5) Horinouchi T, et al.：Kidney360 1：936-942, 2020
6) Kamiyoshi N, et al.：Clin J Am Soc Nephrol 11：1441-1449, 2016
7) Savige J, et al.：Clin J Am Soc Nephrol 17：1697-1706, 2022
8) Gibson J, et al.：J Am Soc Nephrol 32：2273-2290, 2021
9) Savige J, et al.：Kidney Int 64：1169-1178, 2003
10) Taniguchi Y, et al.：Kidney360 2：1968-1978, 2021

（山村智彦）

Ⅱ各論　第1章 ／ 糸球体疾患

3 特発性ネフローゼ症候群

1 定義・概念

ネフローゼ症候群は高度蛋白尿と低アルブミン血症を特徴とし，全身性浮腫をきたす病態の総称である．小児におけるネフローゼ症候群の約90％は原因不明な特発性ネフローゼ症候群である．一方で，原因が明らかなものとしては，遺伝子異常，感染症，薬剤，悪性腫瘍，一次性・二次性腎炎によるものがあげられる．単一遺伝子の異常に伴うネフローゼ症候群の代表的なものについては，表1に示す．本項では，このうち特発性ネフローゼ症候群について詳述する．

特発性ネフローゼ症候群は，小児に最もよくみられる糸球体疾患の一つである[1]．治療の第一選択薬はステロイドであり，ほとんどの小児患者はステロイドが著効する．ステロイドに対する治療反応性により治療方針や予後が異なり，この反応性は病型分類にも用いられる．すなわち，ステロイドで寛解するものはステロイド感受性ネフローゼ症候群，ステロイドに反応しないものはステロイド抵抗性ネフローゼ症候群と定義される．

組織型としては，微小変化型，巣状分節性糸球体硬化症（FSGS），びまん性メサンギウム増殖などがあり，80〜90％が微小変化型である．

2 疫学

わが国の大規模疫学研究では，わが国における発症率は小児10万人あたり年間6.5人で，これは欧米と比較して約3〜4倍の頻度である[2]．同時に，男児の発症率が女児の約2倍で，発症年齢は半数以上が5歳未満であることが示された．また，3年で44.2％は頻回再発型ネフローゼ症候群やステロイド依存性ネフローゼ症候群に至る[3]．同研究では初発時の6％がステロイド抵抗性ネフローゼ症候群であった．

表1　ネフローゼ症候群の代表的な原因遺伝子

分類	病名	原因遺伝子
症候性	Alport 症候群	COL4A5, COL4A4, COL4A3
	Charcot-Marie-Tooth 病	INF2
	Denys-Drash 症候群	WT1
	Fabry 病	GLA
	Frasier 症候群	WT1
	Galloway-Mowat 症候群	WDR73, KEOPS complex
	Nail-Patella 症候群	LMX1B
	Pierson 症候群	LAMB2
	Schimke 免疫骨異形成症	SMARCAL1
	α-1 アンチトリプシン欠損症	SERPINA1
	フィンランド型先天性ネフローゼ症候群	NPHS1
	（孤発性）びまん性メサンギウム硬化症	WT1, PLCE1, LAMB2, NPHS2
その他常染色体潜性		NPHS2
		PLCE1
		CD2AP
その他常染色体顕性		ACTN4
		TRPC6
		INF2
		PAX2
ミトコンドリア障害		ADCK4
		COQ6
		COQ2
		MTTL1
		PDSS2

3 病因・病態

1）病因

小児の特発性ネフローゼ症候群の病因は，いまだ明確には解明されていない[1]．ステロイドや免疫抑制薬使用後に蛋白尿が消失することから，糸球体濾過バリアの損傷において免疫細胞および液性因子が重要な役割を果たしていると考えられている（図1）[1]．また，発症頻度に人種差がみられることなどから，遺伝的素因が発症に関与している可能性も示唆されている．わが国で行われたゲノムワイド関連解析では，HLA-DR/DQ領域およびネフリンをコー

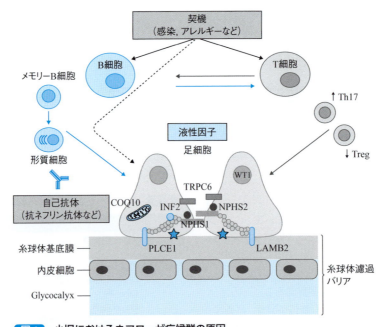

図1 小児におけるネフローゼ症候群の原因
（Vivarelli M, et al.：Lancet 402：809-824, 2023 より作成）

ドする *NPHS1* 遺伝子が疾患感受性遺伝子として同定されている[4]．

これまで，カルシニューリン阻害薬に対する感受性，ステロイド感受性ネフローゼ症候群とT細胞リンパ腫との関連，麻疹感染後の自然寛解などに基づき，T細胞がネフローゼ症候群の発症に関与していると考えられてきた．過去の研究では，ヘルパーT17細胞（Th17）と制御性T細胞（Treg）の反応の不均衡も報告されている．

一方，ステロイド感受性ネフローゼ症候群の寛解維持において，抗CD20モノクローナル抗体製剤であるリツキシマブが有効であることから，B細胞の関与も示唆されている．実際，リツキシマブ投与後にB細胞が枯渇し，その回復とともに多くの患者で再発がみられることが知られている．さらに，未治療の患者では，発症時および再発時にメモリーB細胞が他のサブセットよりも多くなっていることが報告されており，このメモリーB細胞の回復はリツキシマブによる治療後の再発を予測する．

ステロイド抵抗性ネフローゼ症候群，特に腎移植後の再発例では，液性因子の存在が想定される事象が観察されてきた．多剤抵抗性ネフローゼ症候群の多くはFSGSを呈し，腎不全に進行し，腎移植後にも再発することが知られている．この移植後の再発において，移植腎を摘出して別の移植患者に再移植すると寛解することが報告されている．また，動物実験では，再発したFSGS患者の血清が蛋白尿と足突起消失を誘発したことなどが確認されている．これまで液性因子の候補として様々なものがあげられてきたが，近年では抗ネフリン抗体が有力な候補としてクローズアップされている．

海外では抗ネフリン抗体を解析する多施設共同研究が行われ，成人の微小変化型ネフローゼ症候群や小児特発性ネフローゼ症候群の患者において抗ネフリン抗体が高頻度で検出されている[5]．特に治療前の患者での検出頻度が高く，追跡期間中，抗ネフリン抗体の抗体価は疾患活動性と相関していた．またマウスを用いた実験では，ネフリンのエクトドメインで能動免疫されたマウスに抗ネフリン抗体が生成され，微小変化型に類似したネフローゼ症候群が発症することが確認された．これにより，抗ネフリン抗体が足細胞の機能不全や疾患の進行に直接関与している可能性が示唆されている．

以上より，抗ネフリン抗体が疾患活動性のマーカーであることに加え，スリット膜に結合することにより足細胞の機能不全とネフローゼ症候群を誘発し，特発性ネフローゼ症候群の原因としての可能性があると考えられている．

2）病態

ネフローゼ症候群における蛋白尿は，糸球体毛細血管壁を通過する蛋白が増加し，近位尿細管上皮細胞の吸収能を超えることで生じる[6]．蛋白の糸球体濾過には，分子の大きさ，電荷，および立体配置が影響を及ぼすと考えられている．糸球体濾過バリアとして，内皮細胞は負に荷電した蛋白に対してバリアを形成し，糸球体基底膜は分子サイズや電荷の選択性において主要な機能を果たす．さらに，糸球体のスリット膜および足細胞と糸球体基底膜の接面は，サイズ選択性において重要な役割を果たしている．足細胞はインテグリンなどの膜貫通蛋白質を介して糸球体基底膜に固定されており，これらの蛋白が正常に機能しない場合，足細胞が剝離し，蛋白尿が生じる．

ネフローゼ症候群の病態は，この糸球体濾過バリアの破綻により，高度蛋白尿とそれに伴う低蛋白血症が生じることである．浮腫は，低蛋白血症により血漿膠質浸透圧が低下し，血管内の水分が間質へ移動することや，集合管におけるナトリウム再吸収の促進により生じる．また，軽度ではあるが，潜在的な糸球体濾過量の減少も関与していると考えられている．尿中にはアルブミンの他にも脂質代謝や凝固線溶に関連する因子，免疫グロブリンなどが漏出する．その結果として肝臓におけるこれらの成分の産生が促進され，凝固系および脂質系に異常が引き起こされる．

4　診断

1）診断基準

ネフローゼ症候群の診断は，高度蛋白尿と低アルブミン血症に基づいて行われる．わが国では小児特発性ネフローゼ症候群を国際小児腎臓病研究班（ISKDC）の定義を用いて診断している．①，②を満たし，明らかな原因疾患がないものとしている[7]．

①持続する高度蛋白尿（夜間蓄尿で 40 mg/時間/m^2 以上または早朝尿で尿蛋白クレアチニン比 2.0 g/gCr 以上）

②低アルブミン血症（血清アルブミン 2.5 g/dL 以下）

その他の小児特発性ネフローゼ症候群に関する用語の定義は表2[7]に示す．

なお，わが国ではISKDCの定義を用いているが，KDIGO[8]やIPNA（International Pediatric Nephrology Association）[9,10]のガイドラインでは，疾患および臨床型の一部の定義が変更されている．ネフローゼ症候群の定義において，蛋白尿の基準値は従来通りであるが，低アルブミン血症は成人と同じく血清アルブミン 3.0 g/dL 未満と定義された．また，頻回再発型ネフローゼ症候群の定義では，初発寛解後6か月以内に2回以上の再発という基準は変わらないが，任意の12か月以内での再発回数は3回以上に変更された．

2）臨床兆候

発症は，明らかな誘因がない場合や，上気道感染などの感染症を契機として，突然生じることが多い．浮腫は重力の影響を受けるため，起床時は眼窩周囲に現れやすく，アレルギーと間違われることがある．午後には下肢，陰嚢または陰唇部などで浮腫が顕著となる．腸管浮腫や血流不全により，腹痛，下痢，嘔吐，食欲低下などの腹部症状をきたすことが多い．また，腹水，胸水，心嚢水貯留により腹部不快感や呼吸困難を引き起こすことがある．循環血漿量の低下に伴い，血圧の低下やまれにショックをきたすこともある．蛋白尿に関して患者や家族は，尿が泡状であると表現することがある．

3）合併症

合併症としては，急性腎障害，高血圧，感染症，血栓症などがあげられる．これらの合併症を予防するためには，発症時および再発時に注意深いモニタリングが必要である．なお，以下に示す各合併症の頻度はわが国の全国疫学研究に基づいている．

a 急性腎障害

急性腎障害は，重度の低アルブミン血症による膠質浸透圧の低下や高度な間質浮腫に伴う腎灌流低下が原因である可能性が示唆されている．KDIGOステージ2以上の重症急性腎障害は，初発時に24％と高頻度に認められている．

b 高血圧

高血圧の原因は病期によって異なるが，ネフローゼ症候群によるもの，急性腎障害の合併に伴うもの，薬剤内服に伴うもの（ステロイドやカルシニューリン阻害薬）などが考えられる．治療を要する高血圧の頻度は 10.8％ であり，可逆性後頭葉白質脳症症候群は 0.9％ であった．なお，急性腎障害と高血圧の管理に関しては後述する．

c 感染症

ネフローゼ症候群では，免疫グロブリンや補体関連蛋白などが尿中へ漏出し，オプソニン効果が低下することにより，感染症のリスクが増加する．さら

Ⅱ各論　第1章　糸球体疾患

表2　小児特発性ネフローゼ症候群に関する用語の定義

ネフローゼ症候群	持続する高度蛋白尿（夜間蓄尿で 40 mg/hr/m² 以上または早朝尿で尿蛋白クレアチニン比 2.0 g/gCr 以上） かつ 低アルブミン血症（血清アルブミン 2.5 g/dL 以下）
一次性（原発性）ネフローゼ症候群	原発性糸球体腎炎に伴うネフローゼ症候群
特発性ネフローゼ症候群	一次性ネフローゼ症候群のうち原因が不明のもの
二次性ネフローゼ症候群	明らかな原因疾患を有しそれに由来するネフローゼ症候群，遺伝子異常によるネフローゼ症候群を含む
完全寛解	試験紙法で早朝尿蛋白日陰性を 3 日連続して示すもの または 早朝尿で尿蛋白クレアチニン比 0.2 g/gCr 未満を 3 日連続で示すもの
不完全寛解	試験紙法で早朝尿蛋白 1＋以上または早朝尿で尿蛋白クレアチニン比 0.2 g/gCr 以上を示し かつ 血清アルブミン 2.5 g/dL を超えるもの
再発	試験紙法で早朝尿蛋白 3＋以上（尿蛋白クレアチニン比 2.0 g/gCr 以上）を 3 日連続して示すもの
ステロイド感受性ネフローゼ症候群	ステロイド連日投与開始後 4 週間以内に完全寛解するもの
頻回再発型ネフローゼ症候群	初回寛解後 6 か月以内に 2 回以上再発，または任意の 12 か月以内に 4 回以上再発したもの
ステロイド依存性ネフローゼ症候群	ステロイド減量中またはステロイド中止後 14 日以内に 2 回連続して再発したもの
ステロイド抵抗性ネフローゼ症候群	ステロイドを 4 週間以上連日投与しても，完全寛解しないもの
難治性ネフローゼ症候群[1]	ステロイド感受性のうち，標準的な免疫抑制薬治療[2]では寛解を維持できず頻回再発型やステロイド依存性のままで，ステロイドから離脱できないもの（難治性頻回再発型・ステロイド依存性ネフローゼ症候群） ステロイド抵抗性のうち，標準的な免疫抑制薬治療[2]では完全寛解しないもの（難治性ステロイド抵抗性ネフローゼ症候群）

[1]：「エビデンスに基づくネフローゼ症候群診療ガイドライン 2017」[a]では成人の「難治性ネフローゼ候群群」を「種々の治療を施行しても 6 か月の治療期間に完全寛解ないし不完全寛解に至らないもの」としている．小児を対象とした，本ガイドライン 2020 では治療抵抗性の頻回再発型・ステロイド依存性ネフローゼ症候群とステロイド抵抗性ネフローゼ症候群を併せて「難治性ネフローゼ症候群」と定義した．

[2]：今後，免疫抑制薬の適応承認状況によって定義が変化する可能性があるが，2020 年 3 月現在で，頻回再発型・ステロイド依存性に関してはシクロスポリン，シクロホスファミドを用いても管理困難なもの，ステロイド抵抗性に関してはシクロスポリンとステロイドパルスの併用療法を行っても寛解導入できないもの，をそれぞれ「難治性」と定義する．

（日本小児腎臓病学会（監）：小児特発性ネフローゼ症候群診療ガイドライン 2020．診断と治療社，6，2020 より引用）

に，ステロイドや免疫抑制薬の使用もリスクを高める．重症細菌感染症（腹膜炎，敗血症など）は 2％ に認められた．

　細菌感染の主な起炎菌としては肺炎球菌が最も多く，大腸菌がそれに続く．敗血症に加え，ネフローゼ症候群では腹膜炎の発生頻度が比較的高いことが特徴的である．これらの細菌感染症は重症化する可能性があるが，予防的抗菌薬投与は敗血症の頻度や重症度を軽減しないという報告もあり，一般的には行われない．一方，ウィルス感染でも重症化する例がある．免疫抑制薬治療中の患者で水痘罹患歴がなく，ワクチン接種を受けていない場合，水痘を発症すると極めて重篤化する例が報告されている．その

ため，予防や積極的な治療が必要である．

　ワクチンの接種状況はネフローゼ症候群発症時に確認し，わが国のワクチンスケジュールに基づいて接種することが推奨される．ステロイドや免疫抑制薬を使用していない患者は，わが国で実施されている定期接種は有効かつ安全であるため，遅滞なく接種する．一方，ステロイドや免疫抑制薬を使用中の患者における接種については，不活化ワクチンと生ワクチンで対応が異なる．

　不活化ワクチンに関しては，高用量のステロイド投与中は抗体産生を妨げる可能性があるため接種を避ける．ただし，肺炎球菌ワクチンは，ステロイド治療中の接種でも効果が得られるとの報告もある．

免疫抑制薬を開始する場合は，可能であれば開始2週間前までにワクチン接種を行う．また，リツキシマブの投与後は，最終投与から最低6か月以上の期間をあけ，免疫学的評価を行った後に接種することが望ましい．

肺炎球菌ワクチンは，現在20価のワクチンが適応となっている．インフルエンザワクチンは，ワクチン接種を受けた小児のネフローゼ症候群患者におけるインフルエンザ感染およびネフローゼ症候群再発のリスク比が有意に低いことが示されており，各種ガイドラインでも定期的な接種が推奨されている．

生ワクチンに関しては，免疫抑制薬治療中の患者への接種についてわが国で前方視的研究が行われ，免疫学的に一定の条件をクリアしていれば，麻疹・風疹・水痘・ムンプスなどの弱毒生ワクチンは有効で安全である可能性がある．しかし，現時点ではステロイド内服中の水痘ワクチン接種を除き添付文書上は禁忌である．

d 血栓症

ネフローゼ症候群では，凝固線溶系のバランス異常から凝固亢進状態となり，動静脈血栓症のリスクが高まることが知られている．これは凝固系の亢進と線溶系の抑制によると考えられ，フィブリノゲンやII，V，VII，X因子などの肝合成増加，アンチトロンビン，プロテインSなどの抗凝固因子の尿中への漏出，線溶系蛋白であるプラスミノゲンの漏出が関与している．さらに血小板凝集能は亢進し，血小板数が増加することもある．これらに加え，血管内脱水による血液濃縮，浮腫による運動制限，感染，ステロイド薬，血管内へのデバイスの留置なども一因とされる．

一般的に小児における動脈または静脈の血栓塞栓症の頻度は，成人よりもはるかに低く，ステロイド感受性ネフローゼ症候群ではステロイド抵抗性ネフローゼ症候群に比べて頻度が低いとされている．しかしながら，潜在性の血栓症を含めると小児でもその頻度はもっと高いと考えられる．

血栓塞栓症の予防には，安静を避けること，循環血漿量減少を是正すること，中心静脈カテーテルを避けること，感染症の早期治療が重要である．再発時の予防的抗凝固療法は一般的には推奨されていないが，血栓塞栓症の遺伝的素因が認められる患者や，中心静脈ラインが留置されている患者，また血栓症の既往歴がある患者では検討する必要がある．

4) 検査

a 臨床検査

尿検査では定性沈査や蛋白/クレアチニン，血液検査では血算，アルブミン，クレアチニン，尿素窒素，電解質，凝固の検査が行われる．発症時には，C3，C4，抗核抗体，血尿が認められる場合にはMPO-ANCA，PR3-ANCAなどの検査が行われる．尿検査では高度蛋白尿が認められ，軽微な血尿が見られることがあるが，肉眼的血尿はまれである．血液検査では，総蛋白および血清アルブミン低下がみられる．免疫グロブリンではIgGが低下し，脂質系は総コレステロール，中性脂肪の上昇が認められる．

b 腎臓超音波検査

糸球体濾過量（GFR）の低下や血尿，腹痛を認める患者には，腎臓の形態異常や静脈血栓症などを否定するために腎臓超音波検査が行われる．腎生検を実施する前には，単腎を否定する．

c 腎生検の適応と組織像

小児特発性ネフローゼ症候群の組織型は，80～90％が微小変化型（びまん性メサンギウム増殖も含む），5～10％がFSGSである．

微小変化型の診断には本来腎生検が必要である．しかしステロイド治療に反応する症例には腎生検を行わず，その頻度から微小変化型として扱われることが多い．これは，腎生検結果が疾患の初期管理に影響を与えないためである．一方，ステロイド抵抗性の場合には腎生検が行われ，その結果に基づいて治療方針が決定される．また，ネフローゼ症候群発症時に，1歳未満，持続的血尿，肉眼的血尿，高血圧，腎機能障害，低補体血症，腎外症状（発疹，紫斑など）が認められる場合は，微小変化型以外の組織型の可能性があるため，治療開始前に腎生検が考慮される．

微小変化型の組織像は，光学顕微鏡上はほとんど変化を認めないminor glomerular abnormalitiesであり，メサンギウム細胞増殖や係蹄壁の異常は認められない．通常，蛍光抗体法でも免疫グロブリン（IgG，IgA，IgM）や補体（C3およびC1）の糸球体への沈着はみられない．一部の症例ではIgGに対する足細胞の細胞質の微細な斑状染色が広範にみられることがある．これは「podocyte dusting」と呼ばれ，一部の微小変化型ネフローゼ症候群患者で抗ネフリン抗体の存在と関連している[11]．電子顕微鏡では，糸球体上皮細胞の足突起の消失と癒合（foot process effacement/fusion）が認められる．

FSGSの組織像は，一部の糸球体（巣状）に分節状

の硬化が認められることが特徴である．糸球体硬化とは，毛細血管の消失と細胞外基質の増加を伴う病変と定義される．FSGSにはコロンビア分類があり，collapsing, tip, cellular, perihilar, NOSの5つのバリアントがある．腎予後の点ではcollapsingが最も予後不良で，tipが良好であるという報告もあるが，必ずしも通常の診療で広く用いられているわけではない．硬化病変を有する糸球体の比率が高いものや，尿細管委縮や間質の線維化などの尿細管間質病変が進行している症例は予後が不良である．

d 遺伝学的検査

小児期発症のステロイド抵抗性ネフローゼ症候群患者のうち，約30％にポドサイト関連の蛋白をコードする遺伝子の異常が検出される．生後3か月以内に発症する先天性ネフローゼ症候群患者の多くには遺伝子異常が認められるが，発症年齢が高くなるにつれて既知の遺伝子異常の検出頻度は低下することが知られている．諸外国では，KDIGOやIPNAのガイドラインを含めてステロイド抵抗性ネフローゼ症候群の全例が遺伝学的検査の適応とされている．一方で，わが国のガイドラインでは検査体制も考慮し，「2020年2月現在では，4週間のステロイド投与およびその後，ステロイドパルス療法またはシクロスポリンによる加療で1か月以上全く反応を認めない患者」と記載されている．

ステロイド抵抗性ネフローゼ症候群に対する遺伝子検査は，治療方針の決定や予後推定，さらには合併症の予見に有用であると考えられる．しかし，遺伝学的検査を実施する際には，その特性から，遺伝カウンセリングを受けられる体制を整えるなどの配慮が必要である．

5 臨床経過・予後

小児特発性ネフローゼ症候群のうち，約90％はステロイド感受性であり，残りの10％程度はステロイド抵抗性である．

ステロイド感受性ネフローゼ症候群は腎機能に影響を及ぼさないが，ステロイドによる寛解後に約80％の患者で再発がみられる．そのうち，約半数は頻回に再発するため，ステロイドの副作用を生じる可能性が高くなる．ステロイドの副作用と再発を最小限に抑えるため，これらの患者にはカルシニューリン阻害薬，シクロホスファミド，ミコフェノール酸モフェチルなどの免疫抑制薬や，リツキシマブなどの生物学的製剤が用いられる．なお，これらの患

者の20～50％は成人期まで疾患活動性があり，移行期医療の対象となる．移行期医療の詳細については総論第5章5「移行期医療」(p.174)に譲る．

一方，ステロイド抵抗性ネフローゼ症候群では，種々の免疫抑制薬治療に反応して寛解にいたる場合には腎予後は比較的良好である．しかし，治療に反応せずネフローゼ状態が持続する場合は，腎不全に進行する可能性があり，腎移植後に再発することもある．これらの症例は難治性ステロイド抵抗性ネフローゼ症候群とよばれ，組織学的にはFSGSを呈することが多い．

6 管理・治療

小児特発性ネフローゼ症候群の初発時および再発時には，ステロイドが第一選択薬として用いられる．また，頻回再発型およびステロイド依存性ネフローゼ症候群，ステロイド抵抗性ネフローゼ症候群に対しては，免疫抑制薬による治療が検討される．治療の概略を図2[7]に示す．

日本小児腎臓病学会は，2005年に「小児特発性ネフローゼ症候群薬物治療ガイドライン1.0版」を作成し，その後2度の改訂を経て，2020年に「小児特発性ネフローゼ症候群診療ガイドライン2020」を公表した．本ガイドラインは，「Minds診療ガイドライン作成の手引き2014」に基づいて作成されており，薬物療法や一般療法のみならず，疾患概念・病因，疫学，遺伝学的検査の適応などの総論も詳細に記載されている．実際に患者を診察する際には，本項に併せ本ガイドラインを参考にすることが望ましい．

1) 急性期管理

a 初発および再発治療

小児特発性ネフローゼ症候群の治療において，わが国では初発治療としてステロイドの8週間治療(ISKDC法)が推奨されている(表3)[7]．また，再発治療にはISKDC変法や長期漸減法が提案されている．一方で，KDIGOやIPNAのガイドラインでは，非頻回再発の患者の再発治療は，完全寛解までステロイドの連日投与を行い，その後1.5 mg/kg/回または40 mg/m²/回の隔日投与へ減量し，4週間投与することが推奨されている．内服方法(分1か分3か)なども異なっており，成長障害を中心とした副作用を最小限に抑えつつ，再発回数を減らすための方法が模索されている．

3●特発性ネフローゼ症候群

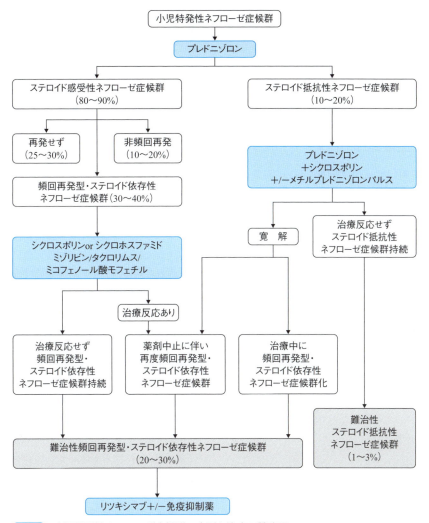

図2 小児特発性ネフローゼ症候群の病型と治療の戦略図
(日本小児腎臓病学会(監):小児特発性ネフローゼ症候群診療ガイドライン2020. 診断と治療社, 26, 2020より作成)

b 合併症管理

　急性期には疾患の治療に加えて，合併症の管理が重要である．小児特発性ネフローゼ症候群は，血清アルブミン値が著しく低い場合や急激に低下した場合に，ショック，急性腎障害，血栓症などの重篤な合併症をきたすことがある．これは尿中への蛋白漏出に続いて，循環血漿量が減少するためである．

　これらの合併症を適切に管理するためには，体液量および循環血漿量の評価が重要である．循環不全の兆候として，頻脈，乏尿，毛細血管再充満時間の延長，腹部不快感などがある．これらの兆候が認められた場合は，利尿薬の使用を控え，レニン・アンジオテンシン系(RAS)阻害薬を中止する．またこのように循環血漿量が低下し，症状を呈する患者にはアルブミンの点滴静注が行われる．尿量が十分でない場合はアルブミン投与の途中および終了時に循環血漿量を慎重に評価したうえで利尿薬の追加が考慮される．ショックを呈した場合は，細胞外液補充およびアルブミン製剤の投与が必要となる．その他のアルブミン製剤の適応としては，重度の浮腫や呼吸困難を伴う胸腹水を呈する場合などがある．一方で，アルブミン製剤の投与は，肺水腫などの重篤な合併症を引き起こす可能性があり，注意深いモニタリングが必要である．また，再発中の浮腫の管理や高用量のステロイド治療中の高血圧を予防するために，軽度の塩分制限が推奨される．その他の合併症として感染症や血栓症などがあげられるが，これらの管理は合併症の項に記載されている．

Ⅱ各論　第1章　糸球体疾患

表3　初発時・再発時のステロイド治療

初発時 ISKDC 法　プレドニゾロンの治療例

①60 mg/m²/日　または 2 mg/kg/日（最大 60 mg/日）分 1〜3
連日 4 週間

②40 mg/m²/日　または 1.3 mg/kg/日（最大 40 mg/日）分 1
朝 隔日 4 週間

再発時 ISKDC 法変法　プレドニゾロンの治療例

①60 mg/m²/日　または 2 mg/kg/日（最大 60 mg/日）分 1〜3
連日
少なくとも尿蛋白消失確認後 3 日目まで，ただし 4 週間を
超えない

②60 mg/m²/日　または 2 mg/kg/日（最大 60 mg/日）分 1 朝
隔日 2 週間

③30 mg/m²/日　または 1 mg/kg/日（最大 30 mg/日）分 1 朝
隔日 2 週間

④15 mg/m²/日　または 0.5 mg/kg/日（最大 15 mg/日）分 1
朝 隔日 2 週間

注：②以下の減量法は主治医の裁量に委ねられる部分が
　　大きく，長期漸減法も適宜選択する

（日本小児腎臓病学会（監）：小児特発性ネフローゼ症候群診
療ガイドライン2020. 診断と治療社，35-36, 2020 より作成）

　寛解時に消失する一過性の甲状腺機能低下症や脂
質異常症などは，ステロイド感受性ネフローゼ症候
群の再発中は治療を要することは少なく，ステロイ
ド抵抗性ネフローゼ症候群などで症状が持続する場
合には治療が必要となる．

2）長期管理

a ステロイド感受性ネフローゼ症候群

　ステロイド感受性ネフローゼ症候群の患者は，経
過中に再発と寛解を繰り返すことが多いため，ステ
ロイドの反復投与が必要となる．ステロイドの長期
使用は副作用を生じる可能性があるため，投与量と
期間は最小限に抑える必要がある．再発がまれな場
合は，再発時に短期間のステロイド治療を行い，維
持療法は実施しない．

　ステロイドの副作用は多岐にわたるが，ここでは
骨粗鬆症，成長障害，眼科合併症について取り上げ
る．骨粗鬆症については，骨密度の低下や圧迫骨折
のリスクを考慮し，ステロイドの累積投与量が多い
場合には，二重エネルギー X 線吸収測定スキャンを
検討する．薬物療法に関しては十分なエビデンスが
なく，予防及び治療にはステロイドの減量あるいは
中断が望ましい．成長障害については，ステロイド
の投与量が少量でも投与期間に依存して引き起こさ
れることが知られている．眼圧の上昇はステロイド
治療初期から（1 週間から 10 日程度）認められること
が知られており，早期からの眼科の受診が必要であ

る．その他，小児でも高血圧，耐糖能異常，消化性
潰瘍，精神障害，満月様顔貌など様々な副作用が問
題となり得るため，適切な評価と管理が求められる．

　頻回再発型およびステロイド依存性ネフローゼ症
候群の場合，ステロイドの副作用を避けるために免
疫抑制薬が適応となる（表4）[7]．免疫抑制薬の選択
は，臨床病型，疾患の重症度，副作用，年齢，併存
疾患，治療のアドヒアランスなどを考慮したうえ
で，個別に選択する必要がある．また，各診察時に
副作用の定期的なモニタリングを要し，寛解が持続
する場合，治療の中止を検討する必要がある．

　コクランレビューでは，シクロホスファミド，シ
クロスポリン，ミコフェノール酸モフェチルおよび
リツキシマブにより，再発率が大幅に低下すること
が示されている．以下に各薬剤の特徴を示す．

a）アルキル化剤

　経口シクロホスファミドは，頻回再発型ネフロー
ゼ症候群の治療に最も長く使用されている免疫抑制
薬の一つである．シクロホスファミドはステロイド
単独と比較して治療後 2 年間の再発リスクを低下さ
せることが知られている．また，この薬剤により治
療後数か月間寛解が維持され，一部の患者では長期
間にわたり寛解が持続することもある．一方で，ス
テロイド依存性ネフローゼ症候群の患者や，年少児
（7 歳未満）には効果が低いとされている．治療中の
副作用には好中球減少症があり，1〜2 週間ごとに白
血球をモニタリングし，白血球数が減少した場合
は，減量や休薬を検討する．長期的には用量依存性
の性腺障害および悪性腫瘍のリスクが懸念される．
性腺障害に関しては，特に思春期以降の男児におい
てリスク高まるため，わが国のガイドラインでは累
積投与量が 300 mg/kg，KDIGO や IPNA のガイドラ
インでは 168 mg/kg を超えないように推奨されてい
る．また，治療は 1 コースあたり 8〜12 週間を超え
てはならないとされており，治療は生涯で 1 コース
にとどめることが望ましい．

b）カルシニューリン阻害薬

　カルシニューリン阻害薬は，T 細胞の活性化と分
化に必要なインターロイキンの合成を阻害する作用
をもつ．わが国では頻回再発型またはステロイド依
存性ネフローゼ症候群の治療薬として最も広く使わ
れている．代表的な薬剤であるシクロスポリンは，
多くの患者でステロイドの漸減や中止を可能にする
が，シクロスポリンの漸減や中止後に再発すること
が多い．カルシニューリン阻害薬の用量は，血中濃
度に基づいて調整される．副作用には，血液検査や

3 ● 特発性ネフローゼ症候群

表4　頻回再発型/ステロイド依存性ネフローゼ症候群の治療例

項目	治療法	目標	その他の注意点
1. シクロスポリン	2.5〜5 mg/kg/日 分2	トラフ値[*1]管理の場合：80〜100 ng/mL で6か月間，以後 60〜80 ng/mL C2[*2]値管理の場合：600〜700 ng/mL で6か月間，以後 450〜550 ng/mL	長期投与時は腎機能障害が認められない場合でも腎生検を行い，慢性腎毒性の有無を評価
2. シクロホスファミド	2〜2.5 mg/kg/日（最大 100 mg/日）分1 8〜12週間		累積投与量が 300 mg/kg を超えてはならず，投与は1クールのみ
3. ミゾリビン （適応外使用）	7〜10 mg/kg/日 分1（高用量）	血中濃度ピーク値（C2[*2]値または C3[*3]値）：3.0 μg/mL 以上	
4. ミコフェノール酸モフェチル （適応外使用）	1,00〜1,200 mg/m²/日（または 24〜36 mg/kg/日，最大2 g/日）分2		副作用により標準的な免疫抑制薬を使用できない場合に投与
5. タクロリムス （適応外使用）	0.1 mg/kg/日 分2	トラフ値[*1]：5〜7 ng/mL で6か月間，以後 3〜5 ng/mL	副作用により標準的な免疫抑制薬を使用できない場合に投与

注1：体重は身長からみた標準体重で計算する（体表面積についても同様）
注2：上記の治療は小児腎臓病を専門とする医師と連携を行いながら治療を行うのが望ましい．特に適応外使用する薬剤については小児腎臓病を専門とする医師のもとで投与されることが望ましい
注3：上記1〜5の免疫抑制薬を導入する際は，ネフローゼ症候群の寛解後に投与を開始する
*1：投与前血中濃度
*2：投与2時間後の血中濃度
*3：投与3時間後の血中濃度
（日本小児腎臓病学会（監）：小児特発性ネフローゼ症候群診療ガイドライン2020．診断と治療社，39-40，2020より作成）

尿検査での判断が難しい慢性腎毒性，感染症，多毛症，歯肉腫脹，高血圧，および可逆性後頭葉白質脳症（posterior reversible encephalopathy syndrome：PRES）があり，これらは用量および治療期間と関連している．特にシクロスポリンでは歯肉腫脹と多毛症が多くみられ，治療のアドヒアランスを低下させることがある．また腎毒性を避けるために，他の薬剤が使用可能な場合は，カルシニューリン阻害薬による治療の延長は避ける．カルシニューリン阻害薬の中止が困難な場合は，定期的な腎生検を考慮する．さらに，CYP3A4の競合がある薬剤や食事の摂取（代表的なものとしてカルシウム拮抗薬やマクロライド系抗菌薬，グレープフルーツなど）に留意が必要である．

タクロリムスはわが国では適応外使用とされているが，KDIGOやIPNAのガイドラインでは頻回再発型またはステロイド依存性ネフローゼ症候群に使用する免疫抑制薬として推奨されている．シクロスポリンと比較して，タクロリムスの慢性腎毒性は同等であるが，多毛や歯肉腫脹は少なく，耐糖能障害はより頻度が高いとされている．わが国では頻回再発型小児ネフローゼ症候群を対象としたタクロリムス治療とシクロスポリン治療の多施設共同非盲検ランダム化比較試験が行われており，その結果が待たれる．

c) ミゾリビン

ミゾリビンの適応は添付文書において原発性糸球体疾患を原因とするネフローゼ症候群（副腎皮質ホルモン剤のみでは治療困難な場合に限る．また，頻回再発型のネフローゼ症候群を除く．）とされている．7〜10 mg/kg/日の高用量でのミゾリビン投与は有効である可能性が示唆されているが，添付文書上で1日最大 150 mg に限られているため，年長児では十分な効果が得られない可能性がある．副作用が下痢や高尿酸血症など比較的軽微なため，高用量使用による頻回再発型ネフローゼ症候群への適応拡大が期待されている．わが国では初発寛解後早期に再発する小児ステロイド感受性ネフローゼ症候群治療における高用量ミゾリビン併用の効果に関するランダム化比較試験が実施されており，その結果が待たれる．

d) ミコフェノール酸モフェチル

ミコフェノール酸モフェチルは，グアニンヌクレオチドの de novo 合成を阻害し，それにより B 細胞および T 細胞の増殖を阻害する作用をもつ．わが国では，小児期発症難治性頻回再発型・ステロイド依存性ネフローゼ症候群に対し，リツキシマブ療法の後療法として，寛解維持のためにミコフェノール酸モフェチルを投与することが提案されている．これまでに，リツキシマブ治療後の後療法としてミコ

201

Ⅱ各論　第1章　糸球体疾患

フェノール酸モフェチルの有効性を示す報告があり，わが国で小児難治性頻回再発型/ステロイド依存性ネフローゼ症候群を対象としたリツキシマブ治療併用下でのミコフェノール酸モフェチルの多施設共同二重盲検プラセボ対照ランダム化比較試験が行われている[12]．この試験において，リツキシマブ治療後のミコフェノール酸モフェチル投与は，試験治療終了後の追跡期間も含めた場合，主要評価項目のtreatment failure 発生までの期間を延長することは確認されなかったが，treatment failure 発生リスクを約40％減少させるとされ，臨床的には有効な寛解維持療法と考えられている．2024年現在，ミコフェノール酸モフェチルは頻回再発型およびステロイド依存性ネフローゼ症候群に対して適応外ではあるが，「保険診療における医薬品の取扱いについて」(保険局長通知)に基づき，原則として保険審査上審査されない．また多数の観察研究では，頻回再発型またはステロイド依存性ネフローゼ症候群の患者における寛解維持において再発率が減少し，ステロイドの投与量を減らすか中止することが可能であることが示されているが，治療中止後に再発することが多い．ミコフェノール酸モフェチルの副作用で頻度が高いのは腹痛と下痢である．その他，一過性および軽度の白血球減少症，貧血，などがあり，妊娠中の使用は禁忌である．

e) リツキシマブ

リツキシマブは，B細胞のアポトーシスを誘導するCD20を標的とするマウス–ヒトキメラモノクローナル抗体である．わが国での医師主導治験をはじめいくつかのランダム化比較試験により，小児期発症難治性頻回再発型またはステロイド依存性ネフローゼ症候群の治療におけるリツキシマブの有効性が示されている[13]．投与方法を**表5**[7]に示す．リツキシマブの使用は再発を予防し，ステロイドやその他の免疫抑制薬(カルシニューリン阻害薬を含む)の中止を可能にする．一方，短期的には効果はあるものの，多くの患者では治療開始後1年以内に再発することが示されている．リツキシマブは今後のネフローゼ症候群の管理方法を変えうる重要な薬剤であるが，詳細は総論第4章治療4「薬物療法②生物学的製剤(リツキシマブ，エクリツマブ)」(p.117)の項に譲る．

ⓑ ステロイド抵抗性ネフローゼ症候群

ステロイド抵抗性ネフローゼ症候群は，寛解導入が得られない場合に腎不全に進行する可能性があるため，寛解導入が最も重要な治療目標である．ステ

表5	難治性頻回再発型/ステロイド依存性ネフローゼ症候群の治療例

リツキシマブの投与法は，寛解期にリツキシマブとして375 mg/m^2/回を1週間間隔で計1〜4回点滴静注する．ただし，1回あたりの最大投与量は500 mg までとする

(日本小児腎臓病学会(監)：小児特発性ネフローゼ症候群診療ガイドライン2020. 診断と治療社, 49, 2020 より作成)

ロイド抵抗性ネフローゼ症候群の治療例を**表6**[7]に示す．

a) カルシニューリン阻害薬およびステロイドパルス療法

ステロイド抵抗性ネフローゼ症候群の治療においては，ステロイドの併用薬としてシクロスポリンが選択される．また，カルシニューリン阻害薬の開始時にステロイドパルス療法の併用も提案されている．治療の有効性は4〜6か月など一定期間経過後に評価し，完全寛解が得られた場合でも，再発を避けるために少なくとも12〜24か月は治療を継続する必要がある．不完全寛解の場合も治療を継続し，一定期間後に再評価を行う．一定期間経過後に少なくとも不完全寛解が認められない場合はカルシニューリン阻害薬抵抗性と定義され，他の治療法の検討が必要となる．さらに，ステロイド抵抗性ネフローゼ症候群患者の約30％では単一遺伝子異常が同定されることがあり，その場合は免疫抑制薬の中止が推奨される．

b) リツキシマブ

ステロイド抵抗性ネフローゼ症候群の患者に対するリツキシマブの有効性は，十分に確立されていなかったが，2024年9月に難治性ステロイド抵抗性ネフローゼ症候群に対して適応拡大された．その中で，わが国で難治性ステロイド抵抗性ネフローゼ症候群(シクロスポリンおよび3回以上のステロイドパルス療法に抵抗性のある小児期発症の患者)に対するステロイドパルスとリツキシマブの医師主導治験が行われ，尿中蛋白質/クレアチニン比が効果的に低下した[14]．単一遺伝子異常のないステロイド抵抗性ネフローゼ症候群の患者の約30％はリツキシマブ治療に反応するとの報告もある．今後ステロイド抵抗性ネフローゼ症候群に対するリツキシマブの治療経験が増えるにつれて，更なる治療法の確立が期待される．

c) ミコフェノール酸モフェチル

ステロイド抵抗性ネフローゼ症候群では，カルシニューリン阻害薬などの使用が困難な場合に，ミコ

3 ● 特発性ネフローゼ症候群

表6 ステロイド抵抗性ネフローゼ症候群の治療例

項目	治療法	目標	その他の注意点
1. シクロスポリン	初回投与量：2.5〜5 mg/kg/日 分2	トラフ値100〜150 ng/mL（〜3か月目） トラフ値80〜100 ng/mL（4か月目〜12か月目） トラフ値60〜80 ng/mL（13か月目以降）	シクロスポリン投与後4〜6か月で不完全寛解以上が得られない場合は治療方針を再検討 シクロスポリン投与後4〜6か月間で不完全/完全寛解に至る場合，1〜2年間の継続投与 低用量ステロイドとの併用療法（プレドニゾロン0.5〜1.0 mg/kg/隔日投与）により寛解率が上昇するため併用を考慮
2. ステロイドパルス療法	メチルプレドニゾロン20〜30 mg/kg/日（最大1 g）を経静脈投与を1日1回，3日間連続を1クールとして実施		シクロスポリンの血中濃度が上昇する可能性があるため，ステロイドパルス療法中はシクロスポリンの休薬を考慮する
3. タクロリムス（適応外使用）	タクロリムスを0.1 mg/kg/日分2で開始	血中濃度をモニタリングしながら投与量を調整	
4. ミコフェノール酸モフェチル（適応外使用）	1,000〜1,200 mg/m^2/日（または24〜36 mg/kg/日，最大2 g/日）分2		

注1：体重は身長からみた標準体重で計算する（体表面積についても同様）．
注2：ネフローゼ状態での免疫抑制療法は，感染症・高血圧などの重篤な合併症や副作用に十分な注意が必要であり，ステロイド抵抗性ネフローゼ症候群の治療は小児腎臓病を専門とする医師による治療が望ましい
（日本小児腎臓病学会（監）：小児特発性ネフローゼ症候群診療ガイドライン2020．診断と治療社，53-54，2020 より作成）

フェノール酸モフェチルが使用される．また，カルシニューリン阻害薬で寛解に入った患者で，カルシニューリン阻害薬の長期使用を回避する目的や，推定糸球体濾過量が30 mL/分/1.73 m^{2}未満でカルシニューリン阻害薬が使用しづらい患者で使用が考慮される．

d）抗蛋白尿薬

RAS阻害薬によるレニン-アンジオテンシン-アルドステロン系の遮断は，糸球体疾患の小児および成人の蛋白尿を軽減することが示されている．わが国ではステロイド抵抗性ネフローゼ症候群の蛋白尿の減少を目的として補助的に使われることがある．

文献

1) Vivarelli M, et al.：Lancet 402：809-824, 2023
2) Kikunaga, et al.：Clin Exp Nephrol 21：651-657, 2017
3) Sato M, et al.：Nephrol Dial Transplant 36：475-481, 2021
4) Jia X, et al.：Kidney Int 98：1308-1322, 2020
5) Hengel FE, et al.：N Engl J Med 391：422-433, 2024
6) Emma F, et al.：Pediatric Nephrology. 8th ed., SPRINGER-VERLAG, 2022
7) 日本小児腎臓病学会（監）：小児特発性ネフローゼ症候群診療ガイドライン2020．診断と治療社，2020
8) Kidney Disease：Improving Global Outcomes（KDIGO）Glomerular Diseases Work Group：Kidney Int 100：S1-S276, 2021
9) Trautmann A, et al.：Pediatr Nephrol 38：877-919, 2023
10) Trautmann A, et al.：Pediatr Nephrol 35：1529-1561, 2020
11) Jennette JC, et al.：Heptinstall's Pathology of the Kidney, 8th ed., WOLTERS KLUWER, 2024
12) Iijima K, et al.：J Am Soc Nephrol 33：401-419, 2022
13) Iijima K, et al.：Lancet 384：1273-1281, 2014
14) Nozu K, et al.：Clin Exp Nephrol 28：337-348, 2024

（菊永佳織，石倉健司）

4 急性感染後糸球体腎炎

1 定義・概念

急性感染後糸球体腎炎(acute postinfectious glomerulonephritis：APIGN)は，感染に対する腎臓の免疫反応で起こる急性糸球体腎炎である．A群β溶血性連鎖球菌(以下，溶連菌)感染が原因となる溶連菌感染後急性糸球体腎炎(PSAGN)(または急性溶連菌感染後糸球体腎炎[APSGN])が多いが，他の様々な微生物感染が原因となることもある[1,2]．WHOによる糸球体疾患の臨床分類では，APIGNは「急性腎炎症候群」の代表的疾患と位置づけられ，「急激に発症する肉眼的血尿，蛋白尿，高血圧，糸球体濾過値の低下，Naと水の貯留を特徴とする症候群」と定義される[3]．組織学的には時期によって差はあるが，糸球体内への免疫複合体の沈着と炎症細胞浸潤を中心とした糸球体の炎症を特徴とする免疫複合型腎炎である．

感染症に関連した腎炎の呼称として感染関連糸球体腎炎(infection-related glomerulonephritis：IRGN)があり，感染後糸球体腎炎(postinfectious glomerulonephritis：PIGN)のほかにシャント腎炎(shunt nephritis)，心内膜炎関連糸球体腎炎(endocarditis-related glomerulonephritis)やウイルス感染関連糸球体腎炎(viral infections-related glomerulonephritis)など様々な感染症に関連した糸球体腎炎を含めた総称とされている[4]．PIGNは，感染が先行し抗菌薬治療の有無にかかわらず治癒すること，感染の後には数日から数週間の潜伏期間があることが特徴であるが，IRGNは感染が継続した状態で糸球体腎炎を発症するものが多い[5]．

APIGNの患者は3～12歳までの小児が多く，平均年齢は6～8歳である．男女比は2：1で男児に多い．小児の発症率は先進国では10万人あたり年間2名と報告されている．小児ほどの頻度はないが成人での罹患もみられる．咽頭炎患者の5～10％および皮膚感染患者の約25％に発症し，感染から腎炎発現までの潜伏期間は咽頭炎では1～2週，皮膚感染では3～6週間であるとされる[5]．

2 病因・病態

原因となる病原体の90～95％をA群β溶連菌が占める．他に非溶血性連鎖球菌，黄色ブドウ球菌，肺炎球菌，マイコプラズマ，腸球菌，エルシニア菌などの細菌や，サイトメガロウイルス，EBウイルス，肝炎ウイルス，HIVウイルス，パルボウイルスなどのウイルス，またトキソプラズマやマラリアなど，多くの病原体による感染症が原因となり得る[5,6]．

A群β溶連菌の株の中ではM蛋白をもつものがAPIGNを惹起しやすいとされており，咽頭炎ではM型1，2，4，12，18，および25が，皮膚感染ではM型49，55，57，および60との関連が報告されている[7]．感染に対する抗菌薬治療がPIGN発症を防げるかについて十分なエビデンスはないが，PIGNの発生率は抗菌薬使用後で0.05～10％であるのに対し，抗菌薬を使用しない場合は1～13％と報告されている[8]．

急性糸球体腎炎では，腎炎誘発性抗原に対して形成された免疫複合体が糸球体に沈着し，炎症反応の経路が活性化されることが知られている．免疫複合体は補体系を活性化し炎症細胞浸潤を惹起し，炎症細胞浸潤による係蹄内腔の狭小化が糸球体濾過の低下と再吸収の増加につながり，体液とNaの貯留を引き起こす．また炎症による糸球体基底膜の傷害によって血尿と蛋白尿が出現する．最も頻度の高いPSAGNにおける病原性抗原はまだ確実に同定されてはいないものの，細菌抗原である nephritis-associated plasmin receptor：NAPlr(別名 streptococcal glyceraldehyde phosphate dehydrogenase：streptococcal GAP-DH)と streptococcal cationic proteinase exotoxin B：SPeB およびその前駆体 zSPeB が腎炎誘発性抗原として注目されている[5,7]．溶連菌感染の初期段階では，NAPlrやSPeB/zSPeBなどの循環溶連菌抗原が

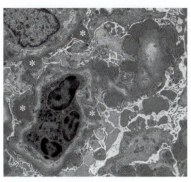

図1　PSAGNの電顕写真
PSAGN：溶連菌感染後急性糸球体腎炎
基底膜上皮下に高電子密度沈着物（electron dense deposit）を認め，上皮下へ瘤状に突出するhump（＊）を認める
（久留米大学　田中征治先生よりご提供）

糸球体のメサンギウム領域や基底膜に沈着し，これらに対する特異的抗体と免疫複合体を形成する．また循環血液中でも免疫複合体が形成され，糸球体に沈着する．NAPlrとSPeB/zSPeBはプラスミンと相互作用し糸球体基底膜に損傷を与え，補体の副経路（alternative pathway）を活性化し，内皮上の接着分子の発現を介して炎症を刺激する．損傷された糸球体基底膜には免疫複合体が浸透し，これが上皮下腔にこぶ（humps）（図1）[5]として蓄積する．さらに免疫複合体も補体副経路を活性化し，これにより炎症性細胞が動員されるとともに血清C3の低下を招く．このようにして急性糸球体腎炎が発症する（図2）．またPSAGNではIL-6，IL-8，TNF-α，CCL2などの炎症性の液性因子の上昇が認められており，抗Factor B抗体や細胞性免疫の関与なども推測されている[5,7]．他に宿主の免疫応答の関与もいわれており，散発性PSGN患者の兄弟の約20％～40％が，後に臨床的または無症候性PSGNを発症するとの報告もある[7]．

3　診断（臨床徴候と検査所見）

1）臨床徴候

急性糸球体腎炎の古典的な主徴は，血尿（肉眼的または顕微鏡的），蛋白尿，高血圧，浮腫，様々な程度の急性腎障害である[5,9]．一方で半数以上は無症状ともいわれ，定期的な検尿で偶発的に発見される[9]．通常は感染症罹患の既往がある．感染部位によって罹患の時期は異なり，PSAGNでは咽頭炎で約1～2週前，皮膚感染で約3～6週前に感染既往がある．ただし無症状感染やごく軽症の感染でも腎炎を発症する場合もあり，明らかな感染既往がないからといって否定はできない．肉眼的血尿はPSAGNの30～50％に発症するとされ，「コーラ色」「紅茶色」などと表現されることが多い．ネフローゼ症候群を呈する患者は一般的には少なく5～10％とされるが，25％との報告もある[10]．高血圧はPSAGNの約60～80％にみられ，浮腫は約65～90％にみられるとされる[9]．乏尿を呈する患者は半数未満で，腎障害の重症度に応じて急性血液浄化療法を必要とすることがある．急速進行性糸球体腎炎（RPGN）を呈する例はPIGN罹患児の約1～2％である[5]．

2）検査所見（表1）

a　尿所見

血尿はほぼすべての患者で認められ，程度は肉眼的血尿から軽微な顕微鏡的血尿まで様々である．蛋白尿は80％以上の患者で認めるが，軽度から中等度が多くネフローゼ症候群を呈するものは少ない．尿沈渣では尿中赤血球を認め，糸球体性の変形赤血球となる．尿中白血球もしばしば認められ，そのほか顆粒円柱などもみられる．尿生化学では尿蛋白を認め，尿中Na排泄の低下を認める．尿細管機能は保たれる場合が多い．

b　血液検査所見

最も特徴的な所見は血清C3の低下である．PIGN患者の約90％ではC3が低くC4は正常であり，補体副経路の活性化が示唆される[5,6]．血清補体価（CH50）も低下を認める．C4は古典経路やレクチン経路の関与によっては軽度の低下を認める場合もある．通常C3の低下は6～8週間で正常化する．3か月以上補体の低下が続く場合は他の疾患の可能性を考え，腎生検を施行すべきである．C3が低くC4が正常の場合はC3腎症を，C3，C4ともに低い場合は全身性エリテマトーデス（SLE）や膜性増殖性糸球体腎炎（MPGN）を鑑別に考える[5]．

血清中のASO（抗ストレプトリジンO）および抗DNAse B（抗デオキシリボヌクレアーゼB）はA群溶連菌の菌体外毒素に対する中和抗体で，溶連菌感染後1～2週で上昇し数か月持続する．ASOは咽頭炎で，抗DNAseBは咽頭炎と皮膚感染症でみられ，80％以上の患者で上昇を認める[5,10]．ただしわが国では抗DNAseeBの測定は一般的ではない．IgGなどのガンマグロブリンは一過性に上昇することが多く，Type IIIのクリオグロブリン血症を示すこともある[10]．

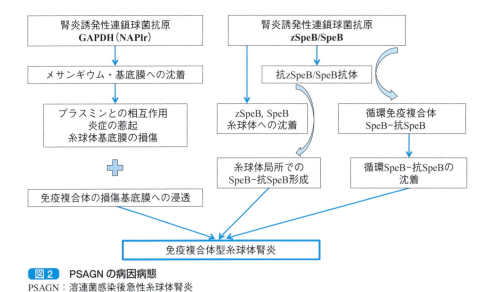

図2 PSAGN の病因病態
PSAGN：溶連菌感染後急性糸球体腎炎
（Duong MD, et al.：Pediatr Clin North Am 69：1051-1078, 2022 より引用，一部改変）

表1　PIGN でみられる特徴的な臨床検査所見

尿所見	血尿（約100％）：顕微鏡的〜肉眼的（30〜50％） 蛋白尿（>80％）：軽微〜ネフローゼ（5〜10％） 尿中赤血球：糸球体性，尿中白血球，顆粒円柱 尿中 Na 排泄低下
血液検査所見	C3 低下（90％），C4 正常〜軽度低下，CH50 低下 ASO 上昇・抗 DNAseB 上昇（>80％） IgG 軽度上昇 Cre・CysC 上昇，BUN 上昇，K 上昇，代謝性アシドーシス 低ナトリウム血症，低アルブミン血症
画像所見	超音波検査：腎の腫大，腹水の貯留 胸部レントゲン検査：肺水腫，胸水，心拡大
腎組織所見	光顕：急性期に管内増殖性腎炎，糸球体内の好中球増加，リンパ球と単球の増加，内皮細胞とメサンギウムの増加，係蹄内への細胞浸潤 慢性期にはメサンギウム細胞増殖のみ 免疫染色：係蹄とメサンギウム領域への C3，IgG の沈着 電顕：急性期に hump（こぶ状の沈着物），electron dense deposit

PIGN：感染後糸球体腎炎

表2　腎生検を行う基準

腎生検を行う基準 （上の2項目では必須，その他は状態に応じて検討する）
進行性の腎機能障害 全身性疾患（全身性エリテマトーデスや ANCA 関連血管炎など）を疑う 高血圧や浮腫が2週間以上続く 腎機能障害が4週間以上続く 低補体血症が12週間以上続く 尿中蛋白クレアチニン比＞1.0 g/gCr が6か月以上続く 非定型的な経過

（Duong MD, et al.：Pediatr Clin North Am 69：1051-1078, 2022 を参考に作成，一部改変）

その他の血液検査所見として，腎機能障害がある場合は血清クレアチニンおよび血清シスタチンCの上昇と高尿素窒素血症を認め，高度な腎機能障害がある場合は高カリウム血症などの電解質異常や代謝性アシドーシスを認める．また自由水の貯留により希釈性の低ナトリウム血症や貧血を認めることもある．多量の尿蛋白が出現している場合は血清蛋白や血清アルブミンの低下を認める．

c 画像検査所見

超音波検査では急性期に腎の腫大や腹水の貯留を認めることがある．胸部X線検査では水分貯留に合致して肺水腫，胸水や心拡大などがみられることがある．

d 腎生検と腎組織所見

APIGN は自然治癒の経過をとることが多く予後も良好なため，ほとんどの患者では腎生検は必要としない．ただし，進行性の腎機能障害を認める場合や，SLE や ANCA 関連血管炎などの全身性疾患を疑う場合は必須である．その他，高血圧や浮腫が2週間以上続く場合，腎機能障害が4週間以上続く場合，低補体血症が12週間以上続く場合，尿中蛋白クレアチニン比＞1.0 g/gCr が6か月以上続く場合や非定型的な経過が持続する場合は腎生検による評価と診断を検討すべきである[5]（**表2**）．

病理組織は，腎生検施行時期によってその特徴が異なる．

a）光学顕微鏡

PSAGN では急性糸球体腎炎の所見は発症から2週間未満の急性期にみられる．主に管内増殖性腎炎の所見を呈し，初期には糸球体内で主に好中球が増加し炎症が惹起され，その後リンパ球や単球が増加し，内皮細胞とメサンギウム細胞のびまん性かつ全節性の細胞増多と糸球体係蹄内への炎症細胞浸潤を認める．症例によって細胞増多は巣状かつ分節性のこともある．4週間以上経過した後期の腎組織では，急性糸球体腎炎の所見は消失しメサンギウム細胞増殖のみ認める場合がある．いずれの時期でも急性尿細管間質性腎炎や赤血球円柱などの所見を伴うことがあるが，多くの場合は軽度である．

b）免疫染色

係蹄およびメサンギウム領域への C3 と IgG など免疫グロブリンの沈着を認める．急性期では C3 と免疫グロブリンが顆粒状沈着を示す "starry sky appearance" が多く，症例によってメサンギウム増殖に関連して主に C3 が沈着する "mesangial pattern"，係蹄壁に沿って高密度に沈着しネフローゼや腎機能障害などを示す重症例と関連すると言われる "garland pattern" に分けられる[11]．ごく初期では C3 のみの沈着を認め，IgG の沈着を認めないことがある．

c）電子顕微鏡

特徴的な所見は，免疫複合体を伴う上皮下のこぶ状の沈着物（hump）である（図2）．急性期に多くみられ，回復期や慢性期ではほとんどが消失する．高電子密度沈着物（electron dense deposit）は上皮下，基底膜内に多くみられるが，内皮下やメサンギウム領域にも軽度の沈着がどの時期でもみられる[5,11]．

4 治療

多くが自然治癒の経過をとるため，基本的に治療は補助療法となる[1,4-6]．入院治療の適応は，浮腫または乏尿，高血圧，腎機能障害，ネフローゼ症候群，肉眼的血尿を呈する場合であり，それ以外の軽症であれば外来で管理可能である．

溶連菌が検出された場合は抗菌薬治療を行う[4,5]．アンピシリン 10 日間またはセファロスポリン 5〜7 日間の投与が一般的であるが，ペニシリンアレルギーや耐性菌が疑われるときはマクロライド系も有効であることが多い．

補助療法は浮腫および体液過多，高血圧に対する治療と水分管理が主となる．乏尿，浮腫，高血圧に対しては利尿薬としてフロセミドなどの投与を行う．低アルブミン血症による血管内脱水がある場合にはアルブミン製剤の補充を行ってから利尿薬を投与する．高血圧がある場合はアルブミンの投与速度を下げ，血圧変動に注意しながら投与する．フロセミドの反応が悪い場合はトルバプタンの投与も選択肢である．必ず反応をみながら少ない量から投与する．高血圧に対しては積極的に治療を行う．利尿薬に加えてカルシウム拮抗薬，アンジオテンシン変換酵素阻害薬（ACEI），アンジオテンシンⅡ受容体拮抗薬（ARB）などを投与する．軽度の高血圧であればアムロジピンやニフェジピンの内服を行い，急性に降圧が必要なときはニフェジピンの経静脈投与を行う．尿量が保たれている場合は ACEI や ARB の投与を選択してもよいが，乏尿や急性腎障害がある場合には ACEI や ARB の投与により糸球体血流量を低下させ急性腎傷害を増悪させる可能性や，高カリウム血症をきたす可能性があるため，注意が必要である[6,10]．それぞれの薬剤の投与量については成書を参照されたい．

水分制限は浮腫が強い場合や水分貯留による体重増加がみられる場合におこなう．ただし過度の水分制限は循環血漿量を低下させる可能性があるため注意する．塩分制限は浮腫がある場合に1日3〜5gで行う．

RPGN を呈する場合はステロイドパルス療法を行う．免疫抑制薬については効果や薬剤の選択についての十分な指標がない．急性腎障害によって重度の乏尿をきたす例や治療抵抗性の肺水腫を呈する例では腎代替療法を必要とする．重症患者に対して血漿交換やエクリズマブ投与で効果があったという報告もあるが，エビデンスは不十分である[6]．

5 管理と予後

小児 PIGN 患者の全体的な予後は非常に良好である[4,5,10]．

急性腎炎症候群の症状は通常1〜2週間で改善する．その後，軽度の蛋白尿が1〜2か月程度続き，顕微鏡的血尿はさらに数か月続き消失する[5,9]．腎機能や C3 および C4，尿所見が正常化するまでは必ず経過観察を継続し，異常所見が遷延する場合には全身性疾患などの鑑別をおこない，状態に応じて前述のように腎生検による評価を検討する．

10 年までの長期予後を調査した報告では，末期腎

Ⅱ各論　第1章　糸球体疾患

不全を呈した患者は1％未満である．一方で，3％に高血圧を，5～20％に血尿や蛋白尿などの検尿異常を認めている[4,10]．再発は非常にまれであり，0.7～7.0％とされる．慢性腎臓病発症の危険因子は，ネフローゼ症候群，高齢，糖尿病合併であり，小児では成人と比較しリスクが低い[6]．

6 最新知見

2012年に糸球体へのC3沈着を認める糸球体腎炎が病理学的に再分類され，PIGNはC3と免疫グロブリンの沈着を認める糸球体腎炎のカテゴリーの一つとして分類された．

2000年代の報告では，PSAGNの発生率は10万人あたり先進国で2例，発展途上国で0.3例であった．先進国では抗菌薬の普及，経済および医療の改善により発生率が減少しているが，現在でもPIGNは頻度の高い小児腎疾患の一つである．発展途上国でも発生率は減少しているものの，同様に小児腎疾患の中では頻度が高いとされる．PIGN症例の77％が低～中所得国で起きると推定されており，これらの国ではPIGNが重症急性腎障害となり集中治療室へ

の入院や血液浄化療法を必要とすることが多いとされる[5]．PIGNの予後は一般的には良好だが，発展途上国における予後は不良で30％が急性腎障害となり血液浄化療法を必要とし，腎機能が完全に回復するのは3割未満とされる[10]．

文献

1) Kanjanabuch T, et al.：Nat Rev Nephrol 5：259-269, 2009
2) Mohammad D, et al.：Pediatr Ann 49：e273-e277, 2020
3) Churg J, et al.：Classification and Atlas of Glomerular Diseases. 2nd ed, New York/Tokyo, Igaku-shoin Medical Publishers：1-23, 1995
4) Kidney Disease：Improving Global Outcomes（KDIGO）Glomerular Diseases Work Group：Kidney Int 100：S1-S276, 2021
5) Duong MD, et al.：Pediatr Clin North Am 69：1051-1078, 2022
6) Prasad N, et al.：Front Med（Lausanne）5：327, 2018
7) Rodríguez-Iturbe B, et al.：Kidney Int 71：1094-1104, 2007
8) Bateman E, et al.：Infect Dis Rep 14：176-183, 2022
9) Rawla P, et al.：Poststreptococcal Glomerulonephritis. StatPearls［Internet］. Treasure Island（FL）：StatPearls Publishing, 2023
10) Stratta P, et al.：J Nephrol 27：229-239, 2014
11) Sorger K, et al.：Clin Nephrol 17：114-128, 1982

（田中絵里子）

II 各論 第1章 糸球体疾患

5 IgA腎症

1 定義・概念

　IgA腎症（IgA nephropathy：IgAN）は腎炎徴候を有する尿所見（糸球体性血尿，蛋白尿）を呈し，全身性エリテマトーデス（SLE），IgA血管炎，慢性肝疾患などの基礎疾患が認められずIgAを主体とする免疫グロブリンの糸球体メサンギウム沈着を特徴とする糸球体腎炎である（図1）．1968年にフランスの病理学者Jean Bergerらによってはじめて報告され，小児および成人において全世界で最も頻度が高く，腎炎でありながらその多く症例が緩徐な進行の経過を示すためIgA腎症という用語が広く用いられている．

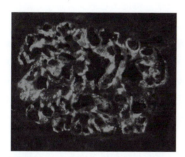

図1 IgA腎症の蛍光抗体法所見
糸球体メサンギウムへのIgA沈着
〈口絵カラー10, p.xi 参照〉

2 病因・病態

　発症原因はいまだ明らかではないが，ガラクトース欠損型異常糖鎖IgA1を有するような遺伝的背景（1st hit）に加え，食物，細菌，ウイルス感染などの抗原刺激により活性化されたT細胞が過剰なIgAの抗体産生を起こし（2nd hit），高分子Gd-IgA1免疫複合体が形成され（3rd hit），これが糸球体に沈着することにより炎症が惹起される（4th hit），Multi-Hit仮説が最も有力である（図2）[1]．

3 診断（臨床徴候と検査所見）

1）臨床徴候

　ほぼ全例が血尿を有し，蛋白尿も高頻度にみられる．日本では70〜80％が学校検尿などによる無症候性血尿±蛋白尿，15〜20％は感染を契機とする肉眼的血尿，10％は高血圧・腎機能低下を伴う急性腎炎症候群や高度蛋白尿の結果呈する低蛋白血症による浮腫で急性発症する．学校検尿のない欧米では検尿で発見される症例は全体の15％前後であり，75〜85％は肉眼的血尿を契機に発見される．小児期発症IgA腎症は，日本では多くが無症候性で発見さ

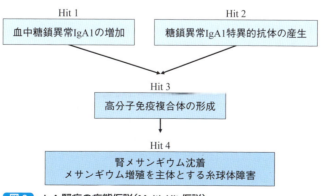

図2 IgA腎症の病態仮説（Multi-Hit仮説）
（Suzuki H, et al.：Clin Invest 118：629-639, 2008 より）

II 各論　第1章　糸球体疾患

れ，発見時に腎機能が正常であり，多くが緩徐な進
行の経過を示すため，当初は予後良好であると考え
られていた．しかし長期予後が明らかになるにつ
れ，発症後15年で57％の症例は尿所見正常化を示
したが，9％は腎不全に進行し，34％の症例におい
て血尿・蛋白尿が持続していた．その後に尿所見が
正常化する症例は少なく，血尿・蛋白尿持続例の多
くが腎不全に進行する可能性があり，その長期予後
は不良であることが明らかになった．そこで，日本
では1990年から全国多施設RCTを含めた多数の前
方視的臨床試験が実施され，有効な治療法の開発に
より腎死例は減少し長期予後の改善が認められてい
る[2]．

2）検査所見

確定診断には腎生検が必須で，様々なバイオマー
カーの検討がなされているが，血液検査，尿検査の
みでの診断は不可能である．重症度評価，治療選択，
治療効果予想，予後判定には，腎生検組織所見は最
も重要であり腎生検は不可欠である．成人の場合は
血清IgA値315 mg/dL以上が頻発所見とされている
が小児での血清IgA値の上昇は約15〜30％に認め
られるのみで血清IgA値の診断的価値は低い．腎生
検の適応は**表1**[3]の通りである．

組織学的特徴

①光学顕微鏡所見：巣状分節性からびまん性全節性
　のメサンギウム細胞増多と基質の増生を病変の主
　体とし，半月体，分節性硬化，癒着，尿細管委縮，
　間質線維化を認める．

②蛍光抗体法：糸球体傍メサンギウム領域へのIgA
　優勢の沈着

③電顕所見：傍メサンギウム領域への高電子密度沈
　着物（EDD）の沈着

治療を行う前に，まず腎生検組織の組織学的重症
度とその症例の臨床的重症度を評価する．腎生検組
織診断により，病名以外に生検時点での組織障害か
らの病勢を把握し，抗炎症療法を中心とした積極的
治療の対象となる急性活動性病変と保存的治療を中
心とした慢性病変を総合的に定量評価が可能であ
る．すなわち，急性活動性病変が多く認められる場
合にはステロイド薬の使用を主体とした抗炎症療法
が考慮され，小児の場合にはまれであるが慢性病変
を中心とした病変が多く認められる場合にはステロ
イド薬は無効と考えられるため，蛋白尿減少効果を
主としたレニン・アンジオテンシン系（RAS）阻害薬
などの保存的治療が選択される．

表1　腎生検適応

①血尿単独陽性例では，原則的に腎生検適応にはならない

②蛋白尿（早朝尿蛋白/クレアチニン比0.15 g/gCr以上）・
　血尿両者が6か月以上持続する場合

③高度蛋白尿（早朝尿蛋白/クレアチニン比1.0 g/gCr以
　上）では3か月程度持続する場合

④ネフローゼ症候群，高血圧，腎機能低下合併例ではよ
　り早期に施行

（日本小児腎臓病学会（編）；小児IgA腎症診察ガイドラ
イン2020. 診断と治療社，5-6，2020を参考に作成）

4　治療

診断時の予後規定因子は尿蛋白量と腎生検組織学
的重症度であり，日本では1990年から全国多施設
RCTを含めた多数の前方視的臨床試験が実施され，
2007年に日本小児腎臓病学会により「小児IgA腎
症治療ガイドライン1.0版」が作成，その後のさらな
る国内外のエビデンスの蓄積により小児IgA腎症診
療ガイドライン2020が発刊されている．小児IgA腎
症治療ガイドライン2020では臨床，組織学的重症度
に基づき，軽症，重症例の大きく2つに分類し，治
療例を示している（**表2**）[4]．しかし，急速進行性腎炎
症候群を呈する例はエビデンスがなく重症治療対象
例から外れている．臨床症状については尿蛋白量に
加え腎機能障害の有無が追加されている．病理組織
像について本ガイドラインにおける「びまん性」の
定義はWHOの定義を利用し80％であることに留意
が必要である．その理由は，これまでに行われた全
ての臨床試験はこの定義により実施され，それらの
試験により治療法の基本的根拠が構築されているた
めであり，現時点におけるエビデンス確保のために
WHOの定義を採用しているが，現在の病理用語の
主流は「びまん性」を50％としているため，今後
重症例の治療対象を有意な病変を有する糸球体が全
糸球体の50％以上と拡大すべきかどうかについて
は今後の検討課題である．

5　管理と予後

蛋白尿の持続は腎機能を悪化させるが，血尿のみ
であれば腎機能を悪化させることはまれであること
を念頭に置いて臨床的治療効果判定は蛋白尿の減
少・消失で判定する．ただし，血尿単独であれば腎
機能の悪化はないが，血尿の持続は腎炎の活動性の
残存を示しており，蛋白尿再燃にもかかわることが
わかっているため[5]，理想的には血尿・蛋白尿両方

表2 小児 IgA 腎症軽症，重症例の定義と治療

	軽症例 （下記のすべてを満たす）	重症例 （下記のいずれか1つを満たす）
臨床症状	軽度蛋白尿（早朝尿蛋白/Cr＜1.0）かつ腎機能正常（eGFR≧90 mL/分/1.73 m²）	高度蛋白尿（早朝尿蛋白/Cr≧1.0）または腎機能低下（eGFR＜90 mL/分/1.73 m²）
病理組織像	メサンギウム細胞増多，半月体形成，癒着，硬化病変のいずれかを有する糸球体が全糸球体の80％未満，かつ半月体形成を認める糸球体が30％未満であるもの	メサンギウム細胞増多，半月体形成，癒着，硬化病変のいずれかを有する糸球体が全糸球体の80％以上，または半月体形成が全糸球体の30％以上であるもの
治療	ACE 阻害薬（ACEI）の原則2年間治療 リシノプリル（ロンゲス®）　0.4 mg/Kg　分1（最大：20 mg/日）[注1,2]	ステロイド薬，免疫抑制薬，ACE 阻害薬を用いた2年間の多剤併用治療[注3] ステロイド薬 　プレドニゾロン内服 　1）2 mg/kg/日，分3（最大：60 mg/日），連日投与　4週間 　2）その後 2 mg/kg，分1隔日投与とし，以後漸減中止 投与期間は原則2年間とし，2）以降のスケジュールは以下を参考とする． 　2 mg/kg 分1隔日4週間→1.5 mg/kg 分1隔日4週間→1 mg/kg 分1隔日9か月→0.5 mg/kg 分1隔日12か月 免疫抑制薬 　ミゾリビン（ブレディニン®）　4 mg/kg，分1（最大：150 mg/日）原則2年間[注4] ACE 阻害薬（ACEI） 　リシノプリル（ロンゲス®）　0.4 mg/Kg，分1（最大：20 mg/日）

注1：リシノプリル添付文書に従い 0.07 mg/kg で開始し，漸増する
注2：催奇形性があるため，妊娠可能年齢になった女児には十分説明し，挙児希望がある場合は投与を中止する
注3：急速進行性腎炎症候群を示す重症例はこの治療例の対象ではない．
注4：催奇形性があるため，妊娠可能年齢になった女児には十分説明し，挙児希望がある場合は投与を中止
リシノプリルの注意点は軽症例参照
（日本小児腎臓病学会（編）；小児 IgA 腎症診察ガイドライン 2020．診断と治療社，xv-xvi，2020 を参考に作成）

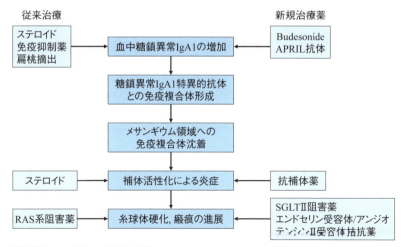

図3　IgA 腎症の新規治療薬
（二瓶義人，他：日内会誌 112：784-790，2023 より一部改変）

の消失が望ましい．また血尿が消失した後も蛋白尿が残存する場合には腎炎の活動性は消失したが，糸球体の硬化・瘢痕病変から蛋白尿が漏出している状態と考え，腎保護を目的にアンジオテンシン変換酵素阻害薬（ACEI）などの使用を考慮する．

これまでのわが国での臨床試験では尿所見の正常化の有無にかかわらず2年治療後に再生検を実施しており尿所見正常化例の組織学的改善は明らかであ

II 各論　第1章　糸球体疾患

り，尿所見正常化例の再生検は不要である．しかし尿所見正常化後も糸球体 IgA 沈着は残存する例が多く，再燃の観点から治療終了後尿所見正常化例でも確実な検尿フォローは必要である[6]．

6　最新知見

1) 診断・検査の最新情報

　国際多施設研究において 1,060 人の小児多民族国際コホートを使用して，臨床的危険因子と Oxford 分類 MEST スコアを使用して推定糸球体濾過率（eGFR）または末期腎疾患（ESKD）の 30％ 低下を予測するツールが開発され，発表された．今後これらを使用することにより，疾患の進行を予測し，個別のリスクに基づく治療の決定の一助となる可能性がある[7]．

2) 治療の最新情報

　海外で行われた国際多施設共同治験の有効性を受けて，小児においてもエンドセリン受容体/アンジオテンシン受容体二重拮抗薬の治験が始まろうとしている．その他にも新規治療薬剤の臨床試験が成人を中心に開始されており，IgA 腎症治療は大きな転換期を迎えている（図3）[8]．

文献

1) Suzuki H, et al.：Clin Invest 118：629-639, 2008
2) Yata N, et al.：Pediatr Nephrol 23：905-12, 2008
3) 日本小児腎臓病学会（編）：小児 IgA 腎症診療ガイドライン 2020．診断と治療社，5-6，2020
4) 日本小児腎臓病学会（編）：小児 IgA 腎症診療ガイドライン 2020．診断と治療社，xv-xvi，2020
5) Shima Y, et al.：Pediatr Nephrol 39：463-471, 2024
6) Kidney Disease：Improving Global Outcomes（KDIGO）Glomerular Diseases Work Group：Kidney Int 100：S1-S276, 2021
7) Barbour SJ, et al.：Kidney Int 99：1439-1450, 2021
8) 二瓶義人，他：日内会誌 112：784-790，2023

（島　友子）

II各論　第1章　糸球体疾患

6　膜性増殖性糸球体腎炎・C3 腎症

1　定義・概念

1）膜性増殖性糸球体腎炎

　膜性増殖性糸球体腎炎（MPGN）は，歴史的には一つの疾患単位として提唱されたが，その後，多様な病因が判明するに従って，今日では糸球体傷害の特徴的なパターンとして理解されている[1]．

　MPGN の形態学的特徴として重要なのはメサンギウム間入（mesangial interposition）である．これは，メサンギウム細胞が係蹄壁の内皮と基底膜の間に侵入する現象で，糸球体係蹄壁に生じる炎症反応である．免疫グロブリンや補体によって惹起された糸球体炎症の結果，内皮と係蹄基底膜の間に細胞や繊維成分が入り込み，"double contour" と呼ばれる基底膜の二重化がみられる．

　MPGN パターンは，病理組織所見によって I 型，II 型，III 型と分類されてきた．MPGN I 型では，糸球体は管内細胞増多やメサンギウム細胞の増多によって腫大し，多量の基質増加も伴うために，しばしば分葉状を呈する．基底膜には "double contour" を認める．電子顕微鏡では，高電子密度沈着物が内皮下に確認できる．MPGN III 型は高電子密度沈着物が内皮下だけでなく上皮下にも観察され，type I の形態学的変異体であると考えられている．III 型は 2 つのバリアント（Burkholder バリアントと Anders-Strife バリアント）に細分され，電子密度の高い沈着物と糸球体基底膜の組織崩壊の異なるパターンを認める．糸球体内の細胞増多は I 型ほど顕著ではない．もともと，Burkholder らが上皮化沈着物を伴う増殖性腎炎を膜性腎炎と増殖性腎炎の合併として報告[2]したが，当時は MPGN の病名がまだ定着していなかった．MPGN の症例が蓄積されるにつれ，Burkholder 型の増殖性腎炎が MPGN の亜型（III 型）と認識されるようになったとされる．一方，Strife らや Anders らは，MPGN 症例の中に，基底膜の内皮化や上皮下沈着物に加えて，基底膜の断裂や層状化を特徴とす

る症例をそれぞれ報告[3,4]し，これらの Anders-Strife 亜型も MPGN の III 型と位置づけられるようになった．MPGN II 型（現在のデンスデポジット病，Dense deposit disease：DDD）は基底膜の緻密層をそのまま置換したような電子密度の非常に濃い沈着物が連続性に観察され，"ソーセージ状" または "リボン状" とも表現される．

2）C3 腎症

　C3 腎症は近年になって疾患概念が成立した，補体第二経路の過剰活性化によって発症する糸球体腎炎である[5]．補体異常活性化を伴う DDD の症例で，腎組織に C3 が沈着するが免疫グロブリン沈着はなく，補体制御因子である H 因子の分子異常が判明した知見から，DDD は補体介在性の疾患と考えられた．さらに，MPGN I 型・III 型の症例で，糸球体に免疫グロブリンが沈着せず，C3 の著しい沈着を認める症例，すなわち非免疫複合体型 MPGN パターンを有するものを C3 腎炎（C3 glomerulonephritis）と呼称するようになった．

　2010 年に Fakhouri らが DDD と C3 腎炎をあわせた疾患概念として C3 腎症（C3 glomerulopathy）を提唱した．ここでは，光学顕微鏡による腎組織所見として MPGN パターンを呈し，糸球体に免疫グロブリンの沈着を伴わず C3 の強い沈着を認めるものとされた．その後，2016 年の Kidney disease improving global outcomes（KDIGO）コンセンサス会議を経て，C3 腎症は必ずしも MPGN パターンを呈さずともよく，免疫染色で糸球体に C3 沈着が単独または優位（蛍光免疫染色で 2 段階以上強く発色）に観察され，かつ他に原因となる疾患を認めないものとされた．

　C3 腎症は補体第二経路の過剰活性化によって発症する，「病態生理を基礎にした疾患名」であり，従来の腎組織所見による形態学的な疾患分類と必ずしも一致せず，この点が理解しにくい部分である．本項では，MPGN は糸球体障害パターンの一つとして

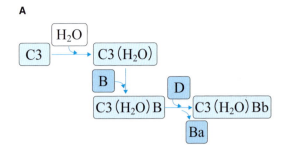

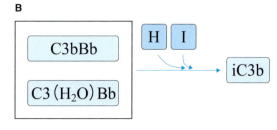

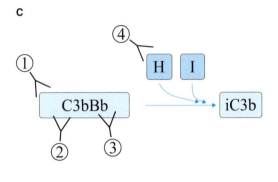

A：生体内では，液相で常にゆっくりとC3の活性化が起こっている．C3は分子内にチオエステル結合を有し，H₂Oと反応することでチオエステルが開裂してC3（H₂O）となる．C3（H₂O）はB因子と結合してC3（H₂O）B複合体を形成し，D因子の働きでB因子が切断されてBaを分離してC3転換酵素の機能を有するC3（H₂O）Bbとなる．C3（H₂O）BbはC3を分解してC3bを供給し，上記と同様にC3bBb（これもC3転換酵素として働く）となって別のC3をC3bに分解する．これが第二経路特有の「増幅（amplification）」機構である．

B：I因子は酵素活性を有する補体制御因子で，H因子が補酵素として働くことで，C3を不活性型のiC3bに分解する．

C：C3転換酵素（C3bBb，C3（H₂O）Bbなど）は補体制御因子であるH因子・I因子の働きによって短時間で不活化されるが，C3bBbのneo-antigenに対する抗体（①）や，B因子・C3bに対する抗体（②，③）が存在すると安定化し長時間にわたって活性が持続する．H因子に対する自己抗体（④）が存在する場合も，C3bBbの不活化が抑制される．

図1　補体第二経路の過剰活性化によるC3腎症の発症

取り扱い，C3腎症を中心に記述する．

2　病因・病態

1）補体系の活性化と抑制のしくみ

　C3腎症を理解するには補体系の理解が欠かせない．補体系はヒトだけでなく多くの生物が有する，病原体に対する一次防御を担う自然免疫系の重要なシステムである．補体系は30種以上の蛋白質から構成され，3つの活性化経路（古典経路・レクチン経路・第二経路）を有している．古典経路は抗原抗体複合体や病原体関連分子パターン・損傷関連分子パターンが契機となって活性化し，レクチン経路は生体に侵入した菌体の表面に存在する多糖類を認識して活性化する．第二経路は，古典経路・レクチン経路とは異なり，活性化の端緒をもたない．生体内ではC3がゆっくりと加水分解されてC3（H₂O）となり，緩徐な活性化状態が維持されている（図1A）．

　C3（H₂O）にB因子が結合してC3（H₂O）Bが形成され，D因子の働きでC3（H₂O）Bbとなる．C3（H₂O）BbはC3転換酵素としての活性を有し，C3をC3aとC3bに分解して多量のC3bを供給して第二経路を強力に活性化できるが，H因子やI因子の補体制御因子が働き，C3（H₂O）BbやC3bBbなどのC3転換酵素を短時間で分解するため，過剰な活性化が抑制されている（図1B）．

2）C3腎症の発症にかかわる補体活性化のメカニズム

　Spitzerらは，1969年にC3腎炎因子（C3 nephritic factor，C3NeF）を報告した[6]．これはC3bBb複合体のneo-antigenに結合する自己抗体で，C3転換酵素を安定化し，活性を長時間にわたって維持する．現在ではC3腎症の原因の過半数を占めると考えられている．C3NeFが存在することで補体第二経路が過剰に活性化し，多量のC3bが腎糸球体に沈着してC3腎症が発症するとされる．

　C3転換酵素を安定化する自己抗体には，抗H因子抗体・抗B因子抗体・抗C3b抗体が含まれる．これらの自己抗体も過剰のC3b産生に関与し，広義の

C3NeF と捉えてもよい(図1C).

C3腎症の発症原因は, 過半数が前述したような自己抗体と考えられているが, H因子やH因子関連蛋白の遺伝子異常も報告されている. 家族歴を有する症例では必要に応じて遺伝子検査を検討してもよい.

3 診断(臨床徴候と検査所見)

1) 臨床徴候

C3腎症は, 軽度の血尿・蛋白尿が続く症例や, 肉眼的血尿・浮腫を伴う症例, さらには急速進行性腎炎症候群を呈する症例など, 幅広い臨床徴候がみられる[7]. 血液検査では低補体血症(C3低値, CH50低値)が特徴的だが, C3腎症を含むMPGNの診断時に43%の症例においてC3が正常であったとの報告もみられ注意を要する. わが国では学校検尿制度をはじめ, 健康診断での尿検査機会が多く, 無症候性に発見される症例は他国と比して多いと思われる. 小児での代表的な例を下記に示す.

・感染症罹患中や罹患後に, 肉眼的血尿と様々な程度の蛋白尿が出現する. 時に血清Crの上昇や高血圧, 高カリウム血症を呈することもある. 血清C3, CH50は低下するが, C4は正常範囲のことが多い. 溶連菌感染などによる感染関連腎炎の発症初期とは鑑別することが容易ではないが, 血清C3値は発症から12週間以上が経過しても回復せず, 腎生検が考慮される.

・学校検尿で無症候性に血尿 and/or 蛋白尿が指摘され, 血液検査でC3低値, CH50低値が判明する. このような症例では血清Crは正常であることが多い.

C3腎症は上記のような経緯で発見され, 慢性に経過する. 症例ごとの差異は大きいが, 感染症罹患時に一時的に再燃することが多い. 血清C3値の低値は, 体内(おそらく腎臓)でのC3消費が続いていることを示唆する.

2) 検査所見:腎生検による病理組織診断

C3腎症は腎生検によって確定診断される. 「蛍光抗体法でC3沈着が他の補体成分や免疫グロブリンと比較して2段階以上優位な沈着を示す糸球体腎炎」と定義されている[5]. 糸球体傷害パターンはMPGNが代表的であるが, 管内増殖性糸球体腎炎や半月体形成がみられる症例もあり, 形態学的に多様である. 電顕所見では基底膜内の電子密度の濃い帯状沈着物の有無でDDDとC3腎炎に分類される(図2). なお, 腎組織所見がMPGNパターンを呈し, 蛍

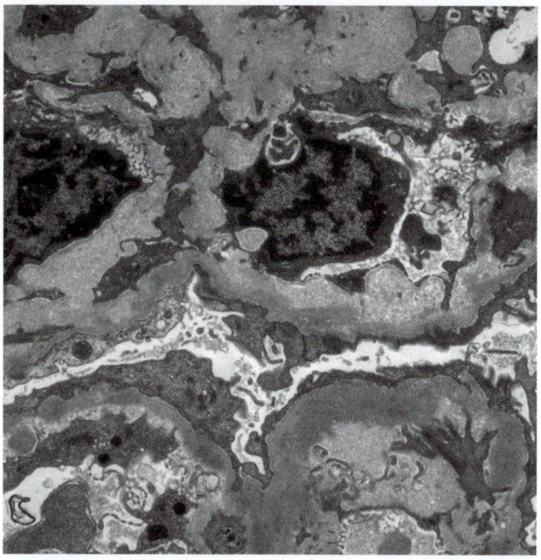

図2 電顕写真

糸球体上皮細胞には微絨毛の増加を認め, 足突起はほぼびまん性に消失している. メサンギウム域には中等度のメサンギウム細胞の増殖, 軽度の基質増加を認め, 斑状〜地図状のdepositを認める. 係蹄壁には上皮下, GBM内, 内皮下にdepositを認める. 上皮下depositは少ないが, hump様に突出したものも観察される. GBM内のdepositは所によりリボン状あるいはソーセージ状にみえ, 内皮下depositはdensityの低い浮腫状の内皮化腔の拡大とともにみられ, mesangial interpositionを伴っている. 本症例では, 蛍光抗体法で免疫グロブリンは陰性で, C3のみが強陽性に観察された(診断:C3腎炎).

光抗体法でC3と免疫グロブリンの沈着を同程度に認めるものは, 特発性免疫複合体型膜性増殖性糸球体腎炎(Immune complex-mediated MPGN:IC-MPGN)と分類する.

3) 検査所見:補体系の検査

血清を用いた補体検査は, 腎生検による診断を補完するものであり, C3腎症の病態と病勢の理解に有用である. C3腎症の原因となる自己抗体には, C3NeF, 抗H因子抗体, 抗B因子抗体, 抗C3b抗体が報告されているが, これらの検査に対応可能なコマーシャルラボはなく, 一部の研究室でのみ実施されている.

4) 検査所見:遺伝子検査

C3腎症の診断に遺伝子検査は必須ではない. 家族歴を有するC3腎症では実施してもよい. 発症要因として頻度は低いが, 補体制御因子であるH因子の機能喪失性変異, C3やB因子の機能獲得性変異(制御因子による分解を受けにくくなり活性化が持続する)が報告されている. H因子関連蛋白の異

常も報告されているが，コピー数異常は短鎖リード型の次世代シーケンサでは検出しにくいため，Multiple Ligation-dependent Probe Amplification（MLPA）法などの他のモダリティが必要になることがある．

4 治療

C3腎症の治療は比較的小規模の後方視的コホートと専門家の意見に基づいている[8]．

1）支持療法

すべての症例に対して，塩分摂取制限を実施し，アンジオテンシン変換酵素阻害薬（ACEI）またはアンジオテンシンII受容体拮抗薬（ARB）を用いた血圧の適正管理が求められる．

2）免疫抑制療法

中等症（尿蛋白0.5g/日以上，腎生検で中程度の炎症所見，腎機能正常）では，高用量のプレドニゾロンを4週間投与し，6〜12か月で漸減中止する方法が有効である．蛋白尿が持続する場合にはミコフェノール酸モフェチルを併用することが有効とされている．重症例（2.0g/日以上の尿蛋白や腎生検での高度な炎症所見，腎機能低下がみられるもの）ではメチルプレドニゾロンパルス療法やシクロホスファミドの使用が検討される．なお，C3腎症の治療に用いる薬剤は，本項執筆時点で保険適用でないものが多く，使用にあたっては各施設で倫理審査委員会に諮ることが望ましい．

5 管理と予後

C3腎症は比較的新しい疾患概念であることから，長期予後に関するデータは限定的である．Medjeral-Thomasは，80人の患者コホートにおけるDDDとC3腎炎の転帰を比較し，追跡期間中央値28か月でDDD患者の47％，C3腎炎患者の23％が末期腎不全への進行を報告した[9]．134人のフランス人患者コホートでは，MPGN群，DDD群，およびC3腎炎群に差がなく，10年腎生存率は63.5％と報告された．これらのデータは，MPGN患者の40〜50％が診断から10年以内に末期腎不全へ進行する従来の報告を支持する．近年，小児IC-MPGNまたはC3腎症の165人を対象とした大規模な後方視的研究で，成人よりも良好な経過を辿ることが確認されている[10]．

一方，C3腎症を原疾患とする腎移植患者において，移植腎にC3腎症が再発する頻度は比較的高い．欧州腎臓学会・透析移植学会のレジストリデータでは，小児の移植後5年目の平均移植片喪失は32.4％と報告されている．小児で再発リスクが高い理由は明らかでないが，いくつかの症例報告ではC3腎症の再発と移植片への潜在的な悪影響が推定されたとしている．

6 最新知見

1）補体C5に対するモノクローナル抗体薬は有効か

C3腎症は補体第二経路の過剰活性化によって発症することから，抗補体薬を用いて補体系を制御することが合理的だと考えられる．これまでに，C5に対するモノクローナル抗体であるエクリズマブがいくつかの臨床試験で投与されたが，十分な効果は得られなかった．効果があった一部の患者群では，治療前の腎機能低下が急速に進行し，腎生検組織で糸球体への炎症細胞浸潤が強い傾向があった．このような症例では，C5より下流の補体終末経路活性化を示唆し，エクリズマブによる膜侵襲複合体の形成阻害が一部の症例での病態改善に有効であった可能性を示した[11]．

2）C3腎症に対する新規治療薬

慢性に経過するC3腎症は，一般的に，C5よりも上流の補体第二経路（その中でも特に"amplification loop"と呼ばれる増幅経路）の活性化が病態形成に深く関与しているとされる．第二経路の過剰活性化を制御することがC3腎症の治療法として有望視され，B因子およびC3・C3bを標的とした治療薬が開発中である．イプタコパンは，B因子の活性部位に結合して，その活性を阻害する薬剤である．原発性C3腎症と腎移植後に再発したC3腎症を対象に実施された第2相試験で，eGFRの低下を抑制し，原発性C3腎症群において蛋白尿の有意な減少と，移植後再発群でのC3沈着スコアの大幅な減少に関連した[12]．

ペグセタコプランは，C3およびC3bに結合し，C3の開裂と補体活性化を阻害する薬剤である．C3腎症，IgA腎症，ループス腎炎，膜性腎症を対象に実施された第2相試験で，C3腎症群でeGFRの低下を抑制し，蛋白尿抑制効果を示した[13]．

その他，D因子に対するダニコパンなどが，治療薬候補として開発中であり，今後の補体阻害薬の進

6●膜性増殖性糸球体腎炎・C3 腎症

捗が期待される.

文献

1) 本田一穂：日腎会誌 58：638-647，2016
2) Burkholder PM, et al.：Lab Invest 23：459-479, 1970
3) Strife CF, et al.：Clin Nephrol 7：65-72, 1977
4) Anders D, et al.：Virchows Arch A Pathol Anat Histol 376：1-19, 1977
5) Pickering MC, et al.：Kidney Int 84：1079-1089, 2013
6) Spitzer RE, et al.：Science 164：436-437, 1969
7) 澤井俊宏，他：日児腎不全誌 38：70-75，2018
8) Goodship TH, et al.：Kidney Int 91：539-551, 2017
9) Medjeral-Thomas NR, et al.：Clin J Am Soc Nephrol 9：46-53, 2014
10) Ruggenenti P, et al.：Am J Kidney Dis 74：224-238, 2019
11) Le Quintrec M, et al.：Am J Kidney Dis 72：84-92, 2019
12) 澤井俊宏：腎と透析 97：113-118，2024
13) Dixon BP, et al.：Kidney Int Rep 8：2284-2293, 2023

（大島真衣，澤井俊宏）

Ⅱ各論　第1章／糸球体疾患

7 膜性腎症

1 定義・概念

　膜性腎症(membranous nephropathy：MN)は，糸球体基底膜上皮下に免疫複合体が沈着し，係蹄壁肥厚を認める病理学的診断名として定義されている．免疫グロブリン G(IgG)，特異抗原，補体で構成される免疫複合体の沈着が補体系活性化などの各種反応を惹起し，膜侵襲複合体の形成によるポドサイト傷害が引き起こされ多量の蛋白尿をきたすとされる[1]．

2 病因・病態

1) 病因

　MN は病因により一次性(特発性，原発性)と二次性に分類される．

a 一次性 MN

　一次性 MN の病因は糸球体上皮細胞に存在する内因性抗原と考えられている．この内因性抗原は長らく不明であったが，2009 年に Beck らが，成人特発性 MN 患者の 70 ％ の血清中に，腎ホモジネートにある 185 kDa の蛋白質に対する抗体が存在することを発見し，質量分析によりその蛋白質が糸球体上皮細胞に存在する phospholipase A2 receptor(PLA2R)であることを見出した．本研究をきっかけに MN の内因性抗原の研究は大幅に進展し，thrombospondin type-1 domain-containing 7A(THSD7A)を始め多くの分子が報告されている(表1)．一方で，小児一次性 MN 患者の腎生検検体では PLA2R の染色陽性例がわずか 6 ％ であった[2]．そのため，小児一次性 MN の病因となる内因性抗原は成人と異なる可能性がある．

b 二次性 MN

　二次性 MN の病因は多様である(表1)．特に B 型肝炎ウイルス感染と全身性エリテマトーデス(SLE)による二次性 MN は小児集団において一次性 MN よりもはるかに頻度が高い．MN と診断した際は，これらの原因の有無を検索する必要がある．また，高

表1　膜性腎症の病因

一次性 MN の原因	
内因性抗原	Megalin，NEP(neutral endopeptidase)，PLA2R(phospholipase A2 receptor)，THS-D7A(thrombospondin type-1 domain-containing 7A)，NELL-1(neural epidermal growth factor-like 1)，SEMA3B(semaphorin 3B)，EXT1/2(exostosin1/2)，NCAM1(neural cell adhesion-molecule 1)，PCDH7(protocadherin 7)など

二次性 MN の原因	
感染症	B 型肝炎，C 型肝炎，マラリア，梅毒，CMV，EBV，結核，感染性心内膜炎(連鎖球菌，腸球菌)，ハンセン病，エキノコッカス症，住血吸虫症，フィラリア
自己免疫疾患	SLE，IPEX，バセドウ病，自己免疫性肝炎，サルコイドーシス，セリアック病，1 型糖尿病，シェーグレン症候群，混合組織病，関節リウマチ，潰瘍性大腸炎，クローン病，強直性脊椎炎，皮膚筋炎，天疱瘡，抗尿細管基底膜抗体に伴う Fanconi 症候群，特発性血小板減少性紫斑病
薬剤	金製剤，水銀，インフリキシマブ，エタネルセプト，ペニシラミン，チオプロニン，カプトプリル，NSAIDs，酵素補充療法(ムコ多糖症，Pompe 病)
悪性腫瘍	卵巣腫瘍，神経芽腫，Wilms 腫瘍，組織球腫，性腺腫瘍
その他	抗 BSA 抗体，腎移植，造血幹細胞，IgA 欠損症，鎌状赤血球症，原発性胆汁性胆管炎

CMV：サイトメガロウイルス，EBV：EB ウイルス

度蛋白尿を呈する低形成腎患者全員に MN 様組織像の合併も認めており[3]，低形成腎のような小児特有の疾患が二次性 MN の病因となる可能性もある．一次性 MN の原因である内因性抗原の一部は，SLE や悪性腫瘍に伴う二次性 MN にも関連しているとの報告もある．

2) 病態

　MN は糸球体上皮細胞下に免疫複合体が沈着し，

補体系の活性化により膜侵襲複合体が形成されポドサイト傷害が引き起こされることが基本病態である．糸球体上皮細胞下への免疫複合体形成の機序には，糸球体上皮細胞に存在する内因性抗原に対して抗体が沈着するメカニズムと，外因性抗原が上皮細胞下に沈着し抗原抗体反応が起こるメカニズムが考えられている(図1)．前者のメカニズム解明に向けた研究には長い歴史があり，その始まりは1959年に遡る．小児科医であるHeymannは，ラットを腎ホモジネートで免疫することで，糸球体基底膜(GBM)に高電子密度沈着物(EDD)が沈着する，MNに類似した病態が引き起こされることを発見した．のちにこの標的抗原は近位尿細管刷子縁や糸球体上皮細胞に発現しているmegalinであることが判明し，ホモジネート投与により産生されたmegalinの抗体が糸球体上皮細胞と交差反応して発症すると考えられた．しかし，megalinはヒトにおいては糸球体上皮細胞に発現しないため，長らくヒトMNの標的抗原は不明であった．2002年，新生児とその母親の解析によりヒトMNの標的抗原としてneutral endopeptidase（NEP）が初めて報告された．NEPは糸球体上皮細胞，近位尿細管刷子縁に発現している蛋白であるが，母親はNEPをコードしている遺伝子に変異があり，NEPを欠損していた．そのため，流産となった最初の妊娠でNEPに対する抗体が作られ，次子の妊娠でその抗体が胎盤を通って，児にMNを引き起こしたことが証明された．その後，成人MNにおける内因性抗原としてPLA2Rが発見され，PLA2R関連MNをモデルとした病態解明の知見の集積が進んだ．PLA2R関連MNでは病態の進展に伴って抗PLA2R抗体のエピトープ拡散(抗体が認識するエピトープの増加)が生じること，抗PLA2R抗体濃度は尿蛋白量と正相関しながら時間的に先行して変動することなども解明されている．

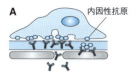

図1 糸球体上皮細胞下の免疫複合体形成機序とその病因抗原
A：上皮細胞に存在する内因性抗原に対して抗体が沈着する(一次性MN)．
B：外因性抗原が上皮細胞下に沈着し抗原抗体反応が起こる(二次性MN)．

3 診断

1) 疫学

小児における発症率は1年10万人当たり0.1人とされ，成人の1.2人と比較しまれである．また，ネフローゼ症候群を呈した小児のうち，MNの割合は1〜5歳で1〜2％，10歳で5％，15歳で10％，18〜20歳で18〜22％と年齢が上がるにつれて増加する．ただ，小児ではネフローゼ症候群を呈すると，通常，腎生検を行わずに経験的にステロイド治療を開始するため，この発症頻度は過小評価されている可能性がある[4]．発症率における性差は様々な報告があるが，男女で同等と考えられている．

2) 臨床徴候，尿検査

蛋白尿が主な所見であり，高度蛋白尿でネフローゼ症候群をきたすと浮腫や体重増加が認められる．一方で，軽度の蛋白尿が学校検尿で偶然発見される症例や，緩徐に蛋白尿が悪化する症例は無症候のこともある．血尿は成人と比較して頻度が高く，肉眼的血尿を認めることもある．腎機能は保たれ，高血圧や血栓症も成人と比較して小児のほうがまれである(表2)．

3) 血液検査

高度蛋白尿をきたす症例では，低アルブミン血症を呈する．二次性MNの原因となりうる各種感染症関連の検査(HBV，HCV，CMV，EBVなど)や抗核抗体，抗dsDNA抗体などの測定を行う．成人では，新しいMN診断法の一つとして，血中抗PLA2R抗体の測定が登場している．一次性MNに対する血中抗PLA2R抗体の特異度は極めて高く，腎生検による病理診断の性能と同程度である．2021年版KDIGO糸球体疾患診療ガイドライン[5]では，血中抗PLA2R抗体を検査指標に加えたMN診断法が記載され，腎機能が正常範囲内かつ免疫抑制療法を受けていない患者が血中抗PLA2R抗体陽性の場合は，腎生検を行わずにMNと診断できるとされた．侵襲的な腎生検を回避できる画期的な診断法であるが，PLA2R関連MNが少ないとされる小児への応用はまだされていない．

4) 病理組織所見(図2)

a 光顕所見

一次性MNはPAS染色で細胞増殖を認めず，微小

表2　膜性腎症の臨床徴候

	小児 MN	成人 MN
ネフローゼ症候群に占める割合	2〜18 歳で 1〜15 %	18〜50 歳で 15〜50 %
一次性 or 二次性	一次性＜二次性	一次性＞二次性
PLA2R 関連 MN の占める割合	45 %（特に青年に多い）	70〜80 %
性差	なし	男性に多い
血尿	70〜90 %	30〜50 %
高血圧	＜10 %	30 %
血栓症	＜5 %	10〜20 %
再発頻度	しばしば	まれ
腎機能障害	＜25 %	30〜40 %
メサンギウムへの沈着	一次性 MN ではまれであるが，ループス腎炎ではしばしば認める	一次性 MN ではまれであるが，ループス腎炎ではしばしば認める
分節性の沈着	あり	まれ
尿細管基底膜に沿った沈着	SEMA3b による MN で認める	非常にまれ

MN：膜性腎症

（Ronco P, et al.：Membranous Nephropathy. In：F Emma, et al.（eds），Pediatric Nephrology 8th ed, Springer, 411-433, 2022 より一部改変）

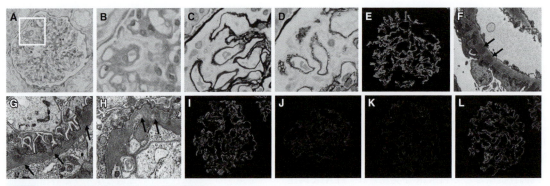

図2　一次性膜性腎症例の病理組織所見
A：PAS 染色（200×）：明らかな細胞増殖を認めない．
B：PAS 染色（A の選択部分を強拡大）：糸球体基底膜の肥厚を認める．
C：PAM 染色：スパイク形成を認める．
D：PAM 染色：bubbly appearance を認める．
E：蛍光抗体法（200×）IgG の染色を認める．
F：電顕（ステージ II）沈着した EDD 間から spike が形成される．
G：電顕（ステージ III）EDD が GBM 内に陥入する．
H：電顕（ステージ IV）EDD は消失して白く抜ける．
I：蛍光抗体法（200×）IgG1 の染色を認める．
J：蛍光抗体法（200×）IgG2 は染色されない．
K：蛍光抗体法（200×）IgG3 は染色されない．
L：蛍光抗体法（200×）IgG4 の染色を認める．
（東京女子医科大学腎臓小児科のご厚意により提供）
〈口絵カラー 11，p. xii 参照〉

変化群との鑑別が難しい．免疫複合体の沈着による基底膜肥厚のみが観察されることがある．詳細な係蹄壁の変化は PAM 染色や Masson trichrome 染色標本で観察する．病初期は，Masson trichrome 染色で淡赤色の微細な上皮側沈着物を認めることがあるが，PAM 染色による明らかなスパイク形成や基底膜肥厚は確認できない．病期が進み，免疫複合体の沈着物の大きさや数が増すと，係蹄壁にスパイクが観察されるようになる．その後，係蹄壁の肥厚が明確になり，PAM 染色で係蹄壁の bubbling や網目状変化を認める．進行例では，糸球体の分節性ないしは全節性硬化，尿細管萎縮，間質線維化などの慢性変化が

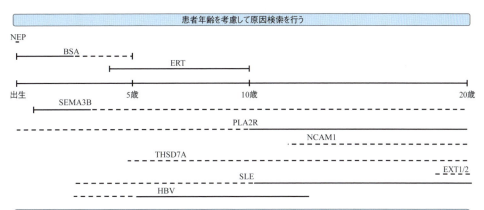

図3 小児膜性腎症のマネジメント
患者年齢を考慮して問診，診察，検査などにより原因検索を行い，二次性MNと診断できれば原因疾患の治療を優先する．一次性MNの可能性が考えられた場合は，無症候性蛋白尿かネフローゼ症候群かに分類し，治療方針を検討する．
(Ronco P, et al.：Membranous Nephropathy. In：F Emma, et al.(eds), Pediatric Nephrology 8th ed, Springer, 411-433, 2022 より一部改変)

観察されることもある．係蹄内細胞増殖，基底膜二重化，メサンギウム細胞増殖を認める場合は二次性MNや他の糸球体疾患の可能性を考える．

b 蛍光抗体法

典型的には免疫グロブリンG(IgG)や補体成分(C3, C5b-9)が係蹄壁に沿って顆粒状沈着する．IgGはκ軽鎖，γ軽鎖を共に含む．二次性MNの場合，IgM, IgA, C1q, C4の沈着を認めることもあり，特にC1qの沈着はSLEの可能性を示唆する所見である．IgGはIgG1からIgG4の4種類のサブタイプがあり，このサブタイプを染め分けるIgGサブクラス染色は，病因を判断する一助になる．一次性MNではIgG1, IgG4が沈着するが，IgG2やIgG3の沈着はわずかである．一次性MNのうち，PLA2RやTHSD7A関連のMNではIgG4が優位であり，EXT1/2, NCAM1, NELL1, SEMA3B関連の一次性MNではIgG1が優位に沈着する．SLEではIgG1, IgG4に加え，IgG2やIgG3も沈着することがある．また，成人ではPLA2RなどのMN関連抗原の染色はMNの診断を支援する強力な補助手段となってきている．

c 電顕所見

GBMの上皮直下にEDDの沈着を認める．疾患の進行とともに，沈着物の大きさ・量・電子密度などが変化し，GBMが肥厚する．その変化に基づいて，ステージ分類される．ステージ0：EDDなし，ステージI：小さな散在性のEDDを認めるが，GBMのスパイク形成・肥厚は認めない，ステージII：EDDの数・大きさが増加し，スパイクの形成・肥厚を認める．ステージIII：EDDがGBM内に陥入する(intramembranous deposit)，ステージIV：EDDは消失して，GBMの不規則な肥厚を認める．ステージ0は光顕所見も正常であるが，蛍光抗体法で係蹄壁にIgG±C3沈着を認める病初期を見ていると考えられる．また，このステージ分類は蛋白尿の程度や予後などの臨床所見と必ずしも関連しないことに注意が必要である．

4 治療

MNの診断には腎生検が必須である．腎生検が実施されるのは，1)無症候性蛋白尿が持続する場合か，2)ネフローゼ症候群で発症し，ステロイド抵抗性の経過を辿った場合，である．診断後のマネジメントは，患者年齢を考慮した原因検索から始め，二次性MNと判断できれば原因疾患への治療が優先される(図3)．一次性MNの患者数は少ないためRCTのようなエビデンスの高い臨床研究が存在しないが，下記の分類をしたうえで治療方針を検討することが一般的である．

1) 無症候性蛋白尿が持続する場合

成人のMNでは，2021年版KDIGO糸球体疾患診療ガイドライン[6]で，患者ごとの腎機能喪失リスクを4段階に分類し，リスクに応じたレジメンを選択

Ⅱ各論　第1章　糸球体疾患

することが推奨されている．蛋白尿が少ない低リスク患者には，免疫抑制薬を追加せずに経過をみるwait-and-see strategy を選択されることが多い．わが国の小児の MN 治療においても，通常，無症候性蛋白尿が持続する症例には，アンジオテンシン変換酵素阻害薬（ACEI）あるいはアンジオテンシン受容体拮抗薬（ARB）による保存的治療を基本とし，免疫抑制薬は使われないことが多い．

2）ネフローゼ症候群を呈する場合

MN の診断がつく際には，小児特発性ネフローゼ症候群としてステロイド薬の治療がすでに開始されており，ステロイド抵抗性ネフローゼ症候群と判断された場合が多い．ステロイド抵抗性を示す MN には，リツキシマブ，カルシニューリン阻害薬，シクロホスファミドの併用を検討する．カルシニューリン阻害薬は腎毒性，シクロホスファミドは性腺抑制や悪性腫瘍などの副作用があることに加え，リツキシマブと各種免疫抑制薬の比較研究で，リツキシマブの治療効果が良好であったため[6,7]，海外の成人の MN においては，リツキシマブが第一選択薬となってきている．その他，成人の MN では，新規治療薬であるベリムマブ（B 細胞活性化因子阻害薬），ボルテゾミブ（プロテオーム阻害薬），ダラツマブ（抗CD38 モノクローナル抗体）の有効性の報告もあるが，小児の MN での報告は乏しい．

5　管理と予後

自己抗体のモニタリングが有用なツールとなってきている．血中抗 PLA2R 抗体検査は PLA2R 関連MN の鑑別だけでなく，免疫学的病勢（自己抗体濃度）の評価にも利用できる．治療中に血中自己抗体量を経時的にモニタリングすることで，臨床的病勢（尿蛋白量）の変化より先行して病勢把握が可能であり，免疫抑制薬の治療の過不足の調整も可能であ

る．成人の MN は，30～40％ 程度で自然寛解するとの報告がある一方で，ネフローゼ症候群を呈する高度蛋白尿が続く場合は，10 年間で 40～50％ が腎不全に至るともされる．小児も自然寛解が認められ，成人より予後良好とされる一方で，約 20％ は末期腎不全に至ったとの報告もある．正確な予後因子はわかっていないものの，ネフローゼ症候群での発症，蛋白尿の程度，高血圧，腎病理像での間質線維化が予後と関連しているとの報告がある．なお，成人では抗 PLA2R 抗体が高値である症例では治療抵抗性であり，自然寛解の可能性が低く，再発の可能性も高い傾向にあると報告されている．

6　最新知見

内因性抗原をはじめとする病態理解の進歩により，臨床に実装するための MN のバイオマーカー開発は劇的に発展した．わが国でも血中抗 PLA2R 抗体検査は受託分析を利用可能である．さらに最近は，血液ではなく尿のエクソソームを用いた PLA2R の検出に関する報告もあり[8]，患者にとってより低侵襲で簡便な MN の診断や病勢把握が可能となるかもしれない．

文献

1) Ronco P, et al.：Nat Rev Dis Primers 69：1-23, 2021
2) Kanda S, et al.：Pediatr Nephrol 32：713-717 2017
3) Takizawa K, et al.：Clin Exp Nephrol 24：813-820 2020
4) Ronco P, et al.：Membranous Nephropathy. In：F Emma, et al.（eds）, Pediatric Nephrology 8th ed, Springer, 411-433, 2022
5) Kidney Disease：Improving Global Outcomes（KDIGO）Glomerular Diseases Work Group：Kidney Int 100：S1-S276, 2021
6) Fervenza FC, et al.：N Eng J Med 381：36-46, 2019
7) Scolari F, et al.：J Am Soc Nephrol 32：972-982, 2021
8) Wang B, et al.：Clin Kidney J 17：sfad191, 2024

（滝澤慶一）

II 各論 第2章 尿細管間質性疾患

1 ネフロン癆・ADTKD

A ネフロン癆（NPHP）

1 定義・概念

ネフロン癆（NPHP）は一次繊毛（primary cilia）の機能障害による遺伝性腎疾患である[1]．障害の中心は腎間質尿細管で，髄質嚢胞を認めることがある．ただし臨床経過，腎病理像ともに非特異的な所見が多く，そのため臨床診断が困難なこともある．NPHPにはきわめて多くの遺伝子が関与し，その異常により，多くは常染色体潜性（AR）遺伝機序で発症する．またNPHPでは特徴的な腎外症状を認めることがあり，その組み合わせで様々な臨床診断名がつけられる．これらを総称してネフロン癆関連シリオパチー（NPHP-RC）とよぶ．

表1 ネフロン癆の原因遺伝子とその遺伝形式

Phenotype	Gene/Locus	Inheritance	Location
NPHP1	NPHP1	AR	2q13
NPHP2	INVS	AR	9q31.1
NPHP3	NPHP3	AR	3q22.1
NPHP4	NPHP4	AR	1p36.31
NPHP7	GLIS2	AR	16p13.3
NPHP9	NEK8	AR	17q11.2
NPHP11	TMEM67	AR	8q22.1
NPHP12	TTC21B	AD, AR	2q24.3
NPHP13	WDR19	AR	4p14
NPHP14	ZNF423	AD, AR	16q12.1
NPHP15	CEP164	AR	11q23.3
NPHP16	ANKS6	AR	9q22.33
NPHP18	CEP83	AR	12q22
NPHP19	DCDC2	AR	6p22.3
NPHP20	MAPKBP1	AR	15q15.1
NPHP-like nephropathy1	XPNPEP3	AR	22q13.2
NPHP-like nephropathy2	SLC41A1	AR	1q32.1

2 病因・病態

1）遺伝子

NPHPおよびNPHP-RCの原因遺伝子は多数存在する．OMIM（Online Mendelian Inheritance in Man：https://www.omim.org/）にはNPHPもしくはNPHP-like nephropathyの原因遺伝子として17種類が登録されている（表1）．ほとんどの症例はAR機序で発症するが，TTC21B，ZBF423を原因とする一部NPHP症例は常染色体顕性（AD）遺伝機序で発症することが報告されている．NPHP-RCの原因遺伝子は100種類程度報告されている[1]．

2）病態

NPHPは一次繊毛の形態と機能維持にかかわる遺伝子の異常によって発症する．一次繊毛は各細胞に一つずつ存在する静的繊毛である．詳細な機能は不明であるが，細胞外からのWntシグナルやhedgehogシグナルなどの受容体となっていると考えられている．一次繊毛の機能破綻が平面内細胞極性を傷害し，嚢胞を形成する[2]．

3 診断（臨床徴候と検査所見）

1）臨床所見

NPHPは検尿異常に乏しく，腎超音波検査などの画像検査で形態異常を認めないため早期発見が困難である．偶然血液検査を受けた際の腎機能障害や腎濃縮障害による多飲，多尿，夜尿，遺尿がきっかけで発見されたり，成長障害や貧血が主訴となったりする例がある．病初期からβ_2ミクログロブリンなどの低分子蛋白尿を認めることもあり，軽微な蛋白尿が持続する場合にはDent病など以外に本症も考慮する．

NPHP-RCは腎外症状が発見の契機になることが

223

Ⅱ各論　第2章　尿細管間質性疾患

表2　ネフロン癆関連シリオパチー（NPHP-RC）の臨床診断名と腎外症状

	腎	眼	中枢神経			内分泌	多指趾	骨	肝胆膵	その他
			知的障害	MTS	髄膜瘤					
ネフロン癆	○									
Senior-Løken 症候群	○	○								
Joubert 症候群	○	○	○	○			○			筋緊張低下
Meckel 症候群	○		○		○				○	早期死亡
Bardet-Biedl 症候群	○		○				○		○	軽度知的障害
口顔指症候群 1 型	○						○	○	○	口腔内過誤腫
Alström 症候群	○	○	○			○			○	聴力障害，心筋症
Cranioectodermal dysplasia	○		○				○	○	○	頭蓋顔面骨異常
Short-rib thoracic dysplasia	○						○		○	肋骨異常
腎肝膵異形成	○								○	

MTS：molar tooth sign
※この表は厳密なものではなく，あくまでも目安である．各疾患の境界はあいまいである．

ある．腎外症状として，眼（網膜症），骨（肋骨の変形など），中枢神経（molar Tooth Sign，髄膜瘤など），多指，肥満，肝胆膵障害などがみられることがある．これらの症状の組み合わせによって Joubert 症候群や Meckel 症候群などの臨床診断名がつけられる（**表2**）．腎症状や肝胆膵障害，眼症状は進行性であり，注意が必要である．

2）腎病理所見

病理学的には慢性尿細管間質性腎障害を認める[3]．髄質境界に小嚢胞が認められることもある．進行すると糸球体硬化も認められる．しかし腎病理像は NPHP に特異的な所見に乏しく，後述する常染色体顕性尿細管間質性腎疾患（autosomal dominant tubulointerstitial kidney disease：ADTKD）との鑑別が困難となることも多い．

3）遺伝子解析

NPHP の約半数は *NPHP1* のホモ接合性全欠失である[4]．そのほかにも多数の遺伝子が原因となるため，次世代シークエンサー（NGS）による包括的な遺伝子解析が有用である．なお NPHP の遺伝子解析には保険適用がある．ただし，Joubert 症候群や Bardet-Biedl 症候群などの NPHP-RC の遺伝子解析に対する保険適用はない（2024 年 6 月現在）．

4　治療

特異的治療法はなく，対症療法である．レニン・アンギオテンシン系（RAS）阻害薬などによる腎不全進行抑制効果は不明である．

5　管理と予後

NPHP はほぼ全例が末期腎不全に進行する．その時期は様々で，*NPHP1* を原因とする場合は 10 代後半から 20 代といわれている．末期腎不全に進行した場合は腎代替療法を施行する．腎移植の生着率は良好とされている．

6　最新知見

NPHP に対する根治療法は存在しないが，2024 年に Joubert 症候群の原因遺伝子でもある *CEP290* を原因遺伝子とする遺伝性網膜変性症患者において，CRISPER-Cas9 によるゲノム編集が有効であるとの報告がなされた[5]．腎疾患に応用するためにはまだ時間がかかると考えられるが，今後同様の手法による根治的治療法の開発が期待される．

Ｂ　常染色体顕性尿細管間質性腎疾患（ADTKD）

1　定義・概念

ADTKD は 2015 年に KDIGO によって提唱された比較的新しい疾患概念で，間質や尿細管障害を主体とする進行性腎疾患の総称である[6]．臨床像はネフロン癆と類似するが，ADTKD はその名の通り遺伝

1 ● ネフロン癆・ADTKD

表3 常染色体顕性尿細管間質性腎疾患（ADTKD）の原因遺伝子と臨床像

	疾患名	遺伝子名	局在	特徴
ADTKD1	ADTKD-*UMOD*	*UMOD*	16p12.3	成人期発症，高尿酸血症をともなう
ADTKD2	ADTKD-*MUC1*	*MUC1*	1q22	成人期発症
ADTKD3	RCAD	*HNF1B*	17q12	多彩な腎臓病変（囊胞腎，腎低形成など），若年発症2型糖尿病
ADTKD4	ADTKD-*REN*	*REN*	1q32.1	小児期発症，著明な正球性正色素性貧血
ADTKD5	ADTKD-*SEC61A1*	*SEC61A1*	3q21.3	小児期発症

RCAD：renal cysts and diabetes syndrome

形式がADであるため，家族歴の確認が重要である．またNPHPのような多彩な腎外症状は認めない．

2 病因・病態

1）原因遺伝子

現在までにOMIMには*UMOD*，*MUC1*，*REN*，*SEC61A1*および*HNF1B*がADTKDの原因遺伝子として登録されている．それぞれを原因とするADTKDはADTKD-*UMOD*，ADTKD-*MUC1*などと表記される（表3）．そのほか*DNAJB11*や*ALG5*もADTKDの原因遺伝子としての報告がある[7]．これらは常染色体顕性多発性囊胞腎（ADPKD）としての臨床像をとることもある．

2）病態

*UMOD*はTamm-Horsfall蛋白をコードし，通常尿細管内に排泄され硝子円柱となる．変異したUMOD蛋白は尿中に排泄されず尿細管細胞内にとどまって小胞体ストレスが惹起され，腎機能が障害されると考えられている．

*MUC1*は遺伝子配列内に縦列反復配列多型（variable number of tandem repeat：VNTR）が存在し，多くの例はこのVNTR内に1塩基挿入されることでMUC1蛋白が変化し，変異UMOD蛋白と同様に尿細管細胞内に蓄積され腎障害を引き起こすと考えられている[6]．

3 診断（臨床徴候と検査所見）

1）臨床徴候

ADTKDの病初期に自覚症状はなく，検尿異常もほとんどないため早期発見が困難である．ADTKDのうち，ADTKD-*UMOD*とADTKD-*MUC1*は壮年期（30〜50代）に末期腎不全となるため，会社の健康診断などで偶然発見されることがある．ADTKD-*UMOD*では高尿酸血症を認めやすいため，痛風と腎

不全の家族歴がある場合は本症を念頭に置く．

ADTKD-*REN*とADTKD-*SEC61A1*は小児期に発症する．ADTKD-*REN*は高度の正球性正色素性貧血をともなうことがある．

ADTKD-*HNF1B*の腎症状はADTKDのほか，先天性腎尿路異常（CAKUT）や多発性囊胞腎と診断されていることがある．腎外症状としては若年発症成人型糖尿病5型（MODY5）を併発することがある．浸透率は高くなく，同一家系内でも症状は様々である．*HNF1B*を含む17番染色体長腕の部分欠失は17q12欠失症候群と呼ばれ，軽度の知的発達の遅れを伴うことがある．

2）検査所見

ADTKDでは多くの場合検尿異常は認めないため，腎病理所見と遺伝子解析が重要である．腎病理所見は間質の線維化や尿細管基底膜の不整化といった非特異的な所見が多く，そのため臨床診断のみでADTKDを確定するのは困難である．

遺伝学的検査では，ADTKD-*UMOD*のほとんどはヘテロ接合性ミスセンスバリアントで，exon 3-6に病的バリアントが集中している．ADTKD-*MUC1*は上述のようにVNTR内のヘテロ接合性1塩基挿入が原因となることが多く，そのため従来のshort read NGSでは診断は困難であり，long-read法による解析が有用であると報告されている[6]．ADTKD-*REN*は*REN*のexon 1もしくは2のヘテロ接合性ミスセンスバリアントによるものがほとんどである．ADTKD-*HNF1B*は*HNF1B*内のバリアントもしくはヘテロ接合性全欠失が原因となるため，直接シークエンスとMLPA（multiple ligation-dependent probe amplification）による解析が有用である．後者は17q12欠失症候群として発症していることもあるので，疑う場合はマイクロアレイも提出する．なお，これらの遺伝子解析のうち保険適用となっているものは17q12欠失症候群（腎囊胞−糖尿病症候群，renal cysts and diabetes syndrome：RCAD）に対するマイクロアレイのみであ

Ⅱ各論　第2章　尿細管間質性疾患

る（2024年6月現在）.

4　治療

　ADTKDには特異的治療はなく，対症療法である．高尿酸血症に対しては尿酸合成阻害薬を用いるが，CKDの進行は抑制しないとされている．

5　管理と予後

　上述のように原因遺伝子によって末期腎不全となる時期が異なる．CKDの進行を遅らせるような対症療法，生活指導を心掛ける．

6　最新知見

　ADTKD-*MUC1*は上述のようにほとんどがVNTR内に1塩基挿入があるため従来のshort read NGSでは解析が困難であった．近年，short read NGSでも

データ処理ができるプログラムが報告されている[8,9]．ADTKDやNPHPのように腎疾患は臨床的に鑑別が難しいものが多く，そのため複数の遺伝子をパネル化した網羅的解析が有用である．*MUC1*はこのパネル解析には不向きと考えられていたが，このようなデータ処理技術の改良が，より迅速で正確な遺伝性腎疾患の診断に結びつくと考えられる．

文献

1) 森貞直哉：医学のあゆみ 289：441-447, 2024
2) 奥田雄介：腎と透析 95（増刊）：139-145, 2023
3) 竹村　司：小児腎臓病学改訂第2版．日本小児腎臓病学会編，診断と治療社：243-246, 2017
4) Sakakibara N et al.：J Hum Genet 67：427-440, 2022
5) Pierce EA et al.：N Engl J Med 390：1972-1984, 2024
6) 岡田絵里，他：医学のあゆみ 289：437-440, 2024
7) 貝森淳哉，他：腎と透析 94：398-403, 2023
8) Saei H, et al.：iScience 26：107171, 2023
9) Fages V, et al.：Kidney Int Rep 9：1451-1457, 2024

（森貞直哉）

Ⅱ各論 第2章 尿細管間質性疾患

2 多発性囊胞腎

A 常染色体潜性多発性囊胞腎（ARPKD）

1 定義・概念

　常染色体潜性多発性囊胞腎（ARPKD）は胎児期から小児期に発症する常染色体潜性遺伝形式の囊胞性腎疾患で，腎集合管の囊胞性拡張と胆管板のリモデリングの停止による様々な程度の先天性肝線維症が特徴である．その頻度は 20,000 人に 1 人で，保因者の頻度は約 70 人に 1 人とされている[1]．

2 病因・病態

　ARPKD の主な原因遺伝子は fibrocystin をコードしている *PKHD1* である．fibrocystin は腎尿細管や肝内胆管の一次繊毛に発現する大きな 1 回膜貫通型蛋白質だが，その機能はわかっていない[2]．遺伝子変異の種類と臨床像との関連については長らく不明であったが，近年の欧州を中心とする ARPKD のレジストリー（ARegPKD）研究により，変異部位により腎臓や肝臓の予後が異なることが示唆されている[1]．

　また 2017 年に ARPKD の第 2 の原因遺伝子として *DZIP1L* が報告された[2]．*DZIP1L* は DAZ-interacting protein 1-like protein（DZIP1L）をコードする遺伝子で，DZIP1L は一次繊毛と細胞質の境界面である移行帯に存在する蛋白質である[2]．

3 診断（臨床徴候と検査所見）

　ARPKD の臨床徴候を表 1[3]に示す．ARPKD の重症例は出生前に超音波検査での肥大した高エコー輝度の腎臓，羊水過少を呈し，Potter 症候群（肺低形成，頭蓋異常，内反足）を引き起こす．乳児期の症状は，両側の側腹部腫瘤，超音波検査での肥大した高エコー輝度の腎臓，両側の小さな腎囊胞（通常＜1 cm），およびコントロールが困難な高血圧を呈する．小児および若年成人では，肝胆道系の異常がより顕著となる[4]．

　わが国における ARPKD の診断基準を表 2[5]に示す．なお，この診断基準は 2025 年頃に改定され，遺伝学的検査も含まれる予定である．*PKHD1* の遺伝

表1 ARPKD と ADPKD の臨床徴候

	ARPKD	ADPKD
腎臓の臨床徴候	胎生期の腎腫大，囊胞腎，羊水過少 慢性腎臓病 低ナトリウム血症 高血圧症	腎容積の増大，囊胞腎 高血圧症 蛋白尿 血尿 慢性腎臓病
腎超音波所見	腎実質のエコー輝度上昇 "salt-and-pepper" パターン 小さく，ときに同定のできない囊胞（＜2 mm） 年長者では ADPKD に類似した所見	腎皮質と髄質に存在する様々な大きさの囊胞 大きな囊胞を伴うことが多い 囊胞は両側に認めることが多い
肝臓の臨床徴候と病理所見	胆管板の形成異常 胆管過形成と門脈周囲線維化を伴う先天性肝線維症 肝内胆管拡張症（Caroli 病） 門脈圧亢進症 胆管炎のリスクが高い	時に胆管板の形成異常や先天性肝線維症を認める 肝囊胞（成人に多く，小児はまれ）
その他の異常	新生児呼吸窮迫症候群，新生児肺低形成 膵囊胞はまれ 脳動脈瘤はまれ	膵囊胞や他の上皮組織の囊胞形成 大腸憩室，鼠径ヘルニア 心血管異常，家族内に集積する脳動脈瘤，腹部大動脈瘤 気管支拡張症 囊胞痛

（Liebau MC, et al.：Mol Cell Pediatr 8：20, 2021 より引用・改変）

227

II各論　第2章　尿細管間質性疾患

| 表2 | わが国の ARPKD の診断基準 |

1. **に加えて 2. の1項目以上を認める場合に ARPKD と診断する**
1. 皮髄境界が不明瞭で腫大し高輝度を示す典型的超音波画像所見
2. a) 両親に腎嚢胞を認めない，特に30歳以上の場合
   b) 臨床所見，生化学検査，画像検査などにより確認される肝線維症
   c) ductal plate の異常を示す肝臓病理所見
   d) 病理学的に ARPKD と確認された同胞の存在
   e) 両親の近親婚

（日本腎臓学会（編）：エビデンスに基づく多発性嚢胞腎（PKD）診療ガイドライン 2020. 東京医学社，2020 より引用）2024 年 11 月現在

学的検査は，かずさ DNA 研究所などの衛生検査所において実施可能だが，現時点では保険適用外である．

4　治療と管理

　ARPKD は根本的な治療が存在しないため支持療法が中心となる．周産期から成人までの管理が必要となり，周産期専門医，新生児専門医，腎臓専門医，肝臓専門医，遺伝専門医からなる集学的ケアが理想とされる[6]．

　8割以上の患者は生後1か月以内に高血圧を呈し，アンジオテンシン変換酵素阻害薬（ACEI）やアンジオテンシンII受容体拮抗薬（ARB）を中心とした降圧療法を行う．難治性高血圧で多剤併用療法を要することもある[2]が，ACEI と ARB の併用は推奨されていない[6]．生後1年で難治性高血圧が改善することがあるがその機序は不明である[2]．6〜25％に希釈尿生成障害による低ナトリウム血症を認め，低張な栄養を控える必要がある[6]．呼吸状態の改善や栄養摂取，また腹膜透析を施行する際の腹腔内容量確保を目的として慣習的に片側または両側の腎摘出を行うことがある．しかし前述の ARegPKD 研究では生後3か月以内に両側腎摘出術を行った患者は神経学的予後が悪いという報告があり今後のエビデンスの蓄積が待たれる．生活の質や成長発達の面から腎代替療法は腎移植が望ましい．なお，反復性胆管炎や門脈圧亢進症による食道静脈瘤，難治性腹水，肝肺症候群などを有する末期腎不全患者では肝腎移植が適応となる[5]．現在，ARPKD に対するバゾプレシン V2 受容体拮抗薬であるトルバプタンの臨床試験が行われており[1]，その結果が待たれる．

| 表3 | 小児期発症の ADPKD の定義 |

用語	定義
VEO-ADPKD	重度の ADPKD を示す以下の臨床徴候のいずれかを 18 か月未満に認める ・胎生期に高エコー輝度の腎腫大（>2 SD）と羊水過少 ・腫大した嚢胞腎（>2 SD）および高血圧（≧95 パーセンタイル）*
EO-ADPKD	重度の ADPKD を示す以下の臨床徴候を生後 18 か月から 15 歳までに認める ・腫大した嚢胞腎（>2 SD）および高血圧（≧95 パーセンタイル）*

*eGFR の低下を伴ってもよい
VEO：very early onset，EO：early onset，SD：standard deviation
（Cornec-Le Gall E, et al.：J Am Soc Nephrol 29：13-23, 2018 より引用・改変）

5　予後[1]

　ARPKD の予後は腎臓と肝臓の障害の程度により様々である．約3割の患者は呼吸不全により生後すぐに死亡すると推定されている．一方，近年の米国の報告では，乳児期の生存率は約80％であり，生後1年間生存した患者の10年生存率は9割以上とされている[1]．20歳までに約50％が末期腎不全に至る．ARegPKD 研究では，胎生期の腎腫大，羊水過少，Apgar スコア低値，出生後の呼吸サポートが，生後1年以内の透析導入のリスク因子とされている．

B　常染色体顕性多発性嚢胞腎（ADPKD）

1　定義・概念

　常染色体顕性多発性嚢胞腎（ADPKD）は常染色体顕性形式の遺伝性腎疾患で，出生 400〜1,000 人に1人の割合で発生する[2]．通常，成人になるまで臨床徴候を呈さないが，偶発的に腹部画像検査にて無症候性の小児例を認めることがある．また，まれではあるが，乳児期または小児期に発症し，急速に進行する ADPKD も存在する（表3）[7]．

2　病因・病態

　ADPKD の原因遺伝子は約80％が *PKD1*，約15％が *PKD2* とされる．これらの遺伝子は，腎上皮細胞の一次繊毛に局在する蛋白質（polycystin 1 と polycystin 2）をコードしており，細胞内カルシウムシグ

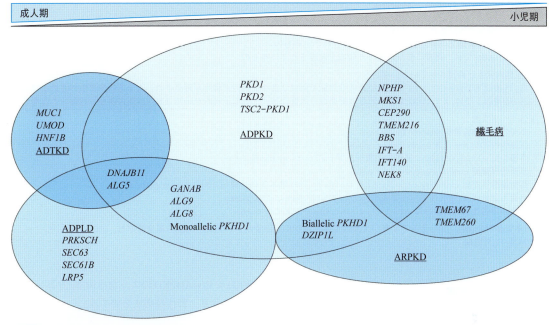

図1 嚢胞性腎疾患の遺伝学的分布
疾患関与の根拠が限られており，まだ評価不十分な遺伝子も含まれる．
ADTKD：autosomal dominant tubulointerstitial kidney disease，ADPLD：autosomal dominant polycystic liver disease
（Hanna C, et al.:Semin Nephrol 43：151434, 2023 より引用・改変）

ナル伝達およびサイクリック AMP の活性化に関与している[2]．しかし，これらの遺伝子の変異体がどのようにして嚢胞形成を引き起こすのかは依然として明らかではない．さらに近年，常染色体顕性多発性肝嚢胞に関連する GANAB, ALG5, ALG9 や，常染色体顕性尿細管間質性疾患に関連する DNAJB11，繊毛病に関連する IFT140 や NEK8 なども ADPKD 関連遺伝子として報告されており，嚢胞性腎疾患の遺伝学的分布は複雑になっている（図1）[4]．

3 診断（臨床徴候と検査所見）

ADPKD の臨床徴候を表1[3]に示す．患者のほとんどは40歳まで症状がないが，腹部画像検査にて偶発的に無症候性の小児例を認めることがある．15歳未満で血縁者内に ADPKD が確認されている小児において，腹部超音波検査にて1個以上腎嚢胞を認めた場合，ADPKD である可能性が高い[8]．無症候性の小児例では，高血圧や軽度の蛋白尿を認めることがある．また約2～5％は小児期に ADPKD を発症し急速に腎腫大および腎機能障害が進行する．18か月未満に発症する ADPKD は very-early-onset（VEO）-ADPKD，15歳までに発症する ADPKD は early-onset（EO）-ADPKD と定義されている（表3）[7]．VEO-ADPKD は，PKD1 や PKD2 の biallelic や digenic な変異を伴うことがあり，また ARPKD 様の臨床徴候を呈することもあることから，遺伝学的検査が推奨されている[8]．

わが国の診断基準を表4[5]に示す．なお，この診断基準は，一部の嚢胞の個数に明確な根拠がないこと，日本独自の診断基準であり海外では認められていないこと，除外すべき疾患名が現在の医療に不適切であることなどから，2025年に KDIGO から発表される ADPKD のガイドラインを参考に大幅に改定され，遺伝学的検査も含まれる予定である．また，KDIGO の新しいガイドラインの第9章には小児の ADPKD の診断や管理アルゴリズムも掲載される予定であり必読に値する[9]．

PKD1 と PKD2 の遺伝学的検査は，かずさ DNA 研究所などの衛生検査所において実施可能だが，現時点では保険適用外である．なお，血縁者内に ADPKD が確認されている小児に対して腹部超音波や遺伝学的検査による ADPKD のスクリーニングを行うかどうかは，生活指導や血圧管理などの早期治療介入の利点と精神的負担や社会的不利益などの欠点を鑑みて，家族中心の共同意思決定で決めるべきとされている[8]．

Ⅱ各論　第2章　尿細管間質性疾患

| 表4 | わが国の ADPKD の診断基準 |

1. 家族内発生が確認されている場合
　1）超音波断層像で両腎に各々 3 個以上確認されているもの
　2）CT，MRI では，両腎に嚢胞が各々 5 個以上確認されているもの

2. 家族内発生が確認されていない場合
　1）15 歳以下では，CT，MRI または超音波断層像で両腎に各々 3 個以上嚢胞が確認され，以下の疾患が除外される場合
　2）16 歳以上では，CT，MRI または超音波断層像で両腎に各々 5 個以上嚢胞が確認され，以下の疾患が除外される場合

除外すべき疾患
□多発性単純性腎嚢胞 multiple simple renal cyst
□尿細管性アシドーシス renal tubular acidosis
□多嚢胞腎 multicystic kidney（多嚢胞性異形成腎 multicystic dysplastic kidney）
□多房性腎嚢胞 multilocular cysts of the kidney
□髄質嚢胞性疾患 medullary cystic disease of the kidney（若年性ネフロン癆 juvenile nephronophthisis）
□多嚢胞化萎縮腎（後天性嚢胞性腎疾患）acquired cystic disease of the kidney
□常染色体劣性多発性嚢胞腎 autosomal recessive polycystic kidney disease

（日本腎臓学会（編）：エビデンスに基づく多発性嚢胞腎（PKD）診療ガイドライン 2020．東京医学社，2020 より引用）
2024 年 11 月現在

4　治療と管理[8]

　小児の ADPKD 治療は，支持療法が中心となる．血圧は年齢，性別，身長に基づく基準値の 50 パーセンタイル以下か 110/70 mmHg 以下を目標とする．降圧薬は ACE 阻害薬や ARB が第一選択となる．血圧以外に腎機能，蛋白尿，腹部超音波所見をモニタリングする．小児の ADPKD に対する脳動脈瘤や心臓弁膜症などの腎外合併症のスクリーニングは推奨されておらず，症状を認めたときのみ実施する．生活指導としては塩分制限，バゾプレシン分泌を抑制するための水分摂取，禁煙，体重管理，非ステロイド性抗炎症薬（NSAIDs）を控えることが重要である．また，夜尿症に対してバゾプレシン誘導体を使用することは嚢胞増大の可能性があるため控える．

　成人の ADPKD では，トルバプタンが ADPKD の進行を抑制する薬剤として，2014 年に世界に先駆けてわが国で承認された．なお，現在の保険適用は，両側総腎容積が 750 mL 以上かつ腎容積増大速度が概ね 5 ％/年以上の患者に限定される．小児の ADPKD に対しては，トルバプタンの有効性と安全性を確認した第 3 相臨床試験が，2023 年に欧州より発表されている[10]．しかし，小児の ADPKD に対するトルバプタン使用による腎容積や腎機能の変化，長期予後はまだ不明であり，今後の報告が期待される．

5　予後

　前述のように，ADPKD と診断された小児の多くは，40 歳まで腎機能が保たれる．そのため，適切な成人医療への移行が重要となる[8]．一方，VEO-

ADPKD や EO-ADPKD のような症例は，早期に末期腎臓病に至り，腎代替療法を要する．

C　最新の知見

　遺伝子解析技術の進歩により嚢胞性腎疾患の遺伝学的分布は複雑になっている（図 1）[4]．それに伴い今後，わが国および国際的なガイドラインの改定が予定されており，その進展に注目したい．また ARegPKD 研究だけでなく，19 歳未満の小児の ADPKD を対象とした国際的レジストリー研究（ADPed-KD）[11]や，わが国における ARPKD と ADPKD のレジストリー研究（JRP）[12]が開始されており，今後のエビデンスの蓄積が期待される．

文献

1) Burgmaier K, et al.：Adv Kidney Dis Health 30：468-476, 2023
2) Bergmann C, et al.：Nat Rev Dis Primers 4：50, 2018
3) Liebau MC, et al.：Mol Cell Pediatr 8：20, 2021
4) Hanna C, et al.：Semin Nephrol 43：151434, 2023
5) 日本腎臓学会（編）：エビデンスに基づく多発性嚢胞腎（PKD）診療ガイドライン 2020．東京医学社，2020
6) Guay-Woodford LM, et al.：J Pediatr 165：611-617, 2014
7) Cornec-Le Gall E, et al.：J Am Soc Nephrol 29：13-23, 2018
8) Gimpel C, et al.：Nat Rev Nephrol 15：713-726, 2019
9) Kidney Disease：Improving Global Outcomes（KDIGO）ADPKD Work Group：Kidney Int 107：S1-S239, 2025
10) Mekahli D, et al.：Clin J Am Soc Nephrol 18：36-46, 2023
11) De Rechter S, et al.：Kidney Int Rep 4：1271-1284, 2019
12) Nakatani S, et al.：Clin Exp Nephrol 28：1004-1015, 2024

（藤丸拓也）

II 各論　第2章　尿細管間質性疾患

3　Dent病・Lowe症候群・CUBN腎症

A　Lowe症候群・Dent病

1　定義・概念

1）Lowe症候群

Lowe症候群（OMIM #309000）は，眼脳腎症候群（oculo-cerebro-renal syndrome of Lowe：OCRL）ともよばれ，その名の通り眼症状，中枢神経症状，腎症状を三徴候とするX染色体連鎖型の遺伝性疾患である．1952年Loweらによって先天性白内障，重度の知的障害，汎アミノ酸尿を呈する症候群として初めて報告され，1992年に*OCRL*が原因遺伝子であることが明らかにされた[1]．筋力低下も特徴的な所見であり，進行性の腎機能障害を伴うFanconi症候群を呈する．欧米各国における有病率は50万人に1人程度と推定されているが，軽症例を含めるとさらに多い可能性がある．ほとんどが男児であるが，X染色体と常染色体の均衡転座や，X染色体不活化不均衡による女児例の報告がある[2]．

2）Dent病

Dent病は，低分子蛋白尿，高カルシウム尿症，腎石灰化，腎結石などを呈するX染色体連鎖型の遺伝性腎尿細管疾患である（図1）．1964年，DentとFriedmanにより，高カルシウム尿症，高リン尿症，蛋白尿，アミノ酸尿を伴う，くる病の2男児例が初めて報告され，その後1994年に，Wrongらによって，低分子蛋白尿，高カルシウム尿症，腎石灰化および徐々に進行する腎不全を呈する疾患として，疾患概念が確立され，時を同じくして*CLCN5*が原因遺伝子であることが明らかになった．またわが国では，学校検尿などの検尿システムで発見される無症候性の低分子蛋白尿を呈する疾患として，特発性尿細管性蛋白尿症が古くから知られていたが，これは後にDent病と同一の疾患であることが判明した．その後

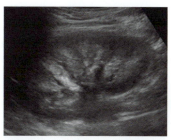

図1　Dent病の超音波検査画像
自験例．8歳男児．腎臓超音波検査で腎石灰化を認める．

Dent病の一部が，Lowe症候群の原因遺伝子である*OCRL*の異常であることが明らかになった[3]．

Dent病のうち，約60％が*CLCN5*異常によるDent disease-1（OMIM #300009）であり，約15％が*OCRL*異常によるDent disease-2（OMIM #300555）であるとされるが，残りの20～25％の症例では変異が同定されない．男性患者が主であり，保因者女性は無症状であることが一般的だが，まれに女性例も存在する[4]．わが国における患者数は400人程度と推測されているが，未診断例も多いと考えられ，諸外国においても有病率は明らかにされていない．

2　病因・病態

Lowe症候群およびDent病の腎における基本病態は，近位尿細管における再吸収（endocytosis）の障害である．糸球体係蹄壁は完全な濾過障壁ではなく，実際には相当な量の血漿蛋白が糸球体濾過液（原尿）に漏出しているが，健常人ではこれらの蛋白のほとんどが近位尿細管で再吸収されるため，尿中に排泄される蛋白はきわめて微量である．このendocytosisは，以下のような機序で行われている（図2）[5]．糸球体で濾過された蛋白は，近位尿細管管腔の刷子縁に発現しているレセプターである，megalinやcubilinと結合し，細胞内に取り込まれた後，endosomeへと

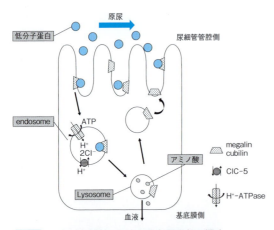

図2 近位尿細管における蛋白再吸収の機序
(Devuyst O, et al.：Kidney Int. 72：1065-1072, 2007 を参考に作成)

輸送される．その後 endosome 内で酸性化され，megalin や cubilin と解離し，lysosome 酵素の作用でアミノ酸に分解される．endosome が基底膜側に移動すると，分解されたアミノ酸は endosome から細胞質に出て，尿細管基底膜を通過して，血中に戻される．その後 endosome は再び尿細管管腔側に移動し，megalin と cubilin は再び尿細管管腔に発現する(recycling)[6]．

Dent disease-1 の原因遺伝子である *CLCN5* は Xp11.23 に位置し，$2Cl^-/H^+$ 交換輸送体である ClC-5 をコードしている．ClC-5 は endosome 内の HCl 濃度を上昇させ，酸性化を維持しているが，Dent disease-1 では，ClC-5 の機能低下によって，endosome 内の酸性化障害あるいは，Cl^- 濃度の低下がおこり，lysosome 酵素による蛋白からアミノ酸への分解や，endosome の recycling が障害される．この結果，低分子蛋白の再吸収が障害されると考えられている[7]．

一方 Dent disease-2 および Lowe 症候群の原因遺伝子である *OCRL* は Xq26.1 に位置し，イノシトールリン脂質の脱リン酸化酵素 phosphatidylinositol 4,5-bisphosphate 5-phosphatase(PI [4,5] P_2 5-phosphatase)である OCRL をコードしている．近位尿細管のみならず脳を含めた全身に発現し様々な細胞機能を調節しているが，近位尿細管では endosome や lysosome，trans-Golgi network に発現しており，Clathrin と共局在し，endosome の輸送に関与している．Lowe 症候群や Dent disease-2 では，PI(4,5)P_2 5-phosphatase の活性低下が病態の本質と考えられており，*OCRL* の異常により PI(4,5)P_2 が脱リン酸化されず，局所的に増加し actin 重合の異常をきたすことで endosome 輸送が阻害されるためと考えられている[8]．また

OCRL 異常における遺伝子表現型関連として，*OCRL* の exon 1-7 の truncating 変異では Dent disease-2 を，exon 8-24 の truncating 変異では Lowe 症候群を発症することが知られている[9]．

Dent 病および Lowe 症候群における，進行性の腎機能障害の原因はよくわかっていない．Dent 病の腎生検組織では，尿細管間質の炎症や線維化に加え，糸球体の硬化像やポドサイトの足突起の部分的な消失を認めることや，生検時の年齢が高いほど，硬化糸球体の割合が高くなることが報告されているが，糸球体硬化が尿細管障害に続発して起こるのか，あるいはポドサイトの機能障害に直接関与しているのかは明らかにされていない．

3 診断(臨床徴候と検査所見)

1) Lowe 症候群

両側先天性白内障，Fanconi 症候群，精神発達の遅れを認める典型例の約 80〜90％で，*OCRL* の病的変異が同定される．腎症状として，Fanconi 症候群，腎石灰化，腎結石，進行性の腎不全が認められる．Fanconi 症候群の一症状として低分子蛋白尿が特徴的であり，生下時より尿中 $β_2$ ミクログロブリンや $α_1$ ミクログロブリンの異常高値を認めるが，Fanconi 症候群の程度は症例によって異なり，生後数か月まで無症候であることも多い．尿細管性アシドーシス，低リン血症，高カルシウム尿症，汎アミノ酸尿，低カリウム血症などの Fanconi 症候群の所見は年齢とともに悪化する傾向がある．

先天性両側性白内障は，Lowe 症候群の特徴的所見であり，ほぼすべての症例において認められる．緑内障は約 50％に認められ，乳児期に発症することが多いが，20〜30 歳代で出現することもある．また特に外傷の既往がないにもかかわらず，角膜瘢痕を形成することがある．

典型的には，出生時より著明な筋緊張低下や深部腱反射の消失を認め，新生児・乳児期には吸啜力の低下による哺乳不良や，呼吸障害が問題となることもある．運動発達の遅れを認めるが，3 歳以降に自立歩行が可能となり，約 75％が 6 歳から 13 歳までに歩行を獲得するとされる．正常低値〜境界域のものから，重度のものまで様々な程度の知的障害を合併する．また約 50％がてんかんを合併する他，自傷行為，自閉傾向，癇癪といった行動異常を認めることも多い．その他の症状として，前額突出や眼窩のくぼみといった特徴的な顔貌や，関節脱臼，停留

精巣, 歯嚢胞, など多彩な症状を認めることがある. 保因者女性は通常無症状であるが, 思春期以降の90％以上でわずかな水晶体の混濁を認めることが知られる[2].

2) Dent 病

わが国では, 3歳児健診や学校検尿での, 蛋白尿陽性が診断の契機となることが圧倒的に多い. 低分子蛋白尿は必発であり, 特に尿中β_2ミクログロブリンやα_1ミクログロブリンは正常の100〜1,000倍となる. 蛋白尿(アルブミン尿)はネフローゼレベルになることもあるが, 通常低アルブミン血症や浮腫を伴うことはない. 高カルシウム尿症, 腎石灰化, 腎結石はDent病の徴候としてよく知られるが, これらを伴わない例も多く, また尿糖, アミノ酸尿, 低リン血症, 高カルシウム尿症などといったFanconi症候群の症状を部分的に呈することもある(不完全型Fanconi症候群)が, アシドーシスを認めることはまれである. またヘモグロビンの再吸収障害により, 微小血尿を伴うことがある.

Dent disease-1 では, 通常腎外症状は認めないのに対し, Dent disease-2 の一部では, 低身長, 筋逸脱酵素(AST, ALT, CK, LDH)の上昇やごく軽度の白内障などを認めることがある. また, Dent disease-2 はDent disease-1 に比べ, 高カルシウム尿症を認める頻度が高く, 反対に腎石灰化を認める頻度が低いなど, 腎症状にも差があることが知られている[10].

遺伝子検査による診断は有用であり, Dent病が疑われる男性例の約8割で, CLCN5 もしくは OCRL の異常が検出される. しかし, 現在Dent病に対する遺伝子検査の保険適応はなく, 個々の研究機関に依存している状況である. また, 前述のように女性例も存在することが知られているが, 女性例では, 軽度の低分子蛋白尿のみを認める症例も多く, 臨床症状のみでの診断は困難であり, 特に孤発例では, 正確な診断は遺伝子検査に頼らざるを得ない.

---

4 治療・管理

1) Lowe 症候群

様々な全身症状を伴うことから小児科のみならず, 眼科, 整形外科, 歯科を含む複数科が連携して治療・管理にあたる必要がある. Fanconi症候群に対する治療は尿細管から喪失した溶質の補充が中心である. 代謝性アシドーシスに対するアルカリの補充には, 重曹やクエン酸製剤が用いられる. クエン酸

カリウムは, 腎石灰化の予防や尿中カルシウム排泄の減少に有効であるとされる. またくる病に対し, リンの補充, 活性型ビタミンD製剤の投与などが行われるが, 過剰な補正は腎石灰化を助長する可能性があるため慎重に用量を調節する必要がある. 多尿傾向となるため十分な水分摂取も腎保護の観点から重要である. 腎機能低下例に対しては, 保存期腎不全管理が行われるが, 末期腎不全に対する腎代替療法に関する報告は少ない.

弱視を避けるため, 先天性白内障に対しては早期に水晶体摘出を実施する必要がある. 緑内障を合併することがあるため, 眼圧の定期的なフォローが必須である. 眼内レンズ(人工水晶体)挿入は推奨されず, 通常眼鏡が処方される. てんかんを合併する場合は抗てんかん薬が用いられる他, 自傷行為などの行動異常や興奮を伴う症例では非定型抗精神病薬や選択的セロトニン再取り込み阻害剤, 三環系抗うつ薬が有効な場合がある. また運動発達の遅れや, 筋緊張低下に伴う側弯症などの合併症予防に対し, 理学療法を中心とした療育も重要である[1,2].

2) Dent 病

現時点で特異的治療法は存在せず, 対症療法が中心であるが, 確立した治療はない. 特にわが国においては, 集団検尿で無症候性蛋白尿として発見される例が圧倒的に多いこともあり, 小児期は無治療で経過観察とすることも多い. 結石形成予防を目的とした, 十分な水分摂取や, 高カルシウム尿症を是正する目的での塩分制限などの, 非薬物療法は妥当と考えられる. 無症状であっても, 腎不全へと進行する可能性がある疾患であり, 少なくとも年1回程度は, 血液検査や尿検査を確認しておくことが望ましい. 末期腎疾患に至った場合, 移植腎予後は良好であり, また移植後に疾患の再発は認めないことから, 腎移植のよい適応と考えられる.

サイアザイド系利尿薬が, 尿中カルシウム排泄の減少に有効であったとの報告や, レニン・アンジオテンシン系(RAS)阻害薬により, Dent病の約半数で蛋白尿が減少したとの報告があるが, いずれも腎機能低下を抑制するかどうかについては検討されておらず, 投与には慎重な判断が必要である.

また動物実験レベルではあるが, ClC-5 ノックアウトマウスにおいて, クエン酸の補充が腎不全の進行を遅らせたという報告や, 最近のものでは, Dent disease-2 および Lowe 症候群のモデルマウスにおいて, phosphoinositide 3-kinase 阻害薬である Alpelisib

Ⅱ各論　第2章　尿細管間質性疾患

の投与により，低分子蛋白尿とアルブミン尿が減少したとの報告がある[11]．

5 予後

1）Lowe 症候群

　軽度の腎機能障害を生後早期から認めることもあり，また年齢が上がるにつれ腎機能は緩徐に低下する．10歳台以降から急激に腎不全が進行し，20〜40歳代でCKDステージ4〜5に至ることが知られている．多くの場合，40歳までに亡くなるとされており，長期生存例ほど死亡は腎不全に関連する．一方脱水，肺炎，感染症はすべての年代において死因となりうる[2]．

2）Dent 病

　病期の進行に伴い，成人期以降に腎機能障害が進行し，欧米からの報告では，30〜50歳までに30〜80％の症例が末期腎不全に至るとされる[4]が，わが国では3歳児検尿や学校検尿などで，無症候性蛋白尿として発見される症例が圧倒的に多く，欧米に比べ末期腎不全の頻度は低い印象があり，生涯末期腎不全に至らない症例も存在すると思われる．

6 最新知見

　最近，Dent病に類似した著明な低分子蛋白尿および感音性難聴を呈する6名の患者において，エンドソームやゴルジ体などに発現している繊毛関連蛋白であるEH Domain Containing 1（EHD1）をコードするEHD1のホモ接合体variant（p.R398W）が検出され，マウスやゼブラフィッシュモデルにおいて同様の症状を呈することが示された．EHD1もまたendosomeのrecyclingに関与していることが知られている[12]．

B CUBN 腎症（慢性良性蛋白尿：PROCHOB）

1 定義・概念

　CUBNは，乳幼児期に発症するビタミンB12（コバラミン）の吸収不良に伴う巨赤芽球性貧血（Imerslund-Gräsbeck 症候群）の原因遺伝子として知られていた．その後2011年に無症候性の蛋白尿（アルブミン尿）のみを呈する患者において，CUBNのホモ接

表1　CUBN 腎症の特徴

1. 幼少期から持続する蛋白尿を認める
2. 蛋白尿は中等度（0.5〜2.0 g/gCr 程度）である
3. 低アルブミン血症を認めない
4. 腎機能障害を認めない
5. 腎病理像は微小変化群を示す
6. レニン・アンジオテンシン系阻害薬は無効である

合体variantが検出され，さらに2020年に欧州の蛋白尿患者のコホートにおいて，CUBNのC末端側のvariantが腎機能障害を呈さない慢性の蛋白尿と関連していることが明らかにされた[13]．その後別の研究において，この蛋白尿症では，幼少期から中等度以上の蛋白尿を呈するものの，病理所見で異常を認めず，またRAS阻害薬の投与によって蛋白尿が一切減少しないという特徴も示された[14]．この蛋白尿症は常染色体潜性の疾患であり，CUBN腎症あるいは，慢性良性蛋白尿症 chronic benign proteinuria：PROCHOB（OMIM#618884）という新しい疾患概念として注目されている（表1）．

2 病因・病態

　CUBNは10p13に位置し，近位尿細管および小腸に主に発現している．様々な低分子蛋白の再吸収にかかわるcubilinをコードしており，主に近位尿細管ではアルブミン，小腸ではビタミンB12の再吸収に大きな役割を果たしている．cubilin自身は膜貫通型蛋白質ではないため，膜貫通型蛋白質であるamnionlessとcubilin-amnionless（CUBAM）とよばれる複合体を形成することで管腔側にとどまり，マルチリガンド受容体複合体として働く．CUBNの異常もしくは，amnionlessをコードするAMNの異常ではCUBAMの働きが障害されることにより，ビタミンB12吸収不良症候群や蛋白尿を生じる．

　Imerslund-Gräsbeck 症候群およびPROCHOBは常染色体潜性遺伝形式であり，対立する2つのアレルにvariantを有することで発症するが，少なくとも1つのvariantがCUBNのビタミンB12結合部位よりC末端側に存在する場合，表現型はPROCHOBとなる．

3 診断（臨床徴候と検査所見）

　Imerslund-Gräsbeck 症候群は小腸でのビタミンB12吸収不良に伴い，乳幼児期から発達の遅れや巨赤芽球性貧血を呈するが，PROCHOBではビタミンB12吸収不良症状を呈さず蛋白尿のみを呈する．

0.50〜2.0 g/gCr 程度の中等度の蛋白尿を認めるものの，低アルブミン血症や腎機能障害はきたさず，腎病理像は微小変化群を示す．またRAS阻害薬が無効であることも特徴である[14]．

Dent病と同じく尿細管性の蛋白尿を呈する疾患であるが，Dent病とは異なり尿中 β_2 ミクログロブリンや α_1 ミクログロブリンは正常である．これは β_2 ミクログロブリンや α_1 ミクログロブリンの近位尿細管における再吸収は，主に megalin が担っているためと考えられる．そのためこの疾患を尿所見のみで糸球体性蛋白尿と鑑別することは困難であり，確定診断は遺伝学的検査に頼らざるを得ないのが現状である．臨床経過から PROCHOB が疑われる症例では，不要な治療介入や腎生検の反復を避けるためにも，積極的な遺伝学的検査を考慮すべきである．

4 管理と予後

遺伝学的検査により診断が確定した場合は，無治療での経過観察が可能であると考えられるが，まれではあるものの巣状分節性糸球体硬化症（FSGS）を呈した例も報告されており，長期経過は慎重に観察する必要がある．

文献

1) Bökenkamp A, et al.：Pediatric nephrology（Berlin, Germany）31：2201-2212, 2016
2) Lewis RA, et al.：Lowe Syndrome. In：Adam MP, Feldman J, Mirzaa GM, Pagon RA, *et al.*（eds）. *GeneReviews*(®). University of Washington, Seattle Copyright © 1993-2024, University of Washington, Seattle. GeneReviews is a registered trademark of the University of Washington, Seattle. All rights reserved.：Seattle（WA）, 1993
3) Gianesello L, et al.：Hum Genet 140：401-421, 2021
4) Lieske JC, et al.：Dent Disease. In：Adam MP, Feldman J, Mirzaa GM, Pagon RA, *et al.*（eds）. *GeneReviews*(®). University of Washington, Seattle Copyright © 1993-2024, University of Washington, Seattle. GeneReviews is a registered trademark of the University of Washington, Seattle. All rights reserved.：Seattle（WA）, 1993
5) Devuyst O, et al.：Kidney Int 72：1065-1072, 2007
6) Gekle M：Annual review of physiology 67：573-594, 2005
7) Novarino G, et al.：Science 328：1398-1401, 2010
8) De Matteis, et al.：Nat Rev Nephrol 13：455-470, 2017
9) Hichri H, et al.：m Mutat 32：379-388, 2011
10) Sakakibara N, et al.：Pediatr Nephrol 35：2319-2326, 2020
11) Berquez M, et al.：Kidney Int 98：883-896, 2020
12) Issler N, et al.：J Am Soc Nephrol 33：732-745, 2022
13) Bedin M, et al.：J Clin Invest 130：335-344, 2020
14) Domingo-Gallego A, et al.：Nephrol Dial Transplant 37：1906-1915, 2022

（榊原菜々）

4 Bartter 症候群・Gitelman 症候群
―遺伝性塩類喪失性尿細管機能異常症

1 定義・概念

Bartter 症候群（BS）と Gitelman 症候群（GS）は，低カリウム血症や代謝性アルカローシス，高レニン・高アルドステロン血症などを特徴とする先天性の尿細管機能障害である[1,2]．従来，これらの疾患は臨床像により分類されてきた．すなわち，BS は一般的に正常血清 Mg 値および高カルシウム尿症を呈し胎児期に発症する重症型の新生児型 BS と，乳幼児期に発見される比較的軽症型の古典型 BS に分類され，GS は低マグネシウム血症と低カルシウム尿症を呈し，学童期に発症し臨床症状も軽症であることから鑑別診断された．しかし，近年の分子生物学の進歩に伴って責任遺伝子の同定が進むにつれ，表現型がオーバーラップし臨床所見から鑑別することが困難な例を認めることや，従来の臨床分類が責任遺伝子変異に伴う臨床像と必ずしも一致しないことが明らかとなってきた．そのため，近年ではこれらの疾患は遺伝性塩類喪失性尿細管機能異常症（inherited salt-losing tubulopathy：SLT）と総称され，遺伝学的検査を行ったうえで責任遺伝子別に病型を分類することが主流となっている[3]．

2 疫学

SLT の臨床型に基づいた正確な有病率は不明である．Framingham Heart Study の報告では BS の有病率は約 1/100 万人といわれておりまれな疾患であるが[4]，BS の一部の症例は診断される以前の胎児期や新生児期に死亡することから過小評価されている可能性がある．GS についてはその保因者頻度は約 1%，有病率は約 1/4 万人といわれていたが，近年では，特に東アジア人における保因者頻度は約 3% と高率であるとする報告が散見される．さらに，ゲノムデータベースに登録された病原性バリアントのアレル頻度から推算された，日本人における GS の推定保因者頻度は約 8.3%，推定有病率は 1.7/千人と，これまでの報告に比較してはるかに高率であることも報告されており[5]，未診断の患者が多く存在する可能性が示唆されている．

3 病因・病態と臨床経過

1) これまでの病態解明の経緯

1996〜1997 年にかけて，Simon らにより，BS は 1 型；NKCC2，2 型；ROMK，3 型；ClC-Kb の 3 種類の太い Henle 係蹄の尿細管上皮細胞膜に発現するチャネルや輸送体の異常で発症し，GS は遠位尿細管上皮細胞膜に発現する NCCT をコードする遺伝子の異常で発症することが明らかにされた（図1）[3]．その後，Birkenhager ら，Esteves らによって，難聴を伴う BS の責任遺伝子が ClC-Ka および ClC-Kb に共通の β サブユニットである Barttin をコードする遺伝子であることが報告され，4a 型 BS とされた．また，Schlingmann らおよび Nozu らにより，ClC-Ka と ClC-Kb の両遺伝子に病原性バリアントを同時に有する場合に 4a 型と全く同様の臨床像を呈することが示され，4b 型 BS とされた．さらに，2016 年に Laghmani らにより胎児期からの著明な羊水過多と生後早期の一過性 BS 症状を呈する病態とその遺伝子が同定され，5 型 BS とされた[3,6]．

2) 各論

BS/GS の基本的な病態は，尿細管上皮細胞膜上皮に発現するチャネル・輸送体やその関連蛋白をコードする遺伝子の機能喪失性変異による，Na 再吸収障害であり（図1），多尿，循環血液量の減少を呈する．これを補うためレニン・アルドステロン系が亢進することで他部位での Na 再吸収を亢進させるが，この過程で代償的に尿中への K や水素イオンの分泌が亢進し，低カリウム血症や代謝性アルカローシスをきたす．

4 ● Bartter 症候群・Gitelman 症候群―遺伝性塩類喪失性尿細管機能異常症

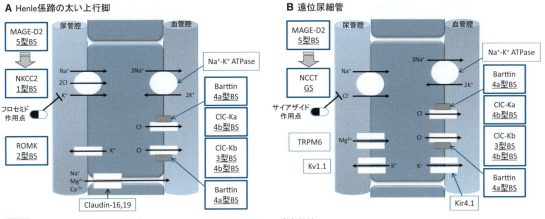

図1 尿細管上皮細胞膜上皮におけるイオンチャネルおよび輸送体
(Nozu K, et al.：Pediatr Int 62：428-437, 2020 より)

表1 Bartter 症候群(BS)/Gitelman 症候群(GS)の分類と特徴

	1型 BS	2型 BS	3型 BS	4a 型 BS	4b 型 BS	5型 BS	GS
OMIM	601678	241200	607364	602522	613090	300971	263800
病因遺伝子	*SLC12A1*	*KCNJ1*	*CLCNKB*	*BSND*	*CLCNKA* and *CLCNKB*	*MAGED2*	*SLC12A3*
コード蛋白	NKCC2	ROMK	ClC-Kb	Barttin	ClC-Ka and ClC-Kb	MAGED2	NCCT
役割	$Na^+-K^+-2Cl^-$ 共輸送体	K^+ チャネル	Cl^- チャネル	Cl^- チャネル β サブユニット	Cl^- チャネル	NKCC2 および NCCT の発現促進	Na^+-Cl^- 共輸送体
遺伝形式	常染色体潜性(劣性)	常染色体潜性(劣性)	常染色体潜性(劣性)	常染色体潜性(劣性)	常染色体潜性(劣性)	X 染色体連鎖型	常染色体潜性(劣性)
羊水過多	あり	あり	まれ	あり	あり	あり	なし
成長障害	あり	あり	まれ	あり	あり	なし	なし
尿濃縮能障害	++	++	+	+++	+++	一過性	±～+
腎石灰化	あり	あり	まれ	まれ	まれ	あり	なし
末期腎不全	あり	あり	あり	あり	あり	なし？	非常にまれ
低 Mg 血症	なし	なし	時にあり	時にあり	時にあり	？	あり
尿中 Ca	高	高	低～正常～高	低～正常～高	低～正常～高	一過性に高	低
発見時の年齢	胎児期	胎児期	新生児，乳児期	胎児期	胎児期	胎児期	学童期以降
合併症		新生児期高カリウム血症	典型例では最重症	感音性難聴 / 典型例では最重症	感音性難聴 / 典型例では最重症	胎生期の死亡率が高い / 早産で出生するが胎生 30～33 週で臨床症状は消失	

(Bartter FC：Birth Defects Orig Artic Ser 10：104-108, 1974/Nozu K, et al.：Pediatr Int 62：428-437, 2020 より作成，一部改変)

a BS

BSは，その責任遺伝子により 1～5 型に病型分類がなされている(表1)．以下，各々の病型の病態と臨床的特徴について詳述する．

a) 1型 BS

1型 BS は，Henle 係蹄の太い上行脚の尿細管上皮細胞膜上皮に発現するフロセミド感受性 $Na^+-K^+-2Cl^-$ 共輸送体(NKCC2)をコードする *SLC12A1* 遺伝子の変異によって発症する．典型例では新生児型の重症臨床像を呈し，胎児期に羊水過多をきたし早産・低出生体重児として出生する．出生後は多飲・多尿や嘔吐，脱水，成長障害を認め，高カルシウム

237

尿症と腎石灰化を伴い，末期腎不全（ESKD）に至ることもある[3]．一方，まれではあるが，周産期歴の異常や成長障害を伴わない軽症の1型BSも報告されており，注意が必要である[7]．

b）2型BS

2型BSは，Henle係蹄の太い上行脚の尿細管上皮細胞膜上皮に発現するATP-sensitive K^+チャネルであるROMKをコードする*KCNJ1*遺伝子の変異により，二次的なNKCC2の活性障害をきたすことで発症すると考えられている．典型例では1型と同様に新生児型の臨床像を呈し，高カルシウム尿症と腎石灰化を伴い，ESKDに至ることもある．一方で，2型BSでは出生後早期に代謝性アシドーシスを伴う高カリウム血症を呈することが特徴的である．その後，生後1週間頃に血清K値は正常化し，生後数か月で低カリウム血症に転じるが，乳児期以降もK値の低下は1型に比して穏やかであり，正常下限で推移する場合もある[3]．

c）3型BS

3型BSは，Henle係蹄の太い上行脚および遠位尿細管の尿細管上皮細胞膜上皮に発現するCl^-チャネルであるClC-Kbをコードする*CLCNKB*遺伝子の変異によって発症し，わが国のBSの中で最も多い病型である．典型例では，乳幼児期に多飲・多尿や成長障害を契機に診断され，多くの症例では尿中Ca排泄は正常から軽度上昇程度であり腎石灰化は認めない．一方で，上記の新生児型に類似した経過を呈する症例や，GSに特徴的な低マグネシウム血症や低カルシウム尿症を呈する症例も存在する．腎予後は良好とされていたが，約30～50％は慢性腎臓病（CKD）に進行し，ESKDに至った症例も報告されている[3]．

d）4a型/4b型BS

4a型BSはHenle係蹄の太い上行脚および遠位尿細管の尿細管上皮細胞膜上皮に発現するCl^-チャネルであるClC-KaおよびClC-Kbの共通のβサブユニット蛋白として働くBarttinをコードする*BSND*遺伝子の変異によって発症する．感音性難聴を伴うことが特徴的であり，これはBarttin蛋白が内耳にも発現していることによる[3]．典型例では新生児型の最重症臨床像を呈し，胎児期の羊水過多により早産・低出生体重で出生し，著明な多尿による脱水，成長障害，運動発達障害を伴う．後述する非ステロイド性抗炎症薬（NSAIDs）による治療への反応性が乏しいことも報告されており[8]，幼少時から急速な腎機能障害の進行を認めESKDへ至る．また，ClC-Kaお

よびClC-Kbをそれぞれコードする*CLCNKA*と*CLCNKB*にダイジェニックに病原性バリアントを有する症例では4a型BSと同様の臨床像を示すことが報告されており，4b型BSと分類される[3]．

e）5型BS

5型BSはNKCC2およびNCCTの生合成を促進するMAGE-D2をコードする*MAGED2*遺伝子の変異によって発症するが，明確な機序は不明である．BSの中で唯一X染色体連鎖型の遺伝形式をとるため，多くは男児例であるが一部女児例も報告されており，これらにおいてはX染色体不活化の関与が示唆されている[9]．典型例では胎児期の比較的早期に著明な羊水過多で発症する新生児型を呈し，胎児期の死亡率も高いが，胎生30～33週を超えると自然寛解し，以後は予後良好である[3]．このように出生後の症状が一過性であるため，未診断例が多い可能性がある．

b GS

GSは遠位尿細管の尿細管上皮細胞膜に発現するサイアザイド感受性Na^+-Cl^-共輸送体（NCCT）をコードする*SLC12A3*遺伝子の変異により発症する常染色体潜性のSLTである．他部位でのNa再吸収が亢進する際，同時に近位尿細管におけるClとCaの再吸収も亢進するため低カルシウム尿症を呈する．一方で，この代償過程で尿中へのKとMg，水素イオンの分泌が亢進するため，低カリウム血症や低マグネシウム血症，代謝性アルカローシスをきたす．

一般的にBSに比して軽症であり，典型例では低マグネシウム血症や低カルシウム尿症を呈し，学童期以降，時には成人後に塩分嗜好や筋けいれん，易疲労感，夜尿，筋力低下などの非特異的な症状を呈し，加齢とともに増悪する傾向がある[3]．家族や患者本人も病的と気づいていないことも多く，低マグネシウム血症や低カルシウム尿症を呈さない症例もあるため，疑って検査をしなければ診断は困難である．実際に，精神科疾患を疑われ長年治療を行われていたが奏効せず，GSの診断後に治療を行い奏効したといった症例も経験する．一方で，これらの非特異的な症状は患者の生活の質（QOL）を有意に低下させることが報告されている[10]．さらに，腎外合併症として低身長やてんかん，甲状腺機能異常症などを呈することがあるほか，まれではあるがQT延長症候群は致死的な合併症である．腎予後は良好とされていたが，GS患者の6％がCKDに至ったという報告もあり，注意が必要である[3,11]．

4 ● Bartter 症候群・Gitelman 症候群—遺伝性塩類喪失性尿細管機能異常症

表2　厚生労働省研究班による Bartter 症候群(BS)/Gitelman 症候群(GS)の診断基準

診断基準	Definite を確定診断例とする
必須条件	1. 低カリウム血症(血清カリウム：3.5 mEq/L 以下)
	2. 代謝性アルカローシス(血液ガス分析［HCO3-］：25 mEq/L 以上)
参考条件	1. 血漿レニン活性の増加
	2. 血漿アルドステロン値の増加
	3. 正常ないし低血圧
	4. 羊水過多，早産，低出生体重，腎石灰化および高カルシウム尿症 　　(1 型・2 型 BS が強く疑われる)
	5. 羊水過多，早産・低出生体重および難聴 　　(4 型 BS が強く疑われる)
	6. 低マグネシウム血症，低カルシウム尿症のいずれかまたは両方 　　(3 型 BS または GS が強く疑われる)
	＊上記 4〜6 に当てはまらない場合，3 型 BS の可能性を考える
鑑別診断	以下の疾患を鑑別する
	1. 二次的要因：利尿薬・緩下薬の常用，重症妊娠悪阻，神経性食思不振症，習慣性嘔吐， 　　過度のダイエット，アルコール中毒　など(＊いわゆる偽性 BS/GS)
	2. 他の遺伝性疾患：腎低形成，ネフロン癆，Dent 病，ミトコンドリア病，常染色体優性 　　低カルシウム血症(Autosomal dominant hypocalsemia：ADH) などの 　　先天性腎尿細管疾患や嚢胞性線維症，先天性クロール下痢症　など
遺伝学的検査	表1を参考に遺伝子診断を行う 最近では次世代シークエンサーを用い，全病型の網羅的に解析が可能である(保険適応外)
診断	以下の Defninite を対象とする．
	Definite：必須条件2項目を満たし鑑別疾患を除外したもので，遺伝子診断で原因遺伝子変異が同定されたもの． 遺伝子診断は保険適応外であるが，これらの疾患の診断には必須である．
	Probable：必須条件2項目を満たし，遺伝子診断で原因遺伝子変異が同定されていない 　　(未施行または施行したが同定されなかった)が，鑑別診断を除外できたもの．

BS：Bartter 症候群，GS：Gitelman 症候群
(厚生労働省難治性疾患克服研究事業研究班：バーター症候群/ギッテルマン症候群．疾患別個票，厚生労働省，2016)

4　診断と検査

1) 臨床診断

　厚生労働省の研究班が 2016 年に作成した診断基準を示すので参照されたい(表2)[12]．診断の実際の流れとしては，①低カリウム血症，②代謝性アルカローシスを認め，③下記の偽性BS/GSを明らかに疑う病歴がない症例については，積極的に遺伝学的検査を検討すべきである．出生歴や家族歴，難聴の有無，腎石灰化の有無，血清 Mg 値，尿中 Ca 値(尿中カルシウム/クレアチニン比)などは診断の一助となる．家族歴については，5 型 BS 以外の SLT は常染色体潜性遺伝形式をとるため，両親に同様の症状を認める場合は他の疾患である可能性が高い．また，BS/GS では低身長を伴いやすく，感冒時に脱水やテタニーをきたしやすいことから，精査や入院加療を要することが多く，その際に施行された血液検査を契機として診断される症例も多数存在する[13,14]．

2) 検査

a 遺伝学的検査

　BS/GS ともに診断確定のためには遺伝学的検査が必須であり，各疾患の責任遺伝子について次世代シークエンサーを用いて網羅的に解析する方法が一般化しており，比較的容易に行えるようになった．一方で，2024 年 8 月現在，これら疾患の診断を目的とした遺伝学的検査は保険適応がなく，早急な体制構築が求められる．

b 利尿薬負荷試験

　1 型 BS はフロセミドの作用点である NKCC2 の障害で発症するためフロセミド負荷に無反応であり，GS はサイアザイドの作用点である NCCT の障害で発症するためサイアザイド負荷に対して無反応である．従来，これを利用した利尿薬負荷試験が BS/GS 診断の一助とされてきたが，2 型 BS においては両薬剤に反応し，3 型 BS においては従来の予想に反してフロセミドに反応しサイアザイドに無反応であることが報告されており，その有用性は限定的であるた

め，同試験の施行は診断に必須ではない[3,15]．

c その他の検査

合併症として可能性のある低身長や甲状腺機能のスクリーニング検査を行うほか，致命的な合併症である QT 延長症候群の有無を確認するため心電図検査を施行する必要がある．腎生検については，著明な蛋白尿や腎機能低下を呈するなどの所見を認めない限りは行う必要はないが，傍糸球体装置の過形成や低カリウム血症性腎症所見（尿細管空胞変性，尿細管萎縮，間質の線維化など）を認める可能性がある[16]．

3）鑑別診断

鑑別疾患として，緩下薬・利尿薬の常用や神経性食思不振症などの生活習慣に伴い低カリウム血症をきたす病態（偽性 BS/GS）や，他の先天性腎尿細管疾患や腎低形成，ネフロン癆，嚢胞性線維症，先天性クロール性下痢症，偽性低アルドステロン症 1 型などで同様の病態を呈することがある[3,17]．また，Vrieling らはいくつかのミトコンドリア DNA の病原性バリアントが偽性 BS/GS と進行性の腎機能低下を引き起こすことを報告しており，特に母性遺伝パターンを有する症例においては注意を要する[18]．

薬剤や生活習慣による偽性 BS/GS については，その正確な頻度は不明であるが，一般的に痩せ型の女性で認めやすく，腎機能低下を呈しやすいことが知られている[13]．神経性食思不振症や緩下薬の長期濫用によって ESKD に至った症例報告も散見される[19-21]．また，診察時には上記のような偽性 BS/GS の原因がなくとも，過去に長期にわたる該当する病歴があった場合，これらの発症要因が除去された後も数年から数十年にわたって低カリウム血症とその随伴症状が持続し，腎機能低下が進行することがあり，注意深い問診が重要となる[17]．

5 治療と予後

1）低カリウム血症の治療

まず，血清 K 値の目標を 3.0 mEq/L 以上とし，カリウム製剤（1〜10 mEq/kg/日を目安とする）による補充を行う．この際，アスパラギンを含有する製剤はアスパラギン酸が代謝され HCO_3^- となりアルカローシスを助長するため，避けることが望ましいとされている．また，血清 K 値の上昇はアルドステロン分泌を促すため，アルドステロン拮抗薬であるスピロノラクトン（例：アルダクトン 0.5〜1.5 mg/kg/

日）の併用も考慮されるが，その有効性は明らかでない．さらに，低カリウム血症のコントロールやその他の臨床症状に難渋する症例では NSAIDs による治療を開始する[22]．従来インドメタシン（0.5〜2.5 mg/kg/日）が用いられていたが，現在は国内製造中止となっているためイブプロフェン（200〜600 mg/日）などで代用し，投与時には腎機能低下や腸穿孔などの副作用に注意が必要である[3]．

2）低マグネシウム血症の治療

GS や 3 型 BS に対して血清 Mg 値の補正を行う場合は，水酸化マグネシウム配合剤についてはアルミニウムを含有するため，腎機能障害がある場合や長期投与時には注意されたい．また，酸化マグネシウム製剤については本来緩下薬として使用される薬剤であり，下痢による低カリウム血症のコントロール不良に注意が必要である[3]．

3）腎外合併症の治療

腎外合併症への治療に関しては，電解質補正で改善しない低身長症例では成長ホルモン分泌負荷試験を行い，分泌低下を認めた場合は成長ホルモン補充療法を考慮する．また，甲状腺機能障害の報告もあるため，適宜診断と治療を行う．致死的合併症である QT 延長症候群については，通常血清 K 値の是正により改善するが，QT 延長の副作用のある薬剤の投与に際しては十分な注意が必要である[3]．

4）その他治療上の注意点

新生児期や乳児期には脱水を伴いやすく，その補正及び電解質の補正が重要である．4a/4b 型 BS のような最重症の新生児型では大量輸液と電解質補正を要し，NSAIDs による効果も多くの場合不十分である[8]．脱水の補正が難しく重度の成長障害を伴う場合は救命のために両側腎摘出術を行い，腹膜透析加療を行うべきとの意見もあるが，予後は決して良好とはいえない[3]．また，2 型 BS については新生児期に著明な高カリウム血症を認め，グルコース・インスリン療法などの治療を要する場合がある[23]．さらに，SLT 患者は感染症罹患時や妊娠時などには容易に脱水や低カリウム血症の悪化をきたし，致死的にもなり得るため，早期に輸液療法が必要になることが多いことも留意すべきである．

--- 文献 ---

1) Bartter FC：Birth Defects Orig Artic Ser 10：104-108, 1974

2) Gitelman HJ, et al.：Trans Assoc Am Physicians 79：221-235, 1966
3) Nozu K, et al.：Pediatr Int 62：428-437, 2020
4) Ji W, et al.：Nat Genet 40：592-599, 2008
5) Kondo A, et al.：Sci Rep 11：16099, 2021
6) 日本小児腎臓病学会（監修）．小児腎臓病学，第 2 版，診断と治療社，255-259，2012
7) Yamazaki H, et al.：Pediatr Nephrol 24：415-418, 2009
8) Jeck N, et al.：Pediatrics 108：E5, 2001
9) Legrand A, et al.：Clin J Am Soc Nephrol 13：242-250, 2018
10) Cruz DN, et al.：Kidney Int 59：710-717, 2001
11) Tseng MH, et al.：J Clin Endocrinol Metab 97：E1478-1482, 2012
12) 厚生労働省難治性疾患克服研究事業研究班：バーター症候群/ギッテルマン症候群．疾患別個票，厚生労働省，2016

13) Matsunoshita N, et al.：Genet Med 18：180-188, 2016
14) Fujimura J, et al.：Kidney Int Rep 4：119-125, 2019
15) Nozu K, et al.：J Clin Endocrinol Metab 95：E511-518, 2010
16) Yalamanchili HB, et al.：Kidney Int Rep 3：1482-1488, 2018
17) 野津寛大：偽性バーター症候群・偽性ギッテルマン症候群．日本臨床別冊（腎臓症候群 I），日本臨床社，283-286，2022
18) Viering D, et al.：J Am Soc Nephrol 33：305-325, 2022
19) Yasuhara D, et al.：Int J Eat Disord 38：383-385, 2005
20) Wada K, et al.：Ther Apher Dial 12：417-420, 2008
21) Kondo A, et al.：CEN Case Reports：Epub ahead of print. 2024.
22) Blanchard A, et al.：J Am Soc Nephrol 26：468-475, 2015
23) Nozu K, et al.：Pediatric Nephrology 22：1219-1223, 2007

（近藤　淳）

II各論　第2章　尿細管間質性疾患

5　偽性低アルドステロン症

A　総論

　偽性低アルドステロン症（PHA）は，アルドステロンシグナル伝達機構が障害されることにより，アルドステロン不応性を引き起こす疾患である．PHA は I 型と II 型に分類され，両者は遠位尿細管または集合管における電解質調節機構の異常により，高カリウム血症および代謝性アシドーシスを呈するが，その病態は異なる．

B　偽性低アルドステロン症 I 型

1　定義・概念

　アルドステロンは，Na 輸送を促進するミネラルコルチコイドであり，主に腎臓の遠位尿細管や集合管に存在するミネラルコルチコイド受容体（mineralocorticoid receptor：MR）に作用する．アルドステロンが MR に結合し，複合体を形成して核内へ移行する．複合体は DNA に結合し様々な遺伝子の発現を調節するが，その一つである SGK1 の発現を増加させることで，Nedd4 をリン酸化し，Na^+-K^+-ATPase，アミロライド感受性上皮性 Na チャネル（epithelial sodium channel：ENaC）の膜発現を増加させる．その結果，細胞内への Na 再吸収が増加し，腎髄質外部 K^+ チャネル（renal outer medullary potassium：ROMK）による K 排泄が促進される[1]（図1A）[2-5]．PHA I 型は，アルドステロンに対する反応性の低下により Na 再吸収障害が生じる遺伝性疾患であり，新生児期から塩類喪失に伴う低ナトリウム血症，高カリウム血症，代謝性アシドーシス，さらには高レニン・高アルドステロン血症を特徴とする．1958 年に Cheek と Perry により，ミネラルコルチコイド抵抗性の塩類喪失と高カリウム血症を呈した乳児が

PHA I 型として報告された[6]．PHA I 型は，遺伝的要因によるものと，尿路感染症や尿路異常に伴うものに大別される．

2　病因・病態

1）腎型偽性低アルドステロン症 I 型

　腎型 PHA I 型は，MR のヘテロ型変異により発症し，常染色体顕性遺伝形式をとる．この病型では，MR のヘテロ型変異により遠位尿細管および集合管における ENaC の膜発現が低下し，低ナトリウム血症，高カリウム血症，代謝性アシドーシスが引き起こされる（図1B）[2-5]．1998 年に Geller らによって，PHA I 型に関連する MR 遺伝子である *NR3C2* の変異が明らかにされた[7]．一般的には乳児早期に体重増加不良，嘔吐，脱水が見られ，胎児期には羊水過多，まれに高カルシウム尿症や腎結石を認めることがある．治療が遅れると成長発達障害を引き起こし，感染を契機に塩類喪失発作が発生し，ショックや昏睡に至ることがある．

2）全身型偽性低アルドステロン症 I 型

　全身型 PHA I 型は，ENaC の変異によって発症し，常染色体潜性遺伝形式をとる（図1B）．1996 年に Chang らによりはじめての変異が報告された[8]．ENaC は α，β，γ というサブユニットから構成され，どのユニットの遺伝子変異でも発症する（*SCNN1A*，*SCNN1B*，*SCNN1G*）．腎臓だけでなく結腸，唾液腺，汗腺，肺などに存在する ENaC が Na 再吸収の律速段階として働いており，全身型では，その機能低下により全身性の塩類喪失が生じる．Na 再吸収障害によって低ナトリウム血症，高カリウム血症，代謝性アシドーシスが引き起こされ，二次的に血漿レニン活性と血中アルドステロンが高値を示す．腎型よりも重症であり，新生児期に死亡する例もある．気道粘膜上皮での ENaC 機能低下により粘膜表面の水

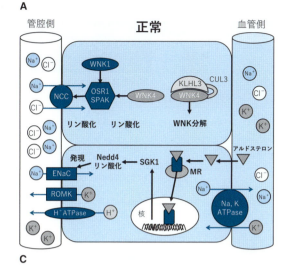
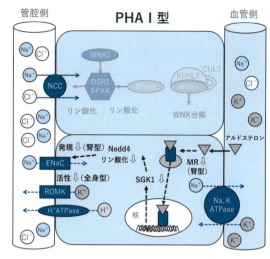
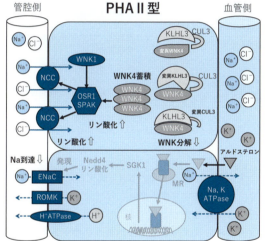

図1 遠位尿細管および腎皮質集合管におけるナトリウム再吸収機構

A：正常な状態
B：偽性低アルドステロン症I型の病態：腎型ではMRの変異により，SGK1の発現が低下し，Nedd4を介したENaCの膜発現が抑制される．全身型ではENaCのα，β，γいずれかのサブユニットの変異によりNa再吸収障害が生じる．
C：偽性低アルドステロン症II型の病態：*WNK1*，*WNK4*，*KLHL3*，*CUL3*の遺伝子変異により，WNKキナーゼの分解が阻害され，WNK-OSR1/SPAK-NCCカスケードが過剰に活性化し，NCCによるNa再吸収が亢進する．これによりENaCへのNa到達量が減少する結果，ROMKを介したK分泌およびH$^+$ATPaseを介したH$^+$分泌が減少する．

（頼 健光：腎と透析 90：714-723，2021/Devuyst O, et al.：Inherited Disorders of Sodium and Potassium Handling. In：Emma F, et al（eds）：Pediatric Nephrology. 8th ed, Lippincott Williams & Wilkins, Philadelphia, 790-828, 2022/明比裕子：偽性低アルドステロン症I型．別冊腎臓症候群I，第3版，日本臨牀社，287-290，2022/須佐紘一郎：偽性低アルドステロン症II型．別冊腎臓症候群I，第3版，日本臨牀社，291-295，2022 より作成）

分量が過剰となり，頻繁に気道感染が発生する．αサブユニットの変異により肺水の吸収が不十分となり，出生直後から呼吸困難を呈することがある．嚢胞性線維症との鑑別が必要な場合もある．

3）閉塞性尿路異常・尿路感染症に伴う続発性偽性低アルドステロン症I型

続発性PHA I型は，閉塞性尿路異常や尿路感染症に伴い，低ナトリウム血症，高カリウム血症，代謝性アシドーシス，血漿レニン活性高値，および血中アルドステロン高値を呈する疾患である．1982年にMollらによって報告された[9]．この疾患は偽性低アルドステロン症の中で最も頻度が高く，小児科医が遭遇する可能性が高い疾患である．発症機序の詳細は不明であるが，尿細管の未熟性に加え，感染による炎症や尿路異常による圧損傷がアルドステロン受容体の感受性を低下させることが原因と考えられている．また，尿路異常による閉塞が血管収縮物質の産生を促し，尿路感染症に伴うエンドトキシンがこれらの物質を増加させることで，遠位尿細管での尿濃縮障害が生じ，アルドステロン不応を引き起こす可能性も指摘されている[10]．発症時期は生後1週間から7か月程度であり，90％は生後3か月未満に発症し，ほとんどが男児である．背景疾患としては8割が尿路異常と尿路感染症の合併，1割が尿路異常単独，1割が尿路感染症単独であったと報告されている[11]．

Ⅱ各論　第2章　尿細管間質性疾患

表1　偽性低アルドステロン症の分類

		PHA-1			PHA-2
		原発性		続発性	
		腎型	全身型		
遺伝形式		常染色体顕性	常染色体潜性	不明	常染色体顕性/潜性
病因		MR 異常	ENaC 異常	尿路異常・UTI	NCC 異常
責任遺伝子		*NR3C2*	*SCNN1A, SCNN1B, SCNN1G*	不明	*WNK1, WNK4, CUL3, KLHL3*
遺伝子座位		4q31.23	12p13.31, 16p12.2	不明	12q13.33, 17q21.2, 2q36.2, 5q31.2
発症時期		新生児期から乳児期			10 代以降の若年
検査所見	低ナトリウム血症	+			−
	高カリウム血症	+			+
	高 Cl 性代謝性アシドーシス	+			+
	血漿レニン活性	高値			低値
	血清アルドステロン濃度	高値			低値〜正常値
臨床症状		脱水，嘔吐・下痢，体重増加不良			高血圧，まれに低身長・精神発達遅滞
治療		Na 補充，水分補充など			サイアザイド系利尿薬
予後		良好（多くは幼児期に自然寛解），対応が遅れれば致死的となる，全身型では生涯 Na 補充を要することもあり			投薬を継続にて比較的良好

（Devuyst O, et al.：Inherited Disorders of Sodium and Potassium Handling. In：Emma F, et al（eds）：Pediatric Nephrology. 8th ed, Lippincott Williams & Wilkins, Philadelphia, 790-828, 2022/中田有紀，他：医学のあゆみ 289：453-457，2024 より作成）

3 検査所見（表1）[3,12]

　低ナトリウム血症，高カリウム血症，代謝性アシドーシス，血漿レニン活性高値，および血中アルドステロン高値が認められる．低ナトリウム血症は脱水に伴う血液濃縮のため修飾されることがある．尿中 Na 排泄は高く，尿中 K 排泄は低い．汗や唾液の電解質は通常正常である．糸球体濾過量（GFR）は脱水が補正されれば一般的に正常である．腎生検では多くの場合，正常な所見がみられるが，傍糸球体装置の肥大が認められることがある．

　全身型PHAI型では汗の成分のNa濃度が高いことが全身型の診断材料となる．

　閉塞性尿路異常・尿路感染症に伴う続発性 PHAI 型では，尿路異常や尿培養陽性を認める．

4 管理と予後（表1）

　腎型 PHAI 型は，1 日あたり 3〜10 g の食塩を投与することで，臨床症状および検査所見が改善する．MR の変異は残るが，幼児期以降には治療が不要になる例が多い．

　全身型 PHAI 型では，NaCl 補充だけでは不十分で，重篤な高カリウム血症にはイオン交換樹脂や透析による K 除去が必要である．腎型と異なり症状の改善はみられず，長期的な治療が必要である．

　閉塞性尿路異常・尿路感染症に伴う続発性 PHAI 型では脱水および電解質の補正，原疾患の治療により速やかに改善するが，緊急対応を要する場合もあるため，乳幼児期の低ナトリウム血症の鑑別には本疾患を考慮する必要がある．

C 偽性低アルドステロン症 Ⅱ 型

1 定義・概念

　PHA Ⅱ 型は，1964 年に Paver らによって家族性高カリウム性高血圧症（familial hyperkalemia and hypertension：FHH）として報告された疾患であり[13]，1970 年に Gordon らにより報告されたことから Gordon 症候群とも呼ばれることとなった[14]．食塩感受性高カリウム血症，高 Cl 性代謝性アシドーシス，レニン・アンジオテンシン系の抑制を特徴とする遺伝性疾患

である．多くは常染色体顕性遺伝形式を示す．

2 病因・病態

WNK1，WNK4，KLHL3，CUL3の遺伝子変異により，遠位曲尿細管に局在するサイアザイド感受性NaCl共輸送体（NaCl cotransporter：NCC）の機能が亢進し，NaClの再吸収が増加することがこの疾患の主要な病態である（図1C）[2-5]．これにより体液中に塩分が過剰に保持され，食塩感受性高血圧が生じる．2001年にWilsonらがWNKキナーゼ（WNK1，WNK4）の異常を発見し，これがPHA II型の原因であることが明らかにされた[15]．その後の研究により，WNKキナーゼがOSR1およびSPAKキナーゼをリン酸化し，これがNCCを活性化するというWNK-OSR1/SPAK-NCCリン酸化シグナル伝達カスケードが解明された（図1A）．このカスケードが過剰に活性化されることが，PHA II型の主要な病態である．2012年には，KLHL3とCUL3の変異が新たなPHA IIの原因遺伝子として確認された[16]．正常な状態では，CUL3とKLHL3の複合体がWNKキナーゼを適度に分解し，その発現量を調節することで，WNK-OSR1/SPAK-NCCカスケードの活性が制御されている．これらの分子に変異があると，WNKキナーゼの分解が阻害され，その結果，WNK-OSR1/SPAK-NCCカスケードが過剰に活性化し，NCCによるNa再吸収が亢進することとなる．これにより体液量が過剰となり，食塩感受性高血圧や血漿レニン活性の低下が引き起こされる．また，遠位尿細管におけるNa再吸収の増加により，ENaCへのNa到達量が減少し，ENaCからのNa流入が減少する結果，ROMKを介したK分泌およびH^+ATPaseを介したH^+分泌が減少すると考えられる（図1C）．また，高Cl性代謝性アシドーシスにより，尿細管でのCa再吸収が抑制され，高カルシウム尿症から尿路結石が生じることもある．

3 検査所見（表1）

PHA II型では，GFRが正常であるにもかかわらず，高カリウム血症，高血圧，代謝性アシドーシス，高クロール血症，血漿レニン活性の低下が認められる．血清アルドステロン濃度は高カリウム血症にしては比較的低値であり，血清Ca濃度は正常範囲内にある．遺伝子検査により，WNK1，WNK4，KLHL3，CUL3のいずれかの変異を同定することで確定診断

が可能である．

4 管理と予後（表1）

PHA II型は，NCC阻害薬であるサイアザイド系利尿薬の投与により電解質異常や高血圧が改善する点が特徴であり，この特徴は診断的治療としても利用できる．フロセミドも効果があるが，高カルシウム尿症を助長し，腎石灰化を引き起こす可能性があるため，注意が必要である．無治療の場合，成人までに高血圧が進行し，高カリウム血症による筋力低下や周期性四肢麻痺が発生する可能性がある．また，高カルシウム尿症から尿路結石が生じることもある．小児では，高カリウム血症やアシドーシスの影響で低身長，骨や歯の変形，精神発達遅滞を伴う場合がある．

5 最新知見

この疾患の研究により，腎臓における新たな塩分調節機構であるWNK-OSR1/SPAK-NCCカスケードが解明され，これが健常者においても生理的に塩分再吸収を調節していることが明らかとなった．これにより，WNKシグナル系と本態性高血圧の関連性が注目されている．

文献

1) Riepe FG：Endocr Dev 24：86-95, 2013
2) 頼　健光：腎と透析 90：714-723，2021
3) Devuyst O, et al.：Inherited Disorders of Sodium and Potassium Handling. In：Emma F, et al（eds）：Pediatric Nephrology. 8th ed, Lippincott Williams & Wilkins, Philadelphia, 790-828, 2022
4) 明比裕子：偽性低アルドステロン症 I 型．別冊腎臓症候群 I，第3版，日本臨床社，287-290，2022
5) 須佐紘一郎：偽性低アルドステロン症 II 型．別冊腎臓症候群 I，第3版，日本臨床社，291-295，2022
6) Cheek DB, et al.：Arch Dis Child 33：252-256, 1958
7) Geller DS, et al.：Nat Genet 19：279-281, 1998
8) Chang SS, et al.：Nat Genet 12：248-253, 1996
9) Soriano RJ, et al.：J Pediatr 103：375-380, 1983
10) 市川裕太，他：小児科臨床 72：1030-1034，2019
11) Bogdanović R, et al.：Pediatr Nephrol 24：2167-2175, 2009
12) 中田有紀，他：医学のあゆみ 289：453-457，2024
13) Paver WKA, et al.：Med J Aust 2：305-306, 1964
14) Gordon RD, et al.：Aust Ann Med 19：287-294, 1970
15) Wilson FH, et al.：Science 293：1107-1112, 2001
16) Boyden LM, et al.：Nature 482：98-102, 2012

（仲川真由）

6 尿細管性アシドーシス

1 定義・概念

尿細管性アシドーシス（RTA）とは，腎機能が正常か軽度の障害の状態で，腎集合管における酸（H^+）分泌または近位尿細管における重炭酸（HCO_3^-）再吸収が障害され，アニオンギャップ（AG）正常の代謝性アシドーシスを呈する疾患である．表1に示すように，主に3タイプに分類される[1]．

2 病因・病態

1）I型RTA（遠位型尿細管性アシドーシス：dRTA）

集合管では体内で産生された不揮発酸がH^+-ATPaseにより管腔に排泄され，緩衝系であるNH_3やHPO_4^{2-}と結合して尿中に排泄される（図1）[1]．dRTAの原因は集合管におけるH^+排泄障害である．H^+の排泄が障害されると，H^+-K^+ATPaseが機能しなくなり，尿中へのK喪失が生じ低カリウム血症をきたす．蓄積された酸を中和するために骨吸収が亢進し高カルシウム尿症を呈する．さらに，酸塩基平衡を維持するために近位尿細管でクエン酸の再吸収が促進するため尿中クエン酸濃度が低下する．原因により一次性（遺伝性）と二次性に分類される．

a 一次性dRTA

現在までに同定されている遺伝性dRTAの原因遺伝子を表2に示す[2]．H^+分泌にかかわるH^+-ATPaseは細胞質に存在するV1ドメインと細胞膜のV0ドメインの二つからなる．遺伝性dRTAの主な原因は，H^+-ATPaseのB1サブユニット（*ATP6V1B1*）とa4サブユニット（*ATP6V0A4*）の異常であり，常染色体潜性形式で発症する．これらのサブユニットは内耳にも発現しているため感音性難聴を合併することもあ

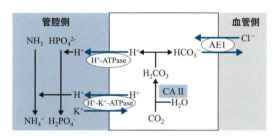

図1 集合管α間在細胞におけるH^+排泄機序
AE1：anion exchanger 1, CAII：carbonic anhydrase II
（Palmer BF, et al.：Adv Ther 38：949-968, 2021 より一部改変）

表1 尿細管アシドーシスの病型分類

	遠位尿細管性アシドーシス（I型RTA）	近位尿細管性アシドーシス（II型RTA）	高カリウム血症を伴う尿細管性アシドーシス（IV型RTA）
病態	集合管でのH^+の排泄障害	近位尿細管におけるHCO_3^-の再吸収障害	集合管におけるアルドステロンの欠乏または作用不全
血清K濃度	低下	正常〜低下	上昇
尿pH	>5.3	<5.5	<5.5
尿AG	正	負	負
$FEHCO_3^-$（アシドーシス補正後）	<5%	>15%	<10%
腎結石/石灰化	+	−	−
治療に必要なHCO_3^-量	少量	大量	少量

表2 dRTAの責任遺伝子

責任遺伝子	蛋白	遺伝形式	発症時期	腎外症状
ATP6V0A4	H$^+$-ATPase a4 subunit	AR	乳幼児期	感音性難聴
ATP6V1B1	H$^+$-ATPase B1 subunit	AR	乳幼児期	感音性難聴
ATP6V1C2	H$^+$-ATPase C2 subunit	AR	乳児期（1例のみ）	
SLC4A1	Cl$^-$/HCO$_3^-$ exchanger	AD/AR	幼児〜成人期	溶血性貧血
FOXI1	Forkhead box protein 1	AR	乳児〜小児期	感音性難聴
WDR72	WD repeat containing protein 72	AR	乳幼児期	エナメル質形成不全

AD：常染色体顕性（autosomal dominant）, AR：常染色体潜性（autosomal recessive）
（榊原菜々：小児内科 55：1203-1208, 2023 より一部改変）

る[3]．
　集合管α介在細胞では炭酸脱水酵素IIがCO$_2$とH$_2$OからH$^+$とHCO$_3^-$への変換を促進し，H$^+$はH$^+$-ATPaseを介し管腔へ排泄され，HCO$_3^-$はAE1を介し血液中に放出される．常染色体顕性遺伝形式として発症する遺伝性dRTAは，AE1をコードするSLC4A1遺伝子異常により発症する．AE1は赤血球膜にも存在しその細胞骨格維持に寄与しているため，遺伝性球状赤血球症の原因遺伝子としても報告されている．
　その他に，ATP6V1C2，FOXI1，WDR72（機序不明），がdRTAの原因遺伝子として少数例報告されている[4]．

b 二次性dRTA

　原因として頻度の高いものは，Sjögren症候群などの自己免疫疾患である．その他，薬剤性（アムホテリシンB，イホスファミド，リチウム），間質性腎炎，腎移植後などが原因となる．

2）II型RTA（近位尿細管性アシドーシス：pRTA）

　糸球体から濾過されたHCO$_3^-$は，近位尿細管で分泌されたH$^+$によりH$_2$CO$_3$となるが，CA IVによりCO$_2$とH$_2$Oに変換され細胞膜を通り抜け，細胞内のCA IIによりH$^+$とHCO$_3^-$へ変換され，HCO$_3^-$はNa$^+$/HCO$_3^-$共輸送体（sodium bicarbonate co-transporter：NBCe1）を介して体内に再吸収される（図2）[1]．pRTAは，このNBCe1の異常によりHCO$_3^-$の再吸収が障害されることで発症する．HCO$_3^-$の再吸収障害によりNaの喪失とそれに伴う循環血液量減少が生じることでレニン・アンジオテンシン系（RAS）が亢進し，低カリウム血症を呈する．Henleループの太い上行脚以降でのNa再吸収の亢進によりCaの再吸収も亢進するため，アシドーシスによって骨吸収は亢進しているものの，尿中Ca排泄は正常となる．

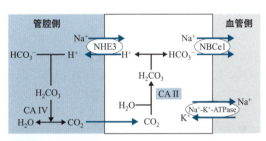

図2 近位尿細管におけるHCO$_3^-$の再吸収機序

CAII：carbonic anhydrase II, CAIV：carbonic anhydrase IV, NBCe1：sodium bicarbonate co-transporter, NHE3：Na$^+$/H$^+$ exchanger 3
（Palmer BF, et al.：Adv Ther 38：949-968, 2021 より一部改変）

また尿中クエン酸排泄は低下しないため，dRTAのように腎石灰化や尿路結石を生じることはない．遠位尿細管の酸分泌は障害されていないため，尿の酸性化能は保たれる．
　pRTAを単独で認めることはまれであり，近位尿細管機能が全般的に障害されるFanconi症候群の一症状として認めることがほとんどである．Fanconi症候群については別項を参照されたい（各論第2章9「Fanconi症候群」p.259）．一次性pRTAの原因として，NBCe1をコードするSLC4A4遺伝子変異があり，常染色体潜性遺伝形式で発症する[5]．

3）III型RTA（hybrid RTA）

　I型とII型の両方の要素をもった非常にまれな病態である．近位尿細管におけるHCO$_3^-$再吸収および集合管におけるH$^+$排泄の両方に寄与しているCA IIの変異が病態にかかわる[6]．CA IIは破骨細胞にも出現しており，酸を排泄して骨ミネラルを溶解する働きがある．また，脳内のoligodendrocyteやastrocyteにも発現がある．

4）IV型RTA（高カリウム血症を伴うRTA）

　アルドステロンは集合管主細胞で上皮型Naチャ

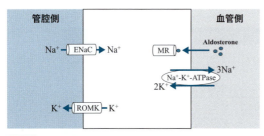

図3 集合管主細胞におけるアルドステロンの作用
ENaC：epithelial Na$^+$ channel, ROMK：membrane K$^+$ channel, MR：mineralocorticoid receptor
(Palmer BF, et al.：Adv Ther 38：949-968, 2021 より一部改変)

表3 IV型RTAの原因

アルドステロン欠乏	アルドステロン抵抗性
一次性 　Addison病 　両副腎摘出後 　21-水酸化酵素欠損症 　3β-水酸化酵素欠損症 　選択的アルドステロン欠乏 二次性 　糖尿病性腎症 　腎硬化症 　閉塞性尿路疾患 　尿細管間質性腎症	1. 遺伝子異常 　偽性低アルドステロン症I型（全身型：ENaCの異常，腎型：MRの異常） 　偽性低アルドステロン症II型（WNK1, WNK4, KLHL3, Cullin3の異常） 2. 薬剤性 　トリメトプリム，トリアムテレン，ペンタミジン，シクロスポリン，タクロリムス 　スピロノラクトン 　ARB, ACEI 3. その他 　間質性腎炎，SLE，移植腎拒絶，など

ネル（ENaC）を介してNa$^+$の再吸収を促進しK$^+$を排泄している．さらに，集合尿細管α介在細胞の管腔側膜に発現しているH$^+$-ATPaseはH$^+$排泄にかかわっている（図3）[1]．IV型RTAでは，アルドステロン欠乏あるいは作用低下により，Na$^+$の再吸収とK$^+$とH$^+$の排泄障害が生じ，高カリウム血症を伴う代謝性アシドーシスを呈する．

アルドステロン作用低下の原因として，アルドステロンが真に欠乏する場合と，集合管でのアルドステロン反応性の低下する場合とがある．主な原因を表3に示す．アルドステロン欠乏の原因として，21-hydroxylase欠損による先天性副腎過形成などによる先天性のものと，Addison病，閉塞性腎疾患，間質性腎炎などによる後天性のものがあげられる．集合管でアルドステロン反応性が低下した場合には血中アルドステロン濃度は異常高値となるため，偽性低アルドステロン症（PHA）と呼ばれる．PHAについての詳細は別項を参照されたい（各論第2章5「偽性低アルドステロン症」p.242）．PHA I型は，常染色体顕性遺伝形式により発症するミネラルコルチコイド受容体の異常，常染色体潜性遺伝形式により発症するものはENaCの異常が病因となる．PHA II型は遠位尿細管におけるNa$^+$-Cl$^-$共輸送体（NCCT）の機能亢進によるNa$^+$再吸収亢進とそれに伴う下流でのENaCを介したNa$^+$再吸収低下と同部位でのK$^+$/H$^+$分泌低下が生じる．NCCTはWNKシグナルにより制御され，WNKの責任遺伝子として*WNK4*, *WNK1*, *KLHL3*, *CUL3* が同定されている．

3 臨床徴候

1) I型RTA（dRTA）

ATP6V1B1 と *ATP6V0A4* の異常によるdRTAでは，新生児・乳児期より体重増加不良，成長障害，哺乳障害などの症状をきたす．また，H$^+$排泄障害の代わりにNa$^+$とK$^+$の分泌が亢進するため尿濃縮力障害による多飲多尿を呈する．前述した病態に伴う高カルシウム尿症などにより腎石灰化や腎結石を生じる．*ATP6V1B1*ではほぼ全例，*ATP6V0A4*では約4割に感音性難聴を合併し，*ATP6V1B1*では幼児期，*ATP6V0A4*では小児期後半に発症することが多い．*SLC4A1*異常による比較的軽症で年長児や成人期に発症し，腎結石や低カリウム血症による脱力や筋力低下などの症状が診断契機となる．

2) II型RTA（pRTA）

*SLC4A4*変異によるpRTAでは低身長や発達遅滞を呈する．NBCe1のisoformは腎，眼，脳，膵臓に共通しているため，特徴的な帯状角膜症を含む白内障・緑内障などの眼所見や頭蓋内石灰化などの腎外症状を認める[7]．Fanconi症候群の一部分の症状として発症するpRTAの場合は，低リン血症，低尿酸血症，アミノ酸尿，腎性糖尿，低分子蛋白尿を呈し，くる病や骨軟化症を認めることもある．

3) III型RTA（hybrid RTA）

dRTAとpRTAの両方の要素をもったRTA，骨硬化症，脳内石灰化，精神発達遅滞を呈する．

4) IV型RTA（高カリウム血症を伴うRTA）

代謝性アシドーシスは他のタイプのRTAほど重症でなく，無症状で偶発的な血液検査で発見される

6 ● 尿細管性アシドーシス

ともある．ENaC の異常によるものは乳児期から脱水・成長障害を呈する．

4 診断と検査

血液ガス分析で AG 正常の代謝性アシドーシスを認めるのが RTA の特徴である．ただし，下痢など消化管からの HCO_3^- の喪失でも同様の所見となり得るので十分な問診が必要となる．RTA の診断には下記のような臨床検査が必要となる．

1）血液・尿検査，画像検査

尿中 NH_4 は直接測定できないため，間接的に尿 AG で評価する．尿 AG は尿中$(Na＋K－Cl)$で算出される．dRTA では，NH_4^+ の排泄障害のため尿 AG は正となり，それ以外の RTA では腎からの NH_4^+ の排泄が保たれるため，アシドーシス存在下の尿 AG は負のままである．超音波検査で腎結石・石灰化のスクリーニングを行う必要がある．

2）負荷試験

ⓐ 塩化アンモニウム負荷試験

軽微な代謝性アシドーシスの際に，酸負荷をかけて集合尿細管における酸排泄能を調べる検査である．明らかな代謝性アシドーシス（pH 7.30 以下）がある場合は不要な試験である．塩化アンモニウム（100 mg/kg または 75 mEq/m^2）を十分量の水とともに経口摂取させる．2～3時間後にアシドーシスの存在を確認し，内服前，内服後1時間おきに尿 pH を測定する．血液 pH が 7.35 未満で尿 pH が 5.3 以下にならなければ尿酸性化障害があると判断し dRTA を疑う．

ⓑ フロセミド負荷試験

塩化アンモニウム負荷試験が施行できない場合に行われる．フロセミド投与により再吸収されなかった Na^+ が遠位尿細管や集合管へ運ばれ，ENaC を介して Na^+ の再吸収が亢進，それに伴い集合管 a 介在細胞からの H^+ 排泄が亢進するため，尿は酸性化される．フロセミド 0.5～1.0 mg/kg を内服あるいは静脈内投与し，投与前および投与後1時間おきに6時間目まで尿 pH を測定する．尿 pH が 5.3 以下に低下しなかった場合，dRTA が疑われる．

ⓒ 重炭酸イオン負荷試験

重曹を HCO_3^- として 2～4 mEq/kg/日内服し適切な血中 HCO_3^- 濃度（20～24 mEq/L）に達したら，HCO_3^- 排泄率 $FEHCO_3^-$ ＝（血清クレアチニン Cr）/

尿中 Cr)×(尿中 HCO_3^-/血中 HCO_3^-)×100（%），を算出する．pRTA であれば，FE HCO_3^- が 15 % 以上となり，dRTA では 5 % 未満となる．

3）遺伝学的検査

近年では次世代シークエンサーによる遺伝子検査の進歩から原因遺伝子の網羅的解析が可能となっており，臨床的に遺伝性 RTA が強く疑われる場合には，負荷試験を行わずに遺伝子検査で確定診断されることが一般的となりつつある[8]．

5 治療

1）I 型 RTA（dRTA）

治療の基本はアルカリ補充によるアシドーシスの補正である．低カリウム血症や腎石灰化・腎結石を同時に治療できるクエン酸カリウムが頻用される．通常 2～4 mEq/kg/日（成人で 1～2 mEq/kg/日）程度の補充を要するが，急性期や乳児期は 4～8 mEq/kg/日と大量の補充を必要となることも多い．

2）II 型 RTA（pRTA）

近位尿細管での $HCO3^-$ 再吸収障害が原因であり補充されたアルカリの大半が尿中に漏出するため，dRTA と比べて大量のアルカリ化製剤（5～15 mEq/kg/日）が必要となる．大量のアルカリ化製剤投与でもアシドーシスの改善が乏しい場合，サイアザイド系利尿薬を少量投与（ヒドロクロロチアジド 1～2 mg/kg/日など）が効果的とされている．サイアザイドによって細胞外液量が減少し，近位尿細管や Henle ループでの HCO_3^- の再吸収亢進が想定されている．dRTA と同様，低カリウム血症の治療も兼ねてクエン酸製剤が推奨されている．Fanconi 症候群による pRTA では原因疾患の治療が優先されるため別項を参照されたい．

3）IV 型 RTA

アルドステロン欠乏に対しては，酢酸フルドロコルチゾンが有効である．PHA I 型には塩化ナトリウムを補充するが，腎型では成長に伴って減量または中止できる傾向にある一方，全身型は終生の補充が必要である．PHA II 型では Na^+-Cl^- 共輸送体を標的とするサイアザイド系利尿薬が有効である．高カリウム血症が存在するため，アルカリ化薬はカリウムを含有しない製剤を使用する．

6 管理と予後

dRTA, pRTA ともに血清 HCO_3^- 値, 尿中 Ca 排泄量, 尿中低分子蛋白, などが治療効果判定の指標になる. dRTA 患者では成長とともに難聴が顕在化してくる場合もあるため継続的な評価を要する. dRTA 患者の最終身長は 90% 以上が正常範囲内である一方で, CKD 発症率が 3 倍になると報告されており[9], 成長障害や腎石灰化予防, 腎機能の保持のためには早期からの十分な治療が重要である[10]. pRTA では十分なアルカリ補充によっても HCO_3^- の正常化が困難なことも多いが, アシドーシスの補正により成長障害の改善は期待される. ただし, 成人期になっても永続的に大量のアルカリ補充は必要で

あり, 低身長や発達遅滞などの症状が残存することもある.

―――――――― **文献** ――――――――

1) Palmer BF, et al. : Adv Ther 38 : 949-968, 2021
2) Gua W, et al. : Kidney Dis 92 : 371-383, 2023
3) Plazzo V, et al. : Kidney Int 91 : 1243-1255, 2017
4) Comiere N, et al. : Kidny Int 97 : 452-455, 2020
5) Kashoor I, et al. : Res Clin Pract 38 : 267-281, 2019
6) Fathallah DM. et al, : Hum Genet 99 : 634-637, 1997
7) Finer G, et al. : Adv Chronic Kidney Dis 25 : 351-357, 2018
8) 榊原菜々 : 小児内科 55 : 1203-1208, 2023
9) Lopez-Garcia SC, et al. : Nephrol Dial Transplant 34 : 981-991, 2019
10) Santos F, et al. : Pediatr Nephrol 38 : 635-642, 2023

（櫻谷浩志）

II 各論　第2章　尿細管間質性疾患

7 腎性尿崩症

1 定義・概念

腎性尿崩症は抗利尿ホルモン（ADH）であるアルギニンバソプレシン（AVP）に対する集合尿細管の反応が種々の原因により障害されて尿を濃縮することができず，低張尿・多尿をきたす疾患である．結果として多飲を伴うか，十分な飲水ができない場合に高ナトリウム血症や高浸透圧血症を示す．

2 病因・病態

集合尿細管で尿濃縮は，集合管主細胞のアクアポリン（aquaporin：AQP）とよばれる水を特異的に透過させる膜蛋白を介して水が再吸収されることで生じる．集合管主細胞の血管側細胞膜にAQP3，AQP4が恒常的に発現しており，管腔側細胞膜にAQP2がAVP依存性に発現する．集合管主細胞におけるAVPの作用機序を図1に示す．下垂体後葉から分泌されたAVPが集合管主細胞の血管側細胞膜に存在するバソプレシン2型受容体（V_2受容体）に結合するとadenylate cyclaseが活性化される．その結果ATPからcyclic AMPが産生され，プロテインキナーゼA（PKA）の活性化を介して，細胞質小胞体内のAQP2蛋白がリン酸化される．リン酸化されたAQP2は管腔側細胞膜へ移動（trafficking），AQP2が膜表面に挿入される（exocytosis）．集合管の周辺の腎髄質間質の浸透圧は管腔内より高く保たれているので，AQP2が発現すると水が管腔内から間質側へ移動し，尿が濃縮される．AVPの刺激が消失すると細胞膜上のAQP2は再び小胞体に分散する（endocytosis）．腎性尿崩症はこの過程が障害されて尿が濃縮できない状態で，遺伝子異常に伴う先天性と電解質異常などの続発性に大別される（表1）．

1）先天性腎性尿崩症

性染色体Xq28に存在してV_2受容体をコードする*AVPR2*遺伝子と常染色体12q13に存在してAQP2をコードする*AQP2*遺伝子の異常が先天性腎性尿崩症の原因として知られている．先天性腎性尿崩症の約90％は*AVPR2*遺伝子異常でX連鎖型潜性遺伝を，約10％は*AQP2*遺伝子異常でその多くは常染色体潜性遺伝を示す．*AVPR2*遺伝子異常を保因する女性にもX染色体の不均一な不活性化により尿濃縮障害を生じる場合がある．先天性腎性尿崩症の正確な頻度は不明だが，カナダのケベック州では男性100万出生あたり8.8人と報告されている[1]．

2）続発性腎性尿崩症（表1）

腎疾患，電解質異常，薬剤などで尿細管機能障害をきたして続発性腎性尿崩症を生じることが知られ

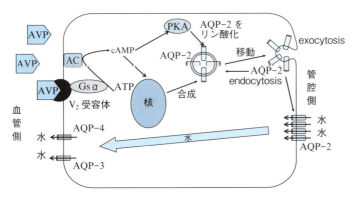

図1 集合管主細胞におけるAVPの作用機序

arginine vasopressin（AVP），aquaporin（AQP），G protein（Gsα），adenylate cyclase（AC），protein kinase A（PKA）

（明生第二病院　里村憲一先生のご厚意による）

Ⅱ各論　第2章　尿細管間質性疾患

表1　腎性尿崩症の原因

1.　先天性
V₂受容体遺伝子異常：X連鎖潜性遺伝 AQP2遺伝子異常：常染色体潜性または顕性
2.　続発性
1)　腎疾患 　　閉塞性尿路疾患，腎不全，低形成/異形成腎，多発性嚢胞腎，ネフロン癆，間質性腎炎，慢性腎盂腎炎など
2)　全身性疾患 　　アミロイドーシス，Sjögren症候群，鎌状赤血球症，サルコイドーシス
3)　電解質異常 　　低カリウム血症，高カルシウム血症，高カルシウム尿症
4)　薬剤 　　リチウム，アンホテリシンB，イホスファミド，オフロキサシン，オルリスタットなど

ている．先天性よりも頻度は多いが，症状は軽症である場合が多い．

ⓐ 腎疾患

腎不全，多発性嚢胞腎などでは髄質高浸透圧形成の障害が関与する．閉塞性尿路疾患は先天性形態異常，成人では結石が原因として多く，閉塞解除後も尿濃縮尿の低下は長期間持続する．

ⓑ 電解質異常

低カリウム血症や高カルシウム血症，高カルシウム尿症が持続すると尿濃縮障害を生じる．AQP2の発現低下の他にカルシウム異常では髄質高浸透圧形成の障害も関与する．

ⓒ 薬剤

躁うつ病の治療で使用されるリチウム製剤が成人での続発性腎性尿崩症の最も多い原因で長期使用者の10～20％に続発性腎性尿崩症を発症する．また，胎児期にアンジオテンシン受容体拮抗薬に曝露すると腎性尿崩症を発症することが知られている．

3 診断（臨床徴候と検査所見）

1) 臨床徴候

ⓐ 臨床症状

主な症状は口渇，多飲，多尿だが，患者年齢などにより気づかれにくい．先天性腎性尿崩症は胎児期に母体の羊水過多がみられ，出生時から多尿・低張尿を示すが，新生児期には自主的な水分摂取ができないため，典型的な脱水症状を示しにくく，高ナトリウム血症を呈しやすい．脱水が発熱，哺乳不良，易刺激性などの非特異的症状を示す．けいれんや意

識障害をきたすこともある．一方で，母乳栄養児では溶質負荷が少ないので多尿が目立たないこともある．幼児期には自主的な水分摂取ができるため多飲・多尿が目立ってくる．一部のAVPR2遺伝子異常では部分型腎性尿崩症を示して小児期になって発症することや常染色体顕性遺伝を示すAQP2遺伝子異常では生後6か月以降に多飲・多尿が明らかになり，脱水時に尿の浸透圧が上昇することが知られている．

ⓑ 合併症

ａ）成長障害

大量の水分摂取で食欲が低下する．乳幼児では生理的な胃食道逆流が増強して頻回の嘔吐で栄養不足となる場合もある．診断前では慢性的な脱水も影響する．

ｂ）中枢神経合併症

診断前の頻回の高張性脱水や高ナトリウム血症，急速な補正などで重度の中枢神経合併症をきたしうる．近年は早期診断・介入で重度の合併症の頻度は少ないが，多動傾向や注意欠陥障害を呈する例が報告されている．

ｃ）腎尿路合併症

年長になると，頻回の尿意を我慢する患者も珍しくない．巨大膀胱，膀胱肉柱形成，水尿管症，水腎症などの腎尿路の合併症が多くみられ両側の水腎症により腎機能障害を呈する場合がある．

2) 検査所見

代表的な検査値として厚生省特定疾患ホルモン受容体異常症調査研究班の「腎性尿崩症の診断の手引き」を表2に示す．腎性尿崩症を疑う時に各種試験を組み合わせて診断することになるが，実際の診断の進め方を図2のフローチャートに示す[2]．

①多飲，多尿，新生児期から乳児期に不明熱や高ナトリウム血症を認めたときに尿崩症を疑い，血液と尿の浸透圧を同時に測定する．あわせて血漿AVP濃度も測定する．

②続発性の尿崩症（表1）を除外する．服薬状況を確認し，電解質や腎機能を確認する．画像検査により尿路形態異常や嚢胞性腎疾患，腎石灰化なども評価する．

③水制限試験：大量の低張尿から尿崩症が疑われるが，高ナトリウム血症や血漿浸透圧上昇がみられない場合に水制限試験を行う．ベースラインの血漿浸透圧が300 mOsm/kg以上または血清Naが145 mEq/L以上の場合は，本試験は危険であり不要である．また血漿浸透圧が290

7●腎性尿崩症

表2	腎性尿崩症の診断の手引き

I. 主症状

1. 口渇および多飲
2. 多尿

II. 検査所見

1. 尿量1日3,000 mL以上(小児においては,1日3,000 mL/m²以上)
2. 尿浸透圧300 mOsm/kg以下(または尿比重1.010以下)
3. 濃縮力以外の腎機能正常
4. 下垂体後葉機能検査
    1) バソプレシン試験で尿浸透圧は,300 mOsm/kg以上(または尿比重1.010以上)に上昇しない.
    2) 水制限試験で尿浸透圧は,300 mOsm/kg以上(または尿比重1.010以上)に上昇しない.

[確定検査所見]
    a) 高張食塩水試験により,尿浸透圧は300 mOsm/kg以上(または尿比重1.010以上)に上昇しない.
    b) 血中バソプレシン値は正常または増加

III. 除外規定

高カルシウム血症,低カリウム血症,慢性腎炎,慢性腎盂腎炎を除外できる

[診断の基準]
<確実例>IおよびIIの各事項と除外基準を満たすもの
<疑い例>IおよびIIの1~3を満たすが,IIの4の1),2)の検査において尿浸透圧が300~450 mOsm/kg(または尿比重1.010~1.015)にあるもの
[参考] 遺伝的負荷が認められることが多い.
[注] 新生児期,乳児期で多飲,多尿症状が発症する以前の例では,主症状,所見はI′,II′のようになる.

I′. 主症状

原因不明の発熱(しばしば吐乳,哺乳力微弱,便秘を伴う)

II′. 検査所見

1. 高ナトリウム血症,高浸透圧血症が存在する.
2. 1の所見は①クロロチアジド系利尿薬を連日(3~7日間)投与すること,②哺乳を希釈乳,低Na乳に変換すること,あるいは,③水の強制投与を行うこと,の一つないしは前部の処置により正常化し,主症状も消失する.
3. 2の処置により高ナトリウム・高浸透圧血症の消失した時期には検査所見II-2,3,4-1),2)を示す.

(厚生省特定疾患ホルモン受容体異常症調査研究班総括研究事業報告書,1980より一部改変)

mOsm/kg以上で尿浸透圧が290 mOsm/kg未満の場合も診断目的に行う必要はない.著明な多尿を認める場合は通常4時間の水制限が行われる.心因性多飲でも長期間の水負荷が続くと腎髄質における浸透圧勾配が消失して尿浸透圧が上昇しないことがあり注意が必要である.本試験を行う際は過度の脱水に注意し,体重が5%(年長児では3%)以上減少した場合,血清Naが

145 mEq/L以上になった場合は中止する.幼少児では尿道カテーテル留置を考慮する.

④バソプレシン試験:水制限を行っても尿浸透圧が300 mOsm/kg以上に上昇しない場合はADH投与に対する反応の有無によって中枢性あるいは腎性尿崩症と診断する.

⑤高張食塩水負荷試験:部分型腎性尿崩症では500~600 mOsm/kg程度まで尿が濃縮され,心因性多飲と鑑別が困難な場合がある.水限試験で十分な浸透圧上昇が得られなかった場合や,腎機能低下のために水制限試験に脱水の危険が伴う場合に高張食塩水負荷試験を行う.

⑥頭部MRI検査:中枢性尿崩症の鑑別に有用である.

⑦遺伝子検査:腎性尿崩症の確定診断や女性保因者の同定,原因検索に重要であり,*AVPR2*遺伝子,*AQP2*遺伝子の遺伝子検査が保険診療で可能になっている.症状から本疾患が疑われる場合は早期の遺伝子検査が欧州から推奨されているが,両遺伝子に異常が検出されない症例も存在する.

4 治療

適切な水分摂取による脱水の予防や補正,尿量を減らすための溶質負荷の制限が治療の中心となる.最も重要なことは十分な水分摂取である.年長児では口渇に応じて飲水するよう指導し,環境整備が必要である.新生児・乳児期など自主的な飲水ができなければ2時間ごとに定期的に水分を与える必要があり,十分な水分や栄養補給のために経管栄養が必要なこともある.溶質負荷の制限としては塩分制限を行う.蛋白制限は成長障害の原因となりうるため,一般に小児期では行われない.

薬物治療では,サイアザイド系利尿剤が用いられる.Na利尿による体液量の減少に伴って近位尿細管における水の再吸収が亢進する結果,尿量が減少すると考えられている.サイアザイド系利尿薬の副作用として低カリウム血症があり,必要時にはカリウム徐放製剤やカリウム保持性利尿薬のスピロノラクトンを併用する.尿量減少が不十分な場合はインドメタシンなどプロスタグランジン合成阻害薬も用いられるが,消化器や腎機能障害などの副作用に注意が必要である.塩分制限との組み合わせにより20~50%の尿量減少が期待される.

続発性腎性尿崩症の治療は,原疾患の治療や原因

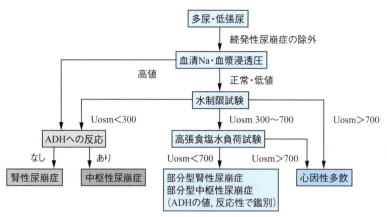

図2 腎性尿崩症の診断のフローチャート
Uosm：尿浸透圧(mOsm/kg)
(三浦健一郎：小児科診療 6：749-755, 2014 より改変)

薬剤の除去が重要である．

5 管理と予後

　定期的に血清 Na 濃度，身長，体重を測定し，神経学的発達を評価して必要な水分と栄養を摂取できているか確認が重要である．年長児では学校では尿意を我慢せずに授業中にもトイレへ行ける環境を整える．多尿による腎尿路合併症に関して，予防のために一定時間ごとの排尿指導と一日尿量の評価，早期発見のため腎尿路の超音波検査を定期的に行う．残尿がある場合は 2 回排尿を指導し，膀胱機能低下が疑われる場合には泌尿器科と連携して膀胱機能検査を行い，間欠的自己導尿や夜間の膀胱カテーテル留置を検討する．

　発熱や嘔吐などで経口摂取が困難な時は適切な水分量を経静脈的に投与する．生理食塩水など Na 濃度の高い等張液は高ナトリウム血症が悪化するため，2.5～5％ブドウ糖液など低張液を使用する．回復すれば早期に口渇感に応じた経口水分摂取に戻すことが望ましい．

　先天性腎性尿崩症では早期から十分な水分摂取ができれば予後は良好であることが多いが，高張性脱水や高ナトリウム血症を繰り返した場合は，精神発達遅滞を呈することがある．診断時に低身長を認めることが多いが，積極的治療と十分な栄養で身長予後も改善する．続発性腎性尿崩症の予後は基礎疾患に左右される．

6 最新知見

　先天性腎性尿崩症の病因となる多くの遺伝子異常では変異蛋白は misfolding(折りたたみの異常)のため小胞体に停留する．非ペプチド系 AVPR2 antagonist が小胞体の変異 V2R 蛋白に作用して V2R の細胞膜への発現を増加させることが知られており，Bernier らは *AVPR2* 変異に基づく腎性尿崩症患者においても尿量の減少が確認されたが，肝毒性のために臨床研究は中断された[3]．

　AVPR2 agonist は小胞体内の変異 V2R 蛋白に作用して cAMP 生成を促し，PKA が活性化され，細胞膜への AQP2 蛋白の発現を促すことが知られている．他にもセクレチン受容体やカルシトニン受容体など集合管主細胞で発現する Gs 蛋白アデニル酸シクラーゼと結合した他の G 蛋白質結合受容体の経路による cAMP の増加や cGMP 経路など cAMP を介さない AQP2 蛋白のリン酸化や細胞膜への trafficking を促進させる経路が治療の可能性として検討されている[4]．

文献

1) Arthus MF, et al.：J Am Soc Nephrol 28：245-251, 2000
2) 三浦健一郎：小児科診療 77：749-755, 2014
3) Bernier V, et al.：J Am Soc Nephrol 17：232-243, 2006
4) Milano S, et al.：Int J Mol Sci 18：2385, 2017

〈宮井貴之〉

8●シスチン尿症およびその他のアミノ酸輸送体異常症

II各論　第2章／尿細管間質性疾患

8　シスチン尿症およびその他のアミノ酸輸送体異常症

1　概論

　アミノ酸輸送体は，必須栄養素であるアミノ酸の細胞膜通過を媒介する膜蛋白質で，腎尿細管や小腸に多く存在する．近位尿細管上皮では，管腔側膜と血管側膜（側底膜）に性質が異なるアミノ酸輸送体が局在することで，管腔内から血管側への電位・濃度勾配に逆らった二次性能動輸送によりアミノ酸上皮輸送が可能となり，糸球体で濾過された約99％のアミノ酸が効率的に再吸収され体内に維持される[1]．アミノ酸輸送体異常症は，アミノ酸輸送体の遺伝学的異常によって発症し，アミノ酸尿症を認める．

2　分類

　アミノ酸輸送体は，アミノ酸のα-炭素周辺の電荷や側鎖の極性または電荷の種類によって輸送基質を認識している．近位尿細管上皮でのアミノ酸輸送システムや異常症を表1に示す．アミノ酸輸送体は，ATPの加水分解エネルギーを用いない（ATP非依存性）SLC（solute carrier）ファミリーに分類され，腎尿細管上皮のアミノ酸輸送体は主にSLC1, 3, 6, 7に含まれる．

表1　近位尿細管上皮アミノ酸輸送システムや異常症のまとめ

分類	輸送基質	管腔側 輸送体 システム （近位尿細 管に 限局発現）	蛋白 （管腔側）	*SLC* （管腔側）	尿細管上 皮細胞内	血管側輸送体 システム （全尿細管セグ メントに発現）	蛋白 （血管側）	*SLC* （血管側）	アミノ酸輸 送異常症
シスチン 輸送	シスチン	b$^{0,+}$ （Na$^+$非依 存性）	rBAT b$^{0,+AT}$(BAT1)	*SLC3A1* *SLC7A9*	システイ ンに還元	L （中性アミノ酸 輸送系）	LAT2 4F2hc	*SLC7A8* *SLC3A2*	シスチン尿 症
二塩基性 アミノ酸 輸送	リジン アルギニン オルニチン	b$^{0,+}$ （Na$^+$非依 存性）	rBAT b$^{0,+AT}$(BAT1)	*SLC3A1* *SLC7A9*	交換基質 中性アミ ノ酸	y$^+$L	y$^+$LAT1 4F2hc	*SLC7A7* *SLC3A2*	リジン尿性 蛋白不耐症
中性アミ ノ酸輸送	アラニン， フェニルア ラニン，ト リプトファ ンなど多種	B^0 （Na$^+$依存 性）	B^{0}AT1 （S1分節） B^{0}AT3 （S2-3分節）	*SLC6A19* *SLC6A18*		L （Na$^+$非依存性） T （芳香族）	LAT2 4F2hc TAT1	*SLC7A8* *SLC3A2* *SLC16A10*	Hartnup病
酸性アミ ノ酸輸送	アスパラギ ン酸 グルタミン 酸	X$^-_{AG}$ （Na$^+$, H$^+$ 両依存性）	EAAC1 （EAAT3）	*SLC1A1*	中性アミ ノ酸に代 謝変換	L （中性アミノ酸 輸送系） AGT1？	LAT2 4F2hc	*SLC7A8* *SLC3A2*	ジカルボン 酸尿症
イミノ酸 グリシン 輸送	プロリン， ヒドロキシ プロリン， グリシン	IMINO （Na$^+$依存 性） PAT2 （H$^+$依存性）	IMINO PAT2	*SLC6A20* *SLC36A2*					イミノグリ シン尿症

255

Ⅱ各論　第2章　尿細管間質性疾患

表2 病型分類

病型分類	遺伝子変異	コード蛋白	欧米頻度	日本人頻度
A 型	*SLC3A1* ホモ接合体変異	rBAT（heavy subunit）	45.2 %	
B 型	*SLC7A9* ホモ接合体変異	b^{0,+}AT（light subunit）	53.2 %	P482L が特徴的 B 型が A 型より約 4 倍多い
AB 型	*SLC3A1/SLC7A9* 複合ヘテロ接合体変異	rBAT/b^{0,+}AT	1.6 %	

(Servais A, at al.：Kidney Int 99：48-58, 2021 より一部改変)

3　各論

1）シスチン輸送システムの異常

ⓐ シスチン尿症

a）定義・概念

シスチン尿症は，近位尿細管上皮および小腸上皮におけるアミノ酸輸送体の遺伝学的異常により，シスチンおよび二塩基性アミノ酸の再吸収障害を起こす常染色体潜性遺伝形式のアミノ酸尿症である[2,3]．難溶性であるシスチンが，尿中で過飽和となり結晶化して腎尿路系にシスチン結石を形成する．

b）病因・病態

近位尿細管上皮管腔側膜に発現する塩基性アミノ酸輸送体システム b$^{0,+}$の遺伝学的異常が病因となる（**表1**）[2,3]．システム b$^{0,+}$は，1 回膜貫通型蛋白の重鎖 rBAT と 12 回膜貫通型蛋白である軽鎖 b$^{0,+}$AT（または BAT1）がジスルフィド結合で連結したヘテロ二量体型輸送体である．b$^{0,+}$AT が輸送体としての活性を担い，rBAT は b$^{0,+}$AT の細胞膜移行を推進する補助的役割を担う．シスチン尿症は，rBAT，b$^{0,+}$AT のいずれか，または両方の構成蛋白異常により発症し，原因遺伝子として rBAT をコードする *SLC3A1*，b$^{0,+}$AT をコードする *SLC7A9* が同定されている．

基本病態は，近位尿細管での再吸収障害によってシスチンと二塩基性アミノ酸（リジン，アルギニン，オルニチン）の尿中排泄が増加するが，唯一難溶性であるシスチンのみが結晶化してシスチン結石を形成する．シスチン結石の発症年齢は平均 12.2 歳で，10 歳までに約 50 %，10 歳代で約 25 % が発症する小児疾患である[4,5]．シスチン尿症を伴う症候群としては，*SLC3A1* が位置する染色体 2p21 領域の隣接遺伝子症候群の亜型として hypotonia-cystinuria syndrome がある．同領域内でホモ接合性に欠失を認め，出生時より筋緊張低下やシスチン尿症を生じる[3]．

c）疫学

わが国の 2015 年調査では，上部尿路結石成分でのシスチン結石の割合は男性 1.0 %，女性 1.2 % で頻度変化はない[6]．小児期のみに限定するとシスチン結石の割合は 10 % 程度を占める[4]．わが国の発生頻度は，約 15,000 人に 1 人とされ，最も頻度の高い遺伝性尿路結石症である．

d）病型分類

臨床的病型分類は，以前は表現型により type Ⅰ〜Ⅲ に分類されていたが，近年は International Cystinuria Consortium（ICC）が策定した遺伝子型に基づく分類が頻用されている（**表2**）[7]．A 型，B 型では臨床症状や結石再発率に差はないが，AB 型は軽症で結石を形成する頻度が低い[3]．

e）日本人の遺伝学的特徴

シスチン尿症の遺伝子異常の種類や発生頻度は，人種差や地域差が非常に大きい．日本人では，欧米での報告がない b$^{0,+}$AT をコードする *SLC7A9* のカルボキシル末端の P482L 変異が特異的で約 8 割に同定される[8]．そのため，日本人では B 型が A 型の 4 倍以上多い（**表2**）．P482L のホモ接合体変異では，尿中にシスチンが大量に漏出して重篤な結石症を認める．また，輸送体機能の抑制が強いために P482L ヘテロ接合体変異では従来発症しないとされていた尿路結石症を認める場合がある．

f）診断（臨床徴候と検査所見）

シスチン尿症は，新生児マススクリーニングの対象疾患ではなく，また発育障害や精神運動発達遅滞を認めないため，乳児期には無症状で小児期から青年期に再発性の尿路結石症として偶然診断される．シスチン結石の臨床徴候は，①若年発症（30 歳未満），②多発性・両側性，③大きな結石サイズまたはサンゴ状結石，④結石除去治療が必要，⑤再発性，⑥尿路結石の家族歴，などである．尿路結石症に伴う症状は，肉眼的血尿，腰背部痛（腎疝痛），尿路感染症である．結石嵌頓による尿路閉塞により尿量減少，尿閉，腎後性腎不全を認める場合がある．

・尿検査：結石形成により無症候性血尿，肉眼的血尿を認める．約 25 % で尿沈渣に特徴的な六角形で黄褐色のシスチン結晶（六方晶）を認める．

8 ● シスチン尿症およびその他のアミノ酸輸送体異常症

・尿アミノ酸分析：確定診断として24時間酸性蓄尿の尿アミノ酸分析でシスチン排泄量を測定する．成人でのシスチン排泄量は30 mg/日以下であるが，患者では400 mg/日以上となる[2]．小児(2歳以上)では，随時尿で1,000 μmol/gCr以上が診断基準とされている(基準値は100 μmol/gCr未満)．

・結石成分分析：結石除去治療や自然排出で採取した結石を成分分析することで診断できる．外観は淡黄色でロウ様である．

・画像診断：X線不透過性であるが，すりガラス様の淡い陰影を呈し腎尿管膀胱部単純X線(KUB)では発見困難な場合がある．スクリーニングには超音波検査が有用である．詳細な結石の形状分析が必要な場合はCT検査を行う．

・遺伝子解析：*SLC3A1*または*SLC7A9*のいずれか，または両方に異常が同定されれば確定診断となる．遺伝カウンセリング，家族内スクリーニングを検討する[3]．

g) 治療

随時尿での管理目標値である330 mg/gCr(1,300 μmol/gCr)以下に濃度を低下させ，シスチン結晶の過飽和を予防する．

【内科的治療】

①飲水指導

結石形成予防のため，尿量を維持して希釈する(比重1.005以下)．尿中シスチン濃度を飽和溶解度である250 mg/L以下にする尿量目標は成人で2.5 L/日以上，小児で2 L/1.73 m²/日以上になるため，成人では4〜5 L/日，小児でも3 L/日程度の多量の飲水を必要とする[2,3]．就寝中はシスチンが過飽和になりやすいため就寝前や夜間覚醒時にも飲水を促す．

②食事指導

尿酸性化を助長する食物(砂糖や動物性蛋白質)，シスチン前駆物質であるメチオニンを多く含む食物(肉，卵，魚，大豆，小麦)，塩分の過剰摂取を制限する．成人では動物性蛋白質の摂取制限(1.0/kg/日以下)が推奨されているが，小児では成長障害が危惧されるため制限は推奨されていない[2,3]．

③尿のアルカリ化

シスチンの溶解度は尿pHに依存する．酸性尿では尿中溶解度が低下するため，尿をアルカリ化して尿pH7.0でのシスチン濃度を250 mg/L以下に抑える．クエン酸製剤(ウラリット-U®：0.1〜0.2 g/kg/日，成人量は3〜6 g/日)の分3〜4投与を行う．過度なアルカリ化はリン酸カルシウム結石を形成するため，尿pHは7.0〜7.5で維持する[2,3]．

④溶解療法

飲水・食事指導，尿のアルカリ化を行っても尿中シスチン濃度が250 mg/L以下に保てず，新たな結石が形成される場合はシスチン還元薬を併用する．シスチン還元薬とシスチンの化学反応により難溶性のシスチンがシステインに還元され，また易溶性の複合体が形成されることで結石形成を予防する．第一選択薬は保険適用があるチオプロニン(チオラ®)となる．10 mg/kg/日(または100 mg/日)の分3〜4投与から開始する(最大用量40 mg/kg/日または2,000 mg/日)[2]．シスチン排泄は夜間に増加するため，就寝前の内服分量を増加させる場合もある．発疹，無顆粒球症，蛋白尿・ネフローゼ症候群，黄疸・肝機能障害などの副作用モニタリングは必須である．D-ペニシラミン(メタルカプターゼ® 20〜30 mg/kg/日，最大用量1,200 mg/日，分4)は，発熱，発疹，関節痛などの中毒症状の発現を約半数で認めることや，カプトプリル(カプトリル®：開始量0.3〜0.5 mg/kg/回，2〜3回/日，最大用量6 mg/kg/日または150 mg/日)は常用量では結石予防効果が不十分とされており使用機会は限られる．

【外科的治療】

①結石除去療法

偶発結石は，長径5 mm未満では自然排石が期待できるが，5 mm以上になると自然排石率は50%未満に低下し，10 mm以上では自然排石は困難となり結石除去療法が必要となる．シスチン結石は表面が均一に平滑で硬いため，溶解療法で結石除去療法前に結石を脆弱化する．近年は，体外衝撃波破石術(ESWL)より，内視鏡機器などの進歩により経尿道的腎尿管砕石術(TUL)が選択されることが増加している[3,6]．また，経皮的腎尿管砕石術(PNL)が推奨されていた20 mm以上の腎結石でもTULが選択されることがまれではなくなっている．破石片が残存すると再発を起こしやすいため，完全に除去することが基本であるが，断面となった結石に対しては溶解療法を継続する．

h) 管理と予後

結石再発の予防を目的とした飲水・食事指導，尿アルカリ化などの内科的治療の徹底，薬剤副作用への注意，早期発見のための腹部超音波検査，尿沈渣でのシスチン結晶の検出，尿中シスチン濃度のモニタリングなどを3〜4か月毎に行う[3]．内科的治療のアドヒアランスを長期的に維持することは困難な場合が多いが，腎予後を良好に保つには，治療の順守が結石形成を防ぎ，結石除去治療を回避し，腎機能

が保持されることを説明し，疾患と治療の認識を高める患者教育が重要である．

i）最新知見

シスチン尿症は小児期に腎機能障害を認めることはまれであるが，フランスで調査された16歳以上の314症例の検討では，発症から平均19.0年後の最終観察時に84症例（26.8％）が推算糸球体濾過量60 mL/分/1.73 m²以下を呈し，36.0％が蛋白尿，28.6％が高血圧を認めたと報告された．リスク因子は，年齢，高血圧，重篤な腎実質障害（片腎摘出など）であった[9]．長期的な腎予後に注意が必要な疾患である．

2）塩基性アミノ酸輸送システムの異常

ａ リジン尿性蛋白不耐症（LPI）

二塩基性アミノ酸の血管側輸送体であるy^+LAT1の遺伝学的異常により発症する（表1）[1]．常染色体潜性遺伝を呈し，原因遺伝子としてy^+LAT1をコードする *SLC7A7* が同定されている．リジン，アルギニン，オルニチンの小腸での吸収障害，尿中への排泄過多（特にリジン）を認める．出生時は無症状であるが，蛋白質摂取量が増加する離乳期以降に，体重増加不良，筋緊張低下，肝脾腫，免疫異常などの多彩な症状を認める．また，蛋白過剰摂取後に嘔吐，下痢，高アンモニア血症による意識障害を認め，1歳前後で牛乳，肉，魚，卵を自ら避けるようになる（蛋白嫌い）．治療は，充分なカロリー摂取，蛋白制限，アミノ酸補充，蛋白除去乳の併用である．

3）中性アミノ酸輸送システムの異常

ａ Hartnup病

トリプトファンを含む多種の中性アミノ酸の吸収異常に起因する常染色体潜性遺伝疾患である（表1）[1]．管腔側中性アミノ酸輸送体B^0AT1をコードする *SLC6A19* の変異が同定されている．B^0AT1自体の機能低下を生じる変異とともに，B^0AT1の局在に必要な尿細管上皮でのcollectrin，小腸上皮でのアンジオテンシン変換酵素2（ACE2）との相互作用が低下する変異も同定されている．大部分が無症状であるが，トリプトファンの吸収障害によるニコチン酸合成低下により，日光過敏性のペラグラ様皮疹炎，間歇的小脳性運動失調，精神運動発達遅滞を認める場合がある．ニコチン酸（ニコチン酸アミド散10％®）50～300 mg/日の投与により皮膚，神経症状の改善を認める．

4）酸性アミノ酸輸送システムの異常

ａ ジカルボン酸尿症

アミノ酸輸送システム$X^-_{A,G}$に相当する管腔側の酸性アミノ酸輸送体EAAC1（EAAT3）をコードする *SLC1A1* の遺伝学的異常（常染色体顕性遺伝）が原因で，尿中への酸性アミノ酸（アスパラギン酸，グルタミン酸）の漏出を認める（表1）[1]．乳児期から成長障害や精神運動発達遅滞を認める．

5）イミノ酸グリシン輸送システムの異常

ａ イミノグリシン尿症

管腔側イミノ酸（プロリン，ヒドロキシプロリン）グリシン輸送体システムにはNa^+依存性のIMINO，H^+依存性のPAT2の2つが存在する（表1）[1]．IMINOをコードする *SLC6A20*，PAT2をコードする *SLC36A2* の遺伝学的異常（常染色体潜性遺伝）によりイミノ酸とグリシンの尿中排泄が増加する．大部分が無症状で予後は良好である．

6）トリプトファン特異的輸送システムの異常

ａ 青いおむつ症候群

中性アミノ酸輸送体のうち，腸管に限局したトリプトファン単独の特異的輸送障害によって便中のトリプトファンが増加する．腸内細菌の代謝によって最終産物となったインジゴが尿中に排泄され，出生直後からおむつが青色を呈する．高カルシウム血症，体重増加不良，精神運動発達遅滞，尿路結石症，全身への石灰沈着を伴う．原因遺伝子は同定されていない．

7）遺伝性 Fanconi 症候群

各論第2章9「Fanconi症候群」（p.259）を参照．

文献

1) 澤田衣里香，他：アミノ酸尿細管輸送異常症．腎臓症候群，第3版，日本臨床，271-277，2022
2) Viola D´Ambrosio, et al.：Pediatr Nephrol 37：1705-1711, 2022
3) Servais A, at al.：Kidney Int 99：48-58, 2021
4) Goldstein B, et al.：Urol Nurs 37：81-89, 2017
5) Edvardsson VO, et al.：Pediatr Nephrol 28：1923-1942, 2013
6) 尿路結石症診療ガイドライン改訂委員会：尿路結石の疫学．尿路結石症診療ガイドライン，第3版，医学書籍出版，52-56，2023
7) Strologo LD, et al.：J Am Soc Nephrol 13：2547-2553, 2002
8) Shigeta Y, et al.：Kidney Int 69：1198-1206, 2006
9) Prot-Bertoye C, at al.：Clin J Am Soc Nephrol 10：842-851, 2015

（藤丸季可）

II 各論　第2章　尿細管間質性疾患

9　Fanconi 症候群

1　定義・概念

Fanconi 症候群（FS）は，原発性の糸球体病変を伴わない近位尿細管の全般性溶質輸送機能障害を指す[1]。近位尿細管で再吸収される物質を尿中へ過度に喪失し，汎アミノ酸尿，腎性糖尿，高リン酸尿，近位尿細管性アシドーシス，低分子蛋白尿を呈する．いくつかの症状のみを呈するものを不全型とよぶ．原因は多岐にわたり，発症年齢は乳児期から成人と多様である．Fanconi 貧血と区別するために renal Fanconi syndrome ともよばれる．

2　病態生理・病因

1）病態生理

近位尿細管では，糸球体で濾過されたNaの65%，Caの65%，重炭酸の95%，アミノ酸・糖・尿酸の大部分が再吸収される[2]．これらの近位尿細管の再吸収に関する生理的機能が障害されると前記の症状が出現する．

病態の発症には①エネルギー供給の破綻（ミトコンドリア異常症），②エンドサイトーシスや細胞内輸送の破綻（Lowe 症候群，Dent 病，Arthroglyosis, renal dysfunction, and cholestasis（ARC）症候群など）や③代謝産物の蓄積などによる細胞機能障害（シスチン症，チロシン血症，ガラクトース血症，フルクトース不耐症，Wilson 病，Fanconi-Bickel 症候群など）が関与する[3]．

近位尿細管管腔側にはNa^+や各溶質の共輸送体および交換輸送体が存在し，糸球体で濾過された多くの溶質がNa^+の輸送とともに近位尿細管から再吸収される（図1）．この溶質の再吸収には，基底膜側に存在しNa^+を細胞外に能動輸送するNa^+-K^+ ATPase と，その機構にエネルギーを産生・供給するミトコンドリアの働きが重要である．Na^+-K^+ ATPase は細胞内ATPを利用して細胞内外のNa^+濃度勾配を形成し，その電気化学エネルギー勾配を利用して種々の物質の共輸送や交換輸送が行われる．そのため，Na^+-K^+ ATPase に対し細胞内ATPの供給障害が起こると，近位尿細管の再吸収障害をきたしFSを発症する．なお，腎臓は全体重の1%にも満たないが全エネルギーの約10%を消費し，その多くはこのような多彩な機能を制御する近位尿細管が消費している[4]．

また近位尿細管では，糸球体を濾過した低分子量蛋白が，尿細管管腔側に発現するメガリンやキュビリンを受容体として結合しエンドソームに取り込まれることで再吸収されている．エンドソーム内ではH^+-ATPase と CLC-5 により酸性化され，この結合が解離する．その後解離した受容体は管腔側に戻り再び機能し，低分子量蛋白はリソソームにより分解される．このため酸性化が変化すると低分子量蛋白の再吸収能は低下する．

代謝産物が蓄積した際には，上記を含む種々の細胞機能が障害される[4,5]．

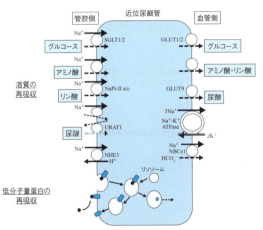

図1　近位尿細管での主な溶質の管腔からの再吸収のメカニズム

Ⅱ各論　第2章　尿細管間質性疾患

表1　先天性 Fanconi 症候群の原因

疾患名	遺伝子	発症	関連症状
Dent 病	*CLCN5*	幼児期以降	高 Ca 尿症，成人期に腎機能低下
Lowe 症候群	*OCRL1*	幼児期以降	白内障，神経症状
ミトコンドリア異常症	多彩	疾患による	神経筋症状など多彩
シスチン症	*CTNS*	乳幼児期	成長障害，角膜沈着
ガラクトース血症	*GALT*	新生児期	肝障害，発達障害
遺伝性フルクトース不耐症	*ALDOB*	乳幼児期	肝腫大，低血糖
Fanconi-Bickel 症候群	*GLUT2*	乳幼児期	成長障害，肝障害
チロシン血症 I 型	*FAH*	新生児，乳児期	肝障害
Wilson 病	*ATP7B*	幼児期以降	肝障害，神経症状
ARC 症候群	*VPS33B*，*VIPAR*	新生児期	関節拘縮，胆汁うっ滞
微絨毛封入体病	*MYO5B*	新生児期	下痢，腸管吸収障害
FRTS1	*GATM*	幼児期以降	AD，腎不全
FRTS2	*SLC34A1*	幼児期以降	AR
FRTS3	*EHHADH*	幼児期以降	AD
FRTS4，MODY	*HNF4A*（R76W 変異）	乳幼児期	AD

FRTS：Fanconi renotubular syndrome，特発性 Fanconi 症候群，ARC：Arthroglyosis, renal dysfunction, and cholestasis，関節拘縮-腎機能異常-胆汁うっ滞

2）病因

　FS の原因は先天性（表1）と後天性（表2）の二つに分かれ，後天性のものは続発性（後天性疾患による二次性のもの）と外的要因（毒物性や薬剤性）に分類される．原因が多彩なため，FS 全体の頻度は明らかでない．

　先天性の場合は種々の全身性疾患が原因となり，その腎症状の一環として近位尿細管の機能低下を起こす．欧米ではシスチン症が多いが日本では頻度が低い．特発性 FS（Fanconi renotubular syndrome：FRTS）として，現在までに FRTS1〜FRTS4 の4種類が報告されている．また，近位尿細管において P の再吸収は Na と P の共輸送体（NaPi-II family）のうち NaPi-IIa と NaPi-IIc が重要な役割を担うが，NaPi-IIa をコードする *SLC34A1* の遺伝子変異は細胞内の P の枯渇を通じエネルギー供給の障害をきたし，FRTS2 を呈する[6]．NaPi-IIc の変異では高 Ca 尿症を伴う遺伝性低リン血症性くる病を呈するが FS はきたさない．FRTS3 の原因遺伝子 *EHHADH* の変異では，ミトコンドリアの機能障害を通じてエネルギー供給の障害が起こる[7]．

　また，近位尿細管は薬剤の影響を受けやすく様々な場面で薬剤性 FS をきたす．その発症については近位尿細管での細胞側の要因が大きく，代謝障害や薬剤吸収関連因子の遺伝子多型が関与すると考えられている[8]．原因薬剤として日本ではバルプロ酸（特

表2　後天性 Fanconi 症候群の原因

続発性	パラプロテイン血症（多発性骨髄腫）
	アミロイドーシス
	シェーグレン症候群
	ネフローゼ症候群
	間質性腎炎（TINU 症候群を含む）
	腎移植後
	未治療の遠位尿細管性アシドーシス
	神経性食思不振症
	悪性腫瘍
	ビタミン D 欠乏症
	腎ヘモジデローシス
外的要因	薬剤 　抗けいれん薬：バルプロ酸 　抗腫瘍薬：シスプラチン，カルボプラチン，イホスファミド，6-メルカプトプリン，アザチオプリン，イマニチブ 　抗菌薬：アミノグリコシド系，テトラサイクリン系 　抗ウイルス薬：アデホビル，シドホビル，テノホビル 　その他：デフェロシロクス，漢方薬（アリストロキア腎症），アスピリン，ゾレドロン酸 サプリメント
	重金属：カドミウム，水銀，鉛，ウラン，白金，ビスマス
	化学物質：トルエン，パラコート，リゾール
	ハチ毒素：メリチン

TINU：tubulointerstitial nephrontis with uveitis，ぶどう膜炎を伴う尿細管間質性腎炎

に重症身体障害児）や抗腫瘍薬が多く，バルプロ酸投与例では半数に尿細管障害を認めたと報告がある[9]．近年わが国では健康食品の摂取による FS 発症が複数報告された．

3 臨床徴候

原因により，下記の症状が多様な重症度で発症する．

1）成長障害

小児期の大きな問題であり，リンの再吸収障害，代謝性アシドーシス，低カリウム血症，近位尿細管での 25(OH)ビタミン D_3 の 1α 水酸化障害，栄養障害などが複合的に作用する．早期介入と治療が有効だが，治療に難渋することもある．

2）多飲・多尿

尿中への溶質喪失による浸透圧利尿に加え，低カリウム血症による集合管での尿濃縮力障害が原因となる．乳児では高度脱水による反復する発熱が診断の契機になることがある．

3）汎アミノ酸尿

摂取量と比較するとアミノ酸漏出の程度は軽微であるため，臨床症状は出現しない．

4）腎性糖尿

原疾患がなければ血糖は正常であり糖漏出に伴う症状はない．

5）リン酸尿・低リン血症

リンの再吸収障害により血清リン値は低下し，くる病や骨軟化症の原因となる．副甲状腺ホルモンは正常または亢進している．

6）近位尿細管性アシドーシス（RTA type II）

アニオンギャップ正常の高クロール血性アシドーシスを呈する．重炭酸の 30 % 以上が再吸収されず，血中重炭酸濃度は 12〜18 mEq/L と低下する．遠位尿細管による尿の酸性化能は通常保たれるが，時に遠位尿細管性アシドーシスを合併する．

7）塩類喪失

高度の Na 喪失例では低ナトリウム血症を呈する．低カリウム血症は二次的であり，遠位尿細管へのNa 負荷と循環血漿量の低下によるレニン–アンジオテンシン系の活性化によって，遠位尿細管へ K の排出が亢進することによる．高度の低カリウム血症では突然死の可能性がある．

8）尿酸尿・低尿酸血症

尿中尿酸排泄増加が FS の初期症状として出現することがある．ただし多尿やアルカリ尿を同時に呈するため，すぐには尿酸結石を形成しにくい．

9）低分子蛋白尿

尿中への低分子蛋白（$α_1$ ミクログロブリンや $β_2$ ミクログロブリン）の喪失が増加する．多くの場合アルブミン尿も存在し試験紙法でも陽性の頻度が高いが，低アルブミン血症は呈さない．病態によっては1 日尿中蛋白量が数 g/日に及ぶ．

4 診断と検査法

成長障害，多飲・多尿や反復熱などを主訴にして来院する．その他，日常の検査時に蛋白尿や糖尿が存在し，低リン血症，代謝性アシドーシスや低尿酸血症を合併した際には本疾患を強く疑い，近位尿細管障害を確認できれば本疾患と診断する．また，原疾患の特定は治療や進行防止につながるため非常に重要であり，現病歴・既往歴・薬物摂取歴の聴取や診察を慎重に行う．

1）近位尿細管再吸収障害の検索

以下を組み合わせて確認する．検査の詳細は総論3 章 5「尿細管機能検査」（p.72）を参照されたい．FSでは下記のように変動する．

- %TRP（基準値 60〜90 %）：低下する．ただし，リンが不足すると通常では 90 % を超すため，低リン血症下で 90 % 以下であれば再吸収障害を疑う．
  TmP/GFR＝Pp×%TRP/100（基準値：2.3 mg/dL以上）：低下
- FE_{UA}（基準値 4〜14 %）：上昇
- アルカリ補充時の $FEHCO_3^-$：FS を含む RTA typeII では＞10〜15 %
- 尿中 $β_2$ ミクログロブリン，$α_1$ ミクログロブリン：上昇
- 尿中アミノ酸排泄量測定：全般性のアミノ酸の排泄増加パターンを示す．
- 尿糖：陽性．耐糖能の確認も行う

2）腎組織学的検査

原疾患の診断に必要な場合には行われる．FS に共通する所見としては，尿細管の萎縮・間質の線維化・慢性間質性腎炎があげられる．

3）画像検索その他

くる病の骨病変の評価として四肢の X 線撮影を行う．その他腎結石の検索や眼科受診など，疑われる原疾患に応じ検査の追加や他科の受診を行う．

5 治療法

1）原疾患の治療

原疾患が特定される場合にはその治療を優先する．薬剤性では原因薬剤を中止し，可能であれば代替薬剤を用いる．

2）対症療法—喪失する溶質・水分の補充

a 代謝性アシドーシス

重炭酸イオンとして 2〜15 mEq/日の大量アルカリ療法が必要となる．アルカリ製剤としては，K の補充も兼ねクエン酸製剤が有用である（ウラリット-U®：1 g は HCO_3 9 mEq に相当）．また，大量のアルカリ投与自体が体液量を増加させ，さらなる重炭酸の喪失を誘発するため，重症例ではヒドロクロロチアジド（ダイクロトライド®）1〜3 mg/日を併用すると，重炭酸の再吸収閾値が上昇でき有用であるが，K の喪失に注意が必要である．重症例では，以上の治療でも完全には補正できない．

b 低リン血症，くる病

くる病に対し活性型ビタミン D（アルファカルシドール 0.01〜0.1 μg/kg/日またはカルシトリオール）を投与し，低リン血症の補正には中性リン酸塩 1〜3 g/日（リンとして 20〜100 mg/kg/日）を投与する．経口リン製剤のホスリボン®は 1 包（0.48 g）中にリンとして 100 mg を含有する．治療中は尿中 Ca 排泄量の増加に注意する．適度な運動も必要である．

c 塩類喪失

低カリウム血症，低ナトリウム血症に対して補充療法を行う．

d 水分補充

自己申告の乏しい乳幼児や胃腸炎罹患時などには特に注意し，必要に応じ積極的な水分補給を行う．

e 汎アミノ酸尿，尿糖，蛋白尿，尿酸尿

通常治療を必要としない．

f 低マグネシウム血症

存在すれば補充を行う．

g 低カルニチン血症

低カルニチン血症で筋力低下をきたす例などでは，カルニチン（エルカルチン®）30〜120 mg/kg/日（レボカルニチンとして）の補充を行う．

h 成長障害

アシドーシスや電解質の補正とくる病の治療で対応するが，明らかな成長障害を残す場合がある．成長ホルモンはリンの吸収を促進し骨密度を改善する．

6 管理と予後

原疾患により腎予後は異なるが，確立した特異的治療を有する疾患の予後は改善されてきている．結石の形成や脱水による急性腎不全は腎機能を増悪させる．小児期では成長障害やくる病など合併症の予防を目指すが，原因疾患によっては難渋する．遺伝性疾患が背景にある場合は，家族を含めた遺伝カウンセリングが重要である．

代謝産物や薬物が原因の場合は，重症化する前に原因を除去できれば近位尿細管障害は可逆性であることが多い．しかし小児領域では，長期にバルプロ酸を服用する重症心身障害児の中に，重度のくる病を呈してから本疾患が診断される症例が少なくない．原因となる薬剤を使用する際には，定期的な検査の実施など本疾患に注意することが望まれる．

文献

1) Bonnardeaux A, et al.：Inherited disorders associated with generalized dysfunction of the proximal tubule（Renal Fanconi syndrome）. In：Yu ASL, et al.（eds），Brenner and Rector's The Kidney, Volume2, 11th ed, Elsevier, 1450-1461, 2020

2) Lemaire M：Am J Physiol Renal Physiol 320：F145-F160, 2021

3) Klootwijk ED, et al.：Nephrol Dial Transplant 30：1456-1460, 2015

4) Igarashi T, et al.：Pediatric Fanconi syndrome. In：Emma F, et al.（eds），Pediatric Nephrology. 8th ed, Springer Nature, Berlin, 849-876, 2022

5) Cherqui S, et al.：Nat Rev Nephrol 13：115-131, 2017

6) Magen D, et al.：N Engl J Med 362：1102-1109, 2010

7) Klootwijk ED, et al.：N Engl J Med 370：129-138, 2014

8) Hall AM, et al.：Q J Med 107：261-269, 2014

9) Knights MJ, et al.：Pediatr Nephrol 29：1131-1138, 2014

（梶保祐子）

Ⅱ 各論　第2章　尿細管間質性疾患

10　原発性高シュウ酸尿症

1　定義・概念

　原発性高シュウ酸尿症（PH）は，肝臓におけるグリオキシル酸代謝にかかわる酵素をコードする遺伝子の変異により発症する常染色体潜性遺伝疾患であり，その病因により3型に分類されている．グリオキシル酸はシュウ酸の前駆物質であり，過剰産生されたシュウ酸がその排泄経路である腎に蓄積することで，腎石灰化症や腎結石を生じ，重症例では末期腎不全（ESKD）に進行する．腎機能低下によりさらに濃度が上昇し飽和状態となったシュウ酸カルシウムの結晶が全身臓器へ沈着することで多臓器障害が引き起こされ，その結果死に至る可能性もある重篤な疾患である．欧米での発症率は，最も頻度の高い1型で100万人あたり1〜3人とされる[1]．一方，Rare Kidney Stone Consortium PH registryに登録された患者のゲノム解析によると全体的な有病率は58,000人に1人と推定され，軽症で未診断の潜在的な患者の存在が示唆される[2]．

2　病因・病態（図1）

1）1型（PH1：OMIM 25990）

　肝細胞のペルオキシソーム内にのみ発現するalanine glyoxylate aminotransferase（AGT）をコードする遺伝子（*AGXT*）の変異により発症する．これによりグリオキシル酸からグリシンへの転換が阻害され，グリオキシル酸が蓄積することによりグリコール酸やシュウ酸が尿中に過剰排泄される．現在までに200以上の遺伝子変異が同定されており，人種・地

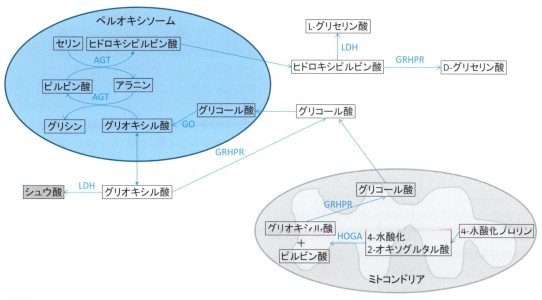

図1　肝細胞におけるグリオキシル酸代謝経路
AGT：alanine glyoxylate aminotransferase，GRHPR：glyoxylate reductase-hydroxypyruvate reductase，HOGA：4-hydroxy-2-oxoglutarate aldolase，GO：glycolate oxidase，LDH：lactate dehydrogenase，
（Cochat P, et al：N Engl J Med 369：649-658, 2013/Groothoff JW, et al：Nat Rev Nephrol 19：194-211, 2023 を参考に作成）

域間の差異も指摘されている．PH症例の約80%を占める主要な病型である[1,3]．

2) 2型(PH2：OMIM 260000)

肝細胞の細胞質に発現するグリオキシル酸還元酵素/ヒドロキシピルビン酸還元酵素をコードする遺伝子(*GRHPR*)変異により発症する．これによりグリオキシル酸からグリコール酸への転換が阻害され，シュウ酸とL-グリセリン酸の排泄が増加する．これまでに40以上の変異が同定されている．PHの約10%を占める[1,2]．

3) 3型(PH3：OMIM 613616)

肝ミトコンドリアに発現する4-hydroxy-2-oxoglutarate aldolase(HOGA)をコードする遺伝子(*HOGA1*)変異により発症する．これにより4-ヒドロキシ-2オキソグルタル酸(HOG)のピルビン酸とグリオキシル酸への分解が阻害され，その結果シュウ酸と4-水酸化グルタミン酸の排泄が増加する[1]．欧州の大規模コホート研究では37の遺伝子変異が特定されている[4]．PHの約10%を占める．

3 診断

1) 臨床徴候

a PH1

乳児期にESKDに至る最重症例から腎尿路結石のみにとどまる軽症例までその表現型は幅広いが，全体の約半数が思春期までにESKDに進展するなど3型のうち最も重症度が高い．発症年齢の中央値は5〜6歳とされ，年齢と腎機能障害の程度から，①乳児型(26%)，②小児期に尿路結石を再発し，腎機能障害に至るケース(30%)，③成人期に間欠的な尿路結石を発症するのみの晩発型(21%)，④腎移植後の再発により診断されるケース(10%)，⑤家族歴によるスクリーニングで発見されるケース(13%)，の5つのタイプに分類される[5]．欧州のデータベースであるOxalEuropeによると，1歳未満でESKDに至った乳児例では診断時の年齢中央値は0.4歳で，89%の症例で診断時に腎石灰化症を伴っており，96%の症例で全身性シュウ酸症(oxalosis)を併発していた[6]．腎石灰化，腎結石の進行により糸球体濾過量(GFR)が30〜40 mL/分/1.73 m²を下回ると血中シュウ酸濃度が上昇する．シュウ酸カルシウムが飽和状態となると，その結晶が全身臓器(骨，関節，心臓，血管，皮膚，網膜，神経，腎)に蓄積し，oxalosisが

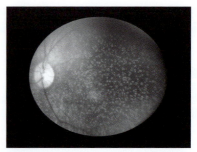

図2 PH1症例(oxalosis)の眼底所見
網膜に白色沈着物を認める
〈口絵カラー12, p.xiii 参照〉

形成され臓器障害が進行する(図2)．骨痛や易骨折性，視力低下などに伴うQOLの著しい低下に加え，致死性の不整脈や心筋障害に至る可能性があり，oxalosisが進行した場合の生命予後は不良である．

b PH2, PH3

両者ともPH1と比較し軽症とされるが，発症年齢からその鑑別はできない．いずれも反復する腎尿路結石や腎石灰化症から腎機能低下をきたす可能性を有するが，PH2では通常15歳未満でESKDを発症することはない[7]．PH1の一部の症例と異なり，PH2，PH3では遺伝子型と臨床表現型との間で明確な相関関係は見出されてない．

2) 検査所見

a スクリーニング

超音波検査や腹部CT検査から腎尿路結石や腎石灰化症が疑われ，前項の臨床症候などからPHの存在が疑われた場合，尿中シュウ酸の排泄量上昇を確認する(図3A，B)．ただし，腎機能が著しく低下した場合は尿中シュウ酸排泄量も低下するため，その解釈には注意を要する．表1に尿中シュウ酸，グリコール酸排泄量の年齢別基準値を示す．各々の病型でシュウ酸とともに尿中排泄が増加する有機酸(PH1：グリコール酸，PH2：L-グリセリン酸，PH3：4-水酸化グルタミン酸)の測定も有用であるが保険適応外である．無尿となったESKD患児では尿中シュウ酸の測定が不可能であり血液での評価も検討されるが，PH1以外の原因で腎機能が低下した場合も血中シュウ酸濃度は上昇するため，これのみを診断根拠とすることはできない[7]．血中シュウ酸とグリコール酸の両者が上昇することで鑑別可能ともされるが，測定方法は確立しておらず，PHが強く疑われる場合は次項の確定診断へ進む[8]．

b 確定診断

遺伝子診断により確定する．PH1の原因遺伝子で

10 ● 原発性高シュウ酸尿症

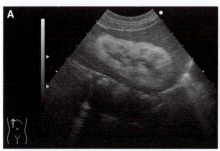
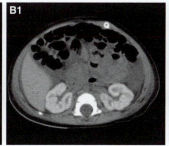
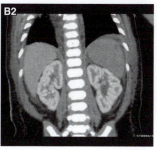

図3　PH1症例（oxalosis）の画像診断
A：腎エコー画像：びまん性にエコー輝度上昇を示している．
B：腹部CT画像（B1 水平断およびB2 冠状断）　両側腎皮質に高吸収領域を呈する．

表1　尿中シュウ酸，グリコール酸基準値

尿中排泄量	基準値
24時間尿	
シュウ酸（全年齢）	<45 mg （0.5 mmol）/1.73 m³
グリコール酸（全年齢）	<45 mg （0.5 mmol）/1.73 m³
スポット尿	
シュウ酸／クレアチニン比	
0〜6か月	<253〜282 mg/g （<325〜360 mmol/mol）
7〜24か月	<103〜136 mg/g （<132〜174 mmol/mol）
2〜5歳	<76〜79 mg/g （<98〜101 mmol/mol）
5〜14歳	<55〜64 mg/g （<70〜82 mmol/mol）
16歳以上	<32 mg/g （<40 mmol/mol）
グリコール酸／クレアチニン比	
0〜6か月	<241〜282 mg/g （<363〜425 mmol/mol）
7〜24か月	<163〜194 mg/g （<245〜293 mmol/mol）
2〜5歳	<127〜152 mg/g （<191〜229 mmol/mol）
5〜14歳	<110〜123 mg/g （<166〜186 mmol/mol）
16歳以上	<66〜83 mg/g （<99〜125 mmol/mol）

（Hoppe B：Nat Rev Nephrol 8：467-475, 2012 より一部改変）

ある AGXT 検査は保険収載されている．より重症で頻度の高い AGXT を評価し，変異が見られなければ PH2，PH3 の原因遺伝子検索の検討を進める．これらの変異が同定できないものの PH が強く疑われる場合は肝生検による AGT や GRHPR の酵素活性測定が必要となる．

4　治療

1）大量飲水（補液）と摂食制限

尿量を維持し，腎でのシュウ酸カルシウムの析出を予防するため，1日あたり 2〜3 L/1.73 m² 以上の水分摂取を促す．経口のみでは困難な乳児の場合，経鼻胃管による補水も行う．シュウ酸の過剰な摂取（チョコレート・ホウレンソウ・緑茶など）は避けるべきであるが，その上昇は内因性のものであり，PH 患者では腸管からのシュウ酸の吸収が低下していることも示されているため，摂取制限が治療に与える影響は小さい[9]．

2）ピリドキシン（ビタミンB6）投与

ピリドキシンは AGT の補酵素であり，PH1 の 10〜30％の症例で有効とされる．これまでに Gly170Arg や Phe152Ile, Ile244Thr 遺伝子変異を有する症例での有効性が報告されており，表現型の多様性に関与している[1]．これまでは 5〜20 mg/kg/日の投与とされてきたが，副作用である多発性神経障害の懸念から 5 mg/kg を標準投与量とし，高用量投与は推奨されない[3]．3〜6か月の投与により尿中シュウ酸排泄量が 30％を超えて減少する場合を有効例と判断し，永続的あるいは肝移植まで投与を継続する．

3）クエン酸療法

尿のアルカリ化によりシュウ酸カルシウムの飽和度を低下させる．0.1〜0.15 g/kg を投与する．

4）腎代替療法（透析療法・腎移植）

血中シュウ酸濃度上昇の閾値となる GFR 30〜40 mL/分/1.73 m² 前後から透析療法を開始することが可能であれば急速なシュウ酸の蓄積は抑制されるが，診断時にすでに ESKD を呈している症例では困

難である[10]．ESKD に進行した場合，他の原因による腎機能障害と同様の適応で腎代替療法が導入されるが，従来の透析療法では過剰産生されたシュウ酸の除去には不十分である．PH1 患者における内因性のシュウ酸産生量は 1 日当たり 4〜7 mmol/1.73BSA であるのに対し，通常の透析療法では 1 日当たり 1.0〜1.4 mmol/1.73 m^2 の除去にとどまり，全身へのシュウ酸の蓄積は進行する．なお，血液透析（HD）ではシュウ酸の除去速度は速いが，週単位でのシュウ酸除去量は腹膜透析（PD）と同等とされている[11]．高流量対応ダイアライザを使用した頻回の HD や夜間 HD，あるいは PD との併用といった集中的な透析によりシュウ酸除去能を向上させることができるが，小児，特に乳児例では困難な場合も多い．

　全身にシュウ酸カルシウムが沈着した状態での単独腎移植は，溶出したシュウ酸カルシウムが移植腎に沈着することで急速な腎機能低下をもたらす．PH1 小児例に対する単独腎移植の成績は 5 年腎生存率が 14 ％と著しく不良である[12]．そのため，PH1 での単独腎移植の適応はピリドキシンに対し良好な反応が得られた症例などに限定される．軽症とされる PH2 においても，ESKD に進行した場合は単独腎移植後の腎生存率は不良であり，肝移植に関するデータも不足している[7]．なお PH3 では ESKD への進行は極めてまれであり，原則として腎代替療法の適応とはならない．

5）肝移植（肝腎移植）

　後述する RNA 干渉薬の普及によりパラダイムシフトが生じる可能性はあるものの，現時点では PH1 に対する唯一の根治的治療と位置づけられる．肝移植までの透析期間が短いほど予後が良好であることからも，診断後は速やかにその適応を検討する[13]．

　腎機能低下前の予防的単独肝移植は，GFR が 40〜60 mL/分/1.73 m^2 を超える症例で提案される．高い死亡率や適切な時期を設定することが困難であることに加え，後述する RNA 干渉薬の普及により積極的な推奨は控える動きもある一方[10]，肝移植後の腎機能温存が期待され，早期診断時の有力な治療選択肢となり得る．

　ESKD に進行した症例では肝移植に加え腎移植も行う必要がある．幼児例では肝腎同時移植が推奨されるが，成人ドナーからの移植が大部分を占めるわが国では，体格の小さい乳児例に対し肝腎同時移植を行うことは困難であることが多く，肝移植を先行し成長を待って腎移植を行う連続移植が妥当と考え

られる．これはドナー・レシピエント双方に多大な負担がかかる一方，肝移植後に異常なシュウ酸産生が是正され，その後集中的な透析により組織から溶出したシュウ酸を除去することで，続く腎移植後の腎機能低下を抑制できるという利点もある．この場合，透析療法により血中シュウ酸濃度を 20 μmol/L 以下に維持することを推奨しているが，組織中のシュウ酸沈着が多い場合，その除去には長期間を要する可能性もある[14]．

5　管理と予後

　前出の欧州のデータベースによると，乳児型 PH1 においては 30 ％の症例が平均 1.4 歳で死亡した．一方で出生年別の統計では，2000 年以前に出生した患児の死亡率が 54 ％であったのに対し，2000 年以降に出生した児では 21 ％とその予後は大幅に向上している[6]．これには移植・透析医療の発達が関与しているが，次項の RNA 干渉薬など肝（腎）移植に代わり得る治療法の確立によってさらに予後が改善する可能性がある．PH2 では約 1/4 の症例で ESKD に進行し，その場合は oxalosis に進展する危険性も併存する[7]．PH3 は最軽症とされてきたが，2010 年に新たに確立した病型であり，2015 年以降には ESKD へ進展した報告が散見されているため今後の推移に注意が必要である[2]．

6　最新知見

1）RNA 干渉薬

　細胞内で蛋白質が合成される際，DNA を鋳型として mRNA が転写され，その上でアミノ酸が連結する．その mRNA に相補的な配列を持つ低分子干渉 RNA（small interfering RNA：SiRNA）が mRNA を分解し，蛋白質合成を抑制する機序が生体内には存在する．そのメカニズムを利用し，人工的な SiRNA を細胞内に送達することで病因となる蛋白質の合成を阻害する治療が国内外で臨床応用されている．PH に対してはわが国ではまだ未承認であるが，臨床試験が進行中である．

a lumasiran

　グリコール酸からグリオキシル酸への変換を触媒するグリコール酸酸化酵素を標的としており，シュウ酸の前駆物質であるグリオキシル酸の産生を抑制させる．乳児を含む 6 歳未満の小児 18 例を対象とした試験では，lumasiran 投与後 6 か月，12 か月時点で

10 ● 原発性高シュウ酸尿症

の尿中シュウ酸排泄量の低下が確認された[15]．2020年に米国食品医薬品局（FDA）がPH1に対する治療薬として初めて承認した．体重に基づき，皮下注射で1～3か月毎に投与される．

b nedosiran

わが国でも臨床試験が進行中である．lactate dehydrogenase A をコードする mRNA を標的としている．PH1 あるいは PH2 の患者を対象とした無作為化比較試験では，PH1 のサブグループにおいて尿中シュウ酸の有意な減少が得られ，約半数の患者では投与開始から 90～180 日間にわたり尿中シュウ酸排泄量を正常範囲内に維持できた[16]．これを受け，2023 年にFDA が PH1 に対する治療薬として承認している．

2）Stripentol

わが国では難治性てんかんである Dravet 症候群にのみ適応を有しており，近年乳酸脱水素酵素（LDH）のアイソザイムである LDH5 に対しての阻害作用並びにヒト肝細胞でのシュウ酸産生の抑制が確認された．しかし効果は残存腎機能に左右されるところが大きく，今後の大規模な臨床研究が待たれる[3]．

3）その他

ヒト腸管内に局在する偏性嫌気性菌の Oxalobacter formigenes は，腸管内でシュウ酸を分解することで血中シュウ酸の腸管腔への移動を促すとされるが，ランダム化試験では十分な結果が得られていない．

また，lumasiran はグリコール酸酸化酵素をコードする mRNA を標的とし産生を抑える注射製剤であるが，同酵素活性を阻害する経口薬も研究が進んでいる．さらには，ゲノム編集ツールである CRISPR/Cas9 システムを利用し，PH1 動物モデルにおいて，グリコール酸酸化酵素をコードする *Hao1* 遺伝子をノックアウトし尿中シュウ酸を低下させた．このような遺伝子治療は，安全性の担保に懸念は残すものの，今後有力な治療法として臨床応用が期待できる[17]．

文献

1) Cochat P, et al.：N Engl J Med 369：649-658, 2013
2) Hopp K, et al.：J Am Soc Nephrol 26：2559-2570, 2015
3) Groothoff JW, et al.：Nat Rev Nephrol 19：194-211, 2023
4) Martin-Higueras C, et al.：Kidney Int 100：621-635, 2021
5) Hoppe B：Kidney Int 77：383-385, 2010
6) Deesker LJ, et al.：Kidney Int Rep 7：1608-1618, 2022
7) Garrelfs SF, et al.：Kidney Int 96：1389-1399, 2019
8) 森 夕起子, 他：日腎児誌 28：60-67, 2015
9) Sikora P, et al.：Kidney Int 73：1181-1186, 2008
10) Gupta A, et al.：Clin Kidney J 15：i9-i13, 2022
11) Hoppe B：Pediatr Nephrol 10：488-492, 1996
12) Harambat J, et al.：Clin J Am Soc Nephrol 7：458-465, 2012
13) Jamieson NV, et al.：Am J Nephrol 25：282-289, 2005
14) Cochat P, et al.：Nephrol Dial Transplant 27：1729-1739, 2012
15) Sas DJ, et al.：Genet Med 24：654-662, 2022
16) Baum MA, et al.：Kidney Int 103：207-217, 2023
17) Huang Y, et al.：Biomolecules 14：511, 2024

（玉村宗一）

Ⅱ各論　第2章　尿細管間質性疾患

11 尿細管間質性腎炎

1　定義・概念

　尿細管間質性腎炎（tubulointerstitial nephritis：TIN）は腎尿細管あるいは腎間質の炎症を主体とする病変の総称である．尿細管疾患と腎間質疾患は本来，原因や病態が異なり，臨床像や病理組織像も原因により多彩であるが，相互に影響し機能的・形態的障害を共存する．腎糸球体疾患と異なりTINは腎機能障害がほぼ必発となる[1]．そして，腎機能障害の経過の速さによりTINは急性型（表1）[2]と慢性型（表2）[2]に分類される．急性型TINが遷延し慢性に移行することもある．急性型の多くは数日から数か月にわたって症状が進行し，腎間質に炎症細胞の浸潤と浮腫を認める．急性型TINは急性腎障害を生じ，重症例や治療遅延または原因薬剤の継続的な使用が恒久的な障害および慢性腎臓病をもたらす．全人口における TINの発症頻度は推定が困難であり，腎生検を受けた患者群からの報告となるが，急性型TINは成人も含めた全腎生検に対して1〜5％程度とされている．原因としては，成人を含めた統計ではあるが，急性型の原因の70〜75％は薬剤性で，その内の30〜49％は抗菌薬による．また10〜20％はサルコイドーシス，シェーグレン症候群，全身性エリテマトーデス（SLE）などが，また4〜10％は感染症が原因となる．一方，慢性型は薬剤性，遺伝性，代謝異常，閉塞性尿路疾患，重金属などの環境毒素など多彩な原因により発症する．近年IgG4関連疾患は自己免疫性膵炎と両側の唾液腺や涙腺に痛みを伴わない腫れを生じるミクリッツ病研究を発端として二一世紀に入り，わが国から発信された疾患概念があるが，腎病変としてTINをきたす．しかし，IgG4関連TINの小児における報告は少ない．

2　病因・病態

　尿細管間質は，尿細管と尿細管を取り巻く間質で構成されている．間質には，傍尿細管毛細血管，線維芽細胞，常在しているマクロファージなどの白血球などの様々な細胞に加えて，コラーゲンなどの細胞外基質が存在している．急性TINでは，間質浮腫，リンパ球および形質細胞の浸潤，尿細管機能の低下により糸球体濾過量（GFR）が低下する．一方，慢性TINでは，間質の浮腫ではなく線維化がGFR低下の原因となる．急性の間質性炎症反応が長引くと，細胞外マトリックスが蓄積し，間質線維化と尿細管萎縮を伴う不可逆的な腎機能障害を引き起こす．初期にはマクロファージが急性損傷の修復にあたるが，最終的には炎症と線維化促進性サイトカインの産生に関与すると考えられている．サイトカインの一種であるトランスフォーミング増殖因子-βが，尿細管間質における線維化促進反応を媒介する可能性があることが研究で示されている．尿細管損傷は，機能するネフロン数を減少させ，残りのネフロンの過剰濾過を引き起こし，最終的には慢性腎臓病に至る[1]．

　前述のようにTINの原因としては，表1あるいは表2に示すように大きくは薬剤，自己免疫疾患，感染症に分かれ，成人での研究報告では頻度もこの順となっている．薬剤による腎毒性の発症機序は薬剤の種類により異なるが，免疫学的機序（アレルギー）や中毒（尿細管細胞に対する毒性）と考えられている．前者は，β-ラクタム抗菌薬などの抗菌薬，非ステロイド系抗炎症薬（NSAIDs），炎症性腸疾患に対して使用されるメサラジン，プロトンポンプ阻害薬などが該当する．後者はアミノグリコシド系やバンコマイシンなどの抗菌薬，抗癌薬であるシスプラチン，漢方薬に含まれるアリストロキア酸などが該当する．一方，SLEやSjögren症候群などの自己免疫性疾患は免疫複合体が尿細管基底膜に沈着することによりTINを発症する．感染によるTINは原因病原体が尿細管で増生するのに伴い，好中球が浸潤し，急性炎症反応をきたすことで発症する．従って，原

268

11●尿細管間質性腎炎

表1 急性尿細管間質性腎炎の原因

薬剤		
	抗菌薬	β-ラクタム抗菌薬，アミノグリコシド系，イソニアジド，インジナビル，エタンブトール，シプロフロキサシン，テトラサイクリン，トリメトプリム・スルファメトキサゾール，バンコマイシン，マクロライド，ミノサイクリン，リファンピシン
	抗てんかん薬	カルバマゼピン，バルプロ酸，フェノバルビタール，フェニトイン
	利尿薬	ブメタニド，フロセミド，サイアザイド，トリアムテレン
	非ステロイド性抗炎症薬	イブプロフェン，インドメタシン，ジクロフェナク，ナプロキセン，フェノプロフェン
	その他	アリストロキア酸，アロプリノール，インターフェロンα，オメプラゾール，カプトプリル，シメチジン，メサラジン，ラニチジン，ランソプラゾール
代謝異常		エチレングリコール中毒に伴う高シュウ酸尿症 腫瘍崩壊に伴う高尿酸血症
感染症		
	細菌性	エルシニア，結核菌，コリネバクテリウム，サルモネラ，ジフテリア，梅毒トレポネーマ，ブドウ球菌，ブルセラ，マイコバクテリウム，マイコプラズマ，リケッチア，レジオネラ，レプトスピラ，連鎖球菌
	真菌	カンジダ
	寄生虫	トキソプラズマ
	ウイルス	C型肝炎ウイルス，アデノウイルス，エプスタイン・バー・ウイルス，サイトメガロウイルス，ハンタウイルス，ポリオーマウイルス，ムンプスウイルス
免疫異常		IgA腎症，IgG4関連尿細管間質性腎炎，移植腎の拒絶反応，多発血管炎性肉芽腫症，クリオグロブリン血症，抗尿細管基底膜抗体に関連する間質性腎炎，サルコイドーシス，Sjögren症候群，全身性エリテマトーデス低補体血症を呈する特発性間質性腎炎
腫瘍性		悪性リンパ腫，ミエローマ
その他		TINU症候群

（O'Brien F：Tubulointerstitial Nephritis. Genitourinary Disorders, The Merck Manual Professional Version：https：//www.msdmanuals.com/professional/genitourinary-disorders/tubulointerstitial-diseases/tubulointerstitial-nephritis〈2024年7月1日アクセス〉より一部改変）

因となる病原体として，細胞内寄生菌である結核菌やレジオネラ菌などがあげられる．ウイルスが尿細管細胞に感染すると細胞傷害をきたしTINとなり得るが，原因ウイルスとしてアデノウイルス，エプスタイン・バー・ウイルス（Epstein-Barr virus），サイト

表2 慢性尿細管間質性腎炎の原因

薬剤		
	抗悪性腫瘍薬	シスプラチン，ニトロソウレア
	免疫抑制薬	シクロスポリン，タクロリムス
	その他	漢方薬（アリストロキア酸に起因），鎮痛薬，リチウム
代謝異常		シスチン症，低カリウム血症，高シュウ酸尿症，高尿酸血症，高尿酸尿症，高カルシウム血症，高カルシウム尿症，糖尿病，ファブリー病
免疫異常		IgA腎症，IgG4関連尿細管間質性腎炎，アミロイドーシス，移植腎の拒絶反応，グッドパスチャー症候群，クリオグロブリン血症，サルコイドーシス，Sjögren症候群，全身性エリテマトーデス
感染症		腎盂腎炎，ハンタウイルス感染症
囊胞性疾患		後天性囊胞性疾患，髄質囊胞性疾患，髄質海綿腎，ネフロン癆，多発性囊胞腎
肉芽腫性疾患		多発血管炎性肉芽腫症，炎症性腸疾患，サルコイドーシス，結核
血液疾患		再生不良性貧血，白血病，悪性リンパ腫，多発性骨髄腫，鎌状赤血球症
尿路系異常		閉塞性尿路疾患，逆流性腎症
代謝異常		慢性低カリウム血症，シスチン症，高カルシウム血症，高カルシウム尿症，高尿酸血症，高尿酸尿症
毒素		アリストロキア酸，重金属（ウラニウム，カドミウム，金，クロミウム，鉄，水銀，銅，鉛，ビスマス，ヒ素など）
血管性		アテローム塞栓症，高血圧，腎静脈血栓
その他		放射線腎炎

（O'Brien F：Tubulointerstitial Nephritis. Genitourinary Disorders, The Merck Manual Professional Version：https：//www.msdmanuals.com/professional/genitourinary-disorders/tubulointerstitial-diseases/tubulointerstitial-nephritis〈2024年7月1日アクセス〉より一部改変）

メガロウイルス，ハンタウイルスなどがあげられる．また細胞性免疫の異常により発症する特殊なTINとして，尿細管間質性腎炎ぶどう膜炎（tubulointerstitial nephritis and uveitis syndrome：TINU）症候群があげられる．TINU症候群は，その名の通り，尿細管間質性腎炎に両側前部ぶどう膜炎を伴う症候群である．TINU症候群は免疫学的機序により生じると考えられているが，いまだ原因は不明である．最近，TINU症候群とヒト白血球抗原（HLA）タイピングとの関連性を示す報告がされている．最初に報告されたのは日本人患者で，HLA-A2およびHLA-A24との相関がみられた．米国では，HLA-DQA1＊01，HLA-DQB1＊05，HLA-DRB1＊01がTINUと相関しており，欧州のコホートにおいて，HLA-DRB1

＊0102がTINUと相関しているが，尿細管間質性腎炎単独とは相関していないことが報告されている[3]．

3 診断（臨床徴候と検査所見）

1）臨床徴候

TINは尿細管間質の炎症を主体とする病理組織学的な総称であるため，明確な診断基準は存在しない．TINに特徴的な症状や徴候はなく，認めないことも多いため，しばしば診断が遅れる．急性TINの自覚症状としては嘔気，嘔吐などの消化器症状，乏尿・無尿などの排尿異常，背部痛，食欲不振，倦怠感などが多いが，関節痛を認めることもある．古典的三徴とされる発熱，発疹，好酸球増加の頻度は実際には高くなくすべて揃うのはわずか5〜10％程度とされている．薬剤誘発性TINが内服後に発症する時期は薬剤の種類により異なり，一定ではないが，薬物曝露後1〜3週間以内に発症し，平均発症期間は曝露後約10日とされている[4]．TINU症候群では間質性腎炎の症状だけでなく，ぶどう膜炎に伴う，結膜充血，羞明，眼痛，視力低下を認める．一般にTINは尿細管間質を病変の主座とするため，炎症の程度が軽い場合には腎糸球体機能に影響を与えないが，炎症の程度が強い場合は腎不全となり透析が必要となることもある．腎不全を併発した場合には浮腫，高血圧などの症状も認める．

一方，慢性TINでは急性TINで見られる全身症状を認めないことが多いため，腎不全が進行して初めて診断されることも少なくない．浮腫は通常認められず，血圧は正常か，早期に軽度上昇を認めるのみである．多尿や夜間頻尿を生じることもある．

2）検査所見

原因によって多少，異なるが血液学的所見としては血液尿素窒素，血清クレアチニンの上昇や電解質異常，酸塩基平衡異常やCRPの上昇がある．また慢性TINでは貧血も認めることが多い．また原因が薬剤性の場合には，好酸球増多や血清IgEの上昇を認めることがある．尿検査所見では蛋白尿は通常認めないか，中程度（2 g/日以下）まで認めることがある．蛋白尿を認める機序として，原尿中に濾過される低分子量蛋白を近位尿細管細胞が再吸収する機構が障害をきたすためである．ただし非ステロイド性抗炎症薬（NSAIDs），アンピシリン，リファンピシン，インターフェロンによってTINと腎糸球体性疾患が同時に誘発された場合には，蛋白尿がネフローゼ域に

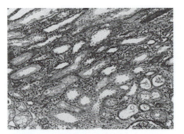

図1 尿細管間質性腎炎の腎生検組織像

腎間質への炎症性細胞の浸潤を認めている．
(Sawada A, et al.：BMC Nephrology 19：72, 2018 より引用)
(https://creativecommons.org/licenses/by/4.0/)
〈口絵カラー 13，p.xiv 参照〉

達することがある．尿沈渣では白血球，赤血球，白血球円柱などの活動性腎炎の徴候が示され，培養で細菌が検出されない無菌性膿尿が一般的である．著明な血尿や変形赤血球が存在することはまれである．その他の尿所見として尿細管逸脱酵素であるN-アセチル-β-D-グルコサミニダーゼ（NAG）や尿細管性タンパクであるβ_2ミクログロブリン，liver-type fatty acid binding protein，α_1ミクログロブリン，neutrophil gelatinase-associated lipocalinの尿中排泄量が増加する．その他，急性TINに対するバイオマーカーの候補として単球走化性促進因子（monocyte chemoattractant protein-1：MCP-1）に関する報告がされている．MCP-1は組織の炎症過程における単球，好中球，リンパ球の動員において重要な役割を担っており，腎臓では，尿細管上皮細胞，尿細管周囲毛細血管の内皮細胞，マクロファージ自身によって産生される単球の走化性因子である．尿中MCP-1は急性TINにおいて健康対照と比較して上昇している報告があり，TINのバイオマーカーとしての有用性を確認されている[5,6]．

画像検査としては，腹部エコー検査において急性TINでは，腎間質における炎症細胞浸潤と浮腫を反映して腎腫大所見が得られる．一方，慢性TINでは辺縁の凹凸不整や萎縮が見られる．またガリウム67を使用した放射性核種シンチグラフィでは，急性TINの場合，びまん性に腎臓の集積像を認める．薬剤性TINが疑われるときはT細胞によるIV型アレルギーを調べる検査である薬剤リンパ球刺激試験の結果が参考になることがある．

TINの確定診断には腎生検が必要になるが，薬剤性などTINの原因が明らかな場合は施行しないが，

TINの原因が不明な場合や腎機能障害の進行が早い場合には腎生検の施行を考慮する．急性TINの組織学的所見としては，腎糸球体が正常所見を示す一方，腎間質には浮腫や多彩な炎症性細胞浸潤（リンパ球，形質細胞，好酸球などの多形核球）を認める．尿細管上皮細胞の壊死や尿細管基底膜からの脱落，尿細管腔構造の破壊は共通して認められる所見である（図1）[7]．重症例では炎症性細胞浸潤が尿細管基底膜にも及ぶ．一方，慢性TINの場合，腎糸球体は正常像から荒廃像まで様々な所見をとる．また尿細管は消失あるいは萎縮し，間質は炎症細胞の浸潤と線維化を認める．

4 治療

　急性TIN，慢性TINともに原因疾患に対する治療が原則となる．薬剤性が疑われる場合には，可能性のある薬剤を速やかに中止する．回復が不十分な場合は，薬剤に対するアレルギーや尿細管間質の炎症を抑制する目的で，ステロイド治療（プレドニゾロン1〜2mg/kg/日，1〜2週間投与）を考慮する．急性TINでステロイド治療が有効なのは，原因として薬剤性，免疫学的機序を介する場合と考えられている．自己免疫性TINにおいてステロイドを投与しても効果不十分の場合やステロイドを十分に減量できない場合には，免疫抑制薬を併用する．急性TINの重症例で腎障害が急速に進行する場合は血液透析，または血液ろ過を含めた全身管理が必要となる．慢性TINでは食事療法や支持療法に加えて，進行性の線維化を制御する目的でアンジオテンシン変換酵素阻害薬（ACEI），またはアンジオテンシン受容体拮抗薬が使用されることがある．慢性TINは一般的には治療反応性が不良であり，免疫抑制薬の使用は慎重に検討する必要がある．TINU症候群の腎症状は自然軽快することも多いが，腎機能障害の程度が高度や全身状態を伴う場合はステロイドや免疫抑制薬の投与を考慮する．TINU症候群に対するステロイドへの反応は良好であり，腎機能は回復する．治療効果の判定には血液・尿検査値の異常の推移を評価する．特に血清クレアチニン値の動向が病状を正確に反映していると考えられている．

5 管理と予後

　原因疾患が治療によって寛解に到った場合，ある

いは原因となる薬剤を速やかに中止し腎線維化の進行を防げた場合には，数週間から数か月で腎機能は回復し予後は良好である．しかし原因疾患に対する治療が奏効せず，経過が遷延する場合には慢性TINに進行し，腎障害は不可逆的となる．長期にわたる低分子量タンパク尿は，予後不良あるいは糸球体濾過量低下の指標とされている[1]．TINU症候群は3〜6か月以内に自然軽快する症例も多く，腎予後は良好である．

6 最新知見

　近年，薬剤性急性TINの病態にnecroinflammation経路が関与していることが報告されている．薬剤が尿細管上皮細胞を直接傷害し，ネクロプトーシスを誘導するという仮説がある．ネクロプトーシスは最近報告された細胞死の一形態で，ネクローシスとアポトーシスの中間に位置し，炎症性サイトカインの放出と自然免疫系細胞の動員を引き起こす．尿細管上皮細胞のネクロプトーシス後，細胞内分子は間質中に放出され，免疫細胞によって発現されるToll様受容体などの危険シグナルを認識するいくつかの受容体に結合する．シグナルと受容体の相互作用により，炎症性サイトカインが放出され，そのサイトカインが免疫反応を増大させ，尿細管上皮細胞の直接的なネクロプトーシスをさらに誘発するとされている[8]．

文献

1) Joyce E, et al.：Pediatr Nephrol 32：577-587, 2017
2) O'Brien F：Tubulointerstitial Nephritis. Genitourinary Disorders, The Merck Manual Professional Version：https://www.msdmanuals.com/professional/genitourinary-disorders/tubulointerstitial-diseases/tubulointerstitial-nephritis（2024年7月1日アクセス）より一部改変
3) Sanchez-Quiros J, et al.：Clin Ophthalmol 17：2625-2630, 2023
4) Rossert J：Kidney international 60：804-817, 2001
5) Yun D, et al.：BMC Nephrol 20：88, 2019
6) Wu Y, et al.：Clin J Am Soc Nephrol 5：1954-1959, 2010
7) Sawada A, et al.：BMC Nephrology 19：72, 2018
8) Eddy AA：Pediatr Nephrol 35：547-554, 2020

（辻　章志）

Ⅱ各論 第3章 全身性疾患に伴う腎障害

1 血管炎症候群に伴う腎炎・腎障害

A 定義・概念

　血管炎とは炎症細胞が血管壁に浸潤し，炎症を生じる疾患群の総称である．侵される血管の大きさや病態に基づいて病名分類される．大動脈とその主要分枝に発生する大型血管炎として高安動脈炎と巨細胞性動脈炎，各臓器に向かう主要動脈とその分枝に発生する中型血管炎として結節性多発動脈炎と川崎病が含まれる．また，細動脈・毛細血管・細静脈ときに小動脈に発生する小型血管炎は，免疫複合体性小型血管炎と免疫グロブリンや補体の沈着を認めないpauci-immune型の血管炎に分類される．免疫複合体性小型血管炎として抗糸球体基底膜抗体病（抗GBM病），IgA血管炎，クリオグロブリン血症性血管炎，低補体血症性蕁麻疹様血管炎（抗C1q血管炎）が，pauci-immune型の血管炎としては，ANCA関連血管炎（ANCA-associated vasculitis：AAV）があり，顕微鏡的多発血管炎（MPA），多発血管炎性肉芽腫症（GPA），好酸球性多発血管炎性肉芽腫症（EGPA）が含まれる[1]．罹患する血管の大きさにより腎合併症の病態が異なり，大型・中型血管炎では腎動脈炎が発症し，小型血管炎では主に糸球体腎炎を呈する．本項では，ANCA関連血管炎や抗GBM病，血管炎に伴う腎血管性高血圧症に焦点を当てる．

B 各疾患

1 ANCA関連腎炎

1）病因・病態

　遺伝的背景（HLA-DR9など）を有する患者が，感染症，薬剤（プロピオチオウラシルなど），シリカなどの刺激を契機に，好中球細胞質内のミエロペルオキシダーゼ（MPO）やプロテイナーゼ3（PR3）への自己反応性を獲得し，抗好中球細胞質抗体（ANCA）が産生される[2]．MPOは次亜塩素酸やその他の細胞障害性物質を形成することで抗細菌活性を発揮し，細胞内セリンプロテアーゼであるPR3は，抗菌ペプチドおよび炎症促進性サイトカインの産生などに関与している．感染症などに伴い体内で産生されたTNF-α，IL-1，IL-18などの炎症性サイトカインにより好中球が活性化されると，好中球の細胞表面にMPOやPR3が発現する．そのMPOやPR3に血中のANCAが結合することにより，さらに好中球が活性化される[3]．活性化された好中球は，活性酸素やMPOなど種々の蛋白分解酵素を含む好中球細胞外トラップ（NETs）と呼ばれるクロマチン線維網を放出する．NETsのMPOによりさらにANCAが産生され，同時にANCA自体も直接NETsの形成を促進する．このようにANCAとNETsによる悪循環がAAVの基礎病態には存在する[4]．また，補体の代替経路（alternative pathway）の活性化によりC5aが産生され，このC5aが好中球を遊走させ，同時に好中球表面のC5a受容体に結合することにより，好中球のさらなる活性化を促進する．このC5aを介したプロセスも，AAVの病態に大きく寄与している[5]．

2）診断

　MPAとGPAの厚生労働省の診断基準を示す（表1[6]，表2[6]）．診断においては，病理所見が重要視されており，生検で血管炎を証明することが重要とされている．また，ANCA陰性であっても診断基準を満たす場合もある点には注意が必要である．AAVの病変は多臓器にわたるため，診断時には全身のスクリーニング検査も実施する．また，表1，表2に示した鑑別診断の除外を行う．

a 臨床徴候

　近年のわが国の小児AAVの調査では，MPAが約8割，GAPが約2割で，EGPAはほとんど報告がなく，成人同様にMPAが多くを占めていた[7]．AAVの

1 ● 血管炎症候群に伴う腎炎・腎障害

表1　顕微鏡的多発血管炎（MPA）

【主要項目】
(1) 主要症候
　①急速進行性糸球体腎炎
　②肺出血もしくは間質性肺炎
　③腎・肺以外の臓器症状：紫斑，皮下出血，消化管出血，多発性単神経炎など
(2) 主要組織所見
　　細動脈・毛細血管・後毛細血管細静脈の壊死，血管周囲の炎症性細胞浸潤
(3) 主要検査所見
　①MPO-ANCA 陽性
　②CRP 陽性
　③蛋白尿・血尿，BUN，血清クレアチニン値の上昇
　④胸部 X 線所見：浸潤陰影（肺胞出血），間質性肺炎
(4) 診断のカテゴリー
　①確実（definite）
　(a) 主要症候の 2 項目以上を満たし，かつ組織所見が陽性の例
　(b) 主要症候の①及び②を含め 2 項目以上を満たし，MPO-ANCA が陽性の例
　②疑い（probable）
　(a) 主要症候の 3 項目を満たす例
　(b) 主要症候の 1 項目と MPO-ANCA 陽性の例
(5) 鑑別診断
　①結節性多発動脈炎
　②多発血管炎性肉芽腫症（旧称：ウェゲナー肉芽腫症）
　③好酸球性多発血管炎性肉芽腫症
　　（旧称：アレルギー性肉芽腫性血管炎/チャーグ・ストラウス症候群）
　④膠原病（全身性エリテマトーデス，関節リウマチなど）
　⑤IgA 血管炎（旧称：ヘノッホ・シェーライン紫斑病）
【参考事項】
(1) 主要症候の出現 1～2 週間前に先行感染（多くは上気道感染）を認める例が多い．
(2) 主要症候①，②は約半数例で同時に，その他の例ではいずれか一方が先行する．
(3) 多くの例で MPO-ANCA の力価は疾患活動性と平行して変動する．
(4) 治療を早期に中止すると，再発する例がある．
(5) 鑑別診断の諸疾患は，特徴的な症候と検査所見・病理組織所見から鑑別できる．

（ANCA 関連血管炎診療ガイドライン作成委員会：ANCA 関連血管炎診療ガイドライン
2023．診断と治療社，2023 より）

非特異的症状として，発熱，倦怠感，体重減少，食欲不振などがあり，主要症状として，上気道症状（咳嗽，副鼻腔炎，鼻出血），肺出血，間質性肺炎，消化管出血，紫斑，皮下出血，多発性単神経炎，多関節痛（炎），筋痛，上強膜炎など多彩な症状があげられる（表1，表2）．わが国の小児 AAV の調査では，発熱・倦怠感などの全身症状（43 %），腎症状（72 %），呼吸器症状（30 %），眼症状（20 %），皮膚粘膜症状（22 %），消化器症状（13 %）などが多かった．全身症状は，MPA（34 %）より GPA（78 %）に多く，腎病変は GPA（33 %）より MPA（82 %）に多かった[7]．腎炎の典型例は急性腎炎症候群や急速進行性糸球体腎炎（RPGN）で発症し，肉眼的血尿，高度蛋白尿，乏尿，高血圧，浮腫，肺水腫（呼吸困難）などを呈することもある．わが国では，MPA の約 7 割が学校検尿で発見されていた[7]．EGPA は気管支喘息症状，アレルギー性鼻炎，好酸球増多が先行し，その後，血管炎の症状が顕在化する．

b 検査所見

a）尿検査，血液検査

尿検査では血尿，蛋白尿，白血球尿，赤血球円柱などの円柱尿がみられる．ANCA の測定は，AAV の診断と分類に有用である．測定法としては酵素免疫測定法（EIA），化学発光酵素免疫測定法（CLEIA），蛍光酵素免疫測定法（FEIA）などがあるが，これらが陰性であっても AAV を強く疑う場合は，蛍光抗体法で再確認する．PR3-ANCA は AAV 以外に潰瘍性大腸炎，シャント腎炎，様々な感染症でも陽転化する点には注意する．AAV 患者において炎症反応（CRP，赤沈など）が上昇することが多いが，腎臓に限局した MPA では炎症反応が乏しい場合も多い．高度の貧血を伴う場合には，肺出血，KL-6 の上昇は間質性肺炎の存在を疑う．小児ではまれだが，成人では抗 GBM 抗体を併発する患者があり，予後不良な経過をとることが多く，抗 GBM 抗体は必ず検査する．

Ⅱ各論　第3章　全身性疾患に伴う腎障害

表2　多発血管炎性肉芽腫症（旧 Wegener 肉芽腫症）の診断基準

1. 主要症状
   (1) 上気道（E）の症状
   E：鼻（膿性鼻漏，出血，鞍鼻），眼（眼痛，視力低下，眼球突出），耳（中耳炎），口腔・咽頭痛（潰瘍，嗄声，気道閉塞）
   (2) 肺（L）の症状
   L：血痰，咳嗽，呼吸困難
   (3) 腎（K）の症状
   血尿，蛋白尿，急速に進行する腎不全，浮腫，高血圧
   (4) 血管炎による症状
   ①全身症状：発熱（38℃以上，2週間以上），体重減少（6か月以内に6kg以上）
   ②臓器症状：紫斑，多関節炎（痛），上強膜炎，多発性単神経炎，虚血性心疾患（狭心症・心筋梗塞），消化管出血（吐血・下血），胸膜炎
2. 主要組織所見
   ①E，L，K の巨細胞を伴う壊死性肉芽腫性炎
   ②免疫グロブリン沈着を伴わない壊死性半月体形成腎炎
   ③小・細動脈の壊死性肉芽腫性血管炎
3. 主要検査所見
   Proteinase 3-ANCA（PR3-ANCA）（蛍光抗体法で cytoplasmic pattern，C-ANCA）が高率に陽性を示す．
4. 診断のカテゴリー
   (1) Definite
   (a) E，L，K，それぞれ1臓器症状を含め主要症状の3項目以上を示す例
   (b) E，L，K，血管炎による主要症状の2項目以上及び，組織所見①，②，③の1項目以上を示す例
   (c) E，L，K，血管炎による主要症状の1項目以上と組織所見①，②，③の1項目以上及び C（PR-3）ANCA 陽性の例
   (2) Probable
   (a) E，L，K，血管炎による主要症状のうち2項目以上の症状を示す例
   (b) E，L，K，血管炎による主要症状のいずれか1項目及び，組織所見①，②，③の1項目を示す例
   (c) E，L，K，血管炎による主要症状のいずれか1項目と C（PR-3）ANCA 陽性を示す例
5. 参考となる検査所見
   ①白血球，CRP の上昇
   ②BUN，血清クレアチニンの上昇
6. 識別診断
   ①E，L の他の原因による肉芽腫性疾患（サルコイドーシスなど）
   ②他の血管炎症候群（顕微鏡的多発血管炎，好酸球性多発血管炎性肉芽腫症（チャーグ・ストラウス（Churg Strauss）症候群），結節性多発動脈炎など）
7. 参考事項
   ①E，L，K の全てが揃っている例は全身型，上気道（E），下気道（L）のうち単数又は2つの臓器にとどまる例を限局型と呼ぶ．
   ②全身型は E，L，K の順に症状が発現することが多い．
   ③発症後しばらくすると，E，L の病変に黄色ぶどう球菌を主とする感染症を合併しやすい．
   ④E，L の肉芽腫による占拠性病変の診断に CT，MRI，シンチ検査が有用である．
   ⑤PR3-ANCA の力価は疾患活動性と並行しやすい．MPO-ANCA 陽性を認める例もある．

（ANCA 関連血管炎診療ガイドライン作成委員会：ANCA 関連血管炎診療ガイドライン 2023．診断と治療社，2023 より）

b）画像検査，内視鏡検査

肺病変（肺出血，肉芽腫性結節病変，間質性肺炎）や上気道病変（耳，鼻，口腔，眼）などの評価のために，CT，MRI などの画像検査を行う．気道病変や消化管病変の評価には内視鏡検査を実施し，病変部の生検を積極的に考慮する．

c）腎組織検査

腎生検は確定診断，重症度，予後推測，治療方針決定のために必要である．尿異常や腎機能障害を認める患者において腎生検は必須である．一方，発症早期の AAV の腎障害においては，尿異常を示さないこともある．尿異常がなくとも，AAV を強く疑う場合や AAV に合致する他臓器病変を認める場合は腎生検を考慮する．患者の状態が悪い場合は，治療を先行させ，後に腎生検を実施すべきである．

本症の腎病変の中核は小葉間動脈炎であり，同部位から炎症が進展し細小動脈，糸球体血管，毛細血管，さらに静脈に壊死性血管炎が及ぶ．糸球体炎は基底膜の断裂やフィブリノイド壊死像を伴い，免疫複合体の沈着がないかほとんどみられない（pauni immune 型），半月体形成性壊死性糸球体腎炎を呈する[8]．糸球体の線維性半月体や硬化病変，間質の線維化などの慢性病変の多寡が腎予後と相関するため，慢性病変が多く観察される患者は，早期からの強力な寛解導入と再燃防止が重要である．

3) 治療

治療前あるいは治療開始早期に他臓器病変の全身スクリーニング検査を実施し，治療強度や緊急性を決定する．治療は寛解導入療法と寛解維持療法に分けて考える．小児 AAV に特化した診療ガイドラインはないため，成人 AAV の治療ガイドライン[6,9-12]を参考に治療する．わが国の成人の MPA の治療においては，びまん性肺出血，RPGN，腸管穿孔，膵炎，脳出血，さらにこれらの症状重複例や抗 GBM 抗体陽性例などの重症患者にはリツキシマブやシクロホスファミドを含む強力な治療を選択する．GPA においても，これらの重症症状に加え，気道狭窄や閉塞，視力障害や聴力障害のリスクが高い場合も，上記の強力な治療を選択する．小児も同様に，上記の生命予後や臓器予後に影響する重症病変を有する患者にはリツキシマブやシクロホスファミドや含む治療を行う．

小児ではグルココルチコイドによる成長障害や，再発が多いという本症の特性も加味し，積極的にリツキシマブや免疫抑制薬を使用し，グルココルチコイド(ステロイド薬)の早期減量や中止を考慮すべきである．成人では，ステロイド薬の減量や臓器保護効果を有する補体 C5a 受容体拮抗薬であるアバコパンの初期からの使用が推奨されている[6,11,12]．全身性の血管炎の活動指標として BVAS version 3(Birmingham Vasculitis Activity Score)が使用されている[13]．BVAS は，AAV の病勢を定量的に評価する指標であり，全身の臓器病変，特に腎機能，肺症状，神経症状に基づいてスコアが算出される．BVAS が高い場合は強力な寛解導入療法が推奨される．さらに，治療反応や再燃のリスク評価にも使用される[13]．

a 寛解導入療法

大量のステロイド薬による消炎，リツキシマブあるいはシクロホスファミドによる ANCA 産生性 B リンパ球の除去を速やかに行うべきである．重篤な臓器障害や生命の危機を有する患者には，①メチルプレドニゾロンパルス療法(1 クール：15〜30 mg/kg/日，最大 1,000 mg/日，3 日間)を1〜3 クール施行し，後療法としてプレドニゾロン(PSL)0.5〜1 mg/kg/日を投与する．②リツキシマブ 375 mg/m²/回，最大 500 mg，1 週間ごとに1〜4 回)もしくはシクロホスファミド大量静注療法(IVCY：500 mg/m²/回，腎機能低下例は減量)を4 週間間隔で6 回(最大 12 回)を併用する．最重症患者(例：RPGN，肺出血，抗 GBM 抗体陽性の併発など)には血漿交換も考慮する．一方，臓器や生命に脅威を与えない AAV に

は，①メチルプレドニゾロンパルス療法(1 クール：15〜30 mg/kg/日，最大 1,000 mg/日，3 日間)を1〜3 クール施行し，後療法として PSL 0.5〜1 mg/kg/日を投与する．②リツキシマブの併用療法を行う．リツキシマブの代替としてメトトレキサート(MTX)やミコフェノール酸モフェチル(MMF)も考慮される．寛解判定は，治療開始3〜6 か月後に実施する．PSL は臨床症状，炎症反応，腎機能や尿所見，ANCA の抗体価などの改善をみながら漸減する．

リツキシマブは IVCY と有意差がない高い寛解導入効果を有しており[14,15]，近年はシクロホスファミドの発がん性(膀胱がん，白血病，悪性リンパ腫など)や妊孕性への影響の懸念から，リツキシマブが寛解導入療法として好まれている[6,10-12]．成人 AAV へのリツキシマブの投与法は，悪性リンパ腫に倣い1 週間毎に合計 4 回投与が多く用いられているが，末梢血 B 細胞(CD19)の枯渇が達成されれば1〜3 回の投与でもよい．成人 AAV への寛解導入療法においては，経口シクロホスファミド 2 mg/kg/日(最大 12 週間)と IVCY の寛解導入効果には有意差はないが，IVCY が選択されることが多い[16]．IVCY には性腺障害や発がん性などの有害事象があるため，投与回数を減らすためには，寛解維持療法の早期開始も有用である．また，成人では寛解導入療法から維持療法として，PSL の代わり，もしくは追加治療としてアバコパンが推奨されている[6,11,12]．

b 寛解維持療法

寛解達成後の再燃防止は，慢性臓器障害の蓄積の抑制や，ステロイド薬の有害事象の軽減の観点で重要である．AAV は再燃しやすい疾患であり，PR3-ANCA 陽性者のほうが MPO-ANCA 陽性者より再燃が多い．AAV は治療中止による再燃が多く，欧州リウマチ学会では少なくとも 24〜48 か月の維持療法を推奨している[11]．寛解後に再燃するリスクが高い患者は，ANCA 陽性が持続する患者，治療中止後に ANCA が再上昇する患者，血尿が持続する患者などであり，臨床的・検査的指標の監視が重要である．寛解達成後は，免疫抑制薬(アザチオプリン(AZP)，MMF，MTX を維持療法として使用する．さらにリツキシマブによる寛解導入後に，維持療法としてリツキシマブを定期投与する方法もある．近年は維持療法として AZP と比較してリツキシマブのほうが，再燃防止効果が有意に高いことが示されている[17,18]．成人の臨床試験では，維持療法としてのリツキシマブの投与間隔は6 か月毎あるいは末梢血 B 細胞の回復時に，合計2 年間投与されることが多い．

小児においても難治性患者や慢性臓器障害を有する患者にはリツキシマブによる維持療法を考慮すべきである．一方，リツキシマブの重篤な副作用である持続性の低ガンマグロブリン血症には注意が必要であり，血清 IgG を定期的にモニタリングする．成人では，アバコパンを寛解維持療法として継続することが可能である．

4）管理と予後

AAV は再燃が多い疾患であり，MPA より GPA のほうが再燃しやすい．経過観察中の ANCA 上昇は必ずしも再燃を示唆するものではない．再燃であるかは，血液検査による炎症所見や臨床症状や組織生検などを併せて包括的に判断する．一方，軽度の ANCA 上昇であっても，臨床症状の変化や炎症所見の悪化があれば再燃を疑い，組織生検も考慮する．治療の進歩により AAV の生命予後は改善したが，末期腎不全に至る患者は少なくない．わが国の小児 AAV の調査では，観察期間中央値 3.6 年間で，7 名（15 ％）が末期腎不全に，14 名（30 ％）が CKD ステージ 2～3 に進行した[7]．腎予後は MPA のほうが GPA より不良であった．1990 年代のわが国の小児 MPA 患者における末期腎不全は 29 ％であった[19]．末期腎不全の危険因子は，ネフローゼの基準を満たす蛋白尿，腎生検における慢性組織病変，診断時の血清 Cr 高値などが末期腎不全の危険因子であった[6,19]．わが国の小児 AAV のうち，MPA の 27 名（71 ％）が学校検尿で発見されていたが，統計学的には末期腎不全の予防には寄与していなかった[7]．本症は進行が速く，学校検尿で発見された時には，すでに高度腎障害に進行している患者が少なくないからである．

2 抗 GBM 病

1）病因・病態

GBM の構成成分の IV 型コラーゲン $a3$ 鎖・$a5$ 鎖の non-collagenous-1（NC1）ドメイン部に抗 GBM 抗体の対応抗原である Goodpasture（GP）抗原が存在し，$a3$ 鎖・$a5$ 鎖の N 末端側 17～31 位のアミノ酸残基（エピトープ A：EA）および $a3$ 鎖の C 末端側 127～141 位のアミノ酸残基（エピトープ B：EB）が GP 抗原のエピトープである[21]．Goodpasture 症候群の多くが，$a3$ 鎖 NC1 ドメイン EA と EB 領域，および $a5$ 鎖 NC1 ドメイン EA 領域を認識する複数の抗 GBM 抗体を有する．感染症，吸入毒物（四塩化炭素，重金属，コカインなど），喫煙などにより肺や腎の基底膜 IV 型コラーゲン NC1 ドメイン構造が障害され，$a3$ 鎖・$a5$ 鎖の抗原エピトープが露出する．この抗原部位に反応する抗 GBM 抗体が結合し，炎症細胞の浸潤とともに基底膜の断裂が惹起され，糸球体では半月体が形成されると推測されている．日本人では DRB1*1501（HLA-DR2）が発症リスクである（オッズ比 6.4）[22]．

また，抗 GBM 抗体と ANCA の両者陽性（日本人の成人抗 GBM 抗体型腎炎の約 10 ％が ANCA 陽性）の症例が存在することから，ANCA 自体が基底膜障害の誘因とも考えられている．IV 型コラーゲンが欠損している Alport 症候群では，腎移植レシピエントの約 5 ％に抗 GBM 抗体が検出され，抗 GBM 病の発症が認められる．

2）診断

a 臨床所見

小児では，極めてまれな疾患である．成人例では，一般的に発熱，体重減少，易疲労，倦怠感などの全身症状が初発・前駆症状として多い．肺出血を合併した場合は，咳嗽，血痰，喀血，胸痛，呼吸困難を認め，胸部単純写真や CT では肺浸潤影を呈する．肺出血を伴う場合には，生命予後も著しく不良となる．RPGN により無尿・乏尿，高血圧，尿異常などを認める．腎病変と肺病変を併発する患者が多いが，片方のみの場合もある[23]．

b 検査所見

診断は，血清中の抗 GBM 抗体陽性により判断する．抗 GBM 抗体は最大 10 ％で陰性であり，このような患者では腎生検で診断する．腎組織に対する間接蛍光抗体法による診断は，正常腎組織に患者血清を反応させた後に，蛍光標識抗 IgG 抗体により線状沈着の有無を確認する方法であり，特異度は高い．しかしながら，免疫染色に習熟する必要があることや，低抗体価の場合は検出できないことが問題である．腎組織は GBM に沿った線状の IgG 沈着を伴う壊死性半月体形成性糸球体腎炎像を認める．

3）治療と管理

小児患者はまれであり，成人の治療に倣う[9,10,23]．本症の腎予後・生命予後は不良であり，診断確定後は速やか，かつ強力な治療を開始する．一方で，本症の再燃はまれであり，数か月で抗 GBM 抗体は産生されなくなることが多い．したがって，長期の免疫抑制薬の投与は不要である．初期治療は腎と肺の炎症の鎮静化，抗 GBM 抗体と抗体産生 B 細胞の除

去を目標とする．RPGN や肺出血を認める例では，パルス療法を含む大量ステロイド薬，シクロホスファミド，血漿交換療法を用いる．ステロイド薬は6か月程度の大量静注，もしくは経口シクロホスファミドによる3か月程度の治療が行われる．また，血漿交換療法は抗 GBM 抗体の陰性化を指標に，1クール7回（最大2週間）を限度に2クールまで実施可能であるが，1治療あたり1〜1.5循環血漿量を新鮮凍結血漿で置換する．これらの治療に抵抗性の場合にはリツキシマブ（適応外）が選択される．抗GBM 抗体価のリバウンドや抗体陰性の維持のために，維持療法として MMF や AZP を選択する[9,23]．一方，腎生検で線維性半月体がほとんどを占め，かつ重篤な肺病変を認めない患者においては，過剰な治療を行わない配慮も必要である．発症時に腎不全，呼吸障害を合併している患者には，透析や呼吸補助療法などの必要な支持療法を行う．

4）予後

本症のかつての早期死亡率は約50％であったが，強力な初期治療により，わが国の成人では発症一年後の生存は73％まで改善している．しかしながら，腎予後は40％程度と不良である[24]．発症半年後の時点での慢性透析導入は約半数となっているが，その多くは発症直後から一度も透析離脱ができていなかった．

5）トピックス

近年，典型的な抗 GBM 病と異なる臨床像を呈する疾患群が注目されている．①非典型的抗 GBM 病（軽症腎病変型，IgG4 抗 GBM 抗体型），②膜性腎症合併型，③ANCA 合併型，④腎移植（Alport 症候群）後発症型，などが特殊病型として提唱されている．

3 腎血管性高血圧症

大型・中型血管炎に起因する腎動脈炎による，腎内外の腎動脈狭窄や腎実質内の動脈瘤により，レニン・アンジオテンシン系が亢進し，腎血管高血圧症を発症する．一方，小児の腎血管性高血圧症において安静時の末梢血検査で血漿レニン活性（PRA）の上昇を認める場合が多いが，PRA の上昇がない場合も20％程度あることに注意すべきである[25]．原因疾患としては高安動脈炎，結節性多発性動脈炎，川崎病，Adenosine deaminase 2（ADA2）欠損症，Behçet 病などがあげられる．重症高血圧症に伴い，高血圧性脳症，

心不全，Hyponatremic hypertensive syndrome（HHS），腹部の血管雑音を呈することがあり，これらが初発症状となることもある．HHS は片側腎虚血により，著明な高血圧と低ナトリウム血症，低カリウム血症，代謝性アルカローシス，蛋白尿，多飲多尿などをきたす病態である[26]．患側では腎虚血によるレニン・アンジオテンシン系の亢進が，健側では過負荷による圧利尿が生じることに起因する．高安動脈炎においては，バルーンカテーテルによる経皮的血管形成（percutaneous transluminal angioplasty：PTA）が有効な場合もある[27]．

文献

1) Jennette JC, et al.：Arthritis Rheum 65：1-11, 2013
2) Jennette JC, et al.：Nat Rev Rheumatol 10：463-73, 2014
3) Massicotte-Azarniouch D, et al.：Semin Immunopathol 44：325-345, 2022
4) Shiratori-Aso S, et al.：Front Immunol 14：1261151, 2023
5) Chen M, et al.：Nat Rev Nephrol 13：359-367, 2017
6) ANCA 関連血管炎診療ガイドライン作成委員会：ANCA 関連血管炎診療ガイドライン2023．診断と治療社，2023
7) Hirano D, et al.：Pediatr Nephrol 34：1425-1433, 2019
8) 山中宣昭：腎臓病理．日本臨牀 76：333-338, 2018
9) RPGN 診療ガイドライン作成委員会：エビデンスに基づく急速進行性腎炎症候群（RPGN）診療ガイドライン2020．東京医学社，2020
10) Kidney Disease：Improving Global Outcomes（KDIGO）Glomerular Diseases Work Group：Kidney Inter 100：S1-S276, 2021
11) Hellmich B, et al.：Ann Rheum Dis 83：30-47, 2024
    Kidney Disease：Improving Global Outcomes（KDIGO）ANCA Vasculitis Work Group：Kidney Int 105：S71-S116, 2024
12) Jayne DR, et al.：N Engl J Med 384：599-609, 2021
13) Mukhtyar C, et al.：Ann Rheum Dis 68：1827-1832, 2009
14) Stone JH, et al.：N Engl J Med 363：221-232, 2010
15) Jones RB, et al.：N Engl J Med 363：211-220, 2010
16) De Groot K, et al.：Ann Intern Med 150：670-680, 2009
17) Guillevin L, et al.：N Engl J Med 371：1771-1780, 2014
18) Smith RM, et al.：Lancet 397：393-402, 2021
19) Hattori M, et al.：J Am Soc Nephrol 12：1493-1500, 2001
20) Geetha D, et al.：Ann Rheum Dis 83：223-232, 2024
21) Netzer KO, et al.：J Biol Chem 274：11267-11274, 1999
22) Kitagawa W, et al.：Nephrol Dial Transplant 23：3126-3129, 2008
23) 日本循環器学会：抗糸球体基底膜抗体病．血管炎症候群の診療ガイドライン（2017 年改訂版），71-75，日本循環器学会，2017
24) Kaneko S, et al.：Clin Exp Nephrol 26：234-246, 2022
25) Saida K, et al.：Pediatr Int 62：937-943, 2020
26) 日本小児腎臓病学会（編）：小児腎血管性高血圧診療ガイドライン2017．診断と治療社，2017
27) Sharma S, et al.：AJR Am J Roentgenol 158：417-422, 1992

（伊藤秀一）

II 各論 第3章 全身性疾患に伴う腎障害

2 紫斑病性腎炎

1 定義・概念

IgA 血管炎は川崎病に次いで頻度の高い小児に好発する血管炎であり,「小血管(小動脈, 毛細血管, 小静脈)を首座とする IgA1 優位の免疫複合体の沈着を認める血管炎である. しばしば, 皮膚, 消化管を障害し, 関節炎を引き起こす. IgA 腎症と鑑別困難な糸球体腎炎を起こす.」とその疾患概念が定義されている. 歴史的には, 1837 年に Johann Lukas Schönlein 博士が皮膚症状と関節症状について, さらに 1874 年に Eduard Heinrich Henoch 博士が消化器症状と腎症状について報告し, それ以来 Henoch-Schönlein 紫斑病とよばれてきたが, 2012 年に改訂 Chapel Hill 分類で IgA 血管炎という名称に変更された. 腎炎についても, 紫斑病性腎炎とよばれてきたが, IgA 血管炎への名称変更に伴い, 最近は IgA 血管炎関連腎炎ともよばれる.

IgA 血管炎は年間 10 万人あたり 3〜26.7 人の発症がみられ, 日本や韓国の東アジアに多い. 好発年齢は 4〜6 歳で, 男児に多く, 夏に少なく秋から冬に多い. 紫斑病性腎炎は IgA 血管炎患者の 20〜60 % に合併することが知られており, わが国では小児人口 10 万人あたり 1.39 人の発症を認める. 紫斑病性腎炎は IgA 血管炎の長期予後を規定する重要な合併症であり, 重症例では腎生検による評価が必須で, その重症度が治療方針の決定に重要となる.

2 病因・病態

IgA 血管炎の発症には先行感染を高頻度に認め, ウイルス感染(RS ウイルス, インフルエンザウイルス, ノロウイルス, EB ウイルス, アデノウイルス, パルボウイルス B19 など)や細菌感染(A 群溶連菌, マイコプラズマ, ヘリコバクターピロリ菌など)との関連が知られている. また, 薬剤(抗菌薬, アスピリン, ワクチンなど)やアレルギー(食物, 虫刺症な

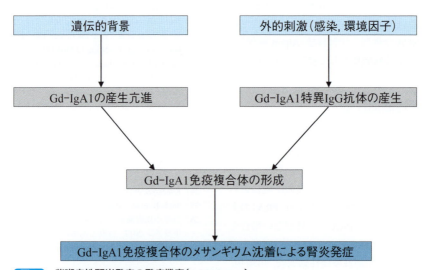

図1 紫斑病性腎炎発症の発症機序(4-hit theory)
(Lau KK, et al.: Pediatr Nephrol 37: 719-733, 2022/日本小児腎臓病学会(編): 小児 IgA 血管炎診療ガイドライン 2023. 診断と治療社, 35, 2023 より引用)

ど）も発症誘因となる．

　疾患感受性因子として，HLA（*HLA-DRB1*，*HLA-B35*）のほか，*IL-18*，*TGF-B1*，*MCP-1*，SELP，*MEFV* 遺伝子が知られている．そのほか腎炎については，*IL1β*，*IL-1ra*，*TGF-β1*，*IL-8*，*CCL5*，*CTLA4* 遺伝子との，消化器症状については，*CP1*，*ICAM-1*，*AGT*，*MEFV* 遺伝子との関連が知られている．

　IgA 血管炎は IgA1 を主体とする免疫複合体が主として小血管の血管壁に沈着して障害される全身性の小血管炎であり，紫斑病性腎炎では，免疫複合体が主として糸球体メサンギウム領域に沈着することにより病態が進展する．IgA 腎症と同様に，IgA1 分子の糖鎖異常が病態に関与していると考えられており，IgA 血管炎の患者では，IgA1 分子のヒンジ部に結合する O 結合型糖鎖を構成するガラクトースを欠損する糖鎖不全 IgA1 が血中で増加している．糖鎖不全 IgA1 は自己凝集能が高く多量体を形成するとともに，IgG と結合し免疫複合体を形成する．また，メサンギウム基質との粘着性も高い性質を有する．糖鎖不全 IgA1 を含む免疫複合体がメサンギウムに沈着すると補体が活性化され，サイトカイン，ケモカインの産生亢進を介して腎炎病態を惹起すると考えられている（**図1**）[1,2]．

3　診断（臨床徴候と検査所見）

1）診断基準

　本症に対する診断基準として，米国リウマチ学会の診断基準（1990）（**表1**）[3]および欧州リウマチ学会/小児リウマチ国際研究機関/欧州小児リウマチ学会の分類基準（2010）[4]（**表2**）が用いられる．IgA 血管炎の診断後に血尿・蛋白尿が出現すれば紫斑病性腎炎と臨床診断されるが，確定診断は腎生検による病理組織診断による．腎生検の適応については，血尿単

独陽性例では原則としてその適応にはならず，高度蛋白尿，ネフローゼ症候群（血清アルブミン<2.5 g/dL），急性腎炎症候群（高血圧もしくは血清 Cr 値上昇），急速進行性腎炎（数日，数週間の単位で血清 Cr 値上昇が進行するもの）症例では腎生検が考慮される．腎生検の実施時期については，確固たるエビデンスが存在しない．Terano らは 2013 年から 2015 年に実施された 15 歳未満の日本人小児の紫斑病性腎炎の全国疫学調査（353 施設：回答率58.7 %）の中で，臨床診断から腎生検実施までの期間についての調査を行い，腎機能障害（血清クレアチニン値の 2 倍以上の上昇あり）を呈する症例では，蛋白尿があっても比較的早期に腎生検が実施されている一方で，腎機能障害のない症例では，蛋白尿の程度によって腎生検の実施時期が決定されており，低アルブミン血症（血清アルブミン<2.5 g/dL）の患者の 66.9 % は 1 か月以内に腎生検を実施されているが，それ以外の場合には，尿蛋白/クレアチニン比≧1.0 g/gCr の場合は 3 か月以上，0.5 g/gCr≦尿蛋白/クレアチニン比<1.0 g/gCr の場合は 6 か月以上蛋白尿が持続する場合に半数の施設で腎生検が実施されていることが明らかになった[5]．これらの所見が参考にはなるが，現状では地域ごと施設ごとに適応は異なるため，地域ごとの医療連携が重要である．

表1　米国リウマチ学会の診断基準（1990）

1. 隆起性の紫斑
2. 初発年齢が 20 歳以下
3. 急性の腹部疝痛
4. 生検組織での小動静脈血管壁の顆粒球の存在

上記 4 項目のうち二つ以上を満たす場合 IgA 血管炎と分類する

（Mills JA, et al.：Arthritis Rheum 33：1114-1121, 1990 より引用）

表2　欧州リウマチ学会/小児リウマチ国際研究機関/欧州小児リウマチ学会の分類基準（2010）

必須項目：血小板減少性紫斑によらない下肢優位の触知可能な紫斑または点状出血	
紫斑に加え以下のうち 1 項目以上を認めれば IgA 血管炎と分類できる	
腹痛	病歴または身体診察により評価された急性に発症する腹部全体の疝痛で，腸重積，消化管出血を認める場合がある
病理組織所見	IgA 沈着を伴う白血球破砕性血管炎または IgA 沈着を伴う増殖性糸球体腎炎
関節炎 関節痛	急性発症した関節炎で，可動域制限を伴う関節腫脹または関節痛がある 急性発症した関節痛で，関節腫脹も可動域制限も伴わない関節痛がある
腎障害	1 日尿蛋白が 0.3 g より多いか早朝尿で尿中アルブミン/クレアチニン比が 30 mmol/mg より多い，血尿，赤血球 5 個/HPF より多い，尿沈渣で赤血球円柱を認める，尿試験紙法で 2+ 以上を示す

（Ozen S, et al.：Ann Rheum Dis 69：798-806, 2010 より引用）

Ⅱ各論　第3章　全身性疾患に伴う腎障害

2）臨床徴候

a 皮膚症状

　下腿および臀部を中心とする，左右対称性の数mm～1 cm大の類円形の膨隆した触知する紫斑および紅斑を認める．皮疹は時間経過とともに拡大その後平坦化し，徐々に黄褐色調を呈し数週間で消退する．皮膚症状は約90％の症例で関節症状や腹部症状とともに出現するが，一部の症例では皮膚症状が遅れて出現する．約50％の症例で，手背，足背，足関節部などに限局性浮腫を認める．その他の皮膚症状として，擦れや掻破などの機械的な刺激で皮膚症状が誘発されるケブネル現象や四肢末端を中心に血疱や皮膚潰瘍を認めることがある．

b 関節症状

　50～80％の症例で認められ，発症早期に出現することが多く，膝や足関節など下肢の大関節炎を高頻度に認めるが，手関節や肘関節，手指関節などの小関節も罹患し得る．腫脹・圧痛が強い一方で，熱感・発赤は軽度であることが多い．多くの場合1週間以内に改善する．罹患関節数は4個以下の少関節炎で，片側性のことが多い．再燃が約3割の症例において認められ，発症1か月以内の再燃多い．関節破壊はみられず予後は良好である．

c 腹部症状

　消化器症状は全体の50～80％の症例で認められ，症状としては腹痛が最も多く，発作的に鋭い痛みを生じる疝痛が特徴的である．約10％の症例では腹痛が皮膚症状に先行するため，原因不明の急性腹症として診断が困難なこともある．腹痛のほか血便や下血も認められる．消化器病変の好発部位は十二指腸を含む小腸であることから，新鮮血よりも粘血便や黒色便を呈することが多い．腸重積症を合併することもあり，重積部位としては小腸-小腸型が最も多く，次いで小腸-結腸型の頻度が高い．小腸穿孔や壊死性腸炎など外科的な治療を要する場合もあり，治療中に腹痛が増強するような場合には消化管穿孔の合併に注意を要する．

d 紫斑病性腎炎

　紫斑病性腎炎は皮膚，関節，腹部症状より遅れて出現し，85％は発症後4週までに，91％が6週までに，97％が6か月までに発症する．経過観察中の尿検査で血尿や蛋白尿を呈して発症することが多いが，血尿単独のものから急性腎炎症候群，ネフローゼ症候群，急速進行性腎炎症候群を呈する例まで，その発症形式は非常に多彩である．

e その他の合併症

　全身性の血管炎であるIgA血管炎ではこれらの主要症状のほか，頭蓋内出血，急性脳炎，可逆性後頭葉白質脳症などの神経合併症，びまん性肺胞出血などの呼吸器合併症，心筋炎，弁膜症，血栓症などの循環器合併症，膵炎，胆嚢炎などの消化器合併症，閉塞性尿管炎，陰茎紅斑，精巣上体炎や精巣炎などの泌尿生殖器合併症など，多彩な臓器合併症を認めることがある．

3）検査所見

a 血液検査所見

　診断に対する特異的な検査所見はない．血小板数の低下は認めず，血清IgA値の上昇は約30％の症例で認められる．白血球増多と血小板増多は腎炎発症のリスク因子として知られている．凝固第XIII因子の低下を認め，消化器症状の強い重症例ほど低下する傾向がある．

b 皮膚病理組織所見

　真皮上層から中層の細静脈を主とした小血管周囲に，核塵を伴う炎症細胞（好中球，好酸球，リンパ球，組織球）の浸潤とフィブリンの血管壁およびその周囲への沈着，赤血球の血管外への漏出を伴う，白血球破砕性血管炎を呈する．また，病変皮膚において血管壁にIgAの顆粒状沈着を認める．ただし陽性率は50～80％とされ，血管壁でのIgAの沈着がない場合でも，IgA血管炎を除外することはできない．IgAの陽性率は紫斑出現後48～72時間以上経過すると低下し，多くの場合C3のみ陽性あるいはC3も陰性となる．

c 腎病理組織所見

　メサンギウム細胞の増殖および基質の増加を伴う，巣状あるいはびまん性のメサンギウム増殖性糸球体腎炎を呈する．IgA腎症と比較し，半月体形成の頻度が高く，そのサイズも大きい傾向にある．腎炎の重症度は，国際小児腎臓病研究班（ISKDC）による組織分類により評価する（表3）[6]．蛍光抗体法では，メサンギウム領域にIgA優位の免疫複合体の沈着を認める．電子顕微鏡所見では，メサンギウム領域のほか，パラメサンギウム領域にも高電子密度沈着物を認め，急性期には上皮下にも高電子密度沈着物を認めることがある．

表3 紫斑病性腎炎のISKDC分類

Grade I	微小変化
Grade II	メサンギウム増殖のみ
Grade III	a)巣状，b)びまん性メサンギウム増殖，半月体形成＜50％
Grade IV	a)巣状，b)びまん性メサンギウム増殖，半月体形成50〜75％
Grade V	a)巣状，b)びまん性メサンギウム増殖，半月体形成＞75％
Grade VI	膜性増殖性腎炎様

（Counahan R, et al.：Br Med J 2：11-14，1977 より引用）

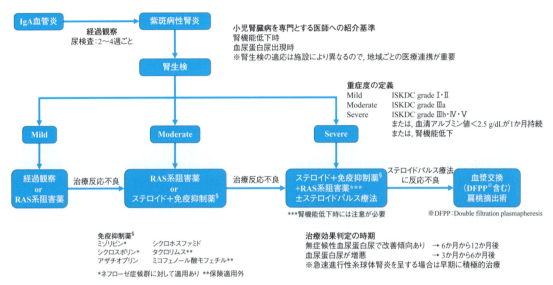

図2 紫斑病性腎炎の治療フローチャート
（日本小児腎臓病学会（編）：小児IgA血管炎診療ガイドライン2023．診断と治療社，46，2023より引用）

4 治療

1）皮膚症状

安静を基本とした対症療法が中心となる．軽症の場合無治療で経過観察される．紫斑が遷延する場合には，短期間のグルココルチコイドの全身投与（プレドニゾロン1 mg/kg/日を2週間投与し漸減中止）やジアフェニルスルホン（0.5〜2.0 mg/kg/日，保険適用外），コルヒチン（0.5〜1.0 mg/日，保険適用外）が考慮される．

2）関節症状

安静を基本とした対症療法が中心となる．軽症の場合非ステロイド系抗炎症薬（NSAIDs）が有効だが，効果不十分の場合にはグルココルチコイドの全身投与が考慮される．

3）消化器症状

入院治療を要することが多く，絶食のうえ輸液管理を行う．グルココルチコイドの全身投与（プレドニゾロン1〜2 mg/kg/日）の静注投与を開始し漸減する．H$_2$-blockerなどの抗潰瘍薬を併用する．効果不十分な場合には，第XIII因子の補充（30〜50単位/kg，3日間）が考慮される．

4）難治例への追加治療

グルココルチコイド抵抗性の重症・難治例に対しては，ステロイドパルス療法，大量免疫グロブリン療法，免疫抑制薬，血漿交換療法などが考慮される．再燃を繰り返す場合には，病巣感染との関連から，抗菌薬治療，歯科的処置，扁桃摘出も考慮される．

5）紫斑病性腎炎

図2に紫斑病性腎炎の治療フローチャートを示す[1]．

腎炎の症状は，急性期の症状出現から遅れて出現することが多いため，発症時に尿検査，血圧，腎機能が正常であっても，6〜12か月間は定期的な経過

観察を行う．腎炎発症予防のためのグルココルチコイド投与は，予防効果は認められないことから投与しないことが推奨されている．

軽症患者(ISKDC 分類 Grade I/II)に対しては，経過観察またはレニン・アンジオテンシン系(RAS)阻害薬が用いられる．中等症患者(ISKDC 分類 Grade IIIa)に対しては，RAS 阻害薬またグルココルチコイドと免疫抑制薬の併用治療が用いられる．重症例患者(ISKDC 分類 Grade IIIb/IV/V または血清アルブミン値＜2.5 g/dL)が 1 か月以上持続または腎機能低下を認める)に対しては，グルココルチコイド，免疫抑制薬，RAS 阻害薬の併用治療が用いられる．ただし RAS 阻害薬の使用については蛋白尿をマスクする可能性があるため注意を要する．寛解導入療法としては，ステロイドパルス療法も考慮される．免疫抑制薬として，シクロスポリン(ネフローゼ症候群に保険適用あり)，タクロリムス(保険適用外)，ミゾリビン(ネフローゼ症候群に保険適用あり)，アザチオプリン，シクロホスファミド，ミコフェノール酸モフェチル(保険適用外)の併用が考慮される．効果不十分な場合には，二重濾過血漿交換を含めた血漿交換療法や扁桃摘出術が考慮される．

5 管理と予後

紫斑病性腎炎のうち，急速進行性糸球体腎炎を呈する場合には，早急に積極的な治療を開始する．治療効果判定については，無症候性血尿蛋白尿で改善傾向がある場合には，6～12 か月後に効果判定を行う．血尿蛋白尿が不変または増悪のある場合には，

3～6 か月後を目途に効果判定を行う．

小児 IgA 血管炎の予後は良好であり，皮膚症状，関節症状，腹部症状は多くの場合発症後 1 か月以内に軽快する．一方で，約 25 ％の患者で再発を認める．再発は年長児に多い．紫斑病性腎炎については，自然治癒することもある一方で，数 ％は末期腎不全に進展する．予後不良のリスク因子として，発症時の腎機能低下，高度蛋白尿の持続，発症時のネフローゼ症候群，発症時の急性腎炎症候群とネフローゼ症候群の合併，の 4 つの因子が知られている．

6 最新知見

昨年わが国で初めてとなる小児 IgA 血管炎の診療ガイドライン「小児 IgA 血管炎診療ガイドライン 2023」が，日本小児腎臓病学会を中心に，日本腎臓学会，日本小児リウマチ学会，日本小児栄養消化器肝臓病学会，日本小児皮膚科学会，日本皮膚病理組織学会の協力のもと作成された．小児 IgA 血管炎の診療にあたっては，本ガイドラインを参考にされたい．

文献

1) Lau KK, et al.：Pediatr Nephrol 37：719-733, 2022
2) 日本小児腎臓病学会(編)：小児 IgA 血管炎診療ガイドライン 2023．診断と治療社，2023
3) Mills JA, et al.：Arthritis Rheum 33：1114-1121, 1990
4) Ozen S, et al.：Ann Rheum Dis 69：798-806, 2010
5) Terano C, et al.：PLoS One 17：e0270796, 2022
6) Counahan R, et al.：Br Med J 2：11-14, 1977

（清水正樹）

3 ループス腎炎

1 定義・概念

　ループス腎炎は，全身性エリテマトーデス（SLE）に伴う主要な臓器合併症の一つである．SLE は自己抗体が全身の組織・臓器を標的とし，様々な障害を引き起こす自己免疫疾患であり，その基本病態には免疫複合体の沈着による血管障害である．とくに腎臓が標的臓器となるループス腎炎は，長期予後に大きな影響を及ぼすため，早期診断と適切な治療介入が重要である．

　小児ループス腎炎の診断においては腎生検による病理診断が重要な役割を果たす．病理所見は治療方針の決定や予後予測に欠かせぬものであり，必要に応じて腎生検が推奨される（ただし小児患者には侵襲的な処置に対する配慮が求められるため，腎生検の適応については慎重に判断する必要がある）．

　小児ループス腎炎の管理は，SLE による全身症状のコントロールと腎機能の保護の両面からのアプローチが必要である．長期的な疾患コントロールに加えて薬物療法の副作用による成長・発達への影響，さらに，成人期への移行期医療（トランジション）にも配慮が必要である．

2 病因・病態

　小児ループス腎炎の病因・病態は複雑で多様である．SLE は自己免疫疾患であるが，遺伝的要因と環境要因も複雑に関与し合って発症すると考えられている．

1) 遺伝的要因

　小児 SLE の発症には複数の遺伝子が関与しており，とくに補体系遺伝子（C1q, C2, C4），HLA 遺伝子，インターフェロン関連遺伝子などの変異や多型が小児 SLE の発症リスクを高めることが示されている[1]．これらの遺伝的要因は，免疫系の異常や自己抗体の産生促進にかかわると考えられる．

2) 環境要因

　環境要因としては，紫外線曝露，感染症，ホルモンの変化などが関与する．とくに思春期の女児で SLE の発症率が高いことから，エストロゲンなどの性ホルモンの影響が示唆されている[2]．また，EB ウイルスなどのウイルス感染も SLE の発症や増悪のトリガーとなる可能性が指摘されている[3]．

3) 免疫学的異常

　小児ループス腎炎の中心的な病態は，自己抗体の産生と免疫複合体の形成である．とくに抗 DNA 抗体はループス腎炎の発症と密接に関連しており，次のメカニズムで腎障害を引き起こすと考えられている．①まず，抗 DNA 抗体と結合した免疫複合体が糸球体基底膜に沈着する．②続いて，沈着した免疫複合体が補体系を活性化し，炎症反応を誘導する．③また，活性化された免疫細胞が炎症性サイトカインを産生し，組織障害を促進する．④T 細胞や B 細胞の異常活性化も誘導され，自己抗体産生や組織障害に進展しループス腎炎を形成する．

4) 小児特有の病態

　小児ループス腎炎は成人と比較して以下のような特徴がある．小児特有の病態を理解し，適切な診断と治療を行うことが小児ループス腎炎の管理において重要となる．

①発症頻度が高い：小児 SLE 患者の 50〜80 % がループス腎炎を発症する[4]．

②重症度が高い：Class III, IV などの増殖性病変が多く，急速に進行する傾向がある．

③臨床症状と病理所見の乖離：尿所見が軽微でも，腎生検で重症ループス腎炎と診断される例が少なくない．

④成長発達への影響：ステロイド薬による治療副

II 各論　第3章　全身性疾患に伴う腎障害

作用が小児の成長発達に影響を及ぼす.

3　診断（臨床徴候と検査所見）

小児ループス腎炎の診断は，SLE の診断と腎病変の評価の両方が必要となる．SLE の診断は臨床所見や検査値から総合的に行うが，ループス腎炎に特異的な症状はないため，まず SLE の診断を行うことが重要である．SLE は多彩な臓器症状を呈する全身性疾患であり，腎臓以外の臓器病変の評価も並行して行う.

1）SLE の診断・分類基準

SLE の診断には，複数の診断基準が使用されている．わが国の小児慢性特定疾病情報センターによる小児 SLE 診断の手引き，国際的に広く用いられている SLICC（Systemic Lupus International Collaborating Clinics）分類基準，EULAR/ACR 分類基準（2019）を紹介する．後2者（SLICC 分類基準と EULAR/ACR 分類基準）は，成人の SLE を対象に開発されたものであり，小児 SLE に対する有用性についてはさらなる検証が必要である.

a 小児 SLE 診断の手引き（表1）[5]

この基準の特徴は，低補体血症が含まれていることである．特異度は高いが，感度は80％前後とされる.

b SLICC 分類基準（表2）[6]

SLICC 分類は感度が97％と非常に高いが，特異度は84％と低いため鑑別に注意を要する.

c EULAR/ACR 分類基準（表3）[7]

この分類基準は ANA（抗核抗体）陽性を必須条件とし，臨床所見と免疫学的所見に基づいてスコアリングを行い10点以上のスコアを得た場合に SLE と分類される．感度は96.1％，特異度は93.4％とされる.

2）ループス腎炎の臨床徴候

小児ループス腎炎に特異的な症状はない．腎炎の症状として以下があげられる．血尿は顕微鏡的血尿が多いが，肉眼的血尿を呈することもある．蛋白尿は軽微なものからネフローゼ症候群を呈するまで，様々である．蛋白尿による低アルブミン血症の結果として浮腫を生じることがある．腎機能障害や体液貯留が生じた場合，高血圧を呈することもある．その他，腎炎以外の全身症状（発熱，倦怠感，関節痛，皮疹など SLE に関連する症状）が出現するため，全身をくまなく診察する必要がある.

そのため，尿所見のみでループス腎炎の重症度を判断することは適切ではない.

3）検査所見

ループス腎炎の診断と評価には，以下の検査が重要である.

a 尿検査

- 蛋白尿：定性検査と定量検査（早朝尿の尿タンパク/クレアチニン比）
- 血尿：顕微鏡的検査
- 尿沈渣：赤血球円柱，顆粒円柱，細胞円柱の有無

b 血液検査

- 腎機能検査：血清クレアチニン，eGFR（推算糸球体濾過量），シスタチン C
- 血清アルブミン：低アルブミン血症の評価
- 補体（C3，C4，CH50）：低補体血症はループス腎炎の活動性を反映する
- 抗核抗体（ANA）：SLE の診断に重要
- 抗 dsDNA 抗体・赤血球沈降速度：ループス腎炎の活動性と相関
- 抗 Sm 抗体：SLE に特異的な自己抗体
- 抗リン脂質抗体（抗カルジオリピン抗体，ループスアンチコアグラント）

c 画像検査

- 腎超音波検査：腎臓のサイズ，エコー輝度，皮髄境界の評価

d 腎生検による病理組織学的評価（表4）[8]

腎生検による病理組織学的評価は，ループス腎炎の確定診断と重症度評価に不可欠である．国際腎臓病理学会/腎臓病予後改善機構（ISN/RPS）の分類に基づいて，表4 に示す6つのクラスに分類される.

小児ループス腎炎では，とくに Class III，IV の重症ループス腎炎の頻度が高いことが知られている．また，同一患者でも経過中に病理組織像が変化することがあるため，必要な場合は繰り返し評価する.

2018年に ISN/RPS 分類の改訂案が発表され，メサンギウム細胞増多や半月体，フィブリノイド壊死，癒着の定義の変更と明確化，活動性・慢性病変の評価のスコア化などが提案されている[9].

4）鑑別診断

ループス腎炎の診断にあたっては，他の腎炎との鑑別が重要である．とくに補体が低下する腎炎の鑑別としては，急速進行性糸球体腎炎・膜性増殖性糸球体腎炎の鑑別が重要となる.

また，低年齢発症の SLE の一部には原発性免疫不

3 • ループス腎炎

表1 小児 SLE 診断の手引き

1	頬部紅斑	鼻唇溝を避けた，頬骨隆起部の平坦あるいは隆起性の固定した紅斑
2	円板状紅斑	付着する角化性落屑および毛嚢栓塞を伴う隆起性紅斑で，陳旧性病変では萎縮性瘢痕形成がみられることがある
3	光線過敏症	日光に対する異常な反応の結果生じた皮疹が患者の病歴あるいは医師の観察により確認されたもの
4	口腔潰瘍	口腔もしくは鼻咽腔潰瘍が医師により確認されたもの．通常は無痛性
5	関節炎	圧痛，腫脹あるいは関節液貯留により特徴づけられる，2 か所あるいはそれ以上の末梢関節を侵す非びらん性関節炎
6	漿膜炎(a か b)	a) 胸膜炎—胸膜炎によると考えられる疼痛，医師による摩擦音の聴取，あるいは胸水 b) 心膜炎—心電図，摩擦音，あるいは心嚢液貯留により確認されたもの
7	神経障害(a〜f のいずれか)	a) けいれん—有害な薬物もしくは既知の代謝異常，たとえば尿毒症，ケトアシドーシスあるいは電解質不均衡などが存在しないこと b) 精神障害—有害な薬物あるいは既知の代謝異常，たとえば尿毒症，ケトアシドーシスもしくは電解質不均衡などが存在しないこと c) 器質脳症候群 Organic brain syndrome(失見当識，記憶障害など) d) 脳神経障害 e) 頭痛 f) 脳血管障害 注) いずれも SLE 以外の原因を十分に鑑別すること
8	腎障害(a か b)	a) 0.5 g/日以上，あるいは定量試験を行わなかった場合は 3+以上の持続性蛋白尿 b) 細胞性円柱—赤血球，ヘモグロビン，顆粒，尿細管性円柱，あるいはそれらの混在
9	血液学的異常(a〜d)のいずれか	a) 溶血性貧血—網状赤血球増加を伴うもの b) 白血球減少症—2 回あるいはそれ以上の測定時に 4,000/mm³未満であること c) リンパ球減少症—2 回あるいはそれ以上の測定時に 1,500/mm³未満であること d) 血小板減少症—有害な薬物の投与なしに 100,000/mm³未満であること
10	免疫学的異常(a〜c)のいずれか	a) 抗 dsDNA 抗体(native DNA に対する抗体)の異常高値 b) 抗 Sm 抗体(Sm 核抗原に対する抗体)の存在 c) 抗リン脂質抗体陽性 　1) IgG または IgM 抗カルジオリピン抗体陽性 　2) 標準的検査方法を用いたループス抗凝固因子陽性 　3) 血清梅毒反応の生物学的偽陽性．少なくとも 6 か月間陽性で，梅毒トレポネーマ運動抑制試験(TPI)あるいは梅毒トレポネーマ蛍光抗体吸収試験(FTA-ABS)により確認されたもの
11	抗核抗体陽性	免疫蛍光抗体法あるいはそれと等価の方法で，異常高値を示す抗核抗体を検出すること．経過中のどの時点でもよい．薬剤誘発性ループス症候群と関連することが知られる薬剤投与のないこと
12	低補体血症	血清補体(CH50 または C3 のいずれか)の低下

経過観察中，経時的あるいは同時に，12 項目のうちいずれかの 4 項目，あるいはそれ以上が存在するとき，小児 SLE の可能性が高い．
(厚生労働科学研究費補助金 難治性疾患等政策研究事業 若年性特発性関節炎を主とした小児リウマチ性疾患の診断基準・重症度分類の標準化とエビデンスに基づいたガイドラインの策定に関する研究班 小児 SLE 分担班(編)：小児全身性エリテマトーデス(SLE)診療の手引き(2018 年版)．羊土社，2018 より)

全症(先天性補体欠損症など)が含まれることがあるため，年齢を含む臨床像・経過や治療反応性が典型的ではない場合，遺伝子検査を考慮する．

1 治療

　小児ループス腎炎の治療は，SLE の全身管理と腎炎の治療の両方を考慮する必要がある．治療の基本的な方針は，①迅速かつ確実な寛解導入と，②再燃防止による寛解維持(慢性臓器病変の進行防止や薬剤副作用の低減も含む)である．個々の患者の病態や重症度に応じて治療薬剤を適切に選択する必要が

あり，長期的な予後，成長・発達への影響，薬剤の副作用に十分注意を払いながら治療を進めることが重要である．

1) 治療目標

　小児ループス腎炎の治療目標は以下の通りである．これらの目標を達成しながら，同時に SLE の全身症状の管理も行う．
　①尿所見(蛋白尿・血尿)の消失
　②血清アルブミン値の正常化
　③腎機能指標(クレアチニンやシスタチン C)の正常化

Ⅱ各論　第3章　全身性疾患に伴う腎障害

表2　SLICC 分類基準（2012）

臨床項目（11項目）
1．急性皮膚ループス（頬部紅斑，中毒性表皮壊死，斑点状丘疹，光線過敏のいずれか）
2．慢性皮膚ループス（古典的円板状ループス，増殖性・疣贅性ループス，深在性ループス，粘膜ループス，腫瘍性紅斑性ループス，凍瘡様ループス，円板状ループス/扁平苔癬重複のいずれか）
3．口腔内潰瘍
4．非瘢痕性脱毛
5．2か所以上の滑膜炎
6．漿膜炎（胸膜炎または心膜炎）
7．腎病変（尿蛋白 0.5 g/日以上または赤血球円柱）
8．神経症状（痙攣発作，精神病，多発性巣神経炎，脊髄炎，末梢・中枢神経障害，急性錯乱状態のいずれか）
9．溶血性貧血
10．白血球減少（＜4,000/mm³），もしくはリンパ球減少（＜1,000/mm³）
11．血小板減少（＜10万/mm³）

免疫項目（6項目）
1．抗核抗体陽性
2．抗 dsDNA 抗体陽性
3．抗 Sm 抗体陽性
4．抗リン脂質抗体陽性（ループスアンチコアグラント，梅毒反応，抗カルジオリピン抗体，抗β2GPI 抗体のいずれか）
5．低補体（C3，C4，CH50）
6．直接クームス試験陽性（溶血性貧血がない場合）

臨床 11 項目と免疫 6 項目のうちそれぞれ 1 項目以上を満たし，合計 4 項目以上が陽性であれば SLE と診断する．あるいは，抗核抗体もしくは抗 dsDNA 抗体が陽性で，腎生検でループス腎炎が証明された場合にも SLE と診断する．
（Petri M, et al.：Arthritis Rheum 64：2677-2686, 2012 より）

④補体値や抗 DNA 抗体などの免疫学的指標の改善

2）治療戦略

　小児ループス腎炎の治療は，病理組織学的な重症度に基づいて決定される．寛解導入療法と寛解維持療法に分けて治療を考える．寛解導入療法は，活動性のあるループス腎炎の病勢を抑え，症状のない状態にすることを目的とする．寛解維持療法は，寛解したループス腎炎の再燃を防ぐ治療である．基本は成人の治療に準じて行われるが，小児では保険適用外の薬剤もあり，成人と同等な治療が行えるわけではない．

3）重症度別の治療方針（例）

a 重症ループス腎炎（ISN/RPS 分類 Class Ⅲ，Ⅳ）

a）寛解導入療法

　①ステロイドパルス療法：メチルプレドニゾロン 30 mg/kg/日（最大 1 g/日）を 3 日間
　②経口ステロイド：プレドニゾロン 1～2 mg/

表3　EULAR/ACR 分類基準（2019）

臨床項目	スコア（各項目の最大スコアを採用する）
1．発熱	2
2．皮膚病変	
非瘢痕性脱毛	2
口腔内潰瘍	2
亜急性皮膚ループスや円板状ループス	4
急性皮膚ループス	6
3．関節病変	
2 個以上の滑膜炎 or 2 個以上の関節圧痛と 30 分以上の朝のこわばり	6
4．神経病変	
せん妄	2
精神病	3
けいれん	5
5．漿膜炎	
胸水 or 心嚢液貯留	5
急性心外膜炎	6
6．血液学的病変	
白血球減少症（＜4,000/μL）	3
血小板減少症（＜10万/μL）	4
自己免疫性溶血	4
7．腎病変	
尿蛋白＞0.5 g/24 時間	4
腎生検でループス腎炎 class Ⅱ or Ⅴ	8
腎生検でループス腎炎 class Ⅲ or Ⅳ	10
免疫項目	スコア（各項目の最大スコアを採用する）
1．抗リン脂質抗体	
抗 cardiolipin IgG＞40　GPL or 抗 β2GPI IgG＞40 units or Lupus anticoaglant positive	2
2．補体	
低 C3 or 低 C4	3
低 C3 and 低 C4	4
3．特異的抗体	
抗 ds-DNA 抗体	6
抗 Sm 抗体	6

抗核抗体 80 倍以上を必須条件とし，臨床項目・免疫学的項目のスコアを加算し 10 点以上で SLE と診断する．ただし，最低 1 項目の臨床項目を満たすことが必要である
（Aringer M, et al.：Ann Rheum Dis 78：1151-1159, 2019 より）

　　kg/日（最大 60 mg/日）
　③免疫抑制薬：下記いずれか
　　ⅰ）シクロホスファミド大量静注療法（IVCY）：500～1,000 mg/m²を 2～4 週間隔で 6 回
　　ⅱ）ミコフェノール酸モフェチル（MMF）：600～1,200 mg/m²/日（最大 2～3 g/日）
　④重症例・難治例ではリツキシマブ使用を検

3●ループス腎炎

表4 ルーフス腎炎の ISN/RPS 分類

I 型	微小変化メサンギウムループス腎炎	光顕で正常糸球体だが，蛍光抗体法でメサンギウムに免疫沈着物を認める
II 型	メサンギウム増殖性ループス腎炎	光顕でメサンギウムに限局した細胞増多あるいはメサンギウム基質の増生を認め，メサンギウムに免疫沈着物がある．蛍光抗体法や電顕で上皮下または内皮下沈着物がみられても，光顕ではみられない
III 型	巣状ループス腎炎	活動性または非活動性の管内性あるいは管外性病変を全糸球体の 50 % 未満に認める
IV 型	びまん性ループス腎炎	活動性または非活動性の管内性あるいは管外性病変を全糸球体の 50 % 以上に認める
V 型	膜性ループス腎炎	全節性または分節性の上皮下免疫沈着物あるいは形態学的後遺病変が光顕，蛍光抗体法，電顕のどれかで認める．III 型・IV 型に合併して生じる場合は両者を診断とする
VI 型	硬化性ループス腎炎	90 % 以上の糸球体が全節性硬化し残存糸球体機能がない

（Weening JJ et al.：Kidney Int 65：521-530, 2004 より）

討：375 mg/m² を点滴静注

b）寛解維持療法

①経口ステロイド：プレドニゾロン 0.1～0.2 mg/kg/日まで漸減

②免疫抑制薬：下記いずれか

　i）MMF：600～1,200 mg/m²/日

　ii）アザチオプリン（AZA）：2～3 mg/kg/日

③ヒドロキシクロロキン（HCQ）：5 mg/kg/日

④ベリムマブ（BEL）：10 mg/kg を 4 週に 1 回点滴静注

　あるいは　200 mg 週 1 回皮下注（30 kg 以上），2 週に 1 回皮下注（30 kg 未満）

b 中等症ループス腎炎（ISN/RPS 分類 Class II，V）

a）寛解導入療法

①ステロイドパルス療法：メチルプレドニゾロン 30 mg/kg/日（最大 1 g/日）を 3 日間

②経口ステロイド：プレドニゾロン 0.5～1 mg/kg/日

b）寛解維持療法

①経口ステロイド：プレドニゾロン 0.1～0.2 mg/kg/日まで漸減

②免疫抑制薬：下記いずれか

　i）MMF：600～1,200 mg/m²/日

　ii）AZA：2～3 mg/kg/日

③HCQ：5 mg/kg/日

④ベリムマブ（BEL）：10 mg/kg を 4 週に 1 回点滴静注

　あるいは　200 mg 週 1 回皮下注（30 kg 以上），2 週に 1 回皮下注（30 kg 未満）

c 軽症ループス腎炎（ISN/RPS 分類 Class I）

①経口ステロイド：プレドニゾロン 0.5 mg/kg/日から開始し，漸減

②HCQ：5 mg/kg/日

d 各薬剤の特徴と注意点

a）ステロイドパルス療法

主に寛解導入療法で使用する．ステロイドパルス療法は免疫抑制効果と抗炎症効果の双方を即効性かつ確実性をもって治療可能である．副作用は高血圧・洞性徐脈・電解質異常・血糖上昇などあるが一時的なものがほとんどである．

b）経口ステロイド

ステロイドは，効果は確実だが長期・大量に使用すると副作用が必発である．寛解導入療法から寛解維持療法まで使用するが，副作用を極力低減するために減量しなければならない．ステロイド副作用は非常に多彩であり，一度副作用が出現すると後遺症を残すものもあるため注意が必要である．

c）シクロホスファミド（CY）

重症ループス腎炎の寛解導入療法で有効だが，近年は MMF による寛解導入効果も高くそちらを選択する場合も多い．副作用として出血性膀胱炎，性腺障害（不妊症），二次発癌があり，とくに性腺障害に対しては投与量・回数に注意が必要である（比較的安全とされる累積総投与量は，女児：200 mg/kg 以下，男児：100 mg/kg 以下とされる）．必要に応じて精子・卵子の凍結保存を検討してもよい．

d）ミコフェノール酸モフェチル（MMF）

寛解導入療法，寛解維持療法ともに使用できる．副作用は，腹痛・下痢，肝機能障害，血球減少，脱毛がある．催奇形性があるため，妊娠を考える時期には休薬が必要である（妊娠中の投与は禁忌）．

e）アザチオプリン（AZA）

主に寛解維持療法で使用する．副作用は骨髄抑制，肝機能障害，膵炎がある．MMF が副作用や妊娠などで使用できない場合の選択肢となる．

f）カルシニューリン阻害薬（タクロリムス）

主に寛解維持療法で使用するが，他の免疫抑制薬

Ⅱ各論　第3章　全身性疾患に伴う腎障害

で効果不十分な場合に使用を検討する．成人のルー
プス腎炎では3mg分1で投与されるが，小児での使
用経験は限定的である．副作用は，高血圧，腎細動
脈壁の硝子化による腎機能障害，薬剤性の脳症，耐
糖能異常などがあり，血中濃度をみながらの管理が
望ましい．ステロイド同様長期使用には注意が必要
な薬剤である．

g）ヒドロキシクロロキン（HCQ）

成人ではSLEの基礎治療薬として使用される．特
筆すべき副作用に網膜症がある．累積投与量1,000g
以上，あるいは1日投与量6.5mg/kg以上で網膜症
のリスクが上がるとされ，定期的な眼科検査が必要
となる．治療期間が長期となる小児SLEにおいて
は，投与の有益性と網膜症のリスクを考慮して使用
されるべきである．

h）ベリムマブ

抗BLySモノクローナル抗体であり，ステロイド
減量効果や慢性臓器障害の進行抑制が期待される．
副作用は非常に少ないが，点滴静注あるいは皮下注
射での投与となる．

i）リツキシマブ

CD20陽性B細胞を標的とするキメラ型モノク
ローナル抗体であり，難治性ループス腎炎の治療選
択肢である．既存治療で効果不十分なループス腎炎
に対して2023年に保険適用を取得した．投与経路は
点滴静注となる．主な副作用としては，投与時の
infusion reactionと，投与後遠隔期の無顆粒球症，低
ガンマグロブリン血症などがあげられる．

e⃝治療上の注意点

a）感染症対策

免疫抑制状態にあるため，感染症予防が重要とな
る．ニューモシスチス肺炎予防としてST合剤の予
防投与を考慮する．可能な範囲で予防接種をすすめ
ることも重要である．

b）骨粗鬆症対策

ステロイドの副作用であり，ステロイドの中止が
最も効果的である．Ca・ビタミンDの補充やビスホ
スフォネート製剤の使用が行われることもあるが，
効果はあまり期待できない．

c）成長・発達への配慮

小児特有の問題点であるステロイドの長期使用に
よる成長障害（低身長）は永続的な後遺症である．低
身長にならないように免疫抑制薬などを積極的に使
用し，ステロイドを速やかに維持量まで落とす，あ
るいは，中止することが重要となる．

d）移行期医療

小児SLEはそのほとんどが小児期に治療が終わ
ることはなく成人になっても継続的な治療が必要で
ある．そのため，成人期への移行を見据えた患者教
育と自己管理能力の育成が重要となる．小児科医
は，とくに患児が小さい間は，保護者と医師で治療
を進める傾向がある．保護者との対話だけではな
く，本人の成長・発達にあわせ，患児のヘルスリテ
ラシー獲得を促していく姿勢が求められる．

5 管理と予後

1）長期管理の目標

長期管理としては，SLEの全身管理とループス腎
炎の管理双方を考慮する必要がある．長期的な予後
改善のためには，適切な治療とともに継続的なモニ
タリングと合併症の予防が重要である．

具体的には，まず疾患活動性を抑え，寛解を維持
することである．同時に，腎機能を保護し，慢性腎
臓病（CKD）への進行を防止する．また，治療に関連
する合併症を予防・管理することも不可欠である．
さらに小児患者特有の課題として，成長発達を促進
し生活の質（QOL）を向上させることが重要で，最終
的には成人期への円滑な移行を実現することが目標
となる．

2）疾患活動性のモニタリング

ループス腎炎の活動性を評価するために，複数の
項目を定期的にモニタリングする．尿検査では蛋白
尿，血尿，尿沈渣を，血液検査では腎機能を評価す
るために血清クレアチニン，シスタチンCを測定す
る．また，免疫学的指標として抗dsDNA抗体や補体
（C3，C4，CH50）を，炎症マーカーとして赤沈を評
価する（CRPはSLEではあまり上昇せず，指標にな
らない）．成長の評価も行いながら，患者の状態や治
療段階に応じて1〜3か月ごとに実施する．

3）合併症の予防と管理

小児SLEにおいては，抗リン脂質抗体症候群
（APS），Sjögren症候群，橋本病などの自己免疫疾患
の合併が多くみられる．これらの合併症の適切な管
理は，小児SLE患者の長期的な予後と生活の質を改
善するうえで重要である．これらの合併症管理のた
め，小児科医を中心に，眼科，耳鼻科，歯科，内分
泌科，産婦人科などの各専門医と連携し，包括的な
医療を提供することが求められる．患者・家族への

教育も重要で，各合併症の症状や注意点について十分に説明し，自己管理能力の向上を図ることが理想である．

a 抗リン脂質抗体症候群（ASP）

血栓症や習慣性流産の原因となるため定期的な抗リン脂質抗体の検査を行う．APS を発症した場合は血栓症の予防が必要で，抗血小板薬や抗凝固薬の開始を考慮する．

b シェーグレン症候群

小児ではあまり乾燥症状が前面に出ることが少なく，発熱や関節痛，環状紅斑の出現，間質性腎炎や尿細管性アシドーシスを呈することがある．乾燥症状（ドライアイ，ドライマウス）を呈する場合は，人工涙液の使用，口腔ケアの徹底（う歯や口腔カンジダ症などの二次的な合併症の予防），唾液分泌促進薬などを使用する．

c 橋本病

甲状腺機能低下症を呈する場合は，適切な甲状腺ホルモン補充療法を行う必要がある．

4）予後

小児ループス腎炎の予後は，過去数十年で大きく改善してきた．1980 年代までの小児期発症 SLE の 5 年生存率は 50 ％ 程度であったが，現在 10 年生存率はほぼ 100 ％ である[4]．適切な治療により多くの患者で寛解導入が可能であるが，一部初期治療に抵抗性を示し，強力な免疫抑制療法が必要となる場合もある．

長期予後に影響を与える主な因子としては，腎機能障害の進行，心血管系合併症，感染症，悪性腫瘍（悪性リンパ腫や白血病など造血期悪性腫瘍の合併率が高い）などがあげられる．予後改善のためには，早期診断と適切な初期治療，定期的なモニタリングと再燃の早期発見，合併症の予防と適切な管理，そして患者教育と治療アドヒアランスの向上が重要である．

5）心理社会的影響とその対応

小児ループス腎炎患者は，身体的健康だけでなく，心理社会的側面にも大きな影響があらわれる．長期にわたる治療や定期的な通院，日常生活の制限（日焼け防止や日焼け止めの外用塗布など）は，患者の心理状態や社会生活に様々な影響を及ぼすことが想定される．とくに，発症年齢や病状の程度によっては，治療のための入院や通院で，学業の遅れや友人との交流機会の減少が生じる可能性がある．ま

た，外見の変化（ステロイド治療による満月様顔貌や低身長など）が自尊心の低下や対人関係の困難につながることもあり得る．さらに，慢性疾患に罹患し先のみえない不安を抱えることで患者やその家族は，再燃の可能性や長期的な予後への懸念，進学や就職，ひいては結婚などへの影響など，大きな心理的ストレスとともにに生きていかなければならない．

このような心理社会的課題に対しては，医療チームによる包括的なサポートが重要となる．心理カウンセリングの提供，学校や職場との連携，患者会などの紹介など，多面的なアプローチが求められる．小児ループス腎炎患者の QOL 向上と心理社会的適応の促進を目指すことが，長期的な疾患管理において不可欠な要素となる．

6 最新知見

アニフロルマブ（Anifrolumab）は，I 型インターフェロン受容体を標的とするモノクローナル抗体である．成人 SLE での有効性が示され，小児への適用も期待される．アニフロルマブは，インターフェロン経路の過剰な活性化を抑制することで疾患活動性を低下させる効果があり，現在海外で小児 SLE を対象としたアニフロルマブの臨床試験が進行中である．BLOSSOM 試験（NCT05835310）は，5 歳から 17 歳の小児 SLE 患者を対象とした第 III 相試験で，アニフロルマブの薬物動態試験と有効性・安全性の評価が行われている．

ボクロスポリン（voclosporin）は，新しいカルシニューリン阻害薬である．成人ループス腎炎での有効性が示され[10]，2021 年に米国 FDA で承認された．ボクロスポリンは，従来のカルシニューリン阻害薬（シクロスポリンやタクロリムス）と比較して安定的な薬物動態を示すことが特徴で，血中濃度による管理が不要で安全性が高い薬剤とされている．小児ループス腎炎におけるボクロスポリンの使用経験は限られ，今後小児患者での研究が期待される．

これらの新規治療薬は小児ループス腎炎の個々の患者に適した治療選択肢となる可能性がある．今後，アニフロルマブやボクロスポリンの小児ループス腎炎における保険適用が取得され，適切な使用法・治療アルゴリズムが確立することで，治療成績の向上が期待される．

なお，わが国には小児 SLE に対するガイドラインが存在せず，「小児 SLE の診断の手引き」や海外を含む成人のガイドラインを参考に診療を行なってい

るのが現状である．現在「小児 SLE 診療ガイドライン」の作成が日本小児リウマチ学会を中心に，日本小児腎臓病学会・日本小児神経学会・日本小児皮膚科学会などの複数学会の協力を得ながら作成中であり近日中に上梓される予定である．

文献

1) Ghodke-Puranik Y, et al.：J Autoimmun 64：125-136, 2015
2) Medhat BM, et al.：Clin Rheumatol 39：435-442, 2020
3) Draborg AH, et al.：Clin Dev Immunol 2012：370516, 2012
4) 伊藤秀一：腎と透析 89：835-845，2020
5) 厚生労働科学研究費補助金 難治性疾患等政策研究事業 若年性特発性関節炎を主とした小児リウマチ性疾患の診断基準・重症度分類の標準化とエビデンスに基づいたガイドラインの策定に関する研究班 小児 SLE 分担班（編）：小児全身性エリテマトーデス（SLE）診療の手引き（2018 年版）．羊土社，2018
6) Petri M, et al.：Arthritis Rheum 64：2677-2686, 2012
7) Aringer M, et al.：Ann Rheum Dis 78：1151-1159, 2019
8) Weening JJ, et al.：Kidney Int 65：521-530, 2004
9) Bajema IM, et al.：Kidney Int 93：789-796, 2018
10) Rovin BH, et al.：Kidney Int 9：219-231, 2019

（小椋雅夫）

II 各論　第3章　全身性疾患に伴う腎障害

4　先天性代謝異常症に伴う腎障害

はじめに

先天代謝異常症（Inherited Metabolic Disorder：IMD）は，International Classification of Inherited Metabolic Disorders（ICIMD）によると，1,450の疾患が分類されており[1]，そのうち約190のIMDが多様な腎疾患と関連しているとされる．腎障害のパターンは多岐にわたり，糸球体病変，近位および遠位尿細管障害，腎囊胞形成，腎石灰沈着症および結石，さらには重篤な奇形など，ネフロンのすべてのセグメントに影響を及ぼすことが知られている．本項では誌面の制約を考慮し，代表的なIMDとしてFabry病とミトコンドリア病に焦点を当て，それぞれの病態，診断および治療法について概説する．

1　Fabry病

1）定義・概念

Fabry病（MIM #301500）はX連鎖性遺伝形式をとる遺伝病である．これは，X染色体に局在するαガラクトシダーゼA（GLA）の遺伝子（*GLA*）変異により発症する．ライソゾーム酵素GLA酵素活性の欠損〜低下により，グロボトリアオシルセラミド（Gb-3）やグロボトリアオシルスフィンゴシン（Lyso-Gb3）などの糖脂質が心臓，腎臓，神経系などの多臓器に蓄積することで引き起こされる．この蓄積により，多臓器にわたる障害が生じ，成人期には高い死亡率とともに，生活の質（QOL）の著しい低下がみられる．また，他のX連鎖遺伝病とは異なり，Fabry病は男性のみならず，女性保因者も臨床症状を呈することが特徴である．Fabry病の頻度は，欧米では40,000人に1人と報告されていたが[2]，新生児スクリーニングによる日本国内の報告では7,000人に1人とされ，以前の想定よりも高頻度であることが示唆されている[3]．ただし，この報告では酵素活性低下を基準としているため，実際に発症するかどうかについては長期的な研究が必要である．

2）病因・病態

Fabry病は単一遺伝子疾患であり，その原因遺伝子である*GLA*はX染色体長腕上のXq22.1に位置する．本疾患の遺伝形式はX連鎖潜性遺伝であるため，男性はヘミ接合体（病的変異を有するX染色体を1本もつ）として発症する．一方，女性はヘテロ接合体（2本のX染色体のうち一方に病的変異を有する）であり，その臨床症状の重症度は無症状から末期腎不全まで多岐にわたる．この女性患者における臨床症状の多様性は，X染色体のランダムな不活性化によるものと考えられている（Lyonの仮説）．具体的には，正常アレルと変異アレルのいずれが不活性化されるかの比率の違いが，症状の有無や重症度に影響を与える．変異アレルを有するX染色体の不活性化割合が高ければ健康に近い状態を示し，正常アレルを有するX染色体の不活性化割合が高ければより重篤な症状を有する．また，この不活性化の比率は各組織で異なるため，組織ごとに機能不全細胞の割合が変動し，女性の臨床症状の多様性に寄与すると考えられている．

3）臨床症状とkey sign

Fabry病では糖脂質が各臓器に蓄積されていくことにより，年齢とともに多彩な症状を呈する．男性の古典型の自然歴を図1に示す[4]．最も早期に出現し，小児期の特徴的な症状は四肢末端痛[5]と発汗障害（発汗低下，無汗症）である．男性患者の60〜70％，女性患者の40〜60％に認める．疼痛は手指，手掌，足底に好発し，「焼けるように熱い」「夏の砂浜を裸足で歩いている感覚」などと表現されることが多く，風呂で湯船に浸かる際に手足だけ外に出して浸かるなどの行動がよくみられる．四肢末端痛は若年期に最も重い自覚症状とされ，不登校の原因となることもあるので注意が必要である．発汗障害は，糖脂質の蓄積により汗腺が障害されること，および汗腺を支配する無髄神経が障害されるためと考

えられている．うず状角膜混濁は，男女とも10歳代から認められることがあり，自覚症状はないもののFabry病に特異的な所見であることから，診断価値が高い[6]．

多彩な臓器障害の中でも腎合併症と心合併症は，Fabry病の予後を規定する重要な合併症である．腎臓では糸球体上皮細胞，尿細管上皮細胞，血管内皮細胞など，あらゆる細胞に糖脂質が蓄積する．男女とも20歳代から蛋白尿が顕在化し，30歳代で腎機能が低下し，40～50歳代で末期腎不全へと進行する．また，尿沈渣で螺旋状の脂肪球（マルベリー細胞）を認めることがあり，一般的な尿検査でも認められる唯一の特異的な所見として注目されている[7]．心合併症は心筋細胞に糖脂質が蓄積することに伴う左室肥大，不整脈，心電図異常を認める．成人期以降，病期の進行とともに心不全症状や不整脈症状を呈するようになり，時に突然死を起こすこともある．原因不明の肥大型心筋症の家族歴がある場合，Fabry病を鑑別にあげる必要がある．

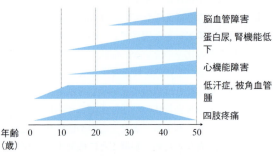

図1 男性古典型Fabry病患者の自然歴
（Linhart A, et al.：Heart 93：528-535, 2007 より）

4）診断・検査所見

Fabry病の診断は，GLA酵素活性と*GLA*遺伝子解析が基本である．腎生検は必須ではないが病理所見は補助診断として有用である．男女別に診断フローチャートを図2に示す[8]．なお，Fabry病の診断に必要な精密検査を行える施設は日本先天代謝異常学会のHPより検索可能である（http://jsimd.net/）．

ⓐ 白血球中のGLA酵素活性測定

血漿，全血から測定可能である．通常，男性患者ではGLA活性は正常の10％以下に低下する．しかし，男性患者においてもGLA酵素活性が低下しているにもかかわらず発症しない*GLA*遺伝子の機能多型が報告されているため[9,10]，男性患者においてもⓑの*GLA*遺伝子解析を行うことが推奨される．一方，女性では酵素活性が正常範囲のことが多く，遺伝子解析が唯一の確定診断法となる．

ⓑ *GLA*遺伝子解析

前述した通り，女性では遺伝子解析が唯一の確定診断法であり，かつ男性においても機能的多型の有無を確認するためにすべての患者に推奨される．また，後述するように薬理学的シャペロン療法の治療適応を判断するためには遺伝子解析が必要であり，治療選択のためにも重要となる．その一方で，日本人Fabry病家系において，遺伝子変異を同定できない家系が5％程度存在することが，女性患者の診断をさらに難しくしている[11]．

5）治療

Fabry病の治療には，四肢末端痛，腎合併症，心合併症に対する対症療法と，疾患特異的治療として

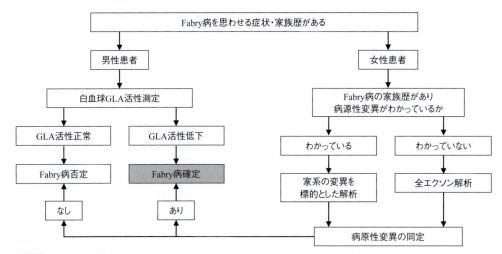

図2 Fabry病患者診断のためのフローチャート
（日本先天代謝異常学会（編）：ファブリー病診断ガイドライン2020．診断と治療社，2021 より引用改変）

4●先天性代謝異常症に伴う腎障害

の酵素補充療法(ERT)および薬理学的シャペロン療法(PCT)に分けられる.

a 対症療法

四肢末端痛に対してはアセトアミノフェンの効果は乏しく,カルバマゼピンが用いられることが多い.腎合併症に対してはアンジオテンシン変換酵素阻害薬(ACEI)やアンジオテンシンⅡ受容体拮抗薬(ARB)が腎保護目的で使用される.また,肥大型心筋症に対してはβ遮断薬やカルシウム拮抗薬が,不整脈に対しては抗不整脈薬,さらに重度の場合にはペースメーカー挿入も考慮される.そのため,小児科のみならず,他診療科とも連携して診療にあたることが重要である.

b 酵素補充療法

ERTには遺伝子組み換えによる合成されたGLA酵素製剤であるアガルシダーゼベータとアガルシダーゼアルファが使用可能であり,前者は2004年から,後者は2007年から国内で認可されている.ERTを投与することにより,基質であるGb-3の蓄積を軽減させる治療法である[12].すべての患者に有効であるが,2週間に1度の点滴で静脈内投与を行う必要があるため,患者の負担が大きいことが欠点である.ERTは臓器障害が不可逆的変化をきたす前に開始することが望ましいが,国際的にも明確なエビデンスに基づいた開始時期の推奨は存在しない.

c 薬理学的シャペロン療法

PCTは,基質に対して競合的に阻害作用を有する低分子化合物を作用させることにより,変異蛋白の細胞内での安定性を高め,患者自身が産生する変異蛋白の酵素活性を高める治療法である.内服治療であり,点滴の必要はないこと,アレルギー症状が出現しにくいことが利点ではあるが,その効果は標的変異酵素の構造に依存し,変異型特異性がある.そのため,適応は一部の遺伝子型に限られることに注意が必要である.

2 ミトコンドリア病

1) 定義・概念

ミトコンドリアはエネルギー代謝を担う細胞内小器官の一つで,赤血球を除くすべての全身の細胞に分布している.ミトコンドリアの主な機能は,呼吸鎖複合体の電子伝達系を介して,酸化的リン酸化(OXPHOS)によりアデノシン三リン酸(ATP)を産生することである.したがって,細胞活動に必要なエネルギーのほとんどはATPの形で供給されること

から,ミトコンドリアの障害は全身のあらゆる臓器に多彩な症状をもたらすことになる[13].ミトコンドリア病の頻度は,10万人当たり9.2〜16.3人とされ,最も頻度の高い遺伝子変異であるmtDNAのm.3243>G点変異による典型的な症状を示すのは10万人当たり3.7人と報告されている[14].一方,近年わが国で行われた調査では,有病率は10万人当たり2.9人であった[15].いずれにしても比較的頻度の高い先天性代謝疾患であり,あらゆる年齢で発症する.

2) 病因・病態

ミトコンドリアは核以外で唯一DNAを有する細胞内小器官であり,これはミトコンドリアDNA(mtDNA)と呼ばれる.ミトコンドリア呼吸鎖複合体におけるOXPHOSに必要な蛋白質をコードする遺伝子は一部がmtDNAに存在するが,大部分は核DNA(nDNA)に存在している.ミトコンドリア病とは,これらの遺伝子いずれかの変異により発症する[16].従来,ミトコンドリア病は母系遺伝するものと考えられていた.しかし,近年の遺伝子解析技術の飛躍的な進歩により,nDNA内に400以上の原因遺伝子が報告されており,その多くは常染色体潜性遺伝の形式をとることが明らかとなっている.また,常染色体顕性遺伝やX連鎖性遺伝の形式をとる変異遺伝子も報告されており,ミトコンドリア病はあらゆる遺伝形式で発症する疾患といえる.成人期に発症するミトコンドリア病の約75%がmtDNA異常に起因するとされているが,小児期に発症する場合は70〜85%がnDNA異常に起因すると報告されている.また,変異mtDNAは細胞内で正常mtDNAと共存している(ヘテロプラスミー).従って,臓器障害が起きるかどうかは変異mtDNAの割合(ヘテロプラスミー率)とその組織のエネルギー需要の多寡のバランスにより決まる.そのため,同一家系内においても,さらに患者個人においても多様な臨床表現型を示すこととなる.

3) 臨床症状とkey sign

ミトコンドリアはすべての細胞に存在し,エネルギー供給に不可欠な役割を果たすため,ミトコンドリア病は多彩な臓器や組織に影響を与える[17].また,いかなる年齢,すべての遺伝形式で発症し得る.特にエネルギー需要の高い中枢神経や筋肉を中心とし,多臓器にわたる症状が多いが,肝症状や心筋症など単一の臓器障害として現れることもある.代表的な症状としては,知的発達障害,けいれん,脳卒

中様発作，筋力低下，肝機能障害，腎機能障害，心筋症，不整脈などがあげられる．一般に説明のつかない複数の臓器にわたって症状を呈する場合には，例えば，中枢神経系や筋症状に加えて，複数の臓器にまたがる症状を呈する症例では，特にミトコンドリア病の可能性を疑う．低身長，難聴の合併や家族歴なども参考となる．

4）診断・検査所見

ミトコンドリア病の診断は，多岐にわたる臨床症状と遺伝子解析の結果に基づいて行われる．典型的な検査所見として，血液や尿中の乳酸とピルビン酸の上昇があげられる．OXPHOS が障害されると酸化還元電位が保持されず，乳酸（L）がピルビン酸（P）よりも相対的に多く蓄積するため，L/P 比が 20 を超えることが診断の参考となる．しかし，約 20 ％の症例で乳酸値の上昇は認められず，ミトコンドリア腎症に限れば，56 ％で乳酸値は基準値内であったと報告されており，高乳酸血症がなくても否定はできない[18]．また，罹患臓器組織（例えば，ミトコンドリア腎症であれば腎組織）や培養皮膚線維芽細胞を用いた呼吸鎖酵素活性の低下も診断の手がかりとなる．最終的には遺伝子解析により確定診断となる．遺伝子解析については，m.3243＞G などの mtDNA の主要な点変異については通常の臨床検査受託会社で検査可能である．その他，nDNA 変異などは遺伝子パネル検査や次世代シークエンス（NGS）を用いた全エクソーム解析などの包括的遺伝子解析により診断される．

5）治療

ミトコンドリア病に対する理想的な治療は，遺伝学的異常により失われたミトコンドリア機能を回復することであるが，現時点では根本的治療法は存在せず，対症療法が中心となる．しばしば感染症などを契機に代謝性アシドーシスが急性増悪し，全身状態が悪化する．従って，急性期は代謝救急に準じ，寛解期は規則正しい生活を行い，一般的な感染予防，sick day への早期対応が重要である．ミトコンドリア病の病態を踏まえた非特異的な治療として，ミトコンドリアでのエネルギー産生効率改善を期待して，ビタミン類や補酵素の投与（ビタミンカクテル）が行われることが多い．その他，原因遺伝子や病態の解明が進むにつれ，一部の疾患では病態に応じた特異的治療の開発も行われている．例えば，ミトコンドリア脳筋症候群（Mitochondrial Encephalomyopathy, Lactic Acidosis, and Stroke-like episodes：MELAS）に対するタウリン療法が 2019 年 1 月 31 日に薬事承認されている[19]．遺伝子治療も含め，さらなる治療法の確立が期待される．ミトコンドリア病による腎障害が進行し末期腎不全に至った場合には，腎代替療法が必要となる．腹膜透析，血液透析，腎移植，いずれもが選択肢となり得る．

文献

1) Ferreira CR, et. : Metab Dis 44 : 164-177, 2021
2) Desnick RJ, et al. : The Metabolic and Molecular Bases of Inherited Diseases. 8th ed, 3733-3774, 2001 :
3) Inoue T, et al. : J Hum Genet 58 : 548-552, 2013
4) Linhart A, et al. : Heart 93 : 528-535, 2007
5) Politei JM, et al. : CNS Neueosci Ther 22 : 568-576, 2016
6) 伊藤　康，他． : 日児誌 119 : 1733-1741，2015
7) Shimohara H, et al. : Intern Med 55 : 3475-3478, 2016
8) 日本先天代謝異常学会（編）：ファブリー病診断ガイドライン 2020．診断と治療社，2021
9) Kobayashi M, et al. : Mol Genet Metab 107 : 711-715, 2012
10) Lee BH, et al. : J Hum Genet 55 : 512-517, 2010
11) Kobayashi M, et al. : J Hum Genet 64 : 695-699, 2019
12) Eng CM, et al. : N Engl J Med 345 : 9-16, 2001
13) 日本ミトコンドリア学会：ミトコンドリア病診療マニュアル 2023．診断と治療社，2-7，2023
14) Schaefer AM, et al. : Ann Neurol 63 : 35-39, 2008 :
15) Ibayashi K, et al. : J Epidemiol 33 : 68-75, 2023
16) Russell OM, et al. : Cell 181 : 168-188, 2020
17) Gorman GS, et al. : Nat Rev Dis Primers 2 : 16080, 2016
18) Imasawa T, et al. : Kidney Int Rep 7 : 580-590, 2022
19) Ohsawa Y, et al. : J Neurol Neurosurg Psychiatry 90 : 529-536, 2019

（平野大志）

5●感染症に伴う腎障害

Ⅱ各論　第3章　全身性疾患に伴う腎障害

5 感染症に伴う腎障害

1 定義・概念

　細菌やウイルスなどの病原体による感染症は，腎臓構成細胞に対し直接的な作用もしくは脱水症や低酸素血症，血圧低下による循環不全，免疫反応，それに伴う高サイトカイン血症，播種性血管内凝固症候群（DIC）などの二次的な作用により障害をきたす．糸球体障害や尿細管間質障害として，急性腎障害（AKI），急性腎炎症候群（ANS），ネフローゼ症候群（NS），尿細管間質性腎炎（TIN）などを引き起こす．定義として，「腎炎：nephritis」は炎症細胞浸潤あるいは細胞増加が主体の場合を，「腎症：nephropathy」は物質の沈着あるいは基質の増加が主体の場合を指す．

2 病因・病態

1）敗血症

　敗血症は AKI の最も一般的な原因であり，全ての AKI の 26〜50％ を占める．細菌が腎障害を起こす機序には，自然免疫系と獲得免疫系の両方による作用が関与している．病原体に感染し，エンドトキシンまたはエンドトキシン様物質の作用により，好中球や単球，血管内皮細胞などが複雑な免疫ネットワークで反応し，大量の内因性炎症性メディエーター（血管活性物質，サイトカイン，ケモカイン，酸素フリーラジカルなど）の放出により，制御不能な炎症反応が引き起こされる．大量の炎症メディエーターおよび炎症細胞の浸潤は，糸球体濾過率の低下や尿細管細胞および腎血管内皮細胞のアポトーシス，腎髄質の血流障害により AKI につながる一連の病理学的変化をもたらす[1]．

2）ウイルス

　ウイルスがエンドサイトーシスなどで細胞内に侵入することにより，自然免疫系の Toll 様受容体（TLR）および RIG-I 様受容体（RLR）によってパターン認識され，自然免疫系の活性化により I 型インターフェロンや炎症性ケモカイン，サイトカインの産生が誘導される．そして T 細胞や B 細胞を活性化し獲得免疫反応によりサイトカインストームをおこし，腎臓では AKI や TIN が引き起こされる．また活性化された B 細胞から大量の免疫グロブリンが産生されることにより，抗原抗体反応や補体の活性化が起こり細胞を障害する．感染した細胞に対し，キラー T 細胞やナチュラルキラー（NK）細胞による細胞傷害も引き起こされる[2]．さらにウイルス粒子が糸球体濾過装置にトラップされ，局所での免疫複合体（IC）形成につながる機序も想定されている[3]．これらの機序により，糸球体では管内増殖性糸球体腎炎（End PGN），膜性腎症（MN），膜性増殖性糸球体腎炎（MPGN），巣状分節性糸球体硬化症（FSGS）などが形成される．

3）尿細管間質障害

　尿細管間質障害は，TIN と急性尿細管壊死（ATN）に分けられる．TIN は病原体が直接細胞に侵入して発症する場合と，免疫反応による炎症性サイトカインが原因となり二次的に引き起こされる場合がある．一方 ATN は敗血症や腎血流の低下，DIC，横紋筋融解症，高サイトカイン血症などが原因となり発症することが多い．

4）主な病原体

　これまでに報告された腎障害に関与する主な病原体を示す（表1）．

3 各論

1）A 群 β 溶血性連鎖球菌

　感染症関連糸球体腎炎（infection-related glomerulonephritis：IRGN）の中で A 群 β 溶血性連鎖球菌感染

II 各論　第3章　全身性疾患に伴う腎障害

表1　腎障害に関与する主な病原体

病原体	疾患名	臨床症候名	主な腎組織病変
A群β溶血性連鎖球菌	溶連菌感染後急性糸球体腎炎	ANS	End PGN
黄色ブドウ球菌	感染性心内膜炎関連腎炎	AKI	Cres GN
MRSA	MRSA関連糸球体腎炎	RPGN＋NS	Cres GN
表皮ブドウ球菌	シャント腎炎，カテーテル関連腎炎	血尿，蛋白尿，NS	MPGN
エルシニア	エルシニア関連急性尿細管間質性腎炎	AKI	TIN
大腸菌	腸管出血性大腸菌感染症関連HUS	AKI，ヘモグロビン尿	TMA
HBV	HBV関連腎症	NS	MN
HCV	HCV関連腎症	血尿，蛋白尿，NS	MPGN
HIV	HIV関連腎症	NS	FSGS，TIN
ヒトパルボウイルスB19	パルボウイルス関連腎症	ANS，NS	End PGN
インフルエンザ	インフルエンザウイルス関連腎症	AKI	ATN
SARS-CoV-2	COVID-19関連腎症	AKI，NS	FSGS，Cres GN，TIN
マイコプラズマ	マイコプラズマ肺炎関連腎炎	AKI，ANS	End GN，MPGN
マラリア	マラリア腎症	AKI，NS	ATN，TIN，MPGN
レプトスピラ	レプトスピラ症急性間質性腎炎	AKI，TIN	

AKI：急性腎障害，ANS：急性腎炎症候群，ATN：急性尿細管壊死，COVID-19：新型コロナウイルス感染症，Cres GN：半月体形成性糸球体腎炎，End PGN：管内増殖性糸球体腎炎，FSGS：巣状分節性糸球体硬化症，HBV：B型肝炎ウイルス，HCV：C型肝炎ウイルス，HIV：ヒト免疫不全ウイルス，HUS：溶血性尿毒症症候群，MN：膜性腎症，MPGN：膜性増殖性糸球体腎炎，MRSA：メチシリン耐性ブドウ球菌，NS：ネフローゼ症候群，RPGN：急速進行性糸球体腎炎，SARS-CoV-2：新型コロナウイルス，TIN：尿細管間質性腎炎，TMA：血栓性微小血管症

後に発症するANSは，溶連菌感染後急性糸球体腎炎（PSAGN）として知られている．通常は上気道感染症から約10日後，皮膚感染症から約3週間後に血尿，浮腫，高血圧などの症状が出現する．無尿となり人工透析が必要となる場合や，溢水による高血圧緊急症によりけいれんを起こすこともある．血液検査では補体副経路の活性化を反映し，血清C3値は低下するがC4値はわずかに低下するか正常範囲である．低補体血症が8週間以上続く場合には，MPGNなどとの鑑別が必要となる．腎炎惹起性因子として，nephritis-associated plasmin receptor（NAPlr）とpyrogenic exotoxin B（SpeB）があり，抗原抗体反応や補体の活性化を介して糸球体の炎症を引き起こすと考えられている．腎組織はEnd PGNを呈することが多く，蛍光抗体法ではIgGとC3が陽性となり，電子顕微鏡では上皮下に高電子密度沈着物（hump）を認めるのが特徴的である．予後は良好で対症療法が中心であり，多くは自然軽快する．溶連菌に対する抗菌薬治療はリウマチ熱に対する予防効果しかなく，PSAGN予防のエビデンスはない[4]．

2）ブドウ球菌関連腎炎

a　感染性心内膜炎関連腎炎

感染性心内膜炎関連腎炎（endocarditis-associated glomerulonephritis）は，感染症に伴い免疫複合体が糸球体に沈着することで惹起される腎炎であり，IRGNの6〜20％を占める．Boilsらの報告では血液培養結果の53％がブドウ球菌であり，その半数以上がメチシリン耐性ブドウ球菌（MRSA）であった[5]．多くはAKIを起こし，腎組織は半月体形成性糸球体腎炎（Crescentic glomerulonephritis：Cres GN）が多い．蛍光抗体法では，ほぼ全例でC3が陽性となる．腎予後は不良である．

b　MRSA関連糸球体腎炎

MRSA関連糸球体腎炎は，体内での持続的なMRSA感染症に起因するIRGNである．MRSAが産生するエンテロトキシン（Staphylococcal enterotoxin-C：SE-C，Toxic shock syndrome toxin-1：TSST-1）がスーパー抗原としてT細胞を活性化し，高サイトカイン血症を起こす．それによりB細胞が活性化され，免疫グロブリンの過剰産生により免疫複合体の形成が起こり，糸球体への沈着により腎炎が引き起こされると考えらる．半数以上が急速進行性糸球体腎炎（RPGN）にネフローゼレンジの尿蛋白を伴う．腎組織は，Cres GN，End PGNを呈し，蛍光抗体法ではIgAとC3の沈着を見る．病理的にIgA優位沈着感染関連糸球体腎炎（IgA-dominant infection related glomerulonephritis）に分類される．MRSA感染症の治癒が重要であり，感染巣の検索，抗菌薬の適正使用，膿瘍形成時はドレナージを行うなどして積極的に治療を行う．

c　表皮ブドウ球菌

表皮ブドウ球菌による脳室-心房シャント感染に伴う古典的なシャント腎炎は減少しているが，近年

は中心静脈カテーテルの長期留置によるカテーテル関連腎炎が増加している．血尿，蛋白尿，一部はNSを呈し低補体血症を伴う．腎組織はMPGNが特徴的であり，IgG，IgM，C3の沈着が主体である．早期の感染症コントロールが重要であり，抗菌薬治療に加えシャントやカテーテルの抜去が必要となる．

3）HBV関連腎症

HBV関連腎症は慢性肝炎やキャリアの症例でみられ，無症候性蛋白尿からNSを呈するものまである．小児に多く組織型はMNが最多で，MPGNやIgA腎症などの報告もある．NSの患者に対し，ステロイド薬や免疫抑制薬の使用はウイルス複製を助長し肝臓や腎臓の病態を悪化させる可能性がある．核酸アナログ製剤やインターフェロン治療が推奨される．小児ではHBe抗原が陰性化しHBe抗体が陽性となるseroconversionに伴い自然軽快することが多い．

4）新型コロナウイルス

新型コロナウイルス（SARS-CoV-2）の感染による新型コロナウイルス感染症（COVID-19）は，当初腎障害はまれであるとされていた．しかし患者数の増加に伴い，AKIの発症率は明らかに増加しており，予後不良因子として重要であることが判明した[6]．小児ではCOVID-19で入院が必要な症例の21％にAKIが発生し，うち32％がPICUでの治療を要したとの報告がある[7]．SARS-CoV-2のスパイクタンパク質は，上気道粘膜上皮，肺胞上皮，心臓，腎臓，腸管上皮，血管内皮などに多く分布しているアンジオテンシン変換酵素2（ACE 2）に結合し，膜貫通型プロテアーゼ（transmembrane protease serine 2：TMPRSS2）によりスパイクタンパク質が切断され細胞内へ侵入する．また一部はACE2を介してエンドサイトーシスにより細胞内に取り込まれる（図1）[7]．ACE2は腎臓では近位尿細管細胞や糸球体上皮細胞での発現が確認されており，ウイルスによる直接的な障害が示唆される．しかし腎組織からウイルスが検出されないとする症例報告もあり断定はできない．COVID-19も肺炎による低酸素血症や血圧低下による循環不全，免疫反応による高サイトカイン血症，血栓性微小血管症（TMA），横紋筋融解症に伴うミオグロビン尿によるcast nephropathyなどの機序によりAKIをきたす（図2）．腎組織は多様であるが，collapsing FSGSが25.8％で最多であり，次いでTINが13.3％との報告がある[9]．小児では，多くはないがCres GN，End PGN，TINの報告がある．小児NSとCKD患者において，中等症から重症のCOVID-19は，重症AKIや死亡のリスクとなるとの報告があり注意を要する[10]．抗ウイルス薬，ステロイド薬，抗IL-6受容体モノクローナル抗体などが使

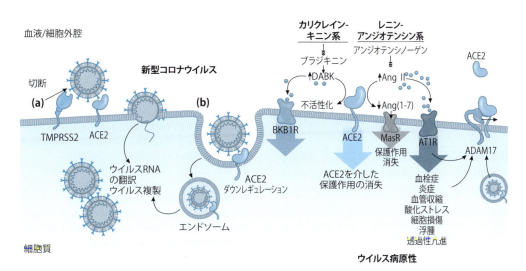

図1 SARS-CoV-2がACE2を利用し侵入する2つの経路
(a) ウイルススパイクタンパク質を介して宿主細胞膜結合ACE2に結合する．スパイク蛋白質の切断と細胞侵入にTMPRSS2（膜貫通型プロテアーゼ）を必要とする
(b) エンドサイトーシスにより侵入する
ACE2, angiotensin converting enzyme；Ang II, angiotensin II；AT1R, angiotensin II receptor type 1；BKB1R, DABK/bradykinin receptor type B1；DABK, bradykinin［des-Arg973］；RAS, renin-angiotensin system；KKS, kallikrein-kinin system
（Ahmadian E, et al.：Rev Med Virol 31：e2176, 2021 より）

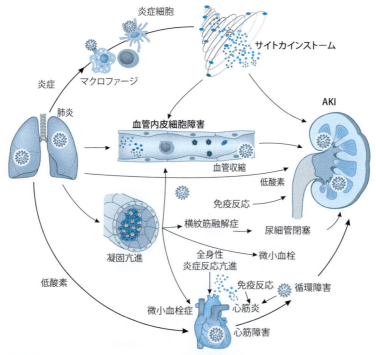

図2 SARS-CoV-2感染症による全身の免疫反応
SARS-CoV-2の肺への感染によりウイルスが増幅され，免疫反応によりサイトカインストームが引き起こされる．それにより血管内皮細胞傷害や微小血栓症，凝固障害，心筋障害による循環障害，低酸素，横紋筋融解などにより腎障害をきたす．
DAMPS：damage-associated molecular proteins
(Ahmadian E, et al.: Rev Med Virol 31：e2176, 2021 より)

用されるが，単一の治療法はなく，呼吸，循環管理による全身管理が重要であり，腎代替療法が必要となることもある．

5) 肺炎マイコプラズマ

肺炎マイコプラズマ感染症は，上気道から下気道までの呼吸器感染症を呈する疾患である．肺外症状として多彩な合併症を引き起こすことも知られている．腎症状を合併した報告は多くはないが，臨床的に血尿，蛋白尿，乏尿，浮腫，高血圧，腎機能障害など，ANSでの発症が多く，AKI，NSを呈するものもある．細胞への直接的な作用による障害と，細胞性免疫や液性免疫，炎症性サイトカインなどによる免疫機序を介しての細胞傷害が考えられている．組織はEnd PGNが多く，MPGN，微小変化型ネフローゼ症候群(MCNS)，MNなども散見される．約40％で急性期に低補体血症を伴う．ステロイド治療に反応することが多く，多くは予後良好である．

文献

1) Sun S, et al.: Biomed Pharmacother 159：114202, 2023
2) Bruggman LA: Adv Chronic kidney Dis 26：164-170, 2019
3) Wenderfer AE: Pediatr Nephrol 30：1929-1938, 2015
4) Long SS, et al.: Principles and Practice of Pediatric Infectious Disease. 6th ed, ELSEVIER, 732-740, 2023
5) Boils CL, et al.: Kidney Int 87：1241-1249, 2015
6) Fabrizi F, et al.: Pathogens 13：325, 2024
7) Kari JA, et al.: BMC Nephrol 22：202, 2021
8) Ahmadian E, et al.: Rev Med Virol 31：e2176, 2021
9) May RM, et al.: Kidney Int 100：1303-1315, 2021
10) Krishnasamy S, et al.: Pediatr Nephrol 37：849-857, 2022

〔敦賀和志〕

6●薬剤性腎障害・腎毒性物質

Ⅱ各論　第3章　全身性疾患に伴う腎障害

6　薬剤性腎障害・腎毒性物質

1　薬剤性腎障害

1）定義・概念

薬剤性腎障害とは，薬剤の投与により，新たに発症した腎障害，既存の腎障害のさらなる悪化を認める場合と定義される[1]．血清 Cr 値上昇で認識される腎障害だけでなく，薬剤投与によって生じた蛋白尿などの尿所見異常や電解質異常なども含む，広義の腎障害を意味しており，薬剤による間接的な腎障害も含まれる．

日本腎臓病総合レジストリー（J-KDR）・腎生検レジストリー（J-RBR）における小児の登録症例のうち，薬剤性腎障害の占める割合は約 0.7 ％で，高齢者の頻度と比べると約 1/3 程度と少ない．

2）発症機序・臨床病型による分類

薬剤性腎障害は発症機序により，腎に直接の毒性作用をもたらす中毒性腎障害，アレルギー機序による急性間質性腎炎（過敏性腎障害），薬剤による電解質異常や腎血流低下などを介した間接毒性，薬剤による結晶・結石形成による尿路閉塞性腎障害に分類できる[1]（表1）．また腎障害が発生する部位に基づけば，薬剤性糸球体障害，薬剤性尿細管障害，薬剤性腎間質障害，薬剤性腎血管障害に分類できる．

原因となる薬剤により，起こしやすい薬剤性腎障害の機序は様々であり，その機序により様々な臨床症状と検査異常を引き起こす．ある薬剤が腎障害を引き起こす機序は一種類に限らず，薬剤性腎障害の機序と，その機序をきたしやすい薬剤についての理解を深めることが必要である．小児で主に使われる薬剤に関しては表1に抜粋したが，その他の薬剤による腎障害の一覧は「薬剤性腎障害診療ガイドライン」[1]の付表に詳しいので必要に応じて参照されたい．

a 中毒性腎障害

腎に作用して直接の毒性を示すもので，アミノグリコシド系抗菌薬や白金製剤で生じる急性尿細管壊死，Fanconi 症候群などが含まれる．リチウム製剤や ST 合剤，カルシニューリン阻害薬による遠位尿細管障害もある．薬剤が尿細管に直接作用を及ぼし，GFR の低下を伴わずに，代謝性アシドーシスや高カリウム血症をきたすことがあり注意を要する．

b アレルギー・免疫学的機序

多くの薬剤が原因となる急性尿細管間質性腎炎で薬剤性腎障害の中で最も頻度が高い．他に抗リウマチ薬や非ステロイド系抗炎症薬（NSAIDs）などで生じるネフローゼ症候群（微小変化型，膜性腎症など）やプロピルチオウラシルによる ANCA 関連血管炎なども含まれる．

c 間接毒性

薬剤による電解質異常や腎血流量減少などを介した間接的な腎障害で，NASIDs や RAS 阻害薬による腎血流低下，脱水や利尿薬併用時に生じる急性腎障害（AKI）がその典型である．スタチンによる横紋筋融解症で生じる尿細管壊死も含まれる．

d 尿路閉塞性

薬剤による結晶形成，結石形成による尿路閉塞で，各種抗腫瘍薬による腫瘍崩壊症候群の際に生じる尿酸結石での尿路閉塞や，抗ウイルス薬や抗菌薬による結晶形成での尿細管閉塞が含まれる．

3）診断

診断は，①該当する薬剤の投与後に新たに発生した腎障害であること，②該当薬剤の中止により腎障害の消失，進行の停止を認めることの2点を満たし，他の原因が否定できる場合とされる．

ただし，薬剤投与から発症までの時間は個々の薬剤で異なること，既存の腎障害の存在などにより診断に難渋すること，被疑薬が複数存在し確定診断が困難な場合が多いこと，時に腎障害が固定して改善しない場合や長期にわたり緩徐に進行する場合があることなどの問題もあり，薬剤性腎障害の診断ならびに原因薬剤の特定はしばしば困難である．

299

II 各論　第3章　全身性疾患に伴う腎障害

表1　発症機序による薬剤性腎障害の主な臨床病型・病態と主な原因薬剤

発症機序	病態	主な臨床病型	主要薬剤
中毒性	急性尿細管壊死，尿細管萎縮	急性腎障害，慢性腎不全	ヨード造影剤，アミノグリコシド系抗菌薬，バンコマイシン，浸透圧製剤
	慢性間質性腎炎	慢性腎不全	NSAIDs
	血栓性微小血管症	急性腎障害	カルシニューリン阻害薬
	近位尿細管障害	尿細管性アシドーシス，Fancini 症候群	アミノグリコシド系抗菌薬
	遠位尿細管障害	濃縮力障害，尿細管性アシドーシス	ST 合剤，カルシニューリン阻害薬，アムホテリシン B
アレルギー・免疫学的機序	急性尿細管間質性腎炎	急性腎障害	抗菌薬，H2 ブロッカー，NSAIDs など多数
	微小変化型ネフローゼ	ネフローゼ	NSAIDs，D-ペニシラミン
	膜性腎症	蛋白尿	インフリキシマブ，NSAIDs，カプトプリル
	半月体形成性腎炎	急性腎障害～慢性腎不全	D-ペニシラミン
	ANCA 関連血管炎	急性腎障害～慢性腎不全	プロピルチオウラシル，アロプリノール，D-ペニシラミン
間接毒性	腎血流低下	急性尿細管障害・急性尿細管壊死	NSAIDs，RAS 阻害薬
	横紋筋融解	尿細管壊死	スタチン，向精神薬
	遠位尿細管障害	電解質異常	NSAIDs
	高カルシウム血症による浸透圧利尿	多尿	ビタミン D 製剤，カルシウム製剤
	慢性低カリウム血症による尿細管障害	慢性腎不全	利尿薬，下剤
尿路閉塞性	尿酸結石による尿路閉塞	急性腎障害，水腎症	抗腫瘍薬による腫瘍崩壊症候群
	結晶形成性による尿細管閉塞（Crystal nephropathy）	急性腎障害	抗ウイルス薬（アシクロビルなど），抗菌薬（フルオロキノロン系など）

NSAIDs：non-steroidal anti-inflammatory drugs，RAS：renin-angiotensin system
（薬剤性腎障害の診療ガイドライン作成委員会：日腎会誌 58：477-555，2016 より一部改変）

　まず薬剤性腎障害の可能性を疑うことが大切であり，病歴，薬歴の詳細な聴取，身体所見，検査所見に敏感であることが望まれる．腎障害の判定は AKI あるいは CKD の指針に準じる．尿細管障害の早期発見には尿中 NAG や尿 L-FABP などが参考になるが，尿中好酸球は偽陰性が多く有用とはいえない．

　腎生検の適応は，当該薬剤中止後も腎障害が遷延する場合など一般的な AKI に対する腎生検の適応と同様である．腎組織障害の程度を把握することによる予後予測，浸潤細胞の種類や程度からアレルギーの関与やステロイド治療の有効性の推測，病変部位や腎障害のタイプからの原因薬剤の特定などの有用性が期待される．

4) 治療

　基本は被疑薬の中止，減量である．薬剤性急性間質性腎炎は薬剤に対するアレルギーが主たる機序と考えられることから，被疑薬を中止しても腎障害が遷延する場合は，ステロイド薬治療を検討する．

a 中毒性腎障害

　腎障害の程度は用量依存性であるが，薬剤投与時の宿主要因（脱水，利尿薬使用，感染症など）の存在により腎障害は増悪しうる．そのため腎障害を起こしやすい薬剤を投与する際は，可能な限りこれらの増悪要因を軽減させて投与する．また可能ならば薬物血中濃度のモニタリングも必要である．

　急性尿細管壊死では，被疑薬の中止により数日から数週間で腎機能は自然回復することが多い．抗腫瘍薬による腎障害の場合は，原疾患の治療のため継続投与が必要なことも多く，薬剤濃度を測定しながら個々の治療方針を決定する必要がある．

b 免疫学的機序を介した腎障害

　発症機序がアレルギーによるため，発症の予測は困難である．薬剤誘発性リンパ球刺激試験により原因薬剤を特定できる場合もあるが，同試験が陰性であっても薬剤性腎障害は否定できない．

　急性間質性腎炎の場合，被疑薬の中止により腎機能が改善する場合もあるが，腎障害が遷延する場合

はステロイド薬投与を考慮する．エビデンスは十分ではないが，被疑薬中止後2週間以上経過してからのステロイド薬投与では，腎機能の改善が乏しいとの報告があり，迅速な診断とステロイド薬による早期治療介入が治療として有効である可能性がある．

抗リウマチ薬による蛋白尿は，被疑薬の中止後6～12か月で自然寛解することが多い．

c 腎血流障害や電解質異常を介した間接毒性

薬剤による腎前性 AKI が起こるときは，投与前から腎血流が低下し，プロスタグランジンやレニン・アンジオテンシン系が亢進している状態（脱水，利尿薬使用，低血圧，肝硬変，ネフローゼ症候群など）であることが多く，可能な限り補正してから薬剤を投与することが望ましい．基本的には可逆性であり，被疑薬の中止により速やかに回復することが多い．

カルシニューリン阻害薬の長期使用は，細動脈の中膜変性や尿細管間質の縞状線維化を特徴とする慢性腎毒性に移行することがあり，この移行を予防する治療は現在なく，適正血中濃度の定期的なモニタリングが重要である．

d 尿細管での結晶析出による腎障害

溶解度が低い薬物では，尿細管管腔内の薬剤濃度の上昇，尿流の低下が結晶析出の可能性を高めるため，十分な水分摂取あるいは補液が予防になる．尿 pH により薬剤溶解度が変化する薬剤もあり，メトトレキサートの大量投与時は尿のアルカリ化が推奨される．

腎障害が起こった場合も，予防と同様に十分な水分投与を行い，メトトレキサートによる腎障害では尿アルカリ化を行う．一般的には腎障害は可逆性であるが，腎障害の程度により遷延することがあるため，薬剤投与時からの予防が望ましい．

2 NSAIDs・アセトアミノフェン

小児で安全性の認められている NSAIDs はイブプロフェンのみであり，解熱鎮痛薬としてアセトアミノフェンが頻用される．若年性特発性関節炎などで抗炎症薬として，その他の NSAIDs が使用されることがある．

1）概念

NSAIDs の薬理作用は，プロスタグランジンを産生するアラキドン酸経路におけるシクロオキシゲナーゼ（cyclooxygenase：COX）の阻害による．

アセトアミノフェンは，中枢神経系におけるプロスタグランジン合成を阻害して鎮痛効果をもたらし，脳の体温調節中枢に対する内因性発熱物質の作用を抑制する一方，末梢のプロスタグランジンにはほとんど作用しないとされる．そのため抗炎症作用はほとんどなく，腎障害や胃腸障害もほとんど認められないが，アセトアミノフェンを含む複合鎮痛薬の長期使用による慢性的な腎障害の報告がある．

2）病因・病態

一般的な NSAIDs による腎障害は，COX 阻害により血管拡張作用のあるプロスタグランジンの産生が抑制され発症する虚血性腎障害である．投与開始から1か月以内に発症することが多く，糸球体濾過量の低下に加えて，ナトリウム貯留，浮腫，高カリウム血症を伴うことがある．虚血が持続した場合，病理組織学的に急性尿細管壊死を呈する．血管内脱水を伴う状況下では，プロスタグランジンは腎血流の保持に関与しているため，NSAIDs 投与でより強い虚血性腎障害を誘発し得る．NSAIDs による腎障害のリスク因子として，既存の腎機能低下，利尿薬や RAS 阻害薬，造影剤，SGLT2 阻害薬などの薬物使用があげられる．

虚血性腎障害以外に，アレルギー機序による急性間質性腎炎，間質性腎炎を併発したネフローゼ症候群などを発症することがある．

アセトアミノフェンによる腎障害は，AKI ではなく，慢性的な腎乳頭壊死・石灰化，慢性間質性腎炎による CKD である．アセトアミノフェンの単独使用での腎障害は少なく，他の NSAIDs との併用で，腎髄質の乳頭部で薬剤の濃縮が起こり直接毒性により腎障害を発症するとされる．

3）診断

NSAIDs による薬剤性腎障害の多くは腎前性 AKI であり，他の AKI と同様に FE_{Na} と FE_{UN} および尿中 Na 濃度の低下や尿浸透圧の上昇が，AKI の病態の鑑別に利用できる．

4）治療

NSAIDs による虚血性腎障害の予防は，十分な水分補給での適切な腎血流の保持であり，発症した際の治療も NSAIDs の中止と腎血流の保持である．

間質性腎炎を併発したネフローゼ症候群は，可逆性で NASIDs 中止により1か月から1年で寛解する．

5）管理と予後

早期に薬剤を中止した場合，通常2～7日で回復する．AKIの程度が重篤であっても数日～数週間で回復することが多い．

CKD患者に高用量のNSAIDsを継続投与すると，CKDを進展させる恐れがある．

アセトアミノフェンとNSAIDsの併用による腎障害の発見には，単純CT検査が有用であり，両腎の萎縮および輪郭不正，乳頭石灰化を認める．乳頭壊死は不可逆性であるため，予防が大切である．

6）COX-2選択阻害薬

COXには二つのアイソザイムが存在し，COX-1が全身臓器に恒常的に発現する一方で，COX-2は腎臓や脳などの一部の臓器のみ恒常的に発現しその他の臓器では炎症の際に誘導される．COX-2選択阻害薬は，消化性潰瘍などの副作用が少なく，より安全なNSAIDsと考えられている．しかし前述のとおり腎臓にはCOX-2は恒常的に発現しており，COX-2選択阻害薬でも非選択的NSAIDsと同様に腎障害をきたすとされている．COX-2選択阻害薬のうちセレコキシブでは，AKIおよび慢性的な腎機能低下が発症しにくいとした報告もあり[2]，今後の検討課題である．

3 抗腫瘍薬

1）概念

抗腫瘍薬による腎障害はまれではなく，治療継続の可否，患者のQOLや生命予後に影響する．そのため，がん治療時の腎障害の予防や治療のためOnco-nephrologyとよばれる学際領域が注目されており，わが国では日本腎臓学会，日本癌治療学会，日本臨床腫瘍学会，日本腎臓病薬物療法学会の合同で「がん薬物療法時の腎障害診療ガイドライン2022」が作成されている[3]．

造血幹細胞移植後は薬剤だけでなく様々な要因でAKIをきたす可能性があり，腎障害出現時は抗腫瘍薬の減量や一時休薬が選択肢となるが，患者の予後とQOLを踏まえて薬物治療継続の利益・不利益を検討したうえで，判断する．

2）主に尿細管障害を起こす抗腫瘍薬

ⓐ 白金製剤（シスプラチン・カルボプラチン）

シスプラチンは，約30％の患者にAKIを起こすとされ，主に近位尿細管の障害による．病理組織変

化は尿細管間質障害であるが，AKIを呈する場合には急性尿細管壊死がみられ，長期投与では間質線維化がみられる．

カルボプラチンは近位尿細管細胞に取り込まれないため，腎毒性は軽度である．

シスプラチンの腎毒性を軽減するには十分な補液が推奨される．またシスプラチン投与時は低マグネシウム血症を高頻度に起こし，低マグネシウム血症が腎障害を起こす可能性もあるため，予防的なマグネシウム投与が推奨されている．

ⓑ イホスファミド

アルキル化薬の一つで腎毒性が強く，尿細管障害による電解質異常，Fanconi症候群やGFR低下をもたらす．糸球体や遠位尿細管，間質も障害するが，近位尿細管障害が顕著である．シスプラチンの併用，既存のCKDなどがリスクとなる．

ⓒ メトトレキサート

腎排泄性の葉酸代謝拮抗薬で，尿 $pH<5.5$ の酸性尿では結晶沈着し，遠位尿細管閉塞によりAKIを生じる．尿 $pH>7.5$ では溶解度が10倍近くになるので，腎障害予防のために尿アルカリ化と十分な輸液が推奨されている．

3）主に糸球体障害を起こす抗腫瘍薬

ⓐ 血管新生阻害薬

腫瘍細胞の増殖と転移に関与する血管内皮細胞増殖因子（VEGF）などの血管増殖因子やその受容体を標的にする抗腫瘍薬が臨床導入されている．VEGFは糸球体足細胞でも産生され，足細胞と内皮細胞の構造・濾過機能の維持に重要なため，血管新生阻害薬の投与により蛋白尿，高血圧，TMAなどの腎障害が生じ得る．

蛋白尿は，血管新生阻害薬がVEGF経路を阻害し足細胞の機能が低下することで生じる．病理組織像はTMAを示しても，血小板減少や微小血栓性溶血性貧血がみられるのは半数に過ぎないが，高血圧や蛋白尿は多くでみられ，蛋白尿の程度は様々である．薬剤中止と血圧管理で腎障害は回復する．

4 抗微生物薬

1）概念

腎障害をきたす抗菌薬としてはバンコマイシンやアミノグリコシド系薬などがよく知られており，治療薬剤モニタリング（TDM）を行うことが推奨されている．TDM対象薬ではない抗菌薬や抗真菌薬，抗

6●薬剤性腎障害・腎毒性物質

表2 急性腎障害（AKI）に関与する薬剤

急性腎障害の型	原因薬剤
血流低下	NSAIDs，ACE 阻害薬，アンジオテンシン受容体拮抗薬，カルシニューリン阻害薬，昇圧薬
尿細管上皮障害・急性尿細管壊死	抗微生物薬，ヨード系造影薬，アミノグリコシド系抗菌薬，白金製剤，アムホテリシン，カルシニューリン阻害薬，抗ウイルス薬
浸透圧性腎症	ヨード系造影薬，免疫グロブリン静注
結晶腎症	アシクロビル，シプロフロキサシン，サルファ剤，メトトレキサート，抗 HIV 療法（HAART など）
腎石灰化	リン酸ナトリウム溶液
腎乳頭壊死	NSAIDs
急性間質性腎炎	抗菌薬（ペニシリン系，シプロフロキサシン），NSAIDs，プロトンポンプ阻害薬，H2 阻害薬，抗けいれん薬，ループ利尿薬
慢性尿細管間質性疾患	シクロスポリン，リチウム
糸球体疾患	ACE 阻害薬（糸球体腎炎），ヒドララジン（血管炎），リチウム，NSAIDs，ビスホスホネート製剤，金製剤
動脈炎・血栓症	ヒドララジン，アロプリノール，ペニシラミン，カルシニューリン阻害薬など

ACE：angiotensin converting enzyme，HAART：highly active antiretroviral therapy，NSAIDs：non-steroidal anti-inflammatory drugs
（Joyce EL, et al.：Pediatr Nephrol 32：59-69 より一部改変）

ウイルス薬でも様々な型式の薬剤性腎障害を引き起こす（**表2**）[4].

2）病因・病態

アレルギー性腎障害は，投与量や期間にかかわらず発症する．アレルギーを示唆する発熱，皮疹，好酸球増多などの所見がなく，腎機能低下のみが顕在化する例もある.

腎機能が低下している患者に抗菌薬を投与する際には，正確な腎機能評価に基づいた投与量の調節が必要である．とくに腎排泄型の薬剤の場合は，投与薬剤の減量あるいは投与間隔の延長が必要になる.『薬剤性腎障害診療ガイドライン 2016』の付表に薬剤投与量一覧があり，成人での投与量ではあるが，腎機能低下時の薬剤の調整について参考になる.

3）バンコマイシン

バンコマイシンの有効性と腎毒性は薬物濃度に依存するため，定期的な TDM が推奨されている．腎障害のリスク因子としては，他の腎毒性薬剤の併用，高容量使用，トラフ値 20 µg/mL 以上，1 週間以上の長期投与，ICU 患者などがあげられる．耐性菌予防のためにはトラフ値 10 µg/mL 以上にすることが望ましく，目標トラフ値は15〜20 µg/mLとされる.

4）アミノグリコシド

尿細管上皮細胞にエンドサイトーシスで取り込ま

れることで尿細管障害を起こす．腎障害は薬物濃度と関連し，とくにトラフ値の上昇と関連するため，TDM による投与量の調節が必要である．アミノグリコシド系抗菌薬は，PAE（post antibiotic effect）があるため，複数回投与よりも 1 日 1 回投与のほうが濃度依存性殺菌作用が高まるとともに，尿細管での取り込みが減少し，尿細管障害を予防することができる.

5）抗真菌薬

アムホテリシン B は急性尿細管障害をきたしやすい．十分な補液とともに，リポゾーム化されたアムホテリシン B 製剤の使用が推奨されている.

ボリコナゾール注とイトラコナゾール注は，含まれる溶解補助剤が蓄積して腎機能の悪化をまねくことがあるためクレアチニンクリアランス 30 mL/分未満の腎機能障害患者では原則禁忌とされており，そのような患者では内服薬への変更を考慮する.

6）抗ウイルス薬

アシクロビルやガンシクロビルなどは，溶解度が低いため遠位尿細管や集合管で結晶が析出し，腎後性腎障害を起こすことがあり，その際に薬剤の排泄遅延のため血中濃度が上昇し中枢神経障害が出やすくなる．投与時には十分な補液が必要である.

II 各論　第3章　全身性疾患に伴う腎障害

7）フルオロキノロン

　小児ではトスフロキサシンのみが適応となっている．同系統のシプロフロキサシンによる結晶尿による閉塞や尿路結石の報告があり，トスフロキサシンでも同様の機序による結晶形成による AKI の報告が散見される．悪心・嘔吐の出現，腎血流を低下させる薬剤の併用，高用量，長期投与が危険因子と考えられるが，短期間かつ通常量の使用でも AKI を起こす可能性があり，注意が必要である．通常，薬剤中止で数日以内に自然軽快する．

5　免疫抑制薬

1）カルシニューリン阻害薬

　難治性の小児腎疾患や臓器移植，膠原病などで，シクロスポリンやタクロリムスが使用される．副作用には，薬剤の減量・中止で改善し得る AKI と，不可逆的な細胞変性や線維化を中心とした慢性腎障害がある．

a 急性腎障害（AKI）

　カルシニューリン阻害薬は用量依存性に輸入細動脈を収縮させ，腎血漿流量や糸球体濾過量を低下することで AKI が起こる．減量中止により回復する，機能的血管障害による腎障害である．

　糸球体障害として TMA，尿細管障害として近位尿細管の泡沫状変性，巨大ミトコンドリア，微小石灰化がみられる．予防は定期的な TDM に基づいた投与量の設定であり，各病変は基本的に可逆的であるため治療は減量・中止である．

b 慢性腎障害

　慢性腎障害は，血液検査や尿検査のみでは診断ができないため，2〜3 年間の継続使用後は，腎生検を施行することが奨励されている．血管病変として細動脈中膜への硝子化物の沈着が特徴的である．尿細管間質では髄放線に沿った間質の縞状線維化と尿細管萎縮がみられるが非特異的な病変である．糸球体では多様な病変がみられるが，全節性糸球体硬化の頻度が高い．予防としては適切な血中濃度の設定，早期発見には長期使用時の腎生検による腎毒性の確認が必要であるが，治療はいまだ確立していない．

2）mTOR 阻害薬

　mTOR 阻害薬はマクロライド系免疫抑制薬・抗腫瘍薬であり，シロリムス（sirolimus），エベロリムス（everolimus），テムシロリムス（temsirolimus）が国内で臨床応用されている．抗腫瘍薬効果の他，腎移植における拒絶反応の抑制や，カルシニューリン阻害薬の減量目的で使用されつつある．

　副作用として蛋白尿がある．その機序としては，ポドサイトにおけるスリット膜関連蛋白の発現抑制，VEGF 産生系の抑制などが示唆されている．蛋白尿に対して RAS 阻害薬の投与が試みられている．

3）メトトレキサート

　抗腫瘍薬の項目で既述．

4）ミゾリビン

　尿中排泄性のため腎機能低下時は用量調節が必要であるが，腎障害の頻度は低い．

5）シクロホスファミド

　シクロホスファミドの尿中代謝物アクロレインが尿路系への毒性をもち，出血性膀胱炎や膀胱がんの原因となる．予防のため，十分な水分摂取，就寝前の完全排尿，大量投与時は予防薬メスナ（sodium 2-mercaptoethanesulfonate）の投与が必要になる．

6　ヨード造影剤

　「腎障害患者におけるヨード造影剤使用に関するガイドライン 2018」[5]が，日本腎臓学会，日本医学放射線学会，日本循環器学会から共同で出されており，この内容に沿って述べる．

1）概念

　造影剤腎症とは，ヨード造影剤投与後，72 時間以内に血清クレアチニン値が前値より 0.5 mg/dL 以上または 25 ％ 以上増加した場合と定義されている．

2）病因・病態

　一般に腎機能低下は可逆的で，造影剤投与 3〜5 日後に腎障害がピークに達した後，1〜2 週間で軽快するとされるが，症例によっては血液浄化療法が必要になる場合もある．

3）治療

　CKD の存在，利尿薬（とくにループ利尿薬）やNSAIDs の併用，造影剤の使用量，短期間（1〜2 日）の反復投与がリスクとされる．予防のためには，造影検査前後の等張液による輸液が推奨される．通常，輸液速度は 1 mL/kg/時，投与期間は造影検査前6 時間から検査後 6〜12 時間とされることが多いが，

全身状態や心機能によっては，過剰な水分およびナトリウム負荷とならないように，注意および調整が必要である．

4) 管理と予後

造影剤腎症を発症した場合は，過剰輸液にならないように輸液量は慎重に決定する必要がある．特異的な治療法はなく，他の AKI と同様の管理を行う．

腹膜透析患者に造影剤を投与した場合，残腎機能に対する影響があるかどうか現時点では結論が出ていない．

7 漢方薬(生薬)

1) 概念

一般に漢方薬とよばれるものには，日本で独自の発展を遂げた漢方医学の治療に基づいて一定の規則で生薬を配合し日本薬局方に記載されている狭義の漢方薬と，その他の生薬を主成分とする伝統薬製剤があり，混同に注意が必要である．

2) 甘草

日本薬局方に記載された漢方薬による腎障害としては，甘草による偽性アルドステロン症がある．甘草は医療用漢方薬の約 70 % の製剤に含まれる生薬成分である．主成分はグリチルリチン酸で，偽性アルドステロン症による低カリウム血症を起こし，長期的には尿細管の空胞変性，間質線維化・尿細管萎縮を生じ，尿濃縮能が障害され多尿となる．2 剤以上の漢方薬の併用や，含有量の多い芍薬甘草湯や小青龍湯の長期使用には注意が必要である．薬剤の中止により症状は改善する．

3) アリストロキア酸

1990 年代に欧米で生薬入り痩せ薬による重篤な腎障害の報告があり，当初 Chinese herbs nephropathy とよばれたが，原因がアリストロキア酸であることが判明し，アリストロキア酸腎症とよばれるようになった．末期腎不全にいたる例も多く，組織学的には尿細管壊死，間質浮腫および線維化，リンパ球浸潤を認める．腎障害の程度は服薬期間と総量に関連するとされ，治療法として確立したものはない．尿路系悪性腫瘍の発症リスクが高いとされる．

もっとも，日本で医薬品として承認を受けている生薬・漢方薬にはアリストロキア酸は含まれていないため，国内の医薬品のみを服用していれば本症を考慮する必要はない．しかし，中国で流通している生薬は，日本薬局方で定められた生薬と同様の名称でも，植物の使用部位や種類が異なりアリストロキア酸が含まれている可能性がある[6]ため個人輸入での生薬使用時は本症を考慮する必要がある．

文献

1) 薬剤性腎障害の診療ガイドライン作成委員会：日腎会誌 58：477-555，2016
2) McKenna F, et al.：Scand J Rheumatol 30：11-18, 2001
3) 日本腎臓学会，他(編)：がん薬物療法時の腎障害診療ガイドライン 2022．ライフサイエンス出版，2022
4) Joyce EL, et al.：Pediatr Nephrol 32：59-69
5) 日本腎臓学会，他(編)：日腎会誌 61：933-1081，2019
6) 小川　真：薬事 55：2382-2385，2013

(松村英樹)

II各論　第4章　尿路疾患（泌尿器科関連疾患）

II各論　第4章 ／ 尿路疾患（泌尿器科関連疾患）

1 下部尿路機能の発達と生理

はじめに

　小児泌尿器科領域の臓器は出生時に成熟した機能をもっていることはなく，出生後の成長と共に成熟してくるのが特徴である．排尿・蓄尿といった下部尿路機能も出生後成熟していくものであり，出生直後はおむつが必要な状態であるが，3歳前後には機能が成熟化してきて，5歳前後には尿失禁を認めなくなるという下部尿路機能の変化を確認できる．この下部尿路機能の発達に関して概説する．

1 下部尿路機能の生理

　下部尿路機能は排尿と蓄尿の機能より成り立つ．蓄尿は排尿を抑制する形で成り立ち，膀胱の伸展に対して反応する求心性神経がTh11-L2の交感神経中枢を介し，中脳中心灰白質・橋排尿中枢による抑制がかかる．そして，下腹神経からの抑制により膀胱収縮の抑制，陰部神経を介して尿道括約筋の収縮がかかることとで蓄尿がなされる（図1）．排尿はこの膀胱伸展に対して抑制を解除する形で仙髄（S2-4）副交感神経の骨盤神経からアセチルコリンが放出されることで膀胱平滑筋のムスカリン受容体が反応し膀胱収縮とともに陰部神経を介して尿道括約筋の弛緩が起こることで排尿がなされる（図1）．小児はこの抑制系が出生時は未熟であり，これが年齢とともに成熟してくる．尿意として認識される膀胱の知覚に関しては，尿路上皮下に分布する骨盤神経や下腹神経が含む求心性神経の神経終末に対し，伸展刺激により尿路上皮から分泌される神経伝達物質が作用し高位の中枢に伝達がなされる．有髄性Aδ線維，無髄性C線維から構成されているとされ，膀胱伸展刺激はAδ線維により尿意として伝達される．C線維は炎症などが起こった際の痛覚や冷覚を伝達するとされ過活動膀胱に関連することが示唆されている．

2 幼小児の下部尿路制御機能の発達とその評価

　小児は0〜2歳ごろまである程度蓄尿すると反射的に排尿を行っており，この時期は排尿時圧が高く，幼少期は断続的な排尿が33〜70％に認められる[1]．1歳ごろまで排尿筋－括約筋協調不全がみられるため排尿しようとした際に括約筋が弛緩するのでなく緊張し閉鎖気味になるため排尿時に高圧になるが，この状態は神経機能の発達と共に徐々に改善していくといわれている．また，排尿回数は，1歳前後までは12〜15回と多い．

　トイレトレーニングができる2〜4歳ごろは随意排尿を獲得する時期であり，反射的排尿を抑制する神経機能の発達と共に排尿誘導ができるようになり，4歳ごろから随意排尿が完成し残尿もほとんどなくなる（図2）．排尿回数も，トイレトレーニングが完了した段階で4〜7回程度に落ち着いてくる．回数が減ってくる理由は，排尿が反射的であったものがコントロール可能となり，蓄尿状態が安定できることによる膀胱容量の増加によると考えられている．このコントロールが不良な状態が持続すると昼間尿失禁の病態を呈するようになる．この発達は男女差を認めないが，染色体・遺伝子異常に伴う症候群や発達障害を認める場合，下部尿路機能の発達が遅れることも確認されている．

3 学童期以降の下部尿路機能

　学童期には下部尿路機能は成熟しており，排尿回数は1日6回前後となり，昼間尿失禁を認めない状態になる．ただし，幼小児から下部尿路機能異常がある場合，本人にとっては以前からある症状のため，この状態を本人が問題と捉えられないことも多い．幼稚園・学校生活などの社会的行動が必要になる時に，他の子との比較でその異常に気づかれるこ

A 蓄尿

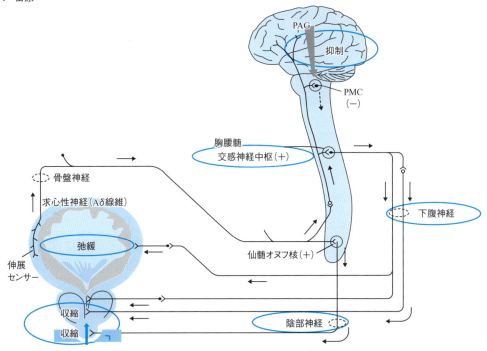

PAG：periaqueductal gray（中脳中心灰白質）　PMC：pontine micturition center（橋排尿中枢）

B 排尿

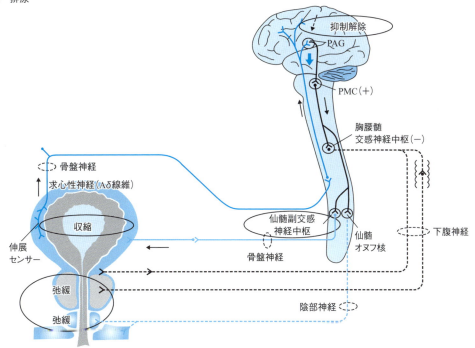

図1　蓄尿と排尿のメカニズム

A：蓄尿：膀胱の伸展に対して反応する求心性神経がTh11-L2の交感神経中枢を介し，中脳中心灰白質・橋排尿中枢による抑制がかかり，下腹神経からの抑制により膀胱収縮の抑制，陰部神経を介して尿道括約筋の収縮がかかることとで蓄尿がなされる．

B：排尿：膀胱伸展に対して抑制を解除する形で仙髄（S2-4）副交感神経の骨盤神経からアセチルコリンが放出されることで膀胱平滑筋のムスカリン受容体が反応し膀胱収縮とともに陰部神経を介して尿道括約筋の弛緩が起こることで排尿がなされる．

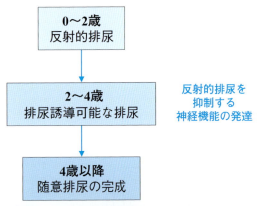

図2 小児の下部尿路制御機能の正常な発達
2～4歳頃には排尿誘導可能な状態となり，4歳以降で随意排尿が可能となる．4～5歳以降に尿失禁などの下部尿路症状があれば精査の対象となる．

とになる．

　学童期の下部尿路症状としては，昼間尿失禁，夜尿，尿意切迫，排尿我慢姿勢（holding maneuver, vincsent's courtesy sign, squatting），頻尿，排尿回数低下，腹圧排尿，排尿痛，残尿感があるが，排尿痛以外の症状は本人に病識が乏しく，保護者などの訴えで精査を進めることになるため，患児は検査に協力的でないことが多いのも問題となる．この時期の下部尿路症状の頻度は20％程度まで認め[2]，小児慢性腎臓病（CKD）患児では30～50％とさらに頻度が上がることが報告[3]され，小児CKD患児では先天的に下部尿路機能異常を伴う頻度が高い．その代表的病態である過活動膀胱は，日本の小児でも17.8％と高い頻度で認めることも報告[4]されており，下部尿路機能に異常があるかは4～5歳以降に保護者や医療者が状況を確認の上適切な評価を行う必要がある．

　小児では夜尿という症状があることも特徴であり，下部尿路機能の発達の問題のみならず，夜間多尿・夜間覚醒の問題が相互に影響する病態である．発達の影響は強く7歳ごろに10％，15歳以上では1～2％となる．夜尿症の患児のうち約25％が昼間の下部尿路症状を認める非単一症候性夜尿であり，この病態の夜尿は下部尿路機能異常としての対処も必要となる．

4 小児の下部尿路機能異常

　小児の下部尿路異常の特徴は総排泄腔異常症や尿道弁，尿道・膀胱形成異常などの先天性尿路形態異常があること，二分脊椎に代表される先天性神経疾患に伴う先天性下部尿路機能異常があること，下部尿路機能発達の異常があること，の3点が特徴である．それぞれの病態により，治療のアプローチは異なるが，重要なのは適切な機能評価を行うことである．乳幼児期はオムツ内に排尿しているため排尿状態が確認しづらく，出ているから問題ないと判断されがちであるが，乳幼児期からでも排尿時膀胱尿道造影やウロダイナミックス検査を行い評価する必要がある（図3）．その際に期待膀胱容量は指標として重要であり，乳児は，体重（kg）×7 mL，幼児期以後は（年齢＋2）×25もしくは（年齢＋1）×30 mLで概算する[5]．

5 染色体・遺伝子異常に伴う症候群・精神発達遅滞と下部尿路機能異常

　染色体・遺伝子異常に伴う症候群で下部尿路異常が伴うこともよく知られる．Down症候群では77％に排尿機能異常[6]を認め，昼間尿失禁の頻度も高く，トイレトレーニングも終了が5.5歳と遅れることも報告されている．また，非神経性神経因性膀胱（Hinman症候群）の合併が1/3に認めることも報告されている．この原因としては認知機能の異常・運動機能の獲得不良などが影響していることが示唆されている．Williams症候群では，膀胱過活動が75％に認められ，排尿筋－括約筋協調不全が14.3％に認めると報告[7]され，症候群特有の問題以外に認知や運動機能異常に伴う潜在的に下部尿路機能異常を伴う症候群は多い．

　また，精神発達遅滞は排尿機能異常を呈することも報告され，IQ70以下の子供では排尿機能異常が35.2％[8]，IQ46～55の子供では87.5％に認めると報告[9]され，低いほど下部尿路症状が悪化することは知られている．この理由としては，排尿中枢の成熟の遅れ，膀胱の過反射，外尿道括約筋の過活動，膀胱充満の感覚が乏しいことが報告され，このために膀胱充満の刺激に対する反応性が未熟なことが，膀胱過伸展・蓄尿時高圧化を引き起こすことで悪循環になる結果であることも示唆されている．

6 管理

　小児では下部尿路・排尿機能検査するのが難しいが，下部尿路機能異常は尿路感染・腎機能障害に関連するため，しっかりと見極めて適切に評価することが求められる．

1 ● 下部尿路機能の発達と生理

A 排尿時膀胱尿道造影

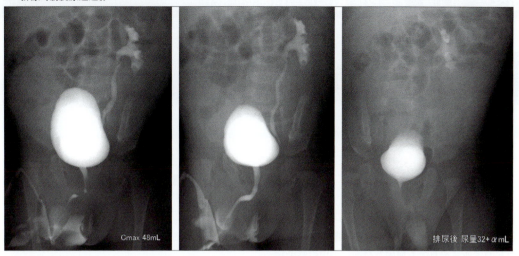

B 膀胱内圧測定

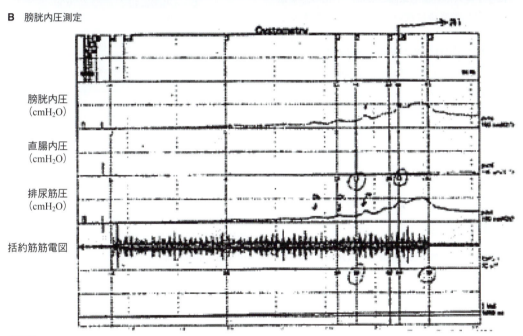

図3 仙骨部皮膚洞があり精査で膀胱機能障害を確認した男児の一例
仙骨部皮膚洞を認め脳外科より精査依頼．排尿時膀胱造影（A）で軽度膀胱変形と左膀胱尿管逆流を認め，膀胱内圧測定
（B）で排尿筋圧が蓄尿時に上昇し，明確な排尿筋収縮がないまま失禁様に排尿が始まる状態を確認．神経因性膀胱と診
断され，間欠導尿が開始された．

文献

1) Bachelard M, et al.：J Urol 162：1733-7, 1999
2) Sureshkumar P, et al.：J Pediatr 137：814-818, 2000
3) Oborn H, et al.：J Urol 183：312-316, 2010
4) Kajiwara M, et al.：Int J Urol 13：36-41, 2006
5) Hamano S, et al.：Int J Urol 6：226-228, 1999
6) Hicks JA, et al.：J Pediatr Urol 3：369-374, 2007
7) Sammour ZM, et al：J Urol 175：1472-1476, 2006
8) Yang PY, et al.：Neurourol Urodyn 29：1272-1275, 2010
9) Van Laecke：J Urol 166：2404-2406, 2001

（佐藤裕之）

II 各論 第4章 尿路疾患(泌尿器科関連疾患)

II 各論 第4章 / 尿路疾患(泌尿器科関連疾患)

2 尿路感染症

1 定義・概念

　尿路感染症(UTI)は腎，尿管，膀胱，尿道までの腎尿路への感染症を指す．病原体は細菌が主だが，まれにウイルスや真菌も原因となる．小児の感染症のなかでは気道感染に次いで頻度の多い疾患であり，就学までに女性の7〜8%，男性の2%が罹患する．1歳までは男性が多くそれ以降は女性が多い．乳児期の発熱の5%を占め，3か月未満の乳児では10%に菌血症を伴う．

　感染の部位により，腎および尿管へ感染する上部UTI(主に腎盂腎炎)と膀胱以下へ感染する下部UTI(主に膀胱炎)に分けられる．上部UTIや反復性のUTIでは先天性腎尿路異常(CAKUT)，尿路結石，排尿障害など基礎疾患を伴う場合がある．

2 病因・病態

　起炎菌は腸内細菌が多い(**表1**)[1]．大腸菌(*Escherichia coli*)が85〜90%と最多で，他のグラム陰性桿菌(*Klebsiella*, *Pseudomonas*, *Proteus*, *Enterobacter*, *Citrobacter species*)や腸球菌(*Enterococcus species*)も原因となる．大腸菌を始めとするグラム陰性桿菌では extended-spectrumbeta-lactamase(ESBL)産生菌が問題となっている．腸球菌はセフェム系抗菌薬に耐性だがアンピシリンには感受性が高く，尿沈渣のGram染色による細菌の確認が病初期の抗菌薬選択にも有用である．

　UTIの発症リスクが高い集団として，新生児，乳児，包茎，便秘，自然免疫や防御因子の異常，排尿機能障害，CAKUT，全身疾患(糖尿病，鎌状赤血球貧血，AIDS，臓器移植後)，脊髄疾患，性的活動性が高いといったものが知られている．CAKUTを含めた基礎疾患をもつ場合は大腸菌以外が起炎菌となる場合が多く，皮膚由来菌(*Staphylococcus*, *Streptococcus species*)も起炎菌となる．ウイルスや真菌も

表1	小児有熱性UTIの起炎菌	
起炎菌		n(%)
Escherichia coli		65(59)
Escherichia coli(ESBL)		13(12)
Enterococcus faecalis		11(10)
Klebsiella species		9(8)
Enterobacter species		5(5)
その他		7(6)
Streptococcus agalactiae		
Citrobacter species		
Pseudomonas aeruginosa		
Proteus mirabilis		
合計		110(100)

(大嶋明，他：日小児腎不全会誌37：206-210，2017より一部改変)

まれにUTIを起こす．ウイルスによるものは自然治癒する場合が多い．真菌性膀胱炎は尿道カテーテル留置やCAKUT，最近の広域抗菌薬の使用，糖尿病，悪性疾患，免疫抑制状態，ICU患者がリスクとなり，中でも *Candida species* によるものが多い．

3 診断

1) 臨床徴候

　UTIの症状は感染部位，発症年齢により異なる．下部UTIでは排尿時痛や頻尿，尿意切迫を認める．上部UTIは多くの場合発熱を認め，嘔吐，腰背部痛，叩打痛を伴う場合がある．年少児や乳児の場合は局所に関連した症状を訴えにくく，発熱や不機嫌，哺乳力低下，体重増加不良，遷延性黄疸といった非特異的な症状を呈する．膿尿による尿の混濁や尿の異臭を訴える場合がある．

2) 存在診断

　UTIは適切に採取された尿検体の培養から有意な細菌を認めることで診断される．尿検体の採取法には恥骨上部からの膀胱穿刺，尿道カテーテル，ク

リーンキャッチ法，採尿バッグがあるが，この順にコンタミネーションの機会が増える．特に採尿バッグを用いて採取された尿は尿道，尿道周囲，性器，および周囲の皮膚からのコンタミネーションによる偽陽性率が非常に高く（最大で90％），"非侵襲的な"採尿法にもかかわらず不必要な治療および侵襲的な検査の増加という有害性につながる点は看過できない[2]．このため採尿バッグで得た尿を培養検体としては用いるべきではない．また，綿球やガーゼに染み込んだ尿は，コンタミネーションが多いうえに細胞成分と細菌やウイルスの吸着効果があるため，培養には使用しない．恥骨上部からの膀胱穿刺はUTI診断のgold standardとされるが，侵襲的かつ手技の習熟度が必要なためわが国では尿道カテーテルによる採尿が一般的である．尿路感染症の診断にはクリーンキャッチ法で10^5CFU（colony forming unit）/mL以上，膀胱穿刺および尿道カテーテルでは10^3〜10^4CFU/mL以上の単一菌検出を基準としている．

尿培養の結果には24〜48時間かかるため，UTIの推定診断および診断の補助として尿検査が有用である．尿試験紙による白血球エステラーゼ反応と亜硝酸塩の検出が使用される．白血球エステラーゼ反応は活性化した白血球が産生する酵素を検出し，感度は高いが特異性が低い．亜硝酸塩は細菌が食事由来の硝酸塩を代謝し産生する．多くのグラム陰性桿菌が産生するが，*Pseudomonas species*またはグラム陽性球菌は産生せず，感度は低いが特異性が高い．鏡検による白血球または細菌の証明も有用であり尿試験紙よりも感度特異度とも優れる．しかし設備やコストの面から試験紙でのスクリーニングを採用している施設も多い[3]．尿のグラム染色はUTIの存在診断のみでなく治療薬選択の参考となるため，治療に先立ち鏡検しておくことが望ましい．

UTIを疑う全身状態が不良な患者に対しては尿道カテーテルによる迅速な尿検体採取に続き抗菌薬治療を開始する．全身状態が良い場合は，随意排尿が確立していればクリーンキャッチ法，確立していなければ尿バッグまたは尿道カテーテルで採尿する．尿バッグで採尿した尿の検査結果からUTIが疑われる場合は，抗菌薬治療まえにカテーテルで改めて採尿し尿培養を行う．随意排尿が確立していない場合でも排尿刺激法（Quick-Wee法など）でクリーンキャッチが可能な場合があるため尿道カテーテルで採尿する前に試みる場合がある．

3）部位診断

上部UTIと下部UTIとでは治療薬および治療期間，罹患後の画像検査の必要性，予後が違うため可能な限り部位診断を試みるが，必ずしも明確に分けられない場合もある．特に乳幼児の発熱を伴うUTI（有熱性UTI）は症状が非特異的で部位診断が難しいため臨床的には上部UTIとして対応する．

両者の最大の違いは，上部UTIでは発熱，核の左方移動をともなう白血球増多，CRP増加，赤沈亢進といった全身の炎症反応がみられる点である．さらに，年長児では局所症状を呈することがあり，上部UTIの腰背部痛，下部UTIの排尿時痛，頻尿，尿意切迫，遺尿などが参考になる．超音波検査では膀胱粘膜の肥厚，腎の腫張，尿管・腎盂壁の肥厚が見られれば部位診断の補助となる．部位診断としてCRP値，白血球数，赤沈値が用いられることが多いが，感度も特異性も高くはない．他の細菌感染症同様に病初期には増加が見られないこともあり，経時的な評価が必要である．細菌感染に反応して甲状腺から放出されるカルシトニン前駆体であるプロカルシトニンは，CRP値，白血球数よりも腎盂腎炎およびその後の腎瘢痕化のマーカーとして信頼性が高い[4]．

画像診断では腎盂腎炎に対する急性期^{99m}Tc-DMSA（dimercaptosuccinic acid）腎シンチグラフィがgold standardとされ，炎症部位での核種の取り込みが低下する．しかしUTIによる急性の変化と陳旧性の腎瘢痕を鑑別することはできない．超音波検査は熟練した医師が行えば腎盂壁の肥厚や腎実質の部分的なエコー輝度の上昇・低下，びまん性の輝度上昇などが観察される．造影CTでは侵襲部位が造影不良域として示されるが，被曝や造影剤の使用，鎮静の必要性を考慮すると真に必要なことはまれである．MRIでは拡散強調画像（diffusion weighted imaging：DWI）で高信号，apparent diffusion coefficient（ADC）mapで低信号を呈し，ガドリニウムで造影される．被曝はないが検査時間が長く深い鎮静が必要であり，腎障害を有する場合はガドリニウム造影剤を避ける必要がある．なお，急性間質性腎炎や白血病の場合に腎盂腎炎で見られるCT，MRI所見をとることがあり，発熱や膿尿，腎機能の低下といった共通の所見もあるため注意が必要である．

4）急性巣状細菌性腎炎と腎膿瘍

急性巣状細菌性腎炎（AFBN）は腎盂腎炎，腎膿瘍と同様に腎実質への細菌感染の一形態であり両者の中間と考えられている．超音波検査では腎の限局的

な腫脹と同部位の血流低下を示すが，腎盂腎炎との鑑別は困難である場合が多い．造影CTで腫瘤状の造影不良域として描出され，楔状の造影不良域となる腎盂腎炎や液状化を伴う膿瘍と区別される．初診時に膿尿や細菌尿を認めることが少ない（20～30％），急性期に意識変容，意識障害，痙攣を呈する可逆性脳梁膨大部病変（clinically mild encephalitis/encephalopathy with a reversible splenial lesion：MERS）の報告がある，腎瘢痕が多いといった点で腎盂腎炎と区別する動きもあるが，診断のための造影CTは上部UTIの治療反応性が悪い場合や膿尿や細菌尿を認めない不明熱の検索として施行される機会が多く，真の頻度や臨床的意義については議論がある．

腎膿瘍は腎実質の細菌感染により内部が液状化した状態である．病初期には腫瘤状で内部エコーが低く描出されるが経時的に液状化が明らかになる場合もある．菌血症により血行性に感染する場合（主に*Staphylococcus species*）と尿路由来の逆行性感染による場合（主に腸内細菌）がある．抗菌薬治療のみで反応が悪い場合は外科的ドレナージの適応となるが，膿瘍が腎皮質外へ穿破した場合はより難治性の腎周囲膿瘍となる．

5）無症候性細菌尿

無症候性細菌尿とは尿培養で有意な病原体が検出される以外に症状がない状態でUTIとの鑑別が問題になる．通常健診などで発見されることが多く，学童期の女子の約1％にみられる．無症候性細菌尿と診断されていてもしばしば下部尿路の症状が見落とされていることがあり，遺尿症，遺糞症，残尿，高度の便秘などがみられる場合は下部UTIとして取り扱う．真の無症候性細菌尿は非病原性の病原体による膀胱へのコロナイゼーションと考えられており治療や精査の必要はない．

6）無菌性膿尿

無菌性膿尿とは尿中に白血球は存在するが培養で有意菌が見られない場合を指す．採尿前に抗菌薬が使用されている他に，化学療法中，尿pH5以下または8.5以上，尿比重1.003以下，採尿時の消毒薬混入など外的要因でも起こりえる．また，異物，結石，外傷，アレルギーも原因となる．他に，病原体が通常の培地では培養できない結核，クラミジア，淋菌，トリコモナスなどの特殊な感染症や，川崎病，シェーグレン症候群など全身疾患および間質性腎炎

も鑑別疾患となる．

4　治療

初期治療に引き続き起炎菌の薬剤感受性は従来から最少発育阻止濃度を指標とし，これをもとに抗菌薬を選択するが，投与された抗菌薬の尿中濃度は血中濃度よりも高くなるため薬剤感受性の結果と実際の臨床効果が一致しないことがある．下部UTIと上部UTIでは治療が異なる．

1）下部UTI

下部UTIに対しては大腸菌に感受性が高く尿路への移行が多い抗菌薬の経口投与が行われる．実際にはセファクロル（30 mg/kg/日，分3），ST合剤（trimethoprimとして8～12 mg/kg/日，分2），セフジニル（9～18 mg/kg/日，分3），セファレキシン（10 mg/kg/日，分3）などが用いられる．従来は10～14日間の治療が主流であったが，3～7日の短期投与でも再発に差がないとされ[5]，近年は短期投与が選択されることが多い．

2）上部UTI

上部UTIを疑う場合は尿培養の検体採取後速やかに抗菌薬を開始する．新生児および乳幼児は菌血症を伴うことがあるため原則入院し抗菌薬の経静脈投与を行う．年長児で全身状態がよい場合は内服抗菌薬での外来治療も可能だが，重篤感がある場合は乳幼児同様入院での抗菌薬経静脈投与を行う．初回の上部UTIでは第一選択薬として大腸菌に感受性の高いセフェム系抗菌薬を投与することが多い．尿沈渣のGram染色で陽性球菌が確認された場合は腸球菌を疑いアンピシリンが第一選択となる．

48～72時間後に治療の効果判定と起炎菌，感受性の確認を行い，より狭域な抗菌スペクトラムの抗菌薬に変更する．ESBL産生菌の場合はカルバペネム系，セファマイシン系やアミノグリコシド系など感受性のある抗菌薬に変更する．有効な抗菌薬を3～4日間経静脈的投与し，臨床症状の改善が認められ，かつ，感受性があれば経口抗菌薬に変更し合計で7～14日間投与する（oral switch）．ただし，oral switchの根拠となったRCTにはVUR以外のCAKUTや排尿障害，抗菌薬予防内服中，移植腎など上部UTIのハイリスク症例が除外されており，高度VURの症例もほとんど含まれていないことに注意が必要である[6,7]．多くの海外のガイドラインでは上部UTIに対

2 ● 尿路感染症

| 表2 | 各ガイドラインでの画像検査の位置づけ |

ガイドライン	超音波検査	VCUG	DMSA
NICE（2007, 2017 改変）	6か月未満で非典型例または再発性 6か月以上で非典型例	6か月未満で非典型例または再発性	3歳未満で非典型例または再発性 3歳以上で再発性
AAP（2011）	全例	超音波検査で所見がある 非典型例	記載なし
CARI（2014）	胎児超音波検査を行っていない 3か月未満 非典型例	再発性 超音波検査で所見がある	腎機能低下
ISPN（2020）	全例	超音波検査で所見がある 再発性	高度 VUR

（National Institute for Health and Clinical Excellence（NICE）：Evidence review for UTI diagnosis in infants and children under 3 months and 3 months to 3 years：Urinary tract infection in under 16s：Evidence review A. 2017/Roberts KB：Pediatrics 128：595-610, 2011/Ammenti A, et al.：Acta Paediatr 109：236-247, 2020/McTaggart S, et al.：Nephrology（Carlton）20：55-60, 2015 より一部改変）

し外来での経口抗菌薬をすすめているが，上部 UTI のハイリスク症例に対する言及はない[8-10]．これらの背景をもつ上部 UTI に加え，菌血症や新生児，乳児期早期の症例については oral switch の非劣性は示されておらず，症例ごとに経静脈投与の期間を判断する．

抗菌薬以外の補助療法として，経口摂取不良な場合は積極的に輸液を行い尿量増加による洗浄効果を期待する．排尿障害のある患者では全身状態が回復するまで尿道カテーテルを留置しドレナージを促すことも有効である．

腎膿瘍では最低 4 週間の抗菌薬経静脈投与を行うが，治療経過に応じて外科的ドレナージを検討する．AFBN では腎盂腎炎より長期に約 3 週間の経静脈的抗菌薬投与が行われることが多い．

5 管理と予後

1) 合併する CAKUT の診断

UTI は様々な CAKUT を背景に発症することがあり，腎尿路の基礎疾患の有無を評価することは有用である．UTI の患児を診療する際には外陰部の異常の有無，潜在性二分脊椎を示唆する腰背部や殿部の皮膚の dimple がないかを確認する．UTI を発症した患者の画像診断に関する明確なコンセンサスは存在しないが，VUR の自然歴と腎瘢痕に関するエビデンスが蓄積された結果，以前に比べ画像検査の件数は減少している．UTI に関する各国のガイドラインは乳幼児の有熱性 UTI に対する画像診断を念頭に置いており，下部 UTI や年長児の尿路感染に関する推奨はほとんどないことに注意する（表2）[8-11]．

2) 画像診断

胎児エコーが普及している地域で UTI 後にルーチンで超音波検査を行うことには懐疑的な見方が広がっている．近年，胎児超音波検査の普及により将来的な腎機能低下のリスクとなる重症の CAKUT については UTI 発症前から診断がついている場合が多い．有熱性 UTI 後に超音波検査を行ったところ，VUR と腎瘢痕の予見はできず，発見された CAKUT も軽度のものが多かったと報告されている[12]．米国小児科学会[9]とイタリア小児腎臓学会[10]は，初発の有熱性 UTI 後の 2 歳未満の小児全員に超音波検査を推奨している．一方で英国のガイドラインでは，生後 6 か月未満に限定しており[8]，オーストラリア[11]では，出生前検査がない場合や他の危険因子がある場合を除き推奨していない．わが国では，超音波検査は非侵襲的であり，簡便に施行できることからUTI 後にルーチンで行われている．特に，大腸菌以外の起炎菌，抗菌薬への反応が悪い，腎機能低下を伴う場合，反復性 UTI といった非典型的な経過の場合は超音波検査を行うべきである．

UTI の 8〜50 ％に VUR が合併することから，2000年以前には UTI 後の患児に排尿時膀胱造影（VCUG）が推奨されていた．多くの VUR が発見されていたが low grade が多く，自然治癒傾向が高いこと，腎機能への影響がないことが明らかになり，VCUG の目的は high grade VUR の発見と反復性 UTI の対策が目的となった．このため近年のガイドラインでは 2〜3歳までの有熱性 UTI で，超音波検査での異常所見がある場合および非典型的な経過の UTI の場合に限り VCUG を推奨している．実際には年長児や下部 UTI に対しても基礎疾患が疑われる場合は VCUG を行

Ⅱ各論　第4章　尿路疾患（泌尿器科関連疾患）

う場合が多い.

DMSA腎シンチグラフィは急性期（1週間以内）の上部UTIの診断のみならず, 遠隔期（6～12か月）の腎瘢痕の検出に有用である. 上部UTIによる取り込み低下は数か月間持続することがあるため, 腎瘢痕を確実に診断するためには発症から期間を空けることが重要である. また, DMSA腎シンチグラフィにより腎低形成（均一に核種取り込みが低下した小さな腎）と腎瘢痕（腎臓の輪郭を欠く限局性の取り込み低下）の鑑別も可能である. 有熱性UTI罹患後の遠隔期にDMSA腎シンチグラフィを行うことは腎瘢痕の評価のために有用であるが, どのような症例を対象にするかについては統一された見解がない. 現在では有熱性UTI全例にVCUGを行うことはなくなっており, DMSA腎シンチグラフィの対象も同様の理由で超音波検査での異常所見がある場合や非典型的な有熱性UTIに限定するのが妥当であろう. ただし, VCUGとDMSA腎シンチグラフィのいずれを先行するかについては明確な基準はない.

3）下部尿路の評価

UTIでは下部尿路も重要である. 下部尿路の異常は器質的な異常と機能的な異常に大別される. 器質的異常には後部尿道弁や尿道狭窄などの尿道の異常と, 尿管瘤や膀胱憩室などの膀胱の異常がある. VCUG施行時にはVURの有無に注目するだけでなく, 排尿時の膀胱と尿道の観察を忘れてはならない.

機能的な異常には二分脊椎などの脊髄疾患や脳性麻痺などの脳疾患を原因とする神経因性膀胱と, 器質的疾患を有しない機能障害的排尿異常がある. 日本小児泌尿器科学会は自排尿可能な5歳以上で下部尿路の機能障害と腹部腸管異常所見の両者を認めるものを機能性排尿排便障害（BBD）として治療が必要な状況と定義した. BBD例ではVURの有無にかかわらず有熱性UTIが多く, 抗菌薬予防投与下のbreakthrough UTIが多く, VURの自然消失率も低い. UTIとVURの治療にBBDの診断と管理は欠かせない. 下部UTIのみでなく有熱性UTIの診療においても, 失禁や尿意切迫感, 頻尿の有無, 便秘や遺糞の

有無など, 膀胱機能異常および排便異常についての情報収集が必要である.

4）予防投薬

合併症のない初発の有熱性UTI後に低用量の抗生物質を予防投与しても, UTIの再発やその後の瘢痕形成の予防には効果がないことが知られている. 一方, VURの患者を対象としたプラセボを用いた大規模RCRでST合剤の予防投与によるUTIの再発抑制効果が示された[13,14]. 一方, 予防投与の腎瘢痕に対する効果については腎機能低下のリスクの高い高度VURの集団を対象としたRCTでも証明されなかった[15]. このため有熱性UTIの発症リスクが高い患者（VUR, 閉塞性尿路疾患, 神経因性膀胱, 反復性UTIの乳児）が抗菌薬予防投与の対象となる. 具体的にはST合剤（トリメトプリムとして2～5 mg/kg/回）, セファクロル（CCL；10 mg/kg/回）およびセファレキシン（CEX；10 mg/kg）を1日1回就寝前に投与する. ST合剤の副作用には骨髄抑制の他に生後3か月までは高ビリルビン血症を起こすことがあるためこの年代への使用を避ける.

文献

1) 大嶋　明, 他：日小児腎不全会誌 37：206-210, 2017
2) Al-Orifi F, et al.：J Pediatr 137：221-226, 2000
3) Hay AD, et al.：Health Technol Assess 20：1-294, 2016
4) Leroy S, et al.：Pediatrics 131：870-879, 2013
5) Fitzgerald A, et al.：Cochrane Database Syst Rev 2012：CD006857, 2012
6) Benador D, et al.：Arch Dis Child 84：241-246, 2001
7) Levtchenko E, et al.：Pediatr Nephrol 16：878-884, 2001
8) National Institute for Health and Clinical Excellence（NICE）：Evidence review for UTI diagnosis in infants and children under 3 months and 3 months to 3 years：Urinary tract infection in under 16s：Evidence review A. 2017
9) Roberts KB：Pediatrics 128：595-610, 2011
10) Ammenti A, et al.：Acta Paediatr 109：236-247, 2020
11) McTaggart S, et al.：Nephrology（Carlton）20：55-60, 2015
12) Montini G, et al.：Pediatrics 123：e239-e246, 2009
13) Craig JC, et al.：N Engl J Med 361：1748-1759, 2009
14) Investigators RT, et al.：N Engl J Med 370：2367-2376, 2014
15) Morello W, et al.：N Engl J Med 389：987-997, 2023

（西山　慶）

Ⅱ各論　第4章　尿路疾患（泌尿器科関連疾患）

3 先天性腎尿路異常（CAKUT）

先天性腎尿路異常（CAKUT）は，腎尿路の形態異常を先天的に有する症候群を包括した概念であり，腎形成異常（腎低形成，腎異形成），尿路通過障害（水腎症，巨大尿管，後部尿道弁），膀胱尿管逆流（VUR）などが含まれる（表1）．CAKUT の病因は単一ではなく染色体異常を含む遺伝的要因や環境因子などが複数関与しているとされる．CAKUT は，胎児期に発見される異常のなかで中枢神経系の異常に次いで多く，出生 1,000 人あたり 3〜6 人で生じる頻度の高い先天異常である．胎児超音波検査が普及した現在では，胎児期に発見されることが増加し，最近のコホート研究では，500 出生に 1 人の割合で発見される．CAKUT の大部分は，このように画像診断技術の進歩に伴い大部分が胎児期・新生児期に発見されるが，乳幼児期は，尿路感染症（UTI），体重増加不良，多尿（低張尿）の精査や，成人期に高血圧，蛋白尿，腎機能障害を契機に発見されることもある．日本人 15 歳未満の慢性腎臓病（CKD）ステージ 3 以上（糸球体濾過量〈GFR〉60 mL/分/1.73 m²未満）の原疾患の 60 % 以上が CAKUT であるとされている[1]．CAKUT の多くは，表1 に示すように，他臓器の異常を伴わない腎尿路単独の異常であるが，複数の臓器異常の一つとして腎尿路異常を合併する症候群も数多く知られ，腎尿路異常を伴った症候群の解析により，これまでに複数の責任遺伝子が同定されている（総論第 3 章 2「腎外症状を伴う小児腎疾患の診断」〈p.52〉を参照）．

現在までに，50 を超える遺伝子の変異が CAKUT の単一遺伝子原因として特定されており，CAKUT の 12〜20 % に関与している[2]．また，コピー数多型（Copy number variants）も CAKUT の要因となることが示されており，4〜11 % で検出される（表2）[3]．さらに，環境要因およびエピジェネティック要因によって CAKUT のリスクが増加する可能性がある[2]．CAKUT を引き起こす新たな遺伝子の発見は，表現度が一定でなく，浸透度が不完全で，遺伝子型と表現型の相関が一定でないため困難である[2,3]．しかし，このような発見は，最終的には CAKUT 患者の正確な分子遺伝学的診断，予後評価，多分野にわたる臨床管理の改善につながり，個別化された治療法につながる可能性がある．

本項では，CAKUT のうち，腎尿路単独の異常である腎低形成・腎異形成，VUR・逆流性腎症（RN），水腎症を中心に概説する．

表1　CAKUT の種類

臓器	異常の種類	CAKUT の種類
腎臓	数の異常	腎無形成
	大きさと形態の異常	腎異形成 腎低形成 多嚢胞異形成腎
	位置の異常	馬蹄腎 異所性/骨盤腎
尿管	流出の異常	重複腎盂尿管 異所開口尿管 尿管瘤 腎盂尿管移行部通過障害 膀胱尿管移行部通過障害 巨大尿管
膀胱		膀胱尿管逆流 膀胱憩室
尿道		後部尿道弁

A　腎低形成・腎異形成

腎低形成と腎異形成は，本来腎尿路の発生過程で生じる障害が異なるため別の疾患と理解されるべきではあるが，確定診断には，組織学的な検討が必要で，臨床上区別する意義は乏しいため，便宜的に腎低形成・腎異形成と一括して取り扱われることが多い．腎の無形成，低形成，異形成について理解するためには，腎がどのように形成されその過程のどのタイミングで異常が起こるかを知る必要があるが，

Ⅱ各論　第4章　尿路疾患（泌尿器科関連疾患）

表2　CAKUT の主な遺伝的要因

変異の種類	遺伝的要因	CAKUT の表現型
単一遺伝子多型	HNF1β	多嚢胞性異型成腎，腎低形成，腎嚢胞
	PAX2	腎低形成，膀胱尿管逆流，腎コロボーマ，巣状分節性糸球体硬化症
	SIX1	腎低形成，膀胱尿管逆流，鰓弓耳腎（Branchio-oto-renal：BOR）症候群
	SIX5	腎低形成，膀胱尿管逆流，BOR 症候群
	EYA1	腎低形成，BOR 症候群
	SALL1	Townes-Brocks 症候群，腎低形成
	GATA3	腎異形成，hypoparathyroidism-deafness-renal dysplasia（HDR）症候群
	FREM2	腎無形成，Fraser 症候群
	FRAS1	腎無形成，Fraser 症候群
コピー数多型	1q21	腎低形成/腎異形成/腎嚢胞，後部尿道弁，腎盂尿管移行部通過障害，膀胱尿管逆流
	4p16.1-16.3	腎低形成/腎異形成/腎嚢胞
	16p11.2	腎低形成/腎異形成/腎嚢胞，後部尿道弁，腎盂尿管移行部通過障害，重複腎盂尿管，膀胱尿管逆流
	16p13.11	腎低形成/腎異形成/腎嚢胞，腎盂尿管移行部通過障害，重複腎盂尿管
	17q12	腎低形成/腎異形成/腎嚢胞，後部尿道弁，腎盂尿管移行部通過障害，重複腎盂尿管
	22q11.2	DiGeorge 症候群，腎低形成/腎異形成/腎嚢胞，腎盂尿管移行部通過障害，後部尿道弁，重複尿管，膀胱尿管逆流

（Murugapoopathy V, et al.：Clin J Am Soc Nephrol 15：723-731，2020 より改変）

腎の発生についての詳細は，別項（総論第1章1「腎の発生・分化」〈p.2〉）を参照されたい．

1　腎無形成（renal aplasia）

1）定義・概念

　腎の発生がなく，一側または両側の腎組織を認めない．しかし，腎低形成が萎縮瘢痕化したものと区別することは臨床的には困難である．

2）病因・病態

　胎生4週に生じる発生異常で，尿管芽の未発生や尿管原器が退縮することによって生じる．また尿管芽が後腎間葉に侵入しないとネフロンの発生が誘導されず無形成となる．

3）臨床所見

　一側腎無形成は，1,000〜2,000例に1例の頻度で発症し，男児に多い．対側の腎尿路異常を約30％に認め，VUR が20％以上と最多である．同側の尿管は欠損しているか盲端を呈する．男児では，精巣，精管が欠損する例もある．両側腎無形成の場合は，出生時に肺の低形成など他臓器に障害を認めるため生存が困難である（Potter 症候群）．腎無形成を疑った場合は，骨盤腎など異所性腎を鑑別する必要がある．女児では子宮や腟の形成異常を伴う OHVIRA（obstructed hemivagina and ipsilateral renal anomaly）症

候群の鑑別も重要である．臨床的には，低形成腎や異形成腎の萎縮瘢痕化したものと区別することは困難であり，厳密に無形成を診断する意義は少ない．

2　低形成腎（hypoplastic kidney）

1）定義・概念

　腎を形成するネフロン数が明らかに少ないもので，腎長径が，年齢基準の−2 SD 未満の矮小腎であり，組織学的に腎皮質と髄質の構築は正常で後述する異形成成分を含まない．低形成腎は，ネフロンの分布が正常な simple hypoplasia と腎葉の数が少なくネフロンの分布がまばらで肥大した糸球体および尿細管肥大を認める oligomeganephronia があるが，両者を区別する臨床的意義は乏しい．

2）病因・病態

　病因としては後腎間葉細胞からのネフロンの発生が胎生期途中で停止するためとされる．

3）診断

a 臨床徴候

　臨床的特徴として，胎児超音波検査により出生前に発見される例も多いが，UTI や成長障害を契機に指摘される症例もある．低形成腎では早期には濃縮力低下から低張多尿を呈しており，それを補うために多飲となっている．また夜尿や昼間尿失禁の原因

が多飲多尿であり，その精査で低形成腎が指摘される場合もある．蛋白尿は，その他の糸球体疾患に比べCKDステージが進行するまで認めないことが多い．低形成・異形成腎は，脱水と低ナトリウム血症をきたしやすく，これらが慢性的に持続することで成長障害を引き起こす．一般に低形成腎は異形成腎と異なり下部尿路閉塞などの尿路異常を伴わず，大部分は両側性に発症する．また，21トリソミーや脳の異常を合併することが多い．

oligomeganephroniaは，組織学的にネフロン分布が粗で，正常の2倍以上になる糸球体の肥大を特徴とする．過剰濾過のため糸球体が肥大し分節性硬化を認め，漏出する蛋白などの再吸収のため尿細管の肥大拡張も生じる．早産児やsmall for gestational age（SGA）児は，ネフロン数が少ないoligomeganephroniaを呈し糸球体濾過量も低下していることが報告されている．oligomeganephroniaは，成人期のCKD，や高血圧や心疾患のリスクになることが注目されている．

b 検査所見

検尿異常は，みられないものも多く，異常があっても軽度の蛋白尿のみである．蛋白尿は，腎機能がある程度進行しないと認めない．希釈尿を呈していることが多く，尿の濃度の影響を受けやすい定性検査では異常を指摘されにくいため，尿濃度の誤差を補正するために尿蛋白濃度を尿Cr濃度で除した尿蛋白/Cr比（g/gCr）を蛋白尿の評価に用いる．3歳以上では0.15 g/gCr以上を異常とする．また尿中β_2ミクログロブリン（β_2MG）が高値であることも多く，尿蛋白よりも早期に上昇する．尿β_2MG/Crは3歳児の基準値が0.5 μg/mgCr，3〜15歳での正常上限値が0.383 μg/mgCrと報告されている．血液検査では，血清Crや血清シスタチンC（cysC），血清β_2MGを測定する．GFR推算式，cysCのGFR推算式を用いて評価する．

以上のような検尿異常や腎機能低下（小児の腎機能評価は「エビデンスに基づくCKD診療ガイドライン2023」の基準に従う）[1]などの臨床所見を認める場合は，画像検査にて診断する．①超音波検査で腎の大きさ（長径）が0.85×〔身長（m）×5＋2〕cm以下[4]，②核医学検査（^{99m}Tc-DMSA腎シンチグラフィ〈DMSA腎シンチ〉）による無機能腎の除外，③片側性の場合は対側腎の代償性肥大がみられることが多い．

4）治療

低形成腎は末期腎不全にいたるまで尿量が保たれ

ることが多く，高カリウム血症や溢水を呈することは末期にいたるまで少ない．しかし血液データの異常を認めてからの増悪スピードは速く，先行的移植を考慮する場合は，腎移植実施施設への紹介のタイミングに注意が必要である．低形成・異形成腎の症状として希釈尿が最も特徴的である．これは，尿細管の形成異常による水分やNaの再吸収障害を反映している．経口摂取不良などの血管内容量が不十分なときも水分やNaの再吸収が増加しないため容易に脱水をきたす．低形成腎の患者は，習慣的に水分と塩分をより多く摂取することによって尿からの水とNaの喪失を自然にコントロールしているため，経口摂取の自己調節ができない乳幼児期や手術前後などの経口摂取が制限される場合には注意が必要である．また入院中の食事は普段の食事と比べ塩分量が少なくなるため血管内脱水を引き起こし，体重の減少，血圧低下，尿量低下や腎機能低下を引き起こす可能性があるため注意する．一方でNaの再吸収能のみならず排泄能にも限界を認めるため漫然とNa濃度の高い輸液などを行うとNaと水分出納のバランスが崩れ溢水や高ナトリウム血症を引き起こすことにも留意する必要がある．

腎生存率の改善には，高血圧の是正が重要である．少なくとも高血圧を伴うCKDステージ2〜4の低形成・異形成腎の小児では，腎機能障害の進行抑制のためレニン・アンジオテンシン系（RAS）阻害薬とくにアンジオテンシン変換酵素阻害薬（ACEI）を中心とした十分な降圧療法を行う（詳細は総論第4章4「薬物療法③RAS阻害薬，SGLT2阻害薬」〈p.121〉を参照）．

3 異形成腎（dysplastic kidney）

1）定義・概念

尿管芽や後腎間葉細胞の異分化により，嚢胞や軟骨，平滑筋などの腎実質には本来存在しない間葉系組織を含むもの．片則の場合もあれば，両側の場合もある．両側の場合はPotter症候群を呈する．腎瘢痕などの二次性のものとは区別される．組織学的には，多発性嚢胞の形成，後腎間葉組織や尿管芽の分化が異常で不完全なものを指し，線維筋組織がprimitive duct（原始集合管）を取り巻く同心円状の線維化，軟骨や平滑筋の存在で診断される．ネフロン数は少なく，胎児型の未熟糸球体や尿細管，分岐が少なく拡張した集合管を非特異的に認める．

2）病因・病態

　腎は血管，上皮細胞，間質細胞から構成される．集合管は尿管芽から形成されると考えられているが，その他の大部分は未分化間葉細胞を起源とする．未分化間葉細胞は，多分化能を有し，骨，軟骨，脂肪，皮膚，筋肉などに分化する．しかし，ネフロン形成過程では，未分化間葉細胞は，間葉-上皮転換によって制御され，骨や軟骨が形成されることはない．ヒトの異形成腎の原因は不明であるが，動物モデルで胎生早期に尿管を結紮すると異形成腎を呈することや，臨床的に閉塞性尿路障害を伴うことから，異形成腎の発生には尿路閉塞が深く関与していると考えられている．

3）臨床徴候

　異形成腎は，矮小腎やわずかな腎実質に多発性囊胞を伴った腎形態異常にしばしば尿路異常を合併する．腎臓超音波検査では，腎辺縁が不整であること，腎実質が高輝度で皮髄境界が不明瞭なことを特徴的な所見とする．特徴的な腎尿路形態異常を呈する異形成腎として，多囊胞性異形成腎（MCDK）があげられる．MCDK は，腎形成の早い時期に何らかの理由で尿路が完全に，または部分的に閉塞して発症するものと考えられている．胎児超音波検査で発見される例が多いが，乳児期以降に腹部腫瘤で発見されることもある．頻度は出生 3,000 例に 1 例と CAKUT の中では頻度が高い．男児に多く，左側に多いといわれているが両側性も 20％に認める．MCDK は自然退縮傾向があり，とくに乳幼児期にその傾向が強い．

　一方対側腎は，無機能な異形成腎を代償するために肥大している．合併症として，対側の腎尿路異常が約 1/3 に認められる．なかでも VUR が最も多く，他には水腎症，尿管瘤などがみられる．腎尿路以外では，内性器異常の合併も認める．高血圧の頻度は高くないが，異形成腎からのレニン分泌や対側腎への過剰濾過などが原因となり合併することもある．Wilms 腫瘍の合併リスクが高いとする報告があり，以前は腎摘出が行われていたが，現在では，悪性腫瘍の合併リスクが高いという明確なエビデンスはない．反対側の腎が正常であれば羊水量も保たれ，生命予後は良好であるが，両側 MCDK では Potter 症候群を呈し重症となる．

4）診断と検査所見

　臨床経過および画像検査にて診断する．確定診断には組織学的に腎の異形成を確認する必要がある

が，多くは保存的に経過観察されるため一般には行わない．組織所見として，正常なネフロンは認められず，わずかに未分化な上皮細胞や primitive duct が認められる．超音波検査では，①大小様々なサイズの囊胞が散在性に存在する，②最も大きな囊胞が中心側にない，③囊胞間での交通が観察されない，④超音波検査では正常な腎実質は通常観察されない，といった点で診断できるが，MCDK と重症水腎症（腎盂尿管移行部狭窄）との鑑別が難しい場合がある．MCDK は，DMSA 腎シンチにより無機能腎を確認することで水腎症との鑑別が可能である．対側腎は通常，代償性に核種の摂取率が増加している．また水腎症では集積があるものの，MCDK では集積がないことから区別できることが多い．

5）治療

　一般的な治療は前述した低形成腎に準ずる．MCDK は自然退縮傾向があり，重篤な合併症の頻度も低いため，基本的方針は合併症および腎機能の経過観察である．超音波検査では，MCDK の退縮および対側腎肥大の評価を行う．VUR があり尿路感染症を繰り返すようであれば，機能的単腎のリスクを考慮して，抗菌薬の予防内服や外科的治療の適応につき慎重に検討する．過去に標準的に行われてきた患腎の摘出は，現在は一律には行われておらず，大多数は保存的に管理されている．腎機能予後は，対側腎に異常がなければ良好とされる．しかし正確な長期予後は不明であり，予後を明らかにするためにも長期の経過観察が望ましい．

B　膀胱尿管逆流（VUR）

1　定義・概念

　VUR は，解剖学的あるいは機能的な異常が原因で，尿管膀胱移行部の逆流防止機構が未熟，あるいは破綻した結果，蓄尿時あるいは排尿時に尿が膀胱から尿管，腎盂腎杯あるいは腎内へ逆流する現象である．主に先天的な解剖学的異常や機能的異常により逆流防止機構が不全あるいは未熟で発生する場合は原発性（primary）VUR とよばれ，下部尿路に器質的な閉塞や神経学的な機能障害が存在し（後部尿道弁，前部尿道憩室，尿道低形成，神経因性膀胱など），逆流防止機構が破綻したために発生する場合には二次性（secondary）VUR と称される[5]．

2 疫学・病因・病態

VUR は，乳児期にはおよそ 1 ％に認められると考えられているが，症状を伴わずに潜在する場合も含めた正確な頻度は明らかではない[5]．CAKUT の精査では，重複尿管の 50 ％，腎盂尿管移行部通過障害の 20 ％に，MCDK を含む単腎や片側性の先天性水腎症の対側腎を含めて，正常腎機能を有する腎の 20 ％に VUR を合併する[5]．

性差に関しては，新生児期，乳児期に UTI で発症した症例や胎児診断で発見される VUR の頻度は男児に高く，年長に発見される症例ほど女児の割合は高くなる．

出生前診断例を含め新生児・乳児期に診断される VUR は圧倒的に男子に多い理由として，この時期は男児のほうが女児よりも排尿圧が高いことが関与していると考えられる．したがってこれらの未熟性に起因する VUR は自然治癒傾向が強い．実際，VUR は 1 ％の乳児に認められるが，8 歳までにその 70 ％は自然消失する[6]．一方で，年長児以降に診断される VUR は，新生児・乳児期に診断される VUR と異なる病態をもつとされ，70 ％の症例が機能性排尿排便障害（BBD）を呈するため機能的排尿異常や蓄尿期に不随意の排尿筋収縮が起こる過活動膀胱（OAB）などが病態に関与する[5,6]．

3 診断

1）臨床徴候

VUR 自体は無症状である．小児の VUR（grade IV〜V）774 例の発見契機は，尿路感染 88 ％，BBD 症状 4 ％，家系内精査 7 ％，胎児期水腎 1 ％であるとされる[5]．VUR は，上部 UTI を契機に発見される場合が最も多く，上部 UTI を発症した児の 30〜40 ％に発見される．また胎児超音波診断で水腎が認められる場合，20 ％に VUR が発見される．このような症例では男児が 70 ％と多く，high grade（IV〜V）の割合は 30 ％を占めるが，自然消失は grade I-III で 80 ％，grade IV〜V で 40 ％と良好である[5,6]．VUR は家系内に多く発見され，兄弟姉妹には 30 ％に，また親子間には 40 ％と高率に VUR が発見される[5]．VUR の多くは常染色体顕性遺伝形式であり，浸透率は 100 ％ではなく，多因子遺伝や環境因子による[5]．

一方で年長児は，BBD の症状（頻尿，尿意切迫，排尿回数の減少，昼間遺尿，会陰/陰茎痛，排尿我慢姿勢，便秘/便失禁）で VUR が発見される[5]．

2）検査所見

VUR の診断に広く行われている画像診断は腎膀胱超音波検査，排尿時膀胱尿道造影（VCUG），DMSA 腎シンチがある．

超音波検査は，侵襲性が低く簡便に繰り返し行えるため有用であるが，VUR のスクリーニングを行った場合の発見率についての報告では，VCUG で VUR を認めた症例の 60 ％に超音波検査で異常所見を認めていないとの報告[5,7]があり，通常の超音波検査で異常所見（腎盂拡大，エコー輝度異常，腎サイズの左右差，輪郭の不整など）を認めなくても VUR は否定すべきでない．一方で VUR の管理のうえで腎所見と同時に見逃してはならないのが膀胱レベルの異常所見である．尿管瘤や膀胱背側に認められる拡張した下部尿管は上部 UTI のリスクファクターになり得る重要な所見であり，膀胱内に尿がある程度充満している状況で検査することが重要である．したがって非侵襲的な超音波検査は VUR の診断には不十分であるものの，VUR の管理においては必須の検査であると思われる．

VCUG は，VUR 診断の標準的な画像診断法であり，解剖学的に詳細に情報が得られ VUR の有無と国際分類によるグレードの評価が可能である[8]（図1）．VCUG は，造影剤の注入開始前，排尿直前（膀胱充満時），排尿中，排尿直後に撮影を行う．また，VCUG は VUR の診断だけを目的として施行するだけでなく下部尿路の評価のためにも必要である．すなわち，VUR の原因となる膀胱の形態や後部尿道弁などの尿道の異常をはじめとする下部尿路異常の診断をするためには，排尿時の斜位撮影により尿道を含めた下部尿路全体を描出することが重要である[5]．

DMSA 腎シンチは腎実質障害を評価する標準的な画像診断法であり VUR 症例に対する分腎機能や腎瘢痕の評価に適している．上部 UTI 発症から 1 か月以内に施行すれば，腎皮質の急性炎症巣や虚血領域が集積不良域を呈するため，急性腎盂腎炎の確定診断に有用であり，UTI 治癒後 3〜6 か月以降に施行した場合は腎瘢痕の評価や，腎摂取率から分腎機能評価が可能である[5]．すなわち，DMSA 腎シンチは，VUR 症例に対する分腎能や腎瘢痕の評価に適しているが，VUR を診断することは不可能である．表3[5]に VUR 診断のための画像検査の適応を示す．

4 治療

上部 UTI の反復は，不可逆性の腎実質障害である

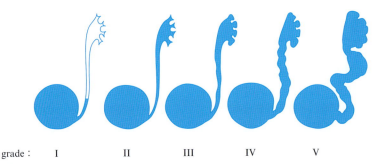

grade:　　I　　　II　　　III　　　IV　　　V

図1　膀胱尿管逆流(VUR)の国際分類
International Reflux Study Group が 5 段階に分類した VUR の国際分類
grade I：尿管のみの逆流，grade II：尿管，腎盂の拡張を伴わない腎盂に達する逆流，grade III：軽度の尿管拡張を伴う腎盂に達する逆流，grade IV：尿管，腎盂の拡張を伴う逆流，grade V：尿管，の拡張，蛇行，高度の腎盂の拡張を伴う逆流
(Lebowitz RL, et al.：Pediatr Radiol 15：105-109, 1985 より改変)

表3　VUR の画像診断の適応

		腎膀胱超音波検査	排尿時膀胱尿道造影検査	^{99m}Tc-DMSA 腎シンチグラフィー
胎児超音波検査異常を指摘された児のスクリーニング	上部 UTI 既往なし	A	D*	D
	上部 UTI 既往あり		A	C
上部 UTI 後のスクリーニング	初発	A	B	C
	反復症例		A	A
下部尿路機能異常を認める児の対応	上部 UTI 既往あり	A	A	C

推奨度：標準的(A)，標準に準拠(B)，オプション(C)，推奨しない(D)
＊SFU grade 3, 4 かつ尿管拡張を伴う水腎の場合は，B
UTI：urinary tract infection
(日本小児泌尿器科学会：日児泌尿会誌 25：47-122，2016 より)

腎瘢痕を生じるため，高度 VUR に対しては上部 UTI の反復を予防する目的で，内科的治療(抗菌薬少量長期予防内服)と，外科的治療(逆流防止手術)が選択される[5,6]．

VUR を有する患者に対する内科的治療として，抗菌薬の予防的少量持続投与(continuous antibiotic prophylaxis：CAP)がある．米国の大規模な共同研究である The RIVUR(Randomized Intervention for Children With Vesicoureteral Reflux)trial の結果によれば，UTI 後に VUR と診断された小児において，予防抗菌薬(ST 合剤：37.5 mg/kg/日)を投与した場合，再発リスクが 50％ 低下したと報告されているが，腎瘢痕の発生率については，予防抗菌薬投与群とプラセボ投与群で有意差はみられなかったとしている[9]．したがって，すべての VUR 患者に CAP が必要なわけではなく耐性菌の発症リスクもあり，腎瘢痕の発症リスクが高い症例(尿路感染再発例，高度 VUR，重複腎盂尿管，BBD の合併例，など)に行うべきである．

また BBD に対する内科的治療としては，排尿習慣の改善(定時排尿や二段排尿)，便秘のコントロール(食事指導や緩下剤の使用)および，予防的抗菌薬投与を行い，効果が不十分な場合は，薬物療法(抗コリン薬やαアドレナリン阻害薬)，間欠的自己導尿を考慮する[5,6]．

小児科医が，VUR の外科的治療を考えるタイミングとして，「自然治癒の期待にしにくい年長児以降の高度 VUR 症例」や「上記の内科的治療を行っても break through UTI を起こし，上部 UTI のコントロールができない場合」があげられる．また国際分類で grade III〜V 度の高度 VUR のうち，腎瘢痕を認める例は腎瘢痕のない例に比べてその後の break through UTI の頻度が圧倒的に高い(60％ 対 6％)．したがっ

3 ● 先天性腎尿路異常（CAKUT）

て，VUR 診断時に DMSA 腎シンチで腎瘢痕の有無を確認することは重要であり，腎瘢痕を有する場合は外科的治療を考える必要がある[5,6]．近年，逆流防止術として，従来の開放手術に加え，Deflux® とよばれる注入材を内視鏡的に膀胱粘膜下に注入する治療法も施行され，1 回の注入療法で，I〜II 度の VUR で78.5 ％，V 度でも 51 ％の症例で VUR が消失し，2〜3 回の再注入で 85 ％の成功率が得られることが報告されている[5,6]．

C 逆流性腎症（RN）

1 定義・概念

従来，逆流性腎症（RN）は主に腎盂腎炎や高圧排尿を伴って後天性に発生するものと考えられ，①VUR を認めること，②UTI の既往があること，③尿路閉塞が必要条件として定義されてきた．しかし，DMSA 腎シンチに基づく評価による腎実質障害は低形成腎や異形成腎などの先天性腎病変も含まれることが明らかとなったため，RN は VUR に随伴して認められる腎実質障害を指し，腎盂腎炎に伴う腎実質の瘢痕・萎縮と VUR に合併することの多い先天性腎低形成が含まれる概念となった[5,6]．

2 病因・病態

RN の進行に伴い CKD を認め，末期腎不全（ESKD）へと進行する症例があることはよく知られているが，自覚症状に乏しく緩徐に進行するため，その詳細は十分に明らかにはされていない．また，VUR に関連した腎障害は単に GFR の低下のみではなく，尿細管間質障害，濃縮力障害，RAS の異常活性化などを伴うことが想定されている[5]．

3 診断

1）臨床徴候

RN 患者の臨床所見としては，高血圧，蛋白尿，CKD がある．10 歳代で登録された RN 患者の高血圧の合併率は 40 ％で，その危険度は年齢とともに増加し，高度で両側性の腎実質病変をもつ患者にはより頻度が高い[5]．RN は，幼児期または成人期に高血圧を生じさせる最も一般的な障害の一つで，そのリスクファクターは高度 VUR，両側の腎瘢痕の存在お

よび，腎瘢痕の程度である[5]．

尿蛋白は腎障害の病理組織所見（尿細管間質障害，糸球体肥大，巣状分節性糸球体硬化）と相関することが報告されている[5]．蛋白尿は成人 RN 患者の20 ％と報告されているが，小児患者では少ないとされている．しかし，CKD にいたった小児 RN 患者でも，約 1/3 は中等度から重度の蛋白尿を認め[5]，正常または軽度の蛋白尿患者と比べて Ccr の平均低下率が有意に大きく，蛋白尿が腎機能低下の進行と相関することが示されている[5]．顕性蛋白尿の出現は予後不良の指標と考えられ，尿蛋白定量では 0.2〜0.5 g/日を超えると腎障害進行のリスクが高くなり，0.8〜1.0 g/日以上では ESKD にいたるリスクが上昇する[5]．微量アルブミン尿症は 50 ％の小児腎瘢痕患者で報告され，初期の段階での糸球体の損傷を表し，その排泄は腎瘢痕の重症度で増加する[5]．尿細管間質障害には β_2MG，α_1ミクログロブリン（α_1MG），尿中 β-D-N アセチルグルコサミニダーゼ（NAG），レチノール結合蛋白の排泄量増加が報告されている[5]．

RN はその 5〜30 ％で思春期以降に腎機能障害が顕著化し，ESKD にいたる．逆に小児から思春期のESKD の原因の 5 ％が RN による．したがって VUR が自然消失，または手術により治癒しても RN が認められる場合には，蛋白尿や高血圧などの出現に注意し，少なくとも思春期までは経過観察が必要である[5]．

2）検査所見

RN の診断は，DMSA 腎シンチを用い，分腎機能の評価や腎瘢痕部位の評価を行う．DMSA 腎シンチを使った腎障害の評価として標準的に使用されている分類は確立されていない．わが国においては日本逆流性腎症フォーラムが提唱する分類法がある（図2）[10]．Group 1 は，一側腎の瘢痕が 2 個まで，あるいは分腎摂取率が 40 ％以上で，1a は，対側腎が正常，1b は，対側腎に 2 個までの瘢痕がある場合．Group 2 は，一側腎の瘢痕が 3 個以上あるいは分腎摂取率 40 ％未満で，2a は対側腎が正常，2b は対側腎に 2 個までの瘢痕がある場合．Group 3 は両側腎に 3 個以上の瘢痕あるいは腎形成異常がある場合と定義している[10]．

注意点としては，腎瘢痕の有無や新生を評価するためには，腎盂腎炎治癒後，3〜6 か月期間をおいてDMSA 腎シンチを行うことが適切である[5]．

321

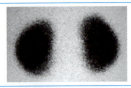

Group 0（Normal）
　腎瘢痕/腎形成異常を認めない
　　　relative uptake＝50±5 %（mean±2 SD）

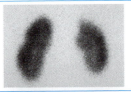 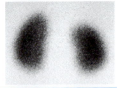

Group 1（a，b）　　relative uptake＞40 %
軽度腎瘢痕（2個まで）/腎形成異常
　a．対側腎正常
　b．対側軽度腎瘢痕（2個まで）/形成異常

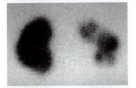 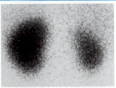

Group 2（a，b）　relative uptake≦40 %
一側高度腎瘢痕（3個以上）/腎形成異常
　a．対側腎正常
　b．対側軽度腎瘢痕（2個まで）/形成異常

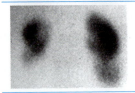 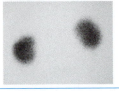

Group 3
両側高度腎瘢痕（3個以上）/腎形成異常
腎サイズは US 所見も参考に

scar（＋）　　　　　scar（－）

図2　日本逆流性腎症フォーラムが提唱する DMSA シンチによる腎障害の分類法
（坂井清英，他：日児泌尿会誌 18：16-22，2009 より）

4　管理と予後

　上部 UTI による腎実質障害がなければ，RN の発生・進展はないため，VUR の管理が重要である．しかし，先天性 RN を除いて，RN の発生・進展に関与するのは VUR の存在そのものではなく上部 UTI の発症である．上部 UTI の再発が 0 回では 26 %に，1 回では 38 %，2 回以上で 80 %に腎瘢痕が認められ，上部 UTI の発症回数が多いほど腎障害の頻度は高い[5,6]．VUR 症例に上部 UTI を発症した場合，2 歳未満で 23.7 %，2～4 歳で 9.8 %，5 歳以上で 4.6 %に腎瘢痕が発生するといわれ，発症する年齢が低いほど腎瘢痕の発生するリスクが高くなる[5,6]．また，逆流防止術により，VUR が消失しても腎瘢痕を認める症例は，腎障害が進行する可能性があることに注意する[5,6]．そのため，RN 症例は腎機能を中心とした長期の経過観察が必要となる．また，女児の場合には成人となって妊娠した際に UTI，高血圧などのリスクが高いとされているため，患者と保護者への十分な情報提供が必要である．

　RN 症例は高血圧を合併し，腎障害の進展の重要な因子となっている．一般に瘢痕化した腎組織に特徴的な間質の線維増生は局所的な虚血状態をもたらすが，このような状況では RAS が活性化されアンジオテンシン II の産生が増加すると考えられる[5]．アンジオテンシン II は type 1 受容体（AT1）を介して腎の血流をさらに低下させるとともに，間質での細胞外基質の産生増加，間質への炎症性細胞の遊走，尿細管や線維芽細胞での fibrogenic cytokine の産生刺激を通じてさらに腎障害を進展させると考えられている[5]．また蛋白尿を認める腎瘢痕症例に，RAS 阻害薬（ACEI，ARB）を投与すると蛋白尿（とくにアルブミン尿）が改善することが知られている[5]．これらの事実から，腎瘢痕の発生・進展に RAS の活性化が関与しているため，ACEI，ARB を用いて腎障害の進展を予防しようとする臨床研究がなされている[5]．

D　水腎症（腎盂尿管移行部通過障害，尿管膀胱移行部通過障害）

1　定義・概念

　腎盂内圧の上昇により腎盂・腎杯が拡張した形態

を示すものが広義の水腎症である．その原因は様々であり，腎盂尿管移行部通過障害（UPJO）が最も頻度が高く，VUR，尿管膀胱移行部通過障害（UVJO），MCDK，重複腎盂尿管，尿道の器質的通過障害（後部尿道弁）と続く[11]．UPJO と UVJO は，生理的狭窄部位での狭窄や閉塞によって起こる病態である．水腎症は閉塞の程度で様々な病態を呈し，完全閉塞であれば，腎機能は廃絶し多嚢胞腎となる[11]．UPJO が原因となり腎盂・腎杯の拡張した病態が狭義の水腎症（先天性水腎症）である．

2 病因・病態

UPJO の原因には，多因子が関与しており，内因性通過障害（尿道狭窄，尿管ポリープ）と外因性通過障害（交差血管）が原因であることが多い[11]．閉塞が悪化し，腎盂が拡張すると高位付着や線維性癒着・束などによる二次性閉塞機転を合併する．無症候性水腎症は，内因性閉塞が多く外因性閉塞は少ない．一方で年長児に発見される症候性水腎症は交差血管によることが多い[11]．尿路閉塞は，成長過程の腎組織のアポトーシスを誘導し，さらに腎の間質に細胞外基質（コラーゲン，フィブロネクチン）が増生する．閉塞性腎障害の特徴的な所見は腎の線維化であり，RAS の活性が亢進して腎性高血圧が生じれば線維化が進行し蛋白尿が出現する[11]．UVJO は膀胱尿管移行部の通過障害で巨大尿管ともよばれる．神経因性膀胱や後部尿道弁，馬蹄腎，尿路結石なども水腎症をきたし得る．腎乳頭部の異常によって起こる尿路閉塞のない腎杯の拡張を巨大腎杯症とよぶ[11]．

3 診断

1）臨床徴候

先天性水腎症の頻度は，1,000〜2,000 出生に 1 人であり，胎児超音波検査でスクリーニングされた出生児では 500 人に 1 人の割合である[11]．しかし，正常な胎児でも尿量が増加する在胎 32 週以降は軽度の腎盂・腎杯の拡張を示すこともあるため，病的基準の設定でその頻度は大きく変わる．UPJO は，出生前に診断された水腎症の原因で最も多く，約 60 ％を占める[11]．男女比は，男児に多く，左側に多い[11]．両側発生の頻度は 10〜40 ％である[11]．他の尿路異常の合併が 50 ％に認められるが，中でも VUR が最も多く約 10 ％に合併する[11]．

胎児診断例が増加する一方で，UTI や腹痛，腹部腫瘍，消化器症状，検尿異常などが発見契機となることも多い．とくに年長児で，側腹部痛や悪心・嘔吐といった消化器症状を反復する症例では，間欠的水腎症に注意する．症状が非特異的であるため見逃される場合も多い[11]．姿勢の変化や水分の多量摂取でUPJの通過障害がさらに悪化し腎盂が拡大することが原因と考えられている[11]．

2）検査所見

水腎症の 10〜20 ％に UTI を合併する．また間欠的水腎症の 50 ％に血尿を認め，腎障害をきたすと蛋白尿を認めるため，水腎症を早期に発見し治療につなげるために検尿は行うべき検査である[11]．

水腎症の診断および経過観察にあたって評価すべきことは水腎の形態の評価，分腎機能，閉塞状態の評価，VUR との鑑別である．水腎症の形態とその経過を非侵襲的に観察するには，超音波検査が最も適している．新生児期以降の水腎の評価としては腎盂拡張だけでなく，腎杯の形態および腎実質の厚さを評価に加えて grade 1〜4 の 4 段階に分ける The Society for Fetal Urology（SFU）分類が用いられる（図 3）[12]．生理的脱水がなくなり利尿が安定した日齢 2 以降に超音波検査を施行して初期評価を行う．分腎機能と閉塞状態の評価は[99m]Tc-mercaptoacetyltriglycine（MAG3）や[99m]Tc-diethylenetriamine pentaacetic acid（DTPA）を用いた腎動態検査（レノグラム）を行う[11]．放射性医薬品である DTPA は，糸球体濾過物質であるため GFR の測定も可能である．一方 MAG3 は近位尿細管分泌物質であり有効腎血漿流量（ERPF）が測定できる．DTPA は投与量の 20 ％程度しか排泄されないため，鮮明な画像が得られにくいが，MAG3 は，尿中排泄率が高いため，腎機能低下例や，乳幼児にも適しており鮮明な画像が得られやすく，現在は MAG3 が一般に用いられている．レノグラムでは，患者の年齢，水分負荷，利尿薬の量と投与のタイミング，膀胱ドレナージの有無で評価が変わるため，わが国の現状を考慮した「周産期，乳幼児期に発見される腎盂尿管拡張の診断基準の利尿レノグラフィ実施のための標準プロトコール」が作成されている[13]．MAG3 レノグラフィ，あるいは DMSA 腎シンチを用いた分腎機能の評価も重要である．使用核種の腎摂取率の左右相対比から分腎機能を測定する．水腎症の手術適応は，分腎機能の低下をもとに決めるという報告が多いが，分腎機能の低下が通過障害を伴うものかの判断は不可能であるため，多くは利尿レノグラムと併用される[11]．

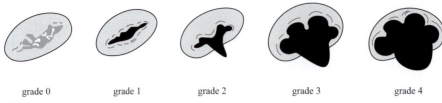

図3 Society for Fetal Urology(SFU)分類
grade 0：腎盂が確認できない，grade 1：軽度に腎盂を認める，grade 2：拡張腎盂は腎内に限局し腎盂拡張はない，grade 3：拡張腎盂は腎外まで進展．腎杯も拡張，grade 4：腎盂腎杯の拡張高度．実質の厚さは菲薄化
(Maizels M, et al.：J Urol 148：609-614，1992 より改変)

複雑な尿路異常や交差血管など超音波検査では検出できない器質的な病変の検索には，MR urographyや造影MRIによる水腎症の機能的評価を兼ねた画像診断が行われる[11]．形態描写にすぐれ，被曝の心配がなく，腎血流，排泄能，分腎機能評価など利尿レノグラムで評価する所見をみることも可能であり，RI検査に取って代わる可能性がある[11]．しかし，MRI検査を行う重要な問題点として，乳幼児において鮮明で有用な情報を得るためには，薬剤を用いた深い鎮静が必要となることがあげられる．

VCUGはVURの合併を確認するために必要となるが，UPJOとVURの合併は10％程度である．そのため無症候性の水腎症に対して全例VCUGを行う必要はなく，高度の尿管拡張がある場合やUTIを起こした症例に対してのみVCUGを行うことが推奨される[11]．

4 治療

UPJOとそれ以外の病因とは対応が異なり各疾患毎の対応が必要である．UPJOの場合，症候性(UTIの反復，間欠的水腎症)であれば，手術適応となる．無症候性の場合は，胎児期，新生児期に偶発的に超音波検査で発見されることが多い[11]．SFU分類のgrade 1の全例，grade 2の70％が1年以内に自然軽快する[11]．新生児期に高度水腎を呈する疾患の中で最も多い片側UPJO症例のSFU grade 3～4の水腎に対して「経過中に10％以上の分腎機能低下もしくは水腎形態の悪化を認めた場合を外科治療の適応」として5年以上の長期経過観察を行った結果，22％が手術適応となったという[11]．一方で手術を行わずにその後も経過観察を続けた症例の約70％は水腎が消失(grade 0～1)し，30％がgrade 2へと改善を認めたと報告されている[11]．また，早期外科治療の効果について腎機能面から検討した前方視的研究では，胎児期から確認された片側UPJO症例のうち出生後のDTPAレノグラムで分腎機能が良好(＞40％)に保たれている症例を無作為に早期外科治療群(39例)と，経過観察群(36例)に割り付け，5年間の分腎機能の推移を評価した結果，早期外科治療群の98％，経過観察群の80％で分腎機能が5年間良好に維持でき，経過観察群のうち機能低下をきたして外科治療(分腎機能が＜40％もしくは10％以上低下した場合に手術適応)を行った7例中6例が腎機能の改善を認めている[11]．

以上のように，grade 3～4であっても水腎症の消失または自然軽快が報告されているため，自然治癒・軽快の可能性を十分考慮して治療方針を検討する[11]．具体的にはSFU grade 1～2の症例は，患側の腎機能の低下はみられないため，幼児期以降は，半年から1年ごとに超音波検査でフォローする．SFU grade 3，4を呈する水腎症については長期の経過観察が必要となる[11]．長期経過観察には超音波検査による形態評価とレノグラムによる分腎機能と尿ドレナージを評価し，これらの結果を総合的に判断して治療方針を決定する．検査のスケジュールと結果の取り扱いに関しては，まず初期評価として超音波検査を行い，SFU分類grade 3～4の場合は，利尿レノグラムで分腎機能を評価する．手術適応は，分腎機能＜40％，尿ドレナージ不良，分腎機能低下率＞5～10％を総合的に判断する[11]．

しかし，一度の検査では手術適応を決定することは困難なことも多く，数か月後に再度分腎機能の評価を行い改善がなければ手術療法を適応し腎機能保持をする．上述の手術適応を満たさなければ，定期的な超音波検査および利尿レノグラムで再評価を行う．経過中に水腎症の増悪や腎機能低下が認められれば，手術介入を考慮する[11]．また，高度水腎症が長期間継続した場合，腎機能予後は悪いためSFU分類でgrade 4の高度水腎症が3年以上継続した場合

3 • 先天性腎尿路異常（CAKUT）

は，手術適応を考慮し小児泌尿器科医に相談する[11]．適切に管理することで自然軽快症例では腎機能温存のも不要な手術を避けることができる．また中等度の腎機能障害で腎機能が不可逆的な低下をきたさない時期に手術を行えば腎機能の回復が見込まれる．

文献

1) 日本腎臓学会（編）：小児 CKD の診断/小児 CKD の疫学．エビデンスに基づく CKD 診療ガイドライン 2023，東京医学社，206-213，2023
2) Kolvenbach CM, et al.：Nat Rev Nephrol 19：709-720, 2023
3) Murugapoopathy V, et al.：Clin J Am Soc Nephrol 15：723-731, 2020
4) Fujita N, et al.：Clin Exp Nephrol 26：808-818, 2022
5) 日本小児泌尿器科学会：日児泌尿会誌 25：47-122，2016
6) 木全貴久，他：日児腎誌 27：105-116，2014
7) Kimata T, et al.：Tohoku J Exp Med 231：251-255, 2013
8) Lebowitz RL, et al.：Pediatr Radiol 15：105-109, 1985
9) RIVUR Trial Investigators, et al.：N Engl J Med 370：2367-2376, 2014
10) 坂井清英，他：日児泌尿会誌 18：16-22，2009
11) 日本小児泌尿器科学会学術委員会：日児泌尿会誌 25：1-76，2016
12) Maizels M, et al.：J Urol 148：609-614, 1992
13) 日本小児泌尿器科学会学術委員会：日児泌尿会誌 8：96-99，1999

参考文献

・「腎・泌尿器系の希少・難治性疾患群に関する診断基準・診療ガイドラインの確立」研究班（編）：低形成・異形成腎を中心とした先天性腎尿路異常（CAKUT）の腎機能障害進行抑制のためのガイドライン，診断と治療社，2016

（木全貴久）

Ⅱ各論　第4章　尿路疾患（泌尿器科関連疾患）

Ⅱ各論　第4章　尿路疾患（泌尿器科関連疾患）

4 小児の排尿・排便異常

1 定義・概念

　下部尿路は尿の貯留と排泄の調整を担っており，神経系およびその他の器質的，機能的障害を受けると下部尿路障害，すなわち排尿障害を呈する．特に小児では下部尿路機能の制御が成人に比べて未熟であることや，情緒的，行動的な影響を受けやすいことにより，明らかな器質的異常がないのにもかかわらず蓄尿障害や排尿障害を呈することが少なくない．小児における排尿障害は，特に学齢期に達した子供たちにおいて自尊心の低下や心理的負担を引き起こす重大な問題である．これらの障害による影響は子供自身だけでなく，保護者にも及ぶ[1]．2016年国際小児禁制学会（ICCS）は，小児の排尿異常にかかわる用語の標準化を行い，排尿に関連した身体的・機能的異常を下部尿路障害，これにより引き起こされる症状を下部尿路症状，さらに，下部尿路障害と排便障害が併存しているものを機能性排尿排便障害（BBD）と定義し，標準的な小児の排尿障害へのアプローチや治療法を提唱している[2]．

2 病因・病態

　小児の下部尿路障害には，神経因性膀胱群（neurogenic origin group），解剖学的異常群（anatomical origin group），排尿機能発達遅延もしくは逸脱群（developmental origin group）の三つのタイプに大別できる．

1）神経因性膀胱群

　神経因性膀胱の原因には，先天性と後天性の二つがある．前者には脊髄髄膜瘤に代表される二分脊椎・仙骨形成不全や脊髄係留症候群があり，後者には後天性の脊髄腫瘍や脳腫瘍，外傷性の脊髄・脳障害がある．これらは臨床症状として尿路外症状を随伴していることが多い．

2）解剖学的異常群

　この群は障害部位により，尿道の疾患，尿管の疾患，膀胱の疾患，陰茎の疾患に大別される．尿道の疾患として，男児では後部尿道弁と狭窄，重複尿道，尿道憩室，女児では外尿道口狭窄などがある．尿管の疾患は異所性尿管と尿管瘤，膀胱の疾患は先天性膀胱頸部硬化症，膀胱外反症，膀胱憩室，低形成膀胱，プルンベリー症候群（Prune belly syndrome）などがある．プルンベリー症候群は，腹膜壁の欠損，腎尿路異常，両側停留精巣を三主徴とし，男児に多く認められる．陰茎の疾患は真性包茎が多く，包皮先端の開口部がほとんどない場合に排尿障害をきたす．とくにピンホール状の包皮口には注意を要する．

3）排尿機能発達遅延もしくは逸脱群

　非神経因性かつ解剖学的異常を伴わない下部尿路障害で，排尿機能の発達遅延や不適切な排尿習慣などが発症に関与していると考えられている．随意的な排尿習慣の獲得過程には個人差があるが，通常は4～5歳までには適切な排尿習慣を獲得する．一方で，医学的な介入を行わないと適切な排尿習慣を獲得できない小児も一部に存在する．このような小児では過活動膀胱，または低活動膀胱，機能的排尿異常などをきたしやすく，慢性便秘症などの排便異常を伴っていることも少なくない．

3 診断

　小児の下部尿路障害の初期診断で最も大切なことは，頻尿や尿意切迫感，尿路感染症などの下部尿路症状を診察した際に排尿・蓄尿障害の存在を疑うことである．下部尿路障害の診断には侵襲性の少ないものから手順を踏んでスクリーニングする必要がある．

1）病歴聴取，身体診察

　病歴は尿排泄障害，蓄尿障害，排便障害について，

326

自覚症状と他覚症状のそれぞれから聴取する．断続的な尿線や排尿開始の遅延は尿排泄障害を疑う所見であり，頻尿や尿こらえ姿勢（holding maneuvers）は蓄尿障害を疑う所見である（**表1**）．排便習慣として排便回数や便の硬さ，便失禁の有無を確認し，神経発達症を疑う行動についても注意を払う必要がある．身体診察では潜在性二分脊椎を見逃さないため，腰仙部のくぼみや色素沈着，体毛の有無を調べ，必要に応じて精巣挙筋反射や肛門反射の確認なども行う．男児は包茎，女児は尿道口の異常の有無もチェックする．

2）非侵襲的尿流動態検査（non-invasive urodynamics）

小児の下部尿路障害の特異的検査では非侵襲的な検査が優先される．

①排泄日誌は家庭での排泄状況を正確に，かつ客観的に把握できる手段である（**表2**）[3]．起床時第一尿から就寝直前排尿まで，すべての排尿時刻と排尿量，尿失禁量と回数を48時間以上記録する．1日3回以下，8回以上の排尿回数は異常である．

②質問票は症状の定量化に有用である．排尿症状の自己評価が困難な小児では回答の正確性が問題となるが，簡便に使用できる利点がある．小児に利用可能な質問票として日本語版症状質問票（dysfunctional voiding symptom score：DVSS）が実臨床に用いられている（**表3**）[4]．排便障害の診断には，機能性便秘の診断基準である Rome IV 基準（**表4**）[5]が利用される．また，この基準の項目の一つである硬い便の既往は，ブリストル式便性状スケールを使用して[5]，排便毎にどの性状に当てはまるか排泄日誌に記載させる．**図1**[6]のタイプ1と2が全排便中の50％以上に認められれば硬い便の既往ありとする．

③尿流測定（Uroflowmetry）と直後の残尿測定は小児の排尿状態を知る重要な検査である．尿流率とくに最大尿流率，尿流曲線パターン，残尿量を確認する．初回検査で10〜20 mLの残尿を認める場合は検査を反復すべきである．

④腹部超音波検査はどの施設でも簡便に施行可能で，除外診断に有用である．蓄尿時に腎臓と膀胱の形態を，排尿時に残尿の有無を評価する．

3）侵襲的尿流動態検査（invasive urodynamics）

小児の下部尿路障害の多くは，排尿機能発達遅延もしくは逸脱群である可能性が高く，行動療法（定

表1	小児の下部尿路障害の病歴聴取と診察項目	
I. 排尿障害	他覚症状	排尿習慣の聴取 　排尿習慣確立の有無 　排尿回数や尿量の異常 　腹圧排尿の有無 排尿状態の観察 　尿線狭小，断続的な尿線， 　放射状尿線 　排尿開始の遅延 身体所見 　脊髄周囲の皮疹，陥凹 　包茎，陰唇癒着
	自覚症状	排尿痛，尿閉，残尿感
II. 蓄尿障害	他覚症状	排尿習慣の聴取 　随意排尿の有無 　　ドライタイム（尿失禁がな 　　かった時間）の有無，長短 　尿こらえ姿勢の有無 　排尿回数 尿失禁の観察 　腹圧との関連性 　切迫性尿失禁の有無 身体所見 　外陰部のかぶれ，皮疹
	自覚症状	尿意切迫感の有無 尿失禁の自覚の有無
III. 排尿排便障害	他覚症状 （排尿障害，蓄尿障害に加えて）	排便習慣の聴取 　排便回数 　便の硬さ（ブリストル式便 　性スケールを参考） 　便失禁の有無 　便の排泄時間 身体所見 　肛門の形態，位置異常，裂 　肛，直腸脱，痔核 　直腸肛門指診の異常
	自覚症状 （排尿障害，蓄尿障害に加えて）	排便時痛，排便時の出血 残便感，排便感覚の有無 腹部膨満

時排尿，便秘治療，病態の種明かし的説明）などの保存的治療を先行する．しかし画像検査で何らかの異常を認める場合や治療開始後半年ないし一年を経過しても効果を認めない場合は排尿時膀胱尿道造影や膀胱内圧測定検査（CMG）を施行する必要がある．

a 排尿時膀胱尿道造影（VCUG）

下部尿路障害を評価する画像診断として大変有用である．当施設では，秒間一枚の連続撮影を行っている．確認項目として，①最大膀胱容量，②充満時の膀胱変形（膀胱内反や肉柱形成），③充満時の膀胱頸部緊張状態（膀胱頸部の開きの有無），④排尿時の尿道像：男児では排尿中に後部尿道が拡張する場合は後部尿道弁を疑う．女児では近位尿道の紡錘状の

Ⅱ各論　第4章　尿路疾患(泌尿器科関連疾患)

表2　排尿日誌

初診時用	夕食(●), 入浴(○), 布団に入った時間(▼), 寝ている間のトイレ, 起きた時間(▲), 排便(◎)について記録をしてください									排便の有無	パンツの汚れ	昼間 排尿量の記録 排尿の状況 凄く：A 普通：B とりあえず：C		おむつ以外の濡れ具合	夜間 おむつの重さ ①	起きた時の尿量 ②	寝てる間の尿量 ①＋②
	18	20	22	24	2	4	6	8	10								
時間	19	21	23	1	3	5	7	9				状況	(ml)		(g)	(ml)	(ml)
10/13	●	○ ▶			トイレ			◀ ◎		下	X	とりあえず A B	50 150 100	ふとん パジャマ パンツ	160	180	340
														ふとん パジャマ パンツ			
														ふとん パジャマ パンツ			
														ふとん パジャマ パンツ			
														ふとん パジャマ パンツ			
														ふとん パジャマ パンツ			
														ふとん パジャマ パンツ			
														ふとん パジャマ パンツ			

＊1回の尿量とは自分でおしっこをしたいと思ったときに測定した尿量を1日1回以上測定してください
＊パンツがおしっこで汚れていたら X をしてください.
＊寝る前に必ずトイレに行ってください.
＊おむつを使用している場合,「朝のおむつの重さ」から「使用前の重さ」を引いた数字(g)を「翌朝のおむつの重さ」の欄にご記入ください. 多少, 周囲にもれても結構です.
(望月貴博：小児内科 52：1597-1601, 2020 より引用)

拡張所見を確認した場合は尿道口狭窄を疑う. ⑤排尿時の膀胱像, ⑥膀胱尿管逆流, ⑦残尿量などがある.

排尿時尿道像が得られていない VCUG は, 検査意義が大幅に低下する. 下部尿路障害の診断では, 排尿時の適切なタイミングでの撮影が不可欠である.

b 膀胱内圧測定検査(CMG)

CMG は蓄尿および排尿機能を定量的に評価でき, 腎・上部尿路障害のリスクを予測することが可能な検査方法である. 蓄尿相における最大膀胱容量, 膀胱内圧, コンプライアンス(排尿筋伸展率), 膀胱知覚, 不随意収縮の有無, 括約筋の緊張度, 排尿相における排尿筋収縮圧, 排尿筋括約筋協調運動不全(DSD)の有無などが評価できる.

4 排尿異常を生じる機能的な疾患

小児の腎臓病を専門とする医師が遭遇する下部尿路障害の多くは機能的障害であるため, これら代表的な疾患に絞って解説する.

328

4●小児の排尿・排便異常

表3 日本語版症状質問票

成人語版

お子様の排尿，排便の状況についての質問です．あてはまるところに○をつけてください．

この**1か月**の間に	ほとんど ない	半分より 少ない	ほぼ半分	ほとんど 常に	わからない
1 日中に服や下着がオシッコでぬれていることがあった．	0	1	2	3	X
2 （日中に）おもらしをする時は，下着がぐっしょりとなる．	0	1	2	3	X
3 大便が出ない日がある．	0	1	2	3	X
4 強くいきんで，大便を出す．	0	1	2	3	X
5 1，2回しかトイレに行かない日があった．	0	1	2	3	X
6 足を交差させたり，しゃがんだり，股間をおさえたりして，オシッコをがまんすることがある．	0	1	2	3	X
7 オシッコしたくなると，もうがまんできない．	0	1	2	3	X
8 お腹に力を入れないとオシッコができない．	0	1	2	3	X
9 オシッコをするときに痛みを感じる．	0	1	2	3	X

10 お父さん，お母さんへの質問です：
　　下記のようなストレスを受けることがお子様にありましたか？　　　いいえ(0)　　　　　はい(3)
　　　　　弟や妹が生まれた
　　　　　引っ越し
　　　　　転校，進学など
　　　　　学校での問題
　　　　　虐待(性的なもの・身体的なものなど)
　　　　　家庭内の問題(離婚・死別など)
　　　　　特別なイベント(特別な日など)
　　　　　事故や大きなけが，その他

小児語版

この**1かげつ**のあいだ	ない もしくは ほとんどない	はんぶんより すくない （たまに）	はんぶん くらい （ときどき）	ほとんど いつも （まいにち）	わからない
1 ひるまにおもらしをしたことがある．					
2 （ひるまに）おもらしをしたとき，パンツがびちょびちょになる．					
3 ウンチがでない日がある．					
4 うーんとおなかにちからをいれて，ウンチをだす．					
5 1日に1回か2回しかトイレにいかない日があった．					
6 あしをとじたり，しゃがんだり，もじもじしたりして，オシッコをがまんすることがある．					
7 オシッコしたくなると，もうがまんできない．					
8 おなかにちからをいれないとオシッコがでない．					
9 オシッコをするとき，いたい．					

（今村正明，他：日小児泌会誌 22：69-73，2013 より一部改変）

表4 4歳以上の小児慢性機能性便秘症のRome IV 診断基準

少なくとも1週間に1回以上，以下の項目のうち2項目以上を，最低1か月間以上にわたり認めるもので，過敏性腸症候群の診断基準を満たさないもの

1) 排便回数が1週間に2回以下
2) 1週間に1回以上の便失禁
3) 排便をがまんする姿勢がみられたり，過度の自発的な便貯留の既往
4) 排便時に痛みを伴う，あるいは，排便困難を認める
5) 直腸内に大きな便塊貯留がある
6) トイレがつまるほどの大きな便の既往適切な評価ののちに，症状が他の病態で説明できない場合に診断する

(Hyams JS, et al.：Gastroenterology 150：1456-1468, 2016 より一部改変)

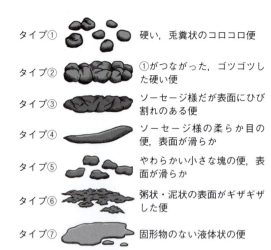

図1 ブリストル式便性状スケール
(O'Donnell LJ, et al.：BMJ 300：439-440, 1990 より作成)

1) 小児過活動膀胱

5歳以上の小児において，尿意切迫感もしくは切迫性尿失禁を認める状態を過活動膀胱(overactive bladder：OAB)とよぶ．小児のOABの有症状率は成人とほぼ同等で，15～20％と報告されている．本邦における小児OABの有症状率を調査した報告では，「1日8回以上の頻尿，または月に1回以上の切迫性尿失禁を認める状態」をOABありと定義した場合，小学生の17.8％にOABが認められている．小児および成人のOABが同じ状態を反映していると考えられる十分な根拠は現時点ではないが，種々の疫学研究から小児期のOABと成人のOABには有意な関連があることが示されている．

a 診断

小児のOABの診断は臨床的な評価を中心に行われる．急激な尿意や日中の頻尿，尿失禁が主な主訴となる．排尿我慢姿勢は他覚的所見として重要である．まず詳細な病歴聴取と排尿日誌の確認が重要であり，これにより頻尿や尿意切迫感の頻度やタイミングを把握する．また，尿検査で尿路感染症や糖尿病などの基礎疾患を除外することも必要である．

次に，膀胱機能を評価するための非侵襲的検査が行われる．腹部超音波検査では，残尿量や膀胱壁の厚さを確認する．尿流測定では，排尿の流速やパターンを評価する．特にOABに特徴的なタワー型の排尿パターンは，診断の参考となる所見の一つである．

b 治療

小児のOABでは，適切な排尿習慣の獲得がまず必要である．初期に感じる尿意と最大尿意との間でタイミングを見計らって，自らの意志で随意排尿する習慣が獲得できるように指導する．また，患児と両親に対して，OABのわかりやすい病態説明も重要である．謎解き(demystification)と称する説明により，OABにかかわる症状が患児の性格や，親の子育て方法に原因があるわけでなく，OABの病態によりきたしていることを納得させる．そうすることで，本人，保護者ともにストレスから解放されて治療意欲が高まり，機能障害的排尿などの重篤な排尿障害への進行抑制にも役立つ．

小児のOABに対する薬物療法は抗コリン薬が主体であったが，近年は海外を中心にβ_3受容体作動薬の有効性，安全性に関する報告がある．しかし，本邦では小児を対象とした大規模な臨床試験は行われていないため，抗コリン薬とβ_3受容体作動薬の添付文書上は小児に対する安全性は確立されていないと記載されている．抗コリン薬は排尿筋過活動を抑制し，急激な尿意出現を抑えることにより随意排尿のタイミングを増やし，尿失禁を減少させる．小児OABに多く用いられる抗コリン薬として，コハク酸ソリフェナシンと塩酸プロピベリンがある．β_3受容体作動薬については，ミラベグロンは2021年にアメリカで3歳以上の神経因性排尿筋過活動に適用が認められたが[7]，ビベグロンについては小児の過活動膀胱に関する報告はないのが現状である．小児の過活動膀胱および神経因性排尿筋過活動に対するβ_3受容体作動薬の効果と安全性についてのシステマティックレビューによると，ミラベグロン単独または抗コリン薬の併用によって尿流動態検査で膀胱コンプライアンス，排尿筋過活動の改善を認めた[8]．安全性については，ミラベグロンの本邦の添付文書に，警告として「生殖可能な年齢の患者への本剤の

4●小児の排尿・排便異常

投与はできる限り避けること」と記載されている.そのため,本邦では小児過活動膀胱に対してビベグロンが候補となるが,今後さらなる検討が必要である.

2）機能障害的排尿

機能障害的排尿（dysfunctional voiding：DV）とは,随意排尿時に骨盤底筋の過緊張や外尿道括約筋の収縮が起こり,排尿機能が障害される病態である.ICCS では「神経学的に異常がない小児において,排尿時に習慣的に外尿道括約筋や骨盤底筋を収縮させる状態.尿流測定検査で繰り返し staccato 型の波形を呈し,かつ外尿道括約筋筋電図の増強を認める状態」と記されている.

ⓐ 診断

ICCS の定義にある尿流測定と排尿時括約筋筋電図以外に,VCUG での近位尿管拡張像,膀胱辺縁の不整像,腹部超音波検査での膀胱壁肥厚像や残尿増大など検査所見が重要である.

ⓑ 治療

DV は OAB と異なり,排尿圧が異常高値で残尿も多いため,VUR や慢性・再発性尿路感染症を高頻度に併発する.そのため感染症を制御しつつ,排泄指導と並行して薬物療法を行う.また,高率に排便異常も合併するため,便秘治療も必要である.

3）Hinman 症候群

1973 年に Hinman は,非神経因性神経因性膀胱（non-neurogenic neurogenic bladder：Hinman 症候群）という疾患概念をはじめて報告した[9].これは,神経学的異常を伴わないにもかかわらず,神経因性膀胱と同じ病態を呈するものである.中核となる臨床所見は,①DSD,②肉柱膀胱,③慢性残尿,④精神的心理的ストレス,⑤腎障害への進行である.この症候群は DV の極型に相当するものと考えられており,腎不全にいたるものもある.心理的ケアに加え,腎不全への進行を回避するために間欠自己導尿が必要となる場合が多い.

4）機能性排尿排便障害（BBD）

ICCS の定義では,BBD とは「（何らかの）下部尿路障害と排便異常が共存している状態」とされている.

2010 年の米国泌尿器科学会の VUR 診療ガイドラインでは[10],1 歳以上の VUR 患児において,BBD は予防的抗菌薬内服療法下での UTI の発症率が高く,VUR 診断から 24 か月後の VUR 自然消失率が低く,逆流防止術後の UTI の再発が高いことを示した.そのため,1 歳以上の VUR 患児に BBD を認めた際は便秘治療を優先して行うこと,逆流防止術後または自然消失後に UTI の発症を認めた際には BBD の検索を行うことを推奨している.

ⓐ 診断

現時点で BBD に対して十分にコンセンサスの得られた診断方法はない.排便異常に対しては,前述の通り,国際的な機能性消化管障害の分類・診断基準である Rome IV 基準が用いられることが多い.しかし,これは排便症状を主訴とする患児に対する診断基準であり,下部尿路症状で受診する BBD に対してどの程度有用であるかは明らかになっていない.

ⓑ 治療

BBD の治療の基本は,病態説明と教育,便塊除去,維持療法（生活指導と薬物療法）,経過観察である.便塊除去の具体的方法は「小児慢性機能性便秘症診療ガイドライン」を参考にする[3].病態説明と教育,生活指導には以下の標準的指導が含まれる.①情報提供とデミスティフィケーション：正常な下部尿路機能の解説と,患児において正常からどのように逸脱しているかを本人および保護者に説明する.②排泄指導：規則的な排尿と排便習慣,正しい排尿姿勢,我慢行動の回避が含まれる.③生活習慣の改善 バランスの取れた水分摂取と食事,カフェイン摂取の制限を行う.④症状と排尿習慣の記録：排尿日記には排尿頻度・排尿量を記載させ外来診療ごとにフィードバックする.また,モバイルアプリを活用することも推奨される.

文献

1) De Bruyne, et al.：J Urol 182：2015-2021, 2009
2) Austin PF, et al.：Neurourol Urodyn 35：471-81, 2016
3) 望月貴博：小児内科 52：1597-1601, 2020
4) 今村正明, 他：日小児泌会誌 22：69-73, 2013
5) Hyams JS, et al.：Gastroenterology 150：1456-1468, 2016
6) O'donnell LJ, et al.：BMJ 300：439-440, 1990
7) Fenner A：Nat Rev Urol 18：444, 2021
8) Kim JM, et al.：J Urol 207：524-533, 2022
9) Hinman F, et al.：J Urol 109：727-732, 1973
10) Peters CA, et al.：J Urol 184：1134-1144, 2010

（池田裕一）

Ⅱ各論　第4章／尿路疾患（泌尿器科関連疾患）

5 尿路結石

1 定義・概念

　尿路結石は，尿成分の一部が析出・結晶化して結石となり，尿路（腎杯〜腎盂〜尿管〜膀胱〜尿道）にとどまった状態を指す．部位によって，上部（腎杯〜尿管）と下部（膀胱〜尿道）に分類する．また，結石は硬度が高く非水溶性のものから，砂状・泥状で比較的水に溶けやすいものまで様々である．

　小児の尿路結石の頻度は成人に比べて低く，わが国では全尿路結石患者の1％程度と報告されている[1]．また，成人と同様に上部尿路結石が多い．小児では男女差はなく，カルシウム結石や感染結石の頻度が高い．小児期に尿路結石を発症した患児の約60〜80％に基礎疾患を認めるといった特徴がある．尿路結石の再発を繰り返す患児の中には，将来末期腎不全に至る症例も少なからず存在する．先天性腎尿路異常（CAKUT），尿路感染症，高カルシウム尿症，様々な先天性代謝疾患などの尿路結石を再発しやすい基礎疾患の検索を行うことが重要である．

2 病因・病態

　小児の尿路結石症は，カルシウム含有結石，シスチン結石，感染結石，尿酸結石，腎石灰化症に伴う結石，薬剤性および2,8-ジヒドロキシアデニン（DHA）結石などがあげられる（表1）[2]．

1）カルシウム含有結石

　カルシウム含有結石には，シュウ酸カルシウム，リン酸カルシウムなどがある．その代表的な病態に関して説明する．

a 高カルシウム尿症

　成人と同様で小児においてもカルシウム含有結石の原因として頻度が高い．年長児で尿中カルシウム排泄が4mg/kg/日以上，スポット尿（空腹時）で尿中カルシウム/クレアチニン（Cr）比が0.21以上で高カ

ルシウム尿症と診断する（表2参照）[2-5]．特発性高カルシウム尿症は腸管吸収型，腎漏出型，骨吸収型に分けられる．本疾患は尿路結石の原因だけでなく尿潜血の原因としても重要である．腸管吸収型はカルシウムの腸管での吸収過剰が原因で起こり，ビタミンDの増加によるものもあれば，ビタミンDと無関係に生じる場合もある．

　遺伝性のものとして，カルシウム感知受容体（CaSR）をコードする遺伝子の活性型変異で，常染色体顕性高カルシウム尿性低カルシウム血症を発症することが知られている[6]．一方，腎漏出型は腎からのカルシウムの尿中漏出によって軽度の低カルシウム血症が起こり，副甲状腺ホルモンの産生亢進と，腸管におけるCa吸収や骨からのCaの流出（骨吸収型）が増加する．

b 高尿酸血症

　尿酸はカルシウム結石形成を促進させる．従って，痛風，高尿酸血症，尿酸排泄型治療薬などは高尿酸尿症を助長し，カルシウム結石形成を促進する．

c 高シュウ酸尿症

　高シュウ酸尿症も，カルシウム結石の重要な原因である．シュウ酸塩は，シュウ酸カルシウム結晶化の溶解産物をカルシウムの7〜10倍増やす．従って，高シュウ酸尿症はシュウ酸カルシウム結石形成の誘因となる．詳細は各論第2章10「原発性高シュウ酸尿症」（p.263）を参照．

d 低クエン酸尿症

　クエン酸の尿中排泄量は，近位尿細管管腔側に存在するクエン酸共輸送体（sodium dicarboxylate cotransporter：NaDC-1）で調節されている．尿中のクエン酸は，カルシウムをキレートすることによりカルシウム結石形成の抑制物質として働く．従って，低クエン酸尿では尿路結石形成の一因となり得る．

e 尿細管性アシドーシス（RTA）

　遠位尿細管性アシドーシス（Ⅰ&Ⅳ型）もカルシウム結石の形成を促進する．なおⅡ型RTAでは，結石

332

5●尿路結石

表1　尿路結石の分類
カルシウム含有結石（シュウ酸カルシウムとリン酸カルシウム）
特発性高カルシウム尿症：腸管吸収型，腎漏出型，骨吸収型
副甲状腺機能亢進症（再吸収性）
医原性
フロセミド投与（特に低出産体重児での投与）
ケトン食
副腎皮質ステロイド，ACTH，Cushing 病
メチルキサンチン（テオフィリン，アミノフィリン）
遠位尿細管性アシドーシス（I & IV 型）
低クエン酸尿症
ビタミン D 過剰
長期間の安静臥床
サルコイドーシス
高尿酸血症
ヘテロ接合シスチン尿症
高シュウ酸尿症（原発性，二次性，腸由来，食事性，ビタミン C 過剰摂取　など）
Dent 病
Bartter 症候群
Liddle 症候群
ミルク・アルカリ症候群
シスチン結石
シスチン尿症
感染結石（リン酸アンモニウムマグネシウム結石，炭酸リン酸カルシウム結石）
尿路感染（尿素分解細菌）
異物
尿うっ滞
尿酸結石
高尿酸尿症
ウイルス性胃腸炎・神経性食思不振症（酸性尿酸アンモニウム結石）
Lesch-Nyhan 症候群
腎性低尿酸血症（URAT-1 異常）
Glucose-6-phospjotase 欠損症
骨髄増殖性疾患やその化学療法中
炎症性腸疾患，短腸症候群
腎石灰化症
薬剤性，ほか
インジナビル，アロプリノール，セフトリアキソン，アモキシシリン/アンピシリン，トスフロキサシン，メラミン
APRT 欠損症（2,8-ジヒドロキシアデニン（DHA）結石）

（Elder JS：Urinary Lithiasis. In：Kliegman RM, et al.（eds），Nelson Textbook of Pediatrics. 21st ed, Elsevier, 2835-2840, 2020）より一部改変

形成はまれである．その理由としては，近位尿細管障害に伴う NaDC-1 の障害により尿中クエン酸排泄が増加していることが一因と考えられている．

f 薬剤性

緑内障治療薬であるアセタゾラミドは尿をアルカリ化し，尿中カルシウムとリンの排泄を増加させて

リン酸カルシウム結石を形成することがある．その他，表1に示すような各種薬剤や各種病態にてカルシウム結石を生じる．特に，副腎皮質ステロイドやフロセミドは小児でも使用頻度が多く，注意が必要である．

2) シスチン結石

アミノ酸代謝異常の一つであるシスチン尿症に生じる．シスチン結石は硬く，体外衝撃波破砕術（ESWL）などで破砕しにくい特徴がある．一方，アルカリに溶けやすい．シスチン尿症については各論第2章8「シスチン尿症およびその他のアミノ酸輸送体異常症」（p.255）を参照．

3) 感染結石

尿素分解酵素（ウレアーゼ）産生菌による尿路感染症においては，リン酸アンモニウムマグネシウム結石を生じる可能性がある．また，リン酸カルシウムや炭酸カルシウムも過飽和状態となっており，炭酸リン酸カルシウム結石を生じることもある．

4) 尿酸結石

尿酸結石は小児の尿路結石の 5 % 前後で認められる．尿中尿酸排泄量増加，尿 pH 低下，尿量減少が危険因子となり，特に尿 pH が 5.8 以下の場合，尿酸は結晶化し不溶性となる．尿酸結石は X 線透過性であり写らない．Lesch-Nyhan 症候群などのプリン代謝異常症，血液悪性腫瘍の治療時，炎症性腸疾患や短腸症候群が原因で発症することもある．

また，ロタウイルスに代表されるウイルス性胃腸炎に両側腎の尿酸アンモニウム結石による腎後性腎不全を発症する症例が報告されている．脱水や尿pH 低下，ロタウイルスによる直接的な尿細管障害などの機序が考えられているが，詳細は不明である[7]．

5) 腎石灰化症

腎石灰化症とは腎組織内におけるカルシウム沈着のことであり，Dent 病，遠位 RTA，Bartter 症候群などでも認められることがある．

6) 薬剤性，ほか

既述の薬剤以外には，インジナビル（抗 HIV 薬）によるインジナビル結石や，アロプリノールは高尿酸血症の治療に用いられるものの大量長期投与によりキサンチン結晶の析出が起こることが知られてい

Ⅱ各論　第4章　尿路疾患（泌尿器科関連疾患）

表2　小児の尿生化学検査の基準値

成分	年齢	随時尿（mg/mg・Cr）	蓄尿（全年齢）
カルシウム	0～6か月	＜0.8	＜4 mg（0.1 mmol）/kg/日
	7～12か月	＜0.6	
	2歳以上	＜0.21	
マグネシウム	2歳以上	＜0.12	＜88 mg（44 mmol）/1.73 m^2/日
尿酸	2歳以上	＜0.56 mg/dL GFR	＜815 mg/1.73 m^2/日
		Uua：0.52±0.10 mg/kg/時間	
		CUA：11.0（7.3-14.7）mL/分	
		FE$_{UA}$：8.3（5.5-11.1）%	
シュウ酸	0～6か月	＜0.26	＜52 mg（593 mmol）/1.73 m^2/日 ＜2 mg（23 mmol）/kg/日
	7～24か月	＜0.11	
	2～5歳	＜0.08	
	5～14歳	＜0.06	
	16歳以上	＜0.03	
クエン酸	全年齢	＞0.2～0.42	＞180 mg/g/日（男性） ＞300 mg/g/日（女性）
シスチン	6か月以上	＜0.075	＜60 mg（0.5 mmol）/1.73^2/日 ＜2.8 mg/kg/日
	シスチン尿症（ホモ接合体）では，＞250 mg/g・Crと異常高値		
キサンチン			＜30～90 μg（20～60 μmol）/日

（Elder JS：Urinary Lithiasis. In：Kliegman RM, et al.（eds），Nelson Textbook of Pediatrics. 21st ed, Elsevier, 2835-2840, 2020/Milliner DS：Urolithiasis. In：Avner ED, et al.（eds），Pediatric Nephrology 6th ed, Springer-Verlag, 1405-1430, 2009/Alon US：Ped Nephrol 24：2129-2135, 2009/Copelovitch L：Pediatr Clin N Am 59：881-896, 2012 より作成）

る．抗菌薬のセフトリアキソンやトスフロキサシンは薬剤成分そのものによって尿中結晶・結石を形成しうるため注意が必要である．

アデニンホスホリボシルトランスフェラーゼ（Adenine phosphoribosyltransferase：APRT）遺伝子異常による常染色体潜性遺伝疾患であるAPRT欠損症では，2,8-DHA結石を生じる．

3　臨床所見

症状は肉眼的血尿を主訴とする場合が最も多く，半数近くを占める．次に多いのは側腹部痛，下腹部痛（約1/3の症例）であるが，小児の場合は成人と比較して疝痛発作を訴えることは少ない．通常，疼痛は陰嚢や陰唇へと前面に放散する．腎石灰化症，腎盂・腎杯結石の場合は，血尿を生じても通常痛みは生じない．しかし，結石が尿管に移動した場合，その部位の痛みに加えて尿流停滞による腎盂内圧の急激な上昇から側腹部痛を生じる．両側性の尿管結石の場合は無尿となって腎後性腎不全に至る．

乳幼児では，不機嫌，哺乳力低下，悪心・嘔吐といった非特異的な症状が初発であることもあり，注意を要する．また，発熱を伴う場合は尿路感染症を併発している可能性がある．なお，無症状でX線や自然排石により偶然発見される場合もある．

4　診断と検査法

1）病歴の聴取

a　現病歴・診察

痛みの部位や出現パターン，CVA叩打痛や放散痛の有無．

b　生活習慣

食生活（偏食の有無，水分摂取量，カルシウムやビタミン剤などサプリメントの摂取の有無），排泄習慣，活動制限・長期臥床の有無，排尿・排便の状態など．

c　既往歴

特に尿路系疾患，消化器疾患，悪性腫瘍の有無，ステロイド，利尿薬，化学療法歴など．

d　家族歴

遺伝性疾患，代謝性疾患，尿路結石症の有無．

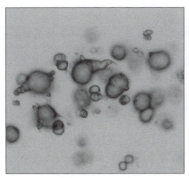 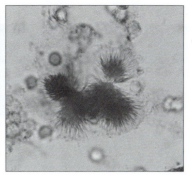

酸性尿酸アンモニウム結晶　　　　トスフロキサシン結晶
（ロタウイルス性胃腸炎）

図1 特徴的な尿中結晶の例
〈口絵カラー14，p.xv 参照〉

2）検査
a 検尿
　尿 pH の測定は，病態把握に重要である．酸性尿では尿酸結石，シスチン結石，アルカリ尿ではリン酸アンモニウムマグネシウム結石，リン酸カルシウム結石などを考える必要がある．また，尿沈渣に含まれる特徴的な結晶の存在から診断に結びつくこともあるので，確認を怠らない（図1）．感染が疑われるときは尿培養の提出も必要である．

b 画像検査
a）腹部超音波検査
　外来にて簡便に行うことが出来て侵襲も無いため，有用性が非常に高い．
b）腎尿管膀胱部単純 X 線（KUB）
　カルシウム系結石，リン酸アンモニウムマグネシウム結石などの感染結石などでは白い陰影として確認できる（X 線陽性）．
c）静脈性腎盂撮影法（IVP）
　尿酸結石，キサンチン結石などの X 線陰性結石の場合，陰影欠損像として描出される可能性がある．
d）腹部 CT および MRI
　腹部 CT は X 線陰性結石や水腎症，水尿管症などを合併している場合に施行される（図2）．腹部 MRI も有用である．

c 血液検査
　血算，CRP，BUN，Cr，アルカリホスファターゼ，尿酸，電解質，血液ガス分析などを検査する．その他，原疾患精査のために必要な項目を随時追加する．

d 尿生化学検査
　尿中 Cr 値，電解質（カルシウム，マグネシウム，ほか），尿酸，シュウ酸，クエン酸，アミノ酸分析（シスチン，ほか），キサンチンなどを検査する．そ

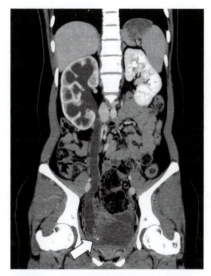

図2 右膀胱尿管移行部の尿路結石
下腹部痛のため虫垂炎を疑われ造影 CT を施行され，偶然尿路結石と診断できた．
矢印で結石を示す．

れぞれの正常値は表2を参照．また，尿細管機能障害の程度を把握するために，NAG，β_2ミクログロブリン，α_1ミクログロブリンなども測定する．これらの尿生化学検査の結果は，尿の希釈や濃縮の程度に依存するため，蓄尿か随時尿であれば尿中 Cr 値で補正して評価する．

e 結石成分分析
　再発予防という点からも重要であり，可能な限り実施する．

f その他
　尿路結石を繰り返したり，腎機能障害が進行している場合は，尿のメタボローム解析や遺伝子解析で原疾患の診断を試みることもある．

II 各論　第4章　尿路疾患（泌尿器科関連疾患）

表3 尿路結石の薬物療法

薬品名	代表的な薬剤名	投与量(/kg/日)	最大(/日)	カルシウム系結石	高カルシウム尿症	シュウ酸カルシウム結石	原発性高シュウ酸尿症	尿酸結石	高尿酸尿症	シスチン尿症	その他, 注意点
クエン酸カリウム・クエン酸ナトリウム水和物	ウラリット(配合錠)ウラリット-U(配合散)	0.1~0.2g(分3~4)	6g	●				●		●	感染結石やリン酸カルシウム結石では好ましくない
炭酸水素ナトリウム	重曹	0.1~0.3g(分3~4)	5g	●				●		●	感染結石やリン酸カルシウム結石では好ましくないナトリウム負荷となる
ヒドロクロロチアジド	ヒドロクロロチアジド	0.5~4.0mg(分1~2)	200mg		●						
酸化マグネシウム	マグミット	10~40mg(分3)	2g			●					下痢, 高マグネシウム血症
ピリドキサール(ビタミンB6)	ビドキサール	0.5~4.0mg(分1)	200mg				●				
アロプリノール	ザイロリック	4.0~10mg(分2)	300mg						●		
フェブキソスタット	フェブリク	*参照	*参照						●		
チオプロニン	チオラ	20~40mg(分4)	2,000mg							●	
カプトプリル	カプトリル	0.3~5.0mg(分3)	150mg							●	腎機能障害, 咳嗽, など
アスコルビン酸(ビタミンC)	シナールアスコルビン酸	40mg(分3~4)	2,000mg							▲	
d-ペニシラミン	メタルカプターゼ	30mg(分4, 食前)	1,400mg							▲	副作用が多い

（Alon US：Pediatr Nephrol 24：2129-2135, 2009/日本泌尿器科学会（編）：尿路結石症診療ガイドライン第3版, 2023 を参考に作成）
＊フェブキソスタットの小児用量
　体重40kg未満：通常1日5mg(1日1回)より開始し, 血中尿酸値をみながら徐々に増量(維持量は通常20mg, 最大30mg)
　体重40kg以上：通常1日10mg(1日1回)より開始し, 血中尿酸値をみながら徐々に増量(維持量は通常40mg, 最大60mg)

3) 鑑別診断

鑑別すべき疾患を**表1**に列挙した. 小児には少ないが, 腎尿路の結石と石灰化を伴う疾患で見過ごしてならないものとして, 腎尿路結核や腎尿路悪性腫瘍には注意する.

5 治療法

結石の大きさが, 成人の場合は5mm以下, 小児の場合は4mm以下であれば自然排石が期待できる. しかし, 自然排石せず内科的治療に反応しない場合は外科的治療の適応となる.

1) 内科的治療

a 食事療法

食事療法の目的は, 結石成分の尿中排泄を減少させ結石形成を予防することにある. また, 患児の食生活をよく聴取し理解し, 成長も考慮した上で行

う. 一般的に, 十分に水分を摂取して尿量を増やすことは, 結石の種類に関係なく重要である. その他, 特殊な結石には食事制限が必要となる場合もある.

b 薬物療法(**表3**)[4,8]

a) 痛みに対して

鎮けい薬, 鎮痛薬などを用いる.

b) 尿管結石の排出を目的として

$\alpha 1$ 受容体遮断薬(特にタムスロシン[ハルナール®])は, 成人では比較的高いエビデンスが報告されており, 小児でもMeta-analysisで有効性が示されている[9]. しかし, 本薬剤は結石排出目的とした保険適応はない(適応外使用).

c) 尿のアルカリ化

RTA, シュウ酸/リン酸カルシウム結石, 尿酸結石, シスチン結石には, 尿のアルカリ化を目的にクエン酸カリウム・クエン酸ナトリウム水和物(ウラリット-U®), 炭酸水素ナトリウム(重曹)を投与する.

d）高カルシウム尿症に対して

腎漏出型高カルシウム尿症ではサイアザイド系利尿薬（ヒドロクロロチアジド）を投与する場合がある．カルシウムのキレート作用のあるクエン酸塩の投与が試みられるが，過剰なアルカリ化はリン酸カルシウム結石形成のリスクとなるので注意する．

e）シュウ酸カルシウム結石に対して

腸管や腎でのシュウ酸のキレートを目的としてマグネシウム製剤も用いられるが，下痢や高マグネシウム血症に注意する．

f）尿酸結石に対して

クエン酸製剤の投与を行う．高尿酸血症のコントロール目的にはアロプリノールの内服を行う．腎機能が低下しても用量調節が不要なフェブキソスタット（フェブリク®）を用いる場合もある．

g）シスチン尿症に対して

シスチンをシステインへ還元し易溶性の複合体を形成させるチオプロニン，カプトプリル，d-ペニシラミンを投与する．しかし，d-ペニシラミンは副作用の多さから敬遠される傾向にある．アスコルビン酸は，近年のガイドラインや教科書には記載されなくなった．

h）感染結石に対して

抗菌薬で尿路感染症をコントロールする．

i）原発性高シュウ酸尿症に対して

大量飲水やビタミン B6 の内服を行う．腎機能低下が進行する場合は肝移植を行う．詳細は各論第 2章 10「原発性高シュウ酸尿症」（p.263）を参照．

2）外科的治療[10]

a 体外衝撃波破砕術（ESWL）

10 mm 未満の尿路結石に対しては第一選択となる．1 歳未満の報告も散見される．年少児では，全身麻酔もしくは呼吸管理下に鎮痛薬の投与にて施行する．小児では，腎と肺が接近しているので肺出血をきたす危険があり肺野の防護処理を行うことが重要である．

b 経尿道的腎尿管砕石術（TUL/URS）

近年，小児に対する TUL/URS は増加している．骨盤内尿管，尿管下部の結石では，ESWL による砕石が困難であり本法が適応となる．

c 経皮的腎尿管砕石術（PNL/PCNL）

小児における PNL/PCNL の適応は成人の場合と同様であり 20 mm を超える腎結石や ESWL や TUL/URS 治療に抵抗性のある結石が対象となる．ESWL との併用療法が一般的である．TUL も加えた治療法が選択される場合もある．

d 開放手術（および腹腔鏡下腎盂切石術）

上記治療に抵抗する症例で選択される．最近，年長児における腹腔鏡下腎盂切石術（robot-associated laparoscopic pyelolithotomy）を推奨している報告も見受けられる．

6 予後

一般的に生命予後はよいが，小児では代謝異常や CAKUT，遺伝性腎疾患などに伴うこともあり，最終的な予後は原疾患に左右される．従って，尿路結石の再発予防だけでなく，尿路結石を生じさせた原疾患に対する治療も併せて行い，慢性腎臓病への進行を予防することも大切である．

文献

1) Yoshida O, et al.：Kidney Int 56：1899–1904, 1999
2) Elder JS：Urinary Lithiasis. In：Kliegman RM, et al.（eds），Nelson Textbook of Pediatrics. 21st ed, Elsevier, 2835–2840, 2020
3) Milliner DS：Urolithiasis. In：Avner ED, et al.（eds），Pediatric Nephrology. 6th ed, Springer-Verlag, 1405–1430, 2009
4) Alon US：Pediatr Nephrol 24：2129–2135, 2009
5) Copelovitch L：Pediatr Clin N Am 59：881–896, 2012
6) Carling T, et al.：J Clin Endocrinol Metab 85：2042–2047, 2000
7) Yokoyama, et al.：Clin Microbiol Infect 17：1190–1193, 2011
8) 日本泌尿器科学会（編）：尿路結石症診療ガイドライン第 3版，2023
9) Sun et al.：Front Pediatr 10：809914, 2022
10) Straub M, et al.：Pediatr Nephrol 25：1239–1244, 2010

（横山忠史）

Ⅱ各論　第4章　尿路疾患（泌尿器科関連疾患）

Ⅱ各論　第4章／尿路疾患（泌尿器科関連疾患）

6 夜尿症

1 概念・疫学

　夜尿症は，自然軽快の期待できる良性の慢性疾患である．しかし夜尿がある児は，夜尿のない児よりも自尊心が低下することや，夜尿による精神的ダメージはいじめによるダメージよりも大きいとする報告もあり，看過できない[1,2]．また一部の夜尿症患者では，器質的疾患・全身性疾患・神経発達症の合併や併存を鑑別する必要があり，さらには心的外傷に続発する場合には精神的ケアも必要な場合がある．

　夜尿症の疫学は，その調査対象や方法などにより，ばらつきがあるため正確な数値は明らかでないが，小児の夜尿症の頻度（有病率）は国や地域，人種差などにかかわらず，約6.4％と考えられている[3,4]．日本の小学生5,282人を対象とした調査では，月に一回以上の夜尿を認めるのは5.9％（男児7.6％，女児4.2％）であり，男児に多いとされている[5]．年齢別有病率は単一症候性夜尿症に関しては，5歳：15％，10歳：5％，15歳以上：1～2％とされている．幼少期に夜尿頻度の高い児は，高年齢になっても夜尿が残存しやすい[6]．

2 定義

　国際小児禁制学会（ICCS），およびわが国の日本夜尿症学会（現・日本夜尿症・尿失禁学会）が発刊した「夜尿症診療ガイドライン2021」には，共に以下の内容が示されている[7,8]．

1）夜尿症の定義

　5歳以上の小児の入眠中の間欠的な尿失禁が，1か月に1回以上の頻度で3か月以上続くもの．夜尿以外の昼間尿失禁や下部尿路症状（LUTS）の合併の有無は問わない（表1）．

表1　代表的な下部尿路症状（LUTS）
1. 覚醒時の尿失禁（昼間尿失禁）
2. 尿意切迫感（急に起こる・我慢することが困難な強い尿意）
3. 排尿困難（尿線微弱・遷延性排尿・腹圧をかけての排尿）
4. 排尿回数の過少（1日3回以下），または過多（1日8回以上）
5. 断続尿線
6. 尿我慢姿勢（尿こらえ姿勢）
7. 残尿感
8. 排尿後のちびり（排尿後の尿の滴り）
9. 外性器や下部尿路の疼痛

2）重症度の定義

　頻回：1週間に4日以上の夜尿．
　非頻回：3日以下の夜尿．

3）治療効果判定の定義

a 初期効果の判定

　無効：治療開始後，夜尿回数が0～49％減少．
　有効：治療開始後，夜尿回数が50～99％減少．
　著効：治療開始後，夜尿回数が100％減少，または1か月で1回未満に減少．

b 長期効果の判定

　再発：治療中止後，1か月で1回以上の夜尿が再出現．
　寛解維持：治療中止後，6か月間再発なし．
　完治：治療中止後，2年間再発なし．

3 分類

　夜尿症の分類には「発症時期」と「LUTSの有無」に着目した二種類がある（図1）．

1）発症時期による分類

　生来続くものを「一次性夜尿症」，6か月以上夜尿を認めない期間を経て再発したものを「二次性夜尿

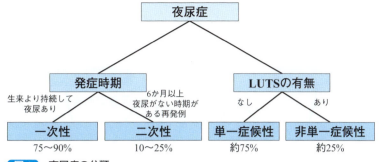

図1 夜尿症の分類
問診に加え，必ず下部尿路症状（LUTS）の存在を確認する

症」とする．一次性夜尿症の頻度のほうが 75〜90％と高く，二次性夜尿症は 10〜25％ とされている．

2）LUTS の有無による分類

LUTS を認めない夜尿症を「単一症候性夜尿症」，何らかの LUTS 症状を伴う夜尿症を「非単一症候性夜尿症」とする．前者の頻度のほうが高く約 75％ を占め，後者は約 25％ を占める．一方，診断に際し，LUTS を見落としているために非単一症候性夜尿症の頻度が実際よりも低く見積もられているとする報告もある[9]．LUTS を診断するためには昼間尿失禁の有無だけではなく，表1にあげた症候を丁寧に確認する必要がある．

3）日本の病型分類（多尿型・膀胱型・混合型）

これまでわが国では，夜尿症患者を夜間尿量と膀胱蓄尿量のバランスに基づいて病型別に分類することが一般的であった[7]．すなわち，夜間尿量の多い病型（多尿型，多量遺尿型），膀胱蓄尿量の少ない病型（膀胱型，排尿機能未熟型），これら両者の要素を認める病型（混合型），およびいずれにも当てはまらない正常型に分ける方法である．従来は病型分類の結果に従って，治療戦略を立案し，多尿型・多量遺尿型であれば尿量を減じるデスモプレシンを選択し，膀胱型・排尿機能未熟型であれば抗コリン薬やアラーム療法を選択していた．しかし近年のエビデンスでは，いずれの病型であっても，結果的にはデスモプレシンやアラーム療法の有効性が高いこと（約 2/3 の夜尿症患者に有効）から病型分類を行なわなくとも，単一症候性夜尿症に対しては第一選択の治療法としてデスモプレシンまたはアラーム療法のいずれかで治療を開始することが多くなっている．

4）推定膀胱容量・低膀胱容量・夜間多尿の指標と考え方

前述の日本の病型分類で用いられる推定膀胱容量・低膀胱容量・夜間多尿の指標と ICCS や欧米からの報告の指標の算出方法が異なっている点に留意する．

a 推定膀胱容量（expected bladder capacity：EBC）
ICCS：30×（年齢［歳］+1）mL（注：12 歳以降には適切でないと付記あり）
日本：25×（年齢［歳］+2）mL

b 低膀胱容量
ICCS：EBC の 65％ 以下
日本：機能的膀胱容量（昼間に精一杯，排尿をがまんした後に得られる1回排尿量）が 5 mL/体重（kg）以下，あるいは 200 mL 以下

c 夜間多尿
ICCS：EBC の 130％ 以上
Rittig ら（デンマーク）：20×（年齢［歳］+9）mL 以上
日本：0.9×体重（kg）×睡眠時間（時間）mL 以上，または 250 mL 以上

ICCS はこれらの指標を用いて，「夜間多尿で膀胱容量正常」の夜尿症患者に対してはデスモプレシン，「低膀胱容量」の患者に対してはアラーム療法，「夜間多尿と低膀胱容量の両方」がある患者に対してはデスモプレシンとアラーム療法の併用を行う「ストラテジー A」と，デスモプレシンとアラーム療法の両者のメリット・デメリットを説明して患者と保護者に選ばせる「ストラテジー B」の治療導入の方法を紹介している[7]．

ストラテジー A はわが国の病型分類（多尿型・膀胱型・混合型）に近い考え方である．しかしながら，ICCS や海外の報告に基づくこれらの指標を，体格や食生活文化の異なる日本人小児の夜尿症患者にそのまま当てはめることの妥当性については議論の余

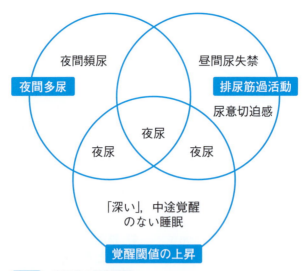

図2 夜尿症の発生要因
夜尿症の要因として夜間多尿・排尿筋過活動・覚醒閾値の上昇の3つの関与が想定されている．括弧内は認められる症状
(日本夜尿症学会（編）：夜尿症の定義，原因，分類．夜尿症診療ガイドライン2021，診断と治療社，2-10，2021/Nevéus T, et al.：Int J Urol 24：174-182, 2017)

4 病因・病態

夜尿症の真の原因は未だ判っていないが，夜尿の有無は，「睡眠中の尿意による覚醒があるか否か，および覚醒のない場合には夜間尿量と膀胱蓄尿量のバランスが適切か否か」で決定される（図2）[7,10]．つまり「尿意による覚醒障害が主病態であり，そこに夜間多尿と排尿筋過活動（排尿抑制反射の欠如）による膀胱蓄尿量低下を併存した場合に，夜尿を生じる」と言い換えられる．

尿意があっても覚醒できない原因について従来は，「睡眠深度が深すぎるために覚醒できない（覚醒閾値が高い）」と考えられていたが，最近の報告では，「睡眠の質が悪く，そのことが不安定な膀胱収縮（排尿抑制反射の欠如）に関与している」と考えられるようになった．非侵襲的に睡眠と覚醒を判定することができるアクティグラフィを用いた報告では，夜尿症患者では睡眠効率が低下しており，中途覚醒も多く，睡眠深度は浅い傾向が認められた[11]．さらに治療抵抗性の夜尿症患者において終夜睡眠ポリグラフ検査を施行した結果，全睡眠時間に占める浅睡眠時間の増加，およびREM睡眠時間の減少を認めた[12]．さらに夜尿症と睡眠時無呼吸症候群との関連は広く知られており，睡眠の質の低下が尿意覚醒閾値の上昇を招くという病態には，矛盾がないと考えられている．

夜尿症には家族集積性があることが知られている．両親のいずれかに夜尿症の既往があった場合に子どもが夜尿症になる確率は5〜7倍，両親ともに夜尿症既往があった場合はその確率は約11倍となる．これまでに夜尿症関連遺伝子（*ENUR1*，*ENUR2*，*ENUR3*）が報告されているものの，単一の原因遺伝子は特定されていない[7]．

5 初期診療（問診・検査）

一次性・二次性の区別，単一症候性・非単一症候性の区別を行う．生活リズム（特に夕食時間や習い事・塾の有無，など）は，その後の治療効果に影響するため重要な情報である．

1）問診

夜尿の頻度（1週間または1か月あたり），LUTSを示唆する昼間の症候の有無（排尿を無理に我慢する様子，トイレに駆け込むシーンの有無，下腹部を圧迫して排尿する様子，尿線の細さ，など），一日の排尿回数（正常：4〜7回），生活リズム（夕食時間・就寝時間・起床時間），下校後の習い事・塾の有無，便秘の有無を確認する．その他，二次性夜尿症の誘因となる恐怖体験（被災・事故），環境変化（転居・転

6●夜尿症

表2 warning signs とその対応

warning signs	対応
体重減少・成長障害・悪心	血清クレアチニン，尿糖のチェック 身体診察
異常な口渇・夜間多飲	尿糖のチェック（血清クレアチニン，早朝尿浸透圧） 飲水記録のチェック 身体診察
急に出現した二次性夜尿症	尿糖のチェック 身体診察，精神的なストレス
酷いいびき・睡眠時無呼吸	耳鼻咽喉科へのコンサルテーション 身体診察
排尿困難（弱い尿線・排尿開始困難）	尿流量検査（ウロフロメトリー），残尿のチェック 身体診察

（Nevéus T, et al.：J Pediatr Urol 16：10-19，2020 より一部改変）

校・同胞誕生），悲哀体験（死別・両親の離婚）などにも配慮する．

2）検査

初期診療では必ず尿検査（比重・浸透圧，定性，沈査）を行い，尿路感染症や腎疾患の鑑別を行なう．夜尿以外に症状のない患者には血液検査，腹部 X 線検査，腹部超音波検査は必須ではない[13]．一方，初期診療において ICCS の提唱する warning signs を認めた場合にはただちに精査を進める（表2）[14]．

6　夜尿症の合併症・併存症

一次性夜尿症患者の多くは，夜尿以外の症状を有さないことが多いが，一部には随伴症状を有し，それが基礎疾患や併存症の診断に有用なことがある．

1）LUTS

前述（表1）にあげた LUTS は，小児の夜尿症患者の約 25 ％に合併する．また夜尿症患者の 10〜20 ％に昼間尿失禁も認める．また昼間尿失禁に加えて，突然の尿意切迫感，残尿，頻尿などを合併しているようであれば，膀胱機能障害や神経因性膀胱などの下部尿路の異常を考慮する．

2）便秘・便失禁

近年，夜尿症や昼間尿失禁に関連する「膀胱機能の問題」と，便秘をはじめとした「排便の問題」の両者を関連づけて考える概念として機能性排尿排便障害（BBD）が注目されている．BBD は「下部尿路異常症状と腹部腸管異常所見の両者を認めるもの」と定義されるが，便秘に起因する直腸の拡張および膀胱の直接圧迫は夜尿症や昼間尿失禁の重症度を悪化させ，治療効果を損なう可能性がある．

便秘の評価方法として，ROMA IV 診断基準（4 歳以上）やブリストル式便性スケールなどを用い，具体的に把握する[13]．また便失禁も伴う夜尿症や昼間尿失禁では，重症 BBD の可能性を念頭におく．

3）神経発達症（発達障害）

神経発達症，とくに注意欠如・多動症（ADHD）は夜尿症と同様に小児期に頻度の高い疾患であるが，夜尿症との併存率も高く，約 20〜30 ％に及ぶ．逆に ADHD の小児は対照小児に比較して，6 歳時で 2.7 倍，10〜11 歳時で 2.6 倍，夜尿症を併存する頻度が高い．もともと夜尿症と ADHD が合併している場合（一次的併存）と，ADHD の二次的な不適応症状して夜尿症を引き起こしている，もしくは悪化させている場合（二次的併存）がある．前者では，中枢神経の未熟性による排尿機能の未成熟と発達特性に応じた指導が必要となり，後者の場合には，それらに加えて二次的症状を引き起こした心因に対する心理的ケアが必要となる．また夜尿症治療に必要な生活指導の順守不履行や，怠薬が ADHD に起因している場合には，夜尿症の治療よりも ADHD の治療を優先する[15]．

7　治療

患者・保護者が望む場合は，単一症候性と非単一症候性に分かれた診療アルゴリズム（図3）[16]に従って治療を行う．治療には生活指導，薬物療法，アラーム療法，がある．適切な生活リズムの獲得はその後の治療成功の可否に大きく影響するため，生活指導は夜尿症患者に対して必須であり，また全ての

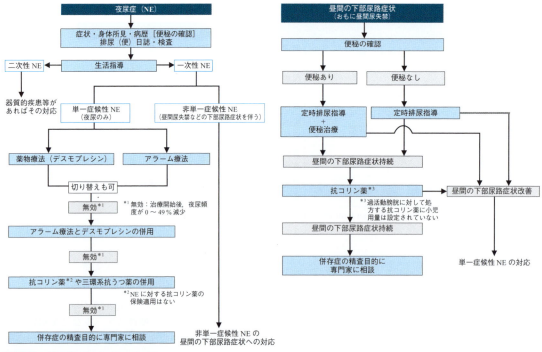

図3 夜尿症の診療アルゴリズム
(日本夜尿症学会(編):夜尿症の診療アルゴリズム.夜尿症診療ガイドライン2021,診断と治療社,XiV-XV,2021から引用)

治療が終了するまで継続させる．

1) 生活指導

規則正しい生活は，夜尿症診療の上で基本であるが，生活指導を含む行動療法で夜尿症が改善するのは約20％であり，残りの約80％では夜尿が持続する．そのため，漫然と生活指導のみを行うことは避け，患者と保護者が希望する場合には，早期にデスモプレシンやアラーム療法を並行して行う．

a 排尿・排便日誌の記録

夜尿の有無，昼間尿失禁の有無，排便の有無，日中の排尿回数などを患者本人に記録させる．治療モチベーションを向上させるためにご褒美(報酬)を設定することは許容される．報酬については「夜尿があったか(失敗)？　なかったか(成功)？」に対して設定せず，努力目標を達成できた場合に報酬を与えるようにする(例：就寝前のトイレに忘れないで行けた，丁寧に排尿・排便日誌を記入できた，夕食後の水分摂取を控えられた，など)．逆に，夜尿があった日に叱責したり，ペナルティを与えたりすることは禁忌である．

b 睡眠中に強制的に起こしてトイレへ行かせない

本人の自発的な尿意覚醒を除いて，無作為に強制的な中途覚醒をしないようにする．夜間蓄尿量増加の妨げになることや，心拍数や血圧の変動によってむしろ夜間尿量が増えることが想定されている．一方，宿泊行事中の数日間であれば，引率者に依頼し，緊急避難的に夜間に起こして排尿させることは許容される．

c 水分摂取を控える

水分摂取は就寝2時間前から控える．また抗てんかん薬や抗アレルギー薬など，他疾患の治療のための内服薬が必要な場合は，できるだけ少量の水分で服用させる．剤型変更が可能なものは口腔内崩壊(orally disintegrating：OD)錠を選択する．どうしても水分を欲しがる場合には，氷をなめるなど代替案を提示する．

d がまん訓練は原則行わない

従来は，夜尿症に対する生活指導の一環として，日中の排尿を意図的に我慢させ，尿意が限界に近づいてから排尿させるいわゆる「がまん訓練」が一般的に行われてきた．しかし，①膀胱機能の発達段階にある小児には非生理的な訓練であること，②膀胱容量の増大は得られるが，夜尿日数は減じないこと[17]，③膀胱尿管逆流や膀胱機能異常などの併存症がある場合に病態を悪化させる可能性があること，などの懸念から単一症候性夜尿症に対する生活指導としては，原則行わない．

ただし，非単一症候性夜尿症で低膀胱容量の児に対しては，医師や看護師の指導が行き届くことを前提に，限定的に行うことは許容される．

2) 単一症候性夜尿症の治療

単一症候性夜尿症の治療法には，デスモプレシン，アラーム療法，その他(抗コリン薬，三環系抗うつ薬)がある(図3)．わが国のガイドラインでは，デスモプレシンとアラーム療法を推奨度1(強く推奨)/エビデンスレベルA(ランダム化比較試験により，効果の推定値に強く確信がある)に位置づけている[18]．これらの治療でも改善が乏しい場合には，アルゴリズムに従い，その他の治療薬(抗コリン薬や三環系抗うつ薬)の併用を検討する．

a デスモプレシン(ミニリンメルト® OD錠)

薬物療法の第一選択である．保険診療の上では「尿浸透圧あるいは尿比重の低下に伴う夜尿症」が適用となっている．わが国では簡便性と安全性からOD錠が推奨されている．就寝前に服用する(必ず舌下で溶かす)と腎集合管 V_2 受容体を介して，血管側に自由水を再吸収する機序で夜間尿量が減少する．初期投与量はミニリンメルト® OD錠 120 μg で開始し，1～2週間で効果不十分であれば 240 μg へ増量する[19]．有効率は約70％と高い．

副作用として頭痛，悪心，嘔吐など希釈性低ナトリウム血症(水中毒)の症状出現に留意する．水中毒を避けるために服用1時間前から8時間後までの飲水量を 240 mL 以内に，あるいは就寝1時間前の飲水量を 200 mL 以内に制限する．逆に水分摂取を必要とする場面(発熱や下痢があるとき，夕方以降の激しい運動後，など)では，一時的に服用を中止する．宿泊行事に持参する児もいるため，引率者に対しても本剤の性質や副作用について周知しておく．

b アラーム療法

センサーを介して，尿漏れのタイミングで音やバイブレーションが作動し，夜尿症患者を覚醒させるという，非薬物治療の第一選択である．尿漏れのタイミングで起こす介入治療であり，前述の無作為な強制的な中途覚醒とはまったく異なる．効果発現の機序は明らかではないが，毎晩尿を漏らした瞬間を本人に認識させることで，徐々に夜間蓄尿量が増加する．その他，夜間の尿産出量の減少，尿道括約筋の反射的収縮による排尿抑制，夜間尿の濃縮度が高くなる，などの機序が想定されている．本治療法の有害事象の報告はない．ただし，コストは自己負担であり(保険診療外)，治療モチベーションが低いと高率に継続困難(ドロップアウト)に陥りやすい．多くの夜尿症患者はアラーム音でも起きられないため，同居人が代わりに起こす，など周囲の協力が必要となる．

アラーム療法も有効率は約70％と高いが，本治療法が適さないケースとして①夜尿日数が少ない患者(週に1～2回)，②保護者が負担に感じ，精神的に困難な場合，③保護者が患者に対して怒りを示し責める場合，④患者・保護者ともに意欲の低い場合，⑤一晩に複数回の夜尿を認める場合，があげられる[14]．

c その他(抗コリン薬，三環系抗うつ薬)

デスモプレシンやアラーム療法，もしくはその両者の併用でも改善が乏しい無効例に対して，抗コリン薬や三環系抗うつ薬の併用を考慮する．

抗コリン薬は膀胱に発現するアセチルコリン受容体に拮抗作用があり，膀胱の過度な収縮を抑える働きがある．副作用として抗コリン作用による口渇や便秘に注意する．なお本剤は，夜尿症に対する保険収載はなく，小児に対する薬用量の設定もない．ICCSの総説には，小児の夜尿症に対して，①トルテロジン 2～4 mg，②オキシブチニン 2.5～5 mg，③ソリフェナシン 5～10 mg，④フェソテロジン 4～8 mg の就寝前の服用が紹介されている[14]．

三環系抗うつ薬は，夜尿症に対する効果が大きく，古くから保険収載されているが，明確な作用機序は明らかではない．抗うつ効果に加え，抗コリン作用，睡眠リズムの調節(レム睡眠の抑制)，ノルアドレナリン系の神経伝達物質の取り込み阻害，抗利尿ホルモンの分泌刺激作用などの複合要因が想定されている．エビデンスレベルは高く，有効な薬物療法ではあるものの，心毒性など副作用発現の懸念から推奨度は高くない[18]．わが国では，①クロミプラミン，②イミプラミン，③アミトリプチリンの処方が可能である．いずれも初回投与量は 10 mg で，1週間後に効果が乏しければ，体重 25 kg 未満の児は 20 mg，25 kg 以上の児は 25～30 mg へ増量する[18]．

3) 非単一症候性夜尿症の治療

夜尿に加え，昼間尿失禁をはじめとする何らかのLUTSがある非単一症候性夜尿症の患者に対しては，まず昼間のLUTS改善を優先する(図3)．

便秘を認める場合にはBBDの併存を念頭に，緩下薬などで積極的に治療する．また定時排尿訓練(決まった時間に排尿する習慣)を導入し，蓄尿と排尿の感覚を意識させる．これらの効果が乏しけれ

ば，抗コリン薬を開始する（ただし，副作用による便秘に留意する）．LUTS がある程度改善したら，単一症候性夜尿症のアルゴリズム（図3）に従って，治療を継続する．昼間の症状が改善しない場合には神経発達症のほか，何らかの泌尿器科的疾患の併存を考慮する．

4）その他の治療法

近年，小児の夜尿症に対して選択的 β_3 受容体選択薬の有効性が注目されている[20]．作用機序は，膀胱平滑筋に多く発現するアドレナリン受容体サブタイプ β_3 受容体に選択的に作用し，膀胱を弛緩させ蓄尿量を増大させる．わが国で処方可能な選択的 β_3 受容体選択薬には，ミラベグロンとビベグロンがあるが，後発のビベグロンはミラベグロンと異なり，生殖器への有害事象がなく，添付文書上も併用禁忌薬剤がない．しかし，保険収載されている効能・効果は「過活動膀胱における尿意切迫感，頻尿及び切迫性尿失禁」であり，夜尿症への保険適用はなく，また小児への用法・用量は設定されていない点に留意する．

その他の治療選択肢として，漢方薬，電気・磁気刺激療法（神経変調療法），経尿道的ボツリヌス毒素膀胱壁内注入療法（注：夜尿症および15歳未満への適応なし）などがあげられるが，現時点でこれらの夜尿症に対する有用性のエビデンスレベルは低い[20]．

8 治療中止の方法・タイミング

夜尿症治療の中止基準やその具体的な方法・タイミングは，ガイドラインには定められていない．以下，筆者の提案を紹介する．

a デスモプレシン単独

ミニリンメルト® OD錠240 μg 服用下で2週間程度，夜尿を認めなくなったら120 μg へ減量を試みてから中止する．不安の強い患者には，120 μg の隔日服用や60 μg の連日服用を一定期間経験させ，夜尿の再燃がないことを確認してから中止する（注：60 μg 製剤は夜尿症への保険収載はないため，120 μg を半量にするなど工夫が必要）．

b アラーム療法単独

夜尿を連続14日間以上で認めなくなったのを確認した後，あえて水分摂取を行う over learning の期間を経て中止したほうが，中止後の再発率が低い[17]．

c デスモプレシンとアラーム療法の併用

先にデスモプレシンを漸減中止し，あえて夜間尿量を増加させる．その後のアラーム療法単独での経過を観察し，夜尿を連続14日間以上で認めなくなったのを確認した後，アラーム療法を中止する．

9 予後

夜尿症の予後としては，治療介入をしなくても思春期までに1年間に14％ずつ自然軽快していく．しかし生活指導をはじめとする介入によって，自然経過に比べて治癒率を2〜3倍高めることができ，1年後の治癒率は未介入の症例では10〜15％に対し，治療介入群では約50％が治癒する[6]．このことからも治療意欲のある患者・保護者に対する夜尿症への治療の意義は明らかである．

夜尿症の遠隔期における影響として，学童期に夜尿症があった場合には成人期の夜間多尿，夜間覚醒排尿と関連することが横断的・縦断的研究で示されている[21]．

文献

1) Theunis M, et al.：Eur J Urol 41：660-667, 2002
2) Hagglof B, et al.：Scand J Urol Nephrol 183：79-82, 1997
3) Wen JG, et al.：Eur Urol 49：1107-1113, 2006
4) Butler RJ, et al.：BJU Int 96：404-410, 2005
5) Kajiwara M, et al. Int J Urol 13：36-41, 2006
6) 日本夜尿症学会（編）：夜尿症の頻度（有病率）と経過．夜尿症診療ガイドライン2021，診断と治療社，11-13，2021
7) 日本夜尿症学会（編）：夜尿症の定義，原因，分類．夜尿症診療ガイドライン2021，診断と治療社，2-10，2021
8) Austin PF, et al.：J Urol 191：1863-1865, E13, 2014
9) Karamaria S, et al.：Front Pediatr 10：862248, 2022
10) Névéus T, et al.：Int J Urol 24：174-182, 2017
11) 松本成史，他：夜尿症研究 19：43-47，2014
12) Bader G, et al.：Sleep 25：579-583, 2002
13) 日本夜尿症学会（編）：夜尿症の初期診療．夜尿症診療ガイドライン2021，診断と治療社，14-27，2021
14) Névéus T, et al.：J Pediatr Urol 16：10-19, 2020
15) 日本夜尿症学会（編）：注意欠如・多動症（ADHD）を併存する夜尿症に対して，ADHDの治療は推奨されるか？．夜尿症診療ガイドライン2021，診断と治療社，126-130，2021
16) 日本夜尿症学会（編）：夜尿症の診療アルゴリズム．夜尿症診療ガイドライン2021，診断と治療社，XiV-XV，2021
17) Van Hoeck KJ, et al.：J Urol 178：2132-2136, 2007
18) 日本夜尿症学会（編）：単一症候性夜尿症の治療総論．夜尿症診療ガイドライン2021，診断と治療社，28-40，2021
19) 日本夜尿症学会（編）：夜尿症の診療においてデスモプレシンは推奨されるか？．夜尿症診療ガイドライン2021，診断と治療社，97-103，2021
20) 日本夜尿症学会（編）：その他の治療総論．夜尿症診療ガイドライン2021，診断と治療社，11-13，2021
21) Negoro H, et al.：Neurourol Urodyn 40：326-333, 2021

（西﨑直人）

II 各論　第5章　高血圧症

1 小児の高血圧 —測定方法，基準値，疫学

1 測定方法

高血圧の診断には，正しい血圧測定が必要である．電子圧力柱（擬似水銀）血圧計またはアネロイド血圧計による聴診法，あるいは聴診法と同程度の精度を有するオシロメトリック法による上腕式自動血圧計による測定が推奨される．小児では適切なカフを選択することが大切である．カフ内ゴム嚢の幅は，上腕周囲長の40％以上，長さは上腕周囲を80％以上取り囲むものが推奨されている．目安として，3〜6歳未満は7cm幅，6〜9歳未満は9cm幅，9歳以上は成人用を用いる．測定時の条件として，①静かで適当な室温の環境，②背もたれつきの椅子に足を組まず座って数分の安静後，③会話をかわさない．④測定前にカフェインの摂取を行わない．がある．測定方法としして，①カフ位置は，心臓の高さに維持．②急速にカフを加圧する．③カフ排気速度は，2〜3mmHg/拍あるいは秒，④聴取法ではコロトコフ第I相を収縮期血圧，第V相を拡張期血圧とする．測定回数は，1〜2分の間隔をあけて3回連続測定し，2, 3回目の平均値，あるいは3回目の測定値を採用することが望ましい．ただし，高血圧のスクリーニング目的では，1回測定し，基準値よりも高値の場合のみ2回目の測定をする方法もある．

2 基準値

小児の高血圧の基準値は，健常小児の血圧分布の95パーセンタイル値で設定される．小児の血圧は，身長増加がある間は，身長と強く関連する[1]．したがって，小児の血圧の基準値は，性別，年齢別，身長パーセンタイル別に設定することが望ましい．米国小児科学会ガイドラインAPP2017では13歳未満で，そのように基準値を設定している[2]．一方，日本人健常小児を対象にした血圧と身長の関連が報告されているが，十分なエビデンスではないため，日本では身長を考慮した高血圧診断基準はない[3]．

小児の年代別，性別高血圧基準を表1に示す[3]．この基準は，小児生活習慣病予防健診での，原則1回測定の血圧値をもとに作成されている．3回以上の異なる機会の血圧測定で，この基準値以上の場合，小児の高血圧と判定する[3,4]．

日本人小児の高血圧に関する明確な血圧管理基準はないが，「エビデンスに基づくCKD診療ガイドライン2013」では，小児CKDの血圧管理基準目標値をAAP2004の基準の50％身長の性別年齢別血圧の90パーセンタイル以下としている（表2）[5]．また，その基準値を身長および年齢から算出する近似式も提唱されている[6]．一方，AAP2017の身長25パーセンタイルが，日本人小児の身長を近似しているため，その基準を利用とする方法もある．腎疾患や循環器疾患や糖尿病などの治療管理にはこれらの血圧管理基準値を参考に診療する．

3 疫学

日本人健常小児を対象にした1機会での複数回の

表1　小児の年代別，性別高血圧基準

		収縮期血圧 (mmHg) 高血圧	拡張期血圧 (mmHg) 高血圧
幼児		120	70
小学校	低学年	130	80
	高学年	135	80
中学校	男子	140	85
	女子	135	80
高等学校		140	85

（日本高血圧学会：高血圧治療ガイドライン2019作成委員会：小児の高血圧．高血圧治療ガイドライン2019．ライフサイエンス出版, 164-167, 2019より引用）

II 各論　第 5 章　高血圧症

表2　米国小児高血圧ガイドラインにおける 50 パーセンタイル身長小児の性別・年齢別血圧基準値

年齢 (歳)	男児			女児		
	90th	95th	99th	90th	95th	99th
1	99/52	103/56	110/64	100/54	104/58	111/65
2	102/57	106/61	113/69	101/59	105/63	112/70
3	105/61	109/65	116/73	103/63	107/67	114/74
4	107/65	111/69	118/77	104/66	108/70	115/77
5	108/68	112/72	120/80	106/68	110/72	117/79
6	110/70	114/74	121/82	108/70	111/74	119/81
7	111/72	115/76	122/84	109/71	113/75	120/82
8	112/73	116/78	123/86	111/72	115/76	122/83
9	114/75	118/79	125/87	113/73	117/77	124/84
10	115/75	119/80	127/88	115/74	119/78	126/86
11	117/76	121/80	129/88	117/75	121/79	128/87
12	120/76	123/81	131/89	119/76	123/80	130/88
13	122/77	126/81	133/89	121/77	124/81	132/89
14	125/78	128/82	136/90	122/78	126/82	133/90
15	127/79	131/83	138/91	123/79	127/83	134/91
16	130/80	134/84	141/92	124/80	128/84	135/91
17	132/82	136/87	143/94	125/80	129/84	136/91

収縮期/拡張期血圧（mmHg）

（National High Blood Pressure Education Program Working Group on High Blood Pressure in Children and Adolescents：Pediatrics 114：555-576, 2004／日本腎臓学会（編）：小児 CKD の治療．エビデンスに基づく CKD 診療ガイドライン 2013，東京医学社，190-192，2013 より）

血圧測定値で**表1**の基準で高血圧と判定される頻度は，0.1〜5.5％である[2,7]．一方，原則 1 回の測定値では，0.59〜3.75％である[8]．また，原則 1 回の測定値で，APP2017 の血圧基準で高血圧と判定される頻度は 1 機会で 1.4〜11.6％であり[9]，3 機会では，2.3％であった[4]．

文献

1) Kikuchi T：Clin Exp Pediatr 65：283-290, 2022
2) Flynn JT, et al.. Pediatrics 140：e20171904, 2017
3) 日本高血圧学会高血圧治療ガイドライン 2019 作成委員会：小児の高血圧．高血圧治療ガイドライン 2025．ライ

フサイエンス出版，164-167，2019
4) Bell CS, et al. Hypertension 73：148-152, 2019
5) 日本腎臓学会（編）：小児 CKD の治療．エビデンスに基づく CKD 診療ガイドライン 2013，東京医学社，190-192，2013
6) Shirane S, et al. Acta Paediatr 113：1373-1375, 2024
7) Hayashi T, et al. Cureus 14：e26377, 2022
8) 東京都予防医学協会：小児生活習慣病予防健診．東京都予防医学協会，2024（https://www.yobouigaku-tokyo.or.jp/nenpo/pdf/2024/08.pdf）2024 年 9 月 1 日アクセス
9) Azegami T, et al.：Hypertens Res 47：184-194, 2024

（菊池　透）

Ⅱ各論　第5章　高血圧症

2 一次性高血圧(本態性高血圧)の病態，診断，治療

1 定義・概念

　一次性高血圧(本態性高血圧)は原因が明らかでない高血圧の総称であり，小児の高血圧の原因の約90％を占める．わが国で，健常小児を対象に血圧健診を行うと，小中学生の約0.1〜3％に高血圧が見出される．世界の小児人口における高血圧の推定有病率は約4.0％，小児高血圧予備軍は9.7％と報告されている．ただし，このような高血圧の有病率は，採用する高血圧基準値による影響を受け，現在世界で最も多く使用されている2017年発表の米国小児科学会の小児高血圧規準(AAP2017)[1]を用いた場合，2016年発表の欧州高血圧学会ガイドライン(ESH2016)[2]や，わが国の高血圧判定基準(JSH2019)[3]を用いた場合と比較し高血圧の有病率が高くなることが知られている．
　小児の本態性高血圧は成人に比べて明らかに少ないものの，高頻度に成人高血圧に移行することや，成人と同様に動脈硬化や心臓左室肥大などの心血管系障害(CVD)をきたすこと，さらに種々の慢性疾患の予後不良因子であることなどが知られ，小児期の本態性高血圧を適切に診断し管理することはきわめて重要である．

2 病因・病態

　一次性高血圧(本態性高血圧)の病態には，遺伝的要因に加えて，生後の生活環境，食事や運動，嗜好などの生活習慣の影響が複合的に関与する．
　血圧は心拍出量と抹消血管抵抗によって規定され，心拍出量には交感神経系の働きが，血管抵抗には血管の柔軟性(収縮性)と後負荷がそれぞれ関与する．それぞれの要素が，多岐にわたる因子によって調節され発症すると考えられている(図1)．

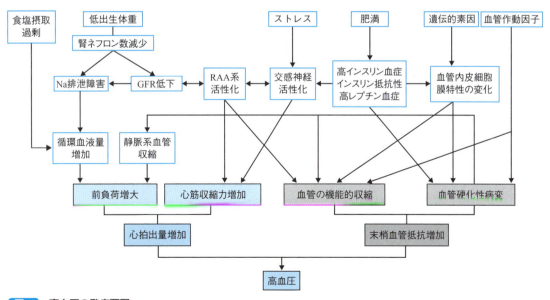

図1　高血圧の発症要因
RAA系：レニン-アンジオテンシン-アルドステロン系

1) 生活習慣病(肥満)

種々の高血圧発症要因の中でも，最も重要なリスクファクターと考えられているのが肥満であり，肥満度が増すほど高血圧の有病率も高くなることが示されている[1-4]．

肥満小児における高血圧の機序として，長身者でみられる高血圧と同様に抹消循環を維持するための生理的な交感神経系の活動亢進や，内臓脂肪の蓄積によって生じるインスリン抵抗性とそれによる血管内皮障害と血管収縮，脂肪組織から分泌されるレプチンの作用によるレニン-アンジオテンシン-アルドステロン(RAA)系の活性化などが考えられている[5]．

小児肥満の増加は世界的な社会問題となっているが，わが国においても，一時横ばいにあった肥満傾向児の発生頻度が，新型コロナ感染症の流行が発生した2019年頃より男女とも再び増加に転じている．食事の欧米化やSNS，ゲームの普及などに加え，新型コロナ感染症の蔓延による運動会などの集団活動の制限などによる日常生活における運動量の低下が，肥満とそれに伴う高血圧の重要なリスク因子となっている．また，出生直後からの高栄養人工乳摂取や幼児期の欧米型の塩分や飽和脂肪酸を多く含む食事などが，肥満や高血圧を含むメタボリックシンドロームの発症に寄与している．

2) 食塩過剰摂取

塩分の過剰摂取は循環血液量の増加をもたらし，前負荷が増大することによって心拍出量が増加し血圧を上昇させる．高血圧の小児を対象とした6つの研究のメタアナリシスでは，1日のNa摂取量が1g増えるごとに，収縮期血圧が6.3 mmHgと拡張期血圧が3.5 mmHg上昇することが示されている[6]．食塩の過剰摂取は小児高血圧の重要なリスク因子といえる．

3) 遺伝要因(高血圧家族歴)

全高血圧患者の70～80％に高血圧の家族歴が認められ，小児高血圧に限っても約50％に家族歴がみられる．これまで高血圧の原因となる遺伝子(責任遺伝子)は数多く発見されているが，本症が様々な生活習慣や環境因子が複雑に絡み合って発症するため，親から受け継ぐ「高血圧体質」の基盤となる責任遺伝子は明らかになっていない[7]．

4) 低出生体重

近年の疫学研究により，低出生体重が小児期から成人期にかけての血圧上昇に影響し，高血圧のリスク要因となることが示されている．その機序の一つとして，胎児期に子宮内環境の悪化により栄養不足に陥った胎児は成長を最適化するために血管の構造や機能を変化させ，さらにこの適応が出生後も持続し，血管の硬化や内皮機能の障害を引き起こす結果，高血圧を誘発すると考えられている．このことは現在，将来の健康や特定の病気へのかかりやすさは，胎児期や生後早期の環境の影響を強く受けて決定される」というDevelopmental Origins of Adult Disease(DOHaD)として注目されている[8]．

その他の機序として，低出生体重児や早産児にみられる腎ネフロン数の減少によるNa排泄能の低下やRAA系の活性化，胎児期の栄養不足やストレスに起因するDNAメチル化などのエピジェネティックな変化が長期的に血圧調節に影響することなどが考えられている．

3 臨床所見

小児本態性高血圧の多くは無症状であり，定期健診や学校健診などで偶然発見される場合が多い．思春期以降に有病率が上がり，試験勉強などのストレスや疲労に伴い，頭痛やめまい，のぼせ感，全身倦怠感などの症状がみられることがある．また，重度の高血圧が持続した場合には眼底に異常をきたし，視覚異常や視力低下を認める．長期にわたる高血圧は，左室肥大などの心血管系や腎機能にも変化をもたらし，健診で心電図異常や尿蛋白を認め発見されることもある．

4 診断と検査法

小児本態性高血圧の診断は，年齢，体重，家族歴，高血圧の程度の把握および二次性高血圧の除外が必要である．高学年(思春期以降)に頻度が高く，肥満の合併や濃厚な家族歴がある場合が多い．また，高血圧の程度は軽度であることが多く，発症年齢が低く血圧が高いほど二次性高血圧の頻度が高くなる．

わが国の小児高血圧診断基準は，日本高血圧学会(JSH)から本邦小児の血圧診断データに基づいた健診用と管理用の二つの高血圧基準値が示されている．AAP2017[1]やESH2016[2]などの海外のガイドラインでは，高血圧を「年齢別，性別，身長別の血圧値分布の95パーセンタイル以上の血圧」と定義しており，成人と同様に血圧値によりステージ分類されている．本邦ガイドラインの健診用高血圧判定基準

2 ● 一次性高血圧（本態性高血圧）の病態，診断，治療

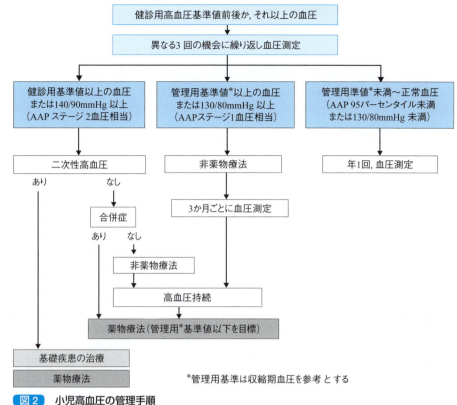

図2　小児高血圧の管理手順
AAP：米国小児科学会小児高血圧規準
（日本高血圧学会高血圧治療ガイドライン作成委員会：小児の高血圧．高血圧治療ガイドライン2019，ライフサイエンス出版，164-167，2019 より改変）

はAAP2017のステージ2高血圧に相当し，管理用基準における収縮期血圧はステージ1の数値とほぼ一致しているが，拡張期血圧についてはAAP基準と比較し低く設定されている．これはAAPが聴診法に基づく血圧測定値を用いているのに対し，JSH基準はオシロメトリック式自動血圧計による測定値を元にしているという違いによって生じていると考えられている．近年，血圧計メーカーによるオシロメトリック式血圧計の検証が進められており，聴診法との測定差は小さくなっている．

小児本態性高血圧の診断には正確な血圧測定が不可欠であるが，小児は年少であるほど血圧測定の経験がなく，測定値の変動が大きいため1回の測定では正確な判定が困難である．可能なかぎり3回以上の測定を行い，安定した2回の測定の平均値または最低値を採用する．また，異なる機会で3回以上の血圧測定により判定することが推奨されている[1,2]．

高血圧の診断のより確実な判定には，24時間外来血圧モニタリング（ABPM）や家庭血圧測定（HBPM）など診察室以外での血圧測定が有用である[1,2]．特に小児に頻度の高い白衣高血圧や，慢性腎臓病（CKD）や糖尿病などを合併している場合に頻度が高い仮面高血圧の鑑別に有用である．

5　治療法

小児高血圧の管理基準を図2に示した．小児の本態性高血圧は軽症例がほとんどであるが，特に思春期以降の小児では，高血圧基準に満たない90パーセンタイルを超えた時点から，すでに左室肥大などCVDを認めることや，成人本態性高血圧に移行し中年期以降のCVD発症リスクになることを示唆するエビデンスが蓄積されている[1,2,9]．したがって，90パーセンタイル以上または思春期以降では120/80 mmHgの正常血圧値の上限を超えた全ての小児が治療の対象となり，食事や運動などの生活指導を含めた非薬物療法を開始することが望ましい．

前述したように，わが国の健診用高血圧基準はAAP2017のステージ2（95パーセンタイル＋12，または140/90 mmHg以上）に相当するため，健診上基

Ⅱ各論　第5章　高血圧症

表1　小児高血圧症の治療に使用する主な降圧薬

一般名	使用量	最大量
Ca拮抗薬		
アムロジピン*	6歳以上 2.5 mg，分1，適宜増減	5 mg/日
ニフェジピン	0.25〜0.5 mg/kg，分1〜2	3 mg/kg/日，60 mg/日
ニカルジピン	0.5 μg/kg/分で開始，1〜3 μg/kg/分で静注	6 μg/kg/分
ACE阻害薬		
エナラプリル*	生後1か月以上 0.08 mg/kg/日，分1	10 mg/日
リシノプリル*	6歳以上：0.07 mg/kg/日，分1	20 mg/日
カプトプリル	0.3〜0.5 mg/kg/回，1日3回	6 mg/kg/日，150 mg/日
アンジオテンシンⅡ受容体拮抗薬（ARB）		
ロサルタン	0.7〜1.4 mg/kg/日，分1	1.4 mg/kg/日，100 mg/日
バルサルタン*	6歳以上 体重35 kg未満 20 mg/日，分1 体重35 kg以上 40 mg/日，分1	35 kg未満：40 mg/日 35 kg以上：160 mg/日
カンデサルタン*	1〜6歳未満　0.05〜0.3 mg/kg/日，分1 6歳以上　2〜8 mg	12 mg/日（腎障害を伴う場合は8 mg/日）
アジルサルタン*	6歳以上 体重50 kg未満　2.5 mg/日，分1で開始 体重50 kg以上 5 mg/日，分1で開始	50 kg未満：20 mg 50 kg以上：40 mg

*わが国で小児高血圧症に対して保険適用を有する薬剤

準にて一次スクリーニングで高血圧と判定された場合は，AAP2017のステージ1（95パーセンタイル以上または130/80 mmHg以上）に相当する管理用基準値を目標として管理するのが妥当と考えられる．ただし管理用基準値の拡張期血圧についてはAAP基準値と比較し低いことを考慮する必用がある（**図2**）．

また，血圧上昇と体重の関連はすでに幼児期から認められ，2〜5歳の幼児でも血圧はBMIの増加とともに上昇することが示されている．したがって，小児の血圧上昇は早期診断，早期介入が重要であり，欧米のガイドラインでは3歳から定期的な血圧健診を行うことを勧めている[1,2]．

1）食事療法

肥満の原因となる塩分や脂肪を多く含む食事やファストフードなどの高カロリー食を控える食生活の是正は高血圧の非薬物療法として極めて重要かつ有用である．低塩食と同時に，塩分の尿中排世を促す作用があるKを多く含む野菜や果物の積極的な摂取を勧める．

2）運動療法

運動療法は，小児本態性高血圧の管理において重要であり，特に高血圧の主要な要因である肥満の解消や予防に運動療法は不可欠である．高血圧に対しては，水泳，ジョギング，サイクリング，ダンスなどの有酸素運動が推奨される．また，ヨガやスト

レッチングなどの柔軟運動も効果的である．しかし，日頃からSNSやゲームなどで運動不足の児は運動が苦手な場合が多く，野球やサッカーなど患児が積極的に参加できる運動を取り入れるといった工夫が必要である．

特に肥満を伴わない小児の高血圧に対しても，運動強度が強いほど，また運動時間が長いほど血圧の低下に効果的であることが示されている．1回30〜60分，週3回程度の定期的な運動が推奨される[1,2]．

3）薬物療法

非薬物療法による高血圧の改善が得られない場合や，高血圧診断時にすでに左室肥大などの高血圧性標的臓器障害の合併がみられる例では薬物療法を開始する．降圧薬はカルシウム拮抗薬やアンジオテンシン変換酵素阻害薬（ACEI），アンジオテンシンⅡ受容体拮抗薬（ARB）が第一選択となり，可能な限りわが国で保険適用を有する薬剤から優先的に使用する（**表1**）．特にCKDや肥満関連腎症などの腎疾患や糖尿病を合併している小児には，特に禁忌事項が無い限り，ACEIまたはARBを第一選択とする．ただし，ACEIやARBは催奇形性を有するため，思春期以降の女児に使用する場合は注意を要する．

いずれの薬剤も少量から開始し，過度の血圧低下や頭痛，血清K値の上昇などの副作用の有無を確認しながら増量する．また，薬物療法中も運動や食事療法などの非薬物療法を併用することがより効果的

である．血圧のコントロールがつけば，漸減・中止し，再び非薬物療法に戻って経過をみてゆく．

6 予後と長期管理

小児の高血圧は，高率に成人高血圧に移行するほか，左室肥大などの CVD リスクを合併する[1,2,9]．治療を開始した小児においては定期的な血圧モニタリングによる治療評価とともに，CVD 出現の有無を監視することが重要である．年長児になるほど社会的なストレスに暴露される機会が増え，生活習慣や食習慣の是正が困難となることから，早期からの介入が望まれる．また，高血圧発症のリスクはすでに胎児期に起源を発する可能性や，出生後の栄養や幼児期の食生活，さらに保護者の喫煙など家庭環境が幼児期からの小児高血圧と関連することから，保護者の意識改革を含む家族ぐるみの管理が重要となる．

7 最近の話題：小児高血圧の治療目標

前述したように，90 パーセンタイル以上（思春期以降では 120/80 mmHg 以上）の正常血圧値上限を越えると CVD 発症リスクが増加することから，高血圧の治療目標は 90 パーセンタイル未満（または 120/80 mmHg 未満）に設定することが望ましい．しかし，わが国では年齢または身長別の 90 パーセンタイルの血圧基準値がなく，適切な血圧の管理目標値を定めるのが困難である．そのため，近年，わが国においても AAP2017 の血圧基準を日本人小児の血圧基準値として用いることの整合性の検証や，AAP2017 基準を用いた疫学研究などの報告が増えている．AAP2017 では，肥満や体重過多の小児を除外した，正常体重の小児の血圧を基にした血圧基準値が採用されており，日本人小児との体格の違いによる年齢別基準値の差は縮小している．さらに，13 歳以上の思春期の血圧分類が簡略化され，身長によらず 130/80 mmHg 以上を高血圧として定めている．13 歳以上（思春期）を対象としたこの高血圧基準値は，わが国で JSH2004 まで用いていた正常高値血圧判定基準の中学生以上の基準値と一致しており，そのまま 13 歳以上の日本人小児に当てはめることは妥当と考えられる．一方，13 歳未満については，性別，年齢別，身長別の血圧値分布によって基準値が定められているものの，JSH の小児高血圧管理基準（95 パーセンタイル）にある収縮期血圧は，AAP2017 の 25 パーセンタイル身長における年齢別の 95 パーセンタイル基準値の収縮期血圧基準とほぼ一致する．以上を踏まえると，AAP2017 の血圧基準を日本人小児の適用することは可能と考えられる．

最近，AAP2017 の 1〜12 歳における年齢別ステージ 1（95 パーセンタイル）血圧値の近似値を計算可能な以下の計算式が発表されている[10]．

収縮期血圧（mmHg）＝ 1.5 × 年齢（歳）＋ 100（または 102），拡張期血圧（mmHg）＝ 1.5 × 年齢（歳）＋ 60

しかし，依然わが国は 90 パーセンタイル未満に相当する正常血圧基準値の設定がなく，合併症を有する小児高血圧管理の際に必要な管理目標の設定が困難である．今後，本邦小児の血圧基準値の設定または AAP2017 基準値との整合性の検証が進み，エビデンスに基づく小児高血圧診療管理が可能となることが望まれる．

文献

1) Flynn JT, et al.：Pediatrics 140：e20171904, 2017
2) Lurbe E, et al.：J Hypertens 34：1887-1920, 2016
3) 日本高血圧学会高血圧治療ガイドライン作成委員会：小児の高血圧．高血圧治療ガイドライン 2019，ライフサイエンス出版，164-167，2019
4) Hardy ST, et al.：JAMA Netw Open 4：e213917, 2021
5) Myette RL, et al.：Pediatr Nephrol 39：2337-2346, 2024
6) Rios-Leyvraz M, et al.：J Clin Hypertens（Greenwich）21：118-126, 2019
7) Olczak KJ, et al.：J Intern Med 290：1130-1152, 2021
8) Barker DJ：BMJ 301：1111, 1990
9) Falkner B, et al.：Hypertension 80：e101-e111, 2023
10) Shirane S,：et al. Acta Paediatr 113：1373-1375, 2024

（池住洋平）

Ⅱ各論　第5章　高血圧症

| 3 | 二次性高血圧の病態，診断，治療 |

1 定義・概念

　二次性高血圧とは高血圧をきたす疾患で原因が特定できるものの総称である．小児の高血圧の原因は年齢によって異なり，12歳以上では本態性高血圧が多く，12歳未満では二次性高血圧が多いという特徴がある[1]．二次性高血圧の原因は，①腎実質性，②腎血管性，③内分泌性，④心血管性（脈管性），⑤中枢神経性，⑥遺伝性，⑦薬剤性などに大きく分けられる（表1）[2]．

　日本高血圧学会による「高血圧治療ガイドライン2019（JSH2019）」では，一般的な血圧健診で得られたデータをもとに高血圧基準値が示されている[3]（各論5章1「小児の高血圧—測定方法，基準値，疫学」の表1）を参照，p.345）

2 病因・病態

1) 腎実質性高血圧

　小児の二次性高血圧は腎疾患関連のものが60〜80％を占めており，そのうち最も頻度が高いのが腎実質性高血圧である．原因として，急性・慢性糸球体腎炎，膀胱尿管逆流症や反復性腎盂腎炎に伴う瘢痕腎，先天性腎尿路異常に伴う慢性腎不全，常染色体顕性多発性嚢胞腎（ADPKD），常染色体潜性多発性嚢胞腎（ARPKD）などがあげられる．腎実質の障害では糸球体濾過量低下とともに水・塩分の体内貯留が生じることにより高血圧を呈する．また，急性糸球体腎炎を除きレニン・アンジオテンシン・アルドステロン系（RAS）の活性化により，末梢血管抵抗と循環血漿量の増大による高血圧を生じる．また多嚢胞腎では嚢胞による血管系の圧迫によってレニン産生が亢進し高血圧につながる．小児慢性腎臓病に伴う高血圧の研究では，慢性腎臓病（CKD）に加えて男性，肥満が発症のリスクファクターとなっている[4]．CKDの多くは高血圧を発症させるが，一方で

表1　二次性高血圧の原因

	主な原因疾患
腎実質性	急性糸球体腎炎，慢性糸球体腎炎，全身性血管炎（全身性エリテマトーデス，IgA血管炎など）先天性腎尿路異常，慢性腎不全，多発性嚢胞腎 52.5
腎血管性	線維筋性異形成，血管炎（高安動脈炎，川崎病），神経線維腫症Ⅰ型，もやもや病，腎静脈血栓症，hyponatremic hypertensive syndrome（HHS）
内分泌性	原発性アルドステロン症，甲状腺機能亢進症，褐色細胞腫，Cushing症候群，神経芽細胞腫
心血管性	大動脈縮窄症，大動脈炎症候群，川崎病
中枢神経性	脳炎・脳症，脳腫瘍，外傷
遺伝性	グルココルチコイド反応性アルドステロン症（GRA），ミネラルコルチコイド過剰症候群（AME），Liddle症候群，Gordon症候群，11β水酸化酵素欠損症，17α水酸化酵素欠損症
薬剤性	NSAIDs，ステロイド薬，カルシニューリン阻害薬，グリチルリチン製剤（甘草），ADHD治療薬，エリスロポイエチン製剤，分子標的薬

（山村智彦，他：診断と治療 108：513-517，2020を参考に作成）

高血圧は腎障害を進展させるため，末期腎不全にいたる悪循環が形成される．

2) 腎血管性高血圧

　小児の腎血管性高血圧で最も頻度が高いのは線維筋性異形成であり，次いで大動脈炎症候群，神経線維腫症，もやもや病などがある．血圧上昇の病態は腎動脈の狭窄によって狭窄部位より末梢側の腎血流が低下し，組織中の血流低下によりRASが活性化されることによって生じる．腹部大動脈縮窄症では，腹部大動脈の腎動脈分岐部またはその情報部の狭窄により，腎血管性高血圧と同様の症状が生じる．またカテーテル留置などの処置が血栓形成や腎動脈狭

窄の原因となったり，腫瘍病変による腎血管の圧排によって高血圧を生じたりすることもある．hyponatremic hypertensive syndrome（HHS）は片側腎虚血によって腎血管性高血圧，低ナトリウム血症，低カリウム血症，代謝性アルカローシス，蛋白尿などをきたす．患側のRASの亢進と健側での圧利尿がその病態である．

3）内分泌性高血圧

内分泌性高血圧の原因としては，小児では原発性アルドステロン症（primary aldosteronism：PA），甲状腺機能亢進症，褐色細胞腫，Cushing症候群などがあげられる．PAはその約80％が副腎腺腫によるものである．アルドステロン産生亢進による水，Na貯留から高血圧を発症する．循環血漿量は増加するためレニン産生は抑制される．またNa再吸収亢進と交換性にK排泄が亢進し低カリウム血症を呈する．甲状腺機能亢進症では甲状腺ホルモンの作用により心拍出量が増加し，動悸，心悸亢進とともに高血圧を呈する．褐色細胞腫ではカテコラミンの産生亢進による高血圧を認める．Cushing症候群は，副腎腺腫などの副腎皮質刺激ホルモン（adrenocorticotropic hormone：ACTH）非依存性のもの（狭義のCushing症候群）とACTH産生腫瘍（Cushing病など）によるACTH依存性のものに大別され，コルチゾールの過剰分泌によるCushing徴候，糖尿病などとともに高血圧を認める．

4）心血管性（脈管性）高血圧

小児においては大動脈縮窄症，大動脈炎症候群，まれに川崎病によって生じる．大動脈縮窄症は新生児期に合併する心室中隔欠損の心雑音や哺乳不良などの心不全を伴う高血圧で発見されるが，縮窄部位より下流の血流は低下し，RASの活性化が生じる．他方，下半身の血流は低下するため脚の血圧は低下している．大動脈炎症候群の高血圧の原因としては，腎血管性高血圧，大動脈狭窄性高血圧，大動脈弁閉鎖不全性高血圧，大動脈壁硬化性高血圧などが知られている．他の血管炎症候群では，結節性多発動脈炎や全身性強皮症も高血圧を合併する．川崎病ではまれに腎動脈の狭窄を生じ，高レニン性の高血圧を合併することが報告されている[5]．

5）脳・中枢神経性高血圧

脳炎，脳腫瘍，慢性・急性硬膜下血腫などの病態においては頭蓋内圧亢進に伴って徐脈と高血圧をき

たす．すなわち，頭蓋内圧亢進により脳血流が減少する結果，交感神経への刺激が生じ心拍出量が増加し血管収縮により血圧の上昇を認める（Cushing反応）．それに伴って頸動脈などの動脈の圧受容体が反応し徐脈となる病態である．

6）遺伝性高血圧

本態性高血圧は遺伝因子を含めた多因子疾患であるが，ここでは単一遺伝子変異に起因する先天性の高血圧症について述べる．尿細管での水・電解質輸送にかかわるチャネルや共輸送体遺伝子の異常が，多く同定されている（**表2**）[6]．さらにその責任遺伝子のいくつかが，本態性高血圧症における遺伝子研究の候補遺伝子として注目されている．ゲノムワイド関連解析（genome-wide association study：GWAS）を食塩感受性関連遺伝子で行った結果，日本人において食塩感受性を高める候補遺伝子型の頻度が高いことが明らかとなった[7]．

7）薬剤性高血圧

ステロイド薬はミネラルコルチコイド作用により水，Naの貯留が生じる結果，高血圧を呈する．この場合Cushing症候群に類似するinverted dipperあるいはnon-dipper型の高血圧を呈し，深夜から早朝の血圧が高くなる．またグルココルチコイド作用としてレニン基質産生増加，エリスロポエチン産生増加が高血圧傾向を助長する．NSAIDsではシクロオキシゲナーゼ阻害によりプロスタグランジン産生が阻害され，血管拡張の抑制と水，Naの貯留によって血圧が上昇する．シクロスポリンやタクロリムスといったカルシニューリン阻害薬は，腎細動脈のれん縮による糸球体血流低下や血管内皮細胞障害から高血圧を呈する．グリチルリチンはコルチゾールの代謝酵素を阻害して内因性ステロイド作用を増強させる（偽性低アルドステロン症）．悪性腫瘍治療や血管新生阻害作用を有する分子標的薬は，細小血管床減少や末梢血管抵抗増加などにより高血圧を誘発する．

3 診断

1）臨床徴候

小児の高血圧は成人と同様に無症状であると考えられてきたが，Croixら[8]は409例の未治療の小児高血圧患者の検討から，持続する頭痛（42％），寝つきが悪い（27％），易疲労感（26％），胸痛（14％），腹痛（10％）などの症状が認められることを報告してい

Ⅱ各論　第5章　高血圧症

表2　遺伝性高血圧症の主な原因遺伝子と病態

疾患名	遺伝形式	原因遺伝子	病態生理
グルココルチコイド奏功性アルドステロン症（GRA）（家族性アルドステロン症1型に相当）	AD	*CYP11B1*（11β 水酸化酵素遺伝子）と*CYP11B2*（アルドステロン合成酵素遺伝子）のキメラ	キメラ遺伝子産物が過剰発現してACTH 刺激で過剰のアルドステロンが産生
家族性アルドステロン症3型	AD	*KCNJ5*（G 蛋白質共役型内向き整流 K^+ チャネル）	K^+ チャネル異常によるカルモジュリン経路の刺激が亢進してアルドステロンの合成促進
ミネラルコルチコイド過剰症候群（AME）	AR	*HSD11B2*（11β-水酸化ステロイド脱水素酵素遺伝子）	HSD11B2 がコルチゾールを不活性化できずミネラルコルチコイド受容体刺激が亢進
Liddle 症候群	AD	*SCNN1B* or *SCNN1G*（上皮性 Na^+ チャネルβ，γ サブユニット遺伝子）	集合管での Na^+ チャネル異常によるNa 再吸収亢進
CAH（水酸化酵素欠損症）	AR	*CYP17A1/CYP11B1*（17α/11β 水酸化酵素遺伝子）	水酸化酵素欠損によりアルドステロン作用のあるデオキシコルチコステロンが増加
Gordon 症候群（PHAⅡB，ⅡC，ⅡD，ⅡE）	AD	*WNK1*：ⅡC/*WNK4*：ⅡB（セリン-スレオニンキナーゼ遺伝子），*CUL3*：ⅡE/*KLHL2*：ⅡD（ユビキチン化蛋白遺伝子）	Na^+Cl^- 共輸送体の活性化による再吸収亢進
家族性高血圧・短指症候群（HTNB）	AD	*PDE3A*（ホスホジエステラーゼ 3A）	血管平滑筋細胞の増殖と収縮

PHA：偽性低アルドステロン症，AD：常染色体顕性，AR：常染色体潜性
（Toka HR, et al.：Pediatr Nephrol 28：387-399, 2013 を改変）

る．また，二次性高血圧ではそれぞれの原疾患に特有の症状・徴候によって診断される．高度な高血圧においては高血圧性脳症や脳出血，眼底出血ならびに著しい高血圧によって生じる左心不全，急性腎不全などで発見されることもある．一般に二次性高血圧症は著明な高血圧を呈し，治療抵抗性を示すことが多い．また，より年齢が若く，より急激に発症する場合も二次性高血圧症を疑って精査を進める必要がある．

2）診断と検査

a　腎実質性高血圧

　慢性糸球体腎炎は学校検尿や，肉眼的血尿で発見されることが多く，腎生検で診断される．溶連菌感染後急性糸球体腎炎は，先行する溶連菌感染と肉眼的血尿，高血圧，浮腫の三主徴で診断され，低補体血症で確認される．ARPKD は腹部腫瘤として触知され画像診断（超音波，CT，MRI）で腎の腫大，小囊胞および腎実質のエコー輝度の増強が観察され，腎機能低下の存在で診断される．

　ADPKD は家族歴と画像所見（超音波，CT，MRI）で診断されるが，家族歴が確認できない症例もあり注意が必要である．ARPKD，若年性ネフロン癆，多囊胞性異形成腎，腎尿細管性アシドーシス，多発性

単純性腎囊胞などを念頭に鑑別診断を行う．また，頭部 MRA は頭蓋内動脈瘤のスクリーニングとして重要である．ADPKD の典型例では診断が容易であるため，遺伝子診断は必ずしも必要でない．家族歴がなく診断基準に達しない腎囊胞がある症例，腎移植のドナー候補などでは遺伝子診断が推奨される．また検査時には十分な遺伝カウンセリングが行われるべきである．

b　腎血管性高血圧

　診断は腎局所の血流低下の原因とそれに基づく高レニン・高アルドステロン血症の存在を証明することである．本疾患では血圧は非常に高値となるため，著しい高血圧を認めた場合は本疾患を疑い末梢血の血漿レニン活性（PRA）を調べる．RAS 亢進による低カリウム血症は診断の補助となる．また腎の血流低下や腎動脈狭窄の有無について腎動脈超音波やMRA，造影 CT などで評価する．カプトプリル負荷による高血圧の改善，あるいはカプトプリル負荷後のレノグラムでの患側腎の血流低下で機能評価を行う．侵襲性は高いが，確定診断には腎動脈造影や選択的腎静脈レニンサンプリングが有用である．画像検査では腎もやもや病も念頭に入れて診断を進める必要がある．

ⓒ 内分泌性高血圧

PA では高血圧の他，低カリウム血症による筋力低下，多飲多尿，便秘などを認める．低レニン・高アルドステロン血症を呈し，画像診断で腺腫を証明することで診断される．PRA または血漿活性化型レニン濃度（ARC）と血漿アルドステロン濃度（PAC）を早朝空腹時に30分安静臥床の後に同時測定し，PAC（pg/mL）/PRA（ng/mL/時）比（ARR）＞200 またはPAC（pg/mL）/ARC（pg/mL）＞40～50 がスクリーニングの指標になる．擬陽性を防ぐため，薬物療法前であること，PAC＞120 pg/mL であることなどが必要である．

甲状腺機能亢進症は体重減少，動悸，手指のふるえ，多汗，息切れ，甲状腺腫大などから疑う．臨床検査では遊離トリヨードサイロニン（free triiodothyronine：FT3），遊離サイロキシン（free thyroxine：FT4）の上昇がみられ，甲状腺刺激ホルモン（thyroid stimulating hormone：TSH）は低下している．機能亢進の原因疾患の鑑別が必要となる．

褐色細胞腫は発作性の高血圧として頭痛，動悸，顔面蒼白などの症状から疑われることが多い．運動やストレスなどで誘発され，間欠期は正常血圧のこともあるため，繰り返し測定を行う．検査は血漿遊離メタネフリン，ノルメタネフリン濃度および尿中カテコラミン代謝産物（尿中メタネフリン，ノルメタネフリン）の増加で診断される．副腎の腫瘍を発見する目的で画像診断を行うが，CT では造影剤が高血圧発作を誘発する危険があり避けるべきである．MRI，または局在が不明な場合には[123]I-MIBG シンチグラフィ，[18]F-FDG-PET が用いられている．

Cushing 症候群は，満月様顔貌，中心性肥満，多毛，ざ瘡など外観の変化に注目する．血中・尿中コルチゾールの増加，デキサメサゾン抑制試験でのコルチゾールの抑制欠如を確認し，ACTH の抑制の有無で ACTH 依存性・非依存性を鑑別し，CT・MRI で副腎病変，下垂体病変，異所性 ACTH 産生腫瘍など病変部位を検索する．

ⓓ 心血管性（脈管性）高血圧

大動脈縮窄症の多くは新生児期に心雑音や心不全症状で発見，診断される．それ以降は，感冒様症状，倦怠感，易疲労感など非特異的な症状で発症するため診断の難易度は高い．左上肢の脈なし，冷感と血圧低下が高頻度に認められ，診断のポイントとなる．両側鎖骨下動脈狭窄例では上肢の血圧は大動脈圧より低値となり過小評価されるので注意を要する．高レニン・高アルドステロン血症と腎動脈およ

びそれより中枢側の大動脈の狭窄と血管の不整を画像で確認し診断する．

ⓔ 脳・中枢神経性高血圧

中枢神経系の画像診断で診断する．T2 強調 MRIにより無症候性脳出血や微小脳出血が高頻度に検出されるようになり注目されている[9]．また神経芽細胞腫や脊髄腫瘍で高血圧を呈する場合もあるため，尿中バニリルマンデル酸（VMA），ホモバニリン酸（HVA）の測定の他，胸腹部の画像診断も行う必要がある．

ⓕ 遺伝性高血圧

グルココルチコイド奏功性アルドステロン症は高血圧で発見され，低レニン・高アルドステロンを認める．アルドステロン産生は ACTH 依存性なので，グルココルチコイド投与により産生が低下し血圧が正常化することで診断される．常染色体性顕性遺伝形式であり家系内発症も重要な診断根拠となる．

Liddle 症候群は高血圧の他，低カリウム血症による筋力低下，代謝性アルカローシス，低レニン・低アルドステロン血症，常染色体性顕性遺伝形式などにより診断される．

11β 水酸化酵素欠損症は副腎アンドロゲンの産生が過剰であり男性化傾向（女性の男性化，男性の性早熟）が認められる．男女とも骨端線の閉鎖が早くなるため低身長を呈する．診断はこれらの症状に加えて血漿 ACTH 高値，PRA 低値，血清 11-デオキシコルチコステロン（DOC）基礎値高値などで診断される．17α 水酸化酵素欠損では男性はテストステロン欠乏のため外陰部の女性化，女性ではエストロゲンの欠乏により無月経や乳房の発育不全を認める．したがって，男女とも二次性徴が認められない．DOC 過剰によるミネラルコルチコイド作用によって高血圧，低カリウム血症を呈する．臨床症状に加えて PRA 低値，血清 DOC，コルチコステロン基礎値ならびに ACTH 負荷後の高値などで診断される．

これらの疾患の小児に遺伝子診断を行う場合には遺伝カウンセリングを行い，「人を対象とする生命科学・医学系研究に関する倫理指針」[10]に則って進めることが必要になる．

ⓖ 薬剤性高血圧

診断はそれぞれの薬剤に高血圧を惹起する性質があることを知っていれば難しくはない．これまで血圧管理ができていた患者が突然管理不良になった場合や，コントロール困難な高血圧の場合には薬剤誘発性高血圧を考慮する．これらの薬剤を使用する際には投与の必要性を十分検討し，投与開始時や増量

時は注意して観察する.

4 治療

　一般的な高血圧の管理については，各論5章2「一次性高血圧（本態性高血圧）の病態，診断，治療」（p.347）に譲り，疾患特異的な治療について述べる.

1) 腎実質性高血圧

　急性糸球体腎炎では降圧利尿薬を使用し血圧のコントロールを行う.

　慢性糸球体腎炎では原疾患の治療と高血圧の管理の両面で対処することが大切である. これらの目的のために，アンジオテンシンII受容体拮抗薬（ARB）/アンジオテンシン変換酵素阻害薬（ACEI）といったRAS阻害薬を含む多剤併用療法が必要となることが多い.

2) 腎血管性高血圧

　降圧薬としてはARB/ACEIは効果的であるが，両側狭窄の場合には腎機能低下が進行することがあるので注意を要する. 目標血圧到達まで，カルシウム拮抗薬，β遮断薬なども用いた多剤併用療法を行う. 腎動脈の狭窄部位の解除を目的とした血行再建術として，経皮的腎動脈形成術（PTRA），腎動脈バイパス術，自家腎移植などが行われることもある.

3) 原発性アルドステロン症

　変則性の副腎腺腫は外科摘出を行う. 両側性あるいは手術不能症例ではスピロノラクトンおよびカルシウム拮抗薬を使用する. カルシウム拮抗薬はアルドステロン分泌の抑制作用があると報告されている. GRAに対しては，グルココルチコイドで血圧コントロールがつかない場合はスピロノラクトンやカルシウム拮抗薬を併用する. 甲状腺機能亢進症の高血圧に対しては抗甲状腺薬と同時にβ遮断薬を用いる.

4) 大動脈炎症候群

　ステロイド薬による適切な治療によって予後が大幅に改善された. また血栓傾向があるので抗血小板薬，アスピリンの投与なども行われる. また頸動脈狭窄や大動脈弁閉鎖不全，大動脈縮窄，腎動脈狭窄などがあり内科的な治療が困難な場合には，炎症を十分コントロールしたうえで外科治療が行われる. 腎血管性高血圧に対するPTRAはその低侵襲性から

第一選択となるが長期開存率はバイパス術に劣る. 頸動脈狭窄のある症例では脳血流量が低下している可能性があり，降圧治療の際には脳血流に対する注意が必要である.

5) 脳・中枢神経性高血圧

　神経症状を伴う症例では，外科的減圧術が検討される. 随伴神経症状がない場合，外科的治療の有効性は確立されておらず，適応は慎重に判断されるべきである. 降圧薬はα/β遮断薬，中枢性交感神経抑制薬，RAS阻害薬，カルシウム拮抗薬などを用いるが，昇圧機序からとくに交感神経抑制作用のある薬剤が有効である.

6) 薬剤性高血圧

　原因薬剤の減量，中止を検討する. できなければ，降圧薬を併用する. 高用量のステロイド薬やシクロスポリンを使用する場合にはinverted dipper型の高血圧の合併を考えRAS阻害薬を夕方から就寝前の間に投与する.

5 管理と予後

　二次性高血圧の予後はすべての領域で著しく改善されている. これは疾患の理解に基づく検査，診断法の確立，そして内科的，外科的な疾患特異的治療のレベルアップによるものである. さらに降圧薬の開発や減塩食の啓発など，血圧管理がより浸透してきたためと考えられる.

文献

1) 日本小児腎臓病学会（編）：小児腎血管性高血圧診療ガイドライン2017. 診断と治療社，2017
2) 山村智彦，他：診断と治療 108：513-517，2020
3) 日本高血圧学会高血圧治療ガイドライン作成委員会（編）：小児の高血圧. 高血圧治療ガイドライン2019，ライフサイエンス出版，164-167，2019
4) Flynn JT, et al.：Hypertension 52：631-637, 2008
5) Watanabe T：Int J Pediatr 2013：831834, 2013　https://doi.org/10.1155/2013/831834
6) Toka HR, et al.：Pediatr Nephrol 28：387-399, 2013
7) Katsuya T, et al.：Hypertens Res 26：521-525, 2003
8) Croix B, et al.：Pediatr Nephrol 21：527-532, 2006
9) Kinoshita T, et al.：Stroke 31：1646-1650, 2000
10) 文部科学省，厚生労働省，経済産業省：人を対象とする生命科学・医学系研究に関する倫理指針，2013　https://www.mhlw.go.jp/content/001077424.pdf

（諸橋　環）

II 各論　第6章　急性腎障害（急性腎不全）

1 小児急性腎障害（急性腎不全）の発症機序と疫学

1 急性腎障害とは

　急性腎障害（AKI）とは，腎機能の突然の低下として定義された臨床症候群である．これまで長らく用いられてきた急性腎不全（ARF）は，高窒素血症や溢水により体液の恒常性の維持が困難となった，より重度の腎機能低下を指し示すことが多かった．医療技術の進歩や高齢化により，腎障害の発症・合併の有無が患者の予後を大きく左右することが広く認知されるようになったが，ここでいくつかの問題が生じた．まず ARF には統一された診断基準がなかった．このため各研究により 30 を超える様々な定義づけが採用され，結果として疫学や治療介入研究の成果に大きなばらつきが生じ，それらを画一的に論じることが困難になっていた．また，腎障害の要因や発症機序の解明が進んだ結果，より軽度な腎障害でも腎予後や生命予後に悪影響をもたらし得ることが明らかとなったが，ARF の概念では腎障害の予防や早期介入の重要性が認識されづらいという問題もあった．すなわち，急性の腎障害に関する研究・診療のさらなる進展には，ARF よりも早期で，かつ比較的軽度な急性の腎障害を包含する国際的な診断基準の確立が必要不可欠な状況となった．このような背景をもとに AKI の概念が登場し，2004 年以降，RIFLE（Risk, Injury, Failure, Loss of kidney function and End stage of kidney disease）分類，AKIN（Acute Kidney Injury Network）分類，KDIGO（Kidney Disease Improving Global Outcomes）分類が提唱され，その診断基準はほぼ確立されたものとなった．本項では，これらの分類から明らかとなった小児 AKI の疫学やその発症機序について述べる．

2 AKI の疫学

　AKI の発生率は一般に，患者の背景疾患や重症度，医療レベルなどによって異なる．小児領域では，いわゆる高所得国での重篤な疾患・病態をもつ小児・新生児を対象とした研究が多数存在する．それらによると，AKI の発生率は心臓手術を受けた小児で 15～70％，心臓以外の重篤な疾患をもつ小児で 8～27％，NICU への入室を要した新生児で約 10～70％とそれぞれ推定される．AKI の発生率は一般に，患者の重症度と正の相関を示す．体外式膜型人工肺（ECMO）が導入された小児における AKI の発生率は 75～90％と極めて高率である．心臓外科領域では，年齢，人工心肺期間，外科手術の複雑さが AKI の重要なリスクである．心臓外科関連以外の小児 ICU 患者では，背景疾患の種類（たとえば悪性腫瘍）や重症度，腎毒性薬剤使用の有無，若年などが AKI のリスクとしてあげられる．また新生児 AKI のリスクは，在胎週数，出生体重，新生児仮死の有無，心臓手術・ECMO 導入の有無，敗血症，腎毒性薬剤などである．

　AKI のステージもまた患者の重症度と相関する．国際共同前向き疫学研究である AWARE 研究によると，ICU 滞在時間が 48 時間を超えた小児の 27％で AKI が発生しており，そのうち約半数がステージ 2 以上の AKI を発症していた[1]．北米および欧州の 26 施設で新型コロナウイルス（SARS-CoV-2）感染症と診断され，ICU に入院した患者を対象とした予備的分析でも，AKI 患者の約半数がステージ 2 以上の AKI を発症していた．

　腎毒性薬剤の曝露は，患者の年齢や重症度にかかわらず AKI のリスクである．入院中の小児の 80％以上が，少なくとも 1 種類の腎毒性薬剤に曝露されている．アミノグリコシド系抗生物質による治療を受けた小児では，約 12～30％が AKI を発症していた．複数の腎毒性薬剤に曝露されると，AKI リスクが増加することも報告されている．腎毒性薬剤への曝露は，修正可能な AKI リスク因子のひとつであり，AKI の予防という点からも重要である．

　ICU 以外に入院した小児患者における AKI の発生

率についてはいまだ不明な点が多く，今後解明すべき課題の一つである．単一医療機関を対象とした複数の研究によると，ICU 以外に入院した小児患者の 5〜30％が AKI を呈していた．しかし血清クレアチニン値の測定頻度が研究ごとに大きく異なるため，それらを画一的に論じることは困難である．また，悪性腫瘍，中でも特に造血幹細胞移植を受けた小児の AKI 発生率は 10〜30％と報告されている．造血幹細胞移植を要する患者では，原疾患の治療のために必要な化学療法や放射線療法，また感染症や血栓性微小血管症（TMA）などの合併症，さらにそれらの精査や治療に必要な腎毒性薬剤への暴露など，AKI のリスクとされる事象や物質に繰り返しさらされる．従って，このような患者では数か月間という比較的長期にわたって AKI を発生するリスクを有することから，観察期間の長短が AKI の発生率やリスク因子解析に影響を与える．

小児における院外発症 AKI に関する質の高い疫学研究は存在せず，今後の研究の成果が待たれる．

3 AKI の発症機序総論

AKI の発症機序はいまだ完全には解明されていない．その詳細は AKI の原因（表1）によるが，いずれの場合においても，AKI は腎虚血に端を発した病態と考えられる．この AKI の共通経路は開始（initiation）期，拡大（extension）期，維持（maintenance）期，回復（recovery）期の4つの段階に分けて考えることができる（図1）．まず，何らかの事象によって腎虚血をきたすと，糸球体濾過量（GFR）が急速かつ急激に低下する（initiation stage）．腎虚血が生じると，近位尿細管細胞はアポトーシスもしくはネクローシスをきたし，正常機能の維持が困難となる．また血管平滑筋および血管内皮細胞にも同様に虚血性障害がもたらされ，様々なケモカインおよびサイトカインが誘導され炎症反応が生じる．続く拡大期（extension stage）では，皮髄接合部を中心とした低酸素により血管内皮細胞障害が進行し，開始期から生じた炎症反応の進行なども相まって GFR がさらに低下する．サイトカインはインテグリンや ICAM-1，VCAM-1 などの発現に関与し，補体系とともに白血球の血管内皮細胞への接着を促進させる．血管内皮細胞に接着した白血球は炎症性サイトカインを産生し，組織損傷を進行させる．その後，一定期間を経て腎血流が徐々に回復すると，GFR は低いながらも安定した状態（maintenance stage）を経てやがて回復期（recovery stage）へと向かう．この段階では，一連の過程で障害を受けた尿細管細胞や血管内皮細胞などの修復が始まり，分化，極性を取り戻す．腎機能がどの程度まで回復するかは，AKI の原因や重症度（腎機能障害の程度やその期間）に依存する．血管新

表1 AKI の原因

	病因	疾患・病態の一例
腎前性	循環血液量の減少 心拍出量の低下 末梢血管抵抗の減少	脱水，出血など 心不全など 敗血症など
腎性	急性尿細管壊死	腎毒性物質の曝露，挫滅症候群など
	急性尿細管間質性腎炎 糸球体障害 血管病変	アレルギー，感染症など 急性糸球体腎炎など 溶血性尿毒症症候群など
腎後性	尿路閉塞	結石，腫瘍など

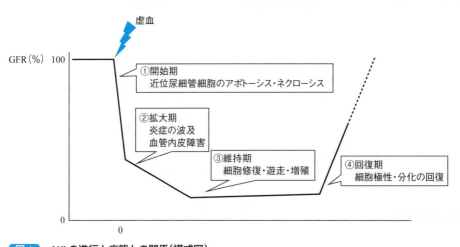

図1 AKI の進行と病態との関係（模式図）
（Pediatric Nephrology, 8th edition をもとに筆者改変）

生が阻害され，低酸素状態が長く続いたような場合では，AKIからの回復は不完全となり，尿細管間質の慢性炎症や線維芽細胞の増殖などによってCKDとなる．

4 AKIの発症機序各論

1）敗血症性AKI

敗血症性AKI（SA-AKI）は，敗血症とAKIの両者が同時に存在する病態で，小児でもしばしば認められる．SA-AKIは，低血圧や腎血管収縮による腎虚血，それによる急性尿細管壊死が首座とされてきた．現在では，SA-AKIの主因は炎症，微小循環不全，代謝リプログラミングと考えられている．

a 炎症

敗血症では，pathogen-associated molecular patterns（PAMPs）やdamage-associated molecular patterns（DAMPs）が血中に放出される．これらは免疫細胞の細胞膜表面に存在するToll-like receptors（TLRs）に結合し，炎症性サイトカインの産生や放出を惹起する．PAMPsやDAMPsは糸球体で濾過されるため，尿細管上皮細胞に発現するTLRsにも結合して活性酸素種を産生し，ミトコンドリア障害を引き起こす．

b 微小循環不全

炎症性サイトカインによって内皮細胞障害やグリコカリックスの脱落が引き起こされ，白血球や血小板が血管壁に付着する．これにより活性化された白血球および血小板は微小血栓形成を促す．一方，内皮細胞障害は血管透過性の亢進をきたし，間質に浮腫をもたらす．この間質浮腫により，毛細血管から供給される酸素の拡散距離が増加し，静脈圧が上昇することで尿細管上皮細胞への酸素供給が低下する．敗血症性ショックの早期，つまりwarm shockの病期では，血管拡張により体血圧は低下がみられるものの心拍出量が保たれており，腎血流量は不変または増加している．つまりこの病期にGFRが低下しているのは，腎血流量の低下によるものではない．敗血症では輸出細動脈が輸入細動脈に比して拡張しており，その結果糸球体内圧の低下，ひいてはGFRの低下をきたすと考えられる．また，腎内血流の再分布によって髄質が低灌流・低酸素状態にさらされる．糸球体をバイパスするシャント血流の存在も指摘されている．

c 代謝リプログラミング

敗血症における尿細管上皮細胞では，外的ストレスに対してエネルギー代謝を最適化させ，生存を維持しようとする反応が生じている．これを代謝リプログラミングという．たとえば，ATP産生に関しては好気的解糖と酸化的リン酸化との間でスイッチングが起きストレス下でも細胞へ迅速にエネルギーを供給しようとする．また，敗血症で障害されたミトコンドリアはmitophagyを受け，機能的なミトコンドリアが常に保たれるよう品質管理されている．さらに細胞分裂では細胞周期を停止させて細胞死を未然に防ごうとしている．代謝リプログラミングは，短期的にはAKIの際の腎機能保護に有効かつ有益に機能すると考えられる．しかし長期にわたると，それはむしろAKIの進行や後述するCKDへの移行に寄与し得る．

2）糸球体腎炎におけるAKI

糸球体腎炎は時にAKIをきたす．その代表的な疾患は，急性糸球体腎炎（AGN）と急速進行性糸球体腎炎（RPGN）である．AGNとRPGNはそれぞれ管内増殖性糸球体腎炎と半月体形成性糸球体腎炎の病理像を呈することが多いが，AKIの発症機序はそれぞれの病因によって異なる．たとえば，小児でよくみられる溶連菌感染にともなうAGNによるAKIは，菌体抗原とこれに対する抗体が免疫複合体を形成し，糸球体に沈着することに起因する．免疫複合体によって自然免疫系と獲得免疫系がそれぞれ活性化され，ICAM-1などの白血球浸潤にかかわる接着分子や，TNF-αなどの炎症性サイトカインの発現が増加することで糸球体が損傷を受ける．炎症性サイトカインやICAM-1などの接着分子は血管内皮細胞や近位尿細管細胞の障害に関与し，前述の共通経路によってAKIが進行する．

3）薬剤性AKI

薬剤性AKIの発症機序は以下の4つに大別される．

a 血行動態の変化

NSAIDsを投与すると，血管拡張作用を有するプロスタグランジンE_2やプロスタサイクリンの合成が阻害され，レニン・アンジオテンシン系による腎血管収縮が優位となるため腎血流が減少し，腎前性AKIをきたし得る．ACE阻害薬やアンジオテンシンII受容体拮抗薬（ARB）によるAKIも血行動態の変化によるものである．

b 薬剤による急性尿細管壊死

アミノグリコシド系抗菌薬，中でも特にゲンタマイシンは，糸球体で濾過されると陰性荷電を受ける刷子縁と結合し，尿細管上皮に吸収されてミトコン

ドリアに蓄積される．蓄積されたゲンタマイシンは，ミトコンドリアにおける酸化ストレスに関与し，AKIを呈するものと考えられている．DNAに結合して抗腫瘍効果を発揮するシスプラチンは，約10％がアルブミンと結合しない遊離型シスプラチンとして存在する．遊離型シスプラチンには，糸球体で濾過されず尿細管分泌によって腎より排泄される場合があり，その際に，近位尿細管の有機カチオントランスポーター(organic cation transporter：OCT)[2]を介して能動的に細胞内に取り込まれ，尿細管上皮細胞内に蓄積し，DNAに直接結合して尿細管壊死を引き起こす．

ⓒ 免疫学的機序による急性尿細管間質性腎炎

薬剤性AKIのおよそ半数はこの機序により発症する．いずれの薬剤でも生じるが，ペニシリン系・セファロスポリン系抗菌薬，NSAIDsなどがその原因薬剤としてよく知られている．詳細な機序は明らかではないが，その臨床症状および病理学的所見から，I〜IV型アレルギーにみられる免疫学的機序による尿細管障害と考えられている．

ⓓ 結晶の析出

腎排泄型の薬剤に多い機序である．尿濃縮により尿細管内での薬物濃度が高くなると結晶として析出しやすくなり，尿細管を閉塞させてAKIをもたらす．アシクロビルやメトトレキセート，アスコルビン酸などがその代表的な薬剤である．

4) 造影剤腎症

造影剤腎症(CIN)は，ヨード造影剤の投与後72時間以内に血清クレアチニン値が前値より0.5 mg/dL以上，または25％以上増加した場合を指す．KDIGOの診断基準に準じる場合もある．CINによる腎機能低下はそのほとんどが一過性である．CINは腎機能正常者には極めてまれで，腎機能が低下するほど頻度が高い．CINの発症機序はいまだ詳らかにされていないが，造影剤投与による血管収縮・れん縮と，造影剤の直接的な細胞障害の2つが想定されている．

ヨード造影剤を投与すると，アデノシン，エンドセリンの増加やプロスタサイクリン，一酸化窒素の減少などにより血管のれん縮をきたし，腎血流量が低下する．これによって髄質は低酸素状態に陥り，活性酸素が産生されて血管内皮および尿細管細胞が損傷を受ける．また造影剤は血液粘度を高めることで微小循環や尿流量を低下させるため，微小血管障害を呈し得る．これらすべてがGFRの急激な低下に

つながり，AKIを呈する．またヨード造影剤は，尿細管上皮を直接的に障害し，活性酸素産生とアポトーシスにつながるミトコンドリア機能不全，および内因性アポトーシス経路を活性化する小胞体ストレスを誘発する．

5) 腎後性腎障害

腎後性のAKIは，片側あるいは両側の尿管が閉塞することによって生じる．尿管が閉塞すると，尿細管内圧が上昇することによって糸球体濾過に必要な糸球体内圧が打ち消され，GFRが低下する．またレニン・アンジオテンシン系が亢進し，輸入・輸出細動脈の収縮が起こることでもGFRが低下する．さらに閉塞が続くと，近位尿細管の細胞障害が進み，前述の共通経路によってAKIが進行する．小児における腎後性AKIの主な病因は，腎結石や後部尿道弁などの閉塞機転を有する先天性腎尿路異常，神経因性膀胱などである．

5 AKIの予後とCKDへの移行の機序

AKIは死亡の増加や入院期間の延長など，予後不良に関連した独立危険因子である．これは腎代替療法を要した場合に限ったことではなく，KDIGOステージ1および2のAKIであっても，背景疾患の重症度とは無関係に死亡率上昇と関連する．AKIがその重症度によらず予後に影響を及ぼす病態生理学的機序として，心腎あるいは肺腎連関などと称される臓器の「クロストーク」が考えられている．動物実験では，この臓器クロストークは炎症誘発性サイトカインによることが示されており，これはAKI患者の炎症メディエーターが著しく活性化されているというヒトのデータに合致している．

成人におけるAKIはCKDおよび死亡率上昇の危険因子であり，それはAKIのステージによらないことがすでに明らかとなっている．小児の場合，そのエビデンスは成人ほど堅固とはいえないが，近年の大規模コホート研究を含む結果で成人と同様の結論が導き出されている．約2,500人のICU小児を対象とした2施設のコホート研究で，ICU入院中のAKIは，退院後5年間の死亡率上昇，医療資源利用の増加，CKDおよび高血圧の診断と有意に関連していた[2-5]．また，約250人の小児を対象とした2施設の前向き研究では，ICU入院中のステージ2以上のAKIは，6年間の追跡調査でCKDまたは高血圧のリスクが6倍に増加していた[6]．

CKD への移行リスクは AKI の重症度および頻度と正の相関を示す．モデルマウスを用いた複数の研究から，重度な近位尿細管障害によって生じた間質の線維化は回復が難しく，CKD と同様の腎組織像を呈することが示されている．さらに，軽微であっても複数回にわたって近位尿細管細胞が障害された場合にも，間質の線維化，糸球体硬化，遠位尿細管障害など，CKD に特徴的とされる広範なネフロン障害が引き起こされることも明らかとなった．これらの知見から，AKI から CKD への移行（AKI to CKD transition）には，腎組織の修復過程の問題，すなわち「不適応な修復（maladaptive repair）」が関与しているものと考えられている．

AKI からの修復期には，細胞が G2/M 期で細胞周期停止をきたす．G2/M 期で停止した近位尿細管上皮細胞は，線維化を促進するサイトカインを分泌し，腎実質内での慢性炎症に関与する．傍尿細管毛細血管の周囲に存在する周皮細胞は，炎症により筋線維芽細胞に形質転換し，傍尿細管毛細血管から脱落する．その結果，傍尿細管毛細血管の喪失と線維化による酸素拡散能低下により，尿細管上皮細胞や間質細胞への血流（酸素供給量）が低下する．低酸素状態下では腎線維芽細胞の細胞外基質産生が亢進するため，線維化がさらに進行するという悪循環に陥る．加齢が AKI to CKD transition のリスクとなる原因もこの機序が関与しているものと考えられる．

低酸素には低酸素誘導因子（hypoxia inducible fac-tor：HIF）の関与も重要とされる．HIF の発現が低下したマウスでは，虚血再灌流障害での腎障害の程度が増強したことから，AKI の後に，適切かつ十分に組織を修復させるためには，HIF の活性化が必要と考えられる．

AKI to CKD transition は，いったん腎機能が完全に回復した場合にも生じることが知られている．たとえば新生児期に AKI を呈し，その後回復した場合でも，青年期および成人初期に CKD あるいは末期腎不全を呈する場合がある．このような事象から，AKI to CKD transition にはエピジェネティックな異常も関与していると考えられている．CKD への移行に関連する線維化の進行には，DNA のメチル化やヒストン修飾など，エピジェネティクスとの関連が明らかな事象が関連している．AKI による虚血が解除された後も，細胞内で生じたエピジェネティックな異常は epigenetic memory として記憶され，これが後の長期的な腎予後に影響を与えうる．

文献

1) Kaddourah A, et al.：N Engl J Med 376：11-20, 2017
2) Hessey E, et al.：Hosp Pediatr 8：260-268, 2018
3) Hessey E, et al. Can J Kidney Health Dis 6：2054358119880188., 2019
4) Hessey E, et al.：Pediatr Nephrol 35：1097-1107, 2020
5) Hessey E, et al.：Clin J Am Soc Nephrol 13：685-692, 2018
6) Benisty K, et al.：Pediatr Res 88：271-278, 2020

（貝藤裕史）

Ⅱ各論　第6章　急性腎障害（急性腎不全）

Ⅱ各論　第6章　急性腎障害（急性腎不全）

2 小児急性腎障害（急性腎不全）の診断と治療

1 定義・概念

　従来，急激な腎機能低下を伴う病態は急性腎不全（ARF）として認識されていたが，不全に陥るよりも早期あるいは軽症の段階から死亡のリスクであることが広く認識されるようになった．そのため2000年代になり，国際腎臓学会，米国腎臓学会，米国腎臓財団，欧州集中治療学会から，急性腎不全という用語に代わり，より早期の段階の腎障害を含めた「急性腎障害」（AKI）という新たな疾患概念が提唱されるようになった．2012年にはKDIGO[1]から，2016年にはわが国[2]からAKIに関する診療ガイドラインが発刊され，AKIという用語・疾患概念がより小児領域も含め一般的に浸透し現在に至る．AKIと時を同じくして，慢性腎臓病（CKD）という用語も定着したが，AKIとCKDの間の時間的ギャップが問題となり，2020年に改めて急性腎臓病（AKD）という概念の重要性および定義が検討されている[3]．AKI・AKDの診療においてはリスク症例の同定，早期診断および早期介入（治療および悪化予防）が重要である．

2 診断

　まずはAKI・AKDの状態であることを診断できる必要があり，次段階としてAKI・AKDを発症した病態・原因を鑑別する．

1）AKI・AKDの診断

ⓐ 標準的なAKI・AKDの診断基準

　腎機能の悪化を，血清クレアチニン（Cr）もしくは糸球体濾過量（GFR）の変化と尿量の変化から判断するのが一般的である．診断基準の統一化のために2004年にRIFLE（Risk, Injury, Failure, Loss, End stage kidney disease）分類，2007年にAKIN（Acute Kidney Injury Network）分類と小児用のpediatric modified RIFLE（pRIFLE）分類が提案された．RIFLE分類

表1　AKIの診断基準

血清Cr値	尿量
48時間以内に≧0.3 mg/dLの増加 または 7日以内に基礎値*の1.5〜1.9倍	6〜12時間で <0.5 mL/kg/時

血清Cr値もしくは尿量どちらかの基準を満たしたらAKIと診断する
*：診断以前の血清Crの最低値．診断以前の血清Cr評価がない場合は表2[5]の日本人小児の血清Cr基準値を基礎値として用いる

（KDIGO AKI Work Group：KDIGO clinical practice guideline for acute kidney injury. Kidney Int Suppl 2：1-138, 2012/AKI（急性腎障害）診療ガイドライン作成委員会（編）：AKI（急性腎障害）診療ガイドライン2016，東京医学社，2016/Jetton JG, et al.：Clin Perinatol 41：487-502, 2014より改変）

およびpRIFLE分類は感度が高いものの軽症例を広くとらえ過ぎてしまう可能性が，一方でAKIN分類は定義が48時間以内の変化となっているため緩徐に腎機能が悪化する症例を取りこぼしてしまう可能性があり，これらを統合するかたちで2012年にKDIGO分類[1]が作成された．また，2014年には新生児の特殊性を加味した新生児用の修正KDIGO分類[4]も提案されている．現時点では，わが国でもこれらで提唱された基準を用いてAKIの診断を行うことが一般的で（表1）[1,2,4]，AKI（急性腎障害）診療ガイドライン2016[2]にも記載されている．

　またAKDはAKIを含む概念で，その定義として「AKIの基準」以外に，「GFR<60 mL/分/1.73 m^2」もしくは「35％以上のGFRの低下」もしくは「血清Crの50％以上の増加」もしくは「腎障害マーカー（アルブミン尿，血尿，膿尿）」の3か月以内の持続とされている．小児での明確な定義は提唱されていないが，GFRが成人同様に成熟するおおむね2歳以降はこの定義を利用することに問題はないと考えられる．一方で，GFRが未熟かつ成長過程の時期（1〜2歳まで）はGFRでの基準を用いることは難しく，「血清Crの（基準値からの）50％以上増加」および

362

2 ● 小児急性腎障害（急性腎不全）の診断と治療

表2　日本人小児の血清 Cr 基準値(mg/dL)

3 か月以上 12 歳未満（男女共通）

年齢	男女共通
3～5 か月	0.20
6～8 か月	0.22
9～11 か月	0.22
1 歳	0.23
2 歳	0.24
3 歳	0.27
4 歳	0.30
5 歳	0.34
6 歳	0.34
7 歳	0.37
8 歳	0.40
9 歳	0.41
10 歳	0.41
11 歳	0.45

12 歳以上 17 歳未満（男女別）

年齢	男	女
12 歳	0.53	0.52
13 歳	0.59	0.53
14 歳	0.65	0.58
15 歳	0.68	0.56
16 歳	0.73	0.59

（Uemura O, et al.：Clin Exp Nephrol
15：694-699, 2011 より改変）

表3　小児 AKI の KDIGO および新生児修正 KDIGO ステージ分類

ステージ	血清 Cr	尿量
1	48 時間以内に≧0.3 mg/dL の増加 または 7 日以内に基礎値*の 1.5～1.9 倍	6～12 時間で＜0.5 mL/kg/時 (24 時間で 0.5～1.0 mL/kg/時)**
2	7 日以内に基礎値*の 2.0～2.9 倍	12 時間以上にわたり＜0.5 mL/kg/時(24 時間で 0.3～0.5 mL/kg/時)**
3	7 日以内に基礎値*の 3.0 倍以上 または 生後 3 か月以上：≧4.0 mg/dL または 生後 3 か月未満：＞2.5 mg/dL または 腎代替療法導入 または 生後 3 か月以上：e GFR＜35 mL/分/1.73m2	24 時間以上にわたり＜0.3 mL/kg/時 または 12 時間以上の無尿

*基礎値：生後 3 か月未満では診断以前の最低値，生後 3 か月以上でこれまでに血液検査がない場合は年齢別基準値を代用
**尿量基準：生後 3 か月未満に対しての 2017 年[6]の新たな提案
（KDIGO AKI Work Group：KDIGO clinical practice guideline for acute kidney injury. Kidney Int Suppl 2：1-138, 2012/AKI（急性腎障害）診療ガイドライン作成委員会（編）：AKI（急性腎障害）診療ガイドライン 2016, 東京医学社, 2016/Jetton JG, et al.：Clin Perinatol 41：487-502, 2014/Zappitelli M, et al.：Pediatr Res 2：569-573, 2017 より改変)

「腎障害マーカー」の定義を用いるのが安全である.

b 重症度分類

AKI の診断とともに，CKD と同様に腎機能障害の程度に応じて重症度分類がなされる．このステージ分類も KDIGO の分類(表3)[1,2,4,6]が一般的に用いられている.

AKI の有無のみならず，このステージ分類で重症であればあるほど短期予後（死亡，集中治療室入室期間，入院期間）ならびに長期腎予後（CKD および高血圧発症）が不良であることが明らかとなっている．一方で，この血清Crおよび尿量による診断分類は腎臓の機能変化による分類であり，直接的な障害度を反映したものではない．そのため，2019 年に AKIN からステージ毎に腎障害を反映するバイオマーカー異常の有無で細分化した分類も提唱されている[7]．この分類が，現在の KDIGO 分類よりも正確に重症度を反映するのかは今後の検討課題である.

ステージ分類以外の重症度判定として，% fluid overload(%FO)，フロセミドストレステスト(furose-

mide stress test：FST)，Renal Angina Index などが用いられる.

a) % fluid overload(%FO)：体液過剰率

AKI 診療において，特に集中治療を要する重症患者では，体液量過剰は間質浮腫の増悪および酸素需要の増加に関連し生命予後と相関する．そのため，以下の式で %FO を評価する.

$$\%FO = (\text{in 水分量 [L]} - \text{out 水分量 [L]})/\text{平常時体重 [kg]} \times 100\,\%$$

%FO が 10～15 % 以上が生命予後不良と相関するとされている.

b) フロセミドストレステスト(furosemide stress test：FST)

十分な血管内容量が維持されている状態（もしくは 20 mL/kg の輸液負荷後）で，フロセミド 1 mg/kg（過去 1 週間以内に投与歴があれば 1.5 mg/kg）を静脈内投与し，その反応尿を評価する．尿量増加が乏しい場合に AKI 重症化が予測され，成人では＜200

Ⅱ各論 第6章 急性腎障害(急性腎不全)

表4 Renal Angina Index

Risk	Risk 評価		スコア
	集中治療室入室		1
	移植医療		3
	人工呼吸管理		5
Injury	ICU 入室 12 時間の最高血清 Cr 値	%FO	スコア
	基礎値以下	<5 %	1
	基礎値の 1.49 倍までの上昇	5～10 %	2
	基礎値の 1.5～1.99 倍	10～15 %	4
	基礎値の 2 倍以上	>15 %	8

集中治療室入室後 12 時間の時点で評価
Renal Angina Index Score＝Risk スコア×Injury スコア(1～40 点)
(Injury スコアは Cr と ％FO のうち高いものを使用)
このスコア 8 点以上が，集中治療室入室 3 日目の AKI ステージ 2 以上を高精度で予測するとされている．
(Basu RK, et al.：Lancet Child Adolesc Health 2：112-120, 2018 より改変)

mL/2 時間の基準が用いられ，小児では心疾患術後の新生児症例の検討で＜1.0～1.5 mL/kg/時間の目安が提案されている．

c) Renal Angina Index

集中治療室管理症例に用いられる重症化予測スコアであり，集中治療室入室 12 時間の時点で，既知の AKI 発症危険因子(移植患者，人工呼吸管理または循環作動薬使用)と機能障害の程度(血清 Cr 上昇および %FO)を組み合わせ評価する(**表4**)[8]．

また，これらの重症度分類はあくまでも予後予測でしかないため，この重症度をどのように治療介入に結びつけていくかが今後の課題である．

c 現在の診断基準の問題点

上記のように血清 Cr および尿量の変化で AKI の診断および重症度分類が行われる．一方，現状の基準の限界点および問題点を把握しておく必要がある．

まず血清 Cr に関しては，尿細管からの分泌があるため真の GFR 物質ではないことに加え，GFR の低下から血清 Cr の上昇までに最長で 72 時間のタイムラグが存在することがわかっている．また，その値自体が筋肉量，栄養状態，血液の濃縮および希釈の影響を受けるため AKI を呈するような重症な状態での安定した評価に懸念がある．さらに出生直後の新生児おいては，母体血の影響や出生後の一過性上昇を加味する必要があり，また一過性の上昇ならびに基礎値までの低下の速度に児の未熟性が影響することが，評価をより難しくする．これらの影響を受けずに腎機能の評価が可能な指標としてシスタチン C(CysC)が一般的に利用できるようになり，GFR が

低下してから血清での上昇がみられる時間が Cr よりも早く，単独および Cr と併用での eGFR 式も作成されている．一方で，血清 CysC による AKI の診断基準や重症度分類はまだ策定されていない．

尿量に関しても，特に新生児領域を中心に非乏尿性の AKI を認める割合は多くなり，また正確に尿量の基準を評価するためにはカテーテル挿入が不可欠になるという点が問題である．

また，この血清 Cr(CysC)および尿量はあくまでも機能的な障害(GFR の低下)をみているに過ぎず，腎の組織学的・構造的な障害を反映していないことを知っておく必要がある．そのため，実際に組織が障害された結果として出現する物質(**表5**)[9,10]をバイオマーカーとして，AKI の早期診断や発症・進展予測，予後予測として用いる試みが行われ，新しい AKIN のステージ分類にはバイオマーカーが組み込まれている．小児領域では，それらの有用性はまだ限定的でカットオフ値も含めて明確な推奨はない．

2) AKI の原因診断および鑑別

AKI・AKD の状態にあることが診断できたのちに，AKI を引き起こしている病態・原因を鑑別する．腎前性(腎灌流の低下)，腎性，腎後性に大別し，それぞれの中でさらに鑑別を進めていく(**表6**)[9]．

AKI 発症にはいくつかの要因が複合的に関与していることが多く，一つに原因を絞ることは困難だが，病態・原因を診断することは AKI の一般的な管理を行うとともに，疾患特異的治療(特に腎性)を行える可能性があり重要である．

これらの病態・原因を鑑別するために問診および各種検査を進める(疾患ごとの詳細な検査は各項目を参照のこと)．

問診で基礎疾患や背景情報を取得するとともに，まずは腹部超音波検査を行う．腹部超音波検査では，尿路閉塞による腎後性 AKI，腎血管病変(狭窄，血栓症)の有無を検索する．同時に下大静脈系などで血管内容量の評価を行い，腎前性 AKI の可能性や現在の体液量バランスの推定を行う．またこの際，通常 AKI 発症時は腎の腫大傾向を認めることが多く，萎縮した腎臓を認める場合には基礎疾患としての CKD(特に先天性腎尿路異常 [CAKUT])の存在が疑われる．

次に，乏尿であれば Na および尿素窒素(UN)の尿中排泄率(FE)を算出し，腎灌流低下による腎前性 AKI の鑑別を行い輸液負荷の可能性を検討する(FE$_{Na}$ [%]＝(尿中 Na/血清 Na)×(尿中 Cr/血清

2●小児急性腎障害（急性腎不全）の診断と治療

表5 AKI の診断・重症度評価として検討されているバイオマーカー

バイオマーカー	障害部位
Neutrophil gelatinase-associated lipocalin（NGAL）	近位尿細管 遠位尿細管
Interleukin-18（IL-18）	近位尿細管
Kidney injury molecule-1（KIM-1）	近位尿細管
L-type fatty acid binding protein（L-FABP）	近位尿細管
Hepcidin-25（Hep-25）	ヘンレ係蹄の太い上行脚，集合管
tissue inhibitor of metalloproteinases-2（TIMP-2）	遠位尿細管
Insulin like growth factor binding protein-7（IGFBP-7）	近位尿細管

（Zappitelli M, et al.：evaluation and management of acute kidney injury inchildren. In：Emma F, et al.（eds）Pediatric Nephrology, 8th ed, Springer, 1618-1652, 2023/澤田真理子：小児内科 55：1136-1140, 2023 より改変）

表6 AKI の病態・原因分類

	病態	原因疾患
腎前性	低血圧/血管内容量低下	出血 脱水（嘔吐下痢，腎性喪失［尿崩症，塩類喪失性腎症，利尿薬，副腎疾患，浸透圧利尿］，その他体液喪失） 膠質浸透圧低下（ネフローゼ症候群，肝不全，低栄養，敗血症，熱傷）
	心拍出量低下	心機能低下（心不全，心タンポナーデ，など）
	血管性	腎動脈狭窄・血栓，腎静脈狭窄・血栓，腫瘍性圧排・閉塞
腎性	糸球体性	急性腎炎症候群（感染後糸球体腎炎など） 急速進行性糸球体腎炎（ANCA 関連腎炎，慢性糸球体腎炎の急性発症）
	尿細管性 （急性尿細管壊死を含む）	低酸素性/虚血性，溶血性，横紋筋融解症，腫瘍崩壊症候群，薬剤性，重金属，腎前性 AKI の遷延
	間質性	急性間質性腎炎 急性腎盂腎炎
	血管性	血栓性微小血管症（溶血性尿毒症症候群，薬剤性など） 腎皮質壊死 腎動脈狭窄・血栓，腎静脈狭窄・血栓 悪性高血圧
腎後性	尿管閉塞	腎盂尿管移行部狭窄，尿管狭窄，尿管膀胱移行部狭窄，尿管瘤 尿路結石 悪性腫瘍
	尿道閉塞	後部尿道弁，カテーテル閉塞

（Zappitelli M, et al.：evaluation and management of acute kidney injury inchildren. In：Emma F, et al.（eds）Pediatric Nephrology, 8th ed, Springer, 1618-1652, 2023 より改変）

Cr）×100，＜1％で腎前性 AKI を疑う．FEUrea［％］＝（尿中 UN/血清 UN）×（尿中 UN/血清 UN）×100，＜35％で腎前性 AKI を疑う）．

尿検査では，血尿・赤血球円柱・白血球円柱などを認めれば活動性の糸球体腎炎，膿尿や尿中好酸球の存在は間質性腎炎，円柱を伴わない肉眼的血尿と高血圧は腎動脈・静脈血栓症，muddy brown granular cast は急性尿細管壊死，沈査赤血球が陰性で潜血反応陽性の褐色尿では血栓性微小血管症や横紋筋融解症，結晶成分は薬剤性腎障害を疑う．

血液検査では，AKI に伴う電解質異常の評価を行

うとともに，血栓性微小血管症の鑑別のために血球減少の有無と LDH を，糸球体腎炎が疑われる場合には補体価など各腎炎の診断につながる項目を評価する．

また，種々検査から急性間質性腎炎，急性腎炎症候群・急速進行性糸球体腎炎が疑われる場合には腎生検を検討する．

3 治療

AKI の治療は，一部疾患における原疾患治療を除

いて特異的な治療はなく，発症予防（primary prevention）および AKI 発症後早期の進展予防（secondary prevention）となる．

1）AKI の発症予防と早期発見

医療従事者が，AKI 発症のリスクが高い症例を認識することが最も重要である．疾患重症度に比例して AKI 発症のリスクは上昇し，小児では，体外式膜型人工肺（ECMO）導入，心臓手術後（特に若年，人工心肺時間が長い症例），循環作動薬使用，複数の腎毒性薬物使用，敗血症，新生児などがリスクとしてあげられている．また特に新生児において，未熟性（早産，低出生体重），壊死性腸炎，動脈管開存症，新生児仮死の状態が高リスクとされている．

リスク症例に対しては，尿量・血清 Cr の評価を含めたモニタリングの強化，腎灌流低下を避けるための綿密な循環管理，使用薬剤の見直し（腎毒性薬剤の可能な範囲での回避）・薬剤血中濃度モニタリングなどを行い，AKI 発症予防ならびに早期発見に努める．

2）AKI の治療・進展予防

ⓐ 腎後性 AKI

閉塞の解除を行う．膀胱に尿貯留を認める場合には，まず細いカテーテル挿入を試みる．膀胱内に尿貯留が確認できない場合には，腎瘻やステント留置が検討される．閉塞の原因となる結石・腫瘍などを認める場合にはそれらの治療が並行して行われる．

ⓑ 腎前性 AKI

腎灌流を回復させ維持するために，ショック状態であれば急速輸液（生理食塩水 20 mL/kg/回）を行う．血圧・意識状態の改善，利尿効果などを指標に反復するが，敗血症などで末梢血管抵抗の低下が存在する場合には，ドパミン，ノルアドレナリン，バソプレシンなどの昇圧薬を併用する．

ⓒ 腎性 AKI

原因疾患の治療（各疾患を参照）を行うとともに，以下の保存的治療を行い全身状態の維持ならびに AKI 悪化を予防する．特に体液量管理が重要である．

a）腎毒性薬剤の中止

腎血流に影響を及ぼす薬剤（アンジオテンシン変換酵素阻害薬［ACEI］，アンジオテンシンⅡ受容体拮抗薬（ARB），カルシニューリン阻害薬，プロスタグランジン合成阻害薬），腎障害作用が知られている薬剤（アミノグリコシド系をはじめとする抗微生物薬，抗腫瘍薬，造影剤など）を使用している場合に

は，それらの中止・代替薬への変更を行う．

b）体液管理（輸液管理）

前述のように体液量過多は AKI の予後不良因子である．一方，脱水状態（腎灌流不足）は腎性 AKI の回復を遅延させる．体重，尿量，血圧，下大静脈径などを指標に体液量の評価を行い，適正体液量の維持を図る．「不感蒸泄量（300～400 mL/m²）＋尿量＋便量」の水分量で現状維持となることを基本に，体液量に応じて調節を行う．著明な体液量過多による症状（高血圧，肺水腫など）を伴う場合には利尿薬を使用する．

c）高血圧

体液量の評価を行ったうえで，体液量過多のある場合は利尿薬（フロセミド 1 mg/kg/回静注もしくは内服など）を，体液量過多のない場合にはニカルジピン（持続静注），アムロジピン（内服）を使用する．

d）高カリウム血症

高カリウム血症の治療は，心膜保護，細胞内へのカリウム移行，体外への除去に分けられる．血清カリウム 7.0 mEq/L 以上，心電図で不整脈を認める場合，神経・筋症状を認める場合が緊急治療の適応とされ，基本的には体外への除去を試みるべきである．体液量過多のある場合はフロセミド（1～2 mg/kg/回），体液量過多のない場合にはカリウム吸着剤（ポリスチレンスルホン酸カルシウム）を使用する．代謝性アシドーシスがある場合は炭酸水素ナトリウム（0.1 g/kg/日）も併用する．心電図異常を認める場合にはグルコン酸カルシウム（0.5 mL/kg）の投与を行う．

e）栄養管理

AKI は重症病態として異化が亢進している状態にあり，不十分な栄養は腎機能の回復を妨げる．乳児では 120 kcal/kg/日，他の小児では年齢相応のエネルギー摂取が推奨されている．短期であれば尿毒症症状の予防のために低蛋白食も考慮する．経腸栄養が行えない場合（溶血性尿毒症症候群，消化管出血など）には，早期からの経静脈栄養を考慮すべきである．経静脈栄養での推奨非蛋白性カロリー/窒素比（NPC/N 比）は 400 以上とされている．

f）腎代替療法（透析療法）

上記の内科的治療では管理困難な，体液量過多（高血圧，肺水腫，心不全），高尿素窒素血症（BUN ＞100 mg/dL），尿毒症症状，高カリウム血症（K＞6.5 mEq/L），低ナトリウム血症（Na＜120 mEq/L），代謝性アシドーシス（pH＜7.2）を認める際には，腎代替療法の適応となる．AKI に対する腎代替療法と

2 ● 小児急性腎障害（急性腎不全）の診断と治療

表7 各血液浄化療法の長所および短所

	長所	短所
IHD	治療が短時間 正確な除水が可能 短時間で大量の物質除去が可能 （基本的に）鎮静管理不要	血行動態に与える影響が大きい バスキュラーアクセスが必要 抗凝固薬が必要
CHDF	血行動態に与える影響が少ない 正確な除水が可能	バスキュラーアクセスが必要 抗凝固薬が必要 鎮静管理が必要
PD	血行動態に与える影響が少ない バスキュラーアクセスが不要 抗凝固薬が不要 鎮静管理が不要 IHD/CHDFのような機材が不要	除水量が不正確 物質除去効率に劣る 腹部手術症例では使用できない

各血液浄化療法の実際の方法については各項目を参照のこと

して，間欠的血液透析（IHD），持続的血液濾過透析（CHDF），腹膜透析（PD）が選択される．各種血液浄化療法の長所および短所（**表7**）を把握し，循環動態，出血傾向有無，体格，病態などから各施設で精通した療法を選択する．

4 予後

1）短期予後

AKIは死亡および集中治療室入室期間延長，入院期間延長に関与することが広く知られている．小児では，腎代替療法を要した症例，乳児，多臓器不全合併例，集中治療室発症などが死亡のリスク因子[11]とされ，その死亡率は30〜70％と報告により幅がある．

2）長期予後

AKI発症後，腎機能は回復する場合が多いが，一部はAKDとなり，長期的にはCKDの発症リスクが上昇する．成人のAKI症例では，将来的なCKD発症のハザード比が8.8倍，末期腎不全へのハザード比が3.1倍に上昇するとされ，AKIの重症度や頻度が多いほどCKDへの進展リスクが高いことが知られている．小児領域でも，集中治療室でステージ2

以上のAKIを発症した症例は6年後のCKDおよび高血圧のリスクが6倍上昇する[12]ことや，AKIに対して透析を要した小児例の長期予後（観察期間中央値9.6年）として死亡，末期腎不全，CKD，高血圧の割合が6.7％，2.6％，13.1％，12.1％ということ[13]が報告されている．

文献

1）KDIGO AKI Work Group：KDIGO clinical practice guideline for acute kidney injury. Kidney Int Suppl 2：1-138, 2012
2）AKI（急性腎障害）診療ガイドライン作成委員会（編）：AKI（急性腎障害）診療ガイドライン2016，東京医学社，2016
3）Lameire NH, et al.：Kidney Int 100：516-526, 2021
4）Jetton JG, et al.：Clin Perinatol 41：487-502, 2014
5）Uemura O, et al.：Clin Exp Nephrol 15：694-699, 2011
6）Zappitelli M, et al.：Pediatr Res 2：569-573, 2017
7）Ostermann M, et al.：JAMA Netw Open 3：e202918, 2020
8）Basu RK, et al.：Lancet Child Adolesc Health 2：112-120, 2018
9）Zappitelli M, et al.：evaluation and management of acute kidney injury inchildren. In：Emma F, et al.（eds）Pediatric Nephrology, 8th ed, Springer, 1618-1652, 2023
10）澤田真理子：小児内科 55：1136-1140，2023
11）Sethi SK, et al.：Kidney Res Clin Pract 40：40-51, 2021
12）Benisty K, et al.：Pediatr Res 88：271-278, 2020
13）Robinson CH, et al.：J Am Soc Nephrol 32：2005-2019, 2021

（濱田　陸）

小児慢性腎臓病（とくに末期腎不全）診療の動向

1 小児末期腎不全診療の概要

　小児末期腎不全患者に対する透析療法や腎移植などの腎代替療法の予後は，薬剤（赤血球増結刺激因子製剤，成長ホルモン製剤，免疫抑制薬など）の臨床応用や小児用デバイスの開発など治療法の進歩によって改善している．2022年末までの日本透析医学会の統計調査によると[1]，2022年に新規に透析導入された19歳以下の患者数は53名，慢性透析患者数は170名であった．一方，日本臨床移植学会の報告によると[2]，19歳以下で腎移植を受けた患者は83名で，生体腎移植，献腎移植がそれぞれ55名と28名であった．末期腎不全患者に対しては何らかの腎代替療法が行われるが，小児にとっても腎代替療法は特別な医療ではなく，延命のみが目的であった時代はもはや完全に過去のものとなった．現在の治療目標は，小児末期腎不全患者が健常小児と遜色なく心身ともに成長し自立した社会人になれるようにすることであり，そのためには，医学的アウトカムならびに心理社会的アウトカムの双方の向上を目指した生涯にわたる総合的な腎不全治療計画を実施することが重要である．

2 患者数，性差，発生率

　日本小児腎臓病学会統計調査委員会では，わが国の末期腎不全患者の実態を把握するために，新規発生実態調査と追跡予後調査を行っている．2006年から2013年までに腎代替療法を開始した小児患者に関する日本の全国横断的調査のデータによると，20歳未満の小児末期腎不全患者の総数は701名，男児が59.3％であった．年齢別の腎代替療法を開始した人数は1歳未満が112名，1～5歳が119名，6～19歳が470名であった[3]．
　人口100万人あたりの患者数（per million of age-related population：pmarp）として示した1年当たりの

表1 2006～2013年末にわが国で発症した小児末期腎不全患者患者

患者数	701
男性　n（%）	416（59.3）
原因疾患	
先天性腎尿路異常（CAKUT）	262（37.4）
遺伝性腎症	129（18.4）
嚢胞性腎疾患	80（11.4）
巣状分節性糸球体硬化症	78（11.1）
糸球体腎炎	52（7.4）
HUS	9（1.3）
その他	44（6.3）
不明	47（6.7）
初回腎代替療法	
腹膜透析（PD）	423（60.3）
血液透析（HD）	121（17.3）
先行的腎移植	157（22.4）
腎代替療法導入年齢中央値（IQR）年	10.2（3.1～14.5）
年齢別　n（%）	
1歳未満	112（16.0）
1～5歳	119（17.0）
6～9歳	470（67.0）

（Hirano D, et al.：Pediatr Nephrol 38：261-267, 2023 より翻訳）

末期腎不全患者の発生率と有病率は，それぞれ4.0 pmarpおよび22 pmarpであり，これらは米国（発生率，13 pmarp；有病率，77 pmarp［2005～2017年の0～17歳］），オーストラリアおよびニュージーランド（発生率，9 pmarp；有病率，55 pmarp［2007～2018年の0～17歳］）および欧州（発生率，9 pmarp；有病率，60 pmarp［2005～2017年の0～19歳］）などの国際的な大規模データと比較してかなり低い値であり，学校検尿の成果と考察されている[4,5]．
　原因疾患は，先天性腎尿路異常（CAKUT）が37.4％，遺伝性腎症が18.4％，嚢胞性腎疾患が11.4％，ついで巣状分節性糸球体硬化症（FSGS）が

11.1 %，慢性糸球体腎炎が 7.4 % であった（**表 1**）[6]．CAKUT の割合は年齢とともに減少し，糸球体腎炎の割合が増加する傾向にある．この傾向は日本のみでなく国際的な大規模データでも同様に認められている[5]．

3 腎代替療法の選択

前述の調査[3]における 20 歳未満の小児末期腎不全患者 701 名の初回腎代替療法は，腹膜透析（PD）が 423 名（60.3 %），血液透析（HD）が 121 名（17.3 %），先行的腎移植が 157 名（22.4 %）で選択されていた．初回腎代替療法開始時の年齢中央値は 10.2 歳であり，最も多い年齢層は 6〜19 歳（67.0 %）で，1 歳未満は 16.0 % であった（**表 1**）．年齢別にみた初回腎代替療法の選択を**表 2**[6]に示した．低年齢患者の多くは PD を選択しており，1 歳未満では 89.3 %，5 歳未満では 77.3 % で PD が行われていた．6〜19 歳の患者では HD や先行的腎移植の割合が増加し，20.2 % で HD，30.1 % で先行的腎移植が行われていた．先行的腎移植は全体の 22.4 % で選択されているが，先行的腎移植が行われた患者のうち 90 % は 6〜19 歳であった[6]．

2006 年から 2011 年の調査では先行的腎移植が増加して欧米と同程度となったが，今回の調査でもその傾向は維持されていた．一方で，国際的な大規模データでは 20 歳未満の小児および若年成人では，HD で初回腎代替療法を開始する割合が約半数を占めているのに対し，PD が最も選択されているのは日本の特有の傾向といえる．また，成人と比べても 6 割の症例で PD が選択されていることは小児の特徴である．

4 腎代替療法導入のタイミング

腎代替療法の導入時期については，一定のコンセンサスがないのが現状である．「エビデンスに基づく CKD 診療ガイドライン 2023」では，腎機能が GFR 30 mL/分/1.73 m²前後に低下し，将来末期腎不全への進行が避けられないと判断された時期に腎代替療法導入施設へ紹介し，腎代替療法の選択肢についての情報提供，導入前の検査，患者やその保護者との信頼関係構築，教育を含めた準備期間を経ての導入が望ましいとされている[7]．「腎代替療法選択ガイド 2020」においては，小児の場合，eGFR が持続的に 10 mL/分/1.73 m²未満に低下した場合に腎代替療法の開始を考慮するとされている[8]．しかし，eGFR 値のみで腎代替療法の導入時期を決定するのではなく，コントロール不能な高血圧，浮腫，高カリウム血症，低カルシウム血症・高リン血症，貧血，食欲不振，悪心・嘔吐，栄養不良，成長発達の遅滞などの腎不全症候の状態および社会的な状況（通園，通学など）を総合的に判断して導入時期を決定すべきである．

前述の調査[3]における腎代替療法開始時の患者の eGFR の分布を示す（**図 1**）．腎代替療法開始時の eGFR 中央値は 12.1 mL/分/1.73 m²であり，eGFR が 9〜10 mL/分/1.73 m²で開始される頻度が最も高い．腎代替療法別では，HD が eGFR 中央値 10.3 mL/分/1.73 m²，PD では eGFR 中央値 11.5 mL/分/1.73 m²で透析が開始されているのに対し，先行的腎移植は明らかに高い eGFR（eGFR 中央値 15.3 mL/分/1.73 m²）で行われていた．これは，その他の年齢，性別，末期腎不全の原因疾患とは関連がなく，個々の症例の状況に応じて導入時期が決定された結果と考えられる．

5 腎代替療法開始後の死亡原因

小児末期腎不全患者の生存率は，保存期腎不全治療の進歩に加え，小児にも適用可能な透析機器や移植技術の進歩により，ここ数十年で著しく改善した．前述の調査[6]では，全コホートの腎代替療法開始後の 1 年後および 5 年後の全生存率は，それぞれ 97.2 % および 92.5 % であった．死亡者数に男女差はなく，主な原因疾患は囊胞性腎疾患と逆流性腎症であった．腎代替療法別に比較すると先行的腎移植での死亡は少なかった．腎代替療法開始時の年齢を 1 歳未満，1〜5 歳，6〜19 歳で層別化した生存曲線を**図 2**[6]に示す．1 歳未満の生存率は，他の群の患者よりも有意に低く，1 年後および 5 年後の生存率は，それぞれ 92.4 % および 76.8 % であった．1 歳前に腎代替療法を開始した群の死亡率は最も高く，6 歳以上の死亡率の 5 倍であった．しかし，1 歳を過ぎる

表 2 年齢別 初回腎代替療法の選択

腎代替療法の種類	1 歳未満	1〜5 歳	6〜19 歳	全体
腹膜透析（PD）	100	92	231	423
血液透析（HD）	12	14	95	121
先行的腎移植	0	13	144	157
合計（人）	112	119	470	701

（Hirano D, et al.：Pediatr Nephrol 38：261-267, 2023 より翻訳）

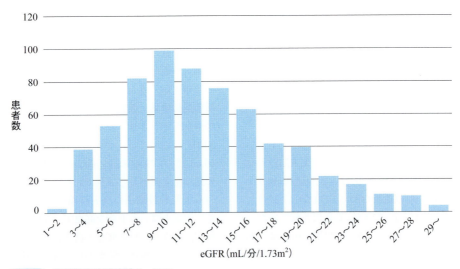

図1 腎代替療法開始時の eGFR
（Hirano D, et al.：Clin Exp Nephrol 24：82-87, 2020 より翻訳）

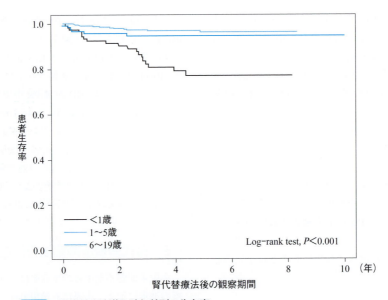

図2 腎代替療法導入時年齢別の生存率
（Hirano D, et al.：Pediatr Nephrol 38：261-267, 2023 より翻訳，改変）

と生存率は明らかに改善し，他の年齢群との差は認められていない．死亡時の年齢中央値は3.6歳であり，腎代替療法開始後1年以内に死亡した患者が最も多く，腎代替療法導入から死亡までの期間中央値は1.3年であった[6]．**表3**[6]に年齢別の死因と割合を示す．感染症が最も多い死亡原因で全体の35.9％を占め，次いで突然死が15.4％であった．これらはすべての年齢層で発生していたが，1年以内に死亡した患者の死因では感染症（44.4％）と心肺疾患（27.8％）が最も多かった．

1歳未満の生存率が低い理由としては，乳児では腎代替療法のうちPDが選択されることがほとんどであり，PDでは腹膜炎を含む感染症の頻度が高いこと，先天性腎疾患や併存疾患の存在が関連していると報告されている．さらに，乳児は，体液バランスの維持が困難であること，感染症のリスクが高いことなどに加え，乳児は体格のためにすぐに腎移植を受けることができないためPDを継続せざるを得ないことも影響している．腎代替療法を必要とする乳児の生命予後を改善させることは，小児腎臓専門

1●小児慢性腎臓病（とくに末期腎不全）診療の動向

表3 腎代替療法開始時の年齢別の死亡原因

死亡原因	1歳未満 n＝19 n（%）	1〜5歳 n＝7 n（%）	6〜19歳 n＝13 n（%）	全体 n＝39 n（%）
感染症	6（31.6）	3（42.9）	5（38.5）	14（35.9）
心臓・肺疾患	3（15.8）	0	3（23.1）	6（15.4）
脳血管疾患	0	0	0	0
肝不全	0	0	1（7.7）	1（2.6）
膵炎	2（10.5）	0	1（7.7）	3（7.7）
出血性ショック	1（5.3）	1（14.3）	0	2（5.1）
TMA	0	1（14.3）	0	1（2.6）
悪性腫瘍	0	0	0	0
原疾患	1（5.3）	0	1（7.7）	2（5.1）
突然死	3（15.8）	1（14.3）	2（15.4）	6（15.4）
不明	3（15.8）	1（14.3）	0	4（10.3）

（Hirano D, et al.：Pediatr Nephrol 38：261-267, 2023 より翻訳，改変）

医にとって依然として重要な課題である．

6 末期腎不全医療における共同意思決定（SDM）

慢性疾患である腎疾患領域における治療法の選択は，患者の価値観や家族や介助者を含めた生活の質（QOL）に対する影響が大きく，意思決定において共同意思決定（shared decision making：SDM）のプロセスをとることが重要である．末期腎不全においては，腎疾患に特有の食事療法，腎代替療法の導入の是非，腎代替療法の選択，腎代替療法の変更さらには透析療法の中止など非常に多様で困難な事柄について意思決定が必要となる．

SDMとは，患者が医療的決断を行う際に，医師から患者に対して医療情報の提供とともに，患者から生活の背景や価値観，生死観などについて情報提供が医療者になされ，これらに基づいて医療者と患者が双方の情報を共有しながら，協働して決定を下すプロセスを指す[9]．医師からの情報の質がエビデンスに基づいたものであることが重要であり，またその内容にメリットやデメリット，代替療法を含む必要がある．しかし，膨大な医療情報を患者やその家族が十分に理解し決定を下すことは困難なことも多い．そこで，これらの情報とともに，患者の価値観やQOLも含めて，患者がどのような選択をするのか，医療者と患者が協働的に検討し，患者にとって最も適切と考えられる治療法を選択できるように支援するアプローチが必要である．SDMのプロセス

を経ることで，決定困難な臨床的決断を容易にし，患者の治療への主体的参加によって診療の質が改善し，さらに患者満足度につながるとされている．小児末期腎不全患者では，その意思決定を異なる背景や価値観を有している両親あるいは介助者が行う必要があるためSDMのプロセスはさらに重要である．

7 各腎代替療法について

それぞれの腎代替療法（PD，HD，腎移植）の詳細については総論第4章治療6「腹膜透析」，同7「血液透析とアフェレシス」，同8「腎移植」を参照いただきたい．

ここでは，それぞれの治療法における最近の話題についていくつか紹介する．

1）腹膜透析（PD）＋血液透析（HD）併用療法

2022年末までの日本透析医学会の統計調査では，全透析患者のなかでPDを行っている患者はHDを併用している患者も含めて3.0％にとどまっている[1]．しかし，小児ではブラッドアクセスの問題や体格のためにHDや腎移植を行えない場合があるため，初回腎代替療法にPDを選択する割合が6割を超えている．一方で，先行的腎移植患者が増加していることからもわかるように，透析療法を導入した場合でも，可能であれば腎移植を行うことが小児末期腎不全治療において一般的な考えとなっている．しかし，一部の症例においては，適切なドナーの不在，腎疾患以外の合併症などによって腎移植が困難

な場合があり長期のPDを余儀なくされる場合がある．長期間PDを継続する場合には合併症の管理が重要であるが，PD関連感染症の発症頻度はPDデバイスの進歩によって低下しており，わが国のPD関連腹膜炎の発症率は腹膜透析患者全体で0.2回/患者・年と報告されている．また，腹膜炎の減少に加え，中性化透析液の導入によって被嚢性腹膜硬化症の発症頻度も減少し，成人を含めたPD患者全体のPD歴は平均38.2か月で10年を越す長期患者も存在する[1]．

現在，成人を含むPD患者全体の20.3％ではPD＋HD併用療法が行われている[1]．PD＋HD併用療法は，CCPD（continuous cycling peritoneal dialysis, 持続周期的腹膜透析）やHD単独療法への切り替えとならんで，PD開始後の残存腎機能低下によって生じる溢水や透析不足を補完する治療法の選択肢の一つとして位置づけられている．2020年からはPDとHDを別々の医療機関で行うことが診療報酬で認められ，患者のQOLの向上に寄与する治療法として期待されている．小児での施行例の実態は不明であるが，ブラッドアクセスの問題などクリアすべき問題はあるものの，腎移植を行うことが困難な場合にPDとHD双方のメリットを活かした治療法として小児での応用も期待される．

2）在宅血液透析

小児でHDを行う場合にはバスキュラーアクセス（vascular access：VA）の確保が問題となる．内シャント（AVF）は体重20kg以上であれば作成可能とされているが，幼少児でHDを行う場合には長期留置型のカテーテルを留置する必要がある．VAの問題が解決できたとしても，小児で長期的にHDを継続するに様々な困難を伴うことが多い．そのため，小児の初回腎代替療法でHDを選択する割合は17％にとどまり，特に新生児や乳児の末期腎不全の場合には移植可能な体格までPDを選択するのが主流であり，0～4歳では80％以上でPDが選択されている[4]．しかし，原疾患や合併症など何らかの原因で腎移植が行えず，PDの継続期間が長期に及ぶと残存腎機能の低下や腹膜機能劣化によりHDへの移行を余儀なくされる場合もある．しかし，HDは週3回1日4時間程度の通院治療であることや，水分や食事制限などの生活の制限がPDに比較して多いため，通学や通園などの小児の社会生活に対する影響が大きい．さらに，小児では，体重あたりの必要蛋白摂取量や水分量が成人に比較して多いため，HDを行う

場合には十分な透析量が必要となる．

在宅血液透析（home hemodyalysis：HHD）は，患者および1名以上の介助者が，医療施設において十分な教育訓練を受けた上で，医療施設の指示に従い，原則1人に対して1台患者居宅に設置された透析装置を用い，患者居宅で行う血液透析治療である[10]．HDを在宅で行うことで，通院による拘束が大きく緩和され，頻回および長時間の透析を自分の生活スタイルに合わせて実施することが可能となる．その結果，QOLの改善とともに，生命予後の改善も期待される治療法である．しかし，2022年末までの日本透析医学会の統計調査では，わが国のHHDの患者数は，827人と全透析患者数の0.2％とにとどまっている[1]．HHDが普及していない理由としては，HHDの認知度が低いこと，また，介助者が必要であり，自宅の治療環境の整備が必要となることに加え，開始前には自己穿刺や機械操作さらに緊急時の対応など医療機関での十分な教育訓練が必要であることなどが考えられている．一方で，わが国で9歳女児のHHD症例も報告されており[11]，今後，HDDは十分量の透析量を確保し，QOLの改善も期待できる治療法として，小児でも有益な腎代替療法の選択肢の一つとなる可能性がある．

3）腎移植

小児の初回腎代替療法の選択において先行的腎移植の占める割合は20％を超え欧米並みに増加している[3,6]．その要因としては，先行的腎移植が透析療法を経てからの腎移植と比較して，患者のQOLが向上することに加え，患者生存率や移植腎生着率が優れていることがあげられる．2002～2018年の腎移植患者のコホートでは，本邦小児腎移植患者で先行的腎移植の割合は32.1％であり，1996～2001年のコホートが10.4％であったのに対し明らかに増加している[12]．

2002～2018年のコホートにおける小児の腎移植件数は1,516名で，腎代替療法として透析療法が導入された場合の腎移植までの透析期間の中央値は2.3年であり，経年的に長期化していた．また，生体腎移植の割合が87％と高いものの，この割合は経年的に減少傾向し，献腎移植が増加していた．献腎移植数は心停止後移植が120件，脳死下移植が77件で，1996～2001年までのコホート（心停止後32件，脳死下1件）と比較して明らかに増加している[12]．小児腎移植で献腎移植が増加している要因としては，レシピエント選択基準の改正があげられる．2002年

には16歳未満の小児に14点が加算され，2011年には16〜20歳未満の未成年者に12点が加算されるようになった．さらに，2018年5月からは「臓器提供者（ドナー）が20歳未満の場合は，選択時20歳未満である移植希望者（レシピエント）を優先する」という新しい選択基準が設けられており，さらに小児献腎移植者数の増加に大きく影響すると考えられる．このように20歳未満の小児末期腎不全患者においては，献腎移植を受けられる可能性が高くなったことから，献腎移植による先行的腎移植も含めて総合的に治療方針を検討する必要がある．

4）保存的腎臓療法

保存的腎臓療法（Conservative kidney management：CKM）とは，腎代替療法が必要になると予測される進行性腎機能障害を有する患者に対し，末期腎不全となった場合に腎代替療法を導入しない選択を行い，腎不全に伴う様々な症状や苦痛を軽減するために実施される保存的な治療であり，末期腎不全治療の重要な選択肢である．「透析の開始と継続に関する意思プロセスについての提言」[13]において，小児のCKM選択は，「重篤な疾患をもつ子どもの医療をめぐる話し合いのガイドライン」に準じた選択が望ましいとされ，さらに「子どもの最善の利益」を考えることが重要である．しかし，「子どもの最善の利益」は患者本人，両親および介助者，各医療者間で異なる可能性があり，最善の医療を提供するための治療法の選択にあたってはSDMのプロセスを経て決定することが重要である．また，CKMでは，腎代替療法を導入しない選択を行った場合でも，ただ放置するのではなく，腎不全に伴う合併症の対処を十分に行うことが重要である．

8 今後の課題

1）新生児・乳児末期腎不全診療

小児末期腎不全の原因疾患には，CAKUTやARPKDを含む嚢胞性疾患など新生児から乳児期に末期腎不全に進行する可能性がある疾患が多く含まれている．透析療法の進歩によって，新生児や乳児の末期腎不全に対しても維持透析を行うことは可能になったが，前述の通り，1歳未満では明らかに死亡率が高い．また，安全に生体腎移植ができる体重は10kg前後であり，それまで新生児・乳児末期腎不全患者が生命維持だけでなく，十分な成長・発育できるような全身的な管理を行うことが，小児腎臓専門

医にとって最大の課題のひとつである．

2）小児腎移植患者の移植腎生着率

小児腎移植の移植腎生着率は生体腎移植，献腎移植ともに向上してきている[12]．この移植腎生着率向上の要因としては，新しい免疫抑制薬の導入による急性拒絶反応の減少が大きく関与しているものと思われ，これは世界的に共通した事項である．2002〜2018年に移植された移植腎の5年生着率は生体腎移植で96％，献腎移植で82％であった．これらは欧米の報告と比較しても良好な成績であり，日本の献腎移植は心停止後献腎移植が圧倒的に多数である状況を考えると特筆すべきことである．しかし，10年生着率と15年生着率はそれぞれ生体腎移植で90％と77％，献腎移植で61％と47％であり，小児の長い人生を考えると中長期の移植腎生着率はさらなる向上が必要である．そのためには，移植腎廃絶の最多の原因である慢性拒絶反応の克服に加え，FSGSの移植腎再発に対する治療法の開発，服薬ノンアドヒアランス問題の解決などが今後の課題である．

3）その他のアウトカム

一方で，成人期に達した小児期末期腎不全患者の医学的および心理社会的アウトカムについては多くの問題が残っている．小児期発症末期腎不全患者の特性を理解した成人期医療への移行や就学，就労，結婚などの社会の受け入れを視野に入れた支援を充実させる必要がある．

文献

1) 花房規男，他：透析会誌 56：473-536，2023
2) 日本臨床移植学会・日本移植学会：移植 58：189-208，2023
3) Hirano D, et al.：Clin Exp Nephrol 24：82-87, 2020
4) Hattori M, et al.：Clin Exp Nephrol 19：933-938, 2015
5) Harada R, et al.：Pediatr Nephrol 37：1215-1229, 2022
6) Hirano D, et al.：Pediatr Nephrol 38：261-267, 2023
7) 日本腎臓学会（編）：腎代替療法導入．エビデンスに基づくCKD診療ガイドライン2023，東京医学社，245-248，2023
8) 日本腎臓学会，他（編）：腎代替療法選択ガイド2020．ライフサイエンス出版，2020
9) 腎臓病SDM推進協会（編）：慢性腎臓病患者とともにすすめるSDM実践テキスト．医学書院，11-19，2020
10) 佐々木祐介，他：腎と透析 96：472-476，2024
11) 川畑 勝，他：透析会誌 54：407-412，2021
12) 服部元史：日小児腎不全会誌 42：14-20，2022
13) 透析の開始と継続に関する意思決定のプロセスについての提言作成委員会（編）：透析会誌 53：173-217，2020

（此元隆雄）

Ⅱ各論　第7章　慢性腎臓病（とくに末期腎不全）

Ⅱ各論　第7章／慢性腎臓病（とくに末期腎不全）

2　小児慢性腎臓病の診断と治療

1　定義・診断[1]

1）診断

小児慢性腎臓病（CKD）の定義は以下の通りであり，①，②のいずれか，または両方が3か月を超えて持続することで診断する．

①尿異常，画像診断，血液，病理で腎障害の存在が明らか．特に蛋白尿の存在が重要

②糸球体濾過量（GFR）＜60 mL/分/1.73 m^2（ただし2歳未満はGFRが基準値の50％未満）

2）重症度分類

小児CKDの重症度はGFR低下の程度によってステージ分類する（表1）．成人では蛋白尿（アルブミン尿）と原疾患の要素も含めたCGA分類を用いているが，小児CKDにおいては，蛋白尿が疾患進行のリスクである可能性はあるが，必ずしも十分な検討がなされていない．またステージ3の細分化についてもエビデンスが乏しいため，わが国ではCGA分類を採用していない．ステージ5の説明は「末期腎不全」であるが，将来は成人と同様の「高度低下〜末期腎不全」に変更される可能性がある．

2歳以上は推算糸球体濾過量（eGFR）を算出し，表1を使用してステージ分類する．eGFRの算出は手計算が困難であり，年齢，性別，身長，血清クレアチニン（Cr）値の情報を用いて，日本小児腎臓病学会ウェブサイトでの計算フォームや，「小児CKD-eGFR計算」アプリケーションソフトウェアを利用する．また，sCr値によるステージ判定表（表2，表3）を用いる方法もある．GFR軽度低下（60〜89 mL/分/1.73 m^2，特に83.5未満）のみでは腎疾患を有さない健常児の可能性がある点に留意する[2]．2歳未満は生理的にGFRが低く，GFRの絶対値ではステージ分類ができないため，表2を用いて分類する．GFRはsCr値に反比例するため，表2，表3においてステージ2，3，4，5を示すsCr値の境界値は，年齢・性別ごとのsCrの基準値（中央値）のそれぞれ4/3倍，2倍，4倍，8倍と定めている．筋肉量に影響する病態などがありsCr値の信頼性に欠ける場合は，血清シスタチンC値，血清β_2ミクログロブリン値，クレアチニンクリアランス法を用いてeGFRを算出する方法や，ゴールドスタンダードであるイヌリンクリアランス法でGFRを算出する方法がある．

小児CKDと診断された場合は小児腎臓病専門医の診療を要するが，その発見契機として，腎臓病を専門としない小児科医がsCrやeGFRの異常値に気づき，腎機能障害を早期に診断できることが重要である．GFR評価法の詳細やsCrの基準値は総論第3

表1　小児CKDのステージ分類（2歳以上）

病期ステージ	重症度の説明	進行度による分類 GFR（mL/分/1.73 m^2）
1	腎障害は存在するがGFRは正常または亢進	≧90
2	腎障害が存在し，GFR軽度低下	60〜89
3	GFR中等度低下	30〜59
4	GFR高度低下	15〜29
5	末期腎不全	＜15

注1）腎障害とは，蛋白尿をはじめとする尿異常や画像検査での腎形態異常，病理の異常所見などを意味する
注2）透析治療が行われている場合は5D
注3）移植治療が行われている場合は1-5T
（日本腎臓学会（編）：エビデンスに基づくCKD診療ガイドライン2023．東京医学社，2023より引用）

374

2●小児慢性腎臓病の診断と治療

表2 血清 Cr 値(mg/dL))によるステージ判定表(3 か月以上 12 歳未満)

年齢	ステージ 2	ステージ 3	ステージ 4	ステージ 5
3〜5 か月	0.27〜	0.41〜	0.81〜	1.61〜
6〜8 か月	0.30〜	0.45〜	0.89〜	1.77〜
9〜11 か月	0.30〜	0.45〜	0.89〜	1.77〜
1 歳	0.31〜	0.47〜	0.93〜	1.85〜
2 歳	0.33〜	0.49〜	0.97〜	1.93〜
3 歳	0.37〜	0.55〜	1.09〜	2.17〜
4 歳	0.41〜	0.61〜	1.21〜	2.41〜
5 歳	0.46〜	0.69〜	1.37〜	2.73〜
6 歳	0.46〜	0.69〜	1.37〜	2.73〜
7 歳	0.50〜	0.75〜	1.49〜	2.97〜
8 歳	0.54〜	0.81〜	1.61〜	3.21〜
9 歳	0.55〜	0.83〜	1.65〜	3.29〜
10 歳	0.55〜	0.83〜	1.65〜	3.29〜
11 歳	0.61〜	0.91〜	1.81〜	3.61〜

(日本腎臓学会(編):エビデンスに基づく CKD 診療ガイドライン 2023. 東京医学社, 2023 より引用)

表3 血清 Cr 値(mg/dL))によるステージ判定表(12 歳以上 19 歳未満 男女別)

年齢	ステージ 2		ステージ 3		ステージ 4		ステージ 5	
性別	男児	女児	男児	女児	男児	女児	男児	女児
12 歳	0.71〜	0.70〜	1.07〜	1.05〜	2.13〜	2.09〜	4.25〜	4.17〜
13 歳	0.79〜	0.71〜	1.19〜	1.07〜	2.37〜	2.13〜	4.73〜	4.25〜
14 歳	0.87〜	0.78〜	1.31〜	1.17〜	2.61〜	2.33〜	5.21〜	4.65〜
15 歳	0.91〜	0.75〜	1.37〜	1.13〜	2.73〜	2.25〜	5.45〜	4.49〜
16 歳	0.98〜	0.79〜	1.47〜	1.19〜	2.93〜	2.37〜	5.85〜	4.73〜
17 歳	0.97〜	0.74〜	1.45〜	1.11〜	2.89〜	2.21〜	5.77〜	4.41〜
18 歳	0.97〜	0.74〜	1.45〜	1.11〜	2.89〜	2.21〜	5.77〜	4.41〜

(日本腎臓学会(編):エビデンスに基づく CKD 診療ガイドライン 2023. 東京医学社, 2023 より引用)

章 4「糸球体機能検査」(p.66)を参照されたい.

2 治療と合併症管理

小児 CKD の合併症および治療・管理目標を図1に示す. CKD は疾患特異的な概念ではない. 早期発見につなげ, 原因疾患の特定に至った場合は各疾患に準じた治療介入を行う. CKD の診断時や診療においては全身の評価が必要である. 例えば小児 CKD の原因疾患として高頻度である先天性腎尿路異常(CAKUT)は先天的な腎外合併症や精神運動発達遅滞を有することが少なくない. また, 腎機能障害に起因する合併症は全身の臓器に及ぶ. 小児 CKD やその合併症管理の目標は, 生命予後の改善や腎機能予後改善はもちろん, 成長・発達への悪影響を最小限にとどめることにある. 成長・発達には精神的側面も含まれ, 社会的に自立した成人に成長できることが移行期支援の目標でもある. 治療や管理の内容は多岐にわたるため, 目標の達成には多職種間での連携が必要である.

1) 腎機能障害の進行抑制

a) レニン・アンジオテンシン系(RAS)阻害薬

高血圧を有する小児 CKD 患者に対し, 降圧療法は腎機能低下を抑制することが報告されている[3]. また, 尿蛋白量増加と腎機能低下との関連がいくつかの観察研究で報告されている. RAS 阻害薬であるアンジオテンシン変換酵素阻害薬(ACEI)やアンジ

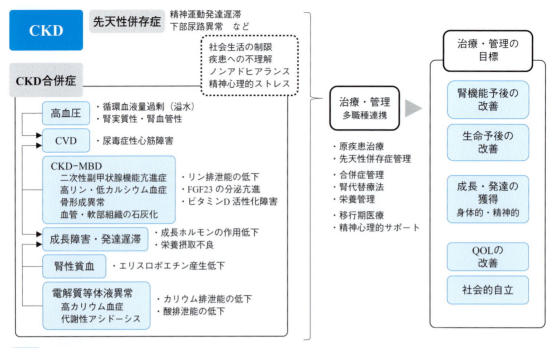

図1　CKDの合併症と治療・管理目標
CVD：心血管疾患，CKD-MBD：CKDに伴う骨ミネラル代謝異常

オテンシンⅡ受容体拮抗薬（ARB）は降圧作用や尿蛋白減少作用を有するため，腎機能予後の改善を目的として使用する．RAS阻害薬の用法・用量は降圧薬としての使用法（総論第4章4「薬物療法③RAS阻害薬，SGLT2阻害薬」〈p.121〉，各論第5章「高血圧症」〈p.345～〉を参照）に準ずるが，小児CKD患者に投与する際は次の点に注意する．まず，RAS阻害薬はGFRを低下させるため，特にCKDステージの進行時には腎機能の推移をより注視しながら使用する．またACE阻害薬のほとんどは腎排泄性であり，腎機能低下に応じた投与量調節が必要である．

b 腎機能のモニタリング・腎機能障害をきたす要因への対策

CKD診断後も腎機能の推移としてeGFRを定期的にモニタリングする．eGFRの変化速度に直線的な低下がある場合は，その速度から腎代替療法導入時期を見据えた準備を行う．腎機能低下が想定外に進行した際は，原疾患以外の要因を鑑別すべきである．抗菌薬，非ステロイド性抗炎症薬，RAS阻害薬などの薬剤性や，過度の降圧や脱水の存在，利尿薬投与など腎血流量を減少させる要因などがあげられる．膀胱機能障害を伴うCAKUT（後部尿道弁など）は，腎臓への圧負荷や膀胱尿管逆流による尿路感染症が腎機能予後に悪影響を及ぼすため，泌尿器科的な下部尿路管理が重要であり，その管理は腎移植を受けたあとでも移植腎予後に大きく影響する．

2）栄養管理

小児CKD患者は成長・発達の獲得のために制限のない栄養摂取が必要である．エネルギーやたんぱく質の摂取制限が，腎機能低下の進行を抑制することを示す質の高いエビデンスは存在しないうえ，それらの制限は成長障害を生じるためである．たんぱく質に関しては，少数の乳児を対象としたRCTではあるが，摂取制限による成長障害が報告されている[4]．

栄養摂取量は厚生労働省の日本人の食事摂取基準（2020年版）に準ずる．詳細は「慢性腎臓病に対する食事療法基準2014年版」[5]に譲る．食塩はCKDの病期や原疾患の病態により摂取量の調整を要する．CKDが進行するとGFRの低下に伴いナトリウム排泄能が低下するため，過剰摂取を避けて溢水や高血圧を防ぐ必要がある．しかし一方で，尿細管障害が進行した状況では尿細管でのナトリウム再吸収能が低下し，ナトリウム排泄が増加する側面もある．CAKUTに代表されるよう尿細管機能障害では病初期より水と塩類喪失を認め，食塩摂取制限ではなく補充を検討すべき場合もある．

2 ● 小児慢性腎臓病の診断と治療

3）運動制限・生活習慣

小児CKD患者への運動制限は原則行わない. 小児CKD患者を対象に運動による腎機能や蛋白尿への長期的な影響を検討した研究はないが, 成人も含めて運動がQOLや運動機能を改善する報告がある一方, 蛋白尿や腎機能低下を悪化させるエビデンスはない. また, 小児CKD患者の体力低下や肥満を防止する観点においても運動制限は避けるべきである. 肥満はそれのみでCKD発症の原因であり, CKD進行や心血管疾患（CVD）発症の危険因子および予後不良因子となる[6].

4）合併症管理

ⓐ 循環器合併症（高血圧・CVD）

高血圧は小児CKD患者に高頻度に認められ, 腎機能低下の危険因子となるため重要な合併症である. また, CKDは心室肥大, 心拡張能低下, 動脈硬化などCVD発症の危険因子である可能性があり, CVDは腎移植術の安全性や生命予後にかかわる. 小児CKD患者を対象として, 血圧管理による腎機能障害進行の抑制効果が報告されており[3], 高血圧を伴う場合は生活指導や薬物により降圧療法を行う.

溢水による高血圧に対しては塩分摂取制限を基本とし, 必要時は利尿薬を使用して心保護を行う. 一般的にCKDが乏尿を呈する時期はステージ5へと進行した段階である. 溢水のモニタリング指標としては, 血圧, 体重, 心胸郭比, ヒト心房性ナトリウム利尿ペプチド, 脳性ナトリウム利尿ペプチドなどを用いる. 溢水のない状態でも高血圧を呈する場合は少なくなく, その場合は降圧薬としてRAS阻害薬, カルシウム拮抗薬などを使用する. 血圧管理の詳細は, 総論第4章4「薬物療法③RAS阻害薬, SGLT2阻害薬」（p.121）, 各論 第5章「高血圧症」（p.345〜）を参照されたい. 降圧薬のうちACE阻害薬は腎代謝薬剤であるため, CKDステージの進行時は使用を避けるか, 減量が必要である.

ⓑ 成長障害

小児CKD患者では, 成長ホルモンの作用低下, 栄養摂取不良, 代謝性アシドーシス, 貧血, 骨ミネラル代謝異常などが複合的に関与して成長障害を引き起こし, 腎機能低下が進行するほど低身長は顕在化する. 詳細は各論第7章3「小児慢性腎臓病と成長障害」（p.379）を参照されたい.

ⓒ 腎性貧血

貧血を有する小児CKD患者では透析導入後や腎移植後の死亡率上昇, 左室肥大のリスク上昇, 運動能力低下の可能性がある. 評価および管理の詳細は各論第7章5「小児慢性腎臓病と腎性貧血」（p.387）を参照されたい.

ⓓ CKDに伴う骨ミネラル代謝異常（CKD-MBD）

CKD-MBDは, 腎機能低下に伴うビタミンD活性化障害, 二次性副甲状腺機能亢進の病態を背景に, 骨格形成, 血管や軟部組織の石灰化など全身に影響を及ぼす合併症である. 特に心筋を含めた石灰化は生命予後に直結する重篤な合併症であり, 医原性に生じる可能性があるため注意を要する. 高リン血症の状態において, リン摂取制限へのノンアドヒアランス, リン吸着薬である炭酸カルシウムによるカルシウム負荷, 活性化ビタミンD製剤の漫然とした使用がその状況にあたる. 詳細は各論第7章4「小児慢性腎臓病と骨代謝」（p.383）を参照されたい.

ⓔ 電解質等体液異常

a）代謝性アシドーシス

代謝性アシドーシスの存在は, 成人で起こる諸臓器の障害以外に小児では成長障害に関連する. 重炭酸イオン HCO_3^- 20 mEq/L以上を目安とし, 低カルシウム血症がないことを確認して炭酸水素ナトリウム0.05〜0.1 g/kg/日, 分3を補充する.

b）高カリウム血症

カリウム摂取制限を行い, 陽イオン交換樹脂（ポリスチレンスルホン酸カルシウム：カリメート®, アーガメイト®, ポリスチレンスルホン酸ナトリウム：ケイキサレート® 0.5〜1 g/kg/日, 分3）を使用する.

5）腎代替療法

末期腎不全への進行が避けられない状況で, 先述のCKD合併症のコントロールが困難と判断された場合に腎代替療法（腹膜透析, 血液透析, 先行的腎移植）の導入を検討する. 腎代替療法の導入時期や種類の選択は, 原疾患の病態や患者および保護者への十分な情報提供と共有意思決定に基づき総合的に決定する. 腎代替療法導入施設への転院のタイミングは, その準備期間を見据えて腎機能がGFR 30 mL/分/1.73 m²前後に低下した頃が望ましい. 詳細は総論第4章6「腹膜透析」（p.130）, 同7「血液透析とアフェレシス療法」（p.135）, 同8「腎移植」（p.141）を参照されたい.

6）移行期医療

詳細は総論第5章5「移行期医療」（p.174）を参照されたい. 思春期・青年期のCKD患者は, 精神的に

Ⅱ各論　第7章　慢性腎臓病（とくに末期腎不全）

不安定で衝動的な行動やノンアドヒアランスが多く，また心理的・社会的に未成熟で，成人後の社会適応に困難を生じやすいといわれる．自身の病気の理解不足やノンアドヒアランスがあると，服薬を含めた自己管理が不十分であり，腎機能低下の進行，透析患者では透析不足，移植患者であれば移植腎の機能喪失に結びつく．小児 CKD では成人診療科になじみのない小児特有の疾患や合併症を有する場合が少なくなく，転科する場合は十分な情報共有に基づく連携が必須である．

文献

1) 日本腎臓学会（編）：エビデンスに基づく CKD 診療ガイドライン 2023．東京医学社，2023
2) Uemura O, et al.：Clin Exp Nephrol 19：683-687, 2015
3) ESCAPE trial Group：N Engl J Med 361：1639-1650, 2009
4) Wingen AM, et al.：Lancet 349：1117-1123, 1997
5) 日本腎臓学会（編）：慢性腎臓病に対する食事療法基準 2014 年版．慢性腎臓病に対する食事療法基準（小児）．東京医学社，14-23，2014
6) Wilson AC, et al.：Clin J Am Soc Nephrol 6：2759-2765, 2011

（日比野　聡）

II 各論　第7章　慢性腎臓病（とくに末期腎不全）

3 小児慢性腎臓病と成長障害

成長障害は，小児慢性腎臓病（CKD）における重要な合併症である．成長障害を有する患児は，入院率が高く，死亡率も約3倍高いといわれている[1]．成長障害は身体面のみならず生活の質（QOL）にも多大な影響を与えるとされ，低身長児と情動問題や学習障害との関連，腎移植後の最終身長と教育水準，収入，結婚生活との関連が報告されている[2,3]．透析療法・腎移植療法の進歩に伴い腎不全患児の生命予後が改善され，QOLが重要視される時代となり，成長障害は慢性腎不全患児にとってより重要な問題となっている．

1 定義・概念

成長障害とは成長が阻害された状態を指すが，著しく身長が低い場合だけでなく，成長率（身長の増加率）の低下も含めた概念である．成長障害の中での低身長は，「同性・同年齢小児の平均身長の-2.0 SD以下あるいは3パーセンタイル以下」と定義される．

小児の成長は，KarlbergらのICPモデルによりinfancy, childhood, pubertyの3時期に分けて考えられている[4]．各時期の成長に影響を与える主要因子として，infancy（乳幼児期：とくに2歳まで）では栄養，childhood（幼児期から学童期）では成長ホルモン・甲状腺ホルモン，puberty（思春期）では成長ホルモンとともに性ホルモンがあげられている（図1）[4]．

出生後から2歳頃までの乳幼児期では，成長は摂取エネルギーと摂取蛋白に大きな影響を受ける．この時期は一生で最も成長率が高く，出生後に得られる身長増加の約30％をこの時期に獲得している．幼児期から学童期にかけては徐々に成長速度が低下し，この時期は成長ホルモン・甲状腺ホルモンの影響を受ける．思春期には，性ホルモンの影響により成長ホルモン分泌が増加する事により，成長のスパートが起きる．

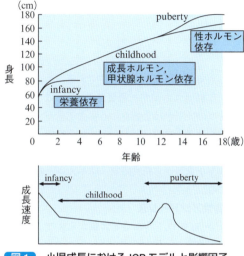

図1 小児成長におけるICPモデルと影響因子
(Karlberg J, et al.：Acta Paediatr Scand Suppl 337：12-29, 1987 より改変)

2 病因・病態

1）病因

CKDでは，図2に示すような様々な因子の関与により成長障害が生じる．CKDステージ2（GFR＜90 mL/分/1.73 m^2）になると各種代謝異常が出現しはじめ，CKDステージ3（GFR＜60 mL/分/1.73 m^2）に進展すると成長障害が顕在化してくるとされている．NAPRTCSの調査では，GFR 50～75 mL/分/1.73 m^{2}の比較的腎機能が保たれている状態でも約20％の児がすでに成長障害を認めていた[5]．またわが国の小児保存期CKD患者を対象とした全国調査において，CKDステージの進行とともに成長障害が進行することが報告されている（図3）[6]．

2）病態

a 栄養不足

乳児期の成長は栄養摂取に依存しているため，適

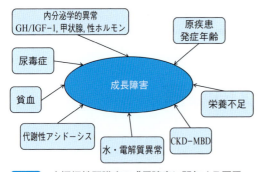

図2　小児慢性腎臓病の成長障害に関与する因子
GH/IGF-1：成長ホルモン/インスリン様成長因子-1
CKD-MBD：慢性腎臓病に伴う骨ミネラル代謝異常

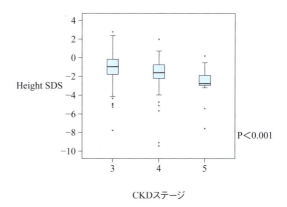

図3　CKD ステージによる Height SDS
（Hamasaki Y, et al.：Clin Exp Nephrol 19：1142-1148, 2015 より）

切なエネルギー摂取が必須条件である．エネルギー摂取が年齢別エネルギー所要量の 80％以下になると成長率の低下がはじまり，40％まで低下すると成長が停止する．CKD 環境では，食欲不振，味覚障害，嘔気・嘔吐，精神的苦痛，制限食に対する拒絶など様々な原因から摂食障害・エネルギー摂取不足が生じる．

[b] 代謝性アシドーシス

GFR が 50％以下となると腎臓からのアンモニア排泄障害が起こり代謝性アシドーシスが生じる．慢性代謝性アシドーシスは，成長ホルモン（GH）分泌低下，血清 IGF-1 低下，組織での GH 抵抗性，骨からのカルシウム遊離，アルブミン合成低下，筋蛋白質の変性を引き起こし成長に影響を及ぼす．

[c] 水・電解質異常

低形成・異形成腎をはじめとする先天性腎疾患では，尿細管機能障害による電解質喪失（とくにナトリウム）ならびに尿濃縮力障害を有し，潜在的な脱水状態にある．慢性脱水状態や低ナトリウム血症は食欲低下を生むため，成長へ悪影響を及ぼすと考えられている．

[d] 慢性腎臓病に伴う骨ミネラル代謝異常（CKD-MBD）

骨格変形は成長障害の主要因となり，CKD-MBD による骨端変位や骨端骨折などの重度の骨幹端破壊は成長を妨げる．高 PTH 血症は，成長板構造の破壊，骨端変位，骨端骨折を引き起こし，ビタミン D 欠乏は成長板軟骨細胞を傷害し，くる病による骨変形を引き起こす．詳細は各論第 7 章 4「小児慢性腎臓病と骨代謝」(p.383)を参照されたい．

[e] 貧血

貧血が成長障害を引き起こす詳細な機構は明確ではないが，貧血状態であることによる食欲不振，併発感染症，心合併症，成長板軟骨細胞の酸素化不良が成長に干渉すると考えられている．

[f] 内分泌学的異常

GH/IGF-1 系の異常，甲状腺機能低下，性ホルモン産生低下がみられ，なかでも GH/IGF-1 系の異常が成長障害の主要因を占める．

また CKD 患児は，他の慢性疾患児と比較して約 2.5 倍甲状腺機能低下をきたしやすいとされる[3]．甲状腺機能低下は幼児期から学童期の身体的発達のみならず知的発達にも影響を及ぼす．

性ホルモンは，腎不全環境においてゴナドトロピン遊離ホルモンの低下や黄体化ホルモン（LH）などの性腺刺激ホルモンの脈動性分泌低下をきたす．そのため性ホルモンによって刺激されていた GH 分泌や骨への直接作用が抑制され，思春期の成長スパートが障害される．CKD 患児の思春期成長は，開始が 2.0〜2.5 年遅れ，ピークの成長率が半減し，期間が 1 年短縮されることにより，思春期の獲得身長が健常人の約 50％になるとされている[7]．

3）原疾患の影響

CKD の主要な原因疾患である低形成・異形成腎では，尿細管からの塩類喪失ならびに代謝性アシドーシスにより GFR 低下出現前から成長障害が出現する．とくにミルクに栄養を依存する時期に塩分不足ならびに慢性脱水を生じやすい．

3　診断（臨床徴候と検査所見）

成長曲線（growth curve）と成長率曲線（growth velocity curve）が有用であり，標準身長との比較，標

3 ● 小児慢性腎臓病と成長障害

表1　小児慢性腎臓病の食事摂取基準

推定エネルギー必要量(kcal/日)		蛋白質摂取基準 (g/日)	
男児	**女児**	**男児**	**女児**
0〜5(月)	550	500	10	10
6〜8(月)	650	600	15	15
9〜11(月)	700	650	25	25
1〜2(歳)	950	900	20	20
3〜5(歳)	1,300	1,250	25	25
6〜7(歳)	1,550	1,450	35	30
8〜9(歳)	1,850	1,700	40	40
10〜11(歳)	2,250	2,100	50	50
12〜14(歳)	2,600	2,400	60	55
15〜17(歳)	2,850	2,300	65	55

(日本腎臓学会(編):慢性腎臓病に対する食事療法基準(小児).慢性腎臓病に対する食事療法基準2014年版,東京医学社,14-23,2014をもとに作成)

準成長率との比較,標準成長曲線との比較を行う.低身長は,「同性・同年齢小児の平均身長の−2.0 SD以下あるいは3パーセンタイル以下」と定義される.

CKD患児においては,2008年のNKF-KDOQIガイドライン[8]などで健常児の倍の頻度での身体計測(身長,体重ならびに3歳までは頭囲計測)がすすめられている.身体計測とともに,栄養摂取状況,腎機能,酸塩基平衡,電解質,CKD-MBD,甲状腺機能などの評価を行う[5].また骨年齢や思春期の評価は最終身長を考えるうえで重要である.

4　治療

1) 栄養摂取

エネルギー摂取不足を避けるため,日本人小児の推定エネルギー必要量(**表1**)[9]を目標摂取量として設定する.とくに乳児期成長は栄養に依存しているため,嘔吐などで経口摂取が進まない場合には,強制的な経管栄養ならびに胃ろう管理も考慮する[10].乳児慢性腎臓病患児には胃食道逆流症の合併も多いため,Nissen手術などを要する場合もある.一方,肥満傾向を認める児や腹膜透析患児(腹膜透析液からのエネルギー吸収がある)では過剰摂取に留意する.

2) アシドーシス補正

血清重炭酸濃度22 mmol/L以上を保つようにアルカリ製剤で補正する.

3) 脱水・電解質補正

多尿傾向ならびに塩類喪失系腎疾患の乳児では,積極的な水分摂取指導ならびに高ナトリウム腎不全用ミルク(8806Hミルク®)の使用や薬剤として塩分投与を行う[11].幼児期以降は,塩分嗜好により自宅での食事が高塩分食となっていることが多い.入院する際は,病院食による意図しない塩分制限の可能性や,補液療法時のナトリウム濃度に注意を要する.

4) CKD-MBD の管理

有効な成長を得るためのintact PTHの管理目標値は確立されていないが,わが国の目標値はCKDステージ3までは正常範囲内(ステージ),ステージ4は100 pg/mL以下,ステージ5,5Dでは100〜300 pg/mLとされている[12].詳細は各論第7章4「小児慢性腎臓病と骨代謝」(p.383)を参照されたい.

5) 貧血治療

赤血球生成刺激剤(ESA製剤),鉄剤を使用し貧血の治療を行う.成長障害に対する明確な目標値は知られていない.詳細は各論第7章5「小児慢性腎不全と腎性貧血」(p.387)を参照されたい.

6) 成長ホルモン

わが国では,1997年からヒト遺伝子組み換え成長ホルモン(rhGH)治療が保険適応となった.2015年には治療開始時の適応基準が改定され「骨端線閉鎖のない前思春期小児の腎不全による成長障害(骨年齢:男子17歳未満,女子15歳未満.身長−2 SD以下または成長速度が2年以上にわたり−1.5 SD以下,eGFR 75 mL/分/1.73 m²以下)」となった.使用法は0.175 mg/kg/週,分6〜7で開始し,投与開始6か月以降の評価で「0.175 mg/kg/週の投与を継続しても骨年齢が男子17歳,女子15歳に達するまでに身長が−2 SDまで到達する見込みがない場合」に0.35 mg/kg/週まで増量が可能である.CKDではGH分泌が低下しているわけではないが,rhGH治療により,増加しているIGFBPsを上回るIGF-1産生を促し,遊離IGF-1を増加させることで効果を発揮すると考えられている.

rhGHに関しては,①保存期腎不全患児>腹膜透析患児>血液透析患児の順で効果が大きい,②治療開始1年間が最大の効果が得られ,2年目以降は減弱する傾向にある,③成長障害にかかわる各因子(前述)に対する適切な治療を行う必要がある,④CKD-MBDの存在はGH療法の効果を減弱させるの

II 各論　第7章　慢性腎臓病（とくに末期腎不全）

みならず，大腿骨頭すべり症を合併する危険があるため注意を要する．⑤骨年齢促進への影響は現時点では不明，などが知られている．

7）腎代替療法

　CKD環境そのものが各種因子の元凶であるため，適切な時期に腎代替療法を導入する必要がある．透析療法（腹膜透析，血液透析ともに）では，透析未導入の末期腎不全における成長喪失を改善することは期待できるが，成長獲得ならびにcatch-upにはいたらない．小児PD・HD研究会の報告では，腹膜透析導入後も−0.26 SD/年の身長喪失がみられている[13]．

　腎移植は生理的な腎不全治療であり，小児においては発達・社会生活・QOL改善などのためにも最終的には腎移植を目標にしている．また成長障害に対しても効果が認められ，成長獲得およびcatch-upが可能である．

5　管理と予後

　病態ならびに各種因子に対する治療法の進歩により，小児腎不全患児の成長障害は改善している．米国の報告によると，1987年には移植時平均身長が−2.5 SDであったが，2007年には1 SD以上改善した[14]．またわが国の腹膜透析導入時の身長は，1985年以前導入−2.38 SD（n＝115），1985〜1989年導入−2.25 SD（n＝190），1990〜1993年導入−2.01 SD（n＝215），1994〜1997年導入−2.14 SD（n＝262），1998〜2001導入−1.90 SD（n＝178）となっており，保存期腎不全管理は明らかに改善している[15]．今後，最終身長をtarget heightに近づけるために，腎移植前の保存期−透析期における成長障害を最小限にすることが重要になる．

6　最新知見

　CKD児が健常児相応の成長を獲得するためには，

透析療法では限界がある．そのため，特別な理由がなければ長期透析は避けることが望ましく，腎移植（先行的腎移植を含む）を考慮することが推奨される．近年，わが国における小児献腎移植数は増加傾向にあり，待機期間も短くなっている．

　腎移植後の成長に関しては，6歳以下のみがcatch-upするという報告が散見される[14,16]．腎移植後の成長獲得を目指して，rhGH療法の効果を検証するために4つのランダム化比較試験が行われている．そのすべての報告で，rhGHは腎移植後の成長率を著明に改善させ，移植腎機能低下や拒絶反応の増加はみられなかったと結論づけている[14,16]．

文献

1) Furth SL, et al.：Pediatr Nephrol 17：450-455, 2002
2) Broyer M, et al.：Transplantation 77：1033-1037, 2004
3) Schaefer F：Endocrine and Growth Disorders in Chronic Kidney Disease. In：Avner ED, et al.（eds）, Pediatric Nephrology. 6th ed, Springer, Berlin, Heidelberg, 1713-1753, 2009
4) Karlberg J, et al.：Acta Paediatr Scand Suppl 337：12-29, 1987
5) Mahan JD, et al.：Pediatr Nephrol 21：917-930, 2006
6) Hamasaki Y, et al.：Clin Exp Nephrol 19：1142-1148, 2015
7) Schaefer F, et al.：Pediatr Res 28：5-10, 1990
8) KDOQI Work Group：Am J Kidney Dis 53：S11-S104, 2009
9) 日本腎臓学会（編）：慢性腎臓病に対する食事療法基準（小児）．慢性腎臓病に対する食事療法基準2014年版，東京医学社，14-23，2014
10) Honda M, et al.：Pediatr Nephrol 9：543-548, 1995
11) 日本腎臓学会（編）：小児CKDにたんぱく質摂取制限は推奨されるか？．エビデンスに基づくCKD診療ガイドライン2023，東京医学社，228-229，2023
12) 日本腎臓学会（編）：小児CKDにおけるCKD-MBDの管理．エビデンスに基づくCKD診療ガイドライン2023．東京医学社，237-240，2023
13) 和田尚弘：小児PD研究会雑誌13：32-35，2000
14) Fine RN, et al.：Pediatr Nephrol 25：739-746, 2010
15) 和田尚弘：小児科45：1451-1457，2004
16) Lopes-Gonzalez M, et al.：Frontiers of Pediatrics. volume 8, 2020

（濱崎祐子）

4●小児慢性腎臓病と骨代謝

Ⅱ各論　第7章 ／ 慢性腎臓病（とくに末期腎不全）

4 小児慢性腎臓病と骨代謝

1 定義・概念

慢性腎臓病（CKD）に生じる Ca，リン，骨代謝異常は，骨の異常（腎性骨［異栄養］症＜ROD＞）だけでなく，心血管イベントの原因となる血管などの石灰化，生命予後にも影響を及ぼす広い臨床概念・症候群として「CKD に伴う骨ミネラル代謝異常（CKD-MBD）」と呼称される．

2 病因・病態

骨ミネラルの恒常性には，様々な因子が関与する．腎で活性化される活性型ビタミン D（1,25-dihydroxyvitamin D［$1,25(OH)_2D$］），骨で分泌される FGF23（fibroblast growth factor 23），副甲状腺で分泌される副甲状腺（上皮小体）ホルモン（PTH）が互いに，あるいはリンを介した複数のネガティブフィードバック機構を介し作用して，骨ミネラル代謝を維持する（図1）．

また，FGF23 受容体と複合体を形成し，FGF23 と受容体の親和性を高める Klotho は，腎機能低下の早期から腎・副甲状腺での発現が低下する[1]．

CKD ステージ2の段階（図1の青い細実線・破線）では，腎機能低下による尿中リン排泄低下に対し，Klotho 発現低下による FGF23 抵抗性から FGF23 分泌が亢進する．尿中リン排泄増加により血清リンは恒常性を保ち，FGF23 の影響で活性型ビタミン D は低下する．さらに腎機能低下が進行（図1の黒い中/太実線・破線）すると，FGF23 によるリン排泄作用による恒常性の保持が破綻し，血清リンが上昇し，腎機能低下や慢性代謝性アシドーシスによりさらにビタミン D の活性化能が低下する．透析期には高リン血症が顕在化し，二次性副甲状腺（上皮小体）機能亢進症（secondary hyperparathyroidism：SHPT）が高度になる．副甲状腺のびまん性過形成から小結節形成，結節性過形成と進行し，内科的治療に抵抗性を

示すようになる．

PTH は，骨芽細胞，破骨細胞をともに活性化させるため，骨病変は骨回転（turnover）によって，SHPT による高回転骨と PTH 作用不全による低回転骨に分類される．さらに石灰化（mineralization），骨量（volume）を加えた TMV 分類で表すと，嚢腫性線維性骨炎（osteitis fibrosa cystica）は高回転骨・石灰化正常・骨量増加，無形成骨症（adynamic bone disease）は低回転骨・石灰化正常・骨量低下，骨軟化症（osteomalacia）は低回転骨・石灰化異常・骨量正常～低下である．同一症例で高回転・低回転骨が混在することも知られている．骨病変には，ステロイド治療，食事性の低リン血症・ビタミン D 不足なども影響を与える．

3 診断（臨床徴候と検査所見）

症状から病初期に発見することは難しい．CKD-MBD の重要性を念頭に置き，ガイドライン[2]に推奨されているように定期的な検査によって診断・管理を行うことは必要である．

1）臨床徴候

a 成長障害

小児 CKD において，成長障害は管理の主要な項目である．多くの因子が成長障害にかかわるが，ビタミン D 治療や PTH の正常化などによる CKD-MBD 介入で成長が改善することが報告されている．

b 骨合併症

ビタミン D 不足によるくる病と同様の骨幹端変化をきたし得る．高度の SHPT が持続すると，大腿骨頭すべり症，外反膝や，長幹骨の変形が認められることがある．また，非外傷性骨折の頻度が高くなる．

c 異所性石灰化

小児末期腎不全患者の 60 ％で認める．死亡と強く関係する心血管以外にも，呼吸器系，皮膚，中枢

383

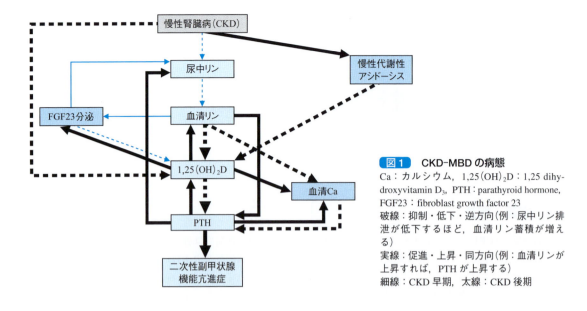

図1 CKD-MBDの病態
Ca：カルシウム，1,25(OH)$_2$D：1,25 dihydroxyvitamin D$_3$，PTH：parathyroid hormone，FGF23：fibroblast growth factor 23
破線：抑制・低下・逆方向（例：尿中リン排泄が低下するほど，血清リン蓄積が増える）
実線：促進・上昇・同方向（例：血清リンが上昇すれば，PTHが上昇する）
細線：CKD早期，太線：CKD後期

神経系など全身のあらゆる場所で認められ，単純X線で石灰化を確認できることもある．石灰化血管は血管吻合の妨げとなり，腎移植に支障をきたす．

2）検査所見

a 生化学検査

血清Ca，リン，PTH，アルカリフォスファターゼ（Alp），重炭酸イオン濃度が重要な項目であり，腎機能低下の程度にあわせ，定期的に確認することが推奨（表1）[3～5]される．リンは年齢によって大きく異なり（表2）[6]，各年齢の基準値に収まるように管理する．血清リンは朝が低く夕方に上昇する日内変動があり空腹時高リン血症は予後と相関する[7]．Caは年齢による大きな変化はないが，アルブミン値による補正［Ca測定値＋（4－アルブミン値）］もしくはイオン化Caで評価する．KDOQIのガイドラインでは，Caリン積を12歳以上で55未満，12歳未満は65未満に収めることを推奨[4]している．

腎機能障害が軽い時期でも血清リンが正常に保たれている段階から活性型ビタミンDの低下をきたしていること（2．病因・病態の項，図1）には注意が必要である．

b X線検査

単純X線検査で，指節骨の骨膜下吸収像やくる病所見が認められる．とくに成長の早い乳幼児で生化学検査異常値が続く場合には，毎月確認する[5]．

表1 CKDステージ毎の諸検査（Ca，リン，PTH，Alp，重炭酸イオン濃度）推奨頻度と目標intact PTH値

ステージ	GFR (mL/分/1.73 m^2)	検査頻度	目標iPTH値 (pg/mL)
2	60～89	年1回以上	基準値範囲内
3	30～59	半年に1回以上	基準値範囲内
4	15～29	3か月に1回以上	≦100
5	<15，透析	月1回以上	100～300

Caの補正にアルブミンの測定も必要である．とくに乳幼児ではより頻回の検査が必要になることがある．
（Klaus G, et al.：Pediatr Nephrol 21：151-159, 2006/NKF K/DOQI：Am J Kidney Dis 46：S1-122, 2005/東京都立小児総合医療センター腎臓内科（編）：CKD-MBD．小児のCKD/AKI実践マニュアル，診断と治療社，133-137, 2013 より作表）

4 治療

三つのD（diet，drug，dialysis）でリンを管理することが重要[5]である．

1）食事中のリン

乳児であれば，リン制限された特殊ミルク（明治8806H®）を活用する．食材では，蛋白中のリン含有率やリン吸収率に注目する．とくにリン含有率の高い乳製品（牛乳28.2 mg/g蛋白）は摂取過多がないか確認する．全卵，豚肉，魚も比較的多い（約12 mg/g蛋白）．豆類も同様のリン含有率だが，吸収率は肉類のおよそ半分（20～40％）であるフィチン酸である．

4 ● 小児慢性腎臓病と骨代謝

| 表2 | Ca, リンの年齢毎基準値 |

	カルシウム (Ca：mg/dL)		リン (P：mg/dL)	
	下限値	上限値	下限値	上限値
0か月	9.0	11.0	5.0	7.7
1か月	9.0	11.0	4.8	7.5
3か月	9.0	11.0	4.5	7.1
6か月	9.0	11.0	4.2	6.7
1歳	8.8	10.6	3.9	6.2
2歳	8.8	10.5	3.8	6.0
3歳	8.8	10.3	3.8	5.9
6歳	8.7	10.2	3.9	5.8
12歳	8.7	10.1	3.6	5.8
15歳	8.7	10.0	3.2	5.5
20歳	8.7	10.0	2.8	4.7

（田中敏章，他：日児誌 112：1117-1132，2008 より一部改変）

保存料として添加されている無機リンは吸収率が高く（90％），加工食品には注意が必要である．一方，リンの制限によってエネルギーなどの栄養が制限されてしまわないか確認が必要である．

2) リン吸着薬

第一選択薬は炭酸 Ca である．リン吸着作用のために食事の直後に内服する．血管石灰化の合併症のために最大投与量が制限されるため，効果が不十分なときや高カルシウム血症のときには，Ca 非含有リン吸着薬である3価陽イオンのランタン（炭酸ランタン），鉄製剤（クエン酸第二鉄，スクロオキシ水酸化鉄），ポリマー（塩酸セベラマーとビキサロマー）を用いる．

各種薬剤の特徴を述べる．炭酸ランタンは消化管から吸収され体内に蓄積するため，長期の安全性は不明である．ポリマーとスクロオキシ水酸化鉄は食直前内服で，保険適用は透析期に限られる．ポリマーは消化管副作用が比較的多い．鉄製剤は長期に内服すると血中フェリチンが上昇し基準値を超えることがある．細粒や錠剤の粉砕が可能，チュアブルなど剤型として小児が内服・注入しやすい薬剤はCa製剤，炭酸ランタン，スクロオキシ水酸化鉄である．

リンを下げる力価は，セベラマー・ビキサロマーを1とすると，炭酸 Ca，クエン酸第二鉄が1.5，炭酸ランタン，スクロオキシ水酸化鉄が3に相当する[8,9]．

リン吸着薬は錠数が多く，アドヒアランスが低下することが多い．リンコントロールが悪い場合，食事内容（とくに加工食品）の見直しとともにアドヒアランスを確認する．

リンの吸収阻害という新たな作用機序の薬剤テナパノルも開発され，今後のデータ蓄積が期待される．

3) ビタミン D 製剤

リンの正常化した後も iPTH が高値の場合，ビタミン D 製剤を用いる．1α 位が水酸化されたアルファカルシドールで，低年齢児ほど体重あたりの投与量として多い量（10 kg 未満の場合，治療量 0.1 μg/kg/日，維持量 0.03～0.05 μg/kg/日）[5]が必要になる．

4) シナカルセト塩酸塩

副甲状腺の Ca 感知受容体に作用して PTH の産生・分泌を抑制する．ビタミン D 製剤による管理が困難な場合の選択肢であり，欧州では3歳を超えた小児で承認され，重症例では有望である[10]．低カルシウム血症に注意を要する．

5) リン製剤

乳幼児で低リン血症が持続するとくる病変化をきたすため，リン製剤（ホスリボン®初期投与量10～20 mg/kg）[5]を補充する．

5 管理と予後

SHPT のコントロールが悪い場合，成長障害を合併し，成長ホルモン治療により SHPT の増悪や大腿骨頭すべり症をきたすことがある．また，エリスロポエチン増量，鉄剤補充でも不応性の貧血の場合には，SHPT の有無を確認する．コントロールが不可能な SHPT は副甲状腺亜全摘を行う．

6 最新知見

現在，日本透析医学会による「慢性腎臓病に伴う骨・ミネラル代謝異常の診療ガイドライン」の2025年改定版が作成中である．小児の新たなエビデンスは乏しく，成人のものが外挿される見込みである．

文献

1) 椎﨑和弘，他：新しい骨ミネラル代謝の考え方：Klotho. 深川雅史（監），横山啓太郎（編），ガイドラインサポートハンドブック 慢性腎臓病に伴う骨・ミネラル代謝異常（CKD-MBD）改訂版．医薬ジャーナル社，38-46，2013

2) 日本腎臓学会（編）：エビデンスに基づく CKD 診療ガイドライン 2013，196-198，2013

3) Klaus G, et al.：Pediatr Nephrol 21：151-159, 2006

4) NKF K/DOQI：Am J Kidney Dis 46：S1-122, 2005

Ⅱ各論　第7章　慢性腎臓病（とくに末期腎不全）

5）東京都立小児総合医療センター腎臓内科（編）：CKD-MBD. 小児のCKD/AKI実践マニュアル，診断と治療社，133-137，2013

6）田中敏章，他：日児誌 112：1117-1132，2008

7）Chang AR, et al.：Am J Kidney Dis 64：567-573, 2014

8）秋澤忠男：Ther Res 35：285-291，2014

9）谷口正智，他：現行のリン吸着薬の特徴および今後の展望．秋葉隆・秋澤忠男（編），透析療法ネクスト XX，医学図書出版，86-94，2016

10）Bacchetta J, et al：Nephrol Dial Transplant 35：47-64, 2020

（幡谷浩史）

Ⅱ各論　第7章　慢性腎臓病（とくに末期腎不全）

5 小児慢性腎臓病と腎性貧血

1 定義・概念

　小児慢性腎臓病（CKD）患者に起こり得る合併症には，電解質異常，骨・ミネラル代謝異常，成長・発達障害などあるが，腎性貧血も重要な合併症の一つである．日本透析学会から2016年に慢性腎臓病患者における腎性貧血治療のガイドラインが示され，その中で，腎性貧血とは，腎臓においてヘモグロビン（Hb）値の低下に見合った十分量のエリスロポエチン（EPO）が産生されないことによって引き起こされる貧血であり，貧血の主因が腎障害以外に求められないものと定義している[1]．小児において，貧血の具体的な数値は表1[2]のようになっており，年齢によって数値が異なる．

　また，2010年のNAPRTCS（North American Pediatric Renal Trials and Collaborative studies）の報告では，CKDステージ3の73％，ステージ4の87％，ステージ5の95％に貧血を合併しており[3]，ステージが進むほど貧血には注意が必要となってくる．

2 病因・病態

　EPOは出生前，肝臓で主に産生されるが，出生後，腎臓の間質線維芽細胞から産生され，肝臓からは少量産生される．通常，間質線維芽細胞内にある転写因子，低酸素誘導因子（HIF）のサブユニットHIF-αは，プロリン水酸化酵素（prolyl hydroxylase：PHD）により水酸化され，それをvon Hippel-Lindau protein（pVHL）がユビキチン化させ，その後プロテアソームにより分解される．しかし低酸素状態となると，PHDによる水酸化が起こらず，HIF-αを核にHIF-βとヘテロ2量体を形成し，EPOの転写が促進される．この産生細胞が腎障害により，筋線維芽細胞に変化してしまうために，EPO産生が低下し貧血が起こる[4]．

　また，その他の主な原因に鉄の欠乏がある．鉄の

表1　小児における貧血の基準

年齢・（性別）	Hb 値閾値
生後6か月以上5歳未満	11.0 g/dL
5歳以上12歳未満	11.5 g/dL
12歳以上15歳未満	12.0 g/dL
15歳以上：男性	13.0 g/dL
15歳以上：女性（妊娠中ではない）	12.0 g/dL
15歳以上：女性（妊娠中）	11.0 g/dL

（日本腎臓学会：日腎会誌 66：234-236，2023より一部改変）

調整にはヘプシジンという肝臓で産生される蛋白質が重要な役割を果たす．ヘプシジンが産生されることにより，鉄輸送膜蛋白であるフェロポーチンの鉄輸送作用が抑制され，細胞内から血中への鉄の供給が低下する．CKDの場合，炎症性サイトカインの増加が認められることがあり，特にIL-6によりヘプシジンが上昇し，また腎からのIL-6の排泄はCKDのため低下しており，さらにヘプシジンの濃度が上昇し貧血が発症する[5]．その他，表2のような原因があげられる[2]．

　カルニチンは，ミトコンドリアに脂肪酸を取り込む作用があり，エネルギー獲得に必須な物質である．また，赤血球膜安定化にも関与しており，欠乏状態で脆弱性の亢進により赤血球の寿命が短くなる．その他に欠乏症の症状として，Reye様症候群，低血糖，高アンモニア血症，脂肪肝，心肥大などがある．腹膜透析や血液透析を施行している場合に透析による除去により低下することがある．

　ビタミンB_{12}は，核酸，アミノ酸・脂質代謝の補酵素として広範囲の酵素反応に関与している．葉酸は，核酸合成に関与しており，成人では維持血液透析患者の10％が不足する．また，ビタミンCは，コラーゲン生成やカテコラミン生合成の補因子などの作用をもっており，赤血球造血刺激因子製剤（ESA）の反応を改善させることが考えられている．

387

Ⅱ各論　第7章　慢性腎臓病（とくに末期腎不全）

表2　ESA欠乏以外の腎性貧血の原因

治療可能な病態	鉄欠乏，銅/亜鉛欠乏，ビタミン B12/ビタミン C/ビタミン E/葉酸欠乏，カルニチン欠乏，甲状腺機能低下，アンジオテンシン変換酵素（ACE）阻害薬/アンジオテンシンⅡ受容体拮抗薬（ARB）服用，ミコフェノール酸モフェチル（MMF）服用，服薬アドヒアランスの低下
治療不可能ではない病態	感染/炎症，透析効率低下，溶血，出血，副甲状腺機能亢進，赤芽球癆，悪性腫瘍，低栄養
治療困難な状態	異常ヘモグロビン症，骨髄病変

（日本腎臓学会：日腎会誌 66：234-236，2023 より一部改）

その他ビタミン E は抗酸化作用を示し，貧血の原因になるという報告もある．このようにビタミンの不足によっても貧血は起こり得るが，小児慢性腎臓病において必要ビタミンの摂取量に関しての基準はない．また，降圧薬などの薬剤によっても貧血を発症することがあるため，腎機能に合わせた投与量に注意しなくてはならない．

3　診断

小児 CKD 患者の貧血に対する初回評価は，血算（Hb 値，赤血球数，白血球数，白血球分画，血小板数），網赤血球数，血清フェリチン値，血清鉄，総鉄結合能（TIBC），血清トランスフェリン飽和度（TSAT），血清ビタミン B12 値，血清葉酸値を測定する[2]．TSAT は血清鉄/総鉄結合能×100 の計算式を用い，赤血球産生のもととなる鉄の利用度の測定に使われる．しかし炎症や栄養状態の影響を受けやすく，日内変動が大きい．ヘマトクリットは血糖値や体温によって変化することがあるため，Hb 値で評価する．CKD の腎性貧血では正球性〜大球性，鉄欠乏性貧血では小球性，ビタミン B12 や葉酸欠乏では，大球性を示す．しかし，複合的な原因で貧血が発症することがあるため，検査データを総合して判断する必要がある．また，CKD 患者の EPO 濃度は基準値に入ることが多い．そのため EPO 濃度測定は，ルーチンで測定することは推奨されていないが，補助的検査としては有用である．その他，網赤血球は，Hb 値が回復するとき Hb 値よりも先に上昇するため，赤血球産生の増殖活動の効果を評価することに適している．

4　治療

1）鉄剤投与

鉄の補充に関して「エビデンスに基づく CKD 診療ガイドライン 2023」では[6]，TSAT＜20％または血清フェリチン＜100 ng/mL が補充の目安とされ，

鉄補充療法を行う場合は，鉄過剰にならないように十分注意する．

鉄剤は経口投与が原則で投与量は 2〜3 mg/kg/日，最大量 6 mg/kg/日を分 2〜3，鉄剤を静注するときは，投与直後のショックに対する注意が必要である．また，投与する前には，慢性炎症や悪性腫瘍などがないかを確認することが大事である．一方，フェリチン値の上限は決まっていないが，体内から鉄を除去するメカニズムは存在しないため注意が必要である．成人では 300 ng/mL〜500 ng/mL 程度となった場合，鉄剤の減量・中止するのがよいと考えられている．

経口鉄剤において，非徐放鉄剤は胃酸が少なくても吸収可能であり，吸収が早く胃腸障害も出現しやすい．一方，徐放性製剤は胃酸が少ない場合，吸収が緩徐になるが緩徐に鉄が放出されるため胃腸障害は出現しにくい．また服用時，タンニン酸含有食品（茶やコーヒーなど）との併用は問題ないとされているが，H2 受容体拮抗薬，プロトンポンプ阻害薬（PPI），甲状腺ホルモン製剤，セフタジニル，ニューキノロン系抗菌薬，テトラサイクリン系抗菌薬との併用は，鉄の吸収に影響が認められることがあるため，可能な限り服用する時間をずらしたほうがよい．そのほか静脈注射である含糖硫化鉄を使用する場合，溶解液は 10〜20％ブドウ糖を使用する．生理食塩水で希釈した場合，鉄コロイドが不安定となり副作用が出現しやすくなるため注意が必要である．

2）ESA 投与

複数回の検査で Hb 値 10.0 g/dL 未満となった場合に ESA 治療の開始基準となっている．Hb 値のモニターは，初回または大幅に濃度を変更した場合，1〜2 週間ごとにフォローしていく．ESA の主な副作用は，高血圧症，血栓塞栓症，抗 EPO 抗体に起因する赤芽球癆などがあげられている．ESA の種類として，ヒトリコンビナント EPO 製剤（recombinant human erythropoietin：rHuEPO），ダルベポエチンア

ルファ（Darbepoetin-alfa：DA），持続型エリスロポエチン受容体刺激剤（continuous Erythropoietin receptor activator：CERA）がある．

rHuEPO は，原則皮下注射で，初期に 1 回 50～100 単位/kg 体重を週 1 回投与する．維持量として 100～200 単位/kg 体重を 2 週に 1 回投与する．皮下注射の半減期は 13～30 時間，静脈注射の半減期は 9～11 時間と短い．

DA は，半減期を延長させるために糖鎖のシアル酸の数を増やした製剤で，半減期は静脈注射の場合 26.25±9.14 時間，皮下注射の場合 46.73±19.74 時間となっている．2013 年 9 月から小児での適応が認められるようになっている．ガイドラインでは[1]，投与経路は，皮下注もしくは静注で，血液透析患児に対して 1 回 0.33 μg/kg（最高 20 μg）を週に 1 回投与，腹膜透析および保存期腎不全の患児に対して 0.5 μg/kg（最高 30 μg）を 2 週に 1 回，維持量として血液透析患児に対して週 1 回 5～60 μg を静注，腹膜透析患児および保存期腎不全の患児には 5～120 μg を 2 週に 1 回皮下注もしくは静注を行う．貧血効果が維持される場合，投与量を 2 倍とし，血液透析患児には 2 週に 1 回，腹膜透析患児および保存期腎不全患児には 4 週に 1 回の延長が可能である（最高用量 180 μg）．

CERA は，エポエチンベータに直鎖メトポリエチレングリコールを付加した持続性 EPO 受容体活性化剤である．半減期は静脈投与の場合 140～154 時間，皮下注射の場合 168～217 時間と長くなり，月に 1 回ないし 2 週に 1 回の投与で貧血管理が可能となった．腹膜透析中，および透析導入前では初回 25 μg，血液透析患者には 50 μg，2 週に 1 回皮下注もしくは静注となっている．5 歳から 17 歳の適応に関して，2018 年に米国では承認されたが，まだわが国では承認されていない．

3）赤血球輸血

CKD に対して赤血球輸血をする頻度は低下している．

赤血球輸血が必要な例に関してガイドラインでは[1]，
・貧血特有の症候や症状を有する重症貧血患者
・急性血液喪失に関連して不安定な血液循環動態を呈する患者
・出血量の多い手術患者
・極端な ESA 低反応性患者
・ESA に随伴する副作用のため十分な ESA 投与が困難な患者

となっている．また，移植を考慮している場合，製剤中に含まれる白血球により HLA 抗体が産生されることがあるため，慎重に考慮すべきである．その他の副作用として，体液過剰，高カリウム血症，クエン酸中毒（代謝性アルカローシス，低カルシウム血症），低体温，凝固異常，輸血関連急性肺障害，鉄過剰，感染症などがある．

4）低酸素誘導因子-プロリン水酸化酵素（HIF-PH）阻害薬

病因・病態で述べた PHD を阻害し，HIF を安定化させ，貧血を改善させる薬剤である．成人透析患者の腎性貧血治療薬として 2019 年 11 月に発売された．しかし悪性腫瘍，網膜出血，血栓塞栓症，囊胞増大，肺高血圧症などのリスク[7]があり，まだ小児には適応はない．

5 管理と予後

成人では目標 Hb 値を心血管疾患イベントの関連から 13.0 g/dL を超えないよう推奨されている[1]．小児では目標 Hb 値の上限の設定があえてされていないため，患者個々の状態（通園・通学状況や学習・運動能力など）を考慮して，設定を考慮しなくてはいけない．

6 最新知見

今後，ヘプシジン阻害薬やフェロポーチンを標的にしたモノクロナール抗体，IL-6 のリガンド抗体などの薬剤が開発される可能性がある．また Na/グルコース共輸送体である SGLT2 を阻害し血糖値を改善させる SGLT2 阻害薬において，腎保護効果のほかにメカニズムは判明していないが造血促進作用があり[8]，今後研究が進んでいくと考えられる．

文献

1) 日本透析医学会：透析会誌 49：89-158，2016
2) 日本腎臓学会：日腎誌 66：234-236，2023
3) Atkinson MA, et al.：Pediatr Nephrol 25：1699-1706, 2010
4) Souma T, et al.：J Am Soc Nephrol 24：1599-1616, 2013
5) Agarwal AK, et al.：Adv chronic Kidney Dis. 26：298-305, 2019
6) 日本腎臓学会（編）：エビデンスに基づく CKD 診療ガイドライン 2023．東京医学社，99，2023
7) 日本腎臓学会：日腎誌 62：711-716，2020
8) Li J, et al.：Kidney Int 98：769-777, 2020

（久野正貴）

付録

わが国の小児に頻用される薬物の
腎機能低下時の投与量，投与法

付録

一般名	代表的商品名	代謝，排泄	蛋白結合率（%）	通常投与量（成人）	通常投与量（小児）
●抗菌薬（ペニシリン系）					
Amoxicillin（AMPC）	サワシリン，ワイドシリン	肝排泄：10％ 腎排泄：63.7～81.8％	20％	1回250 mg，1日3～4回（内服）	20～40 mg/kg/日 ［最大90 mg/kg/日］
Amoxicillin/Clavulanate（AMPC/CVA）	オーグメンチン	腎排泄： AMPC 約67％ CVA 約35％ （投与8時間後まで）	AMPC 13.9～30.3％ CVA 12.1～17.0％	（AMPCとして） 1回250 mg，1日3～4回（内服）	＊原著に記載なし
Ampicillin（ABPC）	ビクシリン	肝排泄：10％ 腎排泄：75～90％	20％	1回1 g，1日1～2回（静注）	新生児：50～200 mg/kg/日，分2～4 乳児以降：100～200 mg/kg/日，分3～4 ［最大400 mg/kg/日］
Ampicillin/Sulbactam（ABPC/SBT）	ユナシン-Sスルバシリン	腎排泄： ABPC 80～82％ SBT 80～88％	ABPC 31.8％ SBT 28.8％	肺炎，肺膿瘍，腹膜炎： 1回3 g，1日2回	60～150 mg/kg/日，分3～4
Tazobactam/Piperacillin（TAZ/PIPC）	ゾシン	腎排泄： TAZ 71％ PIPC 53％ （投与12時間後まで）	TAZ 4％ PIPC 16％ （TAZ：PIPC 1：4製剤の場合）	1回4.5 g，1日3回	1回112.5 mg/kg［最大4,500 mg/回］，1日3回
●抗菌薬（セフェム系）					
Cefalexin（CEX）	ケフレックス	腎排泄： 約90％ （投与6時間後まで）	約15％	1回250 mg，6時間毎（内服）［最大500 mg/回まで］	25～50 mg/kg/日，6時間毎［最大100 mg/kg/日］
Cefaclor（CCL）	ケフラール	腎排泄： 70％以上 （投与6時間後まで）	23.1％	1回250 mg，1日3回（内服）［最大500 mg/回まで］	20～40 mg/kg/日，8時間毎［最大1,500 mg/日］
Cefazolin（CEZ）	セファメジンα	主として腎排泄：86～91％	58～86％	1回0.5 g，1日2回［最大5 g/日，分3］	新生児：10～20 mg/kg/日，分2 乳児以降：20～40 mg/kg/日，分2 ［最大100 mg/kg/日，分3］
Cefmetazole（CMZ）	セフメタゾン	主として腎排泄：85～92％	83.6～84.8％	1回0.5 g，1日2回［最大4 g/日］	25～100 mg/kg/日，分2～4
Ceftriaxone（CTRX）	ロセフィン	腎排泄：30～65％ 肝排泄：45％	83.3～96.3％	1回1 g，1日2回［最大4 g/日］	新生児：20～40 mg/kg/日，分1～2 乳児以降：20～60 mg/kg/日，分1～2 ［最大120 mg/kg/日，分2］
Cefotaxime（CTX）	クラフォラン，セフォタックス	主として腎排泄	61～70％	1回1 g，1日2回［最大4 g/日，分2～4］	新生児：40～80 mg/kg/日，分3～4 乳児以降：50～100 mg/kg/日，分3～4 ［最大150 mg/kg/日］
Ceftazidime（CAZ）	モダシン	主として腎排泄：81.7～81.9％	20％	1回1 g，1日2回［最大4 g/日，分2～4］	新生児：40～80 mg/kg/日，分2～4 乳児以降：40～100 mg/kg/日，分2～4 ［最大150 mg/kg/日］

腎不全患者への修正			血液透析 （HD）	腹膜透析 （PD）	備考
GFR または CCr mL/分					
30～50	10～29	<10			
1回常用量を8～12時間毎	1回常用量を8～12時間毎	1回常用量を12時間毎	1回常用量を1日2回投与，透析日には透析後に投与	1回常用量を12時間毎	
1回常用量もしくはその2倍量を12時間毎	1回常用量もしくはその2倍量を12時間毎	1回常用量もしくはその2倍量を24時間毎	1回常用量もしくはその2倍量を24時間毎，透析日には透析後に投与	1回常用量もしくはその2倍量を24時間毎	
1回常用量もしくはその2倍量を6～8時間毎	1回常用量もしくはその2倍量を8～12時間毎	1回常用量もしくはその2倍量を12～24時間毎	1回常用量もしくはその2倍量を12～24時間毎，透析日には透析後に投与	1回常用量もしくはその2倍量を12～24時間毎	
1回常用量もしくはその1/2量を6～8時間毎	1回常用量もしくはその1/2量を12時間毎	1回常用量もしくはその1/2量を24時間毎	1回常用量もしくはその1/2量を24時間毎，透析日には透析後に投与	1回常用量もしくはその1/2量を24時間毎	
1回常用量の1/2量を1日3回	1回常用量の1/2量を1日3回	1回常用量の1/2量を1日2回	1回常用量の1/2量を12時間毎，透析日には透析後に投与	1回常用量の1/2量を12時間毎	
1回常用量を6時間毎	1回常用量を8～12時間毎	1回常用量を24時間毎	1回常用量を12～24時間毎，透析日には透析後に投与	1回常用量を12～24時間毎	
1回常用量を8時間毎	1回常用量を8時間毎	1回常用量を8～12時間毎	1回常用量を1日2回投与，透析日には透析後に投与	1回常用量を1日2回投与	
1回常用量を8時間毎	1回常用量を12～24時間毎	1回常用量を36～48時間毎	1回常用量の2倍量を1日1回. 透析日には透析後に投与	1回常用量を1日1～2回	
1回常用量を8～12時間毎	1回常用量を12～24時間毎	1回常用量を24～48時間毎	1回常用量を1日1回. 透析日は透析後に投与	1回常用量を24～48時間毎に投与	
減量の必要なし	1回常用量を24時間毎	1回常用量を24時間毎	1回常用量を24時間毎	1回常用量を24時間毎	
1回常用量もしくはその2倍量を12時間毎	1回常用量もしくはその2倍量を12時間毎	1回常用量もしくはその2倍量を24時間毎	1回常用量もしくはその2倍量を24時間毎. 透析日は透析後に投与	1回常用量もしくはその2倍量を24時間毎	
1回常用量を12時間毎	1回常用量を24時間毎	1回常用量もしくはその1/2量を24時間毎	1回常用量を1日1回. 透析日は透析後に投与	初期は1回常用量を投与し，その後はその1/2量を1日1回	

次頁へつづく

付録

一般名	代表的商品名	代謝，排泄	蛋白結合率 (%)	通常投与量 （成人）	通常投与量 （小児）
Flomoxef (FMOX)	フルマリン	主として腎排泄：80～90％	35.0％	1回1g，1日2回 [最大4g/日，分2～4]	新生児：40～80 mg/kg/日，分3～4 乳児以降：60～80 mg/kg/日，分3～4 [最大150 mg/kg/日]
Cefepime (CFPM)	マキシピーム	主として腎排泄：80～95％	12.4～18.6％	1回1g，1日2回 [最大4g/日，分2～4]	国内では小児適応なし
●抗菌薬（マクロライド系）					
Erythromycin (EM)	エリスロシン	主として胆汁排泄 腎排泄：5％以下	64.5％	1回200 mg，1日4～6回（内服）	25～50 mg/kg/日，分4～6 内服
Clarithromycin (CAM)	クラリシッド，クラリス	腎排泄：38.3～46.3％ （投与24時間後まで）	42～50％	1回200 mg，1日2回（内服）	10～15 mg/kg/日，分2～3
Azithromycin (AZM)	ジスロマック	腎排泄：9.0～9.4％ （投与168時間後まで）	12.2～20.3％	1回500 mg，1日1回投与（内服）3日間	10 mg/kg/日，分1，3日間
●抗菌薬（アミノグリコシド系）					
Gentamicin (GM)	ゲンタシン	主として腎排泄：85.7％ （点滴静注6時間後まで）	3.4％	1回1 mg/kg，1日3回（点滴静注） [最大5 mg/kg/日，分3～4] 有効治療域：0.5～10 μg/mL ピーク値：6～10 μg/mL トラフ値：＜2 μg/mL	4.0～7.5 mg/kg/日，分2～3
●抗菌薬（リンコマイシン系）					
Clindamycin (CLDM)	ダラシン	半減期：2～4時間 （末期腎不全で3～5時間） 胆汁排泄：70～90％ 腎排泄：10～30％	60～95％	1回300 mg，1日2～4回点滴静注 [最大2,400 mg/日]	1回5 mg/kg，1日3～4回（点滴静注） [最大40 mg/kg/日]
●抗菌薬（カルバペネム系）					
Tebipenem pivoxil (TBPM-PI)	オラペネム	主として腎排泄	67％	適応は小児のみ	8～12 mg/kg/日，分2（内服）
Imipenem/ Cilastatin (IPM/CS)	チエナム	主として腎排泄： IPM 70.2～72.8％ CS 60.3～75.8％ （投与12時間後まで）	IPM 2～20％ CS 35～44％	1回0.25 g，1日2回（点滴静注） [0.5～1 g/日，分2～3]	30～80 mg/kg/日，分3～4（点滴静注）
Meropenem (MEPM)	メロペン	主として腎排泄：60～65％ （投与8時間後まで）	2.4％	1回0.25 g，1日2回（点滴静注） [0.5～1 g/日，分2～3]	30～60 mg/kg/日，分3
●抗菌薬（キノロン系）					
Tosufloxacin (TFLX)	オゼックス	尿中排泄：45.8％	37.40％	1回150 mg，1日2～3回（内服）	12 mg/kg/日，分2（内服）

| 腎不全患者への修正 | | | 血液透析
（HD） | 腹膜透析
（PD） | 備考 |
| GFR または CCr mL/分 | | | | | |
30〜50	10〜29	＜10			
1回常用量の1/2量を1日2回	1回常用量の1/2量を1日2回	1回常用量の1/2量を1日1回	1回常用量もしくはその1/2量を1日1回．透析日は透析後に投与	1回常用量もしくはその1/2量を1日1回	
1回常用量もしくはその1/2量を1日2回	1回常用量もしくはその1/2量を1日2回	1回常用量もしくはその1/2量を1日1回	1回常用量の1/2量を24時間毎．透析日は透析後に投与	1回常用量の1/2量を24時間毎	
1回常用量を1日2〜3回	1回常用量を1日2〜3回	1回常用量を1日2回	1/3に減量して内服	1/3に減量して内服	
1回常用量を1日1〜2回※	1回常用量を1日1〜2回※	1回常用量を1日1回※	1回常用量を1日1回※	1回常用量を1日1回※	※コルヒチン投与中の患者は禁忌
減量の必要なし	減量の必要なし	減量の必要なし	減量の必要なし	減量の必要なし	
1回常用量の2.5〜3.5倍量を24時間毎※	1回常用量の3〜4倍量を48時間毎※	1回常用量の3倍量を48時間毎※	1回常用量の2.5倍量を初回投与し，維持量として1回常用量の1.7倍量を透析後に投与※	無尿患者：1回常用量の0.6倍量を1日1回 自尿のある患者：1回常用量の0.75倍量を1日1回※	※TDMを実施し投与量を調節すること
減量の必要ないが，慎重投与	減量の必要ないが，慎重投与	減量の必要ないが，慎重投与	減量の必要ないが，慎重投与	減量の必要ないが，慎重投与	
1回常用量を12時間毎	1回常用量の1/2量を12時間毎	1回常用量の1/2量を12時間毎	1回常用量の1/2量を12時間毎，透析日は透析後	1回常用量の1/2量を12時間毎	
1回常用量を12〜24時間毎	1回常用量を12〜24時間毎	他剤を選択	他剤を選択	他剤を選択	
1回常用量の2倍量を12時間毎	1回常用量もしくは2倍量を12時間毎	1回常用量もしくは2倍量を24時間毎	1回常用量もしくは2倍量を24時間毎．透析日は透析後	1回常用量もしくは2倍量を24時間毎	
1回常用量を1日2〜3回	1回常用量を1日2〜3回	1回常用量を1日1回	1回常用量を1日1回	1回常用量を1日1回	

次頁へつづく

付録

一般名	代表的商品名	代謝, 排泄	蛋白結合率 (%)	通常投与量 (成人)	通常投与量 (小児)
Ciprofloxacin (CPFX)	シプロキサン	主として腎排泄：尿中未変化体排泄率 58.1 %（投与 24 時間後まで）	20〜40 %	1 回 400 mg, 1 日 2 回（点滴静注）	18〜30 mg/kg/日, 分 3 [最大 1 回 400 mg] 1 時間かけて点滴静注

●抗菌薬（その他）

一般名	代表的商品名	代謝, 排泄	蛋白結合率 (%)	通常投与量 (成人)	通常投与量 (小児)
Fosfomycin (FOM)	ホスミシン(S)	尿中排泄率 95〜99 %（投与 10〜11 時間まで）	2.16 %	1 回 1 g, 1 日 2 回（点滴静注）[2〜4 g/日, 分 2]	100〜200 mg/kg/日, 分 2（点滴静注）
Minocycline (MINO)	ミノマイシン	胆汁排泄：約 90 % 尿中未変化体排泄率：約 10 %	約 70 %	初回 100〜200 mg, 以後 12 時間ないし 24 時間毎に 100 mg 内服. または点滴静注	2〜4 mg/kg/日, 12 時間あるいは 24 時間毎
Sulfamethoxazole/ Trimethoprim (SMX/TMP)	バクタ, バクトラミン	SMX・TMP とも 24 時間以内に約 60 %, 48 時間以内に 70〜85 % が尿中に排泄	SMX：50〜60 % TMP：約 42 %	一般感染症：4 錠/日, 分 2（内服） ニューモシスチス肺炎 治療：9〜12 錠/日, 分 3〜4 発症抑制：1〜2 錠/日, 分 1, 毎日または週 3 回	ニューモシスチス肺炎 治療：TMP として 15〜20 mg/kg/日, 分 3〜4（内服） 発症抑制：TMP として 4〜8 mg/kg/日, 分 2, 連日または週 3 日
Vancomycin (VCM)	（塩酸）バンコマイシン	腎排泄：90 % 以上（72 時間）	30 %	1 回 0.5 g を 6 時間毎または 1 回 1 g を 12 時間毎（60 分以上かけて点滴静注）	40 mg/kg/日, 分 2〜4（60 分以上かけて点滴静注）

●抗ウイルス薬（抗ヘルペス薬）

一般名	代表的商品名	代謝, 排泄	蛋白結合率 (%)	通常投与量 (成人)	通常投与量 (小児)
Acyclovir (ACV)	ゾビラックス	主に腎排泄：尿中未変化体でほとんどが排泄	9〜33 %	1 回 5 mg/kg, 8 時間毎（点滴静注）	1 回 5 mg/kg, 8 時間毎（点滴静注）
Valaciclovor (VACV)	バルトレックス	主に尿中排泄：尿中未変化体 0.4 %, ACV 43.1 %, ACV 代謝物 5.0 %（24 時間以内に）	13.5〜17.9 %	単純疱疹：1 回 0.5 g, 1 日 2 回（内服） 帯状疱疹・水痘：1 回 1 g, 1 日 3 回（内服）	単純疱疹：10 kg 未満, 25 mg/kg/回, 1 日 3 回 10 kg 以上, 25 mg/kg/回, 1 日 2 回 帯状疱疹・水痘：25 mg/kg/回, 1 日 3 回

●抗ウイルス薬（抗 CMV 薬）

一般名	代表的商品名	代謝, 排泄	蛋白結合率 (%)	通常投与量 (成人)	通常投与量 (小児)
Ganciclovir (GCV)	デノシン	腎排泄型. 連続投与での平均尿中回収率は 73.2 %	1〜2 %	初期治療：1 回 5.0 mg/kg, 12 時間毎 維持治療：1 回 5.0 mg/kg, 24 時間毎	初期治療：1 回 5.0 mg/kg, 分 2 維持治療：1 回 5.0 mg/kg, 分 1

●抗ウイルス薬（抗インフルエンザ薬）

一般名	代表的商品名	代謝, 排泄	蛋白結合率 (%)	通常投与量 (成人)	通常投与量 (小児)
Oseltamivir	タミフル	肝臓で活性体に変換され, 24 時間以内に尿中排泄	未変化体：50 % 以下 活性体：3 % 以下	治療：150 mg 分 2, 5 日間 予防：75 mg 分 1, 7〜10 日間	治療 乳児：6 mg/kg/日, 分 2, 5 日間 幼児期以降：4 mg/kg/日, 分 2, 5 日間 予防 幼児期以降：2 mg/kg/日, 分 1, 10 日間

腎不全患者への修正 GFR または CCr mL/分			血液透析（HD）	腹膜透析（PD）	備考
30〜50	10〜29	<10			
1回常用量を1日1回	1回常用量の1/2量を1日1回	1回常用量の1/2量を1日1回	1回常用量の1/2量を1日1回	1回常用量の1/2量を1日1回	
減量の必要はない	1回常用量もしくはその1/2量を12時間毎	1回常用量を24時間毎	1回常用量を24時間毎，透析日は透析後に投与	1回常用量を24時間毎	
減量の必要はない	減量の必要はない	減量の必要はない	減量の必要はない．透析性もほとんどないため，透析後の追加投与の必要もない	減量の必要はない	
治療：1回常用量を1日3〜4回 発症抑制：1回常用量を1日2回	治療：1回常用量の1/2量を1日3〜4回 発症抑制：1回常用量の1/2量を1日2回	推奨されない	推奨されない	推奨されない	
初回20mg/kgを負荷投与後，10mg/kgを24時間毎※	初回20mg/kgを負荷投与後，10mg/kgを24時間毎※	初回20mg/kgを負荷投与後，10mg/kgを48時間毎※	初回20mg/kgを負荷投与後，10mg/kgを毎透析後に投与※	持続投与：初回30mg/kgを腹腔内投与し，その後維持量として1.5mg/kg/bagを腹腔内投与※ 間欠投与：初回15〜30mg/kgを5〜7日毎に腹腔内投与※	※必ずTDMを行い投与量・間隔を検討する
1回常用量を12時間毎	1回常用量を24時間毎	1回常用量の1/2量を24時間毎	1回常用量の70%を週3回，透析後に投与	1回常用量の70%を週3回投与	
単純疱疹：1回常用量を12時間毎 帯状疱疹・水痘：1回常用量を12時間毎	単純疱疹：1回常用量を24時間毎 帯状疱疹・水痘：1回常用量を24時間毎	単純疱疹：1回常用量を24時間毎 帯状疱疹・水痘：1回常用量の1/2量を24時間毎	他剤を選択	他剤を選択	
初期：1回常用量の1/2量を24時間毎 維持：1回常用量の1/4量を24時間毎	初期：1回常用量の1/4量を24時間毎 維持：1回常用量の1/8量を24時間毎	初期：1回常用量の1/4量を48時間毎 維持：1回常用量の1/8量を48時間毎	初期：1回常用量の1/4量を週3回透析後 維持：1回常用量の1/8量を週3回透析後	初期：1回常用量の1/4量を48時間毎 維持：1回常用量の1/8量を48時間毎	
常用量と同じ	治療：1回常用量を1日1回 予防：1回常用量を隔日	推奨用量は未確立だが，以下を提案 治療：1回常用量を単回投与	推奨用量は未確立だが，以下を提案 治療：1回常用量を単回投与	推奨用量は未確立だが，以下を提案 治療：1回常用量を単回投与	

次頁へつづく

付録

一般名	代表的商品名	代謝，排泄	蛋白結合率（%）	通常投与量（成人）	通常投与量（小児）
Laninamivir	イナビル	気管と肺で活性代謝物に変換 尿中排泄率は未変化体5.3%，活性代謝物は23.1%（投与後144時間まで）	未変化体で約70%，活性代謝物は0.4%以下	治療：40 mgを単回吸入投与 予防：40 mgを単回吸入もしくは20 mgを1日1回，2日間吸入	治療：10歳未満20 mgを単回吸入，10歳以上40 mg単回吸入 予防：10歳未満20 mg単回吸入，10歳以上40 mg単回吸入もしくは20 mg1日1回，2日間吸入
Zanamivir	リレンザ	尿中未変化体排泄率8.2〜15.2%（24時間以内）	14%以下	治療：1回10 mgを1日2回，5日間 予防：1回10 mgを1日1回，10日間	治療：1回10 mg吸入，1日2回，5日間 予防：1回10 mg吸入，1日1回，10日間
Baloxavir	ゾフルーザ	糞中排泄80% 尿中排泄14.7%	92.9〜93.9%	1回40 mgを単回投与 体重80 kg以上は1回80 mg	10 kg以上20 kg未満：10 mgを単回投与 20 kg以上40 kg未満：20 mgを単回投与 40 kg以上：40 mgを単回投与
Peramivir	ラピアクタ	単回点滴静注で尿中排泄：86〜95%（投与48時間後まで）	0.3〜1.8%	1回300 mgを単回投与	10 mg/kg/回を単回投与が原則

●抗真菌薬

一般名	代表的商品名	代謝，排泄	蛋白結合率（%）	通常投与量（成人）	通常投与量（小児）
AmphotericinB（AMPH）	ファンギゾン	尿中未変化体排泄率約5% 主に代謝により消失	90%以上	初回0.25 mg/kgを1日1回，次回以降0.5 mg/kg/日［最大1 mg/kg/日］	0.5 mg/kgを1日1回［最大1 mg/kg/日］
Fluconazole（FLCZ）	ジフルカン	尿中未変化体排泄率約75%	11%	カンジダ症：50〜100 mg/日 クリプトコックス症：50〜200 mg/日 深在性真菌症の予防：400 mg/日	カンジダ症：3 mg/kg/日 クリプトコックス症：3〜6 mg/kg/日 深在性真菌症の予防：12 mg/kg/日
Micafungin（MCFG）	ファンガード	尿中未変化体排泄率0.7%	99%以上	1回50〜300 mg，分1	アスペルギルス症：1〜3 g/kg/日，分1 カンジダ症：1 mg/kg/日，分1［最大6 mg/kg/日］ 予防：1 mg/kg/日，分1

●抗酸菌薬

一般名	代表的商品名	代謝，排泄	蛋白結合率（%）	通常投与量（成人）	通常投与量（小児）
Ethambutol（EB）	エサンブトール	腎排泄	5%未満	750〜1,000 mg/日	15〜25 mg/kg/日，分1〜2
Rifampicin（RFP）	リファジン	肝	24.2〜27.8%	毎日600 mg	10〜20 mg/kg/日，分1

●降圧薬（ACE阻害薬）

一般名	代表的商品名	代謝，排泄	蛋白結合率（%）	通常投与量（成人）	通常投与量（小児）
Captopril	カプトプリル	尿中未変化体排泄率約35%	当該資料なし	37.5〜75 mg/日，分3	0.3〜0.5 mg/kg/回，分2〜3［最大6 mg/kg/日（150 mg/日）］
Enalapril	レニベース	腎：60% 糞便：33%	50〜60%	5 mg，分1［5〜10 mg，分1］	0.1〜0.4 mg/kg/日，分1〜2
Lisinopril	ロンゲス	腎：未変化体として70〜100%排泄	0%	5 mg，分1［5〜20 mg，分1］	0.07 mg/kg/日，分1［最大20 mg/日］

わが国の小児に頻用される薬物の腎機能低下時の投与量，投与法

腎不全患者への修正 GFR または CCr mL/分			血液透析（HD）	腹膜透析（PD）	備考
30〜50	10〜29	<10			
減量の必要はない※	減量の必要はない※	減量の必要はない※	減量の必要はない※	減量の必要はない※	※腎機能障害者では単回吸入で半減期は変化しなかったが AUC は腎機能低下に伴い増加．推奨投与量は示されておらず慎重な検討が必要
減量の必要はない	減量の必要はない	減量の必要はない	減量の必要はない	減量の必要はない	
腎機能障害患者に対する用量調節に関して記載なし	腎機能障害患者に対する用量調節に関して記載なし	腎機能障害患者に対する用量調節に関して記載なし	透析患者に対する用量調節に関して記載なし	透析患者に対する用量調節に関して記載なし	
常用量の 1/3 を単回投与	常用量の 1/6 量を単回投与	推奨量は未確立で，慎重投与	推奨量は未確立で，慎重投与	推奨量は未確立で，慎重投与	
腎毒性のため他剤を選択	腎毒性のため他剤を選択	腎毒性のため他剤を選択	無尿患者には腎機能正常者と同じ	尿のある PD 患者には投与しない．無尿患者には腎機能正常者と同じ	
成人：1回100〜200 mg を1日1回	成人：1回100〜200 mg を1日1回	成人：1回50〜200 mg を週3回投与	成人：1回50〜200 mg を毎 HD 後	成人：1回50〜200 mg を週3回	
減量の必要なし	減量の必要なし	減量の必要なし	減量の必要なし	減量の必要なし	
毎日，減量	毎日，減量	1回常用量を隔日または週3回	1回常用量を透析後	1回常用量を透析後	
減量の必要なし	減量の必要なし	減量の必要なし	減量の必要なし	減量の必要なし	
少量より開始し，維持量は 50〜75 %	少量より開始し，維持量は 50〜75 %	少量より開始し，維持量は 50 %，24時間毎	少量より開始し，維持量は 50 %，24時間毎	少量より開始し，維持量は 50 %，24時間毎	
1回常用量を1日1回	1回常用量を1日1回	1回常用量の1/2量を1日1回	1回常用量の1/2量を1日1回	1回常用量の1/2量を1日1回	
50 % に減量	50 % に減量	25 % に減量	25 % に減量	25 % に減量	

次頁へつづく

付録

一般名	代表的商品名	代謝, 排泄	蛋白結合率 (%)	通常投与量 (成人)	通常投与量 (小児)
●降圧薬（アンジオテンシンⅡ受容体拮抗薬）					
Losartan	ニューロタン	肝排泄：58 % 腎排泄：35 %	98 % 以上	25〜50 mg 分 1 ［1 日最大量 100 mg］	0.7 mg/kg/日，分 1 ［最大 1.4 mg/kg/日，100 mg/日］
Valsartan	ディオバン	肝排泄：86 % 腎排泄：13 %	93 % 以上	40〜80 mg 分 1 ［1 日最大量 160 mg］	6 歳以上 体重 35 kg 未満：20 mg，分 1 体重 35 kg 以上：40 mg
●降圧薬（カルシウム拮抗薬）					
Amlodipine	アムロジン，ノルバスク	肝排泄：20〜25 % 腎排泄：59〜62 %	＞95 %	2.5〜5 mg/日，分 1 ［最大 10 mg/日］	6 歳以上に対し 2.5 mg/日，分 1 ［最大 5 mg/日］
Nicardipine	ペルジピン	肝排泄：35 % 腎排泄：60 % （未変化体排泄率 10 % 以下）	98〜99 %	内服：30〜60 mg/日，分 3 徐放カプセル：40〜80 mg，分 2 持続静注：2〜10 μg/kg/分	持続静注：1〜3 μg/kg/分 （0.5 μg/kg/分より開始）
Nifedipine	セパミット（R），アダラート（CR，L）	肝排泄：20 % 腎排泄：80 %	97 %	20〜40 mg，分 1	0.25〜1 mg/kg/日，分 3〜4 （1/10〜1/5 量で始め数日毎に増量し，1〜2 週間で目的量に） 徐放剤：開始量 0.25〜0.5 mg/kg/日，分 1〜2 ［最大 3 mg/kg/日，60 mg/日まで］
●降圧薬（β遮断薬）					
Propranolol	インデラル	尿中未変化体排泄率 1 %	81〜93 %	経口：30〜60 mg/日，分 3 ［最大 120 mg/日］ 静注：1 回 2〜10 mg を緩徐に，1 日 2〜3 回	発作性頻拍の予防 経口：0.5〜2 mg/kg/日，分 3〜4 ［最大 4 mg/kg/日，1 日 90 mg を超えない］ 静注：1 回 0.05〜0.1 mg/kg ［最大 1 回 1 mg］，10 分以上かけて緩徐に静注，1 日 3〜4 回可
●硝酸薬					
Nitroglycerin	ミリスロール	不明	60 %	手術時異常高血圧：0.5〜5 μg/kg/分	0.5〜5 μg/kg/分
●利尿薬					
Furosemide	ラシックス	尿中未変化体排泄率 67 %	95 %	内服：1 日 1 回 40〜80 mg 静注：1 日 1 回 20 mg 持続静注	内服：1〜3 mg/kg/日，分 1〜4 静注：1 回 0.5〜2 mg/kg，1 日 1〜4 回 持続静注：0.05〜0.3 ［最大 2 mg/kg］ mg/kg/時
Hydrochloro-thiazide	ヒドロクロロチアジド	尿中未変化体排泄率 95 % 以上	41〜75 %	12.5〜25 mg，分 1	2〜3.5 mg/kg/日，分 1〜2
Spironolactone	アルダクトン A	尿中未変化体排泄率 20〜30 %	98 %	25〜100 mg，分割	1〜4 mg/kg/日，分 1〜4 ［成人量を超えない］

わが国の小児に頻用される薬物の腎機能低下時の投与量，投与法

腎不全患者への修正 GFR または CCr mL/分			血液透析（HD）	腹膜透析（PD）	備考
30〜50	10〜29	<10			
常用量と同じ（低用量から慎重投与）	常用量と同じ（低用量から慎重投与）	常用量と同じ（低用量から慎重投与）	低用量から開始	低用量から開始	
常用量と同じ（低用量から慎重投与）	常用量と同じ（低用量から慎重投与）	常用量と同じ（低用量から慎重投与）	常用量と同じ（低用量から慎重投与）	常用量と同じ（低用量から慎重投与）	
減量の必要なし	減量の必要なし	減量の必要なし	減量の必要なし	減量の必要なし	
減量の必要なし	減量の必要なし	減量の必要なし	減量の必要なし	減量の必要なし	
減量の必要なし	減量の必要なし	減量の必要なし	減量の必要なし	減量の必要なし	
常用量と同じ（低用量から開始）	常用量と同じ（低用量から開始）	常用量と同じ（低用量から開始）	常用量と同じ（低用量から開始）	常用量と同じ（低用量から開始）	
減量の必要なし	減量の必要なし	減量の必要なし	減量の必要なし	減量の必要なし	
減量の必要なし	減量の必要なし	減量の必要なし	減量の必要なし※	減量の必要なし※	※無尿の患者には禁忌
減量の必要なし	減量の必要なし	減量の必要なし※	禁忌あるいは無効	禁忌あるいは無効	※腎機能障害悪化の恐れがあり禁忌されるが，ループ利尿薬との併用で作用増強できるため
減量の必要なし※	減量の必要なし※	禁忌	禁忌	禁忌	※高カリウム血症の患者は禁忌

次頁へつづく

付録

一般名	代表的商品名	代謝，排泄	蛋白結合率(%)	通常投与量（成人）	通常投与量（小児）
Tolvaptan	サムスカ	腎排泄：40.2％尿中未変化体排泄率1％未満	98.0％以上	心不全：15 mg を1日1回肝硬変：7.5 mg を1日1回常染色体顕性多発性嚢胞腎：1日60 mg を1日2回（朝45 mg，夕15 mg）	1回0.3〜0.5 mg/kg，1日1回1日1回1/2量程度から開始

●強心薬（その他）

一般名	代表的商品名	代謝，排泄	蛋白結合率(%)	通常投与量（成人）	通常投与量（小児）
Dobutamine	ドブトレックス	主に腎排泄	38.2±12.8％	ドブタミンとして1〜5 μg/kg/分[最大20 μg/kg/分]	1〜5 μg/kg/分[最大20 μg/kg/分]
Dopamine	イノバン	酵素により代謝され，尿中に排泄	(10 ng/mL)14.9±4.8％	1〜5 μg/kg/分[最大20 μg/kg/分]	3〜20 μg/kg/分
Epinephrine	ボスミン	酵素により代謝され，尿中に排泄	＊原著に記載なし	1回0.2〜1 mg（筋注）	1回0.01 mg/kg[最大0.3 mg]（筋注）0.02〜1 μg/kg/分

●抗不整脈薬

一般名	代表的商品名	代謝，排泄	蛋白結合率(%)	通常投与量（成人）	通常投与量（小児）
Lidocaine	キシロカイン	腎排泄：70％	60〜70％	1回50〜100 mg（1〜2 mg/kg）を，1分以上で緩徐に静注維持は1〜3 mg/分，300 mg/時が上限[目標血中濃度：1.5〜5.0 μg/mL]	1回1〜2 mg/kg，1〜2分かけて緩徐に投与．持続静注：15〜50 μg/kg/分の持続静注
Mexiletine	メキシチール	腎排泄：10％	50〜75％	内服：1日300〜450 mg 分3注射：1回125 mg を5〜10分で静注維持投与0.4〜0.6 mg/kg/時[目標血中濃度：0.5〜2.0 μg/mL]	内服：5〜15 mg/kg/日，分3静注：1回2〜3 mg/kg

●抗血小板薬

一般名	代表的商品名	代謝，排泄	蛋白結合率(%)	通常投与量（成人）	通常投与量（小児）
Aspirin	アスピリン	腎排泄：90％	80〜90％	1日100〜300 mg 分1	抗血小板薬として：3〜5 mg/kg/日，分1〜2川崎病急性期の抗炎症薬として：30〜50 mg/kg/日，分3
Dipyridamole	アンギナール，ペルサンチン	腎排泄：＜1％	92〜95％	1日300 mg 分3	3〜5 mg/kg/日，分3

●抗凝固薬

一般名	代表的商品名	代謝，排泄	蛋白結合率(%)	通常投与量（成人）	通常投与量（小児）
Heparin	ヘパリン（ナトリウム，カルシウム）	＊該当資料なし	＊該当資料なし	添付文書を参照	初期量：1回50 U/kg維持量：1回100 U/kg，4時間毎
Warfarin	ワーファリン	尿中未変化体排泄率2％以下腸管循環後，代謝物として腎排泄	血中では90〜99％がアルブミンと結合し，不活性な状態で循環	1〜5 mg を1日1回[目標 INR2.0]	1歳未満：0.16 mg/kg/日1歳以上15歳未満：0.04〜0.10 mg/kg/日[INR2.0を目標]

●抗てんかん薬

一般名	代表的商品名	代謝，排泄	蛋白結合率(%)	通常投与量（成人）	通常投与量（小児）
Valproic acid	デパケン(R)，セレニカ R	肝臓で代謝され尿中に排泄，代謝物の尿中排泄は60％程度	90％以上（治療域濃度における結合率）	400〜1,200 mg/日，分1〜2	10〜30 mg/kg/日，分2〜3（徐放剤は分1〜2）
Carbamazepine	テグレトール	肝，腎：肝臓で代謝され，腎臓，肝臓から排泄	70〜80％	400〜600 mg/日[最大1,200 mg/日]200 mg/日で開始	10〜15 mg/kg/日，分1〜25 mg/kg/日で開始

わが国の小児に頻用される薬物の腎機能低下時の投与量，投与法

腎不全患者への修正			血液透析（HD）	腹膜透析（PD）	備考
GFR または CCr mL/分					
30〜50	10〜29	＜10			
腎機能障害悪化のおそれがあり慎重投与	腎機能障害悪化のおそれがあり慎重投与	腎機能障害悪化のおそれがあり慎重投与	無尿の患者には無効	無尿の患者には無効	
減量の必要なし	減量の必要なし	減量の必要なし	減量の必要なし	減量の必要なし	
減量の必要なし	減量の必要なし	減量の必要なし	減量の必要なし	減量の必要なし	
減量の必要なし	減量の必要なし	減量の必要なし	減量の必要なし	減量の必要なし	
減量の必要なし	減量の必要なし	減量の必要なし	減量の必要なし．透析後の補充も不要	減量の必要なし．透析後の補充も不要	
減量の必要なし	減量の必要なし	減量の必要なし	減量の必要なし．透析後の補充も不要	減量の必要なし．透析後の補充も不要	
用量調整の必要なし	用量調整の必要なし	用量調整の必要なし	用量調整の必要なし 透析後の補充も不要	用量調整の必要なし 透析後の補充も不要	
用量調整の必要なし	用量調整の必要なし	用量調整の必要なし	用量調整の必要なし 透析後の補充も不要	用量調整の必要なし 透析後の補充も不要	
減量の必要なし	減量の必要なし	減量の必要なし	減量の必要なし	減量の必要なし	
減量の必要なし	減量の必要なし	禁忌	禁忌	禁忌	
減量の必要なし	減量の必要なし	減量の必要なし	減量の必要なし．	減量の必要なし	
減量の必要なし	減量の必要なし	減量の必要なし	減量の必要なし	減量の必要なし	

次頁へつづく

付録

一般名	代表的商品名	代謝，排泄	蛋白結合率（%）	通常投与量（成人）	通常投与量（小児）
Clobazam	マイスタン	肝臓で代謝され，尿中，糞便中に排泄	89.6〜90.6 %	10〜30 mg/日［最大 40 mg/日］5〜10 mg/日で開始	0.2〜0.8 mg/kg/日，分 1〜3　0.2 mg/kg/日より開始
Gabapentin	ガバペン	代謝されない，透析で除去	3 % 未満	初日：1 回 200 mg，1 日 3 回で開始	初日：10 mg/kg/日，2 日目：20 mg/kg/日，3 日目以降：維持量として 3〜4 歳 40 mg/kg/日，5〜12 歳 25〜35 mg/kg/日［最大 50 mg/kg/日］
Phenytoin	アレビアチン，ヒダントール	尿中排泄：96.9〜99.0 %　未変化体は0.4〜0.7 %	約 90 %	内服：1 日 200〜300 mg を毎食後 3 回に分割経口投与　注射：（フェニトインナトリウムとして）125〜250 mg を，1 分間 1 mL を超えない速度で徐々に静脈内注射	内服：5〜8 mg/kg/日，分 2〜3　静注：（フェニトインナトリウムとして）5〜8 mg/kg/日，分 2
Fosphenytoin	アレビアチン注ホストイン静注	尿中排泄：96.9〜99.0 %　未変化体は0.4〜0.7 %	約 90 %	（ホスフェニトンナトリウムとして）てんかん重積状態：初回 22.5 mg/kg，維持 5〜7.5 mg/kg/日，分 1〜2	（ホスフェニトインナトリウムとして）てんかん重積状態：2 歳以上：初回 22.5 mg/kg，3 mg/kg/分または150 mg/分のいずれか低い方を超えない速度で静注．維持 5〜7.5 mg/kg/日，分1〜2 で 1 mg/kg/分または75 mg/分のいずれかを超えない速度で静注
Levetiracetam	イーケプラ（内服）イーケプラ（静注）	尿中未変化体として 56.3〜65.3 %	10 % 未満	内服：1 回 500 mg，1 日 2 回　点滴静注：1 回 500 mg，1 日 2 回．15 分かけて	内服：20〜60 mg/kg/日，分 2　点滴静注：1 回 10 mg/kg，1 日 2 回
Lacosamide	ビムパット	尿中排泄：94〜97 %　糞中排泄：0.5 % 未満	15 % 未満	内服：1 回 50 mg，1 日 2 回［最大 400 mg/日］点滴静注：1 回 50 mg，1 日 2 回	内服：体重 30 kg 未満 2〜6 mg/kg/日，分 2［最大 12 kg/kg/日］体重 30〜50 kg 2〜4 mg/kg/日，分 2［最大 8 mg/kg/日］点滴静注：1 回 1 mg/kg，1 日 2 回
Perampanel	フィコンパ	糞中排泄：69 %　尿中排泄：28 %	95〜96 %	ペランパネルとして単剤：維持量 4〜8 mg/日，分 1　併用：維持量 8〜12 mg/日，分 1	ペランパネルとして単剤：維持量 4〜8 mg/日，分 1　併用：維持量 8〜12 mg/日，分 1

●抗ヒスタミン薬（第 1 世代 H1 拮抗薬）

一般名	代表的商品名	代謝，排泄	蛋白結合率（%）	通常投与量（成人）	通常投与量（小児）
Chlorpheni-ramine maleate	ポララミン	腎で代謝物として排泄（24 時間以内）尿中未変化体排泄率 7 % 以下	72 %	内服：1 回 2 mg，1 日 1〜4 回　静注：1 回 5 mg	内服：1 歳 1.5 mg/日，3 歳 2 mg/日，7.5 歳 3 mg/日，12 歳 4 mg/日，分 1〜4　静注：1 歳 1 mg/日，3 歳 1.5 mg/日，7.5 歳 2.5 mg/日，12 歳 3 mg/日，分 1
Cetirizine	ジルテック	尿中未変化体排泄率約 50 %24 時間後まで	90.7〜92.5 %	1 回 10 mg，1 日 1 回［最大 20 mg/日］	2〜6 歳：5 mg/日，7〜14 歳：10 mg/日，分 2

●抗ヒスタミン薬（第 2 世代 H1 拮抗薬）

一般名	代表的商品名	代謝，排泄	蛋白結合率（%）	通常投与量（成人）	通常投与量（小児）
Fexofenadine	アレグラ	便尿中排泄：80 %　一部尿中排泄：11.5 %	60〜82 %	1 回 60 mg を 1 日 2 回	7〜11 歳：60 mg/日，分 2　12 歳以上：120 mg/日，分 2

わが国の小児に頻用される薬物の腎機能低下時の投与量，投与法

腎不全患者への修正			血液透析 (HD)	腹膜透析 (PD)	備考
GFR または CCr mL/分					
30～50	10～29	＜10			
慎重投与※	慎重投与※ 低用量より開始	慎重投与※ 低用量より開始	慎重投与※ 低用量より開始	慎重投与※ 低用量より開始	※体内蓄積による副作用の発現に注意
1回常用量を1日2回で開始．維持量はその1.5～2倍量を1日2回	1回常用量を1日1回で開始．維持量はその1.5～2倍量を1日1回	1回常用量を1日1回で開始．維持量はその1～1.5倍量を2日に1回	1回常用量を1日1回で開始．維持量として同量を1日1回，透析日には透析後	1回常用量を1日1回で開始．維持量はその1～1.5倍量を2日に1回	
用量調節の必要なし	用量調節の必要なし	用量調節の必要なし	用量調節の必要なし	用量調節の必要なし	
減量の必要なし	減量の必要なし	減量の必要なし	減量の必要なし	減量の必要なし	
1回常用量の1/2量を1日2回	1回常用量の1/2量を1日2回	1回常用量の1/2量を1日2回	1回常用量を1日1回投与．透析日は透析後に1/2量を補充	1回常用量を1日1回	
減量の必要なし	[成人で最大300 mg]	[成人で最大300 mg]	1日用量に加えて，透析日には透析後に1回常用量の1/2量の追加投与を考慮	＊原著に記載なし	
減量の必要なし	減量の必要なし	減量の必要なし	減量の必要なし	減量の必要なし	
減量の必要なし	減量の必要なし	減量の必要なし	減量の必要なし	減量の必要なし	
常用量の1/2量を1日1回	常用量の1/2量を2日に1回投与	推奨できない	推奨できない	推奨できない	
1回常用量もしくはその1/2量を1日2回	1回常用量もしくはその1/2量を1日2回	1回常用量の1/2量を1日2回	1回常用量の1/2量を1日2回	1回常用量の1/2量を1日2回	

次頁へつづく

付録

一般名	代表的商品名	代謝，排泄	蛋白結合率(%)	通常投与量(成人)	通常投与量(小児)
Ketotifen	ザジテン	尿中排泄：71%	75%	1日2mg，分2	0.06mg/kg/日，分2

●抗ヒスタミン薬（H2拮抗薬）

一般名	代表的商品名	代謝，排泄	蛋白結合率(%)	通常投与量(成人)	通常投与量(小児)
Famotidine	ガスター（D）	腎排泄：80%	20%	内服：20〜40mg/日 静注：1回20mg	内服：1歳5〜10mg/日，3歳6〜13mg/日，7.5歳10〜20mg/日，12歳13〜26mg/日，分2 注射：1歳5mg/回，3歳6mg/回，7.5歳10mg/回，12歳13mg/回，1日2回
Cimetidine	タガメット	腎排泄：70%	20%	内服：1回200mg，1日2回[400〜800mg/日]	内服：1歳100〜200mg/日，3歳130〜260mg/日，7.5歳200〜400mg/日，12歳260〜520mg/日，分2

●ロイコトリエン拮抗薬

一般名	代表的商品名	代謝，排泄	蛋白結合率(%)	通常投与量(成人)	通常投与量(小児)
Pranlukast	オノン	肝	99.7〜99.8%	450mg/日，分2	7mg/kg/日，分2
Montelukast	シングレア，キプレス	肝	99.6%	モンテルカストとして5〜10mg/日	1〜5歳4mg，6歳以上（チュアブル）5mg/日，分1

●鎮咳去痰薬

一般名	代表的商品名	代謝，排泄	蛋白結合率(%)	通常投与量(成人)	通常投与量(小児)
Dextromethorphan	メジコン	尿中排泄：43%	＊原著に記載なし	1回15〜30mg，1日1〜4回	内服：1歳15mg/日，3歳20mg/日，7.5歳30mg/日，12歳45mg/日，分1〜4
Ambroxol	ムコソルバン	肝臓で代謝され，尿中へ50〜70%が排泄（投与後72時間）	70.9〜78.3%	1回15mg，1日3回	0.9mg/kg/日，分3
L-carbocisteine	ムコダイン	尿中排泄：97%	0%	1回500mg，1日3回	カルボシステインとして30mg/kg/日，分3

●プロトンポンプ阻害薬（PPI）

一般名	代表的商品名	代謝，排泄	蛋白結合率(%)	通常投与量(成人)	通常投与量(小児)
Lansoprazole	タケプロン（OD）	腎排泄：20%	97%	内服：1回15〜30mg，1日1回 注射：1回30mg，1日2回	内服：7.5歳15mg/日，12歳30mg/日，分1 注射：7.5歳1回15mg，12歳1回20mg，1日2回
Omeprazole	オメプラール	腎排泄：80%	96%	内服：1回10〜20mg，1日1回 注射：1回20mg，1日2回	内服：7.5歳10mg/日，12歳20mg/日，分1

●その他の消化器用薬

一般名	代表的商品名	代謝，排泄	蛋白結合率(%)	通常投与量(成人)	通常投与量(小児)
Metoclopramide	プリンペラン	腎排泄：85%	30%	内服：10〜30mg/日 静注：1回10mg，1日1〜2回	内服：0.5〜0.7mg/kg/日，分2〜3 静注：1歳2mg/回，3歳3mg/回，7.5歳5mg/回，12歳6mg/回，1日1〜2回
Domperidone	ナウゼリン	ほぼ肝排泄	90%	内服：1回5〜10mg，1日3回 坐剤：1回60mg，1日2回	内服：1〜2mg/kg/日，分3[最大30mg/日，6歳以上：最大1mg/kg/日] 坐剤：3歳未満1回10mg，3歳以上1回30mg，1日2〜3回
Azulene/L-glutamine	マーズレンS	＊原著に記載なし	＊原著に記載なし	1回0.5g，1日3〜4回	1歳0.4〜0.5g/日，3歳0.5〜0.6g/日，7.5歳0.75〜1g/日，12歳1〜1.3g/日，分3〜4

●副腎皮質ステロイド

一般名	代表的商品名	代謝，排泄	蛋白結合率(%)	通常投与量(成人)	通常投与量(小児)
Dexamethasone	デカドロン	主に腎排泄	70%	1日0.5〜8mg	0.15〜4mg/日，分1〜4（内服）

腎不全患者への修正			血液透析（HD）	腹膜透析（PD）	備考
GFR または CCr mL/分					
30～50	10～29	＜10			
減量の必要なし	減量の必要なし	減量の必要なし	減量の必要なし	減量の必要なし	
内服：1回常用量を1日1回 静注：1回常用量を1日1回	内服：1回常用量を2～3日に1回 静注：1回常用量の1/2量を2日に1回	内服：1回常用量を2～3日に1回 静注：1回常用量の1/2量を2日に1回	内服：1回常用量を週3回，透析後に投与 静注：1回常用量の1/2量を週3回，透析後に投与	内服：1回常用量の1/2量を1日1回 静注：1回常用量の1/4量を1日1回	
1回常用量を1日3回	1回常用量を1日2回	1回常用量を1日1回	1回常用量を1日1回	1回常用量を1日1回	
減量の必要なし	減量の必要なし	減量の必要なし	減量の必要なし	減量の必要なし	
減量の必要なし	減量の必要なし	減量の必要なし	減量の必要なし	減量の必要なし	
75％に減量	75％に減量	50％に減量	50％に減量するが，短期ではこの限りではない	50％に減量するが，短期ではこの限りではない	
減量の必要なし	減量の必要なし	減量の必要なし	減量の必要なし	減量の必要なし	
減量の必要なし	減量の必要なし	減量の必要なし	減量の必要なし	減量の必要なし	
減量の必要なし	減量の必要なし	減量の必要なし	減量の必要なし	減量の必要なし	
減量の必要なし	減量の必要なし	減量の必要なし	減量の必要なし	減量の必要なし	
内服：75％に減量	内服：75％に減量 注射：50％に減量	内服：50％に減量 注射：50％に減量	内服：50％に減量 注射：50％に減量	内服：50％に減量 注射：50％に減量	
減量の必要なし	減量の必要なし	減量の必要なし	減量の必要なし	減量の必要なし	
減量の必要なし	減量の必要なし	減量の必要なし	減量の必要なし	減量の必要なし	
減量の必要なし	減量の必要なし	減量の必要なし	減量の必要なし	減量の必要なし	

次頁へつづく

付録

一般名	代表的商品名	代謝，排泄	蛋白結合率（%）	通常投与量（成人）	通常投与量（小児）
Hydrocortisone	コートリル，ソル・コーテフ，ハイドロコートン	腎排泄：76〜96％	75〜95％	1回50〜1,000 mg 静注	小児の参考文献参照；適応により投与量さまざま
Methylprednis-olone	（ソル）メドロール	腎排泄：75％	40〜80％	内服：1日4〜48 mg，分1〜4 注射：1回40〜2,000 mg	小児の参考文献参照；適応により投与量さまざま
Prednisolone	プレドニン，水溶性プレドニン	腎排泄：42〜75％	90〜95％	1日5〜60 mg	1〜2 mg/kg/日，分1〜4［最大60〜80 mg/日］

●免疫抑制薬

一般名	代表的商品名	代謝，排泄	蛋白結合率（%）	通常投与量（成人）	通常投与量（小児）
Cyclosporine	ネオーラル，サンディミュン	肝で代謝され，主に胆汁を介して糞中排泄．尿中排泄率6％で，このうち未変化体は0.1％	90％以上	個々の疾患により投与量が異なるため，成書などを参照すること	施設の移植プロトコールまたは他の小児の参考文献参照
Mizoribine	ブレディニン	主に尿中排泄であり，尿中未変化体排泄率は約80％	0.6〜3.7％	150 mg/日，分3	2〜5 mg/kg/日，分1〜3
Mycophenolate mofetil	セルセプト	尿中排泄：90％以上 糞中排泄：約5％（投与後72時間まで）	MPA：97〜98％	ループス腎炎：250〜1,000 mg/回，1日2回［最大3,000 mg/日］	ループス腎炎：150〜600 mg/m^2/回，1日2回［最大2000 mg/日］
Tacrolimus	プログラフ，グラセプター	肝で代謝され，大部分は胆汁中に排泄．尿中未変化体排泄率は1％以下	98.8％	内服：0.06〜0.3 mg/kg/日 点滴静注：0.03〜0.1 mg/kg/日 個々の疾患により投与量が異なるため，成書などを参照すること	経口（肝移植）：0.15 mg/kg/回，1日2回，徐々に減量，維持量0.1 mg/kg/日 点滴静注（肝移植）：0.1 mg/kg/回を24時間毎（内服可能まで）腎障害/肝障害の患者は最小投与量とし，血清濃度モニターが必要

●抗腫瘍薬

一般名	代表的商品名	代謝，排泄	蛋白結合率（%）	通常投与量（成人）	通常投与量（小児）
L-asparaginase	ロイナーゼ	N/A	N/A	50〜200 K. U.	個々のレジメン参照
Cisplatin	シスプラチン，ブリプラチン	25〜75％（24時間）	90％	10〜1,000 mg/m^2	個々のレジメン参照

408

わが国の小児に頻用される薬物の腎機能低下時の投与量，投与法

腎不全患者への修正 GFR または CCr mL/分			血液透析（HD）	腹膜透析（PD）	備考
30～50	10～29	＜10			
減量の必要なし	減量の必要なし	減量の必要なし	減量の必要なし	減量の必要なし	
減量の必要なし	減量の必要なし	減量の必要なし	減量の必要なし	減量の必要なし	
減量の必要なし	減量の必要なし	減量の必要なし	減量の必要なし	減量の必要なし	
※	※	※	常用量を投与して血中濃度を測定し投与量を調節※※	常用量を投与して血中濃度を測定し投与量を調節※※	※減量の必要はないが，腎機能が悪化するおそれがあるため「慎重投与」となっている ※※肝代謝・糞中排泄であり，血液透析での除去は投与量の1％以下，腹膜透析灌流液中に移行するのは血中濃度10％以下.
慎重投与※ 25～60％に減量	慎重投与※ 25～60％に減量	慎重投与※ 10～25％に減量	慎重投与※ 10～25％に減量 ※※	慎重投与※ 10～25％に減量	※腎障害患者では排泄が遅延し，骨髄抑制などの重篤な副作用が起こることがある. ※※血液透析における血中濃度減衰率は約49～61％. 尿中未変化体排泄率は約80％.
減量の必要なし	慎重投与．常用量内で，患者を十分に観察	慎重投与．常用量内で，患者を十分に観察	透析による影響はない	残存腎機能に依存	
※	※	※	透析患者においても通常用量で投与して血中濃度を測定して投与量を調節※※	腹膜透析における当該資料はない	※腎機能が悪化するおそれがあるため「慎重投与」となっており，腎機能障害は本剤の副作用として高頻度にみられる. ※※肝代謝・胆汁排泄であり，また血液透析では除去されない（透析液中の濃度は検出限界以下）
減量の必要なし	減量の必要なし	減量の必要なし	減量の必要なし	減量の必要なし	
75％に減量	50％に減量	推奨されない．必要な場合には，25～50％に減量	推奨されない．必要な場合には，25～50％に減量，透析日は透析後に投与	推奨されない．必要な場合には，25～50％に減量	

次頁へつづく

付録

一般名	代表的商品名	代謝，排泄	蛋白結合率 (%)	通常投与量 (成人)	通常投与量 (小児)
Cyclophospha-mide	エンドキサン	尿中排泄：<25％	12〜24％	添付文書を参照	個々のプロトコール参照
Etoposide	ラステット(S)，ベプシド(S)	腎排泄：20〜60％	95％	60〜200 mg	個々のレジメン参照
6-Mercaptopu-rine	ロイケリン	該当資料なし	該当資料なし	緩解導入量 1 日 2〜3 mg/kg．緩解後は緩解導入量を下回る量を投与	個々のプロトコール参照
Methotrexate	メソトレキセート	腎排泄：77〜90％	50％	30〜300 mg/kg	個々のレジメン参照
Vincristine	オンコビン	肝代謝 腎排泄：12〜26％	48〜59％	0.02〜0.05 mg/kg	個々のレジメン参照

●抗腫瘍薬併用薬

一般名	代表的商品名	代謝，排泄	蛋白結合率 (%)	通常投与量 (成人)	通常投与量 (小児)
Allopurinol	ザイロリック	肝で活性代謝物オキシプリノールへ代謝．尿中未変化体排泄率 30％	5％以下	1 回 100 mg を 1 日 2〜3 回	3 歳 100 mg/日，7.5 歳 150 mg/日，12 歳 200 mg/日，分 2〜3
Febuxostat	フェブリク	肝でグルクロン酸抱合．代謝産物は尿中 50％，糞中 45％	97.8〜99.0％	初期量：1 日 1 回 10 mg 維持量：1 日 40〜60 mg，分 1	体重 40 kg 未満：5 mg/回，1 日 1 回内服[最大 30 mg/回] 体重 40 kg 以上：10 mg/回，1 日 1 回内服[最大 60 mg/回]

●神経筋作用薬

一般名	代表的商品名	代謝，排泄	蛋白結合率 (%)	通常投与量 (成人)	通常投与量 (小児)
Ketamine	ケタラール	主に肝代謝 尿中排泄：91％，糞中 3％	47％	添付文書を参照	ケタミンとして 静注：初回 1〜2 mg/kg
Propofol	ディプリバン	主に肝代謝 代謝産物は尿中 88％	97〜99％	添付文書を参照	小児の参考文献参照；適応により投与量様々

●鎮静・睡眠導入薬

一般名	代表的商品名	代謝，排泄	蛋白結合率 (%)	通常投与量 (成人)	通常投与量 (小児)
Diazepam	セルシン，ホリゾン	尿中排泄：78％，糞中排泄：10％	新生児：84〜88％ 成人：97.8％	経口：1 回 2〜5 mg を 1 日 2〜4 回 [外来患者には原則 15 mg/日以内] 静注：初回 10 mg を緩徐．以後，必要に応じて 3〜4 時間毎に注射	経口：3 歳以下 1〜5 mg/日，4〜12 歳 2〜10 mg/日，分 1〜3 静注：1 回 0.3〜0.5 mg/kg [最大 10 mg] 坐剤：1 回 0.4〜0.5 mg/kg，1 日 1〜2 回 [最大 1 mg/kg/日]
Midazolam	ドルミカム	尿中排泄：66.1〜87.8％（24 時間後までに）	96％	添付文書を参照	成書参照：適応により投与量様々 人工呼吸中の鎮静導入：0.05〜0.2 mg/kg を投与 維持：0.06〜0.12 mg/kg/時より開始
Dexmedetomi-dine	プレセデックス	主に尿中排泄：約 85％（24 時間後まで）	93.7％	初回：6 μg/kg/時で 10 分間 維持量：0.2〜0.7 μg/kg/時	人工呼吸の鎮静 6 歳未満：0.2〜1.4 μg/kg/時 6 歳以上：0.2〜1.0 μg/kg/時

●麻酔薬・麻酔拮抗薬

一般名	代表的商品名	代謝，排泄	蛋白結合率 (%)	通常投与量 (成人)	通常投与量 (小児)
Fentanyl	フェンタネスト	肝，腎排泄少量	80〜85％	バランス麻酔 導入：1 回 1.5〜8 μg/kg（静注）	バランス麻酔 導入：1〜5 μg/kg/回（静注）

わが国の小児に頻用される薬物の腎機能低下時の投与量，投与法

腎不全患者への修正 GFR または CCr mL/分			血液透析 （HD）	腹膜透析 （PD）	備考
30〜50	10〜29	＜10			
減量の必要なし	減量の必要なし	50〜75％に減量もしくは常用量を18〜24時間毎	50〜75％に減量もしくは常用量を18〜24時間毎	50〜75％に減量もしくは常用量を18〜24時間毎	
減量の必要なし	75％に減量※	50％に減量※	50％に減量※	50％に減量※	※骨髄抑制などの副作用が強く現れるおそれがある
推奨最低用量から開始．48時間毎，血中濃度により投与量調節	推奨最低用量から開始．48時間毎，血中濃度により投与量調節	推奨最低用量から開始．48時間毎，血中濃度により投与量調節	推奨最低用量から開始．48時間毎，血中濃度により投与量調節	推奨最低用量から開始．48時間毎，血中濃度により投与量調節	
50％に減量	推奨されない	推奨されない	推奨されない	推奨されない	
減量の必要なし	減量の必要なし	減量の必要なし	減量の必要なし	減量の必要なし	
1回常用量を1日1回※	1回常用量の1/2量を1日1回※	1回常用量の1/2量を1日1回※	1回常用量を週3回，透析後に投与※	1回常用量の1/2量を1日1回※	※この用量では適正な尿酸値にコントロールできないことがある
常用量と同じ，20 mgを超える場合には慎重に投与	1回常用量より開始し，血中尿酸値を確認しながら徐々に増量	1回常用量より開始し，血中尿酸値を確認しながら徐々に増量	1回常用量より開始し，血中尿酸値を確認しながら徐々に増量※	1回常用量より開始し，血中尿酸値を確認しながら徐々に増量※	※透析患者に1日20 mgを投与すると低尿酸血症になることがある
減量の必要なし	減量の必要なし	減量の必要なし	減量の必要なし	減量の必要なし	
減量の必要なし	減量の必要なし	減量の必要なし	減量の必要なし	減量の必要なし	
減量の必要なし	減量の必要なし	減量の必要なし	減量の必要なし	減量の必要なし	
減量の必要なし	減量の必要なし	50％に減量※	50％に減量※	50％に減量※	※活性代謝物が蓄積するため
減量の必要なし	減量の必要なし	減量の必要なし	減量の必要なし	減量の必要なし	
減量の必要なし	減量の必要なし	減量の必要なし	減量の必要なし	減量の必要なし	

次頁へつづく

付録

一般名	代表的商品名	代謝，排泄	蛋白結合率（%）	通常投与量（成人）	通常投与量（小児）
Morphine	モルヒネ塩酸塩水和物，アンペック	肝臓で代謝を受け，大部分が抱合体として尿中排泄約90％糞中排泄7〜10％	約35％	静注：1回5〜10 mg 持続静注：10〜20 μg/kg/時 坐剤：20〜120 mg/日，分2〜4	静注：1回0.1 mg/kg 持続静注：10〜20 μg/kg/時 坐剤：0.5 mg/kg/日
Pentazocine	ソセゴン，ペンタジン	主として肝臓で代謝尿中未変化体排泄率11〜13％	61.1〜65.8％	各種疾患，状態における鎮痛 ペンタゾシンとして 静注：1回15〜60 mg 皮下注・筋注：1回15〜60 mg	1〜12歳 静注：1回0.5 mg/kg 皮下注・筋注：1回1 mg/kg
●非麻薬系鎮痛薬					
Acetaminophen	アンヒバ，アルピニー，カロナール，アセリオ（注）	腎排泄：85％	20％	1回300〜500 mg [最大1,500 mg/日，1日2回まで]	10〜15 mg/kg/回，4〜6時間以上 [最大60 mg/kg/日，1,500 mg/日を超えない]
Aspirin	バイアスピリン	腎排泄：90％	80〜90％	1回0.5〜1.5 g，1日最大4.5 g	30〜50 mg/kg/日，分3
Ibuprofen	ブルフェン	主に腎排泄	99％	1回200 mg，1日最大600 mg	5〜7歳：200〜300 mg/日，8〜10歳：300〜400 mg/日，11〜15歳：400〜600 mg/日，分3

本表はあくまでも参考であり，実際に処方する際には添付文書など最新の情報を得ることをおすすめする.
加藤元博，石川洋一（編）：新小児薬用量 改訂第10版，診断と治療社，2024/日本腎臓病薬物療法学会（編）：腎機能別薬剤投外医学社，2019 を一部加筆・改訂

| 腎不全患者への修正 | | | 血液透析
（HD） | 腹膜透析
（PD） | 備考 |
| GFR または CCr mL/分 | | | | | |
30～50	10～29	＜10			
75％に減量	75％に減量	50％に減量※	50％に減量※	50％に減量※	※活性代謝物の蓄積性を考慮し慢性的な疼痛管理には他剤を考慮
減量の必要なし	減量の必要なし	減量の必要なし	減量の必要なし	減量の必要なし	
減量の必要なし	減量の必要なし	用量を減量し，投与間隔を延長する	用量を減量し，投与間隔を延長する	用量を減量し，投与間隔を延長する	
減量の必要なし	減量の必要なし	減量の必要なし	減量の必要なし．透析後の補充も不要	減量の必要なし	
できるだけ避ける	できるだけ避ける	禁忌	禁忌※	禁忌※	※禁忌の理由が腎障害の悪化であり，腎機能が廃絶していれば使用可能と考えられる

与量 POCKET BOOK 第 5 版，じほう，2024/田中哲洋，南学正臣（編）：腎機能低下時の薬剤ポケットマニュアル第 4 版，中

（岡　政史）

略語一覧

a. [ ] 慣用的に使用されているが省略してもよい語を示す.
b. ( ) 直前の単語に替わって使用できる語を示す.
c. 《 》 用語の内容についての説明を示す.
d. (,) 別名がある場合,コンマ(,)で続けて示す.

略　語	英　語	日本語
A		
AAFP	American Academy of Family Physicians	米国家庭医学会
AAP	American Academy of Pediatrics	米国小児科学会
ABPM	ambulatory blood pressure monitoring	24 時間外来血圧モニタリング
ACE	angiotensin converting enzyme	アンジオテンシン変換酵素
ACEI	angiotensin converting enzyme inhibitor	アンジオテンシン変換酵素阻害薬
ACP	American College of Physicians	米国内科学会《旧 ACP-ASIM》
AD	autosomal dominant	常染色体顕性
ADAMTS13	a disintegrin-like and metalloproteinase with thrombospondin type 1 motifs13	抗 ADAMTS13 抗体
ADCC	antibody-dependent cell-mediated cytotoxicity	抗体依存性細胞障害
ADCP	antibody-dependent cellular phagocytosis	抗体依存性細胞貪食
ADH	autosomal dominant hypocalsemia	常染色体顕性低カルシウム血症
ADH	antidiuretic hormone	抗利尿ホルモン
ADHD	attention deficit hyperactivity disorder	注意欠如・多動性症
ADHR	autosomal dominant hypophosphatemic rickets	常染色体顕性低リン血症性くる病
ADPKD	autosomal dominant polycystic kidney disease	常染色体顕性多発性囊胞腎
AFBN	acute focal bacterial nephritis	急性巣状細菌性腎炎
AG	anion gap	アニオン(陰イオン)ギャップ
AGN	acute glomerulonephritis	急性糸球体腎炎
AHO	Albright hereditary osteodystrophy	Albright 遺伝性骨異栄養症
aHUS	atypical hemolytic uremic syndrome	非典型溶血性尿毒症症候群
AKD	acute kidney disease	急性腎臓病
AKI	acute kidney injury	急性腎障害
ANCA	anti-neutrophil cytoplasmic antibody	抗好中球細胞質抗体
APD	automated peritoneal dialysis	自動腹膜透析
APS	antiphospholipid syndrome	抗リン脂質抗体症候群
APSGN	acute poststreptococcal glomerulonephritis	溶連菌感染後急性糸球体腎炎
AR	autosomal recessive	常染色体潜性
ARB	angiotensin II receptor blocker	アンジオテンシン II 受容体拮抗薬
ARF	acute renal failure	急性腎不全
ARHR	autosomal recessive hypophosphatemic rickets	常染色体潜性低リン血症性くる病
ARPKD	autosomal recessive polycystic kidney disease	常染色体潜性多発性囊胞腎
ASO	antistreptolysin-O	抗ストレプトリジン O
ATI	acute tubular injury	急性腎尿細管傷害
ATL	ascending thin limb	細い上行脚《ヘンレループ(係蹄)の》
ATN	acute tubular necrosis	急性尿細管壊死
ATP	adenosine triphosphate	アデノシン三リン酸
AVF	arteriovenous fistula	自己血管使用皮下動静脈瘻(内シャント)
AVP	arginine vasopressin	アルギニンバソプレシン

略　語	英　語	日本語
AZP	Azathioprine	アザチオプリン
B		
BBD	bladder and bowel dysfunction	機能性排尿排便障害
BOR	branchio-oto-renal	鰓［弓］耳腎
BS	Bartter syndrome	Bartter 症候群
C		
C3NeF	C3 nephritic factor	C3 腎炎因子
CAKUT	congenital anomalies of the kidney and urinary tract	先天性腎尿路異常
cAMP	cyclic AMP	サイクリック AMP
CAPD	continuous ambulatory peritoneal dialysis	連続(持続)携行式腹膜透析
CaSR	calcium-sensing receptor	カルシウム感知受容体
CCD	cortical collecting duct(tubule)	［腎］皮質集合管
CDC	complement-dependent cytotoxicity	補体依存性細胞傷害
cGMP	cyclic guanosine monophosphate	サイクリックグアノシン 1 リン酸
CHDH	continuous hemodiafiltration	持続的血液濾過透析
CIN	contrast-induced nephropathy	造影剤腎症
CLEIA	chemiluminescent enzyme immunoassay	化学発光酵素免疫測定法
CKD	chronic kidney disease	慢性腎臓病
CKD-MBD	chronic kidney disease-mineral and bone disorder	CKD に伴う骨ミネラル代謝異常
CMG	cystometrography	膀胱内圧測定検査
CMV	cytomegalovirus	サイトメガロウイルス
CNF	Finnish type of congenital nephrotic syndrome	フィンランド型先天性ネフローゼ症候群
CNS	congenital nephrotic syndrome	先天性ネフローゼ症候群
CNT	connecting tubule	結合(接合)尿細管
COVID-19	Coronavirus disease	新型コロナウイルス感染症
CRRT	continuous renal replacement therapy	持続的腎代替療法
CVD	cardiovascular disease	心血管疾患
CsA, CyA	Cyclosporine A	シクロスポリン
D		
DAMPs	damage-associated molecular patterns	ダメージ関連分子パターン
DCT	distal convoluted tubule	遠位曲尿細管
DIC	disseminated intravascular coagulation	播種性血管内凝固症候群
dRTA	distal renal tubular acidosis	遠位型尿細管性アシドーシス
DSD	detrusor sphincter dyssynergia	排尿筋括約筋協調運動不全
DTL	descending thin limb	細い下行脚《ヘンレループ(係蹄)の》
DV	dysfunctional voiding	機能的排尿異常
E		
EBV	Epstein-Barr virus	EB(エプスタイン-バー)ウイルス
ECMO	extracorporeal membrane oxygenation	体外式模型人工肺
EDD	electron dense deposit	高電子密度沈着物
eGFR	estimated glomerular filtration rate	推定糸球体濾過量
EGPA	eosinophilic granulomatosis with polyangiitis	好酸球性多発血管炎性肉芽腫症
EIA	enzyme immunoassay	酵素免疫測定法
ENaC	epithelial sodium(Na$^+$)channel	上皮型ナトリウムチャネル
End PGN	endocapillary proliferative glomerulonephritis	管内増殖性糸球体腎炎
EPS	encapsulating peritoneal sclerosis	被嚢性腹膜硬化症
ERPF	effective renal plasma flow	有効腎血漿流量

415

略　語	英　語	日本語
ERT	enzyme [replacement] therapy	酵素補充療法
ESBL	extended-spectrum β-lactamase	基質特異性拡張型 β ラクタマーゼ
ESKD	end-stage kidney disease	末期腎不全
ESPN	European Society for Paediatric Nephrology	欧州小児腎臓病学会
ESWL	extracorporeal shock wave lithotripsy	体外衝撃波砕石(破砕)術
EU	excretory urography	排泄性尿路造影 [法]
F		
FE	fractional excretion	排泄分画(排泄率)《糸球体濾過量に対する》
FE_K	fractional excretion of potassium	カリウム排泄分画(排泄率)
FE_{Na}	fractional excretion of sodium	ナトリウム排泄分画(排泄率)
FE_{UA}	fractional excretion of uric acid	尿酸排泄分画(排泄率)
$FEurea$, FE_{UN}	fractional excretion of urea	尿素排泄分画，尿素窒素排泄分画(排泄率)
FEIA	fluorescence enzyme immunoassay	蛍光酵素免疫測定法
FGF	fibroblast growth factor	線維芽細胞増殖因子
FHH	familial hypocalciuric hypercalcemia	家族性低カルシウム尿性高カルシウム血症
FSGS	focal segmental glomerulosclerosis	巣状分節性糸球体硬化症
G		
Gb-3	globotriaosylceramide	グロボトリアオシルセラミド
GBM	glomerular basement membrane	糸球体基底膜
GFR	glomerular filtration rate	糸球体濾過量(値)
GPA	granulomatosis with polyangiitis	多発血管炎性肉芽腫症
Gres GN	crescentic glomerulone-phritis	半月体形成性糸球体腎炎
GRHPR	glyoxylate reductase/hydroxy-pryuvate reductase	グリオキシル酸還元酵素/ヒドロキシピルビン酸還元酵素
GS	Gitelman syndrome	Gitelman 症候群
GWAS	genome-wide association study	ゲノムワイド関連解析
H		
HBPM	home blood pressure monitoring	家庭血圧測定
HBV	hepatitis B virus	B 型肝炎ウイルス
HCV	hepatitis C virus	C 型肝炎ウイルス
HD	hemodialysis	血液透析
HDR	hypoparathyroidism, sensorineural deafness, renal dysplasia	副甲状腺機能低下症，難聴，腎異形成
HHRH	hereditary hypophosphatemic rickets with hypercalciuria	高カルシウム尿症を伴う遺伝性低リン血症性くる病
HIV	human immunodeficiency virus	ヒト免疫不全ウイルス
HLA	human leukocyte antigen	ヒト白血球抗原
HOGA	4-hydroxy-2-oxoglutarate aldolase	4-ヒドロキシ-2-オキソグルタル酸アルドラーゼ
HPT	hyperparathroidism	副甲状腺機能亢進症
HSPN	Henoch-Schönlein purpura nephritis	紫斑病性腎炎
HUS	hemolytic uremic syndrome	溶血性尿毒症症候群
I		
ICCS	International Children's Continence Society	国際小児尿禁制学会
IHD	intermittent hemodialysis	間欠的血液透析
IMCD	inner medullary collecting duct	髄質内層集合管
IMPDH	inosine-5′-monophosphate dehydrogenase	イノシン 1 リン酸脱水素酵素
IPNA	International Pediatric Nephrology Association	国際小児腎臓学会

略　語	英　語	日本語
ISN	International Society of Nephrology	国際腎臓学会
ISKDC	International Study of Kidney Disease in Children	国際小児腎臓病研究班
IVCY	high-dose intravenous cyclophosphamide	シクロホスファミド大量静注療法
IVP	intravenous pyelography	静脈性腎盂撮影法
J		
JGA	juxtaglomerular apparatus	傍糸球体装置
K		
KDIGO	Kidney Disease：Improving Global Outcome	腎臓病予後対策国際機構
KUB	kidney ureter bladder	腎尿管膀胱部単純 X 線撮影
L		
L-FABP	liver-type fatty acid binding protein	尿中 L 型脂肪酸結合蛋白
LN	lupus nephritis	ループス腎炎
LPI	lysinuric protein intolerance	リジン尿性蛋白不耐症
LUTS	lower urinary tract symptoms	下部尿路症状
Lyso-Gb3	globotriaosylsphingosine	グロボトリアオシルスフィンゴシン
M		
MAC	membrane attack complex	膜侵襲［補体］複合体
MCDK	multicystic dysplastic kidney	多嚢胞性異形成腎
MCNS	minimal change nephrotic syndrome	微小変化型ネフローゼ症候群
MET	mesenchymal epithelial transition	間葉-上皮転化
MMF	Mycophenolate mofetil	ミコフェノール酸モフェチル
MN	membranous nephropathy	膜性腎症
MNE	monosymptomatic nocturnal enuresis	単一症候性夜尿症
MPA	microscopic polyangiitis	顕微鏡的多発性血管炎
MPGN	membranoproliferative glomerulonephritis	膜性増殖性糸球体腎炎
MRSA	methicillin resistant *staphylococcus aureus*	メチシリン耐性黄色ブドウ球菌
mTOR	mammalian target of rapamycin	哺乳類ラパマイシン標的蛋白
MTX	Methotrexate	メトトレキサート
N		
NAG	N-acetyl-β-D-glucosaminidase	N-アセチル-β-D-グルコサミニダーゼ
NB	neurogenic bladder	神経因性膀胱
NCC	sodium-chloride cotransporter	ナトリウム・クロール共輸送体
NE	nocturnal enuresis	夜尿症
NETs	neutrophil extracellular trap	好中球細胞外トラップ
NGS	next generation sequencer	次世代シークエンサー
NICE	National Institute for Health and Care Excellence	英国国立医療技術評価機構
NKCC2	Na-K-2Cl cotransporter	Na-K-2Cl 共輸送体
NMNE	non-monosymptomatic nocturnal enuresis	非単一症候性夜尿症
NPHP	nephronophthisis	ネフロン癆
NPHP-RC	nephronophthisis related ciliopathy	ネフロン癆関連シリオパチー
NS	nephrotic syndrome	ネフローゼ症候群
NSAIDs	non-steroidal anti-inflammatory drugs	非ステロイド系抗炎症薬
NSF	nephrogenic systemic fibrosis	腎性全身性線維症
O		
OAB	overactive bladder	過活動膀胱
OMCD	outer medullary collecting duct	髄質外層集合管
OXPHOS	oxidative phosphorylation	酸化的リン酸化

略　語	英　語	日本語
P		
PAC	plasma aldosterone concentration	血漿アルドステロン濃度
PAH	paraaminohippuric acid	パラアミノ馬尿酸
PAMPs	pathogen-associated molecular patterns	免疫原性分子パターン
PAT	proton-coupled amino acid transporter	プロトン共役アミノ酸輸送体
PCT	pharmacological chaperone therapy	薬理学的シャペロン療法
PD	peritoneal dialysis	腹膜透析
PE	plasma exchange	血漿交換
PEKT	preemptive kidney transplantation	先行的腎移植
PH	primary hyperoxaluria	原発性高シュウ酸尿症
PHA	pseudohypoaldosteronism	偽性低アルドステロン症
PKA	protein kinase A	プロテインキナーゼ A
PKD	polycystic kidney disease	多発性囊胞腎
PLA2R	phospholipase A2 receptor	ホスホリパーゼ A2 受容体
PNL	percutaneous nephrolithotripsy	経皮的腎結石破砕術
PRA	plasma renin activity	血漿レニン活性
PRC	plasma renin concentration	血漿レニン定量
pRTA	proximal renal tubular acidosis	近位尿細管性アシドーシス
PSAGN	poststreptococcal acute glomerulonephritis	溶連菌感染後急性糸球体腎炎
PSL	Prednisolone	プレドニゾロン
PT	proximal tubule	近位尿細管
PTH	parathormone/parathyroid hormone	副甲状腺(上皮小体)ホルモン
PTHR	parathyroid hormone receptor	PTH 受容体
PTLD	posttransplant lymphoproliferative disease(disorder)	移植後リンパ増殖性疾患
PUV	posterior urethral valve	後部尿道弁
R		
RA	renin-angiotensin	レニン・アンジオテンシン
RAA	renin-angiotensin-aldosterone	レニン・アンジオテンシン・アルドステロン
RAS	renin-angiotensin system	レニン・アンジオテンシン系
rBAT	related to b0, ＋amino acid transporter	輸送系 b0, ＋関連因子
RBF	renal blood flow	腎血流量
RLRs	retinoic acid-inducible gene-I like receptors	RIG-I 様受容体
RN	reflux nephropathy	逆流性腎症
ROD	renal osteodystrophy	腎性骨［異栄養］症
ROMK	renal outer medullary potassium channel	管腔側膜にあるカリウムチャネル
RPF	renal plasma flow	腎血漿流量
RPGN	rapidly progressive glomerulonephritis	急速進行性糸球体腎炎
RRT	renal replacement therapy	腎代替療法
RTA	renal tubular acidosis	尿細管性アシドーシス
RTD	renal tubular dysgenesis	尿細管異形成
S		
SAHM	Society for Adolescent Health and Medicine	米国思春期学会《旧 SAM》
SARS-CoV-2	severe acute respiratory syndrome coronavirus 2	新型コロナウイルス
SHPT	secondary hyperparathyroidism	二次性副甲状腺(上皮小体)機能亢進症
SIADH	syndrome of inappropriate secretion of antidiuretic hormone	抗利尿ホルモン不適切分泌症候群

略　語	英　語	日本語
SLE	systemic lupus erythematosus	全身性エリテマトーデス
SNGFR	single nephron glomerular filtration rate	単一ネフロン糸球体濾過率
SRNS	steroid-resistant nephrotic syndrome	ステロイド抵抗性ネフローゼ症候群
T		
Tac	Tacrolimus	タクロリムス
TAL	thick ascending limb of loop of Henle	太い上行脚《ヘンレループの》
TBM	tubular basement membrane	尿細管基底膜
TBW	total body water	体内総水分量
TIN	tubulointerstitial nephritis	尿細管間質性腎炎
TINU	tubulointerstitial nephritis and uveitis	ぶどう膜炎を伴う尿細管間質性腎炎
TIO	oncogenic osteomalacia or tumor-induced osteo-malacia	腫瘍原性骨軟化症
TLR	Toll-like receptor	Toll 様受容体
TMA	thrombotic microangiopathy	血栓性微小血管症
Tmp/GFR	tubular maximum reabsorption rate of phosphate to glomerular filtration rate	尿細管リン最大再吸収率
TSAT	transferrin saturation	トランスフェリン飽和度
TTKG	transtubular potassium concentration gradient	経尿細管カリウム勾配
TTP	thrombotic thrombocytopenic purpura	血栓性血小板減少性紫斑病
TUL	transurethral ureterolithotripsy	経尿道的尿管破石術
%TRP	% tubular reabsorption of phosphate	尿細管リン再吸収率
U		
UTI	urinary tract infection	尿路感染症
UPJ	ureteropelvic junction	腎盂尿管移行部
UPJO	ureteropelvic junction obstruction	腎盂尿管移行部通過障害
UVJ	ureterovesical junction	尿管膀胱移行部
UVJO	ureterovesical junction obstruction	尿管膀胱移行部通過障害
V		
VCUG	voiding cystourethrography	排尿時膀胱尿道造影
VEGF	vascular endothelial growth factor	血管内皮細胞増殖因子
VPF	vascular permeability factor	血管透過性因子
VUR	vesicoureteral reflux	膀胱尿管逆流［現象］
W		
WNK	serine/threonine protein kinase with no K(＝lysine)	非リジン（K）プロテインキナーゼ
X		
XLH	X-linked hypophosphatemic rickets	X 染色体連鎖性低リン血症性くる病

小児腎臓病学 改訂第3版 索引

和文

あ

アクアポリン　251
アザチオプリン　114, 275, 287
アセトアミノフェン　301
アニフロルマブ　289
アバコパン　275
アフェレシス療法　138
アミノ酸輸送体　255
アラーム療法　343
アリストロキア酸　305
アルカリフォスファターゼ　384
アルギニンバソプレシン　251
アルドステロン　242
アンジオテンシンII受容体拮抗薬　228
アンジオテンシン変換酵素阻害薬　211, 228

い

異形成腎　317
移行　174
　　——サマリー　180
　　——支援ツール　178
　　——チェックリスト　178
　　——プログラム　176
移行期医療　174
維持輸液　107
異所性石灰化　383
一次性高血圧　347
一次性夜尿症　339
一次繊毛　223
遺伝学的検査　102, 239
遺伝子診断名　50
遺伝性塩類喪失性尿細管機能異常症　236
イヌリンクリアランス　66
イプタコパン　216
陰部神経　306

う・え

運動制限　165
栄養摂取　381
エクリズマブ　119, 173, 216
エベロリムス　115
遠位型尿細管性アシドーシス　246
遠位曲尿細管　18
塩化アンモニウム負荷試験　77
エンドサイトーシス　17

お

横隔膜交通症　133
オビヌツズマブ　117
オファツムマブ　117
オリゴメガネフロニア　4

か

過活動膀胱　306, 319, 326
かずさDNA研究所　228
学校検尿　157, 209
　　——のすべて　157
学校腎臓検診　157
学校保健安全法　157
褐色細胞腫　353
合併症　375
下部尿路機能　306
下部尿路障害　326
下部尿路症状　338
下部尿路閉鎖　147
がまん訓練　342
ガラクトース欠損型異常糖鎖IgA1　209
カリウム保持性利尿薬　79
カルシウム　41, 42, 384
　　——拮抗薬　356
カルシニューリン阻害薬　142, 304
肝移植　266
感音性難聴　238
肝線維症　228
感染後糸球体腎炎　204
感染症関連糸球体腎炎　295
感染性心内膜炎関連腎炎　296
甘草　305
管内増殖性腎炎　207
漢方薬　305
間葉–上皮転化　3, 5, 6
管理指導表　165

き

偽性低アルドステロン症　242
偽性副甲状腺機能低下症　44
基底膜肥厚　220

機能障害的排尿　331
機能診断名　50
機能性排尿排便障害　314, 319, 326, 341
逆流性腎症　321
急性感染後糸球体腎炎　204
急性腎炎症候群　204
急性腎障害　357, 362
急性巣状細菌性腎炎　311
急性尿細管壊死　299, 300
急性尿細管間質性腎炎　299
急速進行性糸球体腎炎　273
共同意思決定　371
巨大膀胱　147
近位尿細管　16, 259
緊急受診　161

く

グリア細胞株由来神経栄養因子　3
クリアランス　124
クリーンキャッチ　310
グリコール酸　265
グルコース・インスリン療法　240
クレアチニン　68
　　——クリアランス　67

け

経口補水療法　107
経尿細管カリウム勾配　30, 76
経皮的針腎生検　92
血圧測定　345
血液型不適合腎移植　141
血液浄化療法　135
血液透析　130, 135, 136, 369
血漿アルドステロン濃度　78
血漿交換　135, 139
血漿浸透圧　24, 107
血漿レニン活性　77, 277
血漿レニン定量　77
血中抗PLA2R抗体　219, 222
血尿　61, 163
血尿蛋白尿　165
献腎移植　141
原発性アルドステロン症　353
原発性高シュウ酸尿症　263, 332
顕微鏡的多発血管炎　273

こ

抗核抗体　284
高カリウム血症を伴う RTA　247
高カルシウム血症　43
高カルシウム尿症　332
高血圧診断基準　345
高血圧性脳症　277
抗コリン薬　330, 343
高シュウ酸尿症　332
抗腫瘍薬　302
甲状腺機能亢進症　353
後腎　2, 3
後腎間葉　3, 5
後腎組織帽　5
好中球細胞外トラップ　272
高張食塩水負荷試験　76
高張性脱水　27
高ナトリウム血症　26
高尿酸血症　332
好発年齢　47
抗微生物薬　302
抗補体(C5)モノクローナル抗体　173
抗利尿ホルモン　75, 110, 251
　——不適合分泌症候群　26, 74
高リン血症　43
抗 B 因子抗体　214
抗 dsDNA 抗体　284
抗 GBM 病　276
抗 H 因子抗体　214
抗 Sm 抗体　284
国際小児禁制学会　338
国際分類　82
骨代謝異常　383
骨盤神経　306
コンマ型小体　3

さ

サイアザイド系利尿薬　79
在宅血液透析　372
サイトメガロウイルス　144
細胞外液　23
細胞内液　23
酸化的リン酸化　293
三環系抗うつ薬　343
酸性尿酸アンモニウム結石　333
暫定診断　160

し

糸球体　7
　——基底膜　12, 97, 189
　——濾過量　66, 244, 315
シグナル　6
シクロスポリン　115

シクロフォスファミド　115
試験紙法　60
シスタチン C　69
シスチン結石　224, 333
次世代シークエンサー　103, 224, 294
紫斑病性腎炎　278
集合尿細管　20
シュウ酸　265
自由水　23
縦列反復配列多型　225
常染色体顕性多発性囊胞腎　228, 352
常染色体顕性低カルシウム血症　44
常染色体顕性尿細管間質性腎疾患　224
常染色体潜性多発性囊胞腎　150, 227, 352
小児腎臓病診療施設　160
小児腎臓病専門施設　161
小児の検尿マニュアル　157
小児慢性腎臓病　122, 374, 379, 383
小児 SLE 診断の手引き　284
初期輸液　107
食事管理　167
ショック　48, 108
腎移植　130, 141, 382
腎盂前後径　146
腎盂尿管移行部狭窄　148
腎盂尿管移行部通過障害　322, 323
腎外症状　52
新型コロナウイルス　297
　——感染症　297
神経因性膀胱　326, 341
神経発達症　338
心血管系障害　347
腎血管性高血圧症　277
腎後性 AKI　366
人工羊水注入　151
腎実質性高血圧　352
腎小体　7
腎生検の施行基準　89
新生児期高カリウム血症　237
腎性貧血　387
腎性 AKI　90, 366
腎石灰化　238, 333
腎前性 AKI　366
腎臓長軸径　162
腎組織帽　3
腎代替療法　366, 368
診断基準　47
腎摘出術　240
腎内逆流　82
腎尿細管異形成　150
腎尿路異常を伴う症候群　52
腎膿瘍　312

腎排泄寄与率　126
腎瘢痕　314
腎無形成　316

す

水腎症　147, 322
推定膀胱容量　339
水痘　170, 172
髄膜炎菌　173
スクリーニング　52
ステロイド　113, 171
　——感受性ネフローゼ症候群　193
　——抵抗性ネフローゼ症候群　193
スパイク形成　220
スリット膜　9, 11

せ

精神発達遅滞　308
静態シンチグラフィ　86, 87
成長障害　379, 383
成長ホルモン　381
生物学的利用率　124
脊髄係留症候群　326
赤血球造血刺激因子製剤　387
線維筋性異形成　352
先行的腎移植　130, 141, 369, 372
染色体・遺伝子異常　308
染色体検査　102
全身性エリテマトーデス　283
全身性シュウ酸症　264
選択的 β_3 受容体選択薬　344
先天性腎尿路異常　52, 315
先天性水腎症　162
先天性ネフローゼ症候群　184

そ

造影剤腎症　304, 360
巣状分節性糸球体硬化症　193
双胎間輸血症候群　150
足突起　9
組織診断名　50

た

体液過剰率　363
体液量　23
体外衝撃波破砕術　333, 337
胎児 MRI　150
胎児治療　149
胎児膀胱羊水腔シャント術　149
代謝性アルカローシス　236
大動脈炎症候群　353
大動脈縮窄症　353
怠薬　145
タクロリムス　115

多剤併用治療　211
脱水症　109
多嚢胞性異形成腎　149, 318, 319, 323
多発血管炎性肉芽腫症　274
単一症候性夜尿症　338, 339
単一ネフロン糸球体濾過率　13
蛋白結合力　125
蛋白尿　60, 164

ち

注意欠如・多動症　341
中間中胚葉　2, 3
昼間尿失禁　308, 341
中腎管　2
超音波検査　162
張度　107
直接シークエンス　103

て

低カリウム血症　236
低カルシウム血症　42
低クエン酸尿症　332
低形成腎　316
低酸素誘導因子　361, 387, 389
低身長　239
低張液　107
低ナトリウム血症　25
低分子量タンパク尿　271
低膀胱容量　339
低リン血症　43
デオキシスパーガリン治療　142
出口部感染　132
デスモプレシン　343
テタニー　239
鉄剤　388
転科　174
デンスデポジット病　213

と

トイレトレーニング　306
透析療法　366
動態シンチグラフィ　86, 87
等張液　107
特発性ネフローゼ症候群　193
特発性免疫複合体型膜性増殖性糸球体腎
　炎　215
トスフロキサシン結晶　335
ドライウェイト　137
トルバプタン　228
トンネル部感染　132

な・に

内皮細胞　8
生ワクチン　171

二次性夜尿症　339
二分脊椎　326
尿 β_2 ミクログロブリン/尿クレアチニン比
　162
尿アニオンギャップ　77
尿意切迫　308
尿管芽　3
尿管膀胱移行部通過障害　322, 323
尿検査　59
尿細管間質性腎炎ぶどう膜炎症候群
　269
尿細管機能異常症　45
尿細管機能検査　72
尿細管空胞変性　240
尿細管最大リン再吸収閾値　75
尿細管性アシドーシス　246, 259, 332
尿細管リン再吸収率　75
尿酸輸送体　17
尿失禁　330
尿素輸送体　20
尿中 Na 排泄分画　25
尿中 N-アセチル-β-グルコサミニダーゼ
　72
尿中 a_1 ミクログロブリン（a_1MG）　72
尿中 β_2 ミクログロブリン（β_2MG）　72
尿中排泄率　72
尿沈渣　62
尿濃縮機構　21
尿濃縮能試験　75
尿流動態検査　330
尿路感染症　315
尿路結石　332

ね・の

ネクロプトーシス　271
ネフリン　184
ネフローゼ症候群　219, 221
ネフロン癆　223
　——関連シリオパチー　223
ノンアドヒアランス　145

は

バイオアベイラビリティ　125
肺肝信号比　150
敗血症　295
　——性 AKI　359
肺低形成　146, 149
排尿回数　306
排尿我慢姿勢　308
排尿機能発達遅延　326
排尿筋過活動　340
排尿筋括約筋協調運動不全　328, 331
排尿時膀胱造影　313
排尿時膀胱尿道造影　81

排尿中枢　306
排尿日誌　328, 330
バソプレシン　24
　——負荷試験　76
　——分泌過剰症　26
　——V_2 受容体拮抗薬　79
　——2 型受容体（V2 受容体）　251
半月体　274
バンコマイシン　303

ひ

微小変化型　193
ビタミン D　41, 383
　——依存症　44
　——欠乏症　43
非単一症候性夜尿症　339
被嚢性腹膜硬化症　131
菲薄基底膜病　191
病因診断名　49
表皮ブドウ球菌　296
ピリドキシン　265

ふ

フィブリノイド壊死　274
フィンランド型先天性ネフローゼ症候群
　184
フェブキソスタット　337
不活化ワクチン　171
副甲状腺機能亢進症　45
副甲状腺機能低下症　44
副甲状腺ホルモン　41, 383
腹膜炎　132
腹膜透析　130, 369
ブリストル式便性スケール　341
フルオロキノロン　304
プルンベリー症候群　147
プレドニゾロン　171
フロセミド（＋フルドロコルチゾン）負荷
　試験　77
フロセミドストレステスト　363
分布容積（Vd）半減期（$t_{1/2}$）　124

へ・ほ

ペグセタコプラン　216
膀胱穿刺　149
膀胱内圧測定　327, 328
膀胱尿管逆流　148, 313, 318, 319, 320,
　321, 323, 328
傍糸球体装置　7
ボクロスポリン　115, 289
補充輸液　107
保存的腎臓療法　373
保存料　385
補体　173, 272

補体系　214
ポドサイト　9
本態性高血圧　347

ま

マイコプラズマ　298
膜性腎症　218
膜性増殖性糸球体腎炎　213
麻疹　170, 172
慢性腎臓病　268, 383, 315
慢性良性蛋白尿症　234

み

ミコフェノール酸モフェチル　114
水制限試験　75
ミゾリビン　114
ミトコンドリア　293
　——病　291
無菌性膿尿　312
無症候性細菌尿　312

む・め

ムンプス　172
メサンギウム　13
　——間入　213

——細胞　8
メチシリン耐性ブドウ球菌　296
免疫複合体　283
免疫抑制薬　171, 304

や

夜間多尿　339
薬剤性腎障害　299
薬剤性 AKI　359
薬剤誘発性 TIN　270
夜尿症　338

ゆ・よ

輸出細動脈　7
輸入細動脈　7
羊水過少　146
羊水過多　237
羊水量　146
溶連菌感染後急性糸球体腎炎　204
ヨード造影剤　304
予防接種　169
予防的少量持続投与　320

ら

ラブリズマブ　119, 173

ラミニン　12

り

リツキシマブ　117, 143, 173, 222, 275
利尿薬負荷試験　239
リン　41, 384
　——吸着薬　385
　——制限　384
　——製剤　385
　——代謝　42
リン酸アンモニウムマグネシウム結石　333
臨床診断名　48

る・れ

ループス腎炎　283
ループ利尿薬　78
レニン・アルドステロン系　236
レニン・アンジオテンシン系阻害薬　122, 356, 375
レニン-アンジオテンシン-アルドステロン　348

欧文

A

AAV（ANCA-associated vasculitis）　272
ACEI（angiotensin converting enzyme inhibitor）　211, 228
ADH（antidiuretic hormone）　75, 110, 251
ADH（autosomal dominant hypocalcemia）　44
ADHD（attention deficit hyperactivity disorder）　341
ADPKD（autosomal dominant polycystic kidney disease）　228, 352
ADTKD（autosomal dominant tubulointerstitial kidney disease）　224
AFBN（acute focal bacterial nephritis）　311
AGXT　263
AKD（acute kidney disease）　362
AKI（acute kidney injury）　357, 362
AKIN 分類　357
ALG5　229
ALG9　229
Alport 症候群　188
ANA　284
ANCA 関連腎炎　272
Anifrolumab　289

APD（anteroposterior diameter）　146
APIGN（acute postinfectious glomerulonephritis）　204
AQP（aquaporin）　251
AQP2　22
AQP2 遺伝子　251
ARB（angiotensin II receptor blocker）　228
ARPKD（autosomal recessive polycystic kidney disease）　150, 227, 352
AVP（arginine vasopressin）　251
AVPR2 遺伝子　251
AZP（Azathioprine）　114, 275, 287
A 群 β 溶血性連鎖球菌　204, 295
ATL（ascending thin limb）　18

B

BBD（bladder and bowel dysfunction）　314, 319, 326, 341
Bowman 囊　13
　——上皮細胞　12
BS（Bartter 症候群）　236
BVAS（Birmingham Vasculitis Activity Score）　275
B 細胞　173

C

Ca　41, 42, 384
CAKUT（congenital anomalies of the kidney and urinary tract）　52, 315, 319
CAP（continuous antibiotic prophylaxis）　320
cap mesenchyme　3, 5
Ca リン積　384
CCr　67
Cin　66
CKD（chronic kidney disease）　122, 268, 315, 374, 379, 383
CKD-MBD（chronic kidney disease-mineral and bone disorder）　383
CKM（Conservative kidney management）　373
CL　124
CLCN5　231
CMV　144
CNI（calcineurin inhibitor）　142
CNF（Finnish type of congenital nephrotic syndrome）　184
CNS（congenital nephrotic syndrome）　184
comma-shaped body　3
COVID-19　297

Cr（creatinine） 68
CsA（Ciclosporin） 115
CUBN 234
CUL3 245
Cushing 症候群 353
CVD（cardiovascular disease） 347
CysC（cystatin C） 69
C3NeF（C3 nephritic factor） 214
C3 転換酵素 214
C5a 118, 272

D

DCT（distal convoluted tubule） 18
DDD（Dense deposit disease） 213
Dent 病 231
DMSA シンチグラフィ 311, 322
DOHaD（Developmental Origins of Adult Disease） 348
dRTA（distal renal tubular acidosis） 246
DPT-IPV-Hib 169
DSD（detrusor sphincter dyssynergia） 328, 331
DW（dry Weight） 137
dysplastic kidney 317
DZIP1L 227

E

Elastica 染色 96
ENaC 29, 242
endocarditis-associated glomerulonephritis 296
EO-ADPKD（early-onset ADPKD） 228
EPS（encapsulating peritoneal sclerosis） 131
ESA 387
ESWL（extracorporeal shock wave lithotripsy） 333, 337
EULAR/ACR 分類基準 284

F

Fabry 病 291
Fanconi 症候群 259, 299
FE_{HCO3^-}（重炭酸負荷試験後の評価） 74
FE_K 76
FE_{Mg} 74
FE_{Na} 25, 73, 364
FE_{UA} 74
FE_{UN} 73
FEUrea 365
FGF23 関連低リン血症性くる病 45
fibrocystin 227
FSGS（focal segmental glomerulosclerosis） 193

FST（furosemide stress test） 363

G

GANAB 229
GDNF（glial-cell-line-derived neurotrophic factor） 3
GDNF/Ret シグナル 4
GFR（glomerular filtration rate） 66, 244, 315
Giusti-Hayton 法 127
Goodpasture（GP）抗原 276
Gordon 症候群 244
GPA（granulomatosis with polyangiitis） 273
GS（Gitelman 症候群） 78, 236

H

HD（hemodialysis） 130, 135, 136, 369
HDF（Hemodiafiltration） 135
HE（Hematoxylin-Eosin）染色 96
Hedgehog シグナル 5
HHS（Hyponatremic hypertensive syndrome） 277, 353
HIF（hypoxia inducible factor） 361, 387, 389
Hinman 症候群 331
Holding maneuver 308
Holliday & Segar の式 110
humps 205
hybrid RTA（hybrid renal tubular acidosis） 247
hypoplastic kidney 316

I

ICCS（International Children's Continence Society） 338
IC-MPGN（Immune complex-mediated MPGN） 215
IFT140 229
IgA 血管炎 278
IgG4 関連 TIN 268
IRGN（infection-related glomerulonephritis） 295
IRR（intrarenal reflux） 82
ISKDC 分類 281
ISN/RPS 分類 284, 286

J

JGA（juxtaglomerular apparatus） 7
Joubert 症候群 224

K

KDIGO 分類 357, 362
Keyhole sign 149

KLHL3 245

L

Liddle 症候群 355
LLSIR 150
Lowe 症候群 231
lumasiran 266
LUTS（lower urinary tract symptoms） 338
Lyon の仮説 291

M

maxi-K 29
MCDK（multicystic dysplastic kidney） 149, 318, 319, 323
mesangial interposition 213
MET（mesenchymal epithelial transition） 3, 5
MLPA（multiple ligation-dependent probe amplification） 225
MMF（Mycophenolate mofetil） 114
MN（membranous nephropathy） 218
MPA（microscopic polyangiitis） 273
MPGN（membranoproliferative glomerulonephritis） 213
MRSA（methicillin resistant *Staphylococcus Aureus*） 296
MT（Masson trichrome）染色 96
mTOR 阻害薬 304
MTS（molar tooth sign） 224
MZB（Mizoribine） 114

N

NAPlr 204
Na チャネル 29
nedosiran 267
NEK8 229
nephrin 184
nephrogenic zone 5
NETs（neutrophil extracellular trap） 272
NGS（next generation sequencer） 103, 224, 294
non-syndromic CAKUT 52
Notch 6
NPHP（nephronophthisis） 223
——RC（nephronophthisis related ciliopathy） 223
NPHS1 184
NSAIDs 240, 301

O

OAB（overactive bladder） 306, 319, 326
OCRL 231
Oral rehydration therapy 107

oral switch　312

oxalosis　264

OXPHOS（oxidative phosphorylation）
293

P

PA（primary aldosteronism）　353

PAC（plasma aldosterone concentration）
78

PAM（Periodic acid methenamine-silve）染
色　96

PAS（Periodic acid Schiff）染色　96

PD（peritoneal dialysis）　130, 369

PD＋HD 併用療法　372

PE（plasma exchange）　135

PEKT（preemptive kidney transplantation）
141

PH（primary hyperoxaluria）　263

PHA（pseudohypoaldosteronism）　242

PHR（Personal Health Record）　168

PIGN（postinfectious glomerulonephritis）
204

PKD1　228

PKD2　228

PKHD1　227

PLA2R　218

polycystin 1　228

polycystin 2　228

Potter 症候群　53, 150, 227, 316

PRA（plasma renin activity）　77, 277

PRC（plasma renin concentration）　77

primary cilia　223

pRTA（proximal renal tubular acidosis）
247

prune belly syndrome　147

PR3-ANCA　274

PSAGN（poststreptococcal acute
glomerulonephritis）　204

PT（proximal tubule）　16, 259

PTH（parathormone/parathyroid hormone）
41, 383

PTH 不応症　44

Q

QT 延長症候群　238

R

RAA（renin-angiotensin-aldosterone）
348

RAS（renin-angiotensin system）阻害薬
122, 356, 375

Renal Angina Index　363, 364

renal aplasia　316

Ret　3

RIFLE 分類　357

RN（reflux nephropathy）　321

RNA 干渉薬　266

ROMA IV 診断基準　331, 341

ROMK（renal outer medullary potassium
channel）　29

RTA（renal tubular acidosis）　246, 259,
332

RTD（renal tubular dysgenesis）　150

S

salt-and-pepper　227

SARS-CoV-2　297

SDM（shared decision making）　371

SFU 分類　147, 162

SGLT2 阻害薬　122

SIADH（syndrome of inappropriate secretion
of antidiuretic hormone）　26, 74

Six core elements of Health Care Transition
177

SLE（systemic lupus erythematosus）
283

SLICC 分類基準　284

SLT（inherited salt-losing tubulopathy）
236

SNGFR（single nephron glomerular filtration
rate）　13

SPeB（streptococcal cationic proteinase
exotoxin B）　204

squatting　308

streptococcal GAPDH（streptococcal
glyceraldehyde phosphate dehydrogenase）
204

syndromic CAKUT　52

S-shaped body　3

T

TaC（Tacrolimus）　115

TAL（thick ascending limb of loop of Henle）
18

Tamm-Horsfall 蛋白　225

TBMN（thin basement membrane
nephropathy）　191

TGFβ シグナル　4, 5

THSD7A（thrombospondin
type-1 domain-containing 7A）　218

TINU（tubulointerstitial nephritis and uveitis
syndrome）　269

Transfer　174

Transition　174

TRAQ（Transition Readiness Assessment
Questionnaire）　178

TRxANSITION　180

TTKG（transtubular potassium gradient）
30, 76

U

urate transporter　17

ureteric bud　3

UTD（Urinary tract dilation classification
system）　148

UTI（urinary tract infection）　315

UPJO（ureteropelvic junction obstruction）
323

UVJO（ureterovesical junction obstruction）
322, 323

V

VACTERL 連合　148

VCUG（voiding cystourethrography）
81, 313

VEO-ADPKD（very-early-onset ADPKD）
228

Vincsent's courtesy sign　308

VNTR（variable number of tandem repeat）
225

VUR（vesicoureteral reflux）　148, 313,
318, 319, 320, 321, 323, 328

voclosporin　115, 289

W

WNK1　245

WNK4　245

WNT シグナル　5

Wolff 管　2

X

XLH（X-linked hypophosphatemic rickets）
45

ギリシャ文字

β_2MG（β_2ミクログロブリン）　69

数字，その他

1 次・2 次検尿　159

2,8-DHA 結石　334

5 種混合ワクチン　169

17q12 欠失症候群　225

^{99m}Tc-DMSA 腎シンチグラフィ　317

I 型 RTA　246

II 型 RTA　247

III 型 RTA　247

IV 型 RTA　247

IV 型コラーゲン　12, 276

% fluid overload（%FO）　363

- **JCOPY** 〈出版者著作権管理機構 委託出版物〉
  本書の無断複写は著作権法上での例外を除き禁じられています.
  複写される場合は,そのつど事前に,出版者著作権管理機構
  （電話 03-5244-5088,FAX03-5244-5089,e-mail：info@jcopy.or.jp）
  の許諾を得てください.
- 本書を無断で複製（複写・スキャン・デジタルデータ化を含み
  ます）する行為は,著作権法上での限られた例外（「私的使用の
  ための複製」など）を除き禁じられています.大学・病院・企
  業などにおいて内部的に業務上使用する目的で上記行為を行う
  ことも,私的使用には該当せず違法です.また,私的使用のた
  めであっても,代行業者等の第三者に依頼して上記行為を行う
  ことは違法です.

小児腎臓病学　改訂第 3 版

ISBN978-4-7878-2676-3

2025 年 5 月 1 日　改訂第 3 版第 1 刷発行

2012 年 1 月 11 日　初版第 1 刷発行
2017 年 12 月 1 日　改訂第 2 版第 1 刷発行

編　　　集	一般社団法人 日本小児腎臓病学会
発 行 者	藤実正太
発 行 所	株式会社 診断と治療社
	〒 100-0014　東京都千代田区永田町 2-14-2　山王グランドビル 4 階
	TEL：03-3580-2750（編集）　03-3580-2770（営業）
	FAX：03-3580-2776
	E-mail：hen@shindan.co.jp（編集）
	eigyobu@shindan.co.jp（営業）
	URL：https://www.shindan.co.jp/
本文イラスト	小牧良次（イオジン）
印刷・製本	三報社印刷 株式会社

© 一般社団法人 日本小児腎臓病学会, 2025. Printed in Japan.　　　　　　　　［検印省略］
乱丁・落丁の場合はお取り替えいたします.